李士懋田淑霄

医学全集

（下卷）

李士懋　田淑霄　著

中国中医药出版社
·北　京·

图书在版编目（CIP）数据

李士懋田淑霄医学全集.下卷/李士懋，田淑霄著.—北京：中国中医药出版社，2015.7（2018.9重印）

ISBN 978-7-5132-2494-9

Ⅰ.①李…　Ⅱ.①李…　②田…　Ⅲ.①中医学—临床医学—经验—中国—现代　Ⅳ.① R249.7

中国版本图书馆 CIP 数据核字（2015）第 102651 号

中 国 中 医 药 出 版 社 出 版

北京市朝阳区北三环东路 28 号易亨大厦 16 层

邮政编码　100013

传真　010 64405750

山东临沂新华印刷物流集团有限责任公司印刷

各地新华书店经销

*

开本 787×1092　1/16　印张 59　彩插 0.5　字数 1269 千字

2015 年 7 月第 1 版　2018 年 9 月第 2 次印刷

书号　ISBN 978-7-5132-2494-9

*

定价　198.00 元

网址　www.cptcm.com

如有印装质量问题请与本社出版部调换（010-64405510）

社长热线　010 64405720

购书热线　010 64065415　010 64065413

微信服务号　zgzyycbs

书店网址　csln.net/qksd/

官方微博　http://e.weibo.com/cptcm

淘宝天猫网址　http://zgzyycbs.tmall.com

作者简介

李士懋，男，1936年生于山东省黄县，1956年毕业于北京101中学，1962年毕业于北京中医学院（现北京中医药大学）。现任河北中医学院教授、主任医师、博士生导师，为第二、三、四、五批全国老中医药专家学术经验继承工作指导老师。2008年获河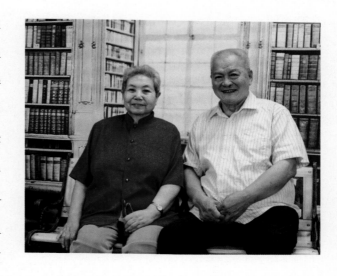北"十二大名医"称号。2014年获"国医大师"称号，终身成就奖。

田淑霄，女，1936年生于河北蠡县，1956年毕业于北京实验中学，1962年毕业于北京中医学院。现任河北中医学院教授、主任医师、硕士生导师、中医临床博士生导师。享受国务院政府特殊津贴。为第三、四、五批全国老中医药专家学术经验工作指导老师。2008年获河北"十二大名医"称号。

夫妻相濡以沫，从医50余年来，二人合著以"溯本求源、平脉辨证"为主线的十几本专著，纂为《李士懋田淑霄医学全集》。

内容提要

Abstract

《李士懋田淑霄医学全集》是河北中医学院李士懋（国医大师）、田淑霄教授夫妻合著的医集，是两位中医教授从医50余年来的中医求索之成果。全集始终有一主线贯穿其间，即"溯本求源，平脉辨证"。

全集分为上中下三卷，下卷主要讲述专病治疗以及医案、医论。包括《平脉辨证治专病》《平脉辨证传承实录百例》《平脉辨证相濡医案》《平脉辨证相濡医论》。

前　言

　　我们从医 50 余年来，曾东一耙子西一扫帚地写了十几本专著，皆有感而发。今应中国中医药出版社之邀，经修改、增删、重新编排，纂为《李士懋田淑霄医学全集》。抚思所著，始终有一主线贯穿其间，即"溯本求源，平脉辨证"。

　　当前，由于国家的重视、支持，中医呈现空前的大好机遇，然亦面临生死存亡的挑战，此非耸人听闻，而是现实的危险。其原因固多，而中医队伍学术思想混乱乃一死穴。学术思想的混乱，集中表现于辨证论治这一核心特色上，众说纷纭，莫衷一是，令人迷茫。难怪一些中医老前辈振臂高呼"中医要姓中"，几千年的中医学如今连姓什么都不知道了，岂不哀哉！

　　怎么办？我们在半个多世纪领悟经典、临床磨砺、苦苦求索的基础上，提出"溯本求源，平脉辨证"。辨证论治是中医的核心特色，我们更提出"平脉辨证"是辨证论治体系的精髓、灵魂。贯穿全部拙著的主线为"溯本求源，平脉辨证"；指导我们临床诊治的亦此主线；自古以来，中医著作汗牛充栋，衡量其是非优劣的标准亦此主线；判断当今诸多学说、著作、论文、科研成果是非高下的标准仍为此主线。只有高举"溯本求源，平脉辨证"这面大旗，才能使中医的传承发扬走上康庄大道。吾等已垂垂老矣，尚奋力鼓呼，缘于对中医学的难解情缘。

　　李士懋、田淑霄的全部医学著作，此前只是陆续出版"单行本"。应广大读者要求并在出版社支持下，特别推出《李士懋田淑霄医学全集》上、中、下三卷：

　　上卷主要论述仲景学说。

　　第一部分为溯本求源，包括《平脉辨证仲景脉学》（含此前已经发表过的《溯本求源，平脉辨证》理论部分及新撰写的《仲景脉学求索》）、《伤寒论冠名法求索》、《平脉辨证经方时方案解》，主要谈仲景是如何创立并应用辨证论治体系的。

第二部分为脉学研究，主要为《平脉辨证脉学心得》（含以前已经发表过的《脉学心悟》《濒湖脉学解索》及《溯本求源，平脉辨证》脉案部分）。主要谈我们在脉学方面的一些见解。需要说明的是：《李士懋教授论阴阳脉诊》虽由学生们总结撰写，但亦真实反映了李士懋阴阳脉诊的见解，并经李士懋审阅，故收入《李士懋田淑霄医学全书》。

中卷主要讲述温病与治则。

第一部分为平脉辨证对温病研究，主要为《平脉辨证温病求索》（包括以前发表过的《温病求索》和新撰写的《叶天士温热论求索》《薛生白湿热论求索》）。

第二部分为平脉辨证治疗大法求索，包括《论汗法》（含此前已经发表过的《汗法临证发微》）、《火郁发之》。

第三部分为《田淑霄中医妇科五十六年求索录》。

下卷主要讲述专病治疗以及医案、医论。

第一部分为平脉辨证这一体系的实例印证，包括《平脉辨证治专病》（含此前已经发表过的《冠心病中医辨治求真》《中医临证一得集》的专病部分）、《平脉辨证传承实录百例》。

第二部分为医案选编，主要为《平脉辨证相濡医案》（含此前已经发表过的《相濡医集》的医案部分）。

第三部分为论文选编，主要为《平脉辨证相濡医论》（含此前已经发表过的《相濡医集》的医论部分）。

编纂《李士懋田淑霄医学全集》之际，对已刊出拙著全部进行修改、删增、重新编排，又增部分新撰写的论述，目的在于竖起"平脉辨证"这一旗帜，引领中医走上振兴之康庄大道。

李士懋

2015 年 5 月 31 日

书于相濡斋

目 录

Contents

平脉辨证治专病

平脉辨证相濡医案

平脉辨证相濡医论

李士懋田淑霄
—— 医学全集 ——
下 卷

平脉辨证治专病

李士懋　田淑霄　著

第一章 冠心病

第一节 概 述

一、冠心病辨证论治的总体思路

冠心病可导致心绞痛、心功能不全、心梗、心衰、休克、心律不齐，以及室壁瘤、猝死等。急性心衰、休克、猝死等在门诊很难遇到，多见的是冠心病心绞痛、心功能不全、心律不齐、慢性心衰等。这类病人常见的主症有心前区疼痛、胸闷、喘憋、心悸、短气等，我就是根据这些症状，结合脉舌神色进行辨证论治，其中尤以脉诊为重。

（一）疼痛

疼痛的根本原因是气血不通，即"通则不痛，不通则痛"。

气血为何不通？可分为虚实两大类，即：邪阻与正虚。邪气阻遏，气血不通而痛；正气虚馁，无力运行，亦可致气血不通而痛。

阻遏气血运行之邪，包括六淫、七情及内生五邪。正虚，包括阴阳气血之虚衰。尚有虚实相兼者，既有正虚，又兼邪实。

除心本身病变引发疼痛之外，尚有其他脏腑的病变传于心而引发的疼痛。治病必求其本，由他脏而引发冠心病者，以治他脏为主。

（二）胸闷、喘憋、短气

胸闷、喘憋、短气的原因，缘于气机不能畅达，升降出入乖戾。导致气机不畅的原因，无外虚实两类。实者，邪阻气机而不畅；虚者，正虚无力运行而不畅；尚有正虚邪实及脏腑传变者，其分析的思路亦如疼痛。

（三）心悸

心悸亦不外虚实两大类，实者，邪扰于心而心悸；虚者，心无所倚而心悸，总的思路亦如疼痛。

综上分析，各种因素交织，纷纭繁杂，所以中医对冠心病的治疗，难以用一方一法统治所有患者，更不是一个活血化瘀就可以包打天下。而且，中医认为疾病是不断运动变化的过程，病在变，方药亦当相应而变，才能谨守病机，鲜有一张方子吃到底的。总之，方无定方，法无定法，因人而异，谨守病机，辨证论治。

辨证大要，在于分清虚实，正如景岳云："千病万病，无外虚实；千药万药，不逾补泻。"虚实之要，在于脉之沉取有力无力。脉以沉为本，以沉为根。沉而有力为实，沉而无力为虚。若过于强劲之脉，反是胃气已绝之真脏脉，不以实看。

二、对382例冠心病心绞痛的粗略分类和用方统计

1. 火热者84例，占22.0%

（1）心经郁热	栀子豉汤	4例
	栀子豉汤加枳实	3例
	新加升降散	11例
	四逆散合栀子豉汤	1例
（2）火郁夹瘀	升降散加活血之品	1例
（3）气血两燔	清瘟败毒饮	1例
（4）热+痰	小陷胸汤	7例
	升降散合小陷胸汤	3例
	黄连温胆汤	21例
	黄连温胆汤合滚痰丸	1例
	黄连温胆汤合旋覆代赭汤	1例
	涤痰汤合人参白虎汤	1例
（5）热+痰+瘀	小陷胸汤合血府逐瘀汤	6例
（6）热+痰+风	温胆汤加息风之品	2例
（7）水热互结	木防己汤	2例
	升降散合己椒苈黄丸	2例
（8）余热未清	竹叶石膏汤	1例
（9）热+风	白虎汤加息风之品	1例
（10）热+湿	甘露消毒丹合升降散	4例
	菖蒲郁金汤合升降散	5例
（11）木火扰心	一贯煎	1例
	一贯煎合百合地黄汤	1例
（12）痰瘀热+阴伤	活血化痰汤加清热养阴之品	1例
（13）阳盛阴虚	玉女煎	1例
（14）上热下寒	附子泻心汤	1例
（15）痰热+心阳不振	小陷胸汤合桂枝、附子	1例

2. 寒盛（包括虚寒）208例，占54%

（1）寒遏饮蓄	麻黄汤	1例
	麻黄半夏丸	2例
（2）寒袭夹饮	小青龙汤	10例

	小青龙汤加附子	10 例
	小青龙汤加活血之品	10 例
	小青龙汤合苓桂术甘汤	6 例
（3）寒湿痹阻	五积散	10 例
（4）寒束热郁	防风通圣散	1 例
（5）心阳虚	桂枝甘草汤加附子	3 例
	桂枝去芍药汤	3 例
	桂枝加附子汤	2 例
	桂枝加龙骨牡蛎汤	7 例
（6）阳虚血瘀	温阳活血	12 例
（7）阳虚饮泛	附子理中汤	3 例
	六君子汤加桂枝、附子	2 例
	苓桂术甘汤合四逆汤	18 例
	苓桂五味姜辛汤	32 例
	桂甘姜枣麻辛附汤	32 例
	苓桂术甘汤加附子、乌头	27 例
	真武汤	5 例
（8）心肾阳虚	真武汤合小青龙汤	2 例
	真武汤加益气之品	2 例
	真武汤合泽泻汤	1 例
	真武汤合桂枝龙骨牡蛎汤	1 例
（9）心阳虚＋痰瘀痹阻	桂枝附子汤加活血化痰之品	20 例
	苓桂术甘汤合血府逐瘀汤	6 例
	苓桂术甘汤加干姜	1 例
（10）心阳虚、相火旺	振心阳、泻相火	1 例
（11）肝虚	乌梅丸	19 例
	乌梅丸加活血之品	2 例
	乌梅丸加化湿之品	1 例
	乌梅丸加风药	1 例
（12）肝寒＋血虚	当归四逆汤合温肝汤	1 例
（13）阳虚血弱	当归四逆汤	2 例
（14）阳虚湿盛，清阳不升	温阳化湿，升清	1 例
（15）阴盛痰凝	温胆汤加桂枝、附子	3 例
（16）阳虚阴弱	桂枝汤合百合地黄汤	1 例
（17）心虚＋痰	桂枝去芍药加蜀漆牡蛎龙骨救逆汤	1 例
（18）阳虚阴泣＋阴虚	苓桂术甘汤合百合地黄汤	1 例

3. 邪实（痰、瘀、气滞、肝风、热）52例，占13.6%

（1）痰瘀互结生风	活血涤痰息风	7例
（2）痰蕴	涤痰汤	9例
（3）湿阻清阳	升降散合小柴胡汤	1例
（4）痰瘀互结	涤痰活血	7例
	瓜蒌薤白汤加活血之品	7例
（5）气滞痰郁肝风	涤痰息风	3例
（6）血瘀风动	血府逐瘀汤加息风之品	1例
（7）血瘀	血府逐瘀汤	5例
（8）气滞痰郁、清阳不升	升降散合涤痰汤	2例
（9）湿热蕴阻，清阳不升	升降散加化湿之品	1例
	升阳益胃汤	2例
（10）气滞	四逆散合升降散	1例
（11）气滞血瘀	膈下逐瘀汤	1例
（12）风痰瘀	天麻钩藤汤	1例
	半夏白术天麻汤	1例
（13）气滞	小柴胡汤	1例
	四七汤	1例
（14）支饮	泽泻汤加风药	1例
（15）痰阻阳郁	瓜蒌薤白白酒汤	7例

6. 阴虚

（1）阳盛阴虚	三甲复脉汤	17例
	玉女煎	2例
（2）水亏火旺	黄连阿胶汤	2例
（3）阴虚气滞	一贯煎合百合地黄汤	1例
（4）气阴两虚	炙甘草汤	6例
（5）阴虚风动、血脉凝涩	三甲复脉汤加活血之品	3例
（6）痰瘀互结化热伤阴	活血化痰汤加清热养阴之品	1例
（7）阴虚阳亢化风	建瓴汤	7例
（8）心肝血虚	酸枣仁汤	1例
（9）肾阴虚	地黄饮子	2例
（10）阴阳两虚	桂枝龙牡汤合百合地黄汤	1例
（11）肾虚风动	济生肾气汤加龟板	1例
（12）支饮阴虚	苓桂术甘汤合百合地黄汤	1例
（13）心阴虚	百合地黄汤	2例

5.脾肾两虚11例，占2.8%

（1）脾虚肝郁	归脾汤	1例
（2）气血不足夹瘀	归脾汤加活血之品	1例
（3）脾肾两虚	脾肾双补	2例
	三鞭丸	1例
（4）阴阳两虚	桂枝、附子加麦冬、生地	1例
（5）痰阻肾虚	补肾涤痰	1例
（6）气血不足	黄芪建中汤加龙骨、牡蛎	4例

从上述粗略分类统计可知，因冠心病的复杂多变，所以我没有一个固定的方子，或一套固定的方子，一切都根据辨证结果选方用药，方无定方，法无定法。而且，多数病人也不是一个方子吃到底，因病情不断变化，所以选方用药也不断变化，务求谨守病机。

第二节　经典引述

中医经典中，虽无冠心病、心绞痛及其并发症的名称，但许多病因、病机、临床表现、治疗却与冠心病密切相关。深入学习经典，领会其精神，可给予我们无限的启迪，可开阔思路，提高临床疗效。故将《黄帝内经》（简称《内经》《难经》）经文列出，以便学习、领悟，也是本书治冠心病的理论渊源。

一、《内经》《难经》相关条文

（一）六淫

1.寒邪

《素问·举痛论》曰："寒气客于脉外则脉寒，脉寒则缩蜷，缩蜷则脉绌急，绌急则外引小络，故卒然而痛。"

【按】此泛指疼痛可因寒而发，致脉缩蜷绌急而疼痛。冠心病之心绞痛当属疼痛范畴，亦可因寒而发。温阳散寒是治疼痛的一大法则，当然也是治疗心绞痛的一大法则。

《素问·举痛论》曰："寒气客于背俞之脉则脉泣，脉泣则血虚，血虚则痛，其俞注于心，故相引而痛。"

【按】此亦因寒而痛者。寒客背俞，因寒性收引凝泣，气血行滞而脉泣。血既已凝，则为瘀血，而能正常循行濡润周身之血必少，故曰血虚。血主濡之，血虚经脉失濡，必绌急而痛。寒邪内注于心，则心痛，胸背相引而痛，即胸痹之胸痛彻背，背痛彻心者也。

《素问·举痛论》曰："寒气入经而稽迟，泣而不行，客于脉外则血少，客于脉中则气不通，故卒然而痛。"

【按】此亦指因寒而痛者，心主血脉，寒客脉中，即可引发胸痛。

《素问·至真要大论》曰:"寒厥入胃,则内生心痛。"

【按】厥者,逆也。阴寒之气厥而上逆入胃,胃与心有经络相通,故寒厥入胃,上干于心,则心脉绌急而心痛。此之寒厥,当属阳虚而致寒上逆者。

《素问·调经论》曰:"寒气积于胸中而不泻,不泻则温气去,寒独留,则血凝泣,凝则脉不通。"

【按】寒积胸中而脉泣者,乃寒凝血瘀,脉不通,胸痛必矣。

《素问·痹论》曰:"风寒湿三气杂至,合而为痹也……脉痹不已,复感于邪,内舍于心……心痹者,脉不通,烦则心下鼓,暴上气而喘,嗌干,善噫,厥气上则恐。"

【按】风寒湿成痹,此痹,不仅指肢体疼痛之痹,亦包括五脏之痹。六淫之邪可外客于脉,内传于心,而为心痹。心痹之状,脉泣不通,心下鼓搏,悸动不安。心主脉而贯肺,以行呼吸,心下悸动而喘,心乘肺也。心脉支者上夹咽喉,邪遏心痹,阳不气化,津液不敷故嗌干。

噫乃心所主,冠心病患者常见此症,甚至顽固噫气。噫亦因寒气客胃,胃气上逆使然。正如《灵枢·口问》篇云:"寒气客于胃,厥逆从下上散,复出于胃,故为噫。"

《素问·至真要大论》曰:"岁太阳在泉,寒淫所胜,则凝肃惨栗,民病少腹控睾,引腰脊,上冲心痛。"

"太阳司天,寒淫所胜……民病厥心痛,呕血、血泄……心澹澹大动……病本于心。"

【按】心痛、心澹澹大动、呕吐血泄,其状颇类冠心病心衰者,可因寒盛所发,治当回阳散寒凝。

《灵枢·邪气脏腑病形》曰:"心脉急甚者为瘛疭,微急为心痛引背,食不下……微大为心痹引背。"

【按】瘛疭乃筋之病,筋之柔,必气以煦之,血以濡之。今寒客心脉,气血凝泣,筋失温煦濡养而拘急,故发瘛疭。心脉微急而不通,故心痛引背。大则邪盛病进,痹于心脉而心痛引背。

2. 热邪

《素问·至真要大论》曰:"主胜则热反上行而客于心,心痛发热,格中而呕。"

"热淫所胜……肩背臂臑及缺盆中痛,心痛肺䐜,腹大满,膨膨而喘咳,病本于肺。"

【按】热客于心则心痛发热,牵及肩背臂臑及缺盆中痛、腹大满膨膨、喘咳,干格于中而呕,症状类于心绞痛。可见,热邪亦为冠心病、心绞痛的致病因素。

主胜则热,这个热的概念不能等同于西医的热,西医是以体温高为判断发热的标准;而中医的热,是指一组特异的症状而言,如心烦、口渴、面赤、溲黄、便干、舌红、脉数实等,测其体温,可高,可不高。若是外感引起的发热,一般体温也高,中西医有重叠,但不等同。因体温高者,中医也可因阳虚、阴虚所致,不能一见体温高,就称为热,妄用寒凉。

《素问·刺热论》曰："心热病者，先不乐，数日乃热，热争则卒心痛，烦闷善呕，头痛面赤，无汗。"

【按】心热，可导致卒心痛、烦闷，此与冠心病密切相关。可见热邪是引发冠心病的重要因素。《类经·十五卷·四十四》曰："热与心气争，故卒然心痛而烦闷。"这个热，可分为心经的实热与虚热两类。实热者，包括六气化火，五志化火，及内生五邪蕴久化火；虚热者，包括阴阳气血之虚，虚热内生扰心。除心经本身之热以外，尚有五脏之火上干于心而卒心痛烦闷者，亦分五脏的实火与虚火。所以火热扰心，相当复杂，临证须加仔细分辨。

《素问·至真要大论》曰："热客于胃，烦心心痛，目赤欲呕，呕酸善饥。"

【按】《灵枢·经别》曰："足阳明之正，……上通于心。"胃与心有经络相通，故胃热可沿经上干于心而引发心痛、心烦。提示冠心病亦可因胃热而发，治胃热，白虎、承气、凉膈散等皆可择而用之。

《素问·至真要大论》曰："懊热内作……暴喑心痛。""火气内郁……甚则心痛热格。"

【按】此亦热邪引发心痛。热邪引发心痛者，一者热邪可阻痹气血运行，不通而痛；一者热可煎迫气血，气血逆乱迫急而妄行，亦可为痛。如本书新列之升降散、栀子豉汤治冠心病者，皆本于此旨。

《素问·至真要大论》曰病机十九条："诸痛痒疮，皆属于心"，"诸逆冲上，皆属于火"，"诸病胕肿，疼酸惊骇，皆属于火。"

【按】诸痛当包括心绞痛，故心绞痛可因火而发，清热是治疗心绞痛的重要法则。

3. 湿邪

《素问·六元正纪大论》曰："感于寒湿，则民病身重胕肿，胸腹满。"

【按】胸腹满与冠心病之胸闷憋气相关，可由寒湿所致。可见，温阳化湿亦为治冠心病一门径。

《素问·至真要大论》曰："湿淫所胜……民病积饮，心痛，耳聋。""湿淫所胜……咳唾则有血，心为悬，病本于肾。"

【按】湿盛则痹阻胸阳而心痛，干于清窍而耳聋，甚则心气不收，心如悬，血不摄而咳唾有血，状类心衰。治当化湿蠲饮。本书以化湿蠲饮法所治之诸案，与经旨合。

4. 风邪

《素问·至真要大论》曰："风淫所胜……心痛支满。""风淫所胜……民病胃脘当心而痛。""风淫所胜……善伸数欠，心痛支满。"

【按】此论风邪客于心而心痛，风有内风、外风，外风当散，内风当息。内风之作，有实风、虚风之别，又当仔细辨认。本书新列之肝风走窜于心而引发冠心病者，与此相符。

5. 燥邪

《素问·至真要大论》曰："燥淫所胜……心胁暴痛，不能反侧。"

【按】此为燥客于心而引发之心痛，胁痛。燥分温凉内外，外邪当养津疏燥，内燥当清润。内燥有虚实之异，热伤津而燥者，当清润；阴虚而燥者，当生津养阴润燥。本书新列之百合地黄汤、三甲复脉汤等方，皆为以养阴润燥之剂治冠心病者，其理盖出于此。

（二）七情

《灵枢·百病始生》曰："忧思伤心。"

《灵枢·邪气脏腑病形》曰："愁忧恐惧则伤心。"

《灵枢·口问》曰："悲哀愁忧则心动，心动则五脏六腑皆摇。"

《灵枢·本神》曰："怵惕思虑者则伤神，神伤则恐惧，流淫而不止。因悲哀动中者，竭绝而失生。喜乐者，神惮散而不藏；愁忧者，气闭塞而不行；盛怒者，迷惑而不治。恐惧者，神荡惮而不收。"

《素问·至真要大论》曰："喜伤心。"

【按】人之七情太过或不及，皆可乱其气血，扰神伤心，所以情志是导致冠心病的一个重要因素。虽情志不同，对人气机影响有别，有气郁、气逆、气下、气耗、气乱之分，但皆可影响于心，呈现心经的不同病变，临床当因其所异而治之。

（三）内生五邪

《素问·脉解》曰："所谓胸痛少气者，水气在脏腑也。水者，阴气也，阴气在中，故胸痛少气也。所谓甚则厥，恶人与火，闻木音则惕然而惊者，阳气与阴气相搏，水火相恶，故惕然而惊也。"

【按】心痛少气，恶人与火、惊惕且厥，与冠心病之临床表现颇相吻合，可因水在脏腑而发。水气何来？盖阳虚，气化不利，水液停蓄而为水饮。水饮泛溢，可外溢肌肤而为肿，内蓄胸腹而膨胀，影响脏腑则射肺而喘，干于胃而脘腹满痛、呕吐下利，凌于心则心悸、胸痛、憋闷、短气。以余之所见，冠心病属阳虚饮凌者颇多，恒以温阳化饮治之，与经旨颇合。

《素问·痹论》曰："心痹者，脉不通。"

【按】痹者闭也。脉乃血脉，脉不通者，乃血凝泣而不通，导致心痹。心痹者，必心痛憋气、心悸怵惕，与冠心病紧密相关。这段经文明确指出，瘀血是造成冠心病的重要因素，因而活血化瘀是治疗冠心病的重要法则。但造成瘀血的因素颇多，有寒凝血瘀、气滞血瘀、热烁血瘀、阳虚血瘀、气虚血瘀、阴虚血瘀、痰阻血瘀等，治当首重祛除致瘀之因。

《灵枢·口问》曰："味过于甘，则心气喘满。"

【按】心气喘满，与心功能低下相关，造成心源性哮喘的原因，可因过食肥甘所致。肥甘生痰，痰痹心脉，可致胸闷、胸痛、憋气、气短而喘等症。痰浊痹阻心脉，与脂质沉积形成动脉粥样斑块之机理相通。因而作为养生防病来讲，勿过肥甘；作为冠心病的治疗，涤痰化浊为一重要法则。本书所选医案中，属痰浊者颇多，恒以温胆汤或瓜蒌薤白剂治之。

（四）正虚

《灵枢·五乱》曰："清气在阴，浊气在阳，营气顺脉，卫气逆行，清浊相干，乱于胸中，是谓大悗，故气乱于心，则烦心密嘿，俯首静伏。"

【按】本应清阳在上，浊阴在下。若阴阳逆乱，升降悖逆，则浊阴反窃踞清阳之位，清浊相干，乱于胸中则烦乱，恶与人言，心慌乱不支，气短难续，而喜俯首静伏。此等表现，亦与冠心病之烦闷、心悸、心悬、气短而喘相关联。

升降悖逆的原因，可分为虚实两大类。正虚者，无力升举，阴气反干于上；邪阻者，清阳不上达，阴浊痹阻阳位。临证要分清孰虚、孰实。本书用升阳汤益胃、半夏泻心汤治冠心病者，意在调其升降，法本于此。

《素问·脏气法时论》曰："心病者，胸中痛，胁支满，胁下痛，膺背肩胛间痛，两臂内痛，虚则胸腹大，胁下与腰相引而痛。"

【按】该段经文所描述的症状与冠心病心绞痛表现颇为相似，可见古人对冠心病已有深刻认识。马王堆女尸死于冠脉梗死，可为佐证。

《素问·脏气法时论》曰："肾病者……虚则胸中痛。"

【按】心之主肾也。肾藏真阴真阳，阳虚阴寒上逆可胸痛；阴虚经脉失濡而绌急，亦胸痛。故治冠心病有壮命火者、有滋肾阴者，皆为治冠心病之重要法则。

《素问·痹论》曰："阴气者，静则养神，躁则消亡。"

【按】阴者，藏精而起亟也。阴精躁，神无所倚，神惮散不藏。冠心病所见之烦悗、怵惕、闻木声则惊、恶与人言，或密嘿静伏，可与阴精消亡有关，故本书以三甲复脉汤、百合地黄汤等方所治之案，理渊于此。

《素问·经脉别论》曰："一阴至，厥阴之治也，真虚痛心。"

【按】痛心，心酸痛也。此痛，可因厥阴正虚所致。

（五）五脏相传

《素问·标本病传论》曰："夫病传者，心病先心痛，一日而咳，三日胁支满，五日闭塞不通，身痛体重，三日不已，死，冬夜半，夏日中。"

【按】疾病可相互传变，心病可传其他脏腑，其他脏腑病变可传于心，心病先心痛。在判断冠心病的原因、病机时，要分清是心自病，还是由其他脏腑传变而来。他脏传心者，他脏之病为本而心为标。治病必求其本，故以治他脏为主。视其寒热虚实而调之，本去标象随之而消，或标本兼顾。本书所治之冠心病，多有从他脏入手而治者，概本于此。

《灵枢·厥病》曰："厥心痛，与背相控，善瘛，如从后触其心，伛偻者，肾心痛也。"

"厥心痛，卧若徒居，心痛间，动作痛益甚，色不变，肺心痛也。"

"厥心痛，腹胀胸满，心尤痛甚，胃心痛也。"

"厥心痛，色苍苍如死状，终日不得太息，肝心痛也。"

"厥心痛，痛如针锥刺其心，心痛甚者，脾心病也。"

"真心痛，手足青至节，心痛甚，旦发夕死，夕发旦死。"

《难经·八十一难》曰："五脏气相干，名厥心痛。"

【按】此言五脏相互传变而引发心痛者，所以治疗冠心病，不能只着眼于心，还须分清心病由何脏所传，以整体观来通盘分析判断，胸有全局，方能分清标本先后，施治方有准的。因何脏所传，依脏腑及经络辨证来判断。

《素问·气穴论》曰："背与心相控而痛，所治天突与十椎及上纪下纪。上纪者，胃脘也；下纪者，关元也。背胸邪系阳明左右，如此其病前后痛涩。胸胁痛而不得息，不得卧，上气短气偏痛，脉满起斜出尻脉，络胸胁支心贯膈，上肩加天突，斜下肩交十椎下。"

【按】该段经文所描述的症状，背与心相控而痛，牵及天突、胃脘、十椎，胸胁满痛不得息、不得卧等，与冠心病之临床表现极似，看来冠心病古已有之，故能对其病因、病机、治则进行精髓论述，奠定了后世辨治冠心病的理论基础，值得深入研究、领会。

《素问·玉机真脏论》曰：肝脉"其不及，则令人胸痛引背。"肾脉"其不及，则令人心悬如病饥。"

【按】肝与心乃母与子。肝脉不及则肝阳虚，足厥阴之寒逆于心，则胸背相引而痛。本书用乌梅丸治冠心病心绞痛例，与此经旨相符。

肾为水火之脏，其脉不及，或肾阳衰厥气上逆于心，或肾阴虚心阴不足，心脉失濡，皆可引发冠心病，故益肾阳，或补肾阴，皆为治冠心病之重要法则。

《素问·六元正纪大论》曰："土郁之发……民病心腹胀，肠鸣而为数后，甚则心痛胁膜，呕吐霍乱。"

【按】土郁，乃脾胃之郁。脾不升，胃不降，湿浊中生，清浊混淆，肠鸣吐泻霍乱。土郁则木郁而胁膜，湿浊蔽塞胸阳而心气不通为心痛。此心痛，乃脾胃升降失司所致，治当升清降浊。

《素问·六元正纪大论》曰："金郁之发……民病咳逆，心胁满引少腹。"

【按】金郁，乃肺气郁也。肺郁宣降失司而咳逆。肺气郁，心气不通而心满，腑气不通而腹满，金囚木不升发而胁痛。此心满乃由肺而引发，治当通宣肺气，宣达气机。

《素问·至真要大论》曰："厥阴之胜……胃脘当心而痛。""少阳之胜，热客于胃，烦心心痛。""阳明之复……甚则心痛否满。""太阴之复……上冲心。""主胜则厥气上行，心痛发热。"

《素问·缪刺论》曰："邪客足少阴之络，令人卒心痛。"

《素问·四时刺逆从论》曰："阳明有余病脉痹，身时热；不足病心痹，滑则心风疝。"

《素问·标本病传论》曰："夫病传者，心病先心痛。"

《素问·气交变大论》曰："岁火太过，炎暑流行，肺金受邪……甚则胸中痛，胁支满胁痛，膺背肩胛间痛，两臂内痛，身热骨痛而为浸淫。""岁水太过，寒气流行，邪害心火……谵妄心痛。"

"岁火不及，寒乃大行……民病胸中痛，胁支满，两胁痛，膺背肩胛间及两臂内痛，郁冒蒙昧，心痛暴喑。""岁金不及，炎火乃行……甚则心痛。"

《素问·五常政大论》曰："木郁之发……故民病胃脘当心而痛。""水郁之发……民病寒客心痛。"

《素问·厥论》曰："少阴之厥，则口干、溺赤、腹满，心痛。""太阴厥逆，骱急挛，心痛引腹。""手心主少阴厥逆，心痛引喉，身热，死不可治。"

《素问·阴阳别论》："一阳发病，少气善咳，善泄，其传为心掣，其传为隔。"

【按】以上诸条，皆为五脏相干而心病者。五脏在生理情况下，相承相制；病理情况下，相互传变，此即中医之整体观。根据中医整体观念，任何疾病，尤其像冠心病这种老年病，都不可能是单一系统、单一靶点的病变，因而多系统多靶点的综合调理，是中医的优势之一。一味中药常含上百种化学成分，一个方子由多味药组成，经煎煮后，成分相互反应，服后被吸收入血，作用于不同靶点，其成分、机理更为复杂。中医由单味药到复方，是一次飞跃；由奇方到偶方，又是一次飞跃。这种按君臣佐使，相使、相须、相畏、相恶关系组成的方子，远较西药的鸡尾酒疗法，或复方混合疗法更高明。整体观是中医主要特色之一，它不是落后，而是先进得很。

二、《伤寒论》《金匮要略》相关条文

（一）胸痹心痛短气病脉证治篇

1. 原文："师曰，夫脉当取太过不及，阳微阴弦，即胸痹而痛，所以然者，责其极虚也。今阳虚知在上焦，所以胸痹心痛者。以其阴弦故也。"

【按】此条昭示胸痹心痛之病机——阳虚阴寒内盛。何以知其阳虚阴盛？以脉阳微阴弦故知之。寸为阳，尺为阴。寸微，知上焦阳气微；尺弦，为下焦阴寒盛，治当温阳。

若胸痹之脉为阳弦阴弱者，亦为阳虚阴盛之脉。阴弱者，即阳虚于下；阳弦者，阴寒逆于上，亦可致胸痹、心痛、短气，治法亦当温阳。凡阳虚阴盛之脉，如脉微细、脉弦无力、脉缓无力、脉拘滞无力等，皆阳虚之脉，皆宜温阳。本书所治之医案，阳虚者居多，因而温阳是治疗冠心病的一个重要法则。阳虚，又可兼血瘀、饮泛、湿浊、痰凝、气结、气虚、血虚、阴虚等诸多兼证，可在温阳的基础上随证变化加减，因而形成了琳琅多彩的众多方剂，大大丰富了中医治疗冠心病的手段。

2. 原文："平人无寒热，短气不足以息者，实也。"

【按】此条告诫我们，胸痹、心痛、短气，虚者有之，实者亦有之，不可一见气短不足以息，即谓气虚，而妄予补之。何以别虚实？以脉别之，脉沉取有力为实，沉取无力为虚，此乃分辨虚实的紧要之处。实乃邪实，邪阻气机，致短气。何邪所阻，阻于何部，又当细辨。凡六淫七情，气血痰食瘀等，皆可阻遏气机；其病位，可在表在里，在上在下，在脏在腑，皆可阻遏气机而致短气。其中又有兼夹之异、程度轻重之

别，亦颇繁杂，若能丝丝入扣，切合病机，亦非朝夕之功，必刻苦学习，善于领悟，谨于实践，不断总结，方能渐臻成熟，舍此别无他途。

短气与气短当有别。气短，是气不足以息，故常太息，其呼吸并无滞碍，虚故也，其脉当虚。短气者，非气不足，自觉胸中窒塞，吸入之气不能下贯丹田，仿佛吸半截状，乃邪阻气机，呼吸不畅，此实也，脉当实。尚有肾不纳气或大气下陷而气浮于上者，此名息高，属虚。呼吸急促而短气者，名喘息，虚者有之，实者亦有之。

3. 原文："胸痹之病，喘息咳唾，胸背痛，短气，寸口脉沉而迟，关上小紧数，瓜蒌薤白白酒汤主之。"

【按】本条是典型的胸痹证，既有肺经的喘息、咳唾、短气之症，又有心经的胸背痛之象。心肺同居上焦，肺主气，心主血，紧密相关；且宗气居胸中，走息道司呼吸，贯心脉助心行血。上焦病变，极易出现心肺同病。胸乃阳位，阳痹则阳不用事；阳不用，则气之上下不相通，前后亦不通，致胸背痛，喘息咳唾短气并见。

脉寸口沉迟，若沉迟有力为寒遏，当温散；若沉迟无力乃阳微，当温阳。本条证以方度之，乃涤痰通阳之剂，知其病机为痰遏阳郁，故此沉迟当有力，为实。关上小紧数者，小紧乃阴脉，为邪遏阳不宣达，数乃阳郁之象。

脉之迟数，俗皆以至数解之，寸口迟当一息三至；关上数，当一息六至，这是不可能的。脉的搏动，乃由心搏所引发，同一心搏，要数皆数，要迟皆迟。若以至数论脉，这是无法解释的。中医讲的是脉象，是脉的形象，而非脉的至数。若脉之来去皆迫急，虽至数不快，亦为数；来去皆徐迟，虽至数稍快，亦为迟。以脉象来解，问题就迎刃而解了。再者，脉学皆有寸关尺分部而数，或寸关尺分部而迟的记载，若以至数论迟数，同一血脉，气血一以贯之，何能寸数而关尺不数？何能尺迟而寸关不迟？所以，以至数论迟数，则难以解释，若以脉象论迟数，则疑窦冰释。

本条以方药脉象来分析，其病机当为痰遏阳郁。瓜蒌甘寒，宽胸涤痰；薤白辛温通阳，且除大肠滞气，《内经》有"心病宜食薤"之记载。白酒，《千金方》用白截浆，即酢浆。《辞源》：酢，醋本字。《金匮玉函要略辑义》云："今用米醋极验。"焦树德云：现今有用米醋、黄酒、白酒者，以醋为佳，黄酒次之，白酒无效。半夏苦酒汤，苦酒为醋，知白酒非醋，当为米酒或黄酒。日本有清酒，或为古代传入日本，此白酒或为清酒。

4. 原文："胸痹不得卧，心痛彻背，背痛彻心者，瓜蒌薤白半夏汤主之。"

【按】此条胸痹之状较上条为重，是胸痛彻背，且不得卧，卧则胸痛憋闷，呼吸困难，乃痰阻胸中气塞甚也。尤在泾云："阳痹之处，必有痰浊阻其间。"痰浊重，气塞亦重，故更加半夏以蠲痰饮。

冠心病由痰浊阻蔽者颇多，故此方为临床所常用。我常用半夏 10～15g，以增涤痰之力。本书中多例用温胆汤治之，痰浊重者，温胆汤加三子养亲汤，或更加皂角子、白金丸，甚至礞石滚痰丸。其法，皆缘于此。

5. 原文："胸痹，心中痞气，气结在胸，胸满，胁下逆抢心，枳实薤白桂枝汤主之，人参汤亦主之。"

【按】此上焦之病，已延及中焦，涉及胃肝，不仅胸痹，且已成痞及胁下气逆而抢心。同样一组症状，但有虚实不同。实者，气滞气逆重，当急通痞结之气，去邪之实，加枳实、厚朴除气结，桂枝通阳。虚者，乃土虚木乘，升降悖逆而成痞，肝气上逆而抢心。土虚而木乘者，关键在土虚，故以人参汤温补中土，以御肝乘。

症状相同，而虚实有别，何以知之？当以脉决。脉沉取有力者为实，沉取无力者为虚。

6.原文："胸痹，胸中气塞短气，茯苓杏仁甘草汤主之，橘枳姜汤亦主之。"

【按】此亦气痹之证，症状相同，病机有别。以方测证，茯苓杏仁甘草汤，取杏仁宣上，通利三焦以化湿，茯苓淡渗以利湿，甘草培中，当属湿郁于上者。橘枳生姜汤苦辛散结降逆，乃气滞为主者。

症状相同，何以别之？湿阻者，脉当濡且舌苔腻；气滞者，脉当沉弦或滞。本书例案中有以三仁汤、苓桂术甘汤、甘露消毒饮、菖蒲郁金汤等方治之者，有以益气培中治之者，理通于此。

7.原文："胸痹缓急者，薏苡附子散主之。"

【按】胸痹缓急者，当指胸痹之状有缓有急，正邪交争，互有往来胜复，阳气暂通则症缓，阳气暂闭则症重，故缓急交作。何邪使然？以方测证，当为阳虚寒湿痹阻，附子温阳，薏苡仁除湿，故知此证为寒湿所致，治当温阳除湿。本书中温阳化湿、温阳化痰、温阳化饮诸案，皆本于此。

方为散，且每服方寸匕，量较小，盖因湿性黏腻氤氲难以骤解，故小量缓图。

有湿何不选茯苓、白术、苍术等，而取薏苡仁？盖薏苡仁除湿，且可舒筋缓挛急。胸痹而痛者，因经脉绌急而痛，薏苡仁舒挛急缓其痛；而茯苓、白术长于健脾化湿渗湿，无舒筋缓挛急之功，故方选薏苡仁。

8.原文："心中痞，诸逆，心悬痛，桂枝生姜枳实汤主之。"

【按】诸逆，当指寒痰、水饮、厥气等逆而上行。心中痞，心悬痛，皆因诸逆使然。究竟本条为何气使然？枳实行滞气，桂枝生姜通阳散寒降逆，推知此证当为寒饮气逆所致，法当通阳散寒，行气降逆。本书中多例采用此法，概源于此。

9.原文："心痛彻背，背痛彻心，乌头赤石脂丸主之。"

【按】心背痛彻者，阴寒凝闭重也，腧脏相通，内外相引，则心背彻痛。方取乌兴、附子、川椒、干姜，共襄除寒凝开闭结之功，佐赤石脂以安心。据余管见，冠心病属寒凝痹结者多，余遵此法而广为应用，疗效确切。仲景用乌头者共五方，皆为寒凝而痛重者设。

（二）热郁

1.栀子豉汤类

《伤寒论》第76条曰："发汗吐下后，虚烦不得眠，若剧者，必反复颠倒，心中懊恼，栀子豉汤主之。若少气者，栀子甘草豉汤主之。若呕者，栀子生姜豉汤主之。"

《伤寒论》第 77 条曰:"发汗,若下之,而烦热、胸中窒者,栀子豉汤主之。"

《伤寒论》第 78 条曰:"伤寒五六日,大下之后,身热不去,心中结痛者,未欲解也,栀子豉汤主之。"

《伤寒论》第 221 条曰:"阳明病,脉浮而紧,咽燥口苦,腹满而喘,发热汗出,不恶寒反恶热,身重。若发汗则躁,心愦愦反谵语;若加烧针,必怵惕烦躁不得眠;若下之,客气动膈,心中懊侬,舌上苔者,栀子豉汤主之。"

《伤寒论》第 375 条曰:"下利后,更烦,按之心下濡者,为虚烦也,宜栀子豉汤。"

【按】此为太阳病误予汗、吐、下、温针,热邪郁于胸膈,出现下列五组症状:

热症状:身热、虚热、咽燥口苦、汗出。

神志症状:心烦、懊侬、反复颠倒、不得眠、怵惕、心中愦愦、谵语。

气滞症状:胸中窒、心中结痛、身重。

消化症状:腹满、心下濡、下利。

呼吸症状:喘。

这几组症状,乃冠心病患者常见之症。热邪郁于胸膈,不得外达,必上冲、下迫、内窜。上冲则咽燥口苦;下迫则腹满、心下濡、下利;内窜于心而见神志症状;迫肺则喘;热淫于外而身热,迫津外泄为汗,闭阻气机而胸中窒、心中结痛。凡此,皆热郁胸膈所致。

热郁胸膈者,其脉若何?脉当沉而数,热甚则沉而躁数。若闭郁甚者,脉可沉伏、细小、涩、迟,状若阴脉,然其中必有一种奔冲激荡不肯宁静之感,此乃热郁甚者,万不可误为阴脉而妄予温补。

栀子豉汤乃辛开苦降之方,辛以开郁,苦以泄热,为透泄郁热之良方,余治冠心病或心肌炎等病屡用此方。为增其透泄之力,常与升降散相合而用,确有良效,理缘于此。

气滞者,可加枳实、郁金,或合四逆散。

夹瘀者,加蒲黄、丹参、泽兰、赤芍、丹皮,或合血府逐瘀汤。

夹痰者,加天竺黄、贝母、瓜蒌、竹沥、半夏,或合菖蒲郁金汤、黛蛤散。

夹湿者,加佩兰、杏仁、白蔻、茯苓、菖蒲。

夹阴虚者,加麦冬、百合、生地。

夹气虚者,加甘草、太子参、沙参。

灵活加减,可纵横捭阖。

(三)少阳枢机不利

1. 小柴胡汤

《伤寒论》第 37 条曰:"太阳病,十日已去,脉浮细而嗜卧者,外已解也,设胸满胁痛者,与小柴胡汤;脉细浮者,与麻黄汤。"

《伤寒论》第 96 条曰:"伤寒,五六日,中风,往来寒热,胸胁苦满,嘿嘿不欲饮食，心烦喜呕，或胸中烦而不呕，或渴，或腹中痛，或胁下痞硬，或心下悸，小便不利，或不渴，身有微热，或咳者，小柴胡汤主之。"

《伤寒论》第231条曰："阳明中风，脉弦浮大而短气，腹都满，胁下及心痛，久按之气不通，鼻干不得汗，嗜卧，一身及目悉黄，小便难，有潮热，时时哕，耳前后肿，刺之小差，外不解，病过十日，脉续浮者，与小柴胡汤。"

【按】小柴胡证的本质是半阴半阳证，半阴是指正虚——血弱气尽；半阳是指邪实——邪气因入，与正气相搏，结于胁下。胆经下胸中，循胁里。少阳郁结，经脉不通，故见胸满胁痛、心病等，冠心病者亦可见此证。故小柴胡汤和解枢机，令春生之气舒启敷和，亦用于冠心病者。

2. 柴胡加龙骨牡蛎汤

《伤寒论》第107条曰："伤寒八九日，下之胸满烦惊，小便不利，谵语，一身尽重，不可转侧者，柴胡加龙骨牡蛎汤主之。"

【按】此伤寒误下，邪入少阳、三焦，表里俱病。少阳枢机不利则胸满，少阳相火夹胃热上熏则烦惊、谵语，三焦不畅则小便不利，阳气内滞则身重不可转侧。诸症皆可见于冠心病患者，若见胸满烦惊者，此方可酌而用之，以疏利枢机，兼以安心。

3. 柴胡桂枝干姜汤

《伤寒论》第147条曰："伤寒五六日，已发汗而复下之，胸胁满微结，小便不利，渴而不呕，但头汗出，往来寒热，心烦者，此为未解也，柴胡桂枝干姜汤主之。"

【按】此少阳证兼饮者。少阳枢机不利见往来寒热、胸胁满微结、心烦；饮阻见渴、小便不利、头汗出。诸症冠心病患者亦可见之，故此方可酌用于治疗冠心病。

（四）二阳并病

《伤寒论》第142条曰："太阳与少阳并病，头痛项强，或眩冒，时如结胸，心下痞硬者，当刺大椎第一间、肺俞、肝俞，慎不可发汗，发汗则谵语，脉弦，五日谵语不止，当刺期门。"

《伤寒论》第150条曰："太阳少阳并病，而反下之，成结胸，心下硬，下利不止，水浆不下，其人心烦。"

《伤寒论》第171条曰："太阳少阳并病，心下硬，颈项强而眩者，当刺大椎、肺俞、肝俞，慎勿下之。"

【按】太少并病，表未解且枢机不利，误下邪陷，与饮相结，而成结胸状，可与柴胡桂枝汤两解之，或刺大椎、肺俞、肝俞。虽成结胸状，然太少之邪未解，故慎勿下之。

结胸主症为心下至少腹硬满而痛不可近，乃水结胸胁所致。既然水结在胸，则胸痛当为必有之症。二阳并病如结胸状，必亦胸脘硬痛，与冠心病心绞痛表现相符，故和解表里，疏达少阳，亦为治冠心病之一法。

（五）热入血室

《伤寒论》第143条曰："妇人中风，发热严寒，经水适来，得之七八日，热除而脉迟身凉，胸胁下满，如结胸状，谵语者，此为热入血室也，当刺期门，随其实而取之。"

【按】热入血室，乃瘀热互结，瘀热阻于少阳经脉，故可见胸胁下满，如结胸状，此亦与冠心病相关。

叶天士云："仲景之小柴胡汤，提出所陷热邪，此与虚者为合治。若热邪陷入，与血相结者，当从陶氏小柴胡汤去人参、大枣，加生地、桃仁、楂肉、丹皮或犀角等。若本经血结自甚，必少腹满痛，轻者刺期门，重者小柴胡汤去甘药，加延胡、归尾、桃仁，夹寒者加肉桂心，气滞者加香附、陈皮、枳壳等。然热陷血室之证，多有谵语如狂之象，防是阳明胃实，当辨之。血结者，身体必重，非若阳明之轻旋便捷也。何以故邪？阴主重浊，脉络被阻，侧旁气痹，连胸背皆拘束不遂，故祛邪通络，正合其病，往往延久，上逆心包，胸中痛，即陶氏所谓血结胸也。王海藏出一桂枝红花汤加海蛤、桃仁，原是表里上下一齐尽解之理。看此方大有巧手，故录出以备学者之用。"

血结胸，是瘀热互结。其来源，一可由热入血室，瘀热上逆心包而致；亦可热陷胸中，与血相结乃发。仲景论结胸，是热与水结，而血结胸，是对仲景学说的发展、补充。血结胸的主症是胸中痛，这与冠心病的临床表现是一致的，所以活血化瘀是治疗冠心病的重要法门。叶氏对热入血室所列的六项治法，对治疗冠心病皆有重要参考价值。其六项治法为：虚者，小柴胡；瘀热，小柴胡去人参、甘草，加生地、桃仁、楂肉、丹皮或犀角等；寒瘀，小柴胡加桂心；本经自结，小柴胡加延胡、归尾、桃仁；气滞者，加香附、陈皮、枳壳；血结胸，桂枝红花汤加海蛤、桃仁。

（六）阳虚阴盛

《伤寒论》第21条曰："太阳病，下之后，脉促胸满者，桂枝去芍药汤主之。"

【按】太阳病，乃风寒所致。下后阳虚，风寒内陷，出现胸满脉促，与冠心病胸憋闷、心律不齐相符。用桂枝去芍药以温振胸阳。因阳虚阴盛，宜刚不宜柔，故去芍药之酸寒。阳虚重者，可加附子。温振阳气以治冠心病是临床常用法则，本书所举案例中，此法最多。

《伤寒论》第160条曰："伤寒吐下后，发汗，虚烦，脉甚微，八九日心下痞硬，胁下痛，气上冲咽喉，眩冒，经脉动惕者，久而成痿。"

【按】伤寒汗吐下后，阳气耗伤，阴寒内盛，厥气上冲，寒气凝结而心下痞硬、胁痛，冲于胸则胸痛憋闷，冲于咽则咽痛、咽窒。这些表现与冠心病相符，由阳虚阴盛所致。

《伤寒论》第166条曰："病如桂枝证，头不痛，项不强，寸脉微浮，胸中痞硬，气上冲喉咽，不得息者，此为胸有寒也。当吐之，宜瓜蒂散。"

《伤寒论》第355条曰："病人手足厥冷，脉乍紧者，邪结在胸中，心中满而烦，饥不能食者，病在胸中，当须吐之，宜瓜蒂散。"

《伤寒论》第324条曰："少阴病，饮食入口则吐，心中温温欲吐，复不能吐。始得之，手足寒，脉弦迟者，此胸中实，不可下也，当吐之。若膈上有寒饮，干呕者，不可吐也，当温之，宜四逆汤。"

【按】邪结在胸中，必痹阻胸阳，出现类似胸痹的胸闷、胸痛彻背、短气等。实者当吐，如瓜蒂散；虚者当温，如四逆汤。

吐法，可引邪从上而越，本应为治疗冠心病的法则之一，现已鲜用，余亦未用，惜此法渐趋湮灭。

《金匮要略·五脏风寒积聚病脉证并治》曰："肝中寒者，两臂不举，舌本燥，善太息，胸中痛，不得转侧，食则吐而汗出也。"

【按】肝中寒，经脉不通而胸痛，寒则气郁而太息。胸痛、太息等症与冠心病相关，可因肝寒所发，治当温肝散寒。

《金匮要略·腹满寒疝宿食病脉证》曰："腹中寒气，雷鸣切痛，胸胁逆满，呕吐，附子粳米汤主之。"

"心胸中大寒痛，呕不能饮食，腹中寒，上冲皮起，出见有头足，上下痛而不可触近者，大建中汤主之。"

【按】此皆阳虚，寒气逆上而致胸胁逆满疼痛者，大法皆温阳散寒。故温阳散寒为治冠心病心绞痛之重要法则。温阳之方此仅摘数则，其他温阳诸方，亦可酌而用于冠心病。

（七）水饮

《伤寒论》第 127 条曰："太阳病，小便利者，以饮水多，必心下悸；小便少者，必苦里急。"

【按】饮多水蓄，水饮上凌于心而心悸。冠心病者就常有心悸一症，故化饮为治冠心病之又一重要门径，化饮诸方皆可择而用之。

《伤寒论》第 356 条曰："伤寒，厥而心下悸，宜先治水，当服茯苓甘草汤。"

【按】茯苓甘草汤中，桂枝、甘草以振心阳，茯苓安神化饮，生姜散寒饮。饮蠲则神安，故本方可用以治疗冠心病。

《金匮要略·痰饮咳嗽病脉证并治》曰："水在心，心下坚筑，短气，恶水不欲饮。"

"水在肾，心下悸。"

"心下有痰饮，胸胁支满，目眩，苓桂术甘汤主之。"

"夫病人饮水多，必暴喘满，凡食少饮多，水停心下，甚者则悸，微者短气。脉双弦者，寒也，皆大下后喜虚；脉偏弦者，饮也。"

"卒呕吐，心下痞，膈间有水，眩悸者，半夏加茯苓汤主之。"

【按】水饮凌心，则心动悸、短气、喘满，与冠心病相符，故温阳化饮为治冠心病一大法则。

《金匮要略·痰饮咳嗽病脉证并治》曰："支饮胸满者，厚朴大黄汤主之。"

【按】方同小承气，当腹中痛而闭者，此方下之。何以胸满用此方？盖因支饮格拒心下，腑气不通，肺气不降而胸满。此胸满必重而急，故泻水消壅，通腑以降肺气。

下法，亦为治冠心病变通之法。

《金匮要略·痰饮咳嗽病脉证并治》曰："夫有支饮家，咳烦，胸中痛者，不卒死，至一百日或一岁，宜十枣汤。"

"咳家其脉弦，为有水，十枣汤主之。"

"脉沉而弦者，悬饮内痛，病悬饮者，十枣汤主之。"

"病者脉伏，其人欲自利，利反快，虽利，心下续坚满，此为留饮欲去故也，甘遂半夏汤主之。"

《伤寒论》第152条曰："太阳中风，下利呕逆，表解者，乃可攻之。其人漐漐汗出，发作有时，头痛，心下痞硬满，引胁下痛，干呕短气，汗出不恶寒者，此表解里未和也，十枣汤主之。"

【按】十枣汤、甘遂半夏汤，为泻水峻剂，必因水饮盛而憋闷胀痛殊甚者，泻水以缓其急。逐水法，亦为治冠心病救急之法。

《金匮要略·痰饮咳嗽病脉证并治》曰："膈间支饮，其人喘满，心下痞坚，面色黧黑，其脉沉紧，得之数十日，医吐下之不愈，木防己汤主之。虚者即愈，实者三日复发，复与不愈者，宜木防己汤去石膏加茯苓芒硝汤主之。"

"支饮不得息，葶苈大枣泻肺汤主之。"

【按】诸症与冠心病心衰者颇似，乃饮聚所致。木防己汤行水气、散结气，且清热补虚，或加茯苓、芒硝，渗水破坚，消其结聚之饮，诸症自除。水饮迫肺而呼吸迫急不得息者，以葶苈泻肺水，余常相伍而用，视其轻重，用量在 10～30g 之间。

《金匮要略·痰饮咳嗽病脉证并治》曰："咳逆倚息不得卧，小青龙汤主之。"

"青龙汤下已，多唾口燥，寸脉沉，尺脉微，手足厥逆，气从小腹上冲胸咽，手足痹，其面翕热如醉状，因复下流阴股，小便难，时复冒者，与茯苓桂枝五味甘草汤，治其气冲。"

"冲气即低，而反更咳，胸满者，用苓桂五味甘草汤，去桂加干姜、细辛，以治其咳满。"

"咳满即止，而更复渴，冲气复发者，以细辛、干姜为热药也，服之当遂渴，而渴反止者，为支饮也。支饮者，法当冒，冒者必呕。呕者，复内半夏以去其水。"

"水去呕止，其人形肿者，加杏仁主之。其证应内麻黄，以其人遂痹，故不内之。若逆而内之者，必厥，所以然者，以其人血虚，麻黄发其阳故也。"

"若面热如醉，此为胃热上冲，熏其面，加大黄以利之。"

【按】小青龙汤温阳散寒化饮，用治寒饮上犯之咳逆倚息不得卧。冠心病多属寒饮上犯者，故余屡用小青龙汤治之。然寒饮多有变证，仲景将小青龙汤巧予化裁，形成苓甘五味姜辛汤等诸方。以上 6 条，可看成一完整病例，示人如何谨守病机，随证加减之实例。因而余在治外寒内饮之冠心病时，亦依仲景所示而裁度，灵活运用上述诸方，治疗实例载于本书中。

《金匮要略·水气病脉证并治》曰："趺阳脉当伏，今反紧，本自有寒，疝，瘕，腹中痛。医反下之，即胸满短气。"

"问曰：病者苦水，面目身体四肢皆肿，小便不利，脉之，不言水，反言胸中痛，气上冲咽，状如炙肉，当微咳喘。审如师言，其脉何类？

师曰：寸口脉沉而紧，沉为水，紧为寒，沉紧相搏，结在关元，始时尚微，年盛不觉，阳衰之后，荣卫相干，阳损阴盛，结寒微动，肾气上冲，喉咽塞噎，胁下急痛。医以为留饮而大下之，气击不去，其病不除，后复吐之，胃家虚烦，咽燥欲饮水，小便不利，水谷不化，面目手足浮肿，又与葶苈丸下水，当时如小差，食饮过度，肿复如前，胸胁苦痛，象若奔豚，其水扬溢，则浮咳喘逆。当先攻击冲气，令止，乃治咳，咳止，其喘自差。先治新病，病当在后。"

【按】脉沉紧乃阳虚不能制水，水泛而肿，厥气上冲胸咽，故胸胁苦痛、咽如炙肉、咳喘逆，与冠心病颇符，因而温阳制水是治疗冠心病一重要法则，本书此类案例颇多。

《金匮要略·水气病脉证并治》曰："气分，心下坚，大如盘，边如旋杯，水饮所作，桂枝去芍药加麻辛附子汤主之。"

"心下坚，大如盘，边如旋盘，水饮所作，枳术汤主之。"

【按】心下坚大如盘，乃阳衰饮结聚心下，可见于冠心病心衰者。予桂枝去芍药加麻辛附汤，意在行阳化水，散心下之坚。仲景云："大气一转，其气乃散。"大气者，乃人身之阳气也。阳气者，若天与日，阳运当以日光明。离照当空，阴霾自散，阳气周行，阴浊无处藏匿，诸证冰释。枳术汤之心下坚，乃水饮阻气，故以苦泻之。

《金匮要略·惊悸吐衄下血胸满瘀血病脉证治》曰："心下悸者，半夏麻黄丸主之。"

【按】此饮遏阳气，饮邪上干而心悸，以半夏蠲饮，麻黄发阳气。

《金匮要略·呕吐哕下利病脉证并治》曰："呕而胸满者，吴茱萸汤主之。"

【按】吴茱萸汤温阳散寒降逆，此呕与胸满，当属阴寒上逆使然。胸满一症冠心病多有之，故吴茱萸汤亦可用于冠心病的治疗。余常以吴茱萸汤相伍而用。

《金匮要略·中风历节病脉证并治》曰："寸口脉迟而缓，迟则为寒，缓则为虚，荣缓则为亡血，卫缓则为中风。邪气中经，则身痒而瘾疹。心气不足，邪气入中，则胸满而短气。"

《金匮要略·惊悸吐衄下血胸满瘀血病脉证治》曰："寸口脉微而数，微则无气，无气则荣虚，荣虚则血不足，血不足则胸中冷。"

【按】上述二条，胸满、短气、胸冷，皆可见于冠心病患者。究其原因，皆为虚寒所致，法当温阳养荣。

（八）结胸、脏结

《伤寒论》第 128 条曰：问曰，病有结胸，有脏结，其状何如？答曰：按之痛，寸脉浮，关脉沉，名曰结胸也。"

《伤寒论》第 129 条曰："何谓脏结？答曰，如结胸状，饮食如故，时时下利，寸脉浮，关脉小细沉紧，名曰脏结。舌上白苔滑者，难治。"

《伤寒论》第130条曰："脏结无阳证，不往来寒热，其人反静，舌上苔滑者，不可攻也。"

《伤寒论》第131条曰："病发于阳，而反下之，热入因作结胸；病发于阴而反下之，因作痞也。所以成结胸者，以下之太早故也。

结胸者，项亦强，如柔痉状，下之则和，宜大陷胸丸。"

《伤寒论》第134条曰："太阳病，脉浮而动数，浮则为风，数则为热，动则为痛，数则为虚，头痛发热，微盗汗出，而反恶寒者，表未解也。反下之，动数变迟，膈内拒痛，胃中空虚，客气动膈，短气躁烦，心中懊恼，阳气内陷，心下因硬，则为结胸，大陷胸汤主之。若不结胸，但头汗出，余处无汗，剂颈而还，小便不利，身必发黄。"

《伤寒论》第135条曰："伤寒六七日，结胸热实，脉沉而紧，心下痛，按之石硬者，大陷胸汤主之。"

《伤寒论》第136条曰："伤寒十余日，热结在里，复往来寒热者，与大柴胡汤。但结胸，无大热者，此为水结在胸胁也，但头微汗出者，大陷胸汤主之。"

《伤寒论》第137条曰："太阳病，重发汗而复下之，不大便五六日，舌上燥而渴，日晡所小有潮热，从心下至少腹硬满而痛，不可近者，大陷胸汤主之。"

《伤寒论》第149条曰："伤寒五六日，呕而发热者，柴胡汤证具，而以他药下之，柴胡证仍在者，复与柴胡汤，此虽已下之，不为逆，必蒸蒸而振，却发热汗出而解。若心下满而硬痛者，此为结胸也，大陷胸汤主之。但满而不痛者，此为痞，柴胡不中与之，宜半夏泻心汤。"

《伤寒论》第150条曰："太阳少阳并病，而反下之，成结胸，心下硬，下利不止，水浆不下，其人心烦。"

【按】结胸乃病发于阳而误治，致邪热内陷，与水相结于胸胁。其症为心下硬满拒痛，伴短气躁烦、心中懊恼等。胸痛否？仲景未明言，但邪结在胸，推知胸痛为必有之症，则结胸与冠心病颇似。大陷胸汤为荡涤水热互结之峻剂，当亦为治冠心病的法门之一。

脏结无阳证，状如结胸，当分寒实与虚寒两类，寒实结胸，当属脏结之实证者，可与三物小陷胸或三物白散，逐其寒饮；若虚寒者，当辛热回阳，可予四逆汤、乌头赤石脂丸等。

《伤寒论》第138条曰："小结胸病，正在心下，按之则痛，脉浮滑者，小陷胸汤主之。"

【按】小陷胸乃痰热互结，阻格心下则心下痛，若阻闭于胸，则胸中痛、胸闷。观之临床，冠心病因痰热阻痹者颇多，清热涤痰是常用法则，故小陷胸汤亦常用以治疗冠心病。

（九）寒邪

《伤寒论》第36条曰："太阳与阳明合病，喘而胸满者，不可下，宜麻黄汤。"

【按】寒袭于表，肺气不宣，见喘而胸满。冠心病亦有寒邪闭郁肌表，内舍于心者。余见脉拘紧而有寒象者，必先予散寒解表，或取麻黄汤，或取五积散，或取小青龙汤，亦啜粥温覆以取汗。汗出，则骤感轻舒畅快。汗出后，不可再汗，当随其证而调之。

汗法，亦为治冠心病之一法。汗之出，必阳气布，阳布阴施乃得汗。阳气之敷布，乃根于肾，通行于三焦，外达腠理毫毛，周行全身内外，乃可加于阴而为汗。阳得周行，邪无藏匿，则肺气得宣，心脉可通，何痛之有。

寒邪束表，见麻黄汤八症者，固可汗之；若寒舍于里而无表证者，亦当散之，汗而解之。余用汗法的主要依据为脉拘紧。寒主收引，寒主凝泣，寒痹脉必拘紧，故宜散之，使邪从汗解。

（十）瘀血

《金匮要略·五脏风寒积聚病脉证并治》曰："肝着，其人常欲蹈其胸上，先未苦时，但欲饮热，旋覆花汤主之。"

【按】肝着乃气血郁滞，着而不行，经脉不通，致胸闷痛而欲蹈其胸。《医林改错》有胸任重物与胸不任重物，以血府逐瘀汤治之，其理与此相通。此证与冠心病颇似，故近世多以活血化瘀为法治冠心病。旋覆花汤亦活血通阳之方，此法已广为应用，加减化裁，衍生出许多治冠心病的方子，这也是对仲景法则的活学活用。

《金匮要略·惊悸吐衄下血胸满瘀血病脉证治》曰："病人胸满，唇痿舌青，口燥，但欲嗽水不欲咽，无寒热，脉微大来迟，腹不满，其人言我满，为有瘀血。"

"病者如热状、烦满、口干燥而渴，其脉反无热，此为阴状，是瘀血也，当下之。"

【按】胸满、唇痿、舌青、口干燥，可见于冠心病缺氧之重症。症似有热，而脉反无热，此为阴伏，是瘀血也，宜下瘀血。抵当汤与下瘀血汤为破瘀重剂，对瘀血重者，余常相伍而用。

（十一）寒热错杂

《伤寒论》第326条曰："厥阴之为病，消渴，气上撞心，心中疼热，饥而不欲食，食则吐蛔，下之利不止。"

【按】此本厥阴篇提纲证，气上撞心，心中疼热，与冠心病相关联。乌梅丸为厥阴篇之主方，故余以乌梅丸治肝寒而心绞痛者。

厥阴肝乃阴尽阳生之脏，阳始萌而未盛，一有戕伐，最易肝阳馁弱。肝之春生阳气不升，则疏泄不及，阴寒痹塞，易致胸闷胸痛。肝内寄相火，肝阳虚馁，相火内郁，于是寒热错杂，此即尤在泾所云："积阴之下，必有伏阳。"相火内郁而上冲，致消渴，气上撞心，心中热痛。乌梅丸中附子、干姜、肉桂、细辛、川椒，皆辛热回阳之品，温肝阳；乌梅、当归补肝之体，人参补肝之气，益肝之用；黄连、黄柏泻内郁之相火。寒热并用，调理阴阳。肝得舒启，阳得升发，阴霾自散，相火自可敷布，诸症随之而解。

《金匮要略·痉湿暍病脉证》曰："湿家，其人但头汗出，背强，欲得被覆向火，若下之早则哕，或胸满，小便不利，舌上如苔者，以丹田有热，胸上有寒，渴欲得饮而不能饮，则口燥烦也。"

【按】湿踞于上，热蒸于下，湿遏热伏，热蒸湿横，阻闭胸阳，则胸满、憋气、疼痛诸症皆可见，此与冠心病相符。薛生白云，湿热证，胸痞乃必见之症。湿热相合，法宜清热化湿，然重在化湿，不宜过于寒凉，湿去则热易透。冠心病亦有属湿热阻痹者，本书中之菖蒲郁金汤例，即属此类。

（十二）奔豚

《金匮要略·奔豚气病脉证治》曰："师曰，奔豚病，从少腹起，上冲咽喉，发作欲死，复还止，皆从惊恐得之。"

"奔豚气上冲胸，腹痛，往来寒热，奔豚汤主之。"

"发汗后，烧针令其汗，针处被寒，核起而赤者，必发奔豚，气从少腹上至心，灸其核上各一壮，与桂枝加桂汤主之。"

"发汗后，脐下悸者，欲作奔豚，茯苓桂枝甘草大枣汤主之。"

【按】奔豚主症是气从少腹上冲胸咽，导致胸腹痛，且发作欲死，颇似冠心病心绞痛之重者，或类急性心梗，皆厥气上冲所致。但厥气上逆，有责之肝逆者，有责之土不制水者，有下焦阴寒者，各有不同。本书中调肝、培土、温肾降逆诸例可参。

以上关于经典中与冠心病相关的条文加以引述，并加了按语，以求对治冠心病能从经典中获得启悟。因水平所限，引述未必恰当全面，虽然如此，亦足以发愤，充分体现了中医经典的博大精深。

第三节　医案百例

虽然中医辨证论治的核心是个体化治疗，因人而异，各不相同，但为了便于掌握，故据其病机，大致分了如下几个证型。

1. 火热。

2. 寒盛。

3. 湿浊。

4. 痰饮。

5. 瘀血。

6. 正虚。

7. 五脏相干。

虽粗略分为几类，但都是相互兼夹，难以截然区分，宜前后互参。

一、火热

（一）概述

1. 火热的概念

火热性质相同，常并论，但又有区别。

中医所说的热，是指一组特异症状及体征而言，如身热烦躁、面赤、口渴、溲赤、便结、舌红、苔黄、脉数等，而西医所指的发热是以体温高低为标准，二者虽有重叠，但不可等同。体温不高，热证备，中医仍然称为热；若体温虽高，但无热证，中医则不以热称，甚至可能认为阳虚有寒。若属外感病发热，往往体温亦高，此时多与西医热的概念重合。

我之所以强调中西医热的概念不同，是因我有深刻教训。20 世纪 60 年代初，麻疹流行，有的小孩白胖，高热，麻疹出不来，体温都在 41℃ 以上，我误以热盛，予清热表疹，六七例皆亡。后见《中医杂志》一文恍悟，虽高热，乃阳虚不能托疹，后遵其法，予参附鹿茸温阳托疹，后数例皆愈。此教训刻骨铭心，我终生难忘。

火热虽同性，热一般全身症状明显，且传变多；火主要出现局部症状，如头痛、目赤、咽痛、牙痛及疮疡等，因而又有火与热之别。

2. 火热的分类

火热有虚实两大类。

虚火，包括阴阳气血虚衰致内生之火。

实火，包括六淫化火，五志化火，以及气血痰食湿郁久化火。

实火尚分燔灼之火与郁火两类。

火热往往有诸多兼邪，如兼湿、痰、瘀、食、气、正虚等等。

火热尚有部位之异，如在表在里、在脏在腑、在气在血之不同。

火热尚有程度之不同，有微热、壮热、或火热燔灼之别。

火热引发的冠心病，有心经自病者，尚有其他脏腑之火热上干于心者。

3. 火热病机

（1）可闭郁阳气，形成真热假寒；

（2）可阻遏血脉，不通而痛；

（3）可煎熬阴血，形成瘀血；

（4）可迫血妄行而动血；

（5）热灼津伤，可形成阴亏；

（6）壮火耗气，可导致气虚、阳虚；

（7）可灼液成痰；

（8）热极生风；

（9）可扰心而见烦、悸、不寐、谵语、狂躁、神昏；

（10）可上灼、下迫、横窜，引发诸多病变，非常复杂。因而，临床能辨清火热，丝丝入扣，绝非易事。

4.冠心病属火热型者诊断要点

脉数实——诊断权重占90%；

舌红；

胸痛、憋闷、烦悸。

此三点，为诊断实热型冠心病的三个要点。至于虚热者，脉数而沉取无力；或浮大涌盛，乃真气浮越；或阴虚而脉细数。

（1）关于数脉，俗皆以至数论之，曰五至为平，三至为迟，四至为缓，六至为数，七至为疾。假如以至数论，有些问题就不好解释，如"寸数咽喉口舌疮"。寸数六至时，关尺数不数？肯定关尺不数，若关尺亦六至，则三部皆数，何以分寸独数？脉动乃心搏所引起，同一心搏，寸至尺至数必然一致，不可能寸搏六次，而关、尺搏五次、四次。又如《金匮要略·胸痹心痛短气》篇：瓜蒌薤白汤之脉象为"寸口脉沉迟，关上小紧数"。若依至数解，则寸脉一息三至，而关脉一息六至，这是不可能的。然如何解释呢？中医讲的是脉象而非脉数，是指脉的形象而言，非谓脉的至数而言。数脉是指每搏脉的来去皆迅疾，即为数脉，其至数或为六至，或为五至乃至四至，皆谓数。医者皆知，寸关尺三部脉象可不同，当寸数时关尺可不数；当关数时，寸尺可不数。所以，数脉当以脉象言之，迟脉、缓脉皆然。

数有虚实。同一数脉，有虚实之别，沉取有力为实，沉取无力为虚。《濒湖脉诀》曰："实宜凉泻虚温补。"同为数脉，沉而有力者当以寒凉之药泻火；沉而无力者，当以温热之药益气、温阳。或寒药，或热药，判若水火，取决于沉取有力无力，这是关键紧要之处。但亦有数而浮大涌盛者，或因阴不制阳而阳浮；或阴盛格阳而阳越；或气虚不固而气动；或血虚气失依恋而阳升，皆为真气浮越。阴虚之脉，常见细数。此种数脉，当愈数愈虚，愈虚愈数。

郁火之脉，当沉而躁数。躁乃独阳无阴，热邪亢盛。《伤寒论》："脉数急者为传也。"因邪盛，故传变。《内经》多处论躁脉，曰："有病温者，汗出辄复热，而脉躁疾，不为汗衰，狂言不能食……名阴阳交，交者死也"；"汗出而脉尚躁盛者死。"若火热闭郁重者，脉可见沉细、沉迟、沉涩、沉而促结，甚至脉伏、脉厥。脉虽细、迟、涩、结，但绝非阴脉，按之必有一种躁急不宁之象。如《医家心法·诊法》曰："怫郁之脉，大抵多弦涩迟滞，其来也必不能缓，其去也必不肯迟，先有一种似数非数躁动之象。"《寒温条辨》云："温病脉沉涩而小急，此伏热之毒，滞于少阴，断不可误为虚寒。"

（2）关于舌，我以脉诊的寒热虚实，来解释舌象。若为实热，舌色当红、绛且苍老坚敛；虚热之舌亦红，然胖淡嫩滑。但脉见阳虚阴盛之时，舌亦红绛或暗红，此红，不以热看，因脉属阴脉，故舌亦看成阴寒之舌。何也？因阴寒盛，必收引、凝泣，血行凝泣则血瘀，血瘀见之于舌，则舌色暗红。俗皆以舌虽红，若干燥少津者为火热，因热耗津液；若虽红而滑润者为虚、为寒，因虚寒者水液盛。其实不然，阴寒盛者，舌亦可少津，因阳虚气化不利，津液不敷，舌失濡润，亦可暗红而干。如此看来，阳盛可舌红少津，阴盛亦可舌红少津，临证时如何分别？吾以脉解舌，以脉别之。阳脉见红绛干敛者，为火热盛之舌象；阴脉见红绛干敛者，为阴寒盛之舌象，以此别之。

（3）疼痛：典型者为胸骨后压榨性疼痛，可牵及左上肢、颈、牙、胃脘、后背部，伴有胸闷憋气、心悸、惊怵、汗出、乏力等。诸症，寒热虚实皆可发生，亦以脉解。

（二）医案举隅

例1：热郁胸膈转痰阻阳痹

胡某，女，51岁。

2003年9月23日诊：心烦胸闷，常卧寐中憋醒，阵烘热汗出。心电图：T波、Ⅲ、aVF、V₅倒置。

脉沉滑数，舌可。

证属：热郁胸膈。

法宜：清透胸膈郁热。

方宗：栀子豉汤合升降散。

| 栀子12g | 豆豉12g | 枳实9g | 僵蚕12g | 蝉蜕5g |
| 姜黄10g | 连翘15g | 丹参12g | 生蒲黄10g | |

7剂，水煎服。

9月30日二诊：烦热、胸憋未作，觉左胁下支结。

脉转沉滞而滑。

证属：痰郁气滞。

法宜：豁痰行气通阳。

方宗：瓜蒌薤白桂枝汤。

| 瓜蒌12g | 薤白12g | 枳实9g | 桂枝12g | 丹参18g |

10月28日三诊：上方加减，共服28剂。诸症消失。心电图大致正常。脉缓滑。

上方加半夏12g，继予14剂，停药。

【按】热郁胸膈，见心烦懊侬不得眠、胸中窒、心中结痛等症。其诊断要点在于脉沉而数，重者见沉而躁数。

何以二诊转用瓜蒌薤白桂枝汤？因脉转沉滞而滑，沉滞乃气郁不舒之脉；沉而滑者，乃痰郁于里之征，故诊为痰郁气滞，予瓜蒌薤白桂枝汤。

用瓜蒌薤白剂，是否必是"寸口脉沉而迟，关上小紧数"之脉？余意不可胶柱。瓜蒌薤白剂之病机，当为痰阻阳郁于胸，有痰脉当滑，气机被阻而阳郁不伸，脉当沉，故见沉滑即此证之脉，又有胸痹之状，即可用瓜蒌薤白剂。若脉沉缓无力，当属里虚，胸阳不振而胸痹，治当用人参汤。所以，见胸痹之状，脉见沉滑，或沉弦滑，或弦滑，皆可予瓜蒌薤白剂，痰重者用瓜蒌薤白半夏汤，气滞重者予瓜蒌薤白桂枝汤。

例2：痰热阻肺，迫血妄行

苏某，男，66岁。

2002年8月28日初诊：于1991年1月9日心梗，经抢救好转，但房颤、心衰未控制。胸闷痛，咳痰多，夹粉红色痰，常咯血。寐时只能右侧卧，重时不能平卧，安静时亦感呼吸困难，频吸氧。

脉沉滑有力，参伍不调，舌苔白厚，唇暗。

此痰阻胸肺，予涤痰加四子汤。

陈皮 10g	半夏 12g	茯苓 15g	胆南星 10g	枳实 9g
瓜蒌 20g	郁金 15g	菖蒲 9g	葶苈子 15g	苏子 10g
白芥子 9g	炒莱菔子 12g	海浮石 20g	炙桑皮 15g	

9月11日二诊：上方共服14剂，痰减，胸闷轻，然仍有粉红色痰。脉转沉滑而大，舌苔退。脉大乃热盛，于上方加：生石膏30g、知母6g、芦根30g，停地高辛、卡托普利等西药。

10月12日三诊：上方服30剂，粉红色痰已无，痰已明显减少，尚咽痒、咳、轻微心慌，可自己骑车来门诊（约20里路）。至11月份，自己将300斤冬贮白菜搬至四楼，累后又吐血，动辄喘。仍宗上方治之。

至1月份，血痰止，唯房颤仍在，他症已不著，到1月25日春节中断治疗。后听说春节过劳、饮酒、病故。

【按】一诊因脉沉滑有力，胸闷咳痰、咯血，断为痰实壅肺，肺气上逆。气帅血行，气逆则血逆，故尔咯血。脉参伍不调，若按之无力，乃气血虚，不能相继；若按之有力，乃邪阻脉道，气血不畅，而参伍不调。本案脉有力，乃邪实，故一诊重在涤痰降气。

二诊痰势挫，热转盛，脉转大，故予前方增石膏、知母清热之品。连服30剂，粉红色血痰方止，在停地高辛的情况下，Ⅱ度心衰得以缓解，心功能得以明显改善，说明中药有效，但顽固房颤未能纠正。

心衰，很多人主张以参附救之，或主张以生脉饮为主。诚然，参附、生脉皆为有效之佳方，但必须对证方可，不可当成固定套路来用，否则就失去了名方的应有卓效。此例心衰，以痰热为主，因脉实而大，始终以清热涤痰之剂，未因喘促气短难续而予补益，此乃脉实证实也。分清虚实，乃是辨证的关键，否则，难免实其实，虚其虚。

方中加桑皮者，因气帅血行，肺气上逆则血亦逆，故尔咯血。桑白皮入肺，降肺气，气降则血降，气降则火亦消，故此案加之以泻肺止血。

例3：热盛生风

徐某，女，68岁。

2002年11月30日初诊：胸闷、胸痛、憋气、心慌、心烦、头晕、寐差，一日约睡4小时，他可。5月份患下壁心梗，抢救缓解。

脉弦数而大且硬。舌暗，唇暗。

证属：热盛生风。

法宜：清热息风，佐以活血。

方宗：清瘟败毒饮。

生石膏 30g	知母 6g	黄芩 10g	黄连 10g	栀子 12g
丹皮 12g	丹参 30g	蒲黄 10g	瓜蒌 18g	炙甘草 6g
生龙骨 30g	生牡蛎 30g	生石决明 30g		

12月11日二诊：上方共服10剂，胸闷、痛、心慌、心烦明显减轻，但寐尚差，一夜约5小时。

脉弦数且硬，已不大。舌尚暗。

上方继服7剂，后未再诊。

【按】 脉数而大，乃热盛于内；弦数且硬，乃热盛生风。肝风上旋，扰于上则胸痛闷、心烦悸、寐少，扰于颠则头晕。

脉数大，乃夏之脉。时已冬季，仍是夏脉，热盛可知。经云"用寒远寒"，然脉确为热盛，虽已冬季，且七旬老妪，亦当辨证论治，有是证用是药，有故无殒。

例4：郁热内扰

芦某，女，32岁。

2005年1月10日初诊：2004年患心肌炎。近两月，每日数十次突然心慌、心速，肩背沉，后头沉，睡眠差，或整夜不眠，经量多。

脉沉弦滑数，舌红苔少。

证属：郁热内扰。

法宜：清透郁热。

方宗：新加升降散。

| 僵蚕 12g | 蝉蜕 5g | 姜黄 9g | 大黄 4g | 栀子 9g |
| 豆豉 12g | 连翘 12g | 生甘草 7g | | |

7剂，水煎服。

1月21日二诊：心慌、睡眠好转，头尚痛，脉转弦细滑，舌红少苔。

热见退，阴已伤，方宗百合地黄汤。

| 炙百合 15g | 干地黄 12g | 麦冬 10g | 沙参 15g | 玉竹 15g |
| 山药 15g | 柏子仁 15g | 生甘草 7g | 炒枣仁 30g | |

10剂，水煎服。

1月31日三诊：近心悸未作，睡眠尚差，食少，便溏，日二三次。

脉转细缓，寸弱。舌可。

证属：脾虚，中气不足。

法宜：健脾益气。

方宗：归脾汤。

生黄芪 12g	党参 12g	茯苓 15g	白术 9g	山药 15g
川芎 7g	当归 12g	桂圆肉 12g	远志 9g	炒枣仁 30g
升麻 4g	柴胡 6g			

20剂，水煎服。

【按】此案脉三变，证亦三变。初诊时脉沉弦滑数，沉主气，弦主郁，数主热，乃气机郁滞，热伏于内。郁热内扰，心神不安，则心悸、不眠，上扰则头沉。方取新加升降散，即升降散合栀子豉汤，透散郁热。连翘入心经，散心经热结。此方较升降散力胜，故吾称其为新加升降散，有郁热者，吾屡用之。此方详解见拙著《温病求索》。

热盛则阴伤。郁热日久，必伤其阴液，故二诊时脉转细，热退而阴伤之象显露，转而以百合地黄汤合沙参麦冬汤，益阴安神。

三诊脉转细滑寸弱，舌红亦退，证变为脾虚气弱，故改归脾汤益心脾。

疾病是不断运动变化的。所以，如何谨守病机，固当综合判断，然其中主要的判断指征当为脉诊，可见脉诊在中医临证中占有极为重要的地位。作为中医工作者，脉诊应作为基本功，深入摸索、掌握。

例 5：郁热内扰

李某，男，22 岁，本校学生。

2006 年 3 月 3 日初诊：胸闷憋气已 3 年，心烦，不能剧烈活动。缘于感冒后，心肌酶增高，心电图缺血改变，诊为心肌炎。

ECG（2006 年 3 月 3 日） T、Ⅱ、Ⅲ、aVF 倒置，ST、V_2 抬高，$V_{5\sim6}$ 降低。心率：107 次 / 分。

脉沉弦数，右盛。舌红苔白。

证属：郁热内扰。

法宜：清透郁热。

方宗：栀子豉汤合升降散。

| 栀子 10g | 豆豉 12g | 僵蚕 12g | 蝉蜕 6g | 姜黄 9g |
| 大黄 4g | 生石膏 18g | | | |

3 月 17 日二诊：上方共服 14 剂，近 1 周内，大部分时间无不适，仅有 1 日于午后尚有胸闷感，无其他不适。

脉弦数略濡，舌红苔薄黄微腻。此郁热未靖，又兼湿邪。

法宜：清透郁热，佐以化湿，宣畅气机。

方宗：上方合甘露消毒饮。

| 僵蚕 12g | 蝉蜕 6g | 姜黄 9g | 栀子 9g | 茵陈 15g |
| 滑石 12g | 黄芩 9g | 佩兰 12g | 菖蒲 8g | |

6 月 2 日三诊：上方加减，共服 42 剂，已无不适，心电图恢复正常，心率 75 次 / 分。脉弦滑，舌正常，继服 7 剂，停药。

【按】外感之后，余邪未尽，热邪郁伏，扰于胸膈，窒塞气机而胸憋闷。栀子豉汤辛开苦降，功能宣透胸膈郁热，治心烦懊侬不得眠，胸中窒，心下结痛，恰与本案相符，故予栀子豉汤主之。合升降散者，更增栀子豉汤清透之力。

郁热之脉，典型者当沉而躁数。沉主气，气郁不畅，热邪不得透达，故尔热郁。热郁于内，脉当躁数。若热郁重者，脉可沉伏，亦可细小迟涩，但其中必有一种奔冲激荡、不肯宁静之感。此火郁甚者，切不可误为阴脉妄予温补，犯实实之戒。

例6：痰热内蕴

张某，女，67岁。

2004年4月16日初诊：心肌缺血，2003年9月枕部脑梗，ECG：T、Ⅲ、V$_{3~6}$倒置。

胸闷痛，心慌，头晕头愦，胁胀痛，疲倦嗜睡，每日睡15小时以上，睡后仍觉困倦。大便二三日一解，不干，然不畅。

脉沉滑躁数，舌淡红苔白。

证属：痰热内蕴，气机郁滞。

法宜：涤痰清热，疏达气机。

方宗：升降散合小陷胸汤。

僵蚕12g	大黄4g	枳实9g	茯苓15g	蝉蜕5g
黄连10g	菖蒲9g	天麻15g	姜黄9g	陈皮9g
半夏12g	栀子10g	豆豉12g	紫金锭2粒（分冲）	

5月7日二诊：上方共服21剂，胸闷痛、头昏、胁痛已不着，睡眠已减至9小时。脉之躁数已除。上方加人工牛黄2g分服。10剂，水煎服，后未再来诊。

【按】脉沉滑而躁数，沉为气滞，滑为痰，躁数乃热邪内郁。痰热扰心则心慌，蒙蔽心包则嗜睡，上干清净之府则头晕愦，痰热下迫肠腑则便不爽。诸症皆可以痰热之病机解之，故诊为痰热内蕴，气机郁滞。

方以升降散、栀子豉汤、小陷胸汤三方相合而治。升降散可透达郁热，治火热内郁。栀子豉汤治热郁胸膈而心烦懊憹不得眠、胸中窒、心中结痛者，此与冠心病之临床表现相符。小陷胸汤化痰热，治胸脘痞满痛。三方相合，共奏清热、化痰、宣畅气机之功。方证相应，故效显著，惜始效即停药，未得痊愈。

例7：郁火扰心

周某，男，23岁。

1997年12月19日初诊：自1988年诊为心肌炎，至今未愈。ECG：Ⅱ、Ⅲ、L、F、V$_{5~6}$、ST-T低平倒置。心烦，坐卧不宁，脐周悸动，疲乏无力，小腿酸胀。

脉沉而躁数，舌淡红齿痕。

证属：郁热扰心。

法宜：清透郁热。

方宗：新加升降散。

僵蚕10g	蝉蜕6g	姜黄9g	大黄4g	栀子10g
豆豉12g	连翘15g	黄连9g		

4剂，水煎服。

12月23日二诊：药后腹泻日四五次，心烦稍减。脉沉数有力，舌同上。上方去大黄，加丹参18g。

1998年1月6日三诊：上方共服14剂，仍心烦，每日便五六次，但不稀。脉尚数，舌淡红齿痕。上方加炙百合30g、沙参30g、山药30g。

2月10日四诊：上方加减，共服21剂。心烦已轻未已，脐悸、腿烦已除，大便次数尚多，质不稀，其他无不适。脉转沉数，兼细而无力。郁热已轻未已，但正虚之象渐露，方予栀子豉汤加扶正之品。

| 栀子 9g | 豆豉 12g | 连翘 12g | 炙甘草 9g | 干姜 5g |
| 茯苓 15g | 党参 12g | 山药 15g | 炙百合 30g | |

2月25日五诊：心烦已偶见，轻微，大便日二三次，其他可，心电图已基本正常。脉濡数，舌嫩红齿痕。

证属：气阴两虚，郁热已除。

方宗：炙甘草汤。

太子参 15g	五味子 5g	炙甘草 9g	桂枝 9g	麦冬 10g
白芍 15g	阿胶 12g	浮小麦 30g	山药 30g	茯苓 15g
大枣 6 枚				

上方7剂，未再诊，因属我校学生，相见后知一直正常。

【按】初诊脉躁数，乃阳独亢，阴不制阳之脉。《内经》称为"阴阳交，阴阳交者死。"此案无热，不为汗衰，虽非死脉，然躁数之脉，亦属阳亢阴不能制。脉沉者，为热郁于里，郁热扰心而心烦，坐卧不宁。首当清透郁热，方取栀子豉汤，合以升降散者，增其清透之力。

舌淡红齿痕，乃脾虚之象，本当兼顾，然只重清透，未顾护本虚，致下利日四五度。再诊去大黄后，仍然便频，虽加山药益脾肾而固摄，终因力薄，脾气未复。四诊时脉转细数而无力，气阴不足之象已著，于栀子豉汤加干姜、党参、茯苓、山药以健脾，加炙百合以益阴，再改以炙甘草汤善后。

脾虚、热郁、阴虚。养阴易增下利，健脾温燥又易助热伤阴，相互掣碍，然又须兼顾，养阴以酸收之白芍易寓泻于补之生地，健脾以补脾肾益阴固涩之山药，及益气生津之党参易温燥伤阴之白术，更加咸凉之浮小麦益心气除烦，共奏益气阴、安神宁心之功，终获显效。

例8：水热互结

周某，男，65岁。

2004年5月7日初诊：喘促端坐，心中慌乱，面唇及手臂色如紫茄，下肢肿（+++），整日吸氧。西医诊为冠心病心衰，每日服呋塞米。

脉沉滑数实大，舌暗红。

证属：水热互结。

法宜：清热逐水。

方宗：木防己汤。

| 木防己 12g | 生石膏 30g | 葶苈子 18g | 椒目 10g | 桂枝 12g |

红参 12g　　　　泽兰 15g　　　　生蒲黄 12g

9月17日二诊：上方加减，共服76剂，已无不适，吸氧及西药早已停，可上3楼，可料理家务，伺候老伴。

脉大见和缓，面手肤色已正常。

停药调养。

【按】《金匮要略·痰饮咳嗽》篇："膈间支饮，其人喘满，心下痞坚，面色黧黑，其脉沉紧，得之数十日，医吐下之不愈，木防己汤主之。"心下痞坚、喘满、面黑，皆与心衰之状相符。此例除上症具备外，尚有严重水肿、不得卧、脉沉滑数实大，乃水热互结之实证，故予木防己汤合己椒苈黄丸治之，清热泻水，诸症渐平。重者，亦可予大陷胸汤逐其水饮，以缓其急。因病笃且年高，恐峻泻正脱，故未予大陷胸汤，改予木防己汤合己椒苈黄丸加减。

心衰一证，虚实寒热均有，热盛而心衰者并不罕见，并非皆用参附回阳。中医重在辨证，治则治法是在辨证之后，因证而立法处方，岂能未经辨证就得出亡阳的结论，而妄予温热回阳？这种通病，俯拾皆是，如冠心病、高血压、痴呆等，许多老年病都称其为正虚邪实，或本虚标实，因老年正气已衰，故云本虚。实则老年病属邪实者屡见不鲜，岂可把活泼的辨证当成僵死的教条，贻误后人。

例9：痰热内蕴

赵某，女，67岁。

2003年4月3日初诊：胸痛牵背频发，胸闷憋气，心慌气短，头晕，已十余年。

脉滑数，舌偏红。

此痰热内蕴，予栀子豉汤合小陷胸汤加减。

栀子 9g　　　　豆豉 12g　　　　枳实 9g　　　　瓜蒌 18g　　　　黄连 9g
半夏 10g　　　　姜黄 10g

5月7日二诊：上方共服28剂，症已除，唯头晕，项强。脉转阳弦阴细，此阴虚阳亢化风。改滋阴潜阳，平肝息风。

生石决明 30g　　怀牛膝 12g　　山茱萸 15g　　地龙 15g　　　生龙骨 30g
生牡蛎 30g　　　天麻 15g　　　干地黄 12g　　全虫 9g　　　　炙鳖甲 30g
葛根 15g　　　　何首乌 15g　　蜈蚣 5条　　　败龟板 30g　　白芍 15g
钩藤 15g　　　　桑叶 9g

10剂为1料，轧细面，每服1匙，日3服。

【按】初诊胸痹证备，因脉滑数，滑主痰，数主热，故诊为痰热内蕴。

二诊脉转阳弦阴细，阴细者，肾水亏；阳弦者，乃水不涵木，风动于上，故头晕项强。方宗三甲复脉汤合镇肝熄风汤加减，滋肝肾，平肝潜阳，息风解痉。

此案前后两变，皆以脉为凭。

例10：痰热夹瘀

黄某，女，52岁，湖南人。

2005 年 6 月 1 日初诊：胸闷痛牵背，短气，善太息，头晕，便秘。曾诊为冠心病。心电图：T、Ⅰ、aVL 倒置，V_5 低平；ST、Ⅰ、aVL、V_5 降低。心电轴左偏。

脉弦滑数，舌较暗。

证属：痰热夹瘀。

法宜：涤痰活血清热。

方宗：小陷胸汤合血府逐瘀汤。

黄连 9g	半夏 10g	瓜蒌 20g	姜黄 10g	柴胡 8g
桃仁 12g	红花 12g	赤芍 12g	白芍 12g	蒲黄 10g
元胡 12g	丹参 18g	薤白 12g		

30 剂，水煎服，停用西药。

7 月 2 日二诊：药后胸背痛已轻，尚偶有背痛，痛处如指甲大，咽如炙脔。上方加僵蚕 12g、蝉蜕 6g、桔梗 12g。30 剂，水煎服。

8 月 4 日，症除，心电图已大致正常。脉弦缓滑，舌色已正。嘱继服 30 剂，以固疗效。

【按】脉弦乃郁，滑为痰，数为热，舌暗乃瘀也，故此证属痰热互结，气滞血瘀。其胸闷痛、背痛等，亦皆痰瘀痹阻使然。故法宜清热化痰，行气活血。小陷胸汤清化痰热，血府逐瘀汤行气活血，方证相符，迭经 60 剂，渐趋正常。

二诊咽如炙脔者，乃痰瘀互结，痹阻于咽，仍宗原法治之，加桔梗之开提以利咽，加僵蚕、蝉蜕以疏利化痰。

例 11：痰热夹瘀化风

李某，女，59 岁。

2004 年 4 月 16 日初诊：曾诊为冠心病、高血压。胸痛胸闷，走路稍快则发作，头晕，眼黑，耳鸣，两膝痛。血压 160～170/100mmHg。服多种降压及治疗冠心病药物。

脉滑略盛，左寸弦。舌偏暗红。

此痰热夹瘀，熏蒸于上。

方以黄连温胆汤。

黄连 10g	枳实 9g	僵蚕 12g	龙胆草 4g	胆南星 9g
菖蒲 8g	地龙 15g	夏枯草 15g	半夏 10g	赤芍 12g
蜈蚣 30 条	瓜蒌 15g	丹参 15g	全虫 10g	

14 剂，水煎服。

嘱西药全停。

4 月 30 日二诊：左脉缓滑，右兼弦，舌同上。症已著减，晨起散步时偶胸闷，心悬，耳鸣。至 6 月 25 日上方加减，共服 54 剂，仅耳鸣未已，他症已除。血压 140/80mmHg，ECG（－）。脉弦缓滑，舌偏绛。上方加磁石 30g，再服 14 剂后停药。

【按】脉滑且盛，乃痰热盛；右寸弦者，乃痰热化风上扰；舌暗红乃血瘀泣，故诊为痰热夹瘀化风，予清热涤痰，活血息风。

吾用蜈蚣不去头足，以大者为佳。常因价贵，虑患者难以承受，未用足量，若本例用蜈蚣 60 条，效必更佳。

例 12：痰热内蕴

王某，女，35 岁，行唐人。

2006 年 4 月 14 日初诊：CT：心增大，右侧胸腔积液，两肺下叶炎变。超声：二、三尖瓣关闭不全，心包积液。心电图：ST-T 改变。胸闷痛、憋气，手麻，便干。

脉沉滑数，舌嫩红少苔。

证属：痰热内蕴。

法宜：涤痰清透郁热。

予新加升降散合涤痰之品。

僵蚕 12g	蝉蜕 6g	姜黄 9g	大黄 4g	栀子 10g
连翘 15g	枳实 8g	半夏 10g	胆南星 10g	天竺黄 12g
丹参 18g				

5 月 18 日二诊：上方加葶苈子 12g、瓜蒌 18g、黄连 10g，共服 28 剂，症状消失，积液除，心电图（一），停药。

【按】脉沉滑数，滑数为痰热，沉主气，乃痰热蕴阻，气机不畅，故其病机为痰热内蕴。升降散清透郁热，小陷胸汤清热化痰，药合病机，诸恙得除。

例 13：痰热内扰

崔某，女，57 岁。

2004 年 12 月 10 日初诊：胸闷痛，心悸如颤，嗳气。甲状腺癌术后，心电图正常，血压 140/90mmHg。

脉滑数。舌可。

证属：痰热内扰。

法宜：清热化痰。

方宗：黄连温胆汤。

黄连 12g	半夏 10g	胆南星 10g	天竺黄 12g	瓜蒌 18g
枳实 9g	菖蒲 9g	竹茹 7g	茯苓 15g	夏枯草 15g
龙胆草 4g	丹参 18g			

停鲁南欣康、尼群地平等药，继服甲状腺素片。

2005 年 4 月 12 日二诊：此方加减，共服 127 剂，症状已除。血压 120/70mmHg。脉缓滑，舌正常。嘱停药。

【按】虽心电图基本正常，但临床表现与胸痹符，因脉滑数，故诊为痰热痹阻。迭经近半年治疗，累计服药 127 剂，痰热方渐清。可见，痰热胶结，清之亦非易事，难以速愈。

例 14：阳盛阴虚

李某，女，76 岁。

2004 年 11 月 2 日初诊：胸闷，心慌乱，动辄喘，呵欠频频，下肢浮肿（＋～＋＋）。

心电图：T 波广泛低平、倒置。

脉滑洪大，尺减，舌暗红。

证属：阳盛阴虚。

法宜：清热养阴、潜阳。

方宗：玉女煎。

生石膏 30g	知母 6g	炙甘草 6g	生地 15g	元参 15g
怀牛膝 9g	丹参 18g	太子参 15g	生龙骨 30g	生牡蛎 30g
炙鳖甲 30g	败龟板 30g			

11 月 16 日二诊：上方共服 14 剂，上症明显减轻，但觉腹胀。

脉转弦滑而数，舌偏暗红。

证属：痰热夹瘀而生风。

法宜：涤痰活血，平肝息风。

生龙骨 30g	生牡蛎 30g	炙鳖甲 30g	败龟板 30g	怀牛膝 10g
天竺黄 12g	姜黄 10g	枳实 9g	竹茹 7g	胆南星 9g
半夏 10g	桃仁 12g	红花 12g	丹参 18g	生蒲黄 10g
葶苈子 15g				

12 月 14 日三诊：上方加减共服 28 剂，诸症已平，心电图大致正常，脉转缓滑，舌已可。再予上方加减 14 剂，继服，后未再诊。

【按】脉阳洪大而尺减，乃热盛于上，阴亏于下，本应泻南补北，代表方剂为黄连阿胶鸡子黄汤。此例何不用黄连阿胶汤而用玉女煎法？因脉洪大，乃气分无形热盛，热迫于肺则胸闷而喘；热扰于心则心悸慌乱；热上灼于脑，清阳不上，而呵欠频，以引伸阳气。气分无形热盛，法当以白虎汤清气分热。若阳脉数实，则用芩、连、栀苦寒降泄。尺减，乃水亏于下，故以生地、元参滋之，合之则为清上滋下，与玉女煎法相吻合。

何以又加三甲潜降？因阳旺阴弱，阳旺按之有力者，乃实热，当清；若阳旺按之无力者，乃阳浮，当滋阴潜阳。此例之阳旺，估计两个因素都有，一是热盛于上，故清之；一是阴不制阳而浮于上，故以三甲潜降之。

再诊脉转弦滑而数，滑数为痰热，弦主风，故诊为痰热风动；何以判夹瘀？因舌暗耳红，所以诊为痰热夹瘀而化风。

病机既明，则治则依证而立，予涤痰活血平肝息风法。虽无成方可依，但治则明确，则方亦易立，由涤痰、活血、平肝息风三组药物组成该方，幸获显效。

二、寒盛

（一）概述

1.寒盛的概念

寒盛，是指一组特异症状而言。寒袭于表者，见恶寒，无汗，发热，头身痛，腰痛，骨节痛，脉拘紧等。若过食生冷者，寒邪伤胃，可见脘痛吐利或伴恶寒，发热，无汗，头身痛，脉沉紧。若寒邪直中三阴，则见三阴证：寒邪直中太阴者，见胸脘痞满疼痛，吐利咳喘，肢冷畏寒等；寒邪直中少阴者，肢厥，下元冷，但欲寐，心憺憺大动，阴缩，水肿，小便不利，下利等；寒邪直中厥阴者，胸胁痛、颠顶痛、躁烦、吐涎沫，阴痛囊缩，筋脉拘挛或转筋懈怠等。寒邪直中者，必因阳虚而中，即"邪之所凑，其气必虚。"脉当沉弦拘紧，按之减。

若阳虚而阴寒内盛者，亦可见胸闷气短、脘痛痞满、畏寒肢厥、吐利水肿等象，但虚衰的表现更明显，如蜷卧、但欲寐、精力皆衰、脉微细欲绝等。

2.寒的分类

寒分寒实与虚寒两类。寒实者为客寒，为外界寒邪所客。虚寒者，为阳虚所致，即阳虚阴寒内盛。

客寒，由形寒饮冷所致，可客于肌表、经络，亦可内客脏腑。寒邪直犯三阴，即客寒所致。寒犯少阴，可由寒邪由表或经腧传变而来，亦可寒邪直犯少阴，或其他脏腑寒邪上干于少阴，发为心绞痛，治当散寒。

虚寒，或因寒伤阳，阳虚阴寒盛；或误治伤阳，或其他脏腑阳虚阴盛而上犯于心，发为心绞痛，治当温阳。

3.寒邪病机

（1）可闭郁阳气，成外寒内热，即寒包火证；

（2）寒则凝泣，血脉不通，形成瘀血；

（3）寒则津停，形成水湿痰饮；

（4）寒则收引，经脉挛缩而痹不通，发为心痛；

（5）寒伤阳，导致脏腑阳气虚衰，功能低下；

（6）阴寒内盛，可格阳于外，形成真寒假热。

诸多变证、兼夹，纷纭繁杂，须仔细辨证。

4.寒盛型冠心病诊断要点

脉：占90%

寒实者，脉弦拘紧。

虚寒者，脉微细。

阳虚感寒者，脉沉而拘紧，按之减。

舌：淡胖，或嫩红，或暗红。

症：胸痛、闷，短气，兼肢凉、畏寒等。

脉：弦而拘紧。因寒主收引，凝泣，故脉弦拘紧。若沉细凝泣，按之有力者，乃寒凝重者。虚寒之脉，当弦拘无力，若弦数无力者亦以寒看。

舌：典型当淡胖，或淡红、嫩红。若暗红者，乃寒盛血行凝泣使然。纵使舌光绛而裂，脉为阴脉者，亦以寒看，因阳虚不能气化，舌亦可绛裂，当以脉解舌。

症：典型者，胸痛、胸闷、短气，伴恶寒；虚寒者，伴畏寒肢冷。然有些寒象并不显著，只要见阴脉，即以阴证解之。但这解释，必须符合中医理论，不可强解，否则，须考虑是否还有其他并列的病机。

（二）医案举隅

例1：寒痹心脉

胡某，男，50岁，连云港市人。

2004年4月19日初诊：10个月前突感胸痛、胸闷、短气、怵惕、惊悸、无力、畏寒、下肢凉。ECG：T波广泛低平、$V_{5\sim6}$倒置。血压：170/105mmHg。

脉沉而拘紧，按之有力，舌尚可。

诊为寒痹心脉，主以小青龙汤加减，嘱停西药。处方：

麻黄4g	桂枝9g	细辛4g	干姜4g	半夏9g
白芍10g	五味子4g	茯苓15g	炮附子12g	红参12g
炙甘草6g				

该方加减，共服药110剂，至8月9日来诊，症状消失。ECG正常，血压130/80mmHg。

10月4日又来诊一次，一直无任何不适，劳作如常人。ECG正常，血压稳定于120/80mmHg。

【按】为何诊为寒痹心脉？因脉沉而拘紧。沉主气，邪实者，阻遏气机，气血不能畅达以充盈鼓荡血脉，脉可沉，然必沉而有力。阳虚者，无力鼓荡血脉，脉亦可沉，然必沉而无力。该人脉沉而有力，当属实证，且沉而拘紧，乃寒主收引凝泣，致拘紧，故断为寒痹心脉。若脉沉实如弹石，毫无和缓之象者，却非实脉，乃肾之真脏脉，为无胃气也，乃大虚之脉，此亦至虚有盛候。

何以知有内饮？因有短气，惊悸，此乃阴盛水液停蓄而为饮，或素有饮邪，外寒引动内饮。

何以断为病位在心？此依据脏腑、经络辨证。因胸闷痛且怵惕惊恐，乃神志之症，心主神、主血脉，故断为病位在心。

小青龙汤主"伤寒表不解，心下有水气"。若寒邪束表，麻、桂自可解散表邪，但须"覆取微似汗，不须啜粥，余如桂枝法将息"。

桂枝汤将息法，是温覆、啜热粥，以助药力。其最佳药效标准是"遍身絷絷，微似有汗者益佳，不可令如水流漓，病必不除"。太阳中风本有自汗，服桂枝汤复求其汗，二汗有何不同？太阳中风之汗乃邪汗，是因风伤卫，营弱卫强，腠理不固而自汗。而桂枝汤所求者乃正汗，正汗标准有四：微微汗出，遍身皆见，持续不断，随汗出而身凉脉缓。邪汗恰与此相对。

正汗的出现，必须阳敷阴布，此即"阳加于阴谓之汗"。据此汗，则可推知已然阴阳调和，臻于和平，此即测汗法。

欲以小青龙汤解其表寒，化其内饮，亦必见此正汗，此即仲景所云"覆取微似汗"之意。

服法，亦宜遵桂枝汤法，"若不汗，更服依前法；又不汗，后服小促其间，半日许令三服尽。若病重者，一日一夜服，周时观之。服一剂尽，病证犹在者，更作服。若汗不出，乃服至二三剂"。若按惯常服法，一日一剂，早晚分服，则难达此正汗。

若无表证，小青龙汤尚可用否？俗皆以麻、桂等为辛温解表发汗之品，谓之解表剂，似无表本不当用。然寒凝于里，虽无表证，麻、桂照用。因麻黄解寒凝，发越阳气；桂枝振心阳，通血脉，对寒凝于里者，仍当用之，故本例虽无表证，亦用之。经云"肾合三焦膀胱，三焦膀胱者，腠理毫毛其应。"三焦乃原气之别使，主通行三气。腠理为元真通行之处，理乃脏腑肌肉之纹理。肾之阳气，通过三焦、腠理，充斥周身，上下内外，阳气无处不在，犹天运朗朗，邪无可逃，何病之有，此即"天运当以日光明"。

若阳虚而阴凝者，麻、桂可用否？阳气者，卫外而为固。当阳虚时，虚阳易动，本不当再用麻、桂升散，宜以附子、干姜辛热回阳。阳虚者，回阳固应当，然阴寒凝泣，又应以麻、桂以助之，解阴凝，发越阳气。此犹"黄芪得防风，其力更雄"，亦可云附子得麻、桂，其功更彰。仲景之麻黄附子细辛汤，深寓此意。

麻黄附子细辛汤治"少阴病，始得之，反发热，脉沉者"。此方阳虚外寒者用之，阳虚寒袭经络而痹痛者用之，或阳虚寒邪直中少阴者亦用之。以附子温阳，细辛散寒，启肾阳，且引领麻黄入肾，提取下陷之寒邪，亦符逆流挽舟之意。细辛辛烈走窜，麻黄辛温发散，已然少阴阳虚，麻辛宁不惧乎？仲景非但不忌，且屡用之，意在鼓荡阳气之升达，恰可助附子之辛热回阳。若阳虚，脉虚浮涌动者，乃虚阳浮越之象，此时不可再用麻、桂、细辛，反用附子伍以山茱萸，防阳暴越，脉暴起，成阴阳离决、格阳、戴阳。

若阴虚者，麻、桂本禁用，但阴虚兼有寒凝者，在补阴剂中，亦可伍以麻、桂，散寒凝而不伤阴，如阳和汤之麻黄配熟地、鹿角胶。

血压高时，麻、桂剂可用否？俗谓麻黄升压，视为禁忌。当脉沉而拘滞，此乃寒邪凝泣之象，以麻桂剂发其汗，寒去脉可起，血压反可降下来。此例就是血压高，在停用降压药后，血压反恢复至正常且稳定。

麻黄可提高心率，故心率快时，麻黄禁忌。当脉拘紧而数时，乃寒凝阳郁，不散寒，则郁热不得透发，此时麻、桂仍可应用。因寒散热透，心率反可降下来。以脉象言，拘紧而数者，数脉从紧，麻、桂不仅不忌，反而必用。

由此可见，汗法应用甚广，不仅限于外感表实证。

例2：阳虚血凝

倪某，男，36岁，烟台人。

2004年8月9日初诊。北京安贞医院诊断为冠心病稳定型心绞痛Ⅲ～Ⅳ级。高血压Ⅲ级。心脏搭桥2个，安支架3个，仍心绞痛频作，尚须再安4个支架，须分两批安放。ECG：T波广泛低平倒置。现心绞痛频作，室内厕所不能去，动则胸痛憋气，夜间常憋醒。胃不适，便热。

脉弦细，舌光绛而裂。

阴虚血瘀，予养阴活血通络。

炙鳖甲30g	赤芍12g	丹参18g	桃仁12g	红花12g
败龟板30g	生蒲黄12g	生地15g	泽兰18g	生牡蛎30g
丹皮12g	白芍15g	元胡12g	水蛭10g	炙甘草7g

10月18日二诊：上方共服60剂，虽憋闷稍减，然改善不著。背冷，脐右侧撑结，脉弦按之减，两寸沉无力，舌光绛而裂。

因脉按之无力，当属阳虚；因舌光绛，当兼顾其阴，改方如下：

桂枝15g	茯苓15g	生蒲黄10g	炮附子15g	炙甘草8g
水蛭10g	红参12g	丹参18g	炙百合15g	

注：如无不适，炮附子每周增加3g，加至30g为止。

2005年4月22日三诊：附子已加至30g，共服约120剂，可平路走1千米，感觉胸隐痛、气短，右侧脘腹有滞碍感，精力渐好。脉弦涩按之不足，舌光绛而裂。

上方附子递加。

7月17日四诊：上方附子已加至60g。上六楼后觉胸闷痛，休息2分钟可缓解，左肩及上臂觉痛，小腿时胀，他可。脉弦减，舌嫩绛，裂减轻，有少量舌苔。ECG：T、aVF、$V_{4～6}$低平，其他导联正常。

2006年4月10日五诊：炮附子渐加至90g，服药约200剂，已可一步两蹬上6楼而不引发胸痛，有些头懵，胃不和，快走时，胸部尚有不适。血压：130/105mmHg。

炮附子60g	红参12g	桃仁12g	红花12g	僵蚕12g
炙川乌15g	生黄芪40g	水蛭10g	蜈蚣15条	炙甘草9g
赤芍12g	白芍12g	地龙15g	全虫12g	土元12g
元胡12g				

今年8月电告，情况稳定，未再来诊。

【按】此乃冠心病重症，屡做介入疗法，均不满意，已失去生的希望，情绪消沉，远道来诊。以大剂附子温阳活血通脉，经两年多坚持治疗，症状已明显改善，甚为感激。相较而言，西药扩冠状动脉，起效快，侧重治标；中药慢，然有治本之功。介入疗法虽可大大提高疗效，但无效者有之，再梗者亦不乏其例。所以，中药治疗冠心病，仍有巨大优势。

附子回阳救逆，确是良药，是他药无法代替的。我使用附子有两个指征，一是脉按之力减，二是有寒象，至于其他症状及舌象，都依脉解。门诊估计，有70%的病人用附子，用量在5～90g之间，常用量在15～40g之间，初次用量不超过30g，一般都是递加。强调先煎40分钟以上，曾有一例用量为8g，未先煎，出现恶心、舌麻、心律不齐的中毒现象。历史上有些名医以擅用附子而闻名，但附子最佳用量究竟应多大，尤其针对具体病人，最佳用量应多大，难以统一，很多是依据病情及医生用药经验来把握。

本例舌光绛而裂，是典型的肝肾阴虚之舌，但因脉沉无力，则视为阳虚之舌。阳虚血行凝泣，故舌色红暗显绛色；阳虚气化不利，津液不布而舌光裂。所以长期大量用辛热的附子，舌象反渐有改善，裂纹渐浅，苔渐布，绛色渐淡，此即以脉解舌。

望舌可洞观五脏六腑，而且舌诊较直观，一直被医家所重视，成为辨证的主要依据。我行医前20年，基本以舌为主。但临证既久，发现有些病人舌象无明显变化，据舌，说不出个子午卯酉，且有些阳虚证见舌红绛，有些热证见舌淡，舌证不符。后来，渐趋向以脉为重，且以脉解舌，形成以脉诊为重心的辨证论治。

例3：阳虚寒凝，血行瘀泣

靳某，男，66岁，行唐县人。

2003年9月8日初诊：两年前急性心梗，入院抢救缓解，现心绞痛频发，穿衣脱衣皆可诱发，行走十几步即胸痛、喘憋，天突处噎塞，半夜1点后，可连续嗳气3个小时，下肢冰冷，服异山梨酯可缓解。ECG：T波广泛低平，$V_{4～5}$倒置，Q波、Ⅱ、Ⅲ、aVF低平。

脉沉而涩滞，舌暗，面色黧黑。

阳虚寒凝，血行瘀滞。

予桂甘姜枣麻辛附汤合血府逐瘀汤。

麻黄5g	桂枝12g	细辛9g	炮附子30g	制川乌10g
干姜5g	川椒5g	赤芍12g	桃仁12g	红花12g
生蒲黄10g	水蛭10g	川芎8g	当归12g	桔梗10g
元胡12g	红参12g			

依此方前后加减，炮附子渐加至90g，川乌渐加至15g。共服药约250剂。

2004年4月27日二诊：查ECG：T波、Ⅰ、Ⅱ、Ⅲ、aVL、F、$V_{4～5}$尚低，除遗留Q波外，心电图已大致正常。天突处尚有噎塞、嗳气。每天扫院扫街，可骑车一二十里，面部渐露红色，舌暗除。因症未全消，且脉仍沉涩未起，乃寒凝血泣未除，嘱其仍须服药。又服约220余剂，

2005年10月25日三诊：脉转缓滑，面色转红，症除，精力佳，又依前面配面药，以资巩固。近年情况良好。

【按】此例经两年多的治疗，服药近500剂，总算有了显著疗效，可见有些沉寒痼冷者，贵在坚持。

此例顽固嗳气，该症持续半年余，而且临床常有些冠心病患者伴有此症。

《素问·宣明五气》曰："五气所病，心为噫"，"五脏气，心主噫。"

《灵枢·口问》曰："人之噫者，何气使然？岐伯曰：寒气客于胃，厥逆从下上散，复出于胃，故为噫。"

《素问·脉解》曰："所谓上走心为噫者，阴盛而上走于阳明，阳明络于心，故曰上走心为噫也。"

《素问·五脏生成》曰："心之合脉也，其荣色也，其主肾也。"

肾为心之主。肾寒，厥气上逆，上干于胃，阳明络于心，致心气病而为噫，故冠心病者屡现此症。可见《内经》早已认识到心与噫的关系。温阳下气是治噫的一大法则。

例4：寒痹胸阳

韩某，男，64岁。

2002年2月26日初诊：心梗已8年。心电图：Ⅰ、aVL、V$_{4\sim6}$、ST-T改变。

胸闷胸痛，牵背，心慌气短，疲劳困倦，腰痛，口干。服异山梨酯、活心丹、丹参滴丸等。

脉弦紧而结。

证属：寒痹胸阳。

法宜：温阳散寒。

方宗：乌头赤石脂丸。

炙川乌 15g	炮附子 15g	桂枝 12g	干姜 6g	川椒 6g
细辛 6g	茯苓 15g	白术 10g	半夏 12g	元胡 12g
五味子 4g				

3月19日二诊：上方加减，共服21剂，附子加至30g，胸痛、憋气、心悸、气短已著减。脉转弦缓，舌苔白厚。上方加菖蒲10g、苍术12g、川厚朴9g、红参12g。

4月16日三诊：上方加减，共服28剂，症已除，心电图大致正常，脉转弦缓，舌可。继予苓桂术甘汤加味善后。

【按】脉弦紧属阴脉，乃寒凝收引之象，故此胸背痛闷，断为寒痹所致。其结者，乃阴寒干格血脉，致气血阻遏而结。方取乌头赤石脂丸，振阳气而逐阴寒，增细辛、桂枝通阳，加苓、术、半夏以降厥寒之逆，增五味子反佐，防大队辛热耗散真气。

再诊脉已转弦缓，知寒凝之象已缓，然舌苔白厚，乃湿浊内生，加菖蒲、苍术、厚朴以化浊，加红参以扶正。

累计服药50剂，寒解湿化而症除，继予苓桂术甘汤健脾化饮通阳以善后，终获显效。

原方为丸，每次1丸，日3服，不知再服。本案改丸为汤剂，其力更雄，直破阴凝，尤宜于寒凝重者。

例5：阳虚，饮邪凌心

崔某，男，48岁，山东宁津人。

2004年5月7日初诊：胸闷胸痛，胸中辣感，常夜间睡眠中憋醒，慢走即喘，呼吸困难，背沉，肢酸。心电图：运动试验阳性。诊为冠心病心绞痛。

脉弦缓按之不足，两寸沉。舌淡苔白。

诊为阳虚，饮邪凌心，清阳不升。

法宜：温阳化饮升清。

炮附子 15g	桂枝 10g	茯苓 15g	白术 10g	生黄芪 12g
党参 12g	麻黄 5g	桔梗 9g	薤白 10g	生蒲黄 10g

2005年7月4日二诊：上方加减共服药约150剂，症状消失，心电图正常，停药。

2006年3月27日三诊：自停药后，一直很好，数日前家中安暖气，又觉胸闷。ECG：ST、Ⅱ、Ⅲ、aVF、aVL，$V_{3\sim5}$低。

脉弦濡数，舌可，苔薄黄腻。

诊为湿热蕴阻。

予甘露消毒饮合小陷胸汤。

黄连 9g	茵陈 15g	滑石 12g	杏仁 9g	半夏 10g
白蔻仁 8g	菖蒲 8g	薏苡仁 18g	瓜蒌皮 12g	藿香 10g
大贝 12g	薤白 12g			

30剂。

2006年5月26日四诊：症状消失，心电图正常。又予上方30剂，嘱停药。

2007年1月因视网膜中浆病变，又远道来诊，询之一直健康，劳作如常，心脏未有不适。复查心电图正常。

【按】此例何以诊为阳虚饮邪凌心，清阳不升？因脉弦缓按之不足，两寸沉且舌淡，知其为阳虚饮泛。寸主阳位，乃清阳所居，寸沉知为阳虚不能上达，故予温阳、化饮、升清。

2005年7月4日再诊时，以其脉濡数且苔黄腻，故诊为湿热蕴阻而胸痹。予甘露消毒饮合小陷胸汤乃愈。症同而脉不同，则病机有别，治亦有别。

本例心中有辣感，此与心中如噉蒜状同。《金匮要略·五脏风寒积聚》曰："心中寒者，其人苦病，心如啖蒜状，剧者心痛彻背，背痛彻心，譬如蛊注。"此条症状所述，与心绞痛颇似。可见心中辣痛这一特殊症状，仲景早已亲历。《伤寒论》厥阴篇提纲证："厥阴之为病，消渴，气上撞心，心中疼热。"此亦如心中辣相似。

例6：心阳不振，痰瘀互阻

胡某，女，44岁，泊头市人。

1996年12月3日初诊：胸背痛沉，心悸，嗳气，咳嗽不寐，头痛，心悸重则不能说话，右手麻，耳鸣。心电图：二联律。

脉弦滑，参伍不调，按之减，舌淡暗瘀斑。

诊为心阳不振，痰瘀互阻。

法宜：温阳、祛痰、化瘀。

方宗：苓甘五味姜辛半夏汤。

茯苓 15g	细辛 4g	当归 12g	炙甘草 7g	半夏 12g
桃仁 12g	红花 12g	五味子 4g	白术 10g	桂枝 10g
干姜 5g	川芎 8g			

14 剂，水煎服。

另，水蛭胶囊 56 粒，每服 2 粒，日 2 次。

12 月 31 日二诊：共服药 36 剂，症除，心律已整。停药。

【按】冠心病属胸痹范畴，主症为心前区痛，为心之病；而喘息咳唾乃肺之病。心肺同居上焦，密切相关，《金匮要略》即把胸痹、心痛、短气三者合为一篇，并而论之。在瓜蒌薤白白酒汤中做了具体的描述。曰："胸痹之病，喘息咳唾，胸背痛，短气，寸口脉沉而迟，关上小紧数，瓜蒌薤白白酒汤主之。"痰饮痹遏胸阳，水气凌心则心悸、胸痛、胸闷；水饮射肺，则喘息咳唾、短气，亦见胸闷胸痛。瓜蒌薤白白酒汤豁痰通阳，为后世治疗冠心病之要方。

既然胸痹可由痰饮而引发，则推而广之，凡治痰饮、水气诸方，亦可择而用于治疗冠心病。小青龙汤虽为治外寒内饮之方，但冠心病心功能低下时，亦可见"咳逆倚息不得卧"，所以，小青龙汤可治冠心病，而由小青龙汤化裁而来的苓甘五味姜辛汤类，亦可因症施用，常可获满意疗效，不必囿于瓜蒌薤白剂之一法。

例 7：寒凝血瘀

魏某，女，56 岁。

1985 年 3 月 27 日初诊：患冠心病已五六年，逐渐加重，胸闷憋气，胸背疼痛牵左肩，一日发作三五次、十几次不等，行走不足 200 米即痛不能行，穿衣脱衣亦痛，嗳气不畅，觉气上冲胸咽，常于睡中憋醒。每日服异山梨酯等药，痛重时加服硝酸甘油片，服后头胀痛不舒。面色暗，唇青紫，指甲亦暗。心电图：广泛 ST-T 改变。

脉沉弦拘紧滞涩。舌淡暗。

证属：寒凝血瘀。

法宜：温阳活血。

方宗：乌头赤石脂丸合血府逐瘀汤。

炮附子 18g	制川乌 15g	干姜 6g	川椒 5g	细辛 6g
桂枝 12g	当归 12g	川芎 8g	桃仁 12g	红花 12g
元胡 12g	干地黄 15g			

6 月 4 日二诊：上方加水蛭 7g、红参 12g，附子加至 30g，共服 65 剂。症状已明显减轻，疼痛多于晚间出现，已能行走二三里。心电图：倒置之 T 波已直立。

脉已起，尚略弦拘。

再依上方，又服 50 余剂，症状全消，面色红润，唇甲转红。异山梨酯等药全停。已能行走十余里、操持家务、扭秧歌。4 次心电图均正常。

【按】脉沉弦拘紧，乃寒邪凝闭之阴脉；脉涩滞，且舌暗，面暗，唇甲色暗，知为血行凝泣，故诊为寒凝血瘀。法当祛寒通阳，活血化瘀。方取乌头赤石脂丸以祛寒通阳，合以血府逐瘀汤以活血化瘀，佐生地以监辛热伤阴，且通血痹。共服药一百余剂，终于阳回脉通而愈。

吾治冠心病，获效者多数是长期坚持服药，有的长达一二年，或百余剂。读他人医案，屡见十剂八剂即效，吾技不如人，总是久久才得见效。抚卷思之，形成冠心病，绝非一日之寒，何能快捷如斯，我还是叮嘱病人坚持治疗，日久方渐见功效，期望值不要太高。

例 8：胸阳不振

张某，男，45 岁，天津市人。

2004 年 4 月 23 日初诊：曾诊为冠心病心绞痛。ECG：T 波广泛倒置；ST、Ⅱ、Ⅲ、aVL、aVF 降低。胸闷痛，喜太息。

脉弦缓两寸沉，舌嫩暗红少苔。

证属：胸阳不振。

法宜：温阳化饮。

方宗：苓桂术甘汤。

炮附子 15g	茯苓 15g	升麻 5g	桂枝 12g	白术 10g
薤白 10g	炙甘草 8g	生黄芪 15g		

6 月 25 日二诊：上方共服 42 剂，除微感气短外，其他症状消除，心电图亦恢复正常。脉弦缓，寸脉起。上方更增红参 12g，再服 14 剂，以固疗效。

【按】本例治疗较为顺利，疗效亦觉满意。虽心电图改变明显，但脉缓，正气尚强，故易恢复，且易取得疗效。有的病人历经一二年治疗，难获著效，或因辨证治疗欠当，但正气不足，是一重要因素，可见正气强弱与否关系甚大。

例 9：寒凝血瘀，郁热内伏

王某，女，41 岁。

2002 年 7 月 30 日初诊：阵心慌，头晕，寐差，喜冷饮。ECG：T、Ⅱ、Ⅲ、aVF、V$_{3\sim5}$ 倒置。

脉弦而拘紧兼数，舌暗红瘀斑。

证属：寒凝血瘀，郁热内伏。

法宜：温阳活血清热。

方宗：桂枝芍药知母汤。

炮附子 18g	桂枝 12g	麻黄 5g	细辛 5g	炙川乌 12g
干姜 5g	知母 7g	赤芍 12g	白芍 12g	丹参 30g
生蒲黄 9g	五灵脂 12g	桃仁 12g	红花 12g	

8 月 30 日二诊：上方服 21 剂，仅前日上午一阵心慌，头昏，其他时间症已不著。脉转沉滑数，拘紧之象已除，舌暗红。改活血涤痰清热。

方宗：血府逐瘀汤合黄连温胆汤。

川芎 8g	归尾 12g	桃仁 12g	红花 12g	丹参 18g
泽兰 12g	五灵脂 12g	生蒲黄 10g	元胡 10g	黄连 9g
半夏 12g	茯苓 15g	菖蒲 9g	瓜蒌 15g	水蛭 8g

11月29日三诊：上方加减共服约65剂，已无任何不适，10月11日心电图大致正常。于11月26日感冒、寒战，病情又有反复，心慌、头晕又重，且心电图亦不如10月好。脉转沉弦小紧，舌暗。证为寒凝血瘀，依7月30日方，继服。

2003年2月28日四诊：上方服14剂，春节期间停药，节后来诊：左胁时痛、麻差。

脉弦细小紧数，舌暗红。

证属：痰瘀互结，气机不畅。

法宜：涤痰活血行气。

方宗：瓜蒌薤白桂枝汤合血府逐瘀汤。

| 瓜蒌 18g | 桂枝 10g | 桃仁 12g | 红花 12g | 怀牛膝 9g |
| 薤白 12g | 桔梗 10g | 丹参 18g | 柴胡 8g | 枳实 9g |

7剂，水煎服。

【按】初诊脉弦而拘紧兼数，舌暗红瘀斑，乃阴凝之脉，法当温散；兼数者，乃寒束热伏，故温阳兼清热，寒热兼用，并行不悖；因其舌暗，佐以活血，故成温阳活血清热之法。

至8月30日，脉转沉滑数，拘紧之象已除，知寒凝已解。滑数为痰热，沉主气郁，且舌暗当兼瘀血，故治法改为涤痰、活血、清热。

病情本已向愈，然11月2日外感，脉转沉弦小紧，又现阴凝之脉，知为乍复之阳被戕，证又转阴，故复予首方温阳活血。

春节之后，脉又转弦细小紧数，且舌暗红胁痛，乃痰瘀互结，气机不舒，伏热未靖。法易为涤痰活血，宣畅气机，透达郁热。方宗瓜蒌薤白桂枝汤合血府逐瘀汤加减。

一证四变，皆依脉为据，脉变证变，治法方药随之而变。意在谨守病机，各司其属。

例 10：阳虚阴盛

徐某，男，23岁。

2003年9月5日初诊：患心肌炎已7个月。胸闷心悸，动则心速，疲乏无力，每日睡10个小时仍觉困倦，畏寒，四肢欠温，食可便调。面略晦欠华。

脉沉拘紧而数，按之不足且结。舌可。

心电图：频发室性早搏，心率快，120次/分。

证属：阳虚阴盛。

法宜：温振心阳。

方宗：桂甘姜枣麻辛附汤。

| 麻黄 5g | 干姜 5g | 白术 12g | 茯苓 15g | 细辛 5g |

炮附子 18g　　炙甘草 7g　　仙茅 12g　　桂枝 12g

11月7日二诊：上方先后加生黄芪、干地黄，共服42剂，诸症本已好转，结脉已无。然昨降瑞雪，天气骤寒，又见结脉。前方加党参12g、红花12g，继服。

2004年1月9日三诊：上方共服56剂，附子渐加至50g，药后瞑眩，约半小时后缓解。诸症已除，早搏尚偶见，脉弦缓，按之稍逊。上方改炮附子40g，继服。后因寒假停服。

【按】心肌炎的心律失常，可终生不愈。因门诊地处高教区，年轻学生数万，此病常见，若能坚持中医治疗，大部分可恢复。据余临床粗估，亦有近20%心律失常难以消除。

此案乃阴盛之脉，阳虚而胸痹、心悸、畏寒、疲乏、多寐，乃少阴之证。经云："阳气者，精则养神"，阳气不足，故但欲寐，精力不济；阳虚不能鼓荡心脉，心脉无力相继而歇止。方取桂甘姜枣麻辛附汤，扶阳气，解阴凝。阳气复，大气转，离照当空，阴霾自散，胸闷心悸、脉结等将随之而去。

当附子加至50g时，出现瞑眩现象，此非不良反应，当视为本例的最佳药量。古云："药不瞑眩，厥疾弗瘳。"如《金匮要略》乌头桂枝汤的药效最佳标准为："初服二合，不知，即服三合；又不知，复加至五合。其知者，如醉状，得吐者为中病。"其他如乌头汤、乌头赤石脂丸，皆以知为度。这种最佳剂量，接近中毒剂量。如西医用洋地黄类抗心衰时，必须达到饱和量，但饱和量又与中毒剂量非常接近。中药同样存在量效关系，但针对每一位病人来讲，最佳剂量殊难把握。

我用附子的概率很高，就诊病人中，大约70%用附子，用量以三四克到一百克不等。首诊即用至30g者常见，主要靠脉来把握，若脉沉无力较著者，附子用量就大，若无不良反应就追增；若已出现舌麻、心慌、上火等症则减之。几十年来，除一例用附子8g出现口麻、肢麻、心律不齐者外，尚未出现严重的不良反应。该例的不良反应，是因附子炮制不透，且未久煎所致。

中药的最佳剂量如何把握？应以最佳疗效为准。何谓最佳疗效？古人曾制定了大量标准，值得认真总结、领悟。如桂枝汤的最佳疗效标准为"遍身漐漐微似有汗者益佳"。仲景于桂枝汤将息法中，5次提到汗出问题，此汗乃正汗，这就是桂枝汤乃至外感病的最佳标准。又如理中丸之"腹中热"，栀子豉汤之"得吐"，抵当丸之"日晬时当下血"，下瘀血汤之"新血下如豚肝"，茵陈蒿汤的"尿如皂荚汁状"，叶天士云："伤寒大便溏为邪已尽，不可再下；湿温病大便溏为邪未尽，必大便硬，慎不可再攻也"，以及赵绍琴老师提出的透营转气的四项标准等等，皆是最佳疗效标准。临床以能达最佳疗效之量，即为最佳用量。但更多的最佳疗效，是以脉为准的。以脉来判断疗效，虽内容很多，但总的来说是脉贵和缓，和缓是有神、有胃气、有根的表现。最佳药量是一个非常复杂且难于把握的问题，须多读经典及名家医籍、医案，勤于实践，善于总结、领悟，方能逐渐掌握，非一朝一夕之功。

例 11：阳虚阴盛

周某，男，54 岁，元氏县人。

2006 年 6 月 30 日初诊：2005 年 6 月 13 日出院小结：冠脉造影：前降支中段管状狭窄达 80%（血管直径 2.0mm），诊为冠心病，不稳定型心绞痛。ECG：T、Ⅱ、aVF 平，ST、$V_{2\sim4}$ 抬高。类风湿性关节炎，高血压Ⅰ级，血压 130/80mmHg。服异山梨酯、卡托普利、辛伐他汀等。胸胁憋闷，腹部抽紧痛甚，时嗳气，右半身无力。

脉弦迟无力，舌尚可。

证属：阳虚阴盛。

法宜：温阳散寒。

方宗：乌头赤石脂丸。

| 炮附子 60g | 炙川乌 18g | 细辛 8g | 川椒 6g | 干姜 7g |
| 红参 12g | 吴茱萸 8g | 炙甘草 9g | | |

7 月 14 日二诊：上方共服 10 剂，诸症皆减，右半身仍无力，（3 岁时从房上摔下所致）脉舌同上。

上方改：

| 炮附子 90g | 干姜 9g | 生黄芪 120g | 桃仁 15g | 红花 15g |
| 当归 15g | 赤芍 15g | 川芎 8g | 地龙 15g | 桂枝 15g |

8 月 11 日三诊：上方共服 21 剂，胸胁憋痛、腹抽痛、嗳气除，半身无力减轻，尚觉气短。上方继服 14 剂，未再来诊。

【按】此案五脏之阳皆虚，心肺阳虚则胸憋闷疼痛，肝阳虚而胁痛，脾肾阳虚而全腹抽痛，厥气逆而嗳。乌头赤石脂丸乃破阴凝之重剂，方中含大建中汤意，"心胸中大寒痛，呕不能饮食，腹中满，上冲皮起，出见有头足，上下痛而不可触近者，大建中汤主之。"本案与此颇似，皆阳虚寒凝所致。

例 12：阳虚寒饮痹阻胸阳

姜某，女，72 岁。

2002 年 9 月 10 日初诊：咳嗽月余，咽痒则咳，夜剧，痰不多。胸闷，心悸，咽塞，寐差，便可。西医诊为冠心病心绞痛，陈旧心梗，房颤。

脉沉微涩，参伍不调，舌淡绛，苔少许，斑驳。

证属：阳虚，寒饮痹阻胸阳。

法宜：温阳化饮。

方宗：小青龙汤。

| 麻黄 5g | 细辛 5g | 白芍 10g | 干姜 5g | 桂枝 10g |
| 半夏 10g | 炙甘草 7g | 五味子 5g | 炮附子 12g | 紫菀 12g |

7 剂，水煎服。

10 月 11 日二诊：上方共服 14 剂，后 7 剂加葶苈子 12g、射干 9g、桃仁 12g、红花 12g。咳减半，已不觉胸闷、心悸。尚有咽痒、咳，夜重，寐差。

脉沉小紧数，舌嫩绛苔少。

证属：寒饮未尽，蕴而化热。

法宜：温化寒饮，佐以清热。

上方加石膏 15g、知母 5g，4 剂，水煎服。

10 月 15 日三诊：服药后，汗出多，咳随之而减，已去十之八九，胸亦豁然，尚微咳，寐差。脉弦缓，心律已整。舌嫩红少苔。

方宗：千金苇茎汤。

葛根 18g　　　薏苡仁 15g　　　杏仁 10g　　　冬瓜仁 18g　　　前胡 10g

紫菀 12g　　　桃仁 10g　　　大贝 12g　　　款冬花 12g　　　半夏 9g

夜交藤 18g

7 剂，水煎服。

【按】此案得汗后，咳顿减，胸豁然，脉亦由沉小紧数而转缓，当为阳气来复，奋与邪争，汗而邪解，正气已复之征。

初诊脉沉微而涩，参伍不调，乃少阴之脉，正气虚衰，予温阳化饮，方宗小青龙汤。本为阳衰，并无寒实表证，此时用麻黄、桂枝，不虑其耗散虚阳乎？盖麻、桂固可解表散寒发汗，然麻黄亦能发越阳气，桂枝通阳，令阳气振奋通达。且阳虚阴凝者，伍以姜、附回阳，此时用麻、桂，能鼓舞、振奋阳气，解寒凝，而不致耗其虚阳。

二诊时，脉转沉小紧数，沉小紧者，知阴凝未已，然脉已数，知为阳见复，热已萌，故于前方加石膏 15g、知母 5g。阳复奋与邪战，久伏之邪汗而解之，咳嗽、胸闷、心悸、房颤诸症豁然，此邪退正复之佳象。

何以能汗？经云："阳加于阴谓之汗"，必阳气敷布，蒸腾阴液，方能作汗。阳根于肾，由三焦而布于腠理毫毛，通行于周身，外达毫毛孔窍，乃能蒸腾气化，故汗而解之。阳气者，若天与日，何处无阳通达，阴寒必闭塞其处。咳而胸闷，心悸，乃阳馁而上焦阳不达也，故胸阳痹，诸症生。离照当空，阴霾自散，诸症乃痊。由此可见，正是由于麻、桂能鼓舞、通达阳气，乃能解表、散寒、解寒凝，其宣肺、止咳、平喘、利尿诸功用，亦因其鼓舞阳气使然。故麻桂内外之阴寒凝结皆可用，非必有表始用。

例 13：寒凝血瘀

葛某，男，40 岁。

2002 年 6 月 26 日初诊：诊为冠心病，心电图广泛 ST-T 改变，高血压 13 年，血压 160/100mmHg，服卡托普利、美托洛尔，维持在 120/60mmHg。胸痛憋闷，于活动、烟酒、饭后痛，安静时不痛，疼痛发作时，始自天突窒塞疼痛，继之胸骨、左胸乃至左臂皆痛。

脉弦而紧滞。舌尚可，有瘀斑。面色暗晦。

证属：寒凝血瘀。

法宜：温阳散寒，活血化瘀。

方宗：桂甘姜枣麻辛附汤。

麻黄 6g	干姜 6g	地龙 15g	姜黄 10g	炮附子 18g
川椒 5g	水蛭 10g	元胡 10g	炙川乌 15g	川芎 8g
蜈蚣 6 条	桂枝 12g	细辛 6g	桃仁 12g	全虫 10g

嘱停服西药。

8月31日二诊：上方共服24剂，蜈蚣加至30条，又服14剂。唯饭后微痛，其他已不痛，上五楼亦未痛。血压120/85mmHg，心电图好转，面之晦暗渐退，脉转弦滑。舌可，有瘀斑，已见消退。

证属：痰瘀气滞。

法宜：涤痰活血行气。

方宗：瓜蒌薤白桂枝汤。

瓜蒌 18g	薤白 12g	枳实 9g	桂枝 12g	半夏 12g
茯苓 15g	菖蒲 9g	郁金 10g	桃仁 12g	丹参 18g
蒲黄 10g	全虫 10g	蜈蚣 10 条		

12月18日三诊：上方共服32剂，症状消除，心电图大致正常。但上周感冒后，又有胸闷痛。

脉滑数兼弦。

证属：外感之后，伏热未净。

法宜：宣透郁热。

方宗：新加升降散。

| 僵蚕 12g | 蝉蜕 6g | 姜黄 9g | 大黄 3g | 栀子 9g |
| 豆豉 12g | 连翘 12g | 薄荷 4g | | |

3 剂，水煎服。

3 剂后，可继服感冒前所剩之药。

12月28日四诊：症已不著，脉弱缓，血压120/80mmHg。依8月31日方去全虫、蜈蚣，继服7剂，停药。

【按】此案4变。初诊时，脉弦而紧滞，乃脉痉也，为寒邪敛涩之象，故温阳散寒，方取桂甘姜枣麻辛附汤。该方治水气病在气分，"心下坚，大如盘，边如旋杯"，乃寒水结于心下。此症颇类心衰而心下胀满之状。缘于阳虚阴盛，水液不行而结聚。温阳散寒，阳气得行，大气一转阴凝自散。

血压高者，亦因阴寒凝敛，血脉收引所致。虽血压高，麻、桂、附、姜不忌，此恰为阴凝涩敛者所须。况又有蜈蚣、全虫之息风解痉，料不至血压陡高，故断然嘱停西药。

8月31日诊：迭经温阳散寒，脉之紧滞已除，转为弦滑之脉，此寒去阳复之征，故改温阳散寒之剂为涤痰活血行气之法，方取瓜蒌薤白桂枝汤加减。

12月18日，因外感后脉呈滑数兼弦，知为外感伏热未尽，故予新加升降散透达郁热。

12月28日，脉转弦缓，知热已清，正气复，脉贵和缓，且血压稳定，心电图大致正常，知恙已无大碍。

例14：阳虚，虚阳浮动

魏某，女，53岁。

2005年5月2日初诊：1999年安起搏器。心率31次/分。ECG：心率慢，ST-T正常，偶室性早搏。心慌乱，胸闷，气短，无力，畏寒，手足冷，口干，鼻中冒火。

脉弦细迟无力。舌暗红，苔黄灰。

证属：阳虚，虚阳浮动。

法宜：温阳引火归原。

方宗：参附汤。

炮附子18g	红参12g	桂枝10g	炙甘草8g	当归12g
红花12g	炙百合30g			

5月6日二诊：上方6剂，1日1剂半，4日服完。上症皆减，心率64次/分。上方加干地黄15g。

5月17日三诊：上方共服10剂，已无不适，心率65次/分。继予12剂以固疗效。

【按】脉细迟无力，显系阳虚阴盛，起搏无力而脉迟。舌暗乃阳虚血运不畅所致，温阳以行血，血瘀自散。桂、附合百合、地黄者，取刚柔相济。鼻中冒火，口干，乃阳虚而虚阳浮动，上越于清窍使然，不可误为实火而清泻之。虚阳既已浮动，纯用辛热刚燥之品，虽能回阳，但恐助虚阳之浮动，故加阴柔以济之。真武汤之加白芍，当归四逆汤中用归、芍，白通之加人尿猪胆汁等，皆有反佐使刚柔相济之功。

阴寒内盛而虚阳浮动者，亦可称阴盛格阳、水极似火、真寒假热、龙雷火动等。缘于命门火衰，龙雷之火不能安于宅窟，虚阳升腾燔灼，势成燎原。此火不可水灭，不可寒凉直折，必以热药，温暖下元，使龙雷之火，下潜水中。此犹离照当空，乾坤朗朗，阴霾自散，雷电自敛。

例15：阳虚饮泛

岳某，男，64岁，张家口市人。

1995年5月16日诊：西医诊断：冠心病，心衰，肺叶间及肋膈间积液，房颤。曾住院治疗，疗效不著。胸闷憋气，心下痞满，曾仆倒2次。下肢如虫行，便干。

脉弦参伍不调，不任重按，两寸沉。舌尚可，苔白。

证属：阳虚水饮上泛。

法宜：温阳蠲饮。

方宗：苓甘五味姜辛汤。

桂枝10g	白术10g	半夏10g	葶苈子12g	炮附子15g
炙甘草6g	细辛4g	泽泻15g	茯苓15g	干姜6g
五味子4g				

上方加减，共服药35剂，诸症著减，心衰纠正，心律已整，胸肺积液明显减少，

带药回家继服。

【按】脉弦，饮也；无力，阳虚也；参伍不调，正气衰也，心无所倚而脉慌乱。予扶正温阳蠲饮，阳复饮去，心自安宁。

例 16：阳虚饮泛

韩某，男，74 岁。

1998 年 5 月 6 日初诊：胸中窒闷，胸脊痛频作，身转侧亦引发心绞痛。咳痰，疲乏无力，天气已暖，犹着棉衣。心电图：完全右束支传导阻滞，T 波广泛倒置。

脉弦拘急按之减，舌淡暗苔白滑。

证属：阳虚寒饮上泛。

法宜：温阳化饮。

方宗：苓甘五味姜辛半夏汤。

炮附子 18g	桂枝 12g	茯苓 15g	干姜 6g	红参 12g
半夏 12g	细辛 6g	白术 10g	五味子 4g	巴戟天 12g
葶苈子 12g				

上方加减共服 62 剂，症状消除，心电图恢复正常，已可由红军路走到广安市场，来回约 20 里，每天坚持。

【按】脉弦拘急，乃寒凝之象；按之减，乃阳虚之征，故无力畏寒。胸满痛咳唾，苔滑，均为寒饮痹阻胸阳所致。方以苓甘五味姜辛半夏汤加附子等，温阳化饮，终得转安。

例 17：阳虚饮凌

刘某，男，14 岁。

1997 年 10 月 29 日初诊：诊为心肌炎，多源性早搏。无任何明显自觉症状，活动如常人。

脉弦软，参伍不调。舌可。

证属：阳虚饮凌。

法宜：温阳化饮。

方宗：苓桂术甘汤。

桂枝 9g	白术 9g	干姜 4g	炙甘草 6g	半夏 8g
细辛 3g	茯苓 12g	炮附子 12g	五味子 3g	党参 12g
丹参 15g				

上方共服约 60 剂，早搏消失。18 岁高中毕业后，报考飞行员，体检合格。

【按】心肌炎出现心律不齐，其病机寒热虚实皆有，须严格辨证论治。其中，大半疗效较好，早搏可消除且稳定，约有 1/4 早搏久不消除，尚须进一步探索其辨证论治规律。

例 18：阳虚饮凌

曹某，男，54 岁。

2004 年 4 月 16 日初诊：曾诊为心肌缺血，ECG：ST-T 改变，血压 160/100mmHg。胸间痛，夜寐约 6 个小时，多汗，下肢无力，左足跟凉，其他可。

脉弦稍硬，舌淡胖苔白。

证属：阳虚饮凌。

法宜：温阳化饮。

方宗：苓桂术甘汤。

炮附子 15g	茯苓 15g	薤白 12g	炙川乌 12g	白术 10g
生蒲黄 12g	桂枝 10g	炙甘草 7g		

8 月 13 日二诊：上方附子渐加至 30g，曾加用生黄芪 15g、仙茅 12g、仙灵脾 10g、浮小麦 30g，共服 90 剂。诸症消失，血压 120/80mmHg，心电图于 5 月 21 日即已恢复正常。脉转弦缓，停药观察。

【按】弦本阳中之阴脉，乃阳之温煦不及，脉拘而弦硬，或弦拘而劲。此脉老年病多见，可由多种原因而发，脉弦劲而大者，乃肝风陡张。此肝风，可由热盛生风，或痰热生风，或痰瘀化热生风，当清热平肝息风，或清热涤痰息风，或清热涤痰活血息风。若脉弦细数而劲者，乃阴不制阳，阳亢化风，当滋阴潜阳，平肝息风。若脉弦劲按之虚者，状类革脉，乃真气虚，虚风内动，当益气养血填精。若拘而弦劲者，乃寒邪凝泣收引，当温阳散寒。当然，判断弦劲脉之机理，亦须四诊合参，不可一见弦劲之脉，就予镇肝息风之类潜降，尚须分辨。此例之弦而硬，兼舌淡胖，且无热象，故断为阳虚温煦不及，脉拘所致，予温阳化饮，解其寒凝。经连续 4 个月的治疗，阳渐复，寒凝解，脉之弦硬亦转缓，血压、心电图亦随之好转。若误为弦乃气郁，妄予开破，则失之远矣。

例 19：寒痹心脉

张某，男，22 岁，本院学生。

2001 年 12 月 27 日初诊：心悸，气短，不能运动，畏寒肢冷，冷则心中痛。

ECG：心率 128 次 / 分，ST-T 改变，室早。诊为心肌炎。

脉弦拘紧而数且促，舌可。

证属：寒痹心脉。

法宜：温阳散寒通脉。

方宗：小青龙汤。

麻黄 5g	干姜 5g	炙甘草 6g	桂枝 10g	五味子 5g
党参 12g	白芍 10g	炮附子 12g	茯苓 15g	细辛 5g
半夏 10g	生姜 5 片			

2002 年 2 月 28 日二诊：共服 45 剂，春节期间停药，开学后复诊。上症皆著减，胸闷气窜，有蚁行感，运动后疲乏，心率 90 次 / 分（土）。ECG 正常，未见早搏。

脉弦细数减，脉律已整，舌可。

寒凝已解，证转营卫不足。

法宜：调补营卫。

方宗：黄芪建中汤。

桂枝 12g   大黄 4g   生黄芪 12g   白芍 25g   生姜 3 片

炙甘草 8g   饴糖 30mL（冲服）

先后加干地黄 15g、生龙骨 18g、生牡蛎 18g，共服 21 剂，已无任何不适，上 4 楼不再气短。又继服 14 剂以固疗效。

【按】胸痛、胸闷、短气原因固多，何以知此案为寒痹心脉？因脉弦而拘紧，乃寒凝收引之脉，故断寒痹所致。寒痹胸阳，致胸闷、胸痛、短气。《金匮要略·胸痹心痛短气》篇瓜蒌薤白剂豁痰通阳，薏苡附子散以温阳化湿，人参汤温振中阳，乌头赤石脂丸回阳逐阴凝，诸法轻重缓急不同，然皆为寒痹者设。

脉弦拘紧而数，此数从紧，不以热看。因寒凝之下，阳为寒束而不得布散，奔冲不宁而为数，此数因寒所致，故当着眼于寒，而不可妄用清热泻火。

何以脉促？促、结皆脉有歇止，或因邪阻气血不得畅达而歇止，此促为实，当按之有力；或因气血虚衰，不得相继而歇止，此促为虚，当按之无力。本案之促，乃寒凝所致，寒祛脉畅，促脉自除。

寒去，脉转弦细数按之减者，细数乃阴不足，按之减乃阳气虚，阴虚不濡，阳虚不煦，故脉失柔而弦。此数，按之减，不作热看，乃因虚而数，愈虚愈数，愈数愈虚。脉拘紧之象已除，知为寒凝已解，脉转弦细数减，知为阴阳两虚，营卫不足，故方取黄芪建中汤，调阴阳、益营卫而补虚，渐趋痊愈。

例 20：阳虚饮泛

刘某，女，12 岁。

1997 年 9 月 16 日初诊：患心肌炎 1 年余，心电图示广泛 ST-T 低平倒置，彩超提示心肌炎。无任何明显症状，唯常头痛，间歇性发作，剧则哕。

脉沉濡滑，不得重按。舌偏淡苔白。

证属：阳虚饮泛。

法宜：温阳化饮。

方宗：苓桂术甘汤。

桂枝 9g   茯苓 12g   白术 9g   炙甘草 6g   炮附子 10g

半夏 8g   吴茱萸 5g   党参 10g   干姜 5g

10 月 28 日二诊：上方第 7 剂后，附子改为 15g，共服 42 剂，心电图已恢复正常，头痛未作，无任何不适，脉略数，尚显不足，上方继服 7 剂，未再来诊。

【按】因脉濡滑，知有痰饮；按之无力，知为阳虚。阳虚饮泛，厥气上干于颠则头痛，呕哕。温阳化饮，离照当空，阴霾自散，头痛当止。方中桂枝振心阳，附子温心肾之阳，干姜温脾阳，吴茱萸温肝阳，参苓术草四君以培土制水，共奏温阳蠲饮之功。

例 21：寒饮痹塞

王某，男，59 岁。

2002 年 6 月 29 日初诊：诊为冠心病，房颤。胸脘痛闷不舒，心悸，食欲不振，四肢不温，目昏花，夜尿四五次。

脉沉迟涩无力，参伍不调。舌淡暗水滑。

证属：寒饮痹塞，血行瘀泣。

法宜：温阳化饮，佐以活血。

方宗：真武汤。

炮附子 30g　　桂枝 12g　　　茯苓 15g　　　白术 12g　　　红参 12g
巴戟天 15g　　益智仁 12g　　川芎 8g

8 月 7 日二诊：上方共服 35 剂，症状著减，胸脘痛闷未作，食欲增，夜尿 2 次。脉转沉缓按之不足，脉已整。

【按】脉沉迟涩而无力，乃阳虚阴凝之象。阳虚饮泛，痹阻胸阳而胸间痛，结于心下而脘痞，肾虚不摄而溲频。方取真武汤温阳化饮。

用真武汤去白芍者，因证属阴寒，宜刚不宜柔。或曰：真武汤本为阴证，何以仲景不去芍？

真武汤用芍药，其因有三：一者白芍利尿，《神农本草经》：芍药"利小便"；二者，监附子之刚燥；三者养阴，因邪水盛一分，真水少一分，饮食精微化为水饮，正水必少，故以芍药养阴。吾于阴寒正盛之时，芍药常舍而不用，未知当否，以俟明者。

脉转缓者，乃邪退正复之征兆，但毕竟缓而无力，正未全复，难免再犯。

例 22：阳虚饮凌

孟某，女，64 岁。

2002 年 10 月 5 日初诊：心悸、怵惕，他可。心电图：室性早搏。血压 150/90mmHg。

脉弦缓滑而结。舌暗，苔白润，中微黄。

证属：阳虚饮凌于心。

法宜：温阳化饮。

方宗：苓桂术甘汤。

桂枝 12g　　　茯苓 15g　　　白术 10g　　　炙甘草 6g　　　干姜 5g
炮附子 12g

10 月 26 日二诊：上方共服 14 剂，症已除。脉转滑数，律已整。舌淡暗，苔白。因脉已转阳，防其热化，故于上方加黄连 6g，继服 7 剂。

【按】脉促、结，皆脉有歇止。何以脉有歇止？《濒湖脉学》云："促、结之因，皆有气、血、痰、饮、食五者之别。一有留滞，则脉必见止。"所言诚是。

脉止之因，大略分为邪阻与正虚两大类。邪阻者，有六淫、七情及内生之五邪；正虚者，阴阳气血之虚。尚有虚实相兼，以及其他脏腑病变传之于心者。实者脉实，虚者脉虚，虚实相兼者，当脉虚夹实，以此别之。其他脏腑传变者，当以脏腑辨证定。何脏何腑之病，以脉之虚实辨正虚或邪实。虚者补之，实者泻之，此心律不齐之辨治大略。

此例取效较快。然确有些心律不齐较为难治，此时要谨守病机，心有准的，要守得住，切勿不效辄更方，转去转远，难以取效。守得住，检验医者的临证功底。

脉已转阳，防其化热而加黄连，何不去附子而不加黄连？因本为阳虚饮凌，阳乍复未充，且舌尚淡，故仍用附子、干姜温阳。毕竟脉已滑数，防其化热，故加黄连。仲景寒热并用之方甚多，如半夏泻心汤、附子泻心汤、乌梅丸等用治寒热错杂之证。寒热并用，不能简单地理解为热水兑凉水变成温水，而是寒药热药各自发挥其作用，相辅相成，并行不悖。中医从单味药到复方，是一次大的飞跃；从奇方到偶方，又是一次大的飞跃。仲景的大部分方子都是偶方，须认真学习领会，才能驾驭，灵活运用。

例 23：阳虚饮泛

赵某，女，59 岁。

2002 年 12 月 13 日初诊：胸闷痛及背，憋气，短气，心悸，腰凉，下肢冷，干咳，尿频。ECG：ST、$V_{4\sim5}$ 降低。血压：150/90mmHg。

脉阳弦阴弱，舌稍暗苔白薄腻。

证属：阳虚饮泛。

法宜：温阳化饮。

方宗：苓桂术甘汤合真武汤。

| 炮附子 18g | 桂枝 12g | 炙甘草 7g | 茯苓 15g | 炙川乌 12g |
| 白芍 10g | 白术 12g | 干姜 5g | | |

2003 年 5 月 13 日二诊：于服至第 3 剂时，即觉背部冰冷减轻，胸闷随之缓解。服至 64 剂时，症状明显减轻，可行走五六里，心电图已恢复正常。上方先后加活血之丹参、蒲黄，益肾之巴戟天、肉苁蓉、仙灵脾等共服 105 剂，诸症消失停药。

【按】仲景论胸痹之脉，为"阳微阴弦，即胸痹而痛"。此案为阳弦阴微，与仲景所言相反，实乃同耳。阳微阴弦者，乃上焦阳虚，下焦阴寒，厥气上逆，痹阻胸阳，即胸痹而痛。本案阴弱，亦下焦阴寒，阳虚不能制水，水饮上泛干于胸阳，故胸痹而痛。弦乃阳中之阴脉，弦为减，弦亦主饮，饮亦阴类，故曰本案之脉与仲景所论者，实乃同耳。

见此等脉象者，真武汤乃必用之方。加干姜者，温振脾阳，培土以制水，乃取肾着汤之法。饮干于上，当以温药和之，非苓桂术甘汤莫属。苓桂术甘汤中含桂枝甘草汤，治发汗过多心阳虚，症见"其人叉手自冒心，心下悸欲得按者。"桂枝甘草辛甘化阳，温振心阳。

肾阳虚愈者，不仅阳虚，肾之精气亦弱，故于温阳之时，加巴戟天、肉苁蓉、仙灵脾等温肾益精之品益佳。山西李可老中医，常予肾四味，其法可师。

至于附子用量，殊难划一，很难制定一个量化的标准。我用量大约在 5～100g 左右，大量应用时，一般都是渐增，当视病情、病人反应及每位医生的把握程度而定。自古以来，擅用附子之名医不乏其人，北京余伯龄先生用附子常以斤论，虽屡起沉疴，但亦有致死而打官司者。用附子，久煎、配伍非常重要，姜、草、蜜皆可减缓毒性。固然，附子可救人危亡，起沉疴，确为良将，非他药可代，但对每个病人来说，最佳用量是多少，要仔细摸索。我临床应诊，大约70%的病人用附子，深知附子之卓效，但亦难确定每位病人的最佳用药，也都是在摸着石头过河。有人说中医之秘，秘在用量上，此言不妄，就是一些常用药，也很难确定最佳用量，中医界历来剂量大小悬殊，目前只能以疗效判断，难论短长优劣。

三、湿浊

（一）概述

1. 湿浊的概念

湿是指一组特异症状而言。湿邪在表，可见胸痞、头沉如裹、身困沉酸痛、恶寒等；湿邪在里，可见三焦症状，胸闷、咳痰、脘痞、吐利不食、困倦嗜睡等，脉常见濡细，濡缓，舌苔白腻。

吾以脉解症，以脉解舌。当舌无苔而脉见濡缓者，吾仍以湿看，予化湿法治之。

2. 湿的分类

湿分内湿与外湿。外湿因外界湿邪所侵直趋中道，伤于表者十之一二；内湿因水液停蓄而生。内湿原因颇多，或脾运化失司而生湿；或肾虚气化失职而水液停蓄生湿；或肺失宣降，三焦不利而水液停蓄生湿；或因肝失疏泄，水液运行不利而生湿。脾主湿，湿邪恒以脾胃为中心，故湿盛者，恒见脾胃之症。

外湿与内湿，相引为患。若脾胃强者，外湿难犯，即或袭之，亦必轻微。

3. 湿邪病机

湿为阴邪，易阻气机，湿易伤阳，湿性黏腻、氤氲黏滞，湿以脾胃为中心。

湿可寒化，成寒湿证。湿亦可热化，成湿热证，进而转化成热证，伤阴化燥，动血动风。寒化或热化，随人之正气强弱而异。

湿病之湿热证，薛生白有《湿热条辨》，奠定了湿热证的理论构架及辨证论治规律，其学术价值，与叶天士《外感温病篇》相媲美。薛氏创湿热病传变规律，为正局与变局。正局是以脾胃为中心，中气实则病在阳明，中气虚则病在太阴。变局为湿热化热化燥，外兼少阳三焦，内兼厥阴风木。

杂病中亦有湿热证，但少传变，以此与湿温中之湿热证相别。

4. 湿邪的诊断要点

湿在表者，见头身沉重酸胀痛、恶寒。湿在里者，见胸脘痞满、吐利、不欲食、小便不利、困倦、水肿等。脉当濡缓或濡细，舌苔白腻。

（二）医案举隅

例 1：湿热熏蒸

侯某，女，67 岁，藁城市人。

2004 年 5 月 28 日初诊：头晕旋，心中迷糊，胸闷、便溏，其他说不清。ECG：ST 广泛低垂。

脉弦濡滑数，寸偏旺，尺稍差。舌嫩绛少苔。

证属：湿热熏蒸。

法宜：清热化浊。

方宗：菖蒲郁金汤。

菖蒲 9g	丹皮 9g	竹叶 7g	连翘 12g	郁金 9g
黄连 8g	菊花 7g	滑石 15g	生龙骨 18g	生牡蛎 18g
山茱萸 15g	天竺黄 10g			

6 月 21 日二诊：上方加天麻、僵蚕，共服 24 剂，已无不适，寸脉已平。ECG：（－）。停药。

【按】舌嫩绛少苔，并无湿热熏蒸之黄腻苔，何以诊为湿热证？当然，湿热证应有黄腻苔；而且黄腻苔也是诊断湿热证重要且最直观的一个指征。但当湿热化热化燥后，可无舌苔；若湿热尚未化燥，阻隔气机，胃气不能上蒸时，亦可无黄腻之苔。此案虽无黄腻苔，依然诊为湿热证，乃据脉而断。脉濡数，濡主湿，数主热，故断为湿热。濡脉，非指浮而柔细之脉，濡即软也。

吾以脉解舌，以脉解症。脉濡滑数，即湿热之脉。舌无苔者，乃湿热阻隔使然。诸症如何以脉解？湿热阻遏，清阳不能上达而头晕旋；痹阻胸阳而胸闷，痹阻心包而心中迷糊；湿热下趋而便溏。

方予菖蒲郁金汤清热化湿，开窍醒神。为何加山茱萸？因尺差而寸旺。这个寸旺，除湿热上蒸这一因素外，尚有肾虚，虚阳上浮的因素，因尺减寸旺，故知之。山茱萸收敛浮越之阳，故加之。不虑山茱萸酸敛碍湿乎？《神农本草经》云山茱萸利小便，张锡纯云：山茱萸敛真气而不敛邪，故加之。竟获突兀之疗效，不仅症状消除，脉象已平，且心电图亦恢复正常。有的病人累年服药，心电图亦难获改善，而此例治疗尚不足一月，心电图竟恢复正常。足证辨证论治的神奇。

例 2：湿热蕴阻

任某，男，24 岁。

2002 年 9 月 14 日初诊：阵胸痛胸闷已半年，静时无任何不适，劳则胸痛、胸闷短气。心电图正常。

脉弦濡数。舌尚可，苔白中腻。

证属：湿热蕴阻。

法宜：温阳化湿，佐以清热。

方宗：半夏泻心汤。

炮附子 12g	桂枝 10g	薤白 10g	炙川乌 10g	白术 12g
黄芩 9g	干姜 6g	茯苓 15g	黄连 9g	细辛 5g
菖蒲 9g	半夏 12g			

10月5日二诊：上方共服14剂，胸中痛闷已轻，近因外感，又增咳嗽夜剧。

脉弦濡。舌尚可，中苔薄腻，色微褐。

证属：湿未净，复感寒袭肺。

法宜：宣肺化湿。

方宗：小青龙汤。

麻黄 6g	桂枝 10g	白芍 10g	炙甘草 6g	细辛 4g
半夏 10g	干姜 6g	五味子 5g	炮附子 12g	茯苓 15g
白术 10g	紫菀 12g			

10月9日三诊：上方共服11剂，症除，脉缓，停药。

【按】此案虽非冠心病，但可归属心脏神经症类，故并列讨论。

胸闷痛短气，当属中医胸痹，以其脉弦濡数且苔腻，濡主湿，数主热，弦乃气郁不舒，故诊为湿热蕴阻，气机不舒。方宗半夏泻心汤化裁，乃寒热并用，健脾化湿。既为湿热，法宜清热化湿，何以重用辛热之品？因湿乃阴邪，其性黏腻，氤氲难化，湿遏则热伏。治湿热证，即使湿热并重，亦当以化湿为重，清热为次，否则过寒，则湿遏不解，热无以透，则病深不解。治湿之法虽有芳香化湿、淡渗利湿、苦温燥湿、风以胜湿诸法，但莫若加辛热之品，温阳化湿。《碥石集》中有一医案，一学生湿温发热不退，屡用祛湿清热诸方不效，张灿岬教授于方中加附子一味，竟豁然而愈，此即湿得温乃化。湿热之证，关键在湿，湿去则热易清。即使湿热并重，辛热之品不忌，毕竟有热，亦当清之，故用芩、连苦以燥湿，寒以清热。芩、连配姜、附，寒热同用，并行不悖，反事半功倍。

二诊，热退湿未已，又感寒袭肺而咳，故予小青龙汤散寒化饮，肺气宣，咳亦止。

例3：湿热蕴阻，清阳不升

杨某，男，42岁。

1995年11月2日初诊：频发室性早搏。胸闷痛，心悸，头昏沉，身困乏力，大便溏，日二三次。

脉濡数促。舌偏红，苔薄腻。

证属：湿热蕴阻，清阳不升。

法宜：清利湿热，升发清阳。

方宗：甘露清毒饮。

茵陈 15g	白蔻仁 8g	藿香 12g	滑石 15g	川木通 6g
菖蒲 9g	泽泻 12g	茯苓 12g	大贝 10g	苦参 10g
防风 7g	羌活 7g			

1996年1月2日二诊：上方加减共服42剂，心律已整，症状消除，脉转濡缓，

舌可苔薄。湿热已除，脾虚未复。再予升阳益胃汤健脾升清以善后。

党参 12g	白术 10g	生黄芪 12g	黄连 7g	半夏 9g
陈皮 7g	茯苓 12g	泽泻 12g	防风 6g	羌活 6g
柴胡 6g	白芍 9g	炙甘草 6g	砂仁 4g	

10 剂，水煎服。

【按】此例以其脉濡数，且舌红苔腻，故诊为湿热蕴阻。濡主湿，吾所言之濡脉，有别于《脉诀》所言之濡。《濒湖脉学》曰："浮而柔细知为濡。"濡脉当具备浮、细、柔软无力三个条件，此与微脉难以区别。吾所言之濡，即软也，即脉来柔软，仿佛水中之棉，脉力逊于平脉，但又强于弱脉。对脉位的浮沉、至数的疾徐、脉体的长短阔窄，都无特定的要求。此濡主湿，主脾虚；然脉又有数象，故诊为湿热蕴阻。

湿热蕴阻上焦，清阳不升，致胸闷、心悸、头昏沉；湿阻中焦，脾之清阳不实四肢，致身困沉；湿热下走大肠而便溏。故治则为清利湿热，升发清阳。

1月2日诊时，脉已转濡缓，乃湿热去，脾虚之象显露，故转用升阳益胃汤，健脾益气升清，以杜湿热之源。

例4：湿遏热伏

毛某，男，57岁，行唐县人。

2004年7月9日初诊：素患冠心病，去年底感冒住院，诊为肺炎、心衰，好转未愈，出院。现头晕沉、胸闷，走快则气憋、心慌、呼吸困难，头及上半身多汗，四肢困乏无力，目花多泪，嗜睡，他可。

脉沉濡细数，舌稍红苔白。

证属：外感之后，余邪未尽，湿浊郁遏，余热内伏。

法宜：化湿清热，透达郁邪。

方宗：升降散合甘露消毒饮。

僵蚕 12g	蝉蜕 5g	姜黄 9g	栀子 10g	豆豉 12g
连翘 15g	青蒿 15g	滑石 15g	菖蒲 9g	泽兰 15g
生蒲黄 10g				

7月3日二诊：上方共服14剂，症减，尚目多眵，头不爽，立久腿木，脉转滑数，舌偏红，苔微黄。上方加桑叶 9g、菊花 7g、苦丁茶 7g。7剂，水煎服。后未再诊。

【按】风有冠心病，外感后，邪入心肺，并发肺炎、心衰。因阮囊不裕，好转未愈而出院，致余邪未尽，湿遏热伏。阻痹于胸，则气憋心慌，呼吸困难，动辄剧；湿热蒸迫于上而头汗出，头昏，嗜睡，目眵多泪。其脉沉，乃邪伏于里，濡细乃湿也，数乃湿遏热伏。予甘露消毒饮清化湿热，合升降散透散伏邪。

二诊脉转滑数，乃郁热外达。脉由沉转中位、浮位，脉象由濡细而渐起，脉转滑数之热盛之脉，皆里热外透之征，此时可身热反增，并非病情增重，而是好转之佳象，热透于外，身热可增高，此不足虑，再予清透可瘥。

可能因经济原因，减轻后未再诊，新邪虽去，宿疾未瘳。

例5：湿热浸淫经络

苏某，男，54岁。

2006年3月17日初诊：于2004年8月安冠脉支架一个，另一处因闭塞，无法安支架。2006年3月13日心电图：ST、$V_{2\sim3}$抬高。彩超：左室大。二尖瓣前叶脱垂，重度闭合不全，左心房扩大，合并三尖瓣轻度关闭不全。现服异山梨酯、美托洛尔、达爽等。晨起手僵胀麻痛，已半月余，牙痛、口干，走快则胸闷，停则缓，继走则汗出。

脉濡而大。舌较暗红，苔稍厚。

证属：湿热浸淫经络。

法宜：化湿清热通经。

方宗：薛生白《湿热论》第4条方。

地龙 15g	炒苍耳子 12g	防己 12g	滑石 15g	秦艽 10g
丝瓜络 10g	晚蚕砂 12g	黄连 10g	威灵仙 10g	海风藤 18g
苍术 10g	薏苡仁 30g			

4月14日二诊：上方共服28剂，胸闷、手胀痛已不著。再予上方加减14剂，未再来诊。

【按】何以诊为湿热浸淫经络？因濡而大，濡主湿，大主热，且苔较厚，故断为湿热。其症为胸闷、手胀麻痛、牙痛，乃经络不通，故诊为湿热浸淫经络。

该方取自薛生白《湿热条辨》第4条，曰："湿热症，三四日即口噤，四肢牵引拘急，甚则角弓反张，此湿热侵入经络脉隧中。宜鲜地龙、秦艽、威灵仙、滑石、苍耳子、丝瓜络、海风藤、酒炒黄连等味。"此方清化湿热，疏风通经。此案证属湿热，且胸闷手胀等，乃经络不通，病机与此条相符，故移而用之。

此方我广泛用于湿热侵入经络所致诸症，如肢体酸麻胀痛，口眼㖞斜，肢痿不用，湿热转筋、痉搐等，其效颇佳。

吴瑭治湿热痹证之宣痹汤，与此方异曲同工，可相参而用。

例6：寒湿痹阻，热郁于内

靳某，女，59岁。

2005年1月10日初诊：于5日前，突心慌、大汗出，急诊入省二院，诊为窦性心速。现胸憋闷，心慌，右胁胀，寐则憋醒。服卡托普利、美托洛尔、尼群地平等药。

脉沉而紧数，舌苔厚腻。

诊为：寒湿痹阻，热郁于内。

方宗：五积散合栀子豉汤双解之。

麻黄 6g	川芎 8g	川厚朴 9g	栀子 9g	苍术 12g
桔梗 9g	茯苓 12g	豆豉 12g	赤芍 12g	桂枝 9g
陈皮 9g	僵蚕 12g	当归 12g	生姜 6片	半夏 10g
蝉蜕 6g	姜黄 9g	葱白 1茎		

2 剂，2 小时服 1 煎，啜粥温覆令汗，汗出停后服。

1 月 14 日二诊：药后头及胸部汗多，下肢无汗，胸已不闷，胁胀已轻，项筋紧。脉尚紧，乃汗出不彻，仍予上方加葛根 15g，3 剂，服如前法。

1 月 17 日三诊：药后畅汗。胸未闷，心未慌，胁尚胀，感口干苦、无力、气短。脉弦细濡数，舌偏暗红，苔白厚而干，脉之紧象除，寒已解。弦细濡数，苔厚而干，乃气机不畅，湿热郁伏。

予：甘露消毒饮清透湿热。

茵陈 18g	连翘 12g	栀子 9g	桂枝 9g	滑石 12g
黄芩 9g	豆豉 12g	丹参 18g	菖蒲 8g	柴胡 7g
枳实 9g	泽兰 15g			

3 月 21 日四诊：上方共服 30 剂，胸闷、气短、心慌诸症尚偶现，耳鸣、腿沉，脉转滑数，舌稍红，苔薄腻。气机渐畅，脉由细濡而转滑数，证转痰热蕴阻，方改黄连温胆汤。

| 黄连 10g | 天竺黄 12g | 竹茹 7g | 菖蒲 9g | 半夏 10g |
| 枳实 8g | 栀子 12g | 夏枯草 18g | 瓜蒌 18g | |

上方共服 28 剂，诸症渐除，心律正常。

【按】此例虽心速，但其脉沉而紧数苔腻，为寒凝湿热内蕴。虽无表证，亦可汗法解之。一诊虽汗未透，再诊继汗。汗透紧除，知寒凝已解。脉转弦细濡数，细濡乃湿阻，数为热，弦乃气机不畅，且苔厚而干，故诊为湿热郁伏，气机不畅，予清热化湿之剂。苔厚而干者，因湿热阻遏，津液不能上承而干，非湿未化而津已伤，未予养阴生津，仍予清热化湿法治之。三诊脉转滑数，因湿祛热得透达，故脉起。数为热，滑为痰，故改清热化痰之剂治之。

痰湿本同源，但湿属阴邪，其性弥漫，易阻气机，当苦燥、芳香、淡渗、风药辛散升阳之品以治之。痰无处不到，内则脏腑，外则经络皮肤；痰且多变，有寒痰、热痰、湿痰、燥痰、风痰、顽痰、食痰等，致病广泛，有"百病皆生于痰""无痰不作祟""怪病多痰"之说，所以祛痰法应用亦广，本书有多例以祛痰法治冠心病之实例。

四、痰饮

（一）概述

1. 痰饮的概念

《内经》无痰。《金匮要略》有四饮，痰饮乃四饮之一，仲景未另立痰。

痰饮本同源，皆水饮停蓄所生。主要因肺脾肾及三焦功能乖戾，水液不能正常代谢，聚而为痰饮。痰饮皆由内生。

饮为阴邪，其主要病机为干于脏腑功能。痰则为病广泛，有"百病皆生于痰""无痰不作祟""怪病多痰"之说。内则脏腑经络，外则肌肤腠理，痰无处不到。

2. 痰饮分类

饮邪，仲景分四饮，有支饮、悬饮、痰饮、溢饮。

痰变化多端，有寒痰、热痰、风痰、湿痰、燥痰、食痰、顽痰等。

3. 痰饮病机

饮邪，主要干于脏腑，饮凌于心则心悸、心痛、惊惕，犯肺则喘咳、短气不得息、胸闷憋气，饮阻清阳则眩、冒、癫，饮留胃肠则脘腹痞满疼痛、吐利不食，吐涎沫，饮留胁下则咳唾引痛，溢饮则身肿疼重。

痰之为病，干于脏腑经络，使脏腑功能失调；阻遏气血而气郁血瘀，水液停蓄；痰聚而成形，则为癥瘕痰核、瘿瘤瘰疬。凡癫狂眩悸、喘咳吐利、疼痛麻痹、怔忡惊悸等等，皆可因痰而作。

4. 痰饮诊断要点

在冠心病的治疗中，见脉滑者，吾以痰论治；见脉弦者，吾以饮论治。当然，痰饮又不能截然区分。

病饮者，常兼阳虚，主要为心脾肾之阳虚。病痰者，可有寒痰、热痰、风痰、湿痰、燥痰、顽痰之分，以及兼血瘀、气滞、正虚之别，其兼脉亦异，纷纭繁杂，随证治之。

（二）医案举隅

例1：痰瘀互结化热

杨某，女，53岁。

2002年11月24日初诊：胸痛、憋闷、心悸、烦乱、寐差、嗳气，四肢沉困。ECG：T、Ⅱ、$V_{4\sim6}$倒置，血压150/90mmHg。

脉滑略盛，舌暗红。

证属：痰瘀互结化热。

法宜：涤痰活血清热。

方宗：黄连温胆汤合活血之品。

黄连10g	胆南星9g	郁金9g	枳实9g	瓜蒌18g
竹茹7g	赤芍12g	茯苓12g	菖蒲9g	天竺黄12g
丹参18g	生蒲黄8g	半夏10g	降香10g	薤白12g

2003年2月12日二诊：上方加减，共服45剂，已无任何不适。ECG：除T、$V_{4\sim6}$低平外，其他导联正常。以原方加元胡10g、水蛭9g，20剂为1料，共为细面，继服。

【按】症如胸痹，然脉滑数，知为痰热阻痹使然，故以黄连温胆汤主之。何以知有瘀血？因胸痛且舌暗，故知有瘀血，乃痰热痹阻，血行不畅使然，故于清热化痰方中加化瘀之品。

冠心病心绞痛属痰瘀互结者亦较多，有的兼寒，有的化热，有的正虚，随证化裁，多能取效。

例2：痰热蕴阻

毛某，女，57岁，行唐县人。

2004年5月25日初诊：左胸闷痛，人多则烦憋，精神不振，困倦嗜睡，每日约睡17小时，大便溏。ECG：T、aVL低平。ST，Ⅱ、aVF、V$_5$降低。

脉滑数。舌可，唇暗。

证属：痰热蕴阻。

法宜：清热化痰。

方宗：黄连温胆汤。

黄连9g	制南星10g	葶苈子12g	茯苓15g	陈皮9g
郁金9g	皂角子6g	白芥子9g	半夏12g	菖蒲10g
丹参18g	蒲黄10g			

7月16日二诊：上方加减，共服52剂，偶有胸略闷，睡眠已减至每日7个小时，其他症状除。脉滑数，痰热未靖，上方继予14剂，后未再来诊。

【按】其脉滑数，滑主痰，数为热，故诊为痰热蕴阻。痰热痹阻于胸而闷痛，蒙于心包而困倦嗜睡。予清热涤痰之方治之，疗效尚可。但脉尚滑数，知痰热未清，心电图亦未复查，治未彻底，未再来诊。农民远道来看病，实属不易，可能觉得已不难受也就可以了，故未再诊。

痰浊较重或胶结而脉实者，余习加苏子、白芥子、莱菔子、皂角子、葶苈子等，以增涤痰之力。

例3：痰热痹阻

高某，男，64岁，榆次人。

2004年4月16日初诊：胸闷痛热已11年，左耳堵，左颈不舒，牵及头痛，左胸近腋下处憋胀痛。ECG：大致正常。

脉滑数有力，舌红苔糙干。

证属：痰热秽浊郁痹，津液已伤。

法宜：清热涤痰，佐以生津。

方宗：黄连温胆汤。

黄连12g	枳实10g	赤芍12g	天竺黄12g	瓜蒌18g
菖蒲10g	丹皮12g	胆南星10g	竹茹8g	半夏10g
麦冬12g				

7月9日二诊：上方因耳堵，颈头痛，兼胆经火郁，加夏枯草15g、龙胆草5g，共服60剂，诸症已平，脉缓滑，舌稍红苔白，心电图仍为大致正常，原方又取15剂以固疗效。

【按】脉滑数有方，乃痰热盛也，予黄连温胆汤尚切病机。其耳堵头颈痛者，乃痰热淫热于胆，胆火上逆所致，故加夏枯草、龙胆草以泻之。

苔白糙而干者，有似砂苔，虽厚但不腐腻，为秽浊壅遏，津液已伤，治当生津化浊，故方中加麦冬12g，如不解，花粉亦可择而用之，生津而不腻邪者皆可。

湿本忌养阴滋腻，但津亏湿亦不易化，有两种情况，必须酌加生津养阴之品，一是苔厚而干，化浊同时酌加生津之品；一是苔厚腻而绛底者，亦当加生地、麦冬等养阴生津之品，津复湿反而易化。

例4：痰热内蕴

王某，女，57岁。

2004年12月10日初诊：诊为冠心病、糖尿病。血糖7.9mmol/L。心电图：T、aVL倒置。胸刺痛、憋闷，背沉，常于夜间憋醒，口渴多尿，口中热辣，头嗡嗡作响，左耳鸣。

脉沉滑数，舌可。

证属：痰热内蕴。

法宜：清化痰热。

方宗：黄连温胆汤。

黄连 10g	半夏 10g	陈皮 9g	茯苓 15g	胆南星 9g
瓜蒌 15g	竹茹 7g	天竺黄 12g	枳实 8g	菖蒲 9g
郁金 9g	白芥子 9g	皂角子 6g	生蒲黄 10g	丹参 18g
桃仁 12g	龙胆草 6g	焦三仙各 15g	鸡内金 15g	

2005年3月22日二诊：上方加减，共服62剂，诸症著减，心电图正常，血糖6.1mmol/L。诸症已不著，上方加花粉15g，继服14剂以巩固疗效。

【按】 脉沉滑数，乃痰热内蕴之脉，胸痛背沉等，皆痰热痹阻使然。口热、头响、耳鸣者，皆痰热夹胆火上熏所致，故以清化痰热为治，加龙胆草以清胆热。痰胶闭重者，余恒加苏子、白芥子、莱菔子、皂角子及葶苈子以豁痰。清热化痰，不仅冠心病好转，且糖尿病亦随之减轻。

例5：痰热痹阻

杜某，男，69岁，晋州市人。

2004年9月7日初诊：诊为冠心病心绞痛，陈旧心梗，心导管查，有3处狭窄须安支架，因太细无法安，血压145/80mmHg。现服异搏定、美托洛尔、丽珠欣乐等药。劳则胸痛牵背，憋气，步行约100米即痛，上三楼须每层皆歇，重时不能平卧，腿沉无力。

脉弦滑盛。舌可，苔黄腻，唇暗面暗。

证属：痰热蕴阻。

法宜：清化痰热，宣畅气机。

方宗：黄连温胆汤。

黄连 9g	瓜蒌 18g	半夏 12g	薤白 12g	枳实 9g
菖蒲 9g	郁金 9g	竹茹 7g	胆南星 9g	茯苓 15g
蒲黄 10g	茵陈 18g			

嘱：西药每半月减三分之一。

2005年2月25日二诊：上方加减，共服125剂，西药已停，可走六七里路，上三楼已不须歇，症状消失，脉缓滑，唇已不暗。

【按】因无心导管复查，尚缺冠脉改善的直接依据，但从临床症状判断，有明显好转，脉亦见缓。

弦主郁，滑数且盛，主痰热壅盛；且苔黄腻，亦为湿热秽浊之象，故诊为痰热蕴阻。法宜清化痰热，宣畅气机。然舌暗、唇暗，乃痰热阻痹，血行不畅，故予清化痰热之时，佐以活血之品。

方中之连、夏、蒌，乃小陷胸汤。冠心病属痰热者，与结胸相类，《伤寒论》134条："短气躁烦，心中懊恼，阳气内陷，心下因硬，则为结胸。"《伤寒论》137条："从心下至少腹硬满而痛，不可近者，大陷胸汤主之。"仲景对结胸的论述，为我们临床治疗冠心病揭示了一重要门径，或逐其水热，或清热涤痰宽胸，皆为痰热型冠心病的重要治则。据其法以扩充之，后世衍生出许多有效方剂，足资借鉴。本案用黄连温胆汤治冠心病，其理论渊源，皆本于结胸诸法。悟透仲景的一个法，就可灵活变通随证化裁，扩展出一大片，确有柳暗花明又一村之感。

例6：痰热转寒痰

王某，女，42岁。

1995年3月28日初诊：曾住院诊为心绞痛已3年。ECG：T、Ⅲ、aVF倒置。血压130/60mmHg。心悸、烦悗、胸闷、憋气、头昏，劳则著，目干涩，便干。于3年前小产，恶露少。小产后40天出现头晕、心慌、胸闷，诊为冠心病。

脉濡滑数，舌可苔白。

证属：痰热痹阻。

法宜：清热化痰。

方宗：小陷胸汤。

瓜蒌30g　　黄连9g　　半夏12g　　枳实9g　　党参12g

5月16日二诊：上方共服48剂，尚觉气短，他症皆减。

脉沉滑按之无力，舌可苔白。

证属：阳虚痰郁。

法宜：温阳益气化痰。

方宗：苓桂术甘汤。

炮附子10g　　桂枝10g　　茯苓15g　　白术10g　　炙甘草7g

丹参18g　　半夏10g　　党参12g

7月11日三诊：上方加减，共服48剂，症除，心电图恢复正常，脉弦缓滑，舌正常。继服10剂，停药。

【按】该例初为痰热，后转寒痰，似乎南辕北辙，实则病有变。中医治病是恒动观，不是终生服药，而是不断变化的。运动是永恒的，疾病岂能静止不变？热除后，可转为阳虚，临床并不罕见。因脉已弱，知阳虚之象已露，故转而温阳化痰。判断病机之转变，首重于脉，脉可判断正邪之胜负，阴阳之转归，脉变证变。

例 7：痰热痹阻

吴某，男，67 岁。

2004 年 4 月 16 日初诊：西医诊为冠心病心绞痛，前侧壁心肌缺血，早搏已 6 年，糖尿病 7 年，合并末梢神经炎，高血压病十几年。胸闷胸痛，头晕，下肢麻木。

脉滑数而盛。舌淡，苔薄腻。

证属：痰热痹阻，息风通经。

方宗：黄连温胆汤。

黄连 10g	陈皮 10g	半夏 12g	胆南星 10g	枳实 9g
菖蒲 9g	茯苓 15g	竹茹 7g	薤白 12g	瓜蒌 18g
木瓜 15g	白芥子 12g	海风藤 18g	海桐皮 12g	地龙 15g

5 月 17 日二诊：上方共服 28 剂，除足麻外，他症已除。脉滑，盛数之象已除，舌尚淡苔退。

【按】因脉滑数而盛，故诊为痰热。因冠心病而引起的胸闷痛，因高血压引起的头晕，因糖尿病引起的下肢麻，本分属不同的病，但中医从整体观出发，皆看成为痰热所致。痰热痹阻于胸而胸闷痛，上扰清阳则头晕，流注经络则肢麻，所以统以清热涤痰法治其本，具体标症可加药以兼顾之。

此证，脉滑数而盛，显属痰热，然何以舌淡？淡本属虚，而痰热属实。此证舌淡当为本虚，而痰热乃标象。急则治标，待痰热除后，很可能转成脾肾阳虚之象，当再予培补脾肾，杜其生痰之源。惜症状缓解后未再坚持治疗。

例 8：痰热生风

苏某，男，52 岁，行唐县人。

2006 年 5 月 15 日初诊：西医诊为冠心病心绞痛，高血压。ECG：ST、aVF，$V_{4\sim6}$ 降低，T、Ⅰ、aVL $V_{5\sim6}$ 低平。血压 160-180/100-110mmHg。服用异山梨酯、美托洛尔、尼群地平、卡托普利等药。自咽沿食道至胃皆阵痛、憋闷、气短、脱衣、慢走皆痛。

脉弦滑而盛。舌尚可，苔白。

证属：痰热壅盛。

法宜：清热化痰。

方宗：黄连温胆汤。

陈皮 9g	半夏 12g	胆南星 10g	天竺黄 12g	竹茹 7g
菖蒲 9g	郁金 10g	黄连 12g	枳实 9g	生蒲黄 12g
丹参 18g	元胡 15g			

7 月 14 日二诊：上方共服 42 剂，西药已全停半月，异山梨酯偶服。血压 150/100mmHg，ECG：T aVL 平，其他导联已正常。现已无明显不适，可行走 10 余

里，但上二楼尚觉气短。

脉弦滑且盛。舌嫩红齿痕，少苔。仍属痰热化风。

上方加生石决明30g、地龙15g、天麻15g、僵蚕15g。

9月4日三诊：上方又服42剂，心电图已恢复正常，血压150/100mmHg，已无明显不适。脉舌同上。虽已好转，但痰热未除，仍宜前法治之。上方14剂，另加蜈蚣30条、全虫30g、水蛭30g，共为细面，分28次服。

未再来诊。

【按】脉弦滑且盛，故诊为痰热生风。风痰走窜包络，致胸痛憋闷，法宜清热涤痰息风。因虑其经济不裕，未用蜈蚣、全蝎，但血压始终较高，内风尚盛，故后加蜈蚣、全蝎息风解痉。共计100余剂，虽效，然脉未缓，难免复作。

例9：痰热生风

石某，女，75岁。

2006年4月1日初诊：入夜心中揪紧憋痛，惊怵不宁，肢体抖动，头晕，口干苦，牙痛。ECG：T、aVL低平，$V_{4\sim6}$倒置。彩超：二尖瓣、主动脉瓣关闭不全。西医诊为冠心病，心律失常。

脉弦滑劲实，舌偏红。

证属：痰热化风，风痰扰心。

法宜：清热化痰，平肝息风。

方宗：黄连温胆汤合镇肝熄风汤。

生龙骨18g	生牡蛎18g	生石决明18g	怀牛膝12g	钩藤12g
天麻12g	僵蚕12g	蜈蚣5g	全虫15g	黄连10g
栀子10g	半夏10g	胆南星10g	竹茹7g	天竺黄12g
丹皮10g	干地黄15g			

4月15日二诊：上方共服14剂，心中紧怵、肢抖已轻，脉之劲实之象已缓，转弦滑而促。乃痰热见清，风气渐平。上方加龟板18g、白芍15g、山茱萸15g、丹参18g。

5月19日三诊：上方又服28剂，症状已不著，但偶有寐中肢抖。脉转弦缓滑。上方继服14剂。

后未再诊。

【按】脉弦劲，乃肝风陡张；滑而实，乃痰热盛，故诊为痰热生风。痰热蕴于肝胆，魂不归藏而不安，致惊怵；风痰扰于心，则心中揪痛；风痰窜入经络，致肢体抖动不宁；痰热上犯而头晕、口干苦、牙痛。据上述病机，治当清热、化痰、息风。共服42剂，痰热渐退，风气渐息，诸症缓解，心电图亦有改善，脉转弦缓滑。但肢抖未除，知走窜经络之风气未靖，原方继服。

此案脉弦滑劲实，属阳盛之脉。为何不从阳求阴而诊为阴虚阳亢，予三甲散等滋阴潜阳息风，而予清热化痰息风？因脉实邪实，故以祛邪息风为主，治其标急。标急得缓，则渐增滋肝肾之品，故方中增生地、白芍、山茱萸、龟板等。

例 10：痰瘀互结，化热生风

苏某，男，47岁。

2002年4月7日初诊：头痛头晕，胸闷胸痛，肩背沉痛，频繁发作，稍劳即痛剧，心烦易怒，睡眠不安，口干苦，咽痛，便结不畅。面紫暗，唇暗。2001年心梗，抢救转安。ECG：广泛 ST-T 改变。血压：175/110mmHg。服多种降压扩冠药物。

脉弦滑数实搏指。舌绛暗苔黄糙。

证属：痰瘀互结，化热生风。

法宜：涤痰活血，清热息风。

方宗：涤痰汤合血府逐瘀汤加平肝息风之品。

黄连 12g	栀子 12g	龙胆草 6g	半夏 15g	胆南星 12g
瓜蒌 30g	竹茹 7g	枳实 12g	海蛤 15g	青黛 2g（冲服）
菖蒲 10g	生蒲黄 12g	赤芍 15g	水蛭 10g	地龙 15g
全虫 10g	蜈蚣 40 条	僵蚕 15g	天麻 15g	怀牛膝 30g
代赭石 30g	生石决明 30g	生牡蛎 30g	夏枯草 18g	

5月12日二诊：上方加减，共服32剂，西药已全停。头晕痛、胸闷痛、背沉痛、烦躁易怒皆减，大便已畅。血压：130~140/90~95mmHg之间。心电图较前明显改善，倒置之T波已直立，尚低平。ST段已恢复正常。脉已见缓，盛势已敛。舌转暗红，苔少，面唇紫暗见退。

仍宗上法治之。

黄连 10g	海蛤 15g	竹茹 7g	半夏 10g	青黛 2g（冲服）
胆南星 10g	天竺黄 12g	莲子心 6g	枳实 9g	菖蒲 9g
桃仁 12g	红花 12g	丹参 18g	生蒲黄 10g	元胡 12g
郁金 10g	怀牛膝 15g	生石决明 30g	水蛭 10g	全虫 10g
蜈蚣 20 条	僵蚕 15g	天麻 15g		

7月11日三诊：上方加减，共服54剂，症除，心电图大致正常。血压稳定在130/80mmHg左右，活动不受限。以上方加白芍15g、生地15g，20剂为1料，轧细面继服，每日2次，每次1匙，以固疗效。

【按】患者脉弦滑数实搏指，舌色绛暗，且体盛，素嗜烟酒肥甘，积久生痰化热，阻遏血脉，血行滞涩而成瘀，痰瘀互结化热生风，致酿成高血压、冠心病、心梗。脉实搏指，乃邪气亢盛，故重用清热、涤痰、活血、息风之品。幸得脉之盛实渐敛，知邪已渐退。前后共服约86剂，脉方渐缓，已步坦途，恐余邪不靖，再予原方为面继服，终获著效。

对冠脉粥样斑块，中医有逆转病理改变之作用，此当属中医治本之优势所在。

例 11：痰湿痹阻

魏某，男，40岁，邢台市人。

2004年5月22日初诊：胸闷痛、气短、心慌、乏力、多汗、便干。心电图正常。

脉沉缓滑，舌尚可。

证属：痰湿蕴阻，气机不畅。

法宜：化痰通阳。

方宗：瓜蒌薤白桂枝汤。

瓜蒌 30g	枳实 9g	制南星 10g	薤白 12g	菖蒲 10g
白芥子 9g	桂枝 10g	半夏 10g	皂角子 6g	炒莱菔子 10g
生蒲黄 10g				

9月24日二诊：上方加附子12g、生黄芪12g、茯苓15g、白术10g，共服112剂，诸症消除，可慢跑800米亦未觉不适。予原方14剂，停药。

【按】此例心电图正常，当为心血管神经症，仍属中医之胸痹。以脉缓滑，诊为痰湿蕴阻，以瓜蒌薤白剂涤痰通阳。痰见消，而增健脾之品，以杜其源。

例12：寒痰痹阻

敦某，女，63岁。

2002年12月18日初诊：诊为冠心病、高血压，椎间盘膨出，血压150-170/90-110mmHg，心电图：ST、Ⅱ下降，T、Ⅲ倒置，aVL、aVF、$V_{4\sim5}$低平。胸脘间痛、短气，咳嗽痰多而黏，时头痛、腰痛、腿胀，腰及右足凉。

脉沉缓滑无力，舌嫩红齿痕。

证属：寒痰蕴阻，浸淫经络。

法宜：温阳化痰。

炮附子 18g	干姜 6g	肉桂 6g	桂枝 10g	白术 10g
茯苓 15g	枳实 8g	菖蒲 8g	半夏 12g	制南星 9g
陈皮 9g	白芥子 10g	怀牛膝 9g	骨碎补 12g	巴戟天 12g
刺蒺藜 12g				

嘱停服西药。

2003年3月19日二诊：上方加减，共服82剂，血压145/75mmHg，已无任何不适，脉滑，已不显无力，上方继服14剂，嘱做心电图，后未再诊，不知心电图有否改善。

【按】脉缓滑无力，当属阳虚、脾虚、痰郁，故诊为寒痰蕴阻。寒痰闭阻胸阳而胸脘闷痛，咳嗽。流注经络则经络不通而凉、胀痛。法宜温阳化痰，予白芥子去经络之痰。

例13：寒饮痹阻胸阳

李某，男，55岁，藁城市人。

2004年6月4日初诊：胸闷痛、哮喘、气短已4年，阴天著，痰不多，不易咳出。诊为冠心病、哮喘。ECG：T、Ⅰ、Ⅱ、aVL，$V_{4\sim6}$倒置，ST、$V_{1\sim3}$抬高。

脉弦细拘紧，舌白苔满布。

证属：寒饮痹阻胸阳。

法宜：温阳化饮。

方宗：小青龙汤。

| 麻黄 7g | 桂枝 10g | 干姜 6g | 细辛 6g | 半夏 12g |
| 白芍 10g | 五味子 5g | 苏子 9g | 葶苈子 12g | 炙甘草 7g |

7月16日二诊：上方共服 42 剂，胸闷痛、哮喘均已减轻。脉弦按之无力，苔已少。

上方去麻黄，加紫菀 12g、茯苓 15g、炮附子 12g。

9月2日三诊：上方又服 42 剂，症除，心电图恢复正常。

【按】症见胸闷痛、气短而喘，因脉弦细拘紧，乃阴寒之脉，故诊为寒饮痹阻胸阳，予小青龙汤散寒蠲饮，加苏子、葶苈子以涤痰。

二诊脉弦无力，乃寒饮已挫，但阳虚本象已显，故小青龙汤去麻黄，加茯苓、附子，方成苓甘五味姜辛半夏汤，加附子温阳，助其温化之力。

例 14：痰瘀气滞

张某，男，50 岁。

2004 年 6 月 14 日初诊：胸痛，每日发作数次，食后、走路均痛，痛时多汗，但不觉憋气。ECG：（2004 年 6 月 14 日）T、aVL 低平，$V_{3\sim5}$ 倒置，ST、$V_{4\sim5}$ 降低。

脉弦滑，舌稍暗红。

证属：痰郁气滞血瘀。

法宜：豁痰活血行气。

方宗：瓜蒌薤白桂枝汤。

| 瓜蒌 18g | 桂枝 9g | 桃仁 12g | 红花 12g | 薤白 12g |
| 丹参 18g | 郁金 12g | 枳实 9g | 生蒲黄 12g | 菖蒲 9g |

共服药 42 剂，症状消除，心电图恢复正常。

【按】胸痹本为阳虚阴寒内盛所致。脉阳微阴弦，上焦阳虚，下焦阴寒上逆，痹阻于胸，致胸痹心痛。法当温阳通痹。

此案虽亦胸痹心痛，然脉弦滑，非阳虚阴盛之脉，知非温阳通痹之所宜。弦主气，滑主痰，痰郁气滞，病机与瓜蒌薤白桂枝汤之方义相符，以菖蒲之宽胸化浊开窍，易厚朴之温中下气。因舌暗且胸痛，故加活血之品，症情逐渐好转、痊愈。

例 15：寒痰痹阻

赵某，男，55 岁，太原市人。

2004 年 5 月 10 日初诊：自觉胸闷痛、心慌，他无不适。心血管造影：前降支阻塞。

脉沉缓滑，舌略淡、齿痕。

证属：寒痰痹阻。

法宜：温阳化痰。

方宗：温胆汤。

炮附子 12g	半夏 12g	炒莱菔子 12g	细辛 5g	干姜 5g
制南星 10g	白芥子 10g	菖蒲 9g	桂枝 10g	枳实 9g
皂角子 6g	姜黄 10g	茯苓 15g	生蒲黄 12g	

6月28日二诊：上方共服44剂，症已除。脉缓，舌稍淡。上方加炮山甲15g，30剂，水煎服，后未再诊。

【按】何以知为寒痰痹阻胸阳？以其脉缓滑、舌淡。缓主脾虚、主湿，滑为痰，舌淡阳虚，故以寒痰治之。

例16：寒痰痹阻

赵某，男，56岁，高阳县人。

2004年4月30日初诊：胸闷痛，轻微活动则发作。眩晕，阵阵欲冒。腹胀，食欲不振。

心血管造影：左支中段50%～60%弥漫狭窄。ECG：ST-T改变，血压130/80mmHg。服异山梨酯、血塞通，每日3次。

脉沉缓滑，舌偏淡，唇暗，面色暗。

证属：寒痰痹阻。

法宜：温阳化痰。

方宗：温胆汤。

陈皮 10g	菖蒲 10g	干姜 6g	枳实 10g	半夏 15g
茯苓 15g	炮附子 18g	薤白 12g	制南星 10g	郁金 10g
葶苈子 15g	天麻 15g	生蒲黄 12g		

7月9日二诊：上方附子加至40g，共服63剂，近1个月胸闷痛未作，头晕已不著。脉缓滑，舌偏淡。ECG除aVL、T波低平外，其他导联可。

上方去郁金，加桂枝12g，继服21剂后未再诊。

【按】此例何以断为寒痰痹阻？因脉缓滑而舌淡也。脉贵和缓，缓为有神，有胃气。常人脉缓，固为有胃气，有神；病者见缓，其病理意义的判断，须结合缓之兼脉，及四诊合参来综合分析。此案脉缓滑而舌淡，主阳虚痰盛，痰蔽胸阳而胸闷痛，干于颠而眩晕，格于中而腹满，故此证诊为寒痰痹阻。病机明，则治则易立。法宜温阳化痰。方宗温胆汤加减。

半夏用生者，取其燥湿化痰之力更胜，吾用量在10～20g之间，以舌不觉麻为度，虽屡用，未见不良反应。

例17：寒饮痹结

杨某，男，46岁，无极县人。

2004年6月4日初诊：胸及心下堵满，心悸悬，气短，天突处噎塞，寐差，夜尿三四次。2004年5月3日心电图：ST、Ⅱ、$V_{4\sim5}$降低。

脉沉弦，按之不足。舌绛红无苔。

证属：寒饮痹结。

法宜：温阳化饮。

方宗：瓜蒌薤白桂枝汤。

桂枝 12g	枳实 9g	茯苓 12g	白术 9g	瓜蒌 15g
厚朴 9g	半夏 10g	薤白 10g		

8月6日二诊：上方加减，共服63剂，自觉症状已不著，心电图正常。

脉沉滑数，略小，脉力稍逊，舌红绛少苔。

法宜：涤痰、活血、清热。

方宗：瓜蒌薤白桂枝汤。

瓜蒌 15g	竹茹 7g	丹参 18g	薤白 10g	天竺黄 10g
生蒲黄 9g	桂枝 10g	皂角子 6g	泽兰 12g	枳实 8g
炒莱菔子 9g	黄连 8g	党参 12g		

9月3日三诊：上方共服28剂，尚偶有胸闷、气短、咽塞，但较轻微。睡眠差，每夜可睡4个小时，虽后困，难再入睡。

脉弦数兼濡小，舌嫩红少苔。

证属：气阴不足，心神不安。

法宜：益气阴、安神。

方宗：炙甘草汤。

炙甘草 9g	麦冬 12g	大枣 5枚	山茱萸 15g	沙参 18g
干地黄 15g	丹皮 10g	炙百合 18g	太子参 15g	火麻仁 12g
丹参 15g	生蒲黄 10g	桂枝 9g	阿胶 15g	柏子仁 15g
生牡蛎 18g				

11月12日四诊：上方加减，已服70剂，诸症消除且稳定，心电图正常。

【按】此例治疗三变。初诊为寒饮痹结，予温阳化饮。何以知其寒饮痹结？由脉可知。脉沉弦且按之减，沉为冬脉，时已至6月，已然夏季，仍见冬脉，乃阳伏不能鼓荡血脉使然。沉主气，若沉而有力者为邪阻，气郁不达而脉沉，此为实，当祛邪以展布气机；若沉而无力者，为气虚、阳虚，无力鼓荡，故沉而无力。此案沉而按之减，乃不足之象，为阳气虚馁可知。

脉弦者，弦为阳中之阴脉，乃血脉拘急欠冲和舒达之象。脉之舒缓条达，赖阳气之温煦，阴血之濡养，失于温煦濡养则脉乃弦。弦有常脉、病脉、真脏脉之分。

常脉，春脉弦。肝应春，故肝之常脉亦弦。春令，寒乍退，阳初升，阳气始萌而未盛，温煦之力未充，故脉有拘急之感而为弦。肝为阴尽阳生之脏，与春相应，阳始生而未盛，故脉亦弦。

病脉之弦，有太过与不及之别。

何以脉弦太过？不外气逆、邪阻、本虚标实三者。气逆者，因情志怫逆，气机逆乱、气血不能畅达敷布，脉失温煦濡养故脉弦。邪阻者气血不得畅达，脉失温煦濡养而为弦。本虚标实者，乃肝体虚而肝用亢，致脉弦急。

何以脉弦不及？弦而无力为不及，乃正虚所致，所谓正虚，包括肝气虚、肝阳虚、肝血虚。

肝之真脏脉，《素问·玉机真脏论》云："真肝脉至，中外急，如循刀刃，责责然，如按琴瑟弦。"脉失冲和之象，乃胃气败也。

本案脉弦按之减，乃阳气不足使然。弦亦主饮，因饮为阴邪，阳微不能制水，水泛而为痰饮。痰饮上泛，痹阻胸阳，致胸闷、心悸、短气。胸痹见胸闷胸痛，可因不同病因而引起，欲明病机，必以脉为凭。

二诊改为涤痰、活血、行气、清热法，亦因病机变而脉变，临床乃据脉以推断病机。经第一阶段治疗，症状虽有减轻然未已。脉已不沉，乃阳已复；滑数者，亦阳复，且有化热之势。滑亦主痰，舌绛乃血行欠畅，故诊为痰瘀互结化热。予涤痰、活血清热法治之。

本为温阳，一改而为清热，岂不南辕北辙？非也。阳虚饮泛，本少阴寒证，但少阴证有寒化热化之分，阳复亦可热化。治疗贵在谨守病机，不可囿于效不更方。中医基本理论之一是恒动现，疾病也是不停地变化的，而不是静止不变的。此案先后三变，就体现了这一思想。

三诊为邪退正未复，脉数小是阴未复，濡软仍气未充，气阴不足，脉失濡养温煦，故脉尚弦，且舌嫩红少苔，亦为气阴不足之象，故改从炙甘草汤益气养阴。

例18：心阳不振，饮邪凌心

刘某，女，22岁。

2005年11月4日初诊：结性早搏。胸闷，偶隐痛，心悸，善太息。

脉弦滑按之不足，舌淡红。

证属：心阳不振，饮邪凌心。

方宗：苓桂术甘汤。

桂枝12g　　茯苓15g　　炙甘草10g　　白术10g　　当归12g

2006年4月24日二诊：上方加黄芪12g、生龙骨18g、生牡蛎18g，共服106剂，早搏已除，继服21剂，未再现早搏，停药。

【按】本案因脉弦滑无力且结，诊为心阳不振，饮凌于心。《伤寒论》21条："太阳病，下之后，脉促胸满者，桂枝去芍药汤主之。"下之后，阳虚而脉促胸满。脉促，即脉有歇止，乃心律不齐；胸满，即胸闷太息，或伴心悸，此条与本案颇符。方以桂枝汤去芍药者，因阳虚不欲芍药之阴柔酸收，故去之，此方用于阳虚不甚者相宜。《伤寒论》64条："发汗过多，其人叉手自冒心，心下悸，欲得按者，桂枝甘草汤主之。"此过汗而心阳虚，致心下悸者，取桂枝甘草汤，增桂枝，亦辛甘化阳，以振心阳。《伤寒论》67条苓桂术甘汤："伤寒若吐若下后，心下逆满，气上冲胸，起则头眩，脉沉紧，发汗则动经，身为振振摇者，茯苓桂枝白术甘草汤主之。"此不独心阳虚，脾阳亦虚，致土不制水，水饮上凌而头眩动经。方中桂枝甘草辛甘化阳，以振心阳；茯苓白术培土制水。若肾阳亦虚者，则阳虚水泛，方取真武汤，壮阳培土以制水。诸方皆可用于阳虚而心动悸，即西医所云之早搏者。虽皆阳虚而心动悸，然有心阳虚、脾阳虚、肾阳虚之异，以脉别之，则有寸弱、关弱、尺弱之分，再结合其他见症，当不难区分。

五、瘀血

（一）概述

1. 瘀血的概念

瘀血是指离经之血积于体内，或血行泣滞而呈现的一组特殊症状和体征。疼痛是瘀血的一个主要症状，因瘀血阻滞，不通则痛。其疼痛特点多为痛处不移，刺痛或闷痛，夜剧。冠心病因瘀血阻痹心脉者则胸痛，与此吻合。其他如癥瘕、闭经，或阻于经脉血溢脉外而出血；少腹急结硬满，其人如狂发狂，健忘，漱水不欲咽，小便自利，肌肤甲错，口唇干燥，面色黧黑，唇甲青紫，舌暗瘀斑等等。典型瘀血之脉当沉涩，或弦涩，但有些瘀血证并不具涩脉，滑脉亦主蓄血，伤寒即有脉滑而血结胞门者。

2. 瘀血的分类

血瘀，可由很多原因引起，如气滞、寒凝，热烁、痰阻、气虚、阴虚、阳虚、外伤等，因而瘀血又分气滞血瘀、寒凝血瘀、痰瘀互结、瘀热互结、气虚血瘀、阴虚血瘀、阳虚血瘀等等。除有瘀血见症以外，尚有不同兼邪的临床表现，治法各不相同。

3. 瘀血的病机

瘀血可阻滞气机，使气血不通而疼痛，阻于何处则何处痛。阻于经脉，除引起疼痛之外，尚可引起麻木、痿蹇、肢体不遂。

瘀血阻塞，津液停蓄，可化为水湿痰饮。

瘀血阻塞，不能濡养脏腑经脉，可引起相关脏腑功能失调及筋脉拘挛。

瘀血不去，新血不生，可致虚劳，如血枯经闭，血不荣而面暗、肌肤枯涩，发不华，唇干口燥等。

瘀血着而不去，可成癥瘕痞块。

总之，瘀血可引发广泛病变。冠心病因瘀血者颇多，因而活血化瘀是治疗冠心病的重要法则，但并非冠心病皆因瘀所致，动辄活血化瘀是以偏概全。

4. 诊断要点

凡具冠心病心绞痛的症状，又有舌暗脉涩者，即可诊为血瘀。中医俗有"见痰休治痰，见血休治血"之说，重在祛除致瘀之因，但毕竟血已瘀，故治本之时，恒加活血化瘀之品，标本兼顾。

（二）医案举隅

例1：寒凝血瘀

叶某，男，50岁，广西人。

2004年5月19日初诊：胸背疼而憋闷，稍动即痛，诊为冠心病，陈旧性心梗已三年余。素有高血压，170/100mmHg左右，药物控制在130/90mmHg左右。

冠状动脉左前降支近中段、远段呈弥漫性狭窄，回旋支中段弥漫性狭窄，右冠状动脉近端闭塞，可见少量血流。心电图示，下壁心梗。建议手术搭桥，本人未同意，来石家庄租屋诊治。

脉沉弦拘滞，舌暗红齿痕。

证属：寒凝血瘀。

法宜：温阳活血。

方宗：乌头赤石脂丸。

炙川乌 12g	桂枝 10g	川芎 8g	炮附子 18g	细辛 5g
乳香 10g	没药 10g	干姜 6g	生蒲黄 12g	水蛭 10g
川椒 5g	桃仁 12g	元胡 15g		

6月25日二诊：上方附子加至30g，川乌加至15g，共服54剂，胸背痛仍每日发作，但较前减轻。西药已全停，心电图恢复正常，血压正常。

8月20日三诊：已服药3个月，共90剂，可步行10～20里，偶有胸痛，血压130/90mmHg，心电图正常，脉弦数略拘，带药回家。

【按】冠状动脉广泛狭窄闭塞，伴高血压，病情较重。因脉沉弦拘滞，诊为寒凝血瘀，始终以温阳活血为治。在停用全部西药后仍可取得显著缓解，因未再做心血管造影，难以判断冠状动脉状况，但从症、脉、血压、心电图来看，有显著好转。因寒凝解，脉得舒缓，血脉得以畅达，故诸症得以改善。

此例虽值盛夏，仍用大量辛热之品，未见不良反应。因很长时间都呈现阴寒之脉，所以一直采用温阳法治之。是否附子用量再大一些会更好？是否乌、附量一直加到出现瞑眩状为最佳剂量？我把握不好，尚须探讨，敬俟明者。

例2：阴虚血瘀

贺某，女，70岁，保定市人。

2004年4月23日初诊：胸闷痛，心动悸，脘腹满，出虚汗，左手麻，小指及无名指著，骶及双下肢痛，膝著。诊为高血压、冠心病。血压160/100mmHg。

脉弦且硬，尺不足。舌绛苔少。

证属：肝风内动，血行瘀泣。

法宜：平肝息风，活血化瘀。

方宗：三甲复脉汤合血府逐瘀汤。

生龙骨 18g	生牡蛎 18g	生白芍 15g	丹皮 10g	蜈蚣 15 条
生石决明 18g	山茱萸 15g	桃仁 12g	全虫 10g	炙鳖甲 18g
干地黄 15g	生蒲黄 10g	夏枯草 15g	败龟板 18g	怀牛膝 10g

嘱：停服西药。

7月1日二诊：上方加减，共服56剂，已无任何不适。血压：135/70mmHg。心电图（－）。停药。

【按】脉弦而硬，乃肝肾阴虚，阴不制阳，阳亢化风，兼瘀血停滞。肝风走窜而胸痛肢麻；阴虚阳动而多汗。予滋肝肾，平肝息风，活血化瘀，历3月而愈。

例 3：阳虚血瘀

张某，男，58 岁。

1990 年 4 月 20 日初诊：诊为冠心病心绞痛，下壁缺血。胸痛闷、胃脘痛频作，心悸、短气，不能仰卧及左侧卧，走路及食后均痛著，痛则气从下上，攻冲至胸脘、后头。始缘努伤。

脉弦细缓尺沉。舌淡暗苔白，面色暗滞。

证属：阳虚血瘀。

法宜：温阳活血通经。

方宗：桂枝附子汤合血府逐瘀汤。

桂枝 15g	桔梗 9g	川芎 8g	炒五灵脂 12g	炮附子 15g
柴胡 8g	桃仁 12g	生蒲黄 10g	炙甘草 8g	当归 12g
赤芍 10g	元胡 10g			

10 月 14 日二诊：上方加减，共服 90 剂，心电图已恢复正常，胸痛著减未已，已可骑自行车转悠。上方继服。

【按】 阳虚，血行凝泣，阻痹心脉而胸痛、心悸。气上冲者，乃下焦阴寒，厥气上逆，重用桂枝伐肾气，取桂枝加桂汤之意。因阳虚寒逆，去芍药之酸敛阴柔，加附子温振阳气，合血府逐瘀汤以活血通经。

《金匮要略》"肝着，其人常欲蹈其胸上"，即血瘀所致，方用旋覆花汤和血通阳。《医林改错》血府逐瘀汤所治之胸痛、胸不任物、胸任重物，与肝着同，亦活血化瘀为治。此例用血府逐瘀汤，即本此意。

例 4：痰瘀互结

陈某，男，56 岁，邢台市人。

2004 年 6 月 14 日初诊：胸闷痛，气短，阵心慌，饮食下咽不畅。胃镜：食道、胃（－）。诊为冠心病心绞痛。ECG：T、Ⅰ、Ⅱ、aVL 低平，$V_{3\sim5}$ 倒置。

脉沉缓，独右寸弦。舌红暗苔白。

证属：寒饮蔽塞胸阳，血行不畅。

法宜：温阳化饮，佐以活血。

方宗：小青龙汤。

麻黄 6g	细辛 5g	白芍 12g	白芥子 10g	桂枝 12g
五味子 5g	炙甘草 7g	葶苈子 12g	干姜 6g	半夏 12g
苏子 10g	生蒲黄 12g			

7 剂，水煎服。

6 月 21 日二诊：药后胸痛已不著，咽亦畅利，尚短气，太息，阵心慌。

脉弦滑，舌暗红。

证属：痰瘀互阻。

方宗：瓜蒌薤白桂枝汤合血府逐瘀汤加减。

瓜蒌 15g	桔梗 9g	当归 12g	薤白 10g	柴胡 8g
赤芍 12g	枳实 9g	桃仁 12g	红花 12g	姜黄 9g
桂枝 10g	川芎 8g			

7月26日三诊：上方共服42剂，症已不著，心电图大致正常。上方继服14剂，以巩固疗效。

【按】脉缓，主脾虚痰饮；右寸独弦者乃寒客于肺，肺失宣降，气机不利故胸闷痛。予小青龙汤散寒化饮宣肺，寒去弦除。脉转弦滑，乃阳气见复，然痰瘀未已，故涤痰活血为法，而获显效。

例5：阳虚血瘀

赵某，女，67岁。

2004年7月30日初诊：患冠心病心绞痛，干燥综合征。两月前因急性心梗入院抢救转安。现心中空悬，气短，口干，无泪，下身无汗，不欲食，强食则吐。畏寒，虽已暑天，犹着秋裤，在家穿拖鞋则足如冒风。

脉弦细滑无力，舌干绛无苔。

证属：阳虚，血运不畅。

法宜：温阳活血。

桂枝 9g	干姜 5g	炙百合 15g	炮附子 12g	炙甘草 8g
党参 12g	白芍 10g	生蒲黄 10g		

9月7日二诊：上方加减，共服42剂。心悬、气短、畏寒、食欲均较前好转，口干亦减。尚感头晕，腿软无力，寐差，每夜均睡4小时。脉转数而显涌，按之虚，左尺涌著且覆。舌干绛，中有少许黄苔。

依脉所见，阳已升动，药不宜过刚，当刚柔相济。

桂枝 9g	干地黄 12g	生蒲黄 10g	炮附子 9g	炙百合 15g
生龙骨 18g	生牡蛎 18g	白芍 15g	麦冬 9g	炒枣仁 40g
山茱萸 15g	沙参 18g	鸡内金 15g		

11月26日三诊：上方共服42剂，症著减未已。ECG：T、aVL 倒置。ST、$V_{2\sim3}$ 抬高，$V_{3\sim5}$ 呈 QS 型。又取7剂，未再来诊。

【按】始心悬、畏寒、脉弦细无力，乃少阴证，扶阳当为正途。然少阴病有寒化、热化两途。9月6日脉转数而涌，左尺呈覆脉，乃阴虚阳浮之象，故增养阴敛潜之品，使刚柔相济，相得益彰。

山茱萸酸敛补肝，《名医别录》云："强阴益精，安五脏，通九窍。"《雷公炮炙论》曰："壮元气，秘精。"《本草备要》谓其"补肝肾，健精气，强阴助阳，安五脏，通九窍。"张锡纯称其"大能收敛元气，振作精神，固涩滑脱"。

少阴寒证，本当用姜附扶阳，何时配用山茱萸？当寸或尺，或三部脉皆有升浮之势时，此时用干姜、附子，当配以山茱萸，敛其浮动之阳，或加龙、牡以潜镇，防其阳越。若脉沉微细欲绝，此时用药宜刚以回阳为务，不宜再加酸敛以碍阳复。

舌干绛无苔，肝肾阴虚之象。然脉按之无力，此等脉象，乃阳虚之脉，吾以脉解舌。既为阳虚之证，则舌亦非阴虚之舌，乃因阳虚气化不利，津液不敷，致舌光绛无苔，当温阳化气，阳气布，阴方敷，故见此舌，亦以姜、附温阳。

此案合并干燥综合征，口干咽干，甚至肌肤诸窍皆干，颇似阴虚之象，然吾以脉解症。脉沉取无力，乃阳虚之象，则此诸干，乃阳虚气化不利所致，亦当予扶阳。因脉可定性，故吾辨证以脉为重。这种以脉为重心的辨证方法，乃受大学恩师影响，及学习经典、古籍，经几十年思辨及临床反复验证而形成的，我曾多次反复检讨，像我这种以脉为中心的辨证方法，是否方向对头，是否走偏了，形成系统性误差？但看看名家医案，鲜有不重脉者，我几十年反复临床摸索总结，愈益肯定自己的思路，老而弥坚，于是形成了我以脉诊为中心的辨证论治方法，这也是我算不上特色的特色吧。

例 6：阳虚血瘀

杨某，女，72 岁，伊春市人。

2004 年 5 月 3 日初诊：心慌，胸痛，胸闷，气短，吸气不能下达，背冷痛沉，如冒风，胃脘痛，泛酸，嗳气，食少，寐少，夜尿三四次，便干。ECG：T、$V_{4\sim6}$ 倒置。脉沉迟无力，舌暗红少苔。

证属：阳虚阴盛，血行凝泣。

法宜：温阳活血。

炮附子 15g	茯苓 12g	当归 12g	生黄芪 12g	桂枝 10g
炙甘草 7g	桃仁 12g	肉苁蓉 12g	红参 12g	白术 10g
生蒲黄 9g	巴戟天 12g	干姜 6g	川芎 7g	丹参 15g

6 月 25 日二诊：上方共服 52 剂，症状消失，ECG 大致正常，停药回伊春。

【按】脉沉迟无力，显系阳虚之证。舌暗红，不可以舌红而误为热盛，乃阳虚血行凝泣，致舌暗红。法当温阳活血，服药 52 剂，阳回血畅，诸症如失，心电图亦得恢复。

方中加肉苁蓉、巴戟天等温润、益精血之品，缘于肾不仅阳虚，精血亦虚。虚衰之象较著余常加肉苁蓉、巴戟天、仙灵脾、菟丝子或鹿茸、紫河草等，补其元气，与回阳之品并用，相得益彰，此与李可老中医用肾四味，意义相同。

例 7：痰瘀互结

高某，女，53 岁。

2002 年 6 月 24 日初诊：诊为冠心病心绞痛、高血压。ECG：T、$V_{3\sim6}$ 倒置。血压：160/100mmHg。胸痛，脘满，憋气，心悸，短气，无力，常于夜间憋醒，寐不实，头昏，便较干。

脉沉滑偏大，按之有力。舌尖瘀点。

证属：痰瘀互结，痹阻气机。

法宜：活血涤痰。

方宗：涤痰汤合血府逐瘀汤。

瓜蒌 30g	薤白 12g	枳实 9g	菖蒲 10g	郁金 10g
竹茹 7g	丹参 18g	赤芍 12g	桃仁 12g	当归 12g
绛香 12g	元胡 12g			

9月14日二诊：上方共服30剂，症状缓解，自行停药。近又复作，症如前，胸痛夜剧，痛则不得卧。脉仍沉滑有力，舌有瘀点。上方加黄连10g继服。

10月25日三诊：上方又服30剂，症已不著。血压140/90mmHg。心电图大致正常。脉沉滑数寸旺，舌暗红，苔薄腻。上方加僵蚕15g、地龙15g，15剂，未再来诊。

【按】脉滑实而舌暗，故诊为痰瘀互结、痹阻气机而胸痛、憋气。予活血涤痰，虽症状缓解，但脉仍滑数，知痰瘀未除，病虽减未已，自行停药，两月后又复作。再诊时，症已不著，脉仍未正常，料日后还将复作。由此例可见，中医判断临床疗效的一项重要指征在于脉之和缓。脉未和缓，虽症状消除，亦未彻底康复。借助西医的相关检查，亦可判断病情。即使西医检测指标已正常，若脉未恢复，中医仍认为邪未尽或正未复，仍须坚持调治。中西医对病情、病势的判断，各有所长，又应相互借鉴。将来不断累积，可形成中西医结合的判断标准。

例8：寒凝血瘀

马某，男，51岁，山东东营人。

2004年5月2日初诊：肠癌术后1年，心梗2次，高血压170/110mmHg，糖尿病，空腹血糖10.8mmol/L。ECG：广泛ST-T改变，I、II、V_5病理性Q波。胸痛，憋闷，不能平卧，气短，肩背痛，以左肩痛为著，行走10米则胸痛，头晕，便干。

脉沉滞尺弦。舌暗苔白，唇暗紫。

证属：寒凝血瘀。

法宜：温阳散寒，活血化瘀。

方宗：小青龙汤合血府逐瘀汤。

麻黄 7g	桂枝 12g	细辛 6g	半夏 10g	干姜 10g
炮附子 15g	白芍 12g	五味子 6g	炙甘草 7g	桃仁 12g
红花 12g	生蒲黄 12g	五灵脂 12g	炮山甲 15g	丹参 18g

停服西药。

8月2日二诊：上方共服90剂，症状明显减轻，可行走半小时以上。

心电图：T、I、aVL、V_5低平，Q波仍在，其他已大致正常。血压150/95mmHg。

脉弦滑数，舌可，唇稍暗。

证属：痰热生风。

法宜：清热化痰息风。

方宗：黄连温胆汤加息风之品。

| 瓜蒌 18g | 薤白 12g | 黄芩 9g | 黄连 9g | 枳实 9g |
| 半夏 9g | 胆南星 9g | 菖蒲 9g | 郁金 9g | 丹参 18g |

生蒲黄 10g　　　地龙 12g　　　蜈蚣 10 条　　　全虫 10g

11 月 8 日三诊：上方共服 90 剂。症除，心电图已正常，Q 波仍在，血压 130～140/80～90mmHg 之间。脉滑，弦劲之象已除，舌唇色已正。上方继服 30 剂，未再诊。

【按】前后共服药 210 剂，终获显效。

首诊因脉沉滞而尺弦，乃阴寒凝泣之脉，且胸痛，唇舌暗，故诊为寒凝血瘀。因服药尚好，且路远不便，即自行服药 90 剂。

二诊脉见弦滑数，乃寒已去，转痰热生风，故转用黄连温胆汤加减，清热涤痰息风，又自行连服 90 剂。血压、心绞痛基本平稳。又予 30 剂以固疗效，未再来诊。

由寒饮转为痰热，一可因寒郁久化热，亦可因自行连续服药而热盛。脉变证变，转而清热化痰息风。动而不已则变作矣，疾病是不停运动变化的，治疗亦应相应而变，方能谨守病机。

例 9：阳虚血瘀

郑某，男，56 岁，徐州人。

2004 年 5 月 17 日初诊：于 2003 年开始胸闷胸痛，频繁发作，服硝酸甘油可缓解。于 2004 年 4 月 20 日剧痛一次。不痛时活动不受限，有时轻微活动亦发作。饮食可，二便正常。ECG 正常，ECT：心肌小灶性缺血。

脉弦按之不足，两寸沉涩，舌偏暗红。

证属：心阳不振，血行瘀泣。

法宜：温振心阳，活血化瘀。

方宗：桂枝附子汤合血府逐瘀汤。

炮附子 15g　　　桔梗 10g　　　当归 12g　　　炙川乌 10g　　　柴胡 8g

生蒲黄 12g　　　桂枝 10g　　　桃仁 12g　　　川芎 8g　　　炙甘草 7g

7 月 9 日二诊：上方共服 35 剂。服至 20 剂期间，只轻微胸痛 1 次，约两三秒，再未发作，其他可。脉转弦细数而涩，舌偏暗红。

证属：阴虚血瘀。

法宜：养阴活血。

方宗：百合地黄汤。

炙百合 18g　　　太子参 15g　　　桂枝 9g　　　麦冬 12g　　　干地黄 15g

丹参 15g　　　生蒲黄 10g　　　炙甘草 7g　　　白芍 12g　　　泽兰 15g

30 剂，养阴扶正以善后。

【按】何以诊为阳虚血瘀？脉弦按之不足，乃阳虚之征；寸沉涩，且胸痛，乃血瘀之象，故诊为阳虚血瘀。法取温阳活血，切合病机，故服药后症状逐减，胸痛基本未再发作。但服药 35 剂后，脉转弦细而数，已然转为阴虚之象；然脉尚涩，乃瘀血未除，故治则改为养阴活血，后未再诊。

该例是否痊愈？未也，虽临床症状已消，心电图基本正常，即使再做 ECT 小灶缺血消失，亦很难说此证已愈，因脉舌均未恢复正常，料其以后将再发。

百余年来，尤其近两三年对中医的论争，都指出中医的致命缺陷是缺乏客观、量化的标准。这点，中医确不如西医，也是中医今后的努力方向之一。但别忘了，中医有着独特的理论体系，也有着独特的诊断标准、疗效标准、最佳药效标准，及吉凶顺逆转归的标准。如桂枝汤将息法中就提出明确的外感病疗效标准。曰"遍身漐漐微似有汗者益佳"，就是以正汗作为疗效、痊愈的标准。很多标准须我们去发掘整理，并结合、吸纳现代医学的有益检测指标，形成现代中医的特色标准。在诸多标准中，脉学无疑是一项重要指标。

例10：痰热夹瘀

罗某，男，75岁。

2004年12月17日初诊：1994年脑梗，1995年心梗、高血压Ⅲ期、糖尿病、慢性支气管炎。服养心丸、丹参滴丸、丽珠欣乐、异山梨酯、尼群地平、二甲双胍、格列吡嗪等药。血压155/98mmHg。胸骨左侧憋闷、疼痛，口干，夜尿频。

脉沉滑数有力。舌暗红，苔根白干。

证属：痰热夹瘀。

法宜：清热化痰活血。

方宗：升降散合小陷胸汤、血府逐瘀汤。

僵蚕12g	蝉蜕6g	姜黄10g	连翘15g	黄连10g
半夏12g	瓜蒌18g	枳实9g	胆南星10g	天竺黄12g
菖蒲9g	丹参18g	生蒲黄10g	赤芍12g	桃仁12g

嘱停西药，降糖药继服。

2005年1月7日二诊：上方共服14剂。脉症如前，出现阵发眩晕，半分钟后缓解，此痰热化风，肝风内旋，故予上方加生石决明30g、生龙骨30g、生牡蛎30g、钩藤18g、夏枯草18g。

2月26日三诊：上方共服45剂，血压140/90mmHg，诸症皆已不著，唯夜尿每夜三四次。

【按】痰郁而为冠心病者，可有许多不同的变化。痰可寒化，亦可热化；痰热又可生风，风动痰升、火升；痰可阻遏气机，造成气滞、血瘀；痰可伤正，造成虚实相兼证。总之，痰病非常复杂，故云百病皆生于痰。本案脉沉滑数有力，沉主气，乃痰热阻遏，气机不宣而为沉；滑主痰，数主热，沉而有力为实，且舌暗，故诊为痰热夹瘀。升降散宣透郁热，小陷胸汤清化痰热，血府逐瘀汤活血化瘀，三方相合，共奏清热、化痰、活血、透邪之功。后增阵晕眩，乃痰热化风，肝风上扰所致，故加平肝息风之品。若肝风重者，可加全蝎、蜈蚣、地龙等，因价昂故未用。总之，痰多变，临证亦当灵活化裁，方能切合病机。

六、正虚

（一）概述

《内经》："精气夺则虚。"这是正气虚的经典定义。

正虚包括阴阳气血及精、津液的虚衰，因而影响各脏腑经络、组织器官的功能，出现纷纭繁杂的病变。

正气虚，尚可衍生出许多继发的病变，如阳虚则阴寒内盛；阳虚血瘀；阳虚气化不利而水湿痰饮内停；阳损及阴，致阴阳两虚；阳虚阴盛虚阳浮越；阳虚水谷不化而食停，推荡无力而癃闭便结；阳虚不摄而精血津液外泄、二便失禁等等。

冠心病因正气虚而心脉不通，可见胸闷气短、胸痛牵背、心无所倚而心神不安、惊悸怔忡等。因而扶正是治疗冠心病的一大门类。

正虚的诊断要点，除诸多虚症之外，关键在于脉沉取之有力无力，沉而无力者，皆以虚看。阳虚者，沉而无力兼有寒象及舌淡；气虚者，沉而无力兼有气短无力、心悸等虚象，但寒象不著；血虚者，脉沉细无力兼血虚不荣之症；阴虚者，脉细数，伴虚热之象及舌红绛少苔；津液亏者脉细数，伴津液不濡的干燥之象，舌红少津。凡正虚者，皆伴脏腑功能失调，当然亦可影响于心，而见冠心病的临床表现。

（二）医案举隅

例1：阳气虚衰，精血不足

谢某，女，55岁。

2004年10月11日初诊：诊为冠心病、室早。心电图：T波广泛低平或倒置，频发室早。卵巢早衰。心慌空悬、心烦意乱，看报只能看个题目，再看就心中烦乱难受。气短无力、失眠，彻夜不寐，头晕口干，饮不解渴。食不知味，尚能食。腰背凉，膝下如冰，项筋强痛，腰酸疼痛，大便干，小便频数。服慢心律已5年，少吃一次就心慌得很。

脉沉细涩无力，舌尚可。

证属：阳气虚衰，精血不足。

法宜：温阳益精血。

方宗：真武汤合右归丸。

炮附子15g	桂枝10g	炙甘草7g	茯苓15g	白术10g
当归12g	巴戟天12g	肉苁蓉18g	仙灵脾10g	山茱萸15g
熟地15g	炒枣仁40g	红参12g

12月6日二诊：上方加减，共服56剂，诸症皆减，心电图亦有好转。T、aVL倒置，I、V_5低平，其他导联已正常，慢心律已停。

2005年4月11日三诊：上方加减，又服105剂。其中一次因生气，一次因春节客人多，两度病情反复，但坚持服药，渐又好转，已无明显不适，心电图大致正常。脉缓滑，舌正常。继服14剂，以固疗效。

【按】此例脉沉细涩无力，正气虚衰较重，而且症状颇多。历经半年调治，正气渐复，诸症渐消。若非坚持，恐难奏效。

心烦意乱一症，多以火论，但阳虚阴盛者亦恒有之，如：

《伤寒论》第29条曰："烦躁，吐逆者，作甘草干姜汤与之，以复其阳。"

《伤寒论》第61条曰："昼日烦躁不得眠……干姜附子汤主之。"

《伤寒论》第69条曰："烦躁者，茯苓四逆汤主之。"

《伤寒论》第269条曰："其人躁烦者，此阳去入阴故也。"

《伤寒论》第300条曰："少阴病……复烦躁不得卧寐者，死。"

《伤寒论》《金匮要略》论述阳虚而烦的条文约20余条，可见烦非必因火。心烦之因颇多，邪扰于心可烦，正虚心无所倚亦可烦，凡阴阳气血之虚，皆可烦。欲辨其因，当以脉为重。

此案，烦而彻夜不寐，且口干饮不解渴，颇似阴虚火旺，但脉沉细涩无力，乃少阴脉也，故诊为阳虚所致，予温阳益精血而渐安。

例2：阳虚寒凝

王某，女，55岁。

2004年6月21日初诊：胸闷痛、心慌、多汗已四五年，他可。曾住院诊为十二指肠球部溃疡、憩室，胆汁反流性胃炎，冠心病心绞痛。2004年5月29日心电图：心电轴左偏，T、Ⅰ、Ⅱ、aVL、$V_{1～6}$倒置，T波倒置深度大于5mV，ST、$V_{1～5}$降低。

脉沉紧。舌可，舌中少苔。

证属：阳虚寒凝。

法宜：温阳散寒。

方宗：桂枝龙骨牡蛎汤加附子。

桂枝 10g	大枣 4 枚	生黄芪 15g	炮附子 12g	白芍 12g
生龙骨 30g	生牡蛎 30g	炙甘草 7g		

10月4日二诊：上方加浮小麦，共服77剂，胸闷痛、气短心慌已除，汗亦明显减少。现伺候女儿坐月子，上6楼时尚须歇1次，其他无不适。ECG：T、$V_{3～5}$低平，已不倒，其他导联均正常，ST各导联正常。脉沉滞，右寸虚浮，舌红暗苔少。

证仍属：阴寒内盛，虚阳上浮。仍予原方加减。

生龙骨 30g	生牡蛎 30g	炙甘草 7g	生蒲黄 12g	山茱萸 15g
茯苓 15g	桃仁 12g	红花 12g	炮附子 18g	白术 10g
桂枝 10g	丹参 30g			

11月26日三诊：上方共服42剂，症状消除，心电图恢复正常，脉转沉滑。停药。

【按】脉沉紧，乃阴寒内盛之脉。其胸闷痛、心慌气短者，缘于胸阳不振；其多汗者，乃阳虚不固，此即以脉解症。

方选桂枝汤者，因桂枝汤能调和营卫，燮理阴阳，实则阴阳平补之方。凡病，皆阴阳失调；凡治，皆在于调其阴阳，使阴平阳密。《伤寒论》《金匮要略》诸方中，仅以桂枝汤加减者，达50余方。虚人外感者，桂枝汤可扶正以祛邪，解肌发汗；无外感而正虚者，桂枝汤可调其阴阳，试观虚劳篇，共列8方，而桂枝汤加减者占4方，列出众多虚证。广而言之，伤寒113方，皆可看成是桂枝法的演变，或加重其温阳的比重，或增加益阴之分量，从而衍变出诸多方剂。所以，桂枝汤确为伤寒群方之首，寓意深矣。本案即始终以桂枝汤加减服用，终获满意之疗效。

例3：阴阳两虚

何某，女，43岁。

2005年11月8日初诊：于2002年10月15日心梗，行搭桥术。ECG：I、aVL、$V_{5\sim6}$低平。腰间盘脱出，子宫肌瘤。胸闷胸痛，心中有紧缩感，气短，轻微活动辄喘，呼吸困难，腰酸，手麻，肢凉。

脉沉细紧涩，舌暗苔少。

证属：阳虚阴盛，精血亏损。

法宜：温阳益精血。

方宗：右归丸。

熟地15g	当归12g	川芎7g	白芍12g	肉苁蓉12g
巴戟天12g	鹿角胶15g	菟丝子15g	炮附子12g	桂枝9g
红参10g	炙黄芪12g	细辛5g	炙甘草7g	丹参15g

11月29日二诊：上方共服21剂，胸中闷痛、气短、腰酸、肢麻均减。脉仍沉细涩。加鹿茸30g、紫河车30g，共为细面，分30次服，日2次。

2006年4月21日三诊：上方加减，又服70余剂，已无明显不适。脉转缓滑。心电图于2005年12月23日已大致正常，为巩固疗效，上方加山茱萸12g、枸杞12g、茯苓15g，另蛤蚧1对，10剂为1料，轧细面继服。

【按】此例脉沉紧涩，乃阳气虚衰，精血亏损。元气已虚，法当徐图，非骤用温补可效者。动辄喘，呼吸困难，虽为心功能低下，中医辨证乃属肾不纳气，故用大队益肾之品以扶其本源，更增鹿茸、蛤蚧、紫河车等，益其元气。肾气渐充，喘憋气短渐平。

同为冠心病，有的阳衰，予大剂参附、姜以急救回阳；有的阴阳双补，益肾填精温阳，法当缓图，其区别何在？当阳衰为急之时，固当重剂参附、姜，以回阳救逆为急务，方如四逆汤，此时不宜加阴柔滋腻之品，防其掣肘。若阳衰，虚阳已有浮动之象者，如脉虚浮，或阳脉浮大，或面泛红色，此时宜于姜附回阳之时，加山茱萸，或再加龙、牡，以敛其浮越之阳，以防辛热之药使阳暴脱，或脉暴起。若细涩无力，阴阳两虚，元气已亏者，不可过刚或过柔，当阴阳双补，缓以图之。余常宗右归丸或地黄饮子，加血肉有情之品，培其本元。须长期坚持服药，日久自见功效。

例4：气阴两虚

张某，男，43岁，晋县人。

1996年11月5日初诊：心肌炎7年，心律不齐，频发早搏。除心悸外，他无所苦。

脉沉细数无力。舌嫩红齿痕，苔薄少。

证属：气阴两虚。

方宗：炙甘草汤。

炙甘草 12g　　党参 12g　　干姜 4g　　桂枝 10g　　白芍 10g

麦冬 10g　　生地 15g　　百合 15g　　茯苓 15g　　阿胶 12g

12 月 23 日二诊：上方加莲子 15g，共服 35 剂，心悸偶有，他无不适。脉转濡缓滑而结，舌淡嫩齿痕。脉已不细，乃阴血见复；濡缓而滑，乃阳气未充，改苓桂术甘汤加减。

桂枝 10g　　茯苓 30g　　白术 12g　　泽泻 12g　　炮附子 12g

炙甘草 7g

1 月 23 日三诊：上方共服 28 剂，心悸除，早搏消失，脉转缓滑，继服 14 剂，未再来诊。

【按】初诊以细数无力，故诊为气阴不足，予炙甘草汤，益气阴而复脉。再诊脉转濡缓滑，乃阳虚夹痰饮，故方改苓桂术甘汤加附子，温阳化饮。气阴皆复，心悸除，早搏消，已然见效，当继服以固疗效。

例 5：阳虚饮泛

李某，女，22 岁，本院学生。

2003 年 4 月 18 日初诊：心悸，胸闷，胸阵刺痛，手足心热，已 4 月余。

脉沉紧细数，舌可苔白。

证属：胸痹，寒饮遏阳。

法宜：散寒通阳。

方宗：麻黄半夏汤合桂枝甘草汤。

麻黄 5g　　半夏 10g　　桂枝 10g　　炙甘草 6g

4 月 25 日二诊：上方共服 7 剂，后 3 剂加生姜 5 片。胸闷痛除，手足心已不热，尚偶有心悸。

脉弦紧细数按之减，舌可。

证属：阳虚血弱，阴寒未消。

法宜：养血通阳。

方宗：当归四逆汤加减。

当归 12g　　桂枝 10g　　白芍 10g　　细辛 4g　　炙甘草 7g

4 剂，水煎服。

【按】此虽非冠心病，但属中医胸痹范畴，可并而论之。

首诊脉沉紧细，乃阴寒凝敛之象。紧为寒，沉主气，寒遏，气机收敛，故脉沉。细乃阴血虚，然沉紧而细者，此细不以血虚看，乃寒束血脉而细，细从紧。数者，乃阳郁之象。寒遏胸阳不振，致胸闷胸痛；寒夹饮干于心则心动悸。

手足心热者，皆云阴虚有热，此仅五心烦热之一端也，不可以偏概念，误导后人。五心烦热之因，可分两大类：一类是邪遏阳气，阳郁化热，走于阴经而五心烦热。此邪包括六淫、七情及内生之五邪。一类是虚火，阴阳气血之虚，皆可导致虚火内生，走于阴经而为五心烦热。可见，五心烦热原因颇多，不可概谓阴虚，妄予养阴退蒸，分析其因，当于脉中求之。此案沉紧细数，乃阴寒凝敛，阳郁于内，故予散寒通阳，五心烦热随之而除。

半夏麻黄汤，治"心下悸者"。此悸，乃寒饮遏阳。本案脉沉紧细数而心悸，即寒饮遏阳而悸者，故予麻黄半夏汤。麻黄散寒，发越阳气；半夏辛燥蠲饮。

合桂枝甘草汤者，乃振奋心阳。《伤寒论》第64条曰："发汗过多，其人叉手自冒心，心下悸，欲得按者，桂枝甘草汤主之。"此乃过汗伤心阳，心悸不安欲得按者。何以知为心阳不足？经云：邪之所凑，其气必虚。心阳不足，寒方凑之，故加桂枝甘草汤振其心阳。桂枝甘草汤之用，一可助麻黄散寒，发越阳气，此为臣；又可监麻黄之辛散，防其耗散阳气，又为佐。观麻黄汤，即麻黄与桂枝甘草同用。此方未加杏仁而用半夏者，取半夏蠲饮。心悸而知有饮。饮从何来？阳馁寒侵，气化不利，饮从内生，干于心则心悸。此方又与小青龙汤似，若看成小青龙汤之轻症，亦无不可，皆为寒夹饮者。

二诊改从当归四逆汤，因症虽除，然脉未复，且脉按之无力，阳虚之象已露。无力之紧，非寒实，乃阳虚阴盛而紧，当从虚寒看。寒实已散，脉仍细者，此细当属血虚，故证转为阳虚血弱，方取当归四逆汤。《伤寒论》第351条曰："手足厥寒，脉细欲绝者，当归四逆汤主之。"四肢厥逆、脉微本当用四逆汤以回阳，然脉细，阴血又虚，遽用姜、附回阳，又恐辛热耗伤阴血，故用归、芍、草、枣以养血，避姜附之辛热，用桂枝、细辛、通草以通阳，两相兼顾。此案沉紧细数无力，亦血与阳俱不足，故仿而用之，切合病机。

例6：水亏火旺

焦某，女，43岁。

1992年8月22日初诊：诊为冠心病，房颤。心中慌乱不支，不得平卧。胸及心下皆痛，按之痛。头晕，咽中窒塞、干痛、嗳气，背冷。

脉沉涩无力，寸脉动，参伍不调。舌淡嫩而暗，齿痕，苔少。

证属：肾水不足，心阳独亢。

法宜：泻南补北。

方宗：黄连阿胶汤。

黄连 9g	阿胶 12g	白芍 12g	麦冬 10g	生地 12g
生龙骨 15g	生牡蛎 15g	山茱萸 12g	肉桂 5g	

7剂，水煎服。

8月29日二诊：症如上，寸动已平，上方去黄连、阿胶，加茯苓15g、红参10g、五味子5g。

11月14日三诊：上方连服70剂，诸症皆减，自行停服。

1994年3月1日四诊：上症又作，脉细数无力，参伍不调。舌嫩红，齿痕，无苔。

证属：气阴两虚，宗炙甘草汤。

炙甘草 10g	党参 10g	桂枝 9g	麦冬 10g	生地 15g
大枣 5 枚	阿胶 12g	当归 10g	沙参 12g	生龙骨 18g
生牡蛎 18g				

5月12日五诊：上方共服56剂，症除，脉转滑，心律已整，停药。

【按】初诊以阳旺阴弱，故泻南补北，方取黄连阿胶汤主之。因阴脉涩而无力，为阴阳两虚，故方中加肉桂，阴阳双补，亦阳中求阴之意。

1994年3月再诊，脉细数无力，乃气阴两虚，故取炙甘草汤养阴益气。坚持数月，正气渐充，房颤竟除。毕竟房颤易反复，尚须善加调养，以防再发。

例7：阴阳两衰，真气外泄

康某，女，48岁。

2004年7月13日初诊：风心病，1992年行瓣膜修复。近年余又觉不适，心慌，活动喘，心下满，精力不济，多唾，下肢肿（++），会阴亦肿，下肢凉，腰痛。

脉弦如刃，按之不足，参伍不调。颈静脉怒张。舌红，根苔白稍浮。

证属：阴阳两虚，胃气将败，真气外泄。

治宜：调补阴阳，收敛真气。

方宗：桂枝龙骨牡蛎汤合百合地黄汤。

生龙骨 18g	生牡蛎 18g	桂枝 9g	白芍 10g	炙甘草 8g
炙百合 15g	干地黄 12g	茯苓 15g		

9月7日二诊：上方加生黄芪 12g、山茱萸 12g，共服56剂，已无任何不适，阴部及下肢肿消。

脉弦按之虚，两寸沉无力，偶结，约4次/分，脉已匀，无大小不等、间距不等之感，亦无刃感。舌嫩红，苔中薄黄。上方继服，加沙参 15g、炮附子 12g、泽兰 12g，服至2004年11月26日，已无所苦，脉弦缓，不任重按。本想配料药长期服用，然未再诊。

【按】脉弦劲如刃，乃真肝脏脉，《素问·玉机真脏论》曰："真肝脉至，中外急，如循刀刃，责责然，如按琴瑟弦。"脉弦劲不柔，失冲和之象，乃胃气已败，当为危重脉或死脉。

脉弦劲，又按之不足者，类于革脉。革脉，乃真气内虚而按之虚，真气浮越于外而浮取弦急。仲景谓："脉弦而大，弦则为减，大则为芤，减则为寒，芤则为虚，虚寒相搏，此名为革。"此案虽弦急不大，因外急中虚，亦如革看。

脉参伍不调者，因正气将溃，心无所倚，溃溃乎若坏都，致脉慌乱，参伍不调，心中慌乱。

依脉所示，证已危笃，治当缓图，不可骤补，恐正气极虚，药力难运，骤补反致生变。仲景于《金匮要略·血痹虚劳》篇中，以桂枝龙骨牡蛎汤，治极虚之虚劳证，未用大剂参附，亦未用大剂熟地、山茱萸、鹿茸、紫河车等，仅以桂枝汤，辛甘扶阳，酸甘化阴，平调阴阳，确有至理。余遵而用之，确获显效。毕竟这种心衰、房颤，可反复发作，须善加调养。

例8：心阳不振，痰热内蕴

王某，男，60岁。

2006年3月11日初诊：诊为冠心病、心绞痛，前列腺肥大术后。心电图：T、Ⅰ、V~4~6~倒置。ST、Ⅱ、Ⅲ、V~4~6~降低。胸闷胸痛，憋气，喜太息。口干，饮水反干，小便不利。

脉滑略大，两寸沉无力，舌可。

证属：痰热内蕴，胸阳不振。

法宜：清化痰热，温振胸阳。

方宗：附子泻心汤合瓜蒌薤白桂枝汤。

炮附子15g	桂枝12g	枳实9g	黄芩9g	瓜蒌18g
蒲黄10g	黄连9g	薤白12g		

4月15日二诊：上方加减，共服32剂，症状著减，偶感胸闷，太息，胸已不痛，口干除。ECG：倒置的T波已直立，尚低，下降的ST已恢复正常。

脉转弦缓寸沉。舌可。

证属：痰热已除，阳虚未复。

法宜：温振心阳。

方宗：小青龙汤。

麻黄6g	桂枝10g	干姜5g	细辛5g	半夏10g
炙甘草7g	五味子5g	炮附子12g	生蒲黄12g	

5月27日三诊：上方加减共服42剂，症状消除，心电图恢复正常，又继服1个半月，病情稳定，脉缓寸已起，停止服药。

【按】初诊何以诊为胸阳不振，痰热内蕴？因脉滑数，故诊为痰热内蕴。寸脉沉者，寸为阳位，乃清阳所居。若寸沉按之有力者，为邪气闭郁，阳郁不通，不能鼓搏于脉而脉沉。若寸沉无力者，为上焦阳虚，无力鼓搏而脉沉。此案寸沉无力，以附子温振少阴之阳，黄芩、黄连清热，成寒热并用之剂。合瓜蒌薤白桂枝汤者，豁痰通阳，二方相合，颇符病机。

口干饮水反渴者，因痰热蕴阻，津液不布而口干；饮水反渴者，因痰饮停蓄中焦，饮入之水不能化为津液，反助痰饮之势，痰饮越盛，则津愈不化，此聚水以从其类，口反更渴。

再诊，脉缓，知痰热已除；寸仍沉无力者，为胸阳未复，故改用小青龙汤加附子，方中附子、干姜、肉桂皆温通胸阳之品，方中麻黄、细辛，鼓荡阳气之运行，故方义为温阳化饮解阴凝，终获全功。

例 9：肝肾阴虚，肝风内旋

刘某，男，56 岁。

2005 年 10 月 24 日初诊：心中悬摇惊怵，左胸痛，常太息，头晕，阴缩。诊为冠心病、心绞痛。

脉弦细而劲，舌红绛少苔。

证属：肝阴虚，肝风内旋。

法宜：滋阴潜阳，平肝息风。

方宗：三甲复脉汤。

生龙骨 30g	生牡蛎 30g	怀牛膝 12g	干地黄 15g	炙鳖甲 30g
阿胶 15g	地龙 15g	败龟板 30g	白芍 18g	天麻 15g
生石决明 30g	山茱萸 15g	白蒺藜 12g		

11 月 7 日二诊：上方共服 14 剂，症状消失，又以上方 20 剂配面药，以固疗效。

【按】脉细乃阴虚，弦而劲者乃风动。肝风上扰而头晕，内窜于心则惊悸怵惕，胸痛太息。肝经绕阴器，阴亏而筋挛，致阴缩。三甲复脉汤养阴柔肝，平肝息风，与此证病机吻合，故采而用之，竟很快取效，实出意料。

例 10：肝肾阴虚，阳亢化风

张某，男，74 岁。

2006 年 3 月 11 日初诊：于 1 年前后下壁心梗，抢救缓解。ECG：T、$V_{5\sim9}$ 倒置，ST、$V_{4\sim9}$ 降低。糖尿病，空腹血糖 10.3mmol/L。现胸痛频发，慢走几步即胸痛，但不憋气，头晕。

脉弦劲且盛，舌嫩红少苔。

证属：肝肾阴虚，阳亢化风。

法宜：滋肝肾，平肝息风。

方宗：三甲复脉汤。

生龙骨 18g	生牡蛎 18g	炙鳖甲 8g	败龟板 18g	生石决明 18g
干地黄 15g	生白芍 15g	山茱萸 15g	丹皮 12g	怀牛膝 15g
丹参 18g	阿胶 15g	炙甘草 9g		

上方加减，共服 54 剂，诸症已不著，可慢行一二里。心电图大致正常。脉转弦缓滑。后未再诊。

【按】脉弦劲且盛，其意义同于革脉。革脉乃弦芤相合之脉，中空外急，浮取弦大有力，如按鼓皮，沉取则豁然中空。《金匮要略·血痹虚劳》篇："脉弦而大，弦则为减，大则为芤，减则为寒，芤则为虚，虚寒相搏，此名为革，妇人则半产漏下，男子则亡血失精。"

革脉何以中空？乃阴血不足，血脉失充。革脉何以外急？乃血虚不能内守，阳气奔越于外，搏击血脉，脉乃浮大而绷急。

气越的原因，包括血虚、气虚、阳虚、阴虚四类。血虚者，气无所倚而浮越成革；

气虚者，不能固于其位，浮越于外而为革；阳虚阴寒内盛，格阳于外，搏击血脉而为革；阴虚不能内守，阳浮于外亦为革。这四种革脉的原因，仲景已然阐明："虚寒相搏，此名为革"，指阳虚而寒；"亡血失精"，指阴血亏虚。《诊家枢要》云："革，气血虚寒。"《脉确》云："主阴虚失血。"

此例脉弦劲且盛，并无中空之感，何言其意同革？脉弦劲盛者乃肝阳亢盛之脉。肝阳何以亢盛？当从阳求阴，因阴虚不制阳，乃阳亢化风。风阳窜扰，故尔胸痛，故此脉视同于革。治当滋水涵木为本，平肝潜阳息风为标，方宗三甲复脉汤，风阳渐平，冠心病亦随之缓解。此案亦可归于肝厥心痛类。

例 11：阴虚阳亢，肝风内旋

崔某，女，55 岁。

2002 年 11 月 12 日初诊：甲状腺癌术后 9 年，绝经 7 年。夜间醒后常觉心中窒塞、心悬、心动过速。

脉弦滑稍硬，且有上冲之感。舌可苔少。

证属：阴虚阳亢，肝风内旋。

法宜：滋阴潜阳，平肝息风。

方宗：三甲复脉汤。

生龙骨 30g	生牡蛎 30g	干地黄 12g	阿胶 15g	白芍 12g
炙鳖甲 30g	山茱萸 12g	炙百合 15g	五味子 5g	败龟板 30g
丹皮 12g	知母 5g			

12 月 10 日二诊：上方共服 21 剂，症除，脉缓滑，继予 7 剂以固疗效。

【按】 阴阳相互依存又相互制约，诊脉亦当从阳求阴，从阴求阳，从阴阳始。今脉有上冲之感，乃阳气升浮涌动之象。阳动，当知为阴虚不制阳使然。弦而硬者，乃阳亢化风，肝风内旋之象。滑脉为阳，亦阳亢之象。故当滋肝肾，平肝息风。

阳入于阴则寐，阳出于阴则寤。醒后心悬者，本为阴虚阳亢，醒后又阳气升浮，风阳扰心，故心悬不宁。滋阴以配阳，潜降以敛阳，阳静风息，故诸症得平。

例 12：心阳馁弱，饮邪上干

袁某，女，53 岁，内蒙古集宁人。

2004 年 4 月 23 日初诊：心绞痛频发 1 年半，心中如嗽蒜状，轻度活动后憋气，寐差。ECG：ST-T 普遍降低。

脉沉弦缓无力，舌偏淡暗。

证属：心阳虚，饮邪上干。

法宜：温阳化饮，佐以活血通脉。

炮附子 12g	干姜 5g	当归 12g	炙甘草 7g	炙川乌 10g
茯苓 12g	生蒲黄 10g	川芎 8g	桂枝 10g	白术 10g
姜黄 10g	丹参 18g	红参 10g		

5 月 7 日二诊：上症减，心中尚颤动，口糜，腹胀。脉弦按之减，左关浮弦，不

任重按。舌淡嫩红，少苔。上方加干地黄 15g。

5月 14 日三诊：上周心绞痛仅发作 1 次，已可慢行 1.5 小时。头晕、耳鸣、口干、寐差。血压 120/70mmHg，脉力增，转阳盛阴弱，舌嫩红。证转阴虚阳亢，治当滋阴潜阳，宗三甲复脉汤。

生龙骨 30g	生牡蛎 30g	败龟板 30g	黄连 9g	生地 15g
生石决明 30g	山茱萸 15g	阿胶 15g	怀牛膝 12g	炙鳖甲 30g
丹皮 10g	丹参 18g	白芍 12g		

6月 25 日四诊：上方共服 28 剂，症状较前明显好转，偶有心中热、头晕、耳鸣、牙痛、溲热。ECG 已基本正常。阳脉芤，尺弦数。舌嫩红少苔。阴虚阳浮，上方 30 剂，后未再就诊。

【按】初诊因脉弦缓无力，断为阳虚饮邪上干，予温阳化饮，佐以活血。再诊左关浮弦，已露肝阳浮动之象，虽加干地黄，不足以制其阳刚，致三诊转阳旺阴弱，阳气进一步浮动，头晕、耳鸣、牙痛、溲热等阳浮之症亦起，故转而滋阴潜阳。

三诊脉转阳旺阴弱。此种脉象可见于下列五种情况：

一是阳脉数实有力，阴脉细数，此心火盛，肾水亏，当泻南补北，代表方剂为黄连阿胶鸡子黄汤。

二是阳脉数实有力，阴脉细弱，此阴盛于下，热盛于上，寒热错杂，法当清上温下，方宗交泰丸、附子泻心汤、黄土汤加减。

三是阳脉洪大有力，尺脉细数，此上焦气分热盛，下焦阴液亏耗，法当滋下清上，方宗玉女煎主之。

四是阳浮大无力，尺脉细数，此阴虚不能制阳，阳浮于上，法当滋阴潜阳，方宗三甲复脉汤主之。

五是阳浮大无力，尺弱，此阴盛于下，格阳于上，当引火归原，方宗四逆汤加山茱萸、龙骨、牡蛎或河间地黄饮子加减。

阳盛有实热、虚热之分，尺脉弱有阴虚、阳虚之别，临证当仔细分辨。若于脉尚难遽断者，当结合舌症，综合分析。阳虚者，当有寒象，或真寒假热之象，舌当淡，或舌暗；阴虚者，舌当红，伴虚热之象。

例 13：阴虚阳搏，阳浮于上

赵某，女，80 岁。

2005 年 2 月 28 日初诊：2004 年 12 月 29 日出院小结：①冠心病、不稳定型心绞痛。心率快，结性早搏。T、$V_{2\sim5}$、ST 降低 >3mV。②高血压Ⅲ级（极高危）③青光眼术后：服吲达帕胺、异搏定、地奥心血康、速效救心丸、美托洛尔等。胸憋闷疼痛牵背，一日数发，屡服速效救心丸。发作时两臂筋痛，右手筋痛明显。两下肢冰冷，口干苦。

脉沉迟滑，右寸弦紧，舌尚可。

证属：寒痰痹阻，寒饮束肺。

法宜：温阳化饮宣肺。

方宗：小青龙汤合真武汤。

麻黄 5g	干姜 5g	白芍 10g	半夏 9g	桂枝 9g
五味子 4g	杏仁 10g	茯苓 12g	细辛 4g	炮附子 15g
白术 10g				

3月29日二诊：前方共服28剂，白天心绞痛发作减少且轻，手筋痛亦减，夜间胸痛发作如前，可憋醒。晨口干苦，眼胀。

脉沉而动，两寸旺。

证属：阴虚阳搏，阳浮于上。

法宜：滋阴潜阳。

方宗：三甲复脉汤。

炙鳖甲 18g	山萸萸 18g	元参 15g	草决明 15g	败龟板 18g
干地黄 15g	赤芍 10g	怀牛膝 10g	生龙骨 18g	生牡蛎 18g
白芍 15g	丹皮 10g	姜黄 10g	生石决明 18g	五味子 5g
生蒲黄 10g				

4月18日三诊：上方共服14剂，症状已消除。血压：140/90mmHg，心电图：大致正常。因去京居住，上方加天麻15g、僵蚕12g、枸杞子12g、谷精草12g、白蒺藜12g、菊花7g。10剂为1料，共为细面，早晚各1匙，淡盐汤送下。

【按】本例治疗，可分两个阶段：第一阶段温阳化饮，第二阶段滋阴潜阳。

前后迥然相异，何也？理论上，阴阳、表里、寒热、虚实可以相互转化；实践中，八纲证之间也确实可以相互转化，这就是中医恒动观决定的。因而，治疗中，必须谨守病机，灵活变化，没有终生服药不变者。

欲谨守病机，把握病情的动态变化，关键在于把握脉象的变化，望闻问切四诊之中，脉象变化最灵敏，常可先于自觉症状变化而改变，此在《伤寒论》《金匮要略》中不胜枚举。如《伤寒论》第4条："脉若静者为不传，脉数急者为传也。"病势的向愈还是恶化、传变，脉为重要判断指标。《金匮要略·血痹虚劳》篇："夫男子平人，脉大为劳，脉极虚亦为劳。"所谓平人，是尚无自觉不适，或神、色、声之改变，然已见虚劳之脉，证属虚劳。可见脉象变化之灵敏。故欲谨守病机，当注重脉的变化。

第一阶段脉迟滑而右寸弦紧，迟滑为寒痰内伏；右寸为肺，其弦紧者，乃寒饮束肺，故予温阳化饮宣肺。二诊时，又转为阴虚阳亢，乃少阴阳复后转而热化。若从临床症状来看，仍是胸闷、胸痛、筋痛等痛，看不出有什么质的改变，但脉动寸旺，知为阴虚阳搏，阳浮于上，改从滋阴潜阳治之。

动脉，此非指厥厥动摇如豆之动，乃指脉有涌动之感。涌动乃阳脉，乃阴不制阳也。寸旺者，寸为阳位，乃阴不制阳，虚阳升浮于上也。同为寸旺，亦当别其有力无力，有力者，乃上焦实热，治当泻火；无力者，乃虚阳上浮。若阴虚而虚阳上浮者，法当滋阴潜阳；若阴寒内盛格阳者，当引火归原。此案脉动而寸旺，当属阴虚阳亢无疑，故予滋阴潜阳。此即据脉以断。

或问，本为阳虚饮泛而又转为阴虚阳亢，是否温阳太过，致耗伤阴液而阳旺？我认为不排除温阳太过之可能。欲避免治疗中的偏弊，还是要谨守病机，见微知著，把握病势，未雨绸缪，以治未病，先安其未受邪之地。但也有另一种可能，由于阴阳互根互用，又可互损，阳虚者，阴必损。在阳虚阴盛为主阶段，主要表现为阳虚之象，而阴虚之象未露。待阳气已复之后，则阴虚之象方彰显，此时当转而救阴，不可囿于效不更方，而蛮温到底，鲜不膺事者。仲景书中亦不乏此类先例，如脚挛急，用干姜甘草汤温阳，阳复又予芍药甘草汤以复阴，与此案之先阳后阴颇似。总之，不论是哪种原因使病机由阳虚转为阴虚，都要谨守病机，以防偏颇。

例 14：气虚痰蕴化风

李某，男，53 岁。

1993 年 2 月 19 日初诊：诊为冠心病、高血压。高血压已 10 年，每日服尼群地平，维持在 135/100mmHg。冠心病，心电图：完全右束支传导阻滞，广泛 ST-T 改变。头晕胀大，胸痛胸闷、心悸，常阵发呼吸困难。寐不实，醒时眼冒黑星。

脉沉濡滑寸弦，舌淡暗苔白。

证属：气虚痰蕴化风。

法宜：益气化痰息风。

生黄芪 30g	蜈蚣 20 条	全虫 10g	僵蚕 12g	天麻 15g
钩藤 15g	水蛭 8g	怀牛膝 20g	赤芍 12g	桃仁 12g
红花 12g	乳香 10g	郁金 9g	夏枯草 30g	生龙骨 30g
生牡蛎 30g	珍珠母 30g			

嘱停服西药。

3 月 23 日二诊：上方共服 23 剂，1 剂药分 2 日服。ECG 已恢复正常，右束支完全传导阻滞如故。血压维持在 150/100mmHg。开始服头 2 剂药，出现晕眩，约一小时后自行缓解。以后再服无此现象。头晕、胸闷痛、憋气、手麻，均已明显减轻。胸尚偶有短暂疼痛。脉沉濡滑，寸已不弦，舌淡红少苔。上方改生黄芪 120g、蜈蚣 60 条，加知母 9g。

4 月 13 日三诊：上方共服 10 剂，心电图各导联 ST-T 波正常，左束支完全传导阻滞未复。血压 138/98mmHg。夜寐易醒，醒时瞬间眼冒黑星，其他症状除。上方 7 剂，水煎服。

未再来诊。

【按】讨论 3 个问题：

（1）为何诊为气虚痰蕴化风？

诊为气虚的依据是脉濡，濡即软也。《脉经》"软一作濡"，《濒湖脉学》"濡即软也"。脉来柔软，即为濡脉，或可径称软脉，以与浮而柔细的濡脉相区别。脉何以柔软鼓荡无力？脉赖血之充盈，气以鼓荡，气虚鼓荡无力，则脉来柔软；或湿蕴伤脾而软。

因其脉濡，故诊为气虚。

何以诊为风？因寸弦也，弦主风，此风乃气虚痰蕴所生。

（2）为何用大量黄芪、蜈蚣？学之于余冠吾先生。余伯龄先生乃吾父之友，原北大文学教授，日寇侵占北平后，愤然辞职，闭门学医，光复后悬壶前门外。因其用药奇特，擅起沉疴，蜈蚣可用至数百条，附子用至斤许，黄芪亦常用半斤至一斤，遂有余疯子之绰号。其弟冠吾先生，亦吾父之友，从其兄习医，然技不如伯龄先生。1959年为吾母治疗高血压，方为蜈蚣40条、全蝎10g、乳香9g、赤芍12g、防风9g、桃仁12g　红花12g、生黄芪60g，共服4剂，血压数十年来一直平稳，其效令人惊叹。余临床数十年来，亦仿而用之，确实效佳。用黄芪者，冠吾先生曰，可托药达于颠顶，且黄芪息大风，量少升压，量大降压。1984年我曾用于一人，黄芪120g，服后头痛欲裂，心跳欲蹦出，血压升至220/120mmHg，自此不敢再用大量黄芪。后逐渐摸索，若脉弱气虚而风动者，大量黄芪确有息风之功。此案因断为气虚风动，故用大量黄芪而效。

（3）用大量蜈蚣问题：余之管见，蜈蚣用治高血压，量应大，息风解痉，一般20~60条。《医学衷中参西录》云：蜈蚣"走窜之力最速，内而脏腑，外而经络，凡气血凝聚之处皆能开之"；"其性尤善搜风"。

关于蜈蚣毒性问题：我临床屡用至60条，未见毒性反应。我曾一次吞服10条蜈蚣粉，未觉不适，且头脑甚清爽。我用蜈蚣，择其大者，全虫入药，不去头足。

例15：气血两虚，脉痉生风

王某，女，43岁。

2006年7月4日初诊：高血压已3年，有家族史。每日服利血平3片，血压维持在160/100mmHg左右。2006年4月14日ECG：T波广泛低平。胸闷胸痛，头晕耳鸣。

脉沉而涩滞无力，舌淡暗苔白。

证属：气血虚，脉痉生风。

法宜：益气血，息风解痉。

生黄芪40g	熟地15g	僵蚕12g	当归15g	党参15g
蝉蜕7g	赤芍15g	白芍15g	升麻6g	蜈蚣10条
川芎8g	葛根12g	全虫10g		

7月18日二诊：上方共服14剂，自服中药始，利血平已减至1片/日。现除耳鸣外，已无其他不适。血压120~140/80~90mmHg。心电图已大致正常。脉尚沉滞，然较前略轻。上方7剂。

后未再来诊。

【按】脉涩乃精血亏虚，无力乃气虚不足，故据脉，谓其气血两虚。当然，脉无力亦可诊为阳虚，当用姜附等辛热之品。但因无寒象，所以只诊为气虚，未用辛热扶阳。再者，阴血不足时，辛热易耗血伤阴，故用仲景当归四逆汤，虽有阳虚肢厥，然阴血虚时，则不宜用四逆，恐辛热耗血，而只用养血通阳。

此案提出一个新的病理概念——"脉痉"。脉乃血脉，血以充盈，气以鼓荡，周行全身，环流不休，如环无端。脉当和缓通畅，气血方能调达。正常之脉，当从容和缓。若脉沉拘滞紧涩，便为脉痉，仿佛脉象呈一种痉挛收引凝敛之象。

脉欲从容和缓，全赖气以煦之，血以濡之。若气血不足，脉失温煦，则脉可沉而拘滞凝涩，按之无力。若因邪阻，气血不能畅达，脉失温煦濡养，亦可沉而拘滞凝涩，然按之有力。以沉取有力无力分虚实。《内经》："涩则心痛"，"脉涩曰痹"。心主血脉，脉涩心脉不通，故可见胸痹，类于心绞痛。脉痉，气血不能畅达，亦可化风。当然，中医风的概念很广，外风乃风邪所袭；而内风，包括痉搐、动摇、震颤等诸症。高血压常见之眩晕一症，即属风之范畴。故脉痉，可为引发冠心病心绞痛、高血压的重要原因之一。

造成脉痉的原因，可因正虚而痉，包括阴阳气血的虚衰，此种脉痉，当沉取无力，治以扶正为务。邪实而致脉痉者，可分为六淫阻隔而致痉，当以散邪为务，如寒痹者，可发汗；湿阻者，可化湿；火热郁闭者，可展布气机，透邪外达。七情所致脉痉者，当调畅气机，令其条达。若内生五邪引起脉痉者，或活血，或涤痰，或化湿，或温阳，因证施治，祛其壅塞，脉痉自解。脉痉解，气血自可畅达，何患高血压、冠心病等病症不平。

此案，脉沉而涩滞无力，乃虚痉，故益气血，且重用黄芪，合息风解痉之蜈蚣、全虫等。不仅血压在减少降压药的情况下得以缓解，而且冠脉供血亦明显改善。

例16：阴竭阳越

尹某，女，67岁。

1977年5月12日患心肌梗死并心源性休克，心电图示后侧壁广泛心肌梗死，经西医全力抢救3日，血压仍在20～40/0～20mmHg之间。为保证液体及药物输入的静脉通路，两侧踝静脉先后剖开，均有血栓形成而且粘连。因静脉给药困难，抢救难以继续，仅间断肌注中枢兴奋剂，家属亦觉无望，亲人齐聚，寿衣备于床头，以待时日。此时请中医会诊：病者喘促气难接续，倚被端坐，张口抬肩，大汗淋漓，头面如洗，面赤如妆，浮艳无根，阳脉虚大而尺欲绝，舌光绛无苔且干敛。

此乃阴竭于下，阳越于上。急用山茱萸45g，检净核，浓煎频服。

下午3点开始进药，当日晚9点，血压升至90/40mmHg，喘势见敛。连续2日，共进山茱萸150g，阳脉见敛，尺脉略复，喘促大减，血压110/70mmHg。至第5日，两关脉转弦劲而数，并发胸水、心包积液，胸脘疼痛憋气，改用瓜蒌薤白加丹参、赤芍、白芍，化瘀宣痹。至第8日拍胸片，诊为心包积液并胸水。两寸脉弦，中医诊为饮邪犯肺，上方加葶苈子10g，大枣7枚。一剂胸中豁然，再剂症消。后用养阴佐以化瘀之品，调理月余，病情平稳。两踝剖开处溃烂，骨膜暴露，转外科治疗4个月方愈。出院时心电图仅留有病理性Q波。

【按】 脱证乃真气虚极而脱越于外，乃危笃之证。张锡纯认为："凡人元气之脱，皆脱在肝"，"因人虚极者，其肝风必先动。肝风动，即元气欲脱之兆也。"症多表现为大汗不止，寒热往来，甚则目睛上窜，怔忡，或气短不足以息，或兼喘促，脉微细或欲绝等。对脱证的治疗，张氏主张从肝论治，运用酸敛补肝之法，重用山茱萸肉，肝虚极而元气将脱者，服之最效。张氏曰："人之元气将脱者，恒因肝脏疏泄太过，重用萸肉以收敛之，则其疏泄之机关使之顿停，即元气可以不脱，此愚从临床实验而得，知山茱萸肉救脱之力十倍于参芪也。"肝主脱，是张氏首倡，也是张氏对中医理论的发展。于《医学衷中参西录》一书中，附列大量山茱萸肉救脱的验例，对我颇有启迪。临床按张氏理论，用山茱萸救脱，确有卓效。

例 17：阴竭阳越

匡某，女，84 岁。

1881 年 3 月 15 初诊：心源性休克、心房纤颤合并脑梗死。喘喝欲脱，面赤如妆，喘愈重则面色愈娇艳，独头动摇，汗出如珠，背部自觉灼热如焚，心中摇摇不支，烦躁欲死，触电自戕被家属阻止，左侧肢体不遂，两侧瞳孔缩小如小米粒大小。脉参伍不调，尺微而关弦劲，舌绛苔少。血压 50/30mmHg，心电图示心房纤颤。此为阴竭阳越，肝风陡张。予山茱萸肉 60g 浓煎频服。夜较安静，次日喘已减，面红见敛，脉亦稍缓，脉律已整，血压升至 80/50mmHg。于 8 日夜间两点扶坐吃药时，突然两目上吊，牙关紧闭，口唇青紫，四肢厥逆，冷汗淋漓。

脉转沉微。

此阴阳俱衰，肝风内动。急予培补元气，潜镇固脱，方用：

| 山茱萸 30g | 人参 15g | 龙骨 18g | 牡蛎 18g |

浓煎频服。

因惜人参，上方煎服 2 日，参渣亦嚼食。诸症渐平，饮食倍增，但肢体仍不遂。

【按】脱证，即正气脱越之谓。盖人之生也，负阴抱阳。阴在内，阳之守也；阳在外，阴之使也。阴平阳秘，精神乃治；阴阳离决，精气乃绝，二者须臾不能离。凡人之病，无非阴阳偏盛、偏衰，迨衰弱至极，阴阳相互不能维系，势将离决者，即谓脱。

统而言之，脱证不越阴阳二端，曰阴脱与阳脱。阴脱又有血脱、阴脱、精脱之别；阳脱又有气脱、阳脱之异。依其病位而言，脱证又有五脏之殊，如肺气衰、胃液枯、脾气败、心阳亡、心阴竭、肝气脱等。肾乃一身阴阳之总司，诸脏之脱，无不关乎于肾，故救阴不离肾水，回阳不离命火。张氏用山茱萸救脱，无论阴脱阳脱，皆用之。阴脱者，阴不制阳而阴竭阳越，真气脱越于外；阳脱者，阴寒内盛，格阳于外，亦成真气外越。真气脱越之时，必以敛其耗散之真气为务。

张锡纯先生认为脱证乃肝虚极而疏泄太过、真气不藏所致，故凡脱必伴肝风内张，痉搐、头摇、目睛上吊等象迭见，故张氏云："因人虚极者，其肝风必先动。肝风动，即元气欲脱之兆也。"凡脱皆脱在肝，是张氏对中医理论的一大贡献。肝虚极，本当不能升发疏泄，何以张氏云"肝虚极，疏泄太过，真气不藏"？盖肝有体用二端，肝体阴而用阳。肝阴血虚极，则不能制阳，反见肝阳亢而疏泄太过。肝体虚，山茱萸强阴、补肝之体；肝苦急，以酸泻之，以辛补之。泻是泻肝之用，补是补肝之体。山茱萸之酸收，恰能泻肝之用。张氏以山茱萸救脱，确为一大发现，对中医的理论与实践都有重大贡献。此案之头动摇、目上窜、牙关紧、肝脉弦劲，正是张氏所说的肝风动。益知先生所云极是，值得后人学习，继承。

辨识阴竭阳越的要点，首重于脉。阳脉大而阴欲绝，此即阴竭阳越之脉。阳脉之大，可三四倍于尺脉，此为关格之脉。若脉难遽断，可进而查舌，其舌光绛乃其特征。颧红如妆，亦为阳越之特征。其红色艳无根；其红的部位主要表现在两颧，面部其他部位可暗滞、青黄、青白。愈红艳阳愈脱，阳愈脱愈红艳娇嫩。

对于脱证的治疗，张锡纯主张用酸敛补肝之法。"使肝不疏泄，即能堵塞元气将脱之路"，"重用山茱萸肉以收敛之，则其疏泄之机关可使之顿停，即元气可以不脱，此愚从临床实验而得，知山茱萸肉救脱之力十倍于参芪也。"

山茱萸肉救脱的功效，很多古代医籍都有记载。《神农本草经》曰："山茱萸肉味酸平，主心下邪气，寒热。"此寒热乃肝虚厥热胜复之寒热，此心下邪气，即肝虚肝风内旋，气上撞心之心下邪气。《名医别录》曰："强阴益精，安五脏，通九窍。"《雷公炮炙论》曰："壮元气，秘精。"《本草备要》曰："补肝肾，涩精气，强阴助阳，安五脏，通九窍。"《中药大辞典》曰："补肝肾，涩精气，固虚脱。"《医学衷中参西录》曰："大能收敛元气，振作精神，固涩滑脱。"

上述二例，即单用山茱萸一味浓煎频服而救脱，对休克的血压恢复和稳定、病理状态的改善都较理想。基于此，我们将山茱萸肉抗休克列为科研课题，经实验研究，取得了令人鼓舞的结果，展示了山茱萸具有良好开发前景。

七、五脏相干

（一）概述

五脏密切相关，生理情况下，五脏生克制化，病理情况下，相互传变。其传变规律，可循相生关系母子传变，亦可依乘侮关系相互传变。邪实时可传变，正虚时亦可传变。究竟传否，取决正气强弱。"邪之所凑，其气必虚"，"正气存内，邪不可干"。冠心病不独由心病而发，亦可由其他脏腑病变相传而来。

如何判断由何脏引发冠心病？主要根据三点：一是发病先后，先出现冠心病而后他脏并病者，则为由心传他脏；若是先他脏病，继而心并病者，则由他脏传心。二是据经络脏腑辨证，可判断何脏为病。三是据脉以断，脏腑分部于左右寸关尺，据脉可断其病位。三者相参，可知何脏之虚或实传之于心而发冠心病。原病之脏为本，被传之脏为标。治病必求其本，故以治本为主，治标为次。标本先后，又有轻重缓急之变宜，要在临证权衡。

（二）医案举隅

例1： 肾阳虚，阴霾痹阻

赵某，女，53岁。

2005年6月3日初诊：诊为冠心病，心导管检查：前降支阻塞60%，ECG：ST-T

改变，血压 180/80mmHg。胸痛憋闷，心慌头晕，恶心食差，溲频急淋痛，劳则甚。

脉阳弦尺弱，右寸弦且劲。舌可苔白腻。

证属：阳虚阴霾痹阻。

法宜：温阳化饮益肾。

炮附子 15g	茯苓 15g	白术 12g	白芍 12g	桂枝 12g
巴戟天 12g	肉苁蓉 15g	益智仁 12g	生龙骨 30g	生牡蛎 30g
龟板 30g	天麻 15g			

6月28日二诊：上方共服25剂，上症除，血压 130/80mmHg，ECG 未复查。继服20剂，后未再诊。

【按】该例三病：冠心病、高血压、劳淋。病虽三，然病机一也。阳虚阴盛，阴霾痹阻胸阳而胸痛闷心慌。阴寒盛，则气血收引、凝泣，血脉绌急而寸弦且劲，脉痉，则血压升高。小便频数急，淋痛，状似小肠有火或湿热下注膀胱，俗皆予清热通淋，或清热利湿等法治之，然有阳虚而淋痛者不可不知。肾中相火，乃水中之火，水亏可令相火妄动而淋痛，火衰亦可令龙雷火动，淫于膀胱而淋痛。若尺旺者，为水不制火；若尺弱者乃肾寒，阴寒盛而相火不安宅窟，亦可淋痛。温肾一法，散其阴霾，胸痹可除；阳气敷布，脉痉可解；肾阳复，龙雷之火安归宅窟，淋痛可蠲，一法而治三症，体现了中医整体观的思想。

例2：肾阴虚，相火动

张某，男，60岁。

2004年4月16日初诊：诊为冠心病、哮喘，曾两次急诊入院抢救。心电图广泛 ST-T 改变，血压 180/80mmHg。胸憋胸痛，哮喘痰鸣，动辄喘甚，不能平卧，后背热，头旋。

脉弦硬左尺浮旺。

证属：肾虚相火动，风阳内旋，肾不纳气。

法宜：滋阴潜阳，补肾纳气。

方宗：济生肾气。

怀牛膝 10g	干地黄 15g	山茱萸 18g	山药 15g	龟板 30g
丹皮 12g	泽泻 12g	盐知母 5g	盐黄柏 5g	五味子 5g

5月7日二诊：上方共服21剂，喘减逾半，已可平卧，胸憋闷亦轻，血压 160/90mmHg。脉趋弦缓，硬度减，尺已平，寸脉沉。舌可。因相火已敛，肝风渐平，脉趋缓且寸无力，阳虚之象渐显，治法改为阴阳双补。

上方去知母、黄柏，加葶苈子 12g、红参 12g。

另：蛤蚧 2 对，研细，每服 1.5g，日 2 次。

9月13日三诊：上方共服近百剂，已无明显不适，可步行四五里也不喘，唯上楼还微喘。于8月16日查，心电图大致正常，血压 140/90mmHg，脉弦缓。

后又继服35剂，基本平稳，停药。

【按】脉弦且硬，乃肝失柔而脉劲张，风阳内旋。尺浮旺，乃相火动，缘于阴不制阳。阴亏而风阳动，风阳上窜心肺，迫于肺而喘，不得卧；窜于心而胸痛；淫于背而背热；达于颠而头旋。方以济生肾气加减，滋肾潜阳，共服21剂，相火渐敛，风阳渐平，喘减逾半。

继之，尺虽平而寸不足。寸为阳位，寸不足乃上焦阳气不足，然相火乍敛，不可骤予桂附，故加参以益气，加蛤蚧以益肾纳气。继服百余剂，诸症渐平。

例3：心肾阳虚

田某，女，40岁。

2004年11月16日初诊：诊为冠心病，T波广泛低平或倒置。胸憋闷痛，阵心悸，心中揪紧感，气短不能续，乏力懈怠，肢冷，臂凉如风吹。

脉微细，舌淡苔白。

证属：心肾阳虚。

法宜：温振心阳。

方宗：苓桂术甘汤合参附汤。

桂枝 12g	炙甘草 8g	茯苓 15g	白术 10g	炮附子 15g
红参 12g				

2005年6月14日二诊：上方第28剂后，加仙茅12g、仙灵脾10g，共服184剂，症除，精力增，面色红润，脉弦缓，舌色红活。心电图恢复正常，继予面药1料，以固本元。

生黄芪 120g	红参 80g	白术 90g	茯苓 100g	炙甘草 70g
川芎 60g	当归 100g	白芍 90g	干地黄 100g	山茱萸 100g
巴戟天 90g	益智仁 80g	山药 100g	鹿角胶 90g	紫河车 60g
桂枝 90g				

1料，共为细面，早晚各1匙。

2006年11月携其母来诊，知一直健康，精力旺盛。

【按】脉微细，此少阴脉，乃阳气式微，故予参附合苓桂术甘汤，益气温阳，历半载而愈。阳复后，又予益气养血、补肾填精之品为面药，固其本元。

例4：阳虚阴盛，厥气上冲

平某，女，36岁。

2002年8月27日初诊：风心病20年，二尖瓣剥离术后16年。现心中揪痛，气短，心慌，胸闷，左背沉，周身不适，四肢凉，不欲食，恶心。气自腹上攻，则胸窒闷憋痛，心下聚包，唇木，像他人之唇。便干。

脉沉弦紧滞，舌红暗少苔。

证属：阳虚阴寒内盛，厥气上冲，状如奔豚。

法宜：温阳镇其寒逆。

方宗：真武汤。

桂枝 15g	炮附子 15g	茯苓 15g	白术 10g	干姜 6g
泽泻 12g	细辛 5g	半夏 12g	炙甘草 7g	丹参 18g

9月28日二诊：上方共服28剂，诸症皆减，脉转滑，按之减。增党参15g，继服14剂。

【按】此案心脾肾阳皆虚。心阳虚而胸痛憋气；脾阳虚而唇木肢凉、不欲食、恶心，肾阳虚而厥气上逆冲胸。故温阳抑寒制其冲逆，诸症得缓，脉亦转滑，说明阳气渐复，本当继续医治，可惜未再来诊。

例5： 肾阳虚，痰浊上泛

韩某，女，66岁，衡水市人。

2004年4月30日初诊：心梗1次，脑梗3次。1999年心脏搭桥4个。心电图T波广泛低平倒置。左心大，主动脉膨隆。胸痛，憋气，不能活动，轻微活动即喘，呼吸困难，胸痛、腰痛、腿肿（++），手臂麻胀痛。

脉沉缓滑，尺弱。舌稍红，少苔。

证属：肾阳虚，痰浊壅遏。

法宜：温阳化浊。

方宗：真武汤。

炮附子 15g	干姜 5g	桂枝 10g	茯苓 15g	白术 10g
红参 12g	白芍 10g	葶苈子 12g	生蒲黄 12g	

嘱停西药。

5月21日二诊：上方共服21剂，诸症皆减，腿肿已消。寐差，上方加夜交藤18g，继服14剂。因行动不便，来电云症已大减，嘱原方继服30剂。

【按】虽病重笃，且停西药，辨证论治，尚可获显效。经云："心之合脉也，其荣色也，其主肾也。"肾阳虚，水饮上凌而胸痛、憋气，呼吸困难；水饮下溢则腰痛腿肿；阳虚血运不畅，经脉不通而手臂麻胀痛。阳气得复，乾坤朗朗，阴浊自消。中药的作用不局限于扩血管，增加冠脉血流量，而是治本，复其本元，这凸显中医治冠心病之优势所在。

例6： 肝阳馁弱

辛某，女，62岁。

2002年8月24日初诊：头晕痛，胸闷痛，憋气，心空悬，背冷身冷，连续吐大量白痰，疲倦无力，目不喜睁，流泪，常突汗出，寐差，下肢肿，大便干。血压：160/80mmHg。ECG：广泛ST-T改变。

脉弦而拘紧，舌暗红。

证属：肝寒而痉，饮泛血瘀。

法宜：温肝，解痉。

方宗：乌梅丸。

乌梅 6g	细辛 4g	黄连 9g	水蛭 7g	炮附子 12g

川椒 5g	蜈蚣 20 条	乳香 9g	桂枝 10g	当归 12g
全虫 10g	半夏 12g	干姜 5g	党参 12g	地龙 15g
茯苓 15g				

10月9日二诊：上方服 27 剂，头晕痛已平，他症亦减，痰尚多，心中偶有短暂闷感，目泪已少，近 2 日曾睡中出汗。

脉弦按之有力，寸旺。

证属：肝热上扰。

法宜：清热泻肝。

方宗：龙胆泻肝汤。

龙胆草 4g	干地黄 12g	黄连 10g	夏枯草 15g	栀子 9g
白芍 12g	桑叶 9g	生龙骨 20g	生牡蛎 20g	黄芩 9g
丹皮 10g	菊花 7g			

12月14日三诊：上方共服 37 剂，症已不著，心电图正常，血压 140/80mmHg。

脉弦略细数，改养阴柔肝平肝之剂善后。

生龙骨 18g	生牡蛎 18g	夏枯草 15g	当归 12g	生蒲黄 10g
龟板 18g	赤芍 12g	白芍 12g	炙百合 15g	丹参 15g
怀牛膝 9g	干地黄 12g			

15 剂，水煎服。

2005 年 1 月 24 日四诊：心中空悬，气短，背沉，膝软无力，偶晨起突然浑身汗出，不敢移动。情绪易激动，好哭，易怒，恶与人言，思绪纷乱，寐时好时差。目畏光，强视之则目弩张。食可便调。血压 140/80mmHg，ECG：T、V_4 平。

脉弦而涌，舌绛红少苔。

证属：肝肾阴虚，肝风内旋。

方宗：三甲复脉汤。

生龙骨 30g	生牡蛎 30g	怀牛膝 10g	丹皮 12g	白芍 15g
生石决明 30g	乌梅 6g	山茱萸 18g	炙鳖甲 30g	珍珠粉 2g（分冲）
败龟板 30g	干地黄 15g			

1月31日五诊：上方 7 剂，诸症皆减，心悬、好哭、畏光等已不著。尚背冷，冷则心中难受。脉弦，涌势已除，寸稍旺。

证属：肝肾阴阳两虚，虚风内旋。

方宗：三甲复脉汤合河间地黄饮子加减。

上方加炮附子 7g、肉桂 5g、巴戟天 12g、肉苁蓉 12g。

因近春节，予 20 剂，水煎服。

节后未再诊。

【按】此案亦多变，一变肝寒，二变肝热，三变肝肾阴虚，虚风上扰，四变阴阳两虚，虚风内旋。

一诊脉弦而拘紧，此脉痉也，弦主肝，拘紧为寒。肝开窍于目，经络布胸胁，上达于颠。肝经寒逆而头晕痛，胸闷痛憋气且空悬，目不喜睁，畏寒身冷。肝与心，乃母子相生，俗皆知木火扰心，鲜云木寒扰心。肝寒亦可扰心，其他如肝血虚导致心血虚、肝气虚导致心气虚、肝阳虚导致心阳虚、肝阴虚导致心阴虚、肝风内旋走窜于心、肝热导致心热等等，皆为母病及子，肝病传心者也。

乌梅丸补肝之阳，益肝之体，故予乌梅丸主之。然头晕痛较甚，且脉拘紧而痉，故于方中加蜈蚣、全蝎等息风解痉之品，服后头之晕痛即止。

二诊由肝寒一变而为肝热，缘何迥异耶？盖肝为阴尽阳生之脏，内寄相火。若肝寒，则相火内伏，此即"积阴之下必有伏阳"。伏阳郁而化火，乃成寒热错杂之证。厥阴寒热错杂，既可从阳化热，亦可从阴寒化。寒热进退之判断，可从多视角观察，如厥阴篇中四肢厥几日、热几日，以判寒热之进退；亦从咽痛、饮食、吐利、小便色泽、躁烦、脉象等判断阴阳之进退。

此二诊而为肝热者，即厥阴热化，因脉弦有力且寸旺，乃肝热上灼，故予龙胆泻肝汤清其肝热。

三诊，肝热清，阴虚阳亢化风之象又起。何以知为肝阴虚？脉弦细数也。弦属肝脉，细数乃阴虚阳亢之脉，故予养阴柔肝之剂治之。

四诊，间隔两年，脉弦而涌者，乃阴不制阳而上涌，阴虚阳亢，内风已成。风阳扰心而心空悬，惕惕不安；神志不宁而好哭、恚怒；肝阳扰窍而目畏光。宗三甲复脉汤，滋阴潜阳，平肝息风。

五诊，虽涌象已敛，但寸尚旺，知阳亢未靖；然背又冷，知阳亦不足，故仿地黄饮子之意，阳生阴长，引火下归水中。起伏跌宕，病机多变，皆以脉为主判断病情之转换，若守效不更方，岂不误人。

例7：肝阳馁弱

王某，男，35岁，赵县人。

2002年10月9日初诊：1月前突发膻中处痛甚，呼吸困难，出冷汗，四肢冰凉，急往县医院，诊为急性心梗，用尿激酶后缓解。现仍每日频发胸痛，憋气，不能劳作。

脉弦按之无力，舌可苔白。

肝阳虚，经脉不通。

法宜：温肝通阳。

方宗：乌梅丸。

乌梅7g	桂枝10g	当归12g	川芎8g	炮附子30g
细辛6g	党参12g	川椒5g	炙川乌15g	干姜6g
黄连9g	黄柏4g			

2003年1月22日二诊：上方加减共服106剂，诸症消除，劳作如常，脉弦缓，停药。

【按】弦脉主肝，无力阳虚，故诊为肝阳虚，肝经布胸胁，经脉不通而胸痛，憋气，予乌梅丸温肝通经，历百余剂，脉起症消。此当属肝厥心痛者。

例 8：肝阳虚馁

谭某，女，40 岁。

2002 年 7 月 2 日初诊：胸痛，心慌，无力，气短，畏寒，头痛，腰痛，嗜睡，耳聋。ECG：T 波广泛倒置。

脉两关弦细小迟无力，寸尺皆沉细无力。舌尚可，苔少。

证属：阳气虚馁，气血不足，肝失升发。

法宜：温阳补血，益肝肾。

方宗：乌梅丸。

乌梅 5g	细辛 4g	生黄芪 12g	干姜 5g	炮附子 10g
川椒 5g	黄连 8g	党参 12g	桂枝 9g	当归 12g
白芍 12g	鹿角胶 15g	肉苁蓉 12g	巴戟天 12g	

12 月 19 日二诊：上方加减共服 102 剂，症状消失。ECG：T、Ⅲ平，其他导联正常。

【按】脉沉细无力，乃阳虚阴血不足。关弦者，肝失温煦濡养而拘急，然按之无力，知为肝虚所致。母病及子，心阳亦虚，致胸痛、心慌、气短。肝为罢极之本，肝虚，一阳不升，致身懒惰无力、嗜睡、头痛。肾虚则腰痛、耳聋。方取乌梅丸，温肝之阳，参芪益肝之气，助肝之用，使一阳得升，春令得行；乌梅、当归、白芍补肝之体；鹿角胶、巴戟天、肉苁蓉温肾且益精血，亦助肝之用；黄连泻伏郁之相火。春生令行，万物生机勃发，升降出入调畅，故诸症得安。

例 9：肝阳虚馁，血行凝泣

付某，女，54 岁，河南郑州人。

2004 年 9 月 3 日初诊：胸背痛如刺，胸闷，心悸，重时不能平卧，多汗。血压波动，午后 4～8 点血压较高，在 160/90mmHg 左右。血压高时头晕。ECG：T、Ⅰ、L、$V_{2\sim3}$双相，$V_{4\sim6}$低平，ST、Ⅰ、Ⅱ、Ⅲ、L、$V_{2\sim5}$低平。现服美托洛尔、鲁南欣康、丹参滴丸。

脉沉小弦紧，按之无力，舌嫩绛少苔。

证属：肝阳虚馁，血行凝泣。

法宜：温肝，令其疏达。

方宗：乌梅丸。

乌梅 6g	干姜 5g	黄连 8g	川芎 7g	炮附子 15g
细辛 5g	黄柏 3g	丹参 18g	桂枝 10g	党参 12g
生蒲黄 12g	巴戟天 12g	川椒 5g	当归 15g	水蛭 10g
淫羊藿 10g	蜈蚣 10 条			

12 月 24 日二诊：上方加减共服药 90 剂。症已不著。脉弦缓，舌可。为肝阳已复，寒凝已解。ECG：T、$V_{2\sim4}$双相，ST、$V_{2\sim5}$低。

【按】冠心病，可因心本身病变所致，亦可由其他脏腑传变而发。《灵枢·厥病》所载之肺心痛、肾心痛、胃心痛、肝心痛、脾心痛，即脏腑传变而发者，肝与心，母子相传，肝寒、肝热、肝阴血不足、肝气虚、肝气郁结、肝阳亢逆等病变，皆可引发心痛。

《素问·经脉别论》："一阴至，厥阴之治也，真虚痟心。"痟心，即心酸痛，乃因厥阴真气虚弱使然。

此例何以用乌梅丸治心绞痛？因肝之阳气虚馁，致心阳不振，心脉不畅而心痛。

何以知为肝阳虚？以脉弦而无力得知。此案脉沉小弦紧，乃寒凝收引之象；弦而无力，乃肝阳虚也。肝经布胸胁，致胸闷痛；肝病及心而心悸。血压酉时高者，以阳气渐消，阴气渐盛之时，阴盛血脉敛涩收引故血压可高；夜半以后阳始升，脉得阳之温煦而舒缓，故血压不高。看来，血压的波动，与阴阳节律密切相关。

肝乃阴尽阳生之脏，阳气始萌而未盛，故常见肝阳虚馁。乌梅丸中，桂、附、姜、椒、辛五味热药，重在温振肝阳，以复肝疏启舒达之性。党参补肝之气，当归补肝之体，益肝之用。乌梅酸入肝，补肝之体，敛肝之亢。既然肝阳虚，为何反用苦寒泻火之连、柏？因肝内寄相火，肝阳馁弱，不得升发疏泄，内寄之相火必郁而为热，此即积阴之下必有伏阳。既有阳虚之寒，又有相火内郁之热，故成寒热错杂之证。

肝的功能甚广，凡人之气血运行、饮食消化、精神调畅、津液敷布、冲任调和、气机升降出入，皆赖肝之疏启敷和。肝失调，则产生诸多病变。而乌梅丸乃厥阴病之主方，因而乌梅丸有广泛作用。若仅以驱蛔、下利言之，乃小视其用耳。

仲景于厥阴篇提纲证中，明确提出，厥阴病可导致气上撞心、心中热痛。故用乌梅丸治冠心病心绞痛，当无异议，我屡用此方，疗效肯定，且有些取得意想不到的突兀疗效。

我使用乌梅丸的主要指征为脉弦无力。弦主肝，无力为阳气虚。

例 10：阳虚饮泛，血行凝泣

张某，男，65 岁，河南人。

2004 年 5 月 24 日初诊：2002 年心梗，诊为冠心病心衰。肝剑下 4cm，肋下 3cm，脾肋下 2cm。心电图：右束支完全传导阻滞，广泛 ST-T 改变，P 波双峰。现胸闷痛牵背沉痛，憋气，不能平卧，常夜间憋醒。咳喘，多泡沫痰。畏寒肢冷。下利日 3～5 次，饮奶亦下利。小便少，每日尿量在 200～300mL 之间。下肢浮肿（+++）。睾丸肿如拳，足不能穿鞋。

脉左微弦无力，右脉似有似无。舌暗苔糙，唇紫。

证属：阳虚水泛。

法宜：温阳利水。

方宗：桂甘姜枣麻辛附汤。

桂枝 12g	麻黄 6g	细辛 6g	炮附子 18g	炙甘草 7g
干姜 6g	茯苓 15g	白术 12g	椒目 10g	红参 12g

5月31日二诊：上方共服7剂，呼吸较前顺畅。烦热，醒后汗出，尿量增至每日400mL。上方加山茱萸18g、泽兰18g。

6月7日三诊：服上药7剂，憋气、腰痛、虚汗、饮食均有好转，他症无效，肿仍甚，尿量每日增至700mL，腹泻日2次。脉左稍弦无力，右仍似有似无。

桂枝 10g	炮附子 30g	干姜 6g	炙甘草 6g	红参 12g
茯苓皮 30g	白芍 10g	山茱萸 30g	椒目 10g	生蒲黄 12g
泽兰 15g				

6月21日四诊：上方共服14剂，夜间憋气，得暖则舒，已可平卧，咳喘、畏寒、虚汗皆减，尿量可达900mL。脉力较前略增，上方30剂，带药回原籍。

8月30日电告，一直服上方，病情逐渐平稳，肿消大半，尿量可达1200mL，后未再诊。

【按】心衰较重，呈一派阳虚水泛之象，故以温阳为要务。二诊身见烦热，虑阳暴脱，故加山茱萸反佐之。三诊去麻黄之发越阳气，恐水病脉暴出，阴阳离决而亡。若此证加服黑锡丹更好，惜已无此药。

例11：心阳不振

杨某，男，24岁。

2006年6月2日初诊：胸闷、心悸（早搏）。

脉弦缓两寸弱，舌嫩红少苔。

证属：心阳不振。

法宜：温通心阳。

方宗：桂枝甘草汤。

| 桂枝 12g | 炙甘草 9g | 党参 12g |

6月16日二诊：上方共服14剂，胸闷、早搏已除。脉弦滑两寸沉，舌嫩红苔白少。

| 桂枝 12g | 炙甘草 9g | 半夏 12g |

6月23日三诊：上方共服7剂，云第2方不如第1方效佳，又偶有胸闷、心悸。脉弦数而略涌，两寸仍沉。

| 桂枝 12g | 炙甘草 10g | 党参 12g | 生黄芪 12g | 山茱萸 15g |

7月7日四诊：上方又服14剂，胸闷心悸除，寸脉已起，涌势已平，上方继服14剂。

【按】首诊以寸弱且胸闷心悸而诊为心阳不振。寸为阳，主上焦，为清阳所居，寸弱，知为上焦阳气不振。何以不言肺气虚而言心阳不振？依脏腑辨证，并无咳喘的肺经症状，故不诊为肺气虚，而心悸属心经症状，故诊为心阳不振。予桂枝甘草汤辛甘化阳，温通心阳；加党参者，益心气。方药对证，效果较佳。

二诊脉滑，滑脉为阳，本应视为阳气来复之象，反断为痰，方中去党参加半夏。半夏味辛，能走能散，本为心气不足之虚证，反予走散之半夏，仍虚其虚，故效不如前方。脉转而有涌动之象者，乃虚阳易动，半夏之走散，扰动虚阳，故尔脉略涌，故加山萸肉以敛其浮动之阳；因寸脉仍不足，故仍予首方，更增黄芪以升补，继服一月而安。因是本校学生，知情况稳定。

此案本非大病、重病，但体现了以脉诊为中心的这一学术思想，故录之。

例 12：肝阳虚馁

张某，女，54 岁，平山县人。

2004 年 9 月 24 日初诊：胸痛、心悸、闻声（如电视声音）则惊怵，活动则心痛剧，头晕痛，耳鸣，低头时后头紧，多汗。2004 年 9 月 15 日冠脉造影：右冠开口处狭窄 50%。9 月 13 日心电图：低电压，T、Ⅰ、Ⅲ、aVL、aVF、$V_{4\sim5}$ 低平。

脉弦涩无力，右脉因血管造影损伤，已不足凭。舌绛，舌中无苔。

证属：厥阴虚馁。

法宜：温补厥阴。

方宗：乌梅丸。

乌梅 7g	炮附子 15g	桂枝 10g	干姜 5g	川椒 5g
细辛 5g	当归 12g	党参 12g	生黄芪 12g	黄连 9g
生龙骨 18g	生牡蛎 18g			

11 月 5 日二诊：上方先后加桃仁 12g、红花 12g、蒲黄 12g、丹参 18g，共服 42 剂。症减未已，脉转缓滑，舌转嫩红而润。上方再加巴戟天 12g、肉苁蓉 12g。

12 月 11 日三诊：上方又服 35 剂。症除。心电图大致正常。一般活动均可，天天操持家务。

【按】厥阴经，当包括足厥阴肝与手厥阴心包二经。心包为心之官城，心之外护，代心传令，代心受邪。此案诊为厥阴虚馁，主要指足厥阴肝，而手厥阴心包经含于其中。

肝虚则魂不安，闻木声则惊，如人将捕；厥寒上逆而头晕痛、耳鸣；肝虚疏泄太过而汗出。手足厥阴皆寒，脉细急而心痛，神不宁而心悸。

为何诊为厥阴虚寒？脉弦主肝，涩而无力乃虚寒，涩乃阴盛血行凝泣，其舌绛，亦血行凝泣之征。

首诊予乌梅丸，温补肝阳，增龙、牡以安神魂且止汗。虽有血泣，未加活血之品，以阳虚而血凝，血得温则行，故首诊未加活血之品。服温阳之剂后舌仍绛，又加活血之药。迭经温阳活血，瘀血渐行，舌色由绛而转红润，脉转缓滑，知寒凝渐退，阳气渐复。前后共服 87 剂，症方消，心电图转趋正常。

通过上述医案，基本反映了我学术上并非特点的四个特点，即：

坚持以中医理论为指导的辨证论治体系；

坚持以脉诊为中心的辨证论治方法，方无定方，法无定法；

临证首分虚实，谨守病机；

崇尚经方。

既非特点，为什么还要写出来？无非是对学术异化的抗争和发自心底的一声呐喊。我毕生献身于中医专业，也深深地热爱中医事业。我翘首企盼中医的振兴而不是摒弃。

我这里要郑重声明，我所写的医案是真实的。这仿佛有点此地无银三百两的蛇足之言，在学术腐败的现今，我不得不写上绝非假冒杜撰。

今天是 2007 年 1 月 1 日凌晨，我已 70 出头了。名利已然无缘，还辛勤写书，只因与中医的一份情缘。

2006 年春节，我戏写副不讲对仗平仄的打油楹联贴在门上：

上联：虽未隐居山林尘念确已渐淡宁静方致高远；

下联：本已退休赋闲还忙看病著述总因未了情缘；

横批：怡然陶然。

权作我内心写照，亦是著此书的情愫。

第二章　高血压病

第一节　概　述

　　高血压属多发病、常见病，可引发心、脑、肾等多种并发症，对人体健康危害极大。西医对此病的控制快速而有效，但多是治标，且须终生服药，致耐药性及副反应难免。中医对此病还是有相当大的优势，以治本为主，或标本兼顾，不须终生服药，可使停药后血压长期稳定，症状消失，应属治愈，惜至今无治愈标准。

　　1958 年吾母患高血压，北京余冠吾先生予生黄芪 60g、蜈蚣 40 条、全虫 9g、僵蚕 12g、赤芍 12g、乳香 9g（记得处方大致如此），4 剂，血压正常，直至 1998 年吾母去世前，血压一直正常。因效甚佳，请教余先生，曰，蜈蚣配以全蝎、僵蚕，息风之力更雄；配以黄芪者，乃借黄芪升举之力，托蜈蚣直达于颠；且黄芪主大风，助蜈蚣之行窜搜风，开破气血之凝聚。待我毕业搞临床后，常照猫画虎地用此方，取得一定疗效。但有一例，用后血压由 170/100mmHg 骤升至 210/130mmHg，头如裂，心欲蹦出。自此，不敢再加黄芪，改加牛膝、生龙骨、生牡蛎、石决明等，虽亦效，但不如余先生应用之疗效著。后又受张锡纯的影响，屡用镇肝熄风汤，或效或不效。随着对经典及名家的学习，思路逐渐开阔，临床不再拘于一方一法，疗效渐有提高。

第二节　经典启示

　　中医并无高血压一词，但高血压的主症为眩晕。虽眩晕非高血压独有，但从经典对眩晕的论述中，可得到很多启示。

一、《内经》启示

　　头为"诸阳之会"，靠清阳以充；"脑为髓之海"，靠肾精以养。若阳气虚或肾精亏，不能上达于头而充养，则眩晕，此为虚；若邪阻而清阳、肾精不得上达而眩晕者，此为实。故眩晕当分虚实两大类，正如《素问·调经论》曰："百病之生，皆有虚实。"

　　1. 虚证

　　《灵枢·卫气》曰："上虚则眩"。

《灵枢·口问》曰："故上气不足，脑为之不满，耳为之苦鸣，头为之苦倾，目为之眩。"

《素问·五脏生成篇》曰："徇蒙招尤，目暝耳聋，下实上虚，过在足少阳、厥阴，甚则入肝。"

《灵枢·海论》曰："髓海不足，则脑转耳鸣，胫酸眩冒，目无所见，懈怠安卧。"

《灵枢·经脉》曰："五阴气俱绝，则目系转，转则目运。"

【按】以上聊举数条，皆言因虚而致眩晕者。虚可分为阴阳气血之虚，阳气不充，阴血不养，皆可晕眩。阴阳气血之虚，又与五脏相关。《灵枢·五癃津液别》："五谷之精液合和而为膏者，内渗入于骨空，补益脑髓。"《灵枢·大惑论》："五脏六腑之精气……上属于脑，后出于项中。"五脏六腑之精气亏而致眩晕者，或肝之阳气馁弱而清阳不升，或肝之阴血不足而不能上华；或脾虚生化不足，或脾气虚馁而清阳不升；或心火弱、命火衰，阴霾蔽空；或肾之精血亏，髓海失充，凡此皆可导致因虚而晕眩。施治大法为虚者补之，或温阳，或滋阴，或养血，或益气。病位，或从肝治，或从心、肺、脾、肾治，方法纷呈，要在辨证论治。

2. 实证

《素问·至真要大论》曰："诸风掉眩，皆属于肝。"

《素问·六元正纪大论》曰："木郁之发，甚则耳鸣眩转，目不识人，善暴僵仆。"

《素问·玉机真脏论》曰：春脉"太过则令人善忘，忽忽眩冒而颠疾。"

《素问·气交变大论》曰："岁木太过，风气流行……民病……甚则忽忽善怒，眩冒颠疾。"

《素问·至真要大论》曰："厥阴之胜，耳鸣头眩，愦愦欲吐。"

【按】以上数条皆肝病致晕眩，肝风上扰清空而眩晕。然肝风分实肝风与虚肝风两类。实者，肝热、肝火，或肝经郁火上冲，或胆经郁火上扰，或肝胆湿热上蒸，或痰瘀搏结化热生风，或风寒入肝而循经上干。虚者，肝阴不足而阳亢生风，或肝阳虚、肝气虚而清阳不能上达，或肝虚相火郁而上干，或肝血虚头失养，皆可致晕眩。肝风，可因肝自病而生风，亦可因他脏之病传于肝而引发肝风。治疗大法为虚者补之，实者泻之。

《素问·风论》曰："风气循风府而上，则为脑风。"

《灵枢·大惑论》曰："故邪中于项，因逢其身之虚，其入深，则随眼系以入于脑，入于脑则脑转，脑转则引目系急，目系急则目眩以转矣。"

【按】邪中而眩晕，非独风也，当泛指外邪而言，有邪，自当祛邪。

二、《伤寒论》《金匮要略》启示

1. 邪入而头眩

《伤寒论》第 263 条曰："少阳之为病，口苦，咽干，目眩也。"

《伤寒论》第 171 条曰："太阳少阳并病，心下硬，颈项强而眩者，当刺大椎、肺俞、肝俞，慎勿下之。"

【按】邪入少阳，循经上扰空窍，故头目晕眩。治当和解少阳，主以小柴胡汤。171条乃表邪夹饮阻于经脉而眩。

2. 阳明热盛头眩

《伤寒论》第198条曰："阳明病，但头眩，不恶寒，故能食而咳，其人咽必痛。"

《伤寒论》第242条曰："病人小便不利，大便乍难乍易，时有微热，喘冒不能卧者，有燥屎也，宜大承气汤。"

【按】阳明里热盛，热邪不得下泄，郁蒸于上而冒眩。法当泄其浊热，以承气汤主之。

3. 湿热上熏头眩

《金匮要略·黄疸病脉证并治》曰："风寒相搏，食谷即眩，谷气不消，胃中苦浊，浊气下流，小便不通，阴被其寒，热流膀胱，身体尽黄，名曰谷疸。"

"谷疸之为病，寒热不食，食即头眩，心胸不安，久久发黄为谷疸，茵陈蒿汤主之。"

《金匮要略·中风历节病脉证并治》曰："诸肢节疼痛，身体尪羸，脚肿如脱，头眩短气，温温欲吐，桂枝芍药知母汤主之。"

【按】此寒湿化热上蒸而眩。

4. 痰饮内阻头眩

《金匮要略·痰饮咳嗽病脉证并治》曰："心下有支饮，其人苦冒眩，泽泻汤主之。"

"卒呕吐，心下痞，膈间有水，眩悸者，半夏加茯苓汤主之。"

"假令瘦人，脐下有悸，吐涎沫而癫眩，此水也，五苓散主之。"

"心下有痰饮，胸胁支满，目眩，苓桂术甘汤主之。"

【按】此痰饮内阻而眩，治当蠲饮。

5. 冲气上逆头眩

《金匮要略·痰饮咳嗽病脉证并治》曰："青龙汤下已，多唾口燥，寸脉沉，尺脉微，手足厥逆，气从小腹上冲胸咽，手足痹，其面翕热如醉状，因复下流阴股，小便难，时复冒者，与茯苓桂枝五味甘草汤，治其气冲。"

【按】此与痰饮内停而眩晕者不同，彼为痰饮阻遏清阳，见心下痞、胸胁支满、呕吐涎沫、心悸等症；此则亦有饮邪，但兼下虚，服麻黄、细辛，动其冲气。冲气上逆而气从小腹上冲胸咽，面翕热如醉状，予苓桂味甘汤敛气平冲。

6. 妊娠水气头眩

《金匮要略·妇人妊娠病脉证并治》曰："妊娠有水气，身重，小便不利，洒淅恶寒，起即头眩，葵子茯苓散主之。"

【按】妊娠胎气阻遏膀胱气化，水气内停，遏蔽清阳而为眩。葵子茯苓散通窍利水。

7. 阳虚头眩

《伤寒论》第 82 条曰:"太阳病,发汗,汗出不解,其人仍发热,心下悸,头眩,身瞤动,振振欲擗地者,真武汤主之。"

【按】此阳虚水泛,方宗真武汤温阳制水。

《伤寒论》第 297 条曰:"少阴病,下利止而头眩,时时自冒者,死。"

【按】此下竭上厥而冒眩。

《金匮要略·黄疸病脉证并治》曰:"阳明病,脉迟,食难用饱,饱则发烦头眩,小便必难,此欲作谷疸,虽下之腹满如故,所以然者,脉迟故也。"

【按】此太阴虚寒,寒湿中阻,清阳不升而头眩,治当健脾温阳化湿。

8. 阴虚头眩

《金匮要略·百合狐惑阴阳毒病证治》曰:"百合病者……若溺快然,但头眩者,二十日愈。"

【按】百合病乃肺阴不足,虚阳上扰于头而为眩。

9. 阴阳两虚头眩

《金匮要略·血痹虚劳病脉证并治》曰:"夫失精家,少腹弦急,阴头寒,目眩发落,脉极虚芤迟,为清谷、亡血、失精。脉得诸芤动微紧,男子失精,女子梦交,桂枝龙骨牡蛎汤主之。"

【按】此阴阳两虚,脑失养而眩。桂枝龙牡汤调阴阳、固摄真元。

小 结

通过温习经典可知,眩晕可大致分为虚实两大类。虚者,包括阴阳气血之虚衰,病位有五脏之分。实者,包括风寒外客、湿热内蕴、火热上灼、气机逆乱、瘀血阻遏、痰饮上泛、肝阳化风、肝火上冲等。治当散寒、化湿、清热、降逆、活血、蠲饮、平肝潜阳诸法。这些论述虽非特指高血压病,但对治疗高血压病有重要启悟。

第三节　医案举隅

一、邪实

例 1:寒凝脉痉

王某,女,44 岁,吴桥人。

2006 年 11 月 24 日初诊:高血压已 3 年,高时血压 170/110mmHg。服卡托普利、尼群地平、美托洛尔、艾司唑仑,血压控制在 140/90mmHg。平素头胀,心悸,臂酸麻,失眠,服安眠药保持在每日 6~7 个小时,ECG 大致正常,TCD 脑供血不足。

脉沉弦,按之拘紧而急。舌可。

证属:寒凝脉痉。

法宜：温阳散寒解痉。

方宗：麻黄附子细辛汤合息风解痉之品。

炮附子 15g	麻黄 6g	细辛 6g	桂枝 12g	干姜 6g
防风 9g	葛根 15g	生姜 6 片	僵蚕 12g	蝉蜕 9g
全虫 10g	蜈蚣 15 条			

水煎服，3 剂。2～3 个小时服 1 煎，啜粥温覆取汗。汗透停后服，未汗继服。

11 月 27 日二诊：服药 3 煎得汗，未心悸，臂麻减轻，他如前，大便干。脉弦拘，已不急，舌可。血压 130/85mmHg。上方加肉苁蓉 18g，14 剂，水煎服，日服 1 剂，不再刻意发汗。

12 月 22 日三诊：降压药已减 1/3。偶有头晕，其他无不适。脉沉滞，舌可苔白。上方加生黄芪 40g，10 剂，水煎服。

2007 年 1 月 15 日四诊：降压药又减 1/3。睡眠较差，他无不适。脉沉拘滞，已有小滑数之象。血压 130/90mmHg。上方加丹参 18g、夜交藤 30g，14 剂，水煎服，嘱所剩 1/3 西药全停。

已近春节，未再来诊。

【按】为何用汗法？

治疗高血压的报道甚多，多从肝热、肝阳、痰热、阴虚、阳虚、阴阳两虚等立论，以汗法治之者鲜见。

汗法，俗皆谓治表证，表证当汗。其实表证非皆当汗，里证亦非皆禁汗。此案并非新感，亦无恶寒、无汗、身痛、脉浮等表证，纯属里证，何以汗之？因寒痹于里，故汗之以祛邪。

《素问·缪刺论》云："夫邪之客于形也，必先舍于皮毛，留而不去，入舍于孙络；留而不去，入舍于络脉；留而不去，入舍于经脉，内连五脏，散于肠胃，阴阳俱感，五脏乃伤，此邪之从皮毛而入，极于五脏之次也。"这清楚说明，外邪可由皮毛、经络次第内传，舍于五脏。若正气虚者，外邪亦可直客胃肠，直入三阴。

此案何以知寒客于里？据脉而断。脉沉弦拘紧，乃阴寒痹郁凝泣之象。寒主收引，寒主凝泣，寒客则气机凝滞，血脉不畅，故脉沉弦拘紧泣滞，此种脉象吾称之为痉脉。见此脉，可断为寒邪凝痹，若见表证者，为寒闭肌表；若见里证者，为寒凝于里，皆当汗而解之。

此案主以麻黄附子细辛汤温阳散寒，更辅以发汗三条件：连续服药、啜热粥、温覆，令其汗出。汗透的标准为：持续汗出（可连续出汗三四个小时迄至大半夜）、遍身皆见、微似汗出、随汗出而脉静症解。见此汗则停后服，未现此汗则续服。

高血压可因外周血管痉挛、外周阻力增高而引发，此与寒凝血脉收引凝泣，出现脉弦紧拘滞的痉脉，机理是相通的。散寒发汗，解除寒邪之凝泣，可由痉脉而转为舒缓，推想可降低外周血管阻力，从而降低血压。这种寒邪，可为新感，亦可为沉寒痼冷；可寒凝肌表，亦可寒痹于里，皆当辛散发越。见兼阳虚者，可温阳散寒；若见气虚者，可益气散寒；若兼阴血虚者，可补阴血而散寒；若兼痰饮者，可涤痰化饮散寒，若兼血瘀者，可活血化瘀散寒；若寒凝火郁者，可清透散寒，双解之；若寒凝腑实者，可通下散寒，视其兼夹之不同，而灵活化裁，把汗法用活了，而不囿于解表邪之一隅。

上述理论经得起实践检验吗？依余之临床观察，是经得住实践检验的。本例用麻黄发汗后，血压不仅未升高，反而有所下降。汗后因脉仍沉滞，断为寒凝未解，故仍予原方，温阳散寒解痉，虽未再用辅汗三法令其再汗，但属辛温宣散之法，在渐停降压西药情况下，血压不仅未反弹，反渐降。虽无追踪观察，难言远期疗效，但起码临床显效或有效是肯定的。

方中蜈蚣、全虫二药为止痉散，治疗痉证。此方用以息风解痉，此痉非抽搐之痉证，乃指寒凝血脉痉挛之痉，二者病机相通。解痉，则血脉舒缓，血压自可降低。伍以僵蚕、蝉蜕、葛根亦有息风解痉之功。

例2：寒邪痹郁

张某，女，55岁。

2006年4月17日初诊：血压偏高约1年半，波动在130～160/90～100mmHg之间，服尼群地平每日3片。头晕头懵。自春节后失眠，每日睡眠约1～3个小时，其他尚可。

脉沉而紧滞。舌苔薄腻，面红。

证属：寒凝夹湿，阳郁上熏。

法宜：散寒化湿。

方宗：五积散。

麻黄7g	桂枝9g	生苍术9g	白芷7g	赤芍10g
白芍10g	当归12g	川芎7g	炒枳壳8g	生姜7片
茯苓12g	川厚朴8g	陈皮8g	半夏9g	葱白1根

3剂，水煎服。2小时服1煎，啜粥温覆取汗。已汗停后服。停服西药。

4月21日二诊：药后已得汗。头懵鸣，头微觉热，仍失眠，便干。脉转滑。舌嫩红苔少。血压120/70mmHg。

证属：痰热内蕴。

法宜：清热涤痰。

方宗：黄连温胆汤。

黄连10g	橘红9g	半夏10g	胆南星9g	天竺黄12g
竹茹7g	瓜蒌18g	枳实8g	石菖蒲8g	夏枯草15g
夜交藤10g	生龙骨30g	生牡蛎30g		

7剂，水煎服。

4月28日三诊：睡眠好转，每日可睡6个小时，尚头鸣，但未觉头热，便已不干。脉滑寸弦。舌尚可。血压140/90mmHg。

证属：痰热化风，风阳上扰。

法宜：清热涤痰，平肝息风。

上方加僵蚕 12g、地龙 15g、蜈蚣 10 条、全虫 10g、白芍 18g、怀牛膝 12g。7 剂，水煎服。

【按】以脉沉而紧滞断为寒凝，以苔薄腻断为夹湿，以面红而断为阳郁上熏。寒湿痹郁，清阳不升，致头晕头懵；寒湿阻隔，阴阳不交而不寐；寒湿痹阻，阳郁上熏于面而面红。寒湿凝泣收引，血脉拘紧而脉沉紧滞，脉痉致血压升高。方取五积散散寒化湿，施以辅汗三法，令其汗。虽有阳郁上熏于面而面红，方中未加清阳火之品，因此阳郁乃湿郁蔽所致，且脉无躁数，知阳郁未甚，待寒湿解，阳可通行敷布，阳郁自解。若加清热之品，反碍寒湿之化解。

汗出之后，脉由沉而紧滞转为滑，知寒湿凝痹已解，三焦气行，腠理得开，阳可敷布，在停用降压药的情况下，血压反随之而降。然脉滑、头鸣、头热、不寐、便干，证有化热之势，故改用黄连温胆汤，清热化痰。

三诊，脉滑又见寸弦，乃风阳上扰之象，故于清热化痰基础上，又增息风解痉之品。惜未再诊，虽效，难言愈否。

此案脉三变，证亦三变，故方亦三变，乃谨守病机之谓。然病机的转变，主要依脉而断。

例 3：寒邪凝滞

马某，男，57 岁。

2002 年 12 月 20 日初诊：1990 年患脑梗，经救治后基本恢复，仅下蹲时右下肢痛且软。近 20 日血压持续在 170/100mmHg 左右，加大药量亦不效。现觉头晕头痛，项强，眼胀，冒金花，小便不利，他可。

脉沉紧有力，舌淡暗。

证属：寒邪凝滞，血脉收引，血行瘀泣。

法宜：发汗散寒，以消寒凝。

方宗：葛根汤。

| 葛根 15g | 麻黄 9g | 桂枝 10g | 芍药 10g | 生姜 6 片 |
| 炙甘草 8g | 大枣 6 枚 | | | |

2 剂，水煎服。2 小时服 1 煎，温覆令汗。得汗则停后服。

12 月 24 日二诊：药后得汗，头晕痛、项强等症已除，小便不利（前列腺肥大）。脉转弦缓，拘紧之象已减未除。舌淡暗。血压 145/95mmHg。继予散寒解痉息风。

葛根 15g	麻黄 6g	桂枝 9g	防风 10g	赤芍 12g
白芍 12g	桃仁 12g	红花 12g	钩藤 15g	地龙 15g
全虫 10g	蜈蚣 15 条	怀牛膝 15g	琥珀 2g（分冲）	

7 剂，水煎服。嘱降压西药减半，后未再诊。

【按】葛根汤治"太阳病，项背强几几，无汗恶风"，为太阳表实经腧不利。而本案脉沉紧，且无恶寒、无汗、身痛之表证，乃寒凝于里。何以不用麻黄附子细辛汤，而用葛根汤？麻黄附子细辛汤治阳虚感寒者，此脉紧有力，乃寒实，无阳虚，故不用。无表实何用葛根汤？表实当用葛根汤，里寒实者，葛根汤亦可用之。试观葛根汤的组成，乃桂枝汤加麻黄、葛根。桂枝汤功用在于调和营卫，燮理阴阳，表证可用，里证亦可用。太阳中风用桂枝汤，解肌发汗解表，其实质，太阳中风是虚人感冒，用桂枝汤轻补阴阳，属扶正以祛邪。桂枝汤用于里虚者更多，试观《金匮要略·血痹虚劳》篇全篇8方，其中4方为桂枝汤衍生方，用以治疗众多虚证。本案虽属里寒证，用桂枝汤调其阴阳，通行营卫以驱寒外出，完全可以。再者，麻黄虽能发汗平喘、利水，表实者可用，里寒者亦可用之。因麻黄有解寒凝、宣通发越阳气之功，可将在里之寒邪发散于外而解。试观麻黄附子细辛汤，阳虚寒客于表者可用；阳虚寒邪直中少阴者亦可用，此时用麻黄，乃提取下陷肾经之寒邪从表而解，故寒在里者可用麻黄。又如里水之麻黄甘草汤、麻黄附子汤，转大气之桂甘姜枣麻辛附子汤等，皆寒凝于里而用麻黄者。至于葛根，虽能解肌发汗治表证，但葛根又能鼓胃气上行，升清阳，疏达经腧。故本案虽为里寒，葛根汤亦可用之。

汗后，寒凝解，经脉利，脉转缓，血压反可下降。惜未再诊，但亦可说明寒凝所致之高血压，汗法有一定效果。至于汗后的治疗，再随其病机的转变而变。

例4：寒邪凝滞

张某，女，51岁，河南人。

2004年11月5日初诊：高血压已十余年，服卡托普利、五福心脑康、地奥心血康、异山梨酯、硝苯地平等药。血压220/120mmHg（昨乘夜车来石家庄就诊）。心电图ST-T改变。头痛晕，胸背痛，胸闷憋气，心悸如蹦，颈如绳扎，难受时出汗。他尚可。脉沉弦紧滞，舌淡苔白。

证属：寒邪凝滞。

法宜：散寒解痉。

方宗：五积散加减。

麻黄 6g	苍术 12g	赤芍 12g	当归 12g	川芎 8g
桂枝 10g	干姜 5g	茯苓 15g	川厚朴 9g	陈皮 9g
半夏 10g	生姜 10片	葱白 2茎	僵蚕 12g	蝉蜕 9g

2剂，水煎服。2小时服1煎，啜粥温覆令汗，汗后停后服。西药继续服。

11月8日二诊：药后汗少未彻，症如前。血压170/95mmHg。脉尚沉弦紧滞，舌淡苔白。寒邪未解，仍予上方，改麻黄为8g，2剂，服如上法。

11月12日三诊：药后已汗，头晕痛、胸闷痛、憋气著减，尚心悸、背痛，夜尿2～4次。脉弦劲尺沉，紧滞之象已除。舌仍淡。血压180/100mmHg。

证属：肾阳虚，肝风张。

法宜：温肾化饮，平肝息风。

炮附子 12g	桂枝 10g	细辛 5g	麻黄 5g	茯苓 15g
白术 10g	泽泻 18g	怀牛膝 18g	紫石英 18g	生龙骨 30g

生牡蛎 30g　　　代赭石 30g　　　生石决明 30g　　　蜈蚣 15 条　　　全虫 10g

僵蚕 15g　　　地龙 15g

11 月 22 日四诊：上方服 10 剂，症已不著。脉滑，舌可。血压 140/80mmHg，停用他药。因脉滑主痰，故予上方加：半夏 12g、瓜蒌 18g、薤白 15g、胆南星 18g、枳实 10g。去附子、麻黄、细辛、桂枝、紫石英。

12 月 6 日五诊：上方共服 14 剂，时有烘热，汗欲出，他症已不著。脉滑兼数，舌可。血压 140/80mmHg。上方加黄连 10g，20 剂，带药回原籍。

【按】此案先后四变。初因脉沉弦紧涩且舌淡，属寒邪凝滞之痉脉，故予五积散发汗。一诊汗不彻，脉痉未解，二诊继汗。三诊汗透寒解，脉弦而劲，此肝风内旋，故平肝息风；尺沉乃肾阳虚，合以温肾化饮。医者皆知肾阴不足，木失水涵，肝阳化风；而肾阳虚，寒饮上泛者亦可引动肝风。何也？厥气上逆，血脉失去阳之温煦，拘挛而脉弦紧，方用麻黄附子细辛汤温阳散寒；合五苓散通阳气化湿浊，此治本也。脉已弦紧，故加虫药以解痉，加金石介属以潜降，此治标，标本两顾。一二三诊皆云寒，然又有不同。一二诊脉沉弦紧滞有力，乃寒实凝痹，故发汗散寒；三诊是尺沉肾阳不足，此寒为阳虚而寒，属虚寒，因客寒去而本虚显，故二者不同。

四诊转脉滑，知寒去风平而痰蕴，故改化痰息风。痰从何来？因原为寒盛、阳虚，津液不化而聚痰，故寒去复又痰显。

五诊脉滑兼数，且感烘热汗出，乃痰蕴欲化热，故加黄连以清热，防其热起。

初因血压太高，未敢停用西药。四诊时症已缓，故停西药，停后血压尚可，故带药回家继服，以固疗效。

以上皆为汗法治高血压者。用汗法，我掌握的主要指征就是脉沉弦拘紧。因寒主凝泣收引，若血脉凝泣收引，即形成沉弦拘紧之脉，吾称此脉为痉脉，这与西医学的外周血管阻力增高而血压升高的机理有相通之处。故见此脉，余即以散寒解痉法治之。

寒邪在表者，当汗；寒邪在里者，亦当汗。吾用汗法，恒加辅汗三法，即频服、啜粥、温覆。否则，虽用麻、桂等辛温发汗剂，亦未必汗出。

汗出的标准是正汗，即"遍身漐漐微似有汗者益佳，不可令如水流漓"。若虽见汗，然汗出不彻，且脉仍痉者，则再汗之。本例即一诊汗不彻，二诊再汗。《伤寒论》第48 条曰："何以知汗出不彻，以脉涩故知之。"此涩，亦类于脉痉。若汗已彻，但脉仍痉者，吾仍用辛温发散之品，但不用辅汗三法，则不出汗，恐一汗再汗而伤阳或伤阴，但仍可起到散寒的功效。

若寒在里，兼阳虚、阴虚者，则扶正散寒，寒去而正不伤。脉沉弦拘紧，必辨其沉取有力无力。有力寒实，无力正虚。寒实散寒，正虚扶正，不可虚虚实实。

例 5：寒邪痹郁

王某，男，53 岁。

2006 年 4 月 11 日初诊：自 2003 年起，出现头晕、胸痛、心慌。口糜反复发作五六年。善嚏，流涕，咽干，如一层皮。盗汗两年。血压 160/100mmHg，心电图大致正常，曾服活血通脉胶囊 1 年余。

脉沉紧而劲，舌淡暗苔白。

证属：寒邪痹郁。

法宜：发汗散寒。

方宗：五积散。

麻黄 7g	桂枝 10g	苍术 9g	白芷 8g	赤芍 12g
当归 12g	川芎 8g	枳壳 8g	桔梗 10g	陈皮 9g
半夏 10g	生姜 6 片	葱白 1 根		

3 剂，水煎服，2 小时服 1 煎，啜粥温覆取汗，得汗停后服。停服活血通脉胶囊。

4 月 14 日二诊：药后已得汗，头晕、胸闷皆除，脉沉弦缓滑，尺不足，紧劲之象已除。舌淡嫩齿痕，苔白。血压 140/90mmHg。紧除寒解，阳虚饮蓄之象显露，改温阳化饮。真武汤合桂枝甘草汤加减。

炮附子 15g	茯苓 15g	白术 12g	泽泻 15g	白芍 12g
桂枝 12g	炙甘草 7g			

5 月 3 日三诊：上方共服 14 剂。嚏、涕已除，胸闷减未已，仍口糜。脉转滑数。血压 120/85mmHg。脉转滑数，乃寒饮已渐化热，故改清热化痰，方以小陷胸汤加减。

黄连 9g	半夏 12g	瓜蒌 18g	枳实 9g	石菖蒲 10g

5 月 23 日四诊：上方共服 14 剂，除偶感胸闷外，他症除。脉弦滑，舌嫩红，苔少。血压 120/85mmHg。上方加丹参 15g，继服 10 剂，停药。

【按】脉沉紧而劲，乃寒痹而脉痉。痉证乃筋拘挛，痉脉乃脉拘挛，其理相通。治痉证，仲景有葛根汤法汗而解之；痉脉，亦可予葛根汤法，汗而解之。五积散虽治五般积，主要为外寒内湿者设。散外寒，法同葛根汤，加辅汗三法，故服后汗出，寒解紧除，血压亦有缓和。

汗法治高血压，关键在汗后的后续治疗，不可能一汗再汗。此案寒去显阳虚饮蓄之象，转而用真武汤法。温阳化饮后，阳复化热，转滑数之脉，又改清热化痰法。脉凡三变，证亦三变，治法方药亦三变，皆遵谨守病机之旨。

秦伯未老师曾云，一个医生的成熟表现在守得住与辨得活。一个病，虽一时无效，只要病机未变，就要仍坚持原来的法则方药，不要变来变去，转去转远，茫然不知所从。若治已效，病机已变，又当随证而变，不可囿于效不更方，蛮治到底。变与不变，皆依病机为转归。

例 6：寒痹心脉

胡某，男，50 岁，连云港市人。

2004 年 4 月 19 日初诊：10 月前突感胸痛、胸闷、短气、怵惕、惊悸、无力、畏寒、下肢凉。ECG：T 波广泛低平，$V_{5\sim6}$ 倒置。血压：170/105mmHg。

脉沉而拘紧，按之有力。舌尚可。

证属：寒痹心脉。

法宜：温阳散寒通脉。

方宗：小青龙汤。

麻黄 4g	桂枝 9g	细辛 4g	炮附子 12g	干姜 4g
半夏 9g	白芍 10g	五味子 4g	茯苓 15g	红参 12g
炙甘草 6g				

该方加减，共服药 110 剂，至 8 月 9 日来诊，症状消失。ECG 正常，血压 130/80mmHg。

【按】此案已收载于拙著《冠心病中医辨治求真》一书中。本书何以复载？因患者于 2007 年 4 月、5 月两次因目疾来诊，予五苓散治之。询知两年来一直正常，查心电图（－）。血压 120/80mmHg，未服任何药物。这也是送上门来的追访，应该说此人高血压痊愈，故复予收载。

由本案可证明两点：

①用中药治疗高血压病，无须终生服药。

②用中药治疗高血压病，可以获得痊愈。

例 7：寒痹经脉

王某，男，23 岁，学生。

2005 年 7 月 18 日初诊：高血压 5 年，因高考学习紧张所致。每日服复方降压胶囊两粒，血压维持在正常水平。近因准备考研，学习紧张，血压 140/90mmHg。头憒，周身关节僵痛，左胸时痛，心电图正常。其他可。

脉弦而紧滞有力，舌可苔白。

证属：寒束，经脉不畅。

法宜：散寒通经。

方宗：五积散。

麻黄 6g	桂枝 10g	苍术 10g	炒枳壳 8g	赤芍 12g
白芍 12g	当归 12g	川芎 8g	桔梗 9g	生姜 5 片
茯苓 15g	川厚朴 9g	陈皮 9g	半夏 9g	葛根 15g
葱白 1 茎				

2 剂，水煎服。2 小时服 1 煎，啜粥、温覆取汗，得汗停后服。停服降压药。

7 月 21 日二诊：药后得畅汗，关节已不僵痛，数日连续测血压，波动在 120～130/70～80mmHg 之间。脉弦紧滞且数，舌可苔白。因脉尚弦紧滞，乃寒痹未尽除，脉尚未舒缓，且脉数，已然有热，故仍予上方。改麻黄为 4g，加僵蚕 12g、蝉蜕 8g、钩藤 15g、黄芩 9g。

8 月 29 日三诊：上方加减，共服 28 剂。右胸偶闷。右颈有一硬结，按之痛，已 3 个月。脉弦缓，舌可。血压 120/80mmHg。因脉已缓，知寒凝痹结已解。右颈硬结，乃痰气郁结于少阳经。

治宜：涤淡，疏肝，息风。

方宗：半夏天麻白术汤。

半夏 10g	天麻 15g	茯苓 15g	白术 10g	钩藤 15g
僵蚕 12g	姜黄 10g	白芥子 9g	炙甘草 7g	

10月31日四诊：上方加减，共服42剂，血压基本稳定于120/80mmHg左右，右颈之硬结已小，他症不著，停药。

【按】因脉弦而紧滞有力，所以断为寒痹；因主要症状是周身关节僵痛，故诊为寒痹经脉。初诊因用辅汗三法，故得畅汗。二诊，因寒邪未尽，仍用原方，但未用辅汗三法，故虽连服28剂，亦未出汗。可见，服辛散之方药，能否出汗关键在辅汗三法，否则纵使用麻、桂剂，亦未必出汗。

何以已得畅汗而寒未尽解？概寒邪新客且正气强者，可一汗而解；而沉寒痼冷凝痹者，虽汗亦未必尽解。但已汗又不宜屡汗，盘踞之寒，当渐渐、持续温散，如抽丝剥茧，寒凝方能渐开，非一役可毕其功。尤其寒邪与痰饮或瘀血搏结者，更须持续温散，不可操之过急。

此案之脉弦紧滞，显为寒邪凝泣之脉，初诊畅汗，寒稍解未已；二诊续予温散，但未用辅汗三法，终得经月方寒痹渐解，脉始由紧滞转缓。脉已缓，知寒已去矣。

此例本亦应用蜈蚣、全虫等息风解痉之品，然蜈蚣等较贵，虑一介书生，恐难承担，故未用。未用非不该用。

例8：邪客经腧

于某，女，35岁。

2007年1月19日初诊：高血压半年余，血压160/110mmHg，服卡托普利。自觉后头痛，经少，经前乳胀痛，近咳。

脉沉弦而滞，舌可。

证属：邪客经腧，经脉拘挛。

法宜：疏风解痉。

方宗：川芎茶调散。

川芎 7g	荆芥穗 7g	羌活 7g	防风 9g	蔓荆子 10g
葛根 12g	藁本 9g	蝉蜕 7g	刺蒺藜 12g	钩藤 15g
天麻 15g	全虫 10g	蜈蚣 15 条		

7剂，水煎服。停服西药。

2月9日二诊：上方共服21剂，尚觉头略沉。患乳腺增生，经前乳胀。近尿急，尿检（－）。他可。血压120/80mmHg。

脉弦略劲，舌可。

证属：肝肾不足，肝风萌动。

法宜：滋养肝肾，平肝息风。

方宗：三甲复脉汤。

生龙骨 18g	生牡蛎 18g	炙鳖甲 18g	败龟板 18g	生石决明 18g

| 怀牛膝 15g | 白芍 15g | 山茱萸 15g | 丹皮 12g | 干地黄 15g |
| 五味子 5g | 地龙 15g | 天麻 15g | | |

4月6日三诊：上方共服40剂，已无明显不适，脉弦已不劲。血压125/85mmHg。上方10剂。停药观察，未再来诊。

【按】脉沉弦而滞，咳嗽、头痛，诊为风寒之邪客于经腧，致经脉不利，拘挛而弦滞。取川芎茶调散，散风疏达经腧，合以天麻、钩藤、全虫、蜈蚣息风解痉。

二诊虽症减，在停降压药后血压不仅未反弹，反倒降至正常。脉转弦而略劲，乃肝木失柔而肝风萌动之象。何以肝风萌动？原本阴血不足，又屡用风药，邪虽散，阴复伤，致肝失柔而弦略劲。检讨前方，应加白芍、当归、熟地，补肝之体，防其辛散耗伤阴血。肝风已萌，故改三甲复脉汤，养阴柔肝、潜阳息风。

此案为何不予发汗？方皆辛散，若用辅汗法，即连服、啜粥、温覆，亦可发汗。因其脉虽弦滞，并无紧象，知非寒凝，故疏风可也，未予发汗。若服疏风之剂，得汗亦可，无汗亦可，不刻意求汗，顺其自然。

例9：寒饮凝泣

金某，男，49岁。

2004年11月5日初诊：血压高已4个月，头痛畏寒，左侧项筋蹦痛，时有胸闷。血压170/100mmHg，未服降压药。

脉弦滞稍劲，舌略暗红，苔白。

证属：寒饮凝泣。

法宜：温阳化饮。

方宗：小青龙汤。

| 麻黄 6g | 桂枝 9g | 干姜 6g | 细辛 5g | 白芍 10g |
| 五味子 5g | 半夏 9g | 炙甘草 6g | 生姜 6 片 | 葱白 1 茎 |

4剂，水煎服。嘱3小时服1煎，啜粥温覆取汗。

11月9日二诊：脉已不滞，尚弦，舌同上。药后已汗，然不多，尿增多，周身觉舒，已不畏寒，项筋亦未蹦痛。原足冷湿，药后亦除。血压降至120/80mmHg。以脉尚欠舒缓，知寒饮未尽，续予上方7剂。

11月16日三诊：症已不著。脉转弦滑数，舌尚略暗红，血压135/90mmHg。因脉转弦滑数，知阳已复，而转为痰热化风，故改清热化痰，平肝息风。

生石决明 30g	生龙骨 30g	生牡蛎 30g	怀牛膝 15g	僵蚕 15g
蝉蜕 7g	姜黄 10g	胆南星 10g	天竺黄 12g	枳实 9g
石菖蒲 9g	天麻 15g	钩藤 15g	地龙 15	

12月28日四诊：上方共服35剂，已无不适，脉弦滑，舌可。血压120/80mmHg。上方再予10剂，以固疗效。

【按】脉弦滞且畏寒、头痛，乃寒凝之象，颈脉动且痛，水饮上逆，故诊为寒饮。寒饮凝泣，血运不畅，因而舌质略暗红。予小青龙汤温阳散寒化饮。

小青龙汤主"伤寒表不解，心下有水气"，仲景虽未云取汗，但既然伤寒表不解，亦当发汗，故吾于方中加生姜、葱白，增其通阳发散之力，亦加啜粥、温覆、连服之助汗三法，故药后得汗，周身觉畅。

小青龙汤本治外寒内饮者，若寒不在表而在里且与饮结者，小青龙汤亦可用之，温散在里之寒饮，若用辅汗三法则汗，不用辅汗法则未必汗。后来所用的十余剂小青龙汤，因未用辅汗三法即未汗。

三诊改清热化痰、平肝息风法，与一二诊有很大转折，何也？因连用小青龙汤35剂，寒已解，脉转为弦滑数，知寒解热复起，故转清热化痰息风法。

舌暗血行不畅，何以未用活血药？因寒凝而血行不畅，寒散血运自畅，故可不用活血之品，亦治本之谓。古云见血休治血，此言亦适用于血瘀者。血何以瘀？必有其致瘀之因，针对其因而治之即可。若加活血之品，亦不为错，标本兼治也。

例10：寒邪痹阻，水湿下流

张某，女，68岁。

2006年9月8日初诊：脑瘤术后20天，小便频数淋痛，不足1个小时即解1次，夜尿10余次，下肢肿（++），头痛、臂痛、食少，便可。血压180/100mmHg，于半夜血压最高。

脉沉弦紧。舌稍暗红，苔白。

证属：寒邪痹阻，水湿下流。

法宜：温阳散寒。

方宗：桂甘姜枣麻辛附子汤。

麻黄6g	桂枝9g	炮附子10g	干姜5g	细辛5g
生姜6片	大枣6枚	炙甘草7g		

2剂，水煎服。3小时服1煎，啜粥温覆取汗。

9月9日二诊：昨夜连服两煎，已然汗出。头痛、水肿减轻，溲淋痛频数亦减，夜尿3次。脉尚沉而拘滞，舌稍暗红。血压170/90mmHg。因脉尚拘滞，乃寒凝未解，然已汗不宜再汗，仍予温阳散寒，加息风解痉之品。

麻黄5g	炮附子15g	细辛5g	僵蚕12g	蝉蜕9g
蜈蚣20条	全虫10g	天麻15g	钩藤15g	生姜5片
藁本9g	怀牛膝9g			

9月24日三诊：上方共服14剂，已无任何不适，夜半子时血压130/80mmHg，白天血压120/75mmHg。脉缓滑，尺不足，舌已可。拟益肾化痰。

陈皮8g	半夏9g	茯苓15g	白术9g	巴戟天12g
锁阳12g	覆盆子15g	沙苑子15g	益智仁10g	桑螵蛸12g
远志8g	山茱萸12g	天麻12g		

7剂，水煎服，服完停药。至今血压正常，亦无不适。

【按】因脉沉弦紧，而断为寒邪痹阻。寒痹则气化不利，三焦不通，水湿下流，故下肢肿。小便淋痛频数，多从小肠有火或湿热下注论治。然客寒痹阻，或阳虚阴盛，气化不利者，亦可见小便淋痛频数之象。阴盛气化无权，水液不摄，小便数；寒则气不通而痛。淋痛属热、属寒，当据脉以断。此脉弦紧，知为寒客所致。

汗后寒邪未尽，血压略降不足言，故继予温阳散寒，息风解痉。脉转缓，知血脉已舒，血压亦降。然尺不足，且滑，知为肾虚痰停，邪去本虚显露，故转而益肾化痰。

夜半血压高者，缘于阴气盛也。本为阴寒痹阻，夜半阴寒更甚，寒则收引凝涩，经脉更拘，故血压最高。

例 11：寒束热郁

陈某，女，46 岁。

2003 年 4 月 22 日初诊：患高血压已五六年，血压波动在 140～220/105～110mmHg 之间，服卡托普利、尼莫地平、复方降压片。头眩晕欲仆，心中空悬，心烦意乱，腰酸痛，难以站立。面色暗红。即刻血压 150/100mmHg。

脉沉弦紧滞兼小滑数，舌暗红苔少。

证属：寒束热郁，血行不畅。

法宜：散寒透热，佐以活血。

方宗：防风通圣散。

麻黄 6g	桂枝 9g	荆芥 7g	防风 8g	僵蚕 12g
蝉蜕 7g	赤芍 12g	地龙 15g	石膏 20g	黄芩 9g
栀子 9g	大黄 5g	连翘 12g	薄荷 6g	

水煎服，3 剂，日 3 服。啜粥，温覆取汗。

4 月 25 日二诊：药后汗出且利，周身舒坦，上症皆减。脉沉滑欠畅，舌暗红已轻，苔薄白，面色如前。血压 140/90mmHg。

证属：寒束未尽，痰热郁伏。

法宜：清化痰热，兼以透散。

僵蚕 12g	蝉蜕 7g	防风 8g	刺蒺藜 15g	蔓荆子 10g
茺蔚子 12g	陈皮 10g	半夏 12g	茯苓 15g	胆南星 10g
石菖蒲 9g	枳实 9g	地龙 15g	钩藤 15g	怀牛膝 12g

5 月 23 日三诊：上方共服 27 剂，除腰尚痛外，其他症状已不著。血压维持在 130/90mmHg，原有的降压药未停亦未减。上方加炒杜仲 15g，继服 10 剂。

【按】依脉沉弦紧滞，诊为寒凝，患者无恶寒发热、无汗、身痛等症，知此寒未在肌表，而是寒凝于里，且紧滞有力，当属寒实凝痹。脉沉小滑数，乃热邪郁伏之象。热从何来？或为阳气郁而化热；或为寒未解，伏郁之寒邪已然化热，总而言之，内有热邪郁伏。

脉滞与滑，乃相互对立之脉，何以能并见？寒阻，气血收引凝泣，气血不得畅达以鼓荡血脉，故脉沉弦紧滞；但又有火热内郁，热乃阳邪，主升、主动，热被寒束于内，必不肯宁静，奔冲激荡，故脉滑数。正如《医家心法》所云："怫郁之脉，大抵多弦涩迟滞，其来也必不能缓，其去也必不肯迟，先有一种似数非数躁动之象。"《寒温条辨》亦云："温病脉沉涩而小急，此伏热之毒，滞于少阴，断不可误为虚寒。"沉弦紧滞，与沉小滑数之脉确可并见，并不抵牾，恰恰反映了寒凝热郁之病机。

既有寒闭热郁，自当散寒清热，方选防风通圣散，发汗泄热。药后汗利并作，邪势挫而周身舒坦，血压随之下降。这再一次证明，汗法是治疗高血压的一大法门。

汗后寒挫，病转痰热，故清热化痰佐以宣透。此例降压之西药一直未停，并未治愈，只能说有效而已。

例12：瘀阻经络

王某，女，55岁。

2002年11月26日初诊：素血压高，无明显症状，亦未服药。近二周左手麻，恐中风，故来诊。血压160/110mmHg。

脉弦寸劲，舌较暗。

证属：瘀阻经络。

法宜：活血通经息风。

方宗：身痛逐瘀汤。

桂枝10g	桃仁12g	红花12g	川芎8g	赤芍12g
当归12g	姜黄9g	地龙12g	桑枝18g	鸡血藤18g
水蛭9g	蜈蚣5条	怀牛膝10g		

12月31日二诊：上方加减，共服28剂，症除，脉弦滑，寸已平。血压125/85mmHg。上方继服10剂，停药。

【按】瘀血脉象无定，典型者脉涩。此例因舌暗诊为瘀血。瘀血阻络而肢麻，故法取活血通经。

瘀血何以血压高？乃瘀血阻遏，气不煦，血不濡，脉痉而弦，致血压升高。活血祛瘀，气血畅，气可煦，血可濡，经脉自然舒缓而不痉，血压自可降低，身痛亦随之而愈。此人全家20余年来皆找我看病，故知其血压一直平稳。

例13：气钝血滞

张某，男，72岁。

2006年7月28日诊：患高血压已20余年，靠降压药维持在140～150/90～100mmHg之间。因我在学校做报告时，曾讲过软脉胶囊的研究。其孙在我校上学，为其祖父购软脉胶囊，连续服用1年，降压药全停，两年来，血压稳定于120/80mmHg。今因空腹血糖10.4mmol/L，前来诊视，无任何自觉症状，血压120/80mmHg。脉滑数而实，舌略红绛，舌中苔少微黄。予清热化痰之剂治其血糖高。

【按】软脉胶囊，由薛生白三甲散化裁而来。三甲散原为吴又可所立，经薛生白增删，收入《湿热条辨》。原文曰："湿热证，七八日，口不渴，声不出，与饮食亦不却，默默不语，神识昏迷，进辛开凉泄，芳香逐秽，俱不效。此邪入厥阴，主客浑受，宜仿吴又可三甲散，醉地鳖虫、醋炒鳖甲、土炒穿山甲、生僵蚕、柴胡、桃仁泥等味。"

此阴阳交困，气钝血滞使然。

口不渴，声不出，默默不语，混然一派痴呆之象，妙在"不却"二字，真乃画龙点睛之笔。仿佛不知饥亦不知饱，不知香亦不知臭，只要喂就张口吃，饱亦吃，饥也吃，香亦吃，臭亦吃，呆痴之象，惟妙惟肖，跃然纸上。故吾以此法治动脉硬化及其并发症。因动脉硬化的主因是痰瘀互结，与此方旨颇合，用之临床，取得满意疗效，进而开发为新药，名之曰软脉胶囊，可逆转动脉硬化之病理改变。本案服软脉胶囊盈年，破滞破瘀，血脉畅通，终使20余年的高血压得以恢复正常。

例14：气血郁滞，热郁于内

任某，男，45岁。唐县人。

2007年4月6日初诊：高血压4年，服洛伐他汀、缬沙坦、硝苯地平。头晕，太阳穴处紧，寐差，心慌，无力。血压155/115mmHg。

脉沉滞而数，舌暗，面色暗红。

证属：气血郁滞。

法宜：行气活血，透达郁热，息风解痉。

方宗：升降散。

僵蚕15g	蝉蜕9g	姜黄12g	川楝子12g	连翘18g
栀子12g	丹皮12g	赤芍15g	水蛭10g	䗪虫12g
怀牛膝12g	地龙15g	钩藤18g	蜈蚣20条	全虫10g
大黄4g				

14剂，水煎服。嘱停服西药。

4月21日二诊：头尚紧，饭前饥时可心慌、汗出，食后缓解，他症已不著。脉弦滑，舌已红活苔白。血压125/90mmHg。上方加半夏12g、胆南星12g、天竺黄12g、竹茹8g。14剂，水煎服。

【按】脉沉滞、舌暗，乃气血郁滞；沉而数乃热郁于内。升降散透达郁热，更增川楝子行气，水蛭、䗪虫、赤芍、丹皮活血破瘀，连翘散热结，栀子清热，共同完成祛除壅塞、展布气机、透热外达之目的。气血瘀滞而热郁，化风上扰而头晕、心悸、寐差，佐以全蝎、蜈蚣、地龙、钩藤以息风。脉由沉滞转为弦滑，表明气机已畅，郁滞已解。弦主风，滑主痰，故于上方加涤痰之品，在停用西药后，血压反可降下来。若有追访，则更能说明问题。

例15：痰瘀化热生风

李某，男，73岁。

1991年6月15日初诊：自10年前诊为动脉硬化、冠心病、高血压。心左壁缺血，血压190/140mmHg，反复住院治疗，服7种治冠心病、高血压的西药。头晕、头痛、耳鸣、烦躁、失眠、胸闷、胸痛、痰多、嗳气、脘胀、便不爽。面唇皆暗红。嗜烟酒肥甘。

脉弦滑数实大搏指。舌暗红，苔黄腻。

证属：痰瘀搏结，化热生风。

法宜：清热涤痰，活血息风。

方宗：涤痰汤、礞石滚痰丸、镇肝熄风汤、血府逐瘀汤、黄连解毒汤数方相合。

陈皮 10g	半夏 12g	胆南星 12g	常山 7g	枳实 9g
石菖蒲 9g	瓜蒌 18g	皂角子 7g	炒莱菔子 12g	青礞石 12g
沉香 9g	黄芩 10g	黄连 10g	大黄 4g	桃仁 12g
红花 12g	赤芍 15g	蒲黄 12g	郁金 12g	生牡蛎 30g
代赭石 30g	旋覆花 18g	地龙 15g	天麻 15g	钩藤 15g
全蝎 10g	蜈蚣 30 条	怀牛膝 15g	茵陈 18g	

9 月 7 日二诊：上方加减共服 68 剂，头晕痛、胸闷痛、烦躁失眠、痰多嗳气皆减。血压 150/95mmHg。心电图大致正常。脉虽略缓，尚弦滑实大搏指，舌略暗红，苔薄黄。因熬药不便，改服散剂。西药已偶服。

上方加：

人工牛黄 2g	水牛角 30g	羚羊角 10g	水蛭 10g	蟅虫 10g
苏子 12g	葶苈子 15g	降香 10g	炙鳖甲 30g	海藻 30g
炮山甲 15g	青黛 2g	熊胆 2g	琥珀 2g	辰砂 2g
珍珠粉 3g				

10 剂为 1 料，共研细面，早晚各 1 匙。

1996 年 5 月 18 日三诊：上方加减，共断续服用 7 料，体检：心、肝、肾、肺皆正常，心电图正常，血压正常，颈颅多普勒未见斑块，眼底正常。平素自服决明子、山楂泡水代茶，亦曾服生大黄粉数月。西药已停。脉仍较弦滑实大。

【按】患者为离休高干，我为其诊治已 20 余年，对我颇为信赖，全家 20 余口，皆找我看病，所以对患者情况很了解。近年走路逐渐蹒跚，嗳气时作，或多痰，或尿频，或失眠，随时调理至今。今年已 89 岁，起居尚可自理。思维清楚，未查出重大疾病。

皆云老年病本虚标实，本案脉弦滑数实大搏指，一派实象，虽已年高，仍予清热化痰、活血息风，经数年继续治疗，脉始见稍缓，仍为实脉。可见这种实脉与动脉硬化相关，很难短期缓和下来。

脉诊虽纷纭繁杂，难于掌握，但关键在于脉之沉取有力无力。有力为实，无力为虚。《素问·调经论》云："百病之生，皆有虚实。"《景岳全书》云："千病万病不外虚实，治病之法无逾攻补。欲查虚实，无逾脉息。"又说"虚实之要，莫逃乎脉。"所以脉诊起着决定性作用。

《素问·至真要大论》曰："帝曰：脉从而病反者，其诊何为？岐伯曰：病至而从，按之不鼓，诸阳皆然。帝曰：诸阳之反，其脉何为？曰：脉至而从，按之鼓甚而盛也。"对这段经文，景岳阐述得很清楚。他说："脉至而从者，为阳证见阳脉，阴证见阴脉，是皆谓之从也。若阳证见阳脉，但按之不鼓，指下无力，则脉虽浮大，便非真阳之候，不可误为阳证，凡诸脉之似阳非阳者皆然也。或阴证虽见阴脉，但按之鼓甚而盛者，亦不得视为阴证。"这就明确指出，即使临床表现为一派阳证，浮取亦为浮大洪数的阳脉，但只要按之不鼓，指下无力，就是阴证、虚证。即使临床表现为一派阴证，脉亦见沉迟细涩等阴脉，但只要按之鼓甚，便是阳证、实证。《医宗金鉴》云："三因百病之脉，不论阴阳浮沉迟数，滑涩大小，凡有力皆为实，无力皆为虚。"《脉学辑要》云："以脉来有力为阳证，脉来无力为阴证。"《医家四要》云："浮沉迟数各有虚实，无力为虚，有力为实。"沉取有力无力，是脉诊的关键所在，只要分清虚实，治疗就不会出大格。但话又说回来，真正能分清虚实，却又非易事。典型的虚实好分，就依脉之沉取有力无力来断；但不典型的虚实，就难以遽断。虚实之所以难断，主要见于两种脉象。

一是邪气郁遏殊甚，而脉见沉、细、小、涩、迟者，甚至脉伏、脉厥，颇似虚脉、阴脉，但其中必有一种不肯宁静、奔冲激荡之感，此即为实。另一种是脉过于弦长实大搏指，反属正虚而真气外泄之候，不仅不是实脉，反倒是大虚之脉。这两种脉象，最易致惑，使虚实难辨，此时要结合神色舌症综合分析。如若仍然不清，就摸着石头过河，用试验疗法。少量多次服用，看看反应如何。仲景亦有此法，如209条，先用小承气，转矢气者，此有燥屎也，乃可下之。

此案，脉弦滑数实大搏指，诊为邪气亢盛，重剂连续祛邪。若其脉弦大搏指，已无和缓之象，则当滋肝肾，平肝潜阳息风。因脉贵和缓，无和缓之象乃肾气败，就不能重剂祛邪，反应该扶正顾护胃气。此等脉象，究竟是断为实耶，虚耶，殊难把握。

例16：痰瘀互结，化热生风

任某，女，63岁。

2004年3月15日初诊：患高血压五六年，服降压药（药名不详）血压维持在140～150/90～100mmHg之间，头晕，后头胀，手时麻，左颈至肩胀。

脉沉滑数有力。舌暗红，苔干。

证属：痰热夹瘀生风。

法宜：清热化痰，活血息风。

黄连 9g	黄芩 9g	半夏 12g	胆南星 10g	枳实 8g
石菖蒲 8g	竹茹 7g	瓜蒌 18g	赤芍 12g	茺蔚子 12g
川牛膝 10g	刺蒺藜 12g	生石决明 18g	夏枯草 18g	钩藤 15g
天麻 15g				

嘱停服降压药。

4月17日二诊：上方加桃仁12g、红花12g、地龙15g，共服28剂。症除，血压120/70mmHg。脉弦滑。舌略暗红，少苔。上方继服14剂，停药。

【按】脉沉滑数有力，乃痰热内盛，气机郁滞；头晕肢麻，乃痰热生风。因舌暗，故诊为痰热夹瘀，缘痰热气滞，血行泣而为瘀。予清热化痰、活血息风，在停降压药的情况下，血压恢复正常。

例17：痰饮停蓄，肝风内旋

陈某，女，54岁。无极县人。

2006年3月17日初诊：头晕物旋，呕吐痰涎，耳鸣耳堵，不能食，下利日四五次，约一月或两月发作一次，已有13年，屡作，于情志不遂时易作，平素寐差或整夜无眠，头晕，无力。经已断。血压高，服4种降压药（药名不详），血压维持在150/90mmHg。

脉沉缓滑，两关弦劲。舌淡苔滑。

证属：痰饮停蓄，肝风内旋。

法宜：涤痰蠲饮，平肝息风。

方宗：半夏白术天麻汤合泽泻汤。

| 天麻 15g | 钩藤 15g | 半夏 30g | 制南星 10g | 石菖蒲 9g |
| 枳实 9g | 陈皮 9g | 茯苓 15g | 白术 12g | 泽泻 30g |
| 桂枝 10g |

7剂，水煎服。嘱停西药。

3月24日二诊：眩晕、呕吐、下利均除，睡眠亦大有好转。耳尚鸣，耳堵已轻。血压130/80mmHg。脉转沉滞，关脉已平，舌尚淡。饮泛已除，肝风亦敛，然脉沉滞且舌淡，阳虚阴寒之象显露。予温阳健脾，补火生土，杜其痰饮之源。方取附子理中汤加减。

| 生晒参 12g | 白术 12g | 茯苓 15g | 泽泻 18g | 陈皮 8g |
| 半夏 18g | 炮姜 6g | 炮附子 12g | 肉桂 6g | 天麻 15g |
| 益智仁 9g |

4月7日三诊：上方共服14剂，症除，寐可，脉缓滑，舌可。血压120/80mmHg。上方继服10剂停药。

【按】脉缓滑，眩晕耳堵，呕吐痰涎，不食下利，屡屡发作，乃痰饮内蓄所作，状似西医之梅尼埃综合征，法当涤痰蠲饮，吾屡用泽泻汤治之，效彰。泽泻可用至30~60g。

两关脉弦且劲，乃肝风内旋。痰饮何以引动肝风？痰饮内泛，升降出入阻碍，肝失升发疏泄条达之性，此土侮木，肝中相火郁勃而发，上干清空而晕旋，夹胃气上逆而呕吐。其本在痰饮，故以涤痰蠲饮为主，以天麻、钩藤兼以息风。

不得寐者，乃痰饮阻遏，阴阳不交。半夏化痰蠲饮，交通阴阳，痰饮除而寐自安。《内经》半夏秫米汤治不寐，因"厥气客于五脏六腑，则卫气独卫其外，行于阳，不得入于阴……阴虚，故目不暝。"吾用半夏秫米汤治不寐，适于痰饮阻隔而阴阳不交者，半夏用量应大，可30~60g。

二诊脉转沉滞，乃虚象已显，故予附子理中汤，培本杜其生痰之源。兼半夏白术天麻汤及泽泻汤者，除其余邪。

例18：痰蕴化风

贾某，男，67岁。

2001年4月13日初诊：高血压近20年，脑梗两次（所服药名不清）。头晕，神识蒙昧，嗜睡，舌强言謇，腿沉如铅，如绳捆，脚抬不起，迈不开步，蹒跚前行，足麻，多痰涎，便干。血压 180/115mmHg。

脉弦硬而滑。舌绛，中有少许腻苔。

证属：痰蕴化风。

法宜：逐痰息风。

方宗：涤痰汤合礞石滚痰丸。

半夏 12g	胆南星 12g	橘红 10g	茯苓 15g	竹茹 8g
石菖蒲 10g	郁金 10g	枳实 10g	瓜蒌 30g	皂角子 8g
炒莱菔子 12g	苏子 10g	天麻 15g	钩藤 15g	

3 剂，水煎服。礞石滚痰丸 3 瓶，每服 6g，日 2 次。

4 月 16 日二诊：服第 2 剂时，下黏痰样物约半碗，再服再下，已泻痰 4 次。痰下后，觉舌转灵活，腿如绳解，喉间痰少，嗜睡亦少。血压 150/95mmHg。脉弦滑，仍较硬。继予上方。

4 月 23 日三诊：又连服 7 剂，每次都可下痰约半碗。随痰下，诸症皆减，神识较前清楚些，简单话语尚可正确反应，对刚过去的事记忆不清。舌已不觉强，说话较前清晰。腿已可抬起，小步前行，足已不麻。喉间痰已明显减少。每日约睡八九小时，白天可坐马扎在街上晒晒太阳。血压 140/90mmHg。脉弦滑，硬已减。上方加党参 12g，7 剂，水煎服。停用礞石滚痰丸。

【按】脉弦硬而滑实，乃痰实生风。回忆近十余年，吾用礞石滚痰丸逐痰近百例，真正下黏痰样物者不足 10 例，每次下半碗者仅二例，皆为卒中后遗症者。痰乃津液所化，下痰勿尽，连下一周即不敢再下。我掌握逐痰的使用指征是脉滑实而盛，属痰实证者。若脉已见敛，则邪势已挫，即停用。未尽之痰，继用涤痰汤类方除之。观《名医类案》及《续名医类案》中，常有吐痰、逐痰法，去痰几斗、几升者，现已罕用。对 3 例食道癌痰涎盛者用过吐痰法，未见吐痰涎几斗、几升者；下痰亦鲜有下大量痰涎者，或用不得法。"无限风光在险峰"，中医中的一些剧药、剧法，对一些疑难大病，确有突兀之疗效，但吾不敢用、不会用，未能很好继承，痛惜哉。

例 19：痰瘀化风

张某，男，29 岁。

2006 年 4 月 7 日初诊：血压波动在 140～160/90～100mmHg 之间，已半年余，服卡托普利、硝苯地平缓释片。头晕，项强，心中如饥，寐差，口干，咳嗽。

脉弦滑而拘。舌有瘀斑，薄白。

证属：痰瘀化风。

法宜：化痰活血，息风解痉。

方宗：半夏白术天麻汤。

| 橘红 9g | 半夏 10g | 茯苓 15g | 胆南星 10g | 石菖蒲 9g |
| 枳实 9g | 紫菀 12g | 远志 9g | 天麻 15g | 钩藤 15g |

全蝎 10g　　　　蜈蚣 10 条　　　　葛根 12g　　　　桃仁 12g　　　　红花 12g

嘱停西药。

5月9日二诊：上方共服 28 剂，尚有头昏、项强，心中如饥，他症除。血压 125/80mmHg。脉弦略拘，舌瘀斑见消。予疏风解痉。

葛根 15g　　　　僵蚕 12g　　　　蝉蜕 6g　　　　姜黄 15g　　　　川芎 8g

羌活 8g　　　　防风 8g　　　　蔓荆子 10g　　　　天麻 12g　　　　全蝎 10g

蜈蚣 10 条　　　　赤芍 12g

14 剂，水煎服。

【按】脉弦拘且滑，乃痰蕴化风；舌有瘀斑，知有夹瘀，故诊为痰瘀生风。宗半夏白术天麻汤合活血息风之品。

二诊虽症状缓解，且血压在停西药的情况下降至正常范围，然脉尚弦而拘，知肝风未靖，故仍予疏风解痉治之。肝风本当潜降，何以反用升散之风药，岂不煽动肝阳？若脉弦而劲者，为肝阳亢逆，自当平肝潜阳；若脉弦拘者，乃邪束之象，故加风药以散邪解痉。痉除，血脉舒缓，肝风自息。

例 20：痰蕴化风

李某，男，30 岁。

2004 年 9 月 3 日初诊：头晕、胸痛，于情绪波动及劳累后发作，现服丹参滴丸、鲁南欣康。血压 150/90mmHg，心电图大致正常。

脉弦滑兼劲，舌嫩红。

证属：痰蕴化风。

法宜：化痰息风。

方宗：半夏白术天麻汤。

半夏 12g　　　　天麻 15g　　　　白术 9g　　　　陈皮 9g　　　　茯苓 15g

胆南星 10g　　　　瓜蒌 18g　　　　石菖蒲 10g　　　　枳实 10g　　　　皂角子 7g

炒莱菔子 12g　　　　生蒲黄 12g　　　　僵蚕 12g　　　　全虫 10g　　　　蜈蚣 15 条

10 月 7 日二诊：上方共服 28 剂，并已停用丹参滴丸、鲁南欣康，现症已不著。脉弦滑略数，舌嫩红。血压 130/85mmHg。心电图大致正常。上方加黄芩 9g、夏枯草 18g，14 剂，水煎服。

【按】以脉弦滑兼劲，诊为痰蕴化风。风痰上扰而头晕，风痰阻塞于胸而胸痛。治宜涤痰息风，予半夏白术天麻汤主之。二诊脉现数象，故加黄芩、夏枯草以清之。

脉弦劲，是指弦但张力高，弦而搏指，乏柔缓之象，这是肝风亢盛的表现。见此脉，在治本的同时，余恒加息风解痉之品，常用者为僵蚕、蝉蜕、地龙、天麻、钩藤、蜈蚣、全蝎等，用量依劲象之张力大小而别。

例 21：痰蕴化风

曹某，男，22 岁。

2006 年 11 月 3 日初诊：血压不稳半年，波动在 140～170/100～120mmHg 之间。

头晕时痛，他无明显不适，未服降压药。

脉弦滑。舌淡红而裂，少苔。

证属：痰蕴化风。

法宜：化痰息风。

方宗：半夏白术天麻汤加减。

半夏 12g	天麻 15g	白术 10g	茯苓 15g	陈皮 10g
胆南星 9g	石菖蒲 9g	钩藤 15g	僵蚕 15g	全蝎 10g
蜈蚣 5 条				

11 月 17 日二诊：上方共服 14 剂。头晕轻，醒后头痛，他可。脉弦滑数，舌淡红而裂。血压 120/80mmHg。上方加黄连 9g、竹茹 7g、地龙 15g。

12 月 1 日三诊：上方共服 14 剂，已无不适。脉右弦，左弦缓兼细，舌如前。血压 120/80mmHg。

当归 12g	白芍 15g	炙黄芪 12g	山茱萸 15g	僵蚕 12g
蝉蜕 7g	天麻 15g	钩藤 12g	全蝎 10g	蜈蚣 5 条

10 剂，水煎服，停药。

【按】初诊因脉弦滑，故诊为痰蕴生风，予半夏白术天麻汤。二诊脉已见数，热象已显，故上方加黄连、竹茹、地龙，清热解痉息风。三诊脉尚弦，风未静，左兼缓细，已露虚象，故改当归、白芍、山茱萸益肝体，黄芪益肝气，天麻、钩藤等息风。因血压较平稳，故继服 10 剂停药。

例 22：痰热壅盛化风

张某，女，59 岁。河南新乡人。

2007 年 3 月 23 日初诊：高血压四五年，二年前脑梗一次，基本恢复。现服鲁南欣康、尼福达、络德等，血压维持在 170/95mmHg 左右。胸痛约 10 年，牵引背痛，行走 10 米即痛，曾仆倒二次，头昏耳鸣，心慌气短，憋气咳嗽，大便干结，他尚可，心电图大致正常。

脉沉滑数实大。舌稍红，苔白厚而糙。

证属：痰热壅盛化风。

法宜：涤痰清热息风。

方宗：黄连温胆汤加减。

黄连 10g	黄芩 10g	连翘 15g	半夏 12g	胆南星 10g
天竺黄 12g	瓜蒌 30g	郁金 10g	石菖蒲 10g	枳实 10g
竹茹 8g	皂角子 7g	炒莱菔子 10g	蜈蚣 10 条	地龙 15g
人工牛黄 3g（分冲）				

14 剂，水煎服。另：紫金锭 3 盒，每服 2 粒，日 2 次。嘱停降压药。

5 月 11 日二诊：上方共服 45 剂，因停降压药感头晕，又服络德 1 片 / 日，他药皆停。头晕、胸痛、胸闷已减，手已不紫，已可走 1 千米多。尚感心慌，气短，太息，近 20 日小腹痛，便不干。脉沉滑缓，舌可。上方加葶苈子 15g、生蒲黄 12g、丹参 18g。

6月1日三诊：上方共服 20 剂，胸痛、头晕、咳嗽、气短均已除，只于昨日赶车来石家庄时微觉心慌、气短，偶腹部隐痛，可走两三千米。络德已停，血压 140/80mmHg。脉缓滑，舌可。

黄连 9g	陈皮 9g	半夏 10g	茯苓 15g	胆南星 9g
石菖蒲 9g	枳实 8g	蒲黄 9g	丹参 18g	党参 12g
全虫 10g	蜈蚣 10 条			

14 剂，水煎服。

【按】脉滑数实大，乃痰热壅盛。头晕、耳鸣、昏仆，乃痰热化风；胸痛、憋气等，乃痰热痹阻于胸，故予清热涤痰息风。痰盛者，常加苏子、白芥子、莱菔子、皂角子等，增其涤痰之力。三诊治法，大同小异，始终以清热涤痰为治。迭经两个月的连续服药，脉象逐渐缓和下来，痰热渐去。

例 23：痰热蕴结，气滞不舒

周某，女，43 岁。

2007 年 1 月 22 日初诊：高血压二年余，达 180/120mmHg，服吲达帕胺、美托洛尔，血压控制在 160/90mmHg 左右。今日测 166/98mmHg。平素觉头晕头痛，心慌胸闷，心烦易怒，腰酸无力，可上五楼。心电图正常。

脉沉弦滑数，舌尚可。

证属：痰热蕴结，气滞不舒。

法宜：清热涤痰，疏达气机。

方宗：黄连温胆汤。

陈皮 9g	半夏 10g	胆南星 9g	枳实 9g	石菖蒲 9g
天竺黄 12g	瓜蒌 15g	竹茹 7g	薤白 12g	夏枯草 18g
怀牛膝 12g	黄连 10g	天麻 15g	全虫 10g	蜈蚣 15 条

14 剂，水煎服。嘱西药减半。

2月5日二诊：药后尚可，头晕痛、心慌胸闷已不著，血压 130/80mmHg。上方继服 14 剂，嘱西药全停。

2月19日三诊：已无不适，血压 125/80mmHg，脉缓滑，舌可。上方继服 14 剂。停药观察，未再来诊。

【按】脉沉弦主气滞，滑数主痰热，故诊为痰热蕴结，气滞不舒。痰热生风而头晕痛，内扰于心而心悸心烦，闭阻气机而胸闷。其血压高，亦因痰热生风所致。依此病机，诸症可得到合理解释，故辨证无疑。据病机而立法，宜清热涤痰，疏达气机，佐以息风。方选黄连温胆汤加天麻、全虫、蜈蚣等息风之品。服药一月且停西药，血压恢复正常。惜未再诊，不知血压能否保持稳定。

我曾于《脉学心悟》一书中提出脉诊在疾病诊断中起决定性作用，若以数字来算，其权重占 50％～90％。从本案及上述各案中，基本都体现了这一精神，医者当重视脉诊。

例 24：痰郁生风

葛某，女，46 岁。

2006 年 7 月 11 日初诊：患高血压 2 年，每日服尼群地平 3 粒，现休息不好时头晕，下肢肿（＋），其他可。即刻血压 150/110mmHg。

脉弦滑，舌可。

证属：痰郁生风。

法宜：涤痰息风。

方宗：半夏白术天麻汤。

半夏 12g	天麻 15g	陈皮 9g	白术 10g	茯苓 15g
胆南星 9g	石菖蒲 9g	枳实 9g	天竺黄 12g	钩藤 15g
僵蚕 12g	泽泻 15g	全虫 10g	蜈蚣 10 条	

嘱停西药。

8 月 22 日二诊：自服中药之日起，西药即全停。上方共服 32 剂，已无不适，下肢肿消，脉缓滑，舌可。血压 120/85mmHg。上方又服 28 剂，服完停药。近日询知，血压正常。

【按】 脉弦滑，滑主痰，弦主风，故诊为痰瘀化风，予半夏白术天麻汤加减，涤痰息风而效，幸喜 1 年来，在停西药后，血压仍保持正常，且无不适。此人乃吾同事之女，故知近况。

例 25：痰热化风

王某，女，66 岁。

2006 年 3 月 6 日初诊：高血压 3 年，血压 160～170/90～100mmHg，头晕头痛，胸痛背痛，心悸，下肢憋胀疼痛，腰髋酸痛，多梦，咽干。即刻血压 145/95mmHg。血糖 8.4mmol/L，心电图：室性早搏。现服硝苯地平、异山梨酯、降糖药等。

脉沉弦滑数。舌嫩红，苔白少。

证属：痰热化风，气郁不舒。

法宜：清热化痰，息风解郁。

方宗：小陷胸汤合升降散。

黄连 10g	半夏 10g	瓜蒌 18g	枳实 8g	僵蚕 12g
蝉蜕 6g	姜黄 10g	丹参 18g		

嘱除降糖药外，其他西药全停。

5 月 15 日二诊：上方加胆南星 10g、天麻 15g、全蝎 10g、蜈蚣 10 条。咽尚干，目涩，他症已不著。血压 110/70mmHg。脉弦滑，舌可。上方继服 14 剂后，停药观察。

【按】 脉沉弦滑数，弦主风，滑主痰，数主热，沉主气，故诊为痰热生风，气机郁滞。痰热夹风上扰，则头晕头痛；扰于心而心悸、胸背痛；窜于经络则肢痛胀、腰髋酸。故予清化痰热，息风解郁。历经近3个月的治疗，在停降压药的情况下，血压得以平稳。

痰热何以生风？概经脉之舒缓，必气以煦之，血以濡之。若气或血虚，失于温煦濡养，经脉必拘挛而弦为风，此为虚肝风；若因邪阻，气机不畅，气血不能温养经脉，亦可脉拘弦而为风，此属实肝风。本案脉实，故为实肝风。

例26：气滞热郁化风

孟某，男，42岁。

2006年9月8日初诊：高血压1年，服氨氯地平等降压药，控制在140～150/100～110mmHg左右，即刻测140/110mmHg。头懵面胀，目花，胸闷，右臂时麻，足冷，晨起恶心，大便溏，日3次。

脉沉弦滞而数，舌暗红苔白少。

证属：气滞热郁化风。

法宜：宣透郁热，息风。

方宗：升降散。

僵蚕 15g	蝉蜕 9g	姜黄 12g	栀子 12g	连翘 15g
赤芍 12g	葛根 15g	桑叶 10g	菊花 8g	苦丁茶 8g
薄荷 5g	全蝎 10g	蜈蚣 10条	钩藤 15g	地龙 15g

7剂，水煎服，嘱停西药。

9月15日二诊：症减，血压130/90mmHg，脉转沉滑数，舌同上。上方加胆南星10g、竹茹8g、天竺黄12g、黄连8g。

10月14日三诊：上方共服28剂，已无任何不适，血压130/90mmHg。脉滑略数，舌略暗红。上方继服14剂。

【按】沉弦而滞，乃气机郁结；沉而数，乃火热内郁。郁火上攻而头懵胸痛，阳郁不达而足冷。便溏日3次，因脉为火郁，故此便溏不以脾虚看，乃郁火下迫使然。"火郁发之"，即祛除壅塞，展布气机，透热外达。方取升降散合栀子、连翘、桑叶、薄荷、葛根等，皆为透热而设。蜈蚣、全蝎、地龙、钩藤等息风解痉。在停降压药后，仍获效。

例27：肝经郁火化风

赵某，女，69岁。

2004年9月17日初诊：血压高已六七年。头晕，恶心，视物模糊，急躁，小腹凉，四肢凉，转筋，食、眠、便可。服硝苯地平、异山梨酯、复方降压片、罗布麻，皆每日3粒。血压控制在140/70mmHg。

脉沉弦躁数，舌红苔少。

证属：肝经郁火化风。

法宜：清透肝经郁火。

方宗：升降散合四逆散。

僵蚕 12g	蝉蜕 6g	姜黄 12g	大黄 4g	连翘 15g
栀子 9g	丹皮 12g	柴胡 7g	枳实 8g	白芍 10g
炙甘草 6g	钩藤 15g	天麻 15g		

嘱停西药。

2004 年 10 月 18 日二诊：上方加减，共服 28 剂，症已不著。血压 135/70mmHg。脉弦滑数，躁数之象已除。舌尚可。

证属：风痰。

法宜：清热化痰息风。

方宗：天麻钩藤饮合黄连温胆汤。

天麻 15g	钩藤 15g	生石决明 30g	黄芩 9g	栀子 10g
川牛膝 12g	瓜蒌 18g	胆南星 12g	竹茹 7g	天竺黄 12g
枳实 8g	石菖蒲 8g	僵蚕 12g	桑叶 9g	菊花 7g
水红花子 12g				

14 剂，水煎服。

【按】沉弦，是肝气郁结；躁数是火郁于内，故本案诊为肝经郁火。郁火上攻而头晕、视物模糊，肝火犯胃而恶心，扰心而急躁，走窜于筋而转筋，火郁于内而腹凉、肢冷。诸症皆可以肝火而得到合理解释，则肝经郁火之诊断无疑。方予升降散透达郁热，四逆散疏达肝郁，佐以天麻、钩藤息风解痉。在停降压药的情况下，血压并未反弹。

二诊脉已不沉，示气机已畅；脉转弦滑数，滑数为痰热，弦主风。痰热何来？缘热郁于内，可烁液成痰，痰热而生风，故二诊改清热涤痰息风。

脉未和缓，自行中止治疗，虽有感轻，恐难巩固。息风解痉药中未用全蝎、蜈蚣，非不当用，而是虑其经济负担。

例 28：肝热生风

杜某，女，43 岁。

2005 年 4 月 29 日初诊：患高血压近两年，靠降压药维持在 150/90mmHg。头晕，心悸，心急，腰痛，两臂麻，腿憋胀，寐差。

脉弦数，舌红苔薄黄。

证属：肝热生风。

法宜：清热平肝息风。

方宗：镇肝熄风汤。

生石决明 30g	怀牛膝 15g	龙胆草 5g	栀子 9g	丹皮 10g
生地 15g	白芍 15g	天麻 15g	夏枯草 18g	何首乌 15g
桑叶 9g	夜交藤 18g	钩藤 15g		

7 剂，水煎服。嘱停降压药

6 月 3 日二诊：上方加生龙骨 30g、生牡蛎 30g、龟板 18g、山茱萸 18g，共服 21

剂，尚头晕，他症减。脉弦数。血压 140/90mmHg。继予上方 14 剂。

2007 年 1 月 8 日三诊：因病情好转，血压稳定，熬药麻烦，故停药。近因繁忙，又头晕，心慌，焦急，懊侬，臂麻，腰痛，寐差。脉弦且劲，舌红少苔。血压 170/90mmHg，未服降压药。

证属：肝肾阴虚，肝风陡张。

法宜：滋水涵木，平肝息风。

方宗：三甲复脉汤。

生龙骨 30g	生牡蛎 30g	炙鳖甲 18g	败龟板 18g	磁石 18g
怀牛膝 18g	赤芍 15g	白芍 18g	生地 15g	熟地 15g
山茱萸 15g	丹皮 12g	天麻 15g	僵蚕 15g	地龙 15g
全虫 12g	蜈蚣 20 条	刺蒺藜 15g		

1 月 29 日四诊：上方共服 14 剂，曾因感冒咳嗽，加黄芩 10g、前胡 10g。头晕已轻，下午脸胀，口干，他可。脉弦滑，舌偏红，苔薄黄腻。血压 120/80mmHg。上方加茵陈 18g、滑石 15g，14 剂，水煎服，后未再诊。

【按】晕眩且脉弦数，故诊为肝热生风。肝风上扰而头晕、血压高；肝风走窜经脉而臂麻、腿胀，故予清热平肝息风。虽症减，然脉尚弦数，肝风未靖，自行停药，故一年后又反复。

隔年再诊，脉弦且劲，劲乃风象，肝风较前为重，故重用潜降息风之品。药后虽又减，但毕竟脉尚弦，恐日后再发。

西医判断高血压的疗效标准，主要依血压为据。而中医判断高血压的疗效亦有中医独特的标准。中医的标准是靠脉舌神色症综合判断，其中尤以脉为重。脉贵和缓，和缓是有胃气、有神、有根的反映，是阴阳调和的结果。所以，脉是否已然和缓，是中医判断病情转归预后的重要标志。仲景于《伤寒论》开篇即云："脉静者为不传。"脉静即脉和缓也。当然，现代毕竟不同于古代，努力借鉴西医的知识，对中医大有裨益。所以高血压病，亦必测血压，进而分辨是原发还是继发，继发原因是什么，高血压程度属哪期等，对中医认识疾病，判断疾病程度、转归、预后、疗效都大有裨益。这不是学术异化，而是与时俱进，尽量汲取一切现代科学知识来丰富、发展中医。但吾在治疗时，仍严格按中医的辨证论治体系来辨证、立法、处方，决不以西医理论来指导用中药，毕竟中医有中医的理论体系，抛开这一理论体系，充其量剩下一些药物及偏方、验方，严格来说，所剩的药物也不再是中药，脱离中医理论指导的药物，只能称自然药物，中医则荡然无存矣。

切莫轻视中医理论，它确实博大精深。张伯礼院士曾言："中医的优势在于中医理论"，此言确为卓识，我深表赞同。

例 29：肝阳化风

任某，男，52 岁。

1976 年 10 月 7 日初诊：患高血压 10 余年，血压在 180~210/100~120mmHg。头

昏脑涨，烦躁易怒，口苦耳鸣，心悸腿软，面色紫红。

脉弦数有力。舌暗红，苔少。

证属：肝阳化风。

法宜：平肝息风。

蜈蚣 40 条　　全蝎 10g　　僵蚕 12g　　生黄芪 15g　　乳香 8g

怀牛膝 15g　　龙胆草 9g　　丹皮 12g　　赤芍 12g　　白芍 15g

生石决明 30g　女贞子 15g　旱莲草 15g

3 剂后，蜈蚣增至 60 条，再 4 剂，症除。血压 140/86mmHg。后予六味地黄丸连服 3 个月，以巩固疗效。至 1979 年底，血压一直正常。

【按】用蜈蚣治高血压，学之于余冠吾先生治吾母一案。临床近五十年来屡用，确有较好的息风功效。用治实肝风，用量应大，一般在 20 ~ 60 条之间，曾最大用过 80 条，余伯龄先生曾用数百条。若用治虚肝风，量宜小，二三条足矣。

《本草纲目》谓蜈蚣治"小儿惊痫，抽搐脐风"。《医学衷中参西录》曰："蜈蚣之走窜之力最速，内而脏腑，外而经络，凡气血凝聚之处，皆能开之……其性尤善搜风，内治肝风萌动，癫痫眩晕，抽掣瘰疬，小儿脐风；外治经络中风，口眼歪斜，手足麻木。"张氏所论诚是。

关于蜈蚣毒性问题，我临床屡用，最多 1 剂 80 条，从未见毒性反应。1973 年我以 10 条蜈蚣为粉，一次吞服，除有草腥味外，别无不适，服后头脑清爽，仿佛睡了一大觉般。正如张锡纯所云："其性原无大毒。"

关于用法问题，皆以蜈蚣全虫入药，不去头足，不炒不炙，生者为佳。张锡纯先生曰："愚凡用蜈蚣治病，必用全蜈蚣也。"

例 30：气分热盛，气阴已伤

赵某，男，34 岁。

2006 年 2 月 21 日初诊：血压高、血糖高已 4 年。血糖空腹 8.4mmol/L，尿糖（++）~（+++）。血压 180/110mmHg，现服降压药控制在 145/90mmHg。头昏沉，耳鸣。饿时心慌无力，颤抖出汗，小腿酸软。现服二甲双胍、拜糖平、依那普利、硝苯地平。

脉滑数略大兼濡。舌嫩红，苔白少。

证属：气分热盛，气阴已伤。

法宜：清热养阴益气。

方宗：竹叶石膏汤。

麦冬 12g　　西洋参 15g　　石膏 18g　　知母 6g　　天花粉 15g

半夏 10g

嘱停西药。

4 月 4 日二诊：上方加减，共服 56 剂。头欠爽，午后觉头热、耳热，他症已不著。血压 130/90mmHg，血糖空腹 7.4mmol/L。

脉沉弦细小，舌可苔薄白。

证属：阴虚阳气浮动。

法宜：滋阴潜阳。

方宗：三甲复脉汤。

生龙骨 18g	生牡蛎 18g	炙鳖甲 18g	败龟板 18g	怀牛膝 10g
白芍 15g	干地黄 12g	山茱萸 15g	丹皮 10g	地龙 12g
西洋参 15g	天花粉 12g			

5月16日三诊：上方共服28剂，头已不热，尚略头痛，腿无力，下午烧心、便溏。血糖9mmol/L，嘱再服二甲双胍、拜糖平。血压130/85mmHg。

脉沉弦小无力。舌淡暗苔灰。

证属：气虚阳升不及。

法宜：益气升清。

方宗：升阳益胃汤。

党参 12g	生黄芪 12g	白术 10g	茯苓 12g	升麻 5g
柴胡 8g	羌活 8g	防风 8g	白芍 9g	川芎 7g
泽泻 12g	半夏 10g			

6月17日四诊：上方共服28剂，症除，脉缓滑。血压125/80mmHg，停药观察。

【按】案凡三变，皆据脉而变。

一诊脉滑数略大，乃气分热盛；兼濡且舌嫩红，乃气阴不足，故选竹叶石膏汤清热兼益气养阴。

二诊脉转沉弦细小，且症见头热、耳热。细小，乃阴气不足，脉弦而头耳热，乃阳气升动之兆，故方改三甲复脉汤养阴潜阳。血压尚可，血糖复升，故仍加服西药控制血糖。

三诊脉转弦小无力，乃气虚之象，故改益气升阳。前后历4个月的治疗，血压尚平稳，症除脉缓，故停药观察。

中医的特点之一是恒动观，病情不断变化，治则方药亦应随之而变。变与不变，脉诊无疑是重要依据，此案即如此。

例31：热入血室

曾某，女，40岁。宁晋县人。

2006年5月22日初诊：自1996年患肾盂肾炎，现每天无间歇头痛，精力不济，睡不解乏，食后易饥，膝软，易感冒。今年每于行经则寒热往来，经色暗，量少，有血块，小腹腔硬结，出现幻听幻觉。小便正常，下利日数次。现经行第3日，将净。血压185/100mmHg。服复方降压片。

脉沉涩弦小，舌可。

证属：热入血室，瘀热郁阻，枢机不利。

法宜：和解少阳，疏解枢机，提取下陷之热邪，佐以活血。

方宗：小柴胡汤。

| 柴胡 12g | 黄芩 10g | 半夏 9g | 党参 12g | 生姜 5 片 |
| 大枣 5 枚 | 茜草 15g | 红花 12g | 青蒿 18g | |

水煎服，4 剂，日 3 服。嘱停西药。

6 月 5 日二诊：头尚痛，他症减。脉沉涩滞，舌可。血压 145/85mmHg。上方加蜈蚣 6 条、全虫 10g、僵蚕 12g、天麻 15g、刺蒺藜 12g、土虫 10g。

6 月 26 日三诊：上方共服 14 剂。头痛已轻，白天日晒时尚痛。左耳鸣 1 年半，静时鸣。腰痛，夜卧喘憋胀，有时转筋。现正行经第 2 日，未见寒热、幻觉，小腹未硬但痛。脉小弦拘，按之减，舌可。血压 140/90mmHg。

因脉属阴脉，阳气不得发越，故改温阳益气息风。黄芪桂枝五物汤加减。

生黄芪 12g	桂枝 12g	白芍 12g	炙甘草 8g	大枣 6 枚
干姜 5g	吴茱萸 6g	蜈蚣 6 条	全虫 10g	天麻 15g
木瓜 15g				

7 剂，水煎服。

后未再诊。

【按】经水适来适断，血室乍虚，适感外邪，邪热乘虚下陷血室，热与血结，小腹硬结；瘀热邪阻，气机不畅，枢机不利而寒热往来；瘀热上扰于心而幻觉，如见鬼状。主以小柴胡汤，疏达枢机，提取下陷之热邪，亦为逆流挽舟之法。加红花、茜草以化瘀，青蒿透其阴分之邪。药后血压在停降压药后不仅未升，反有下降，概因枢机畅达，气血通利，血压可降。疏达枢机，当亦为治高血压之一法，惜未再诊，不知远期疗效如何。

二、正虚

例 32：脾虚湿阻

王某，女，50 岁。鹿泉县人。

2006 年 4 月 7 日初诊：下肢肿（++），头脸亦肿，下午重，已半年多。头昏沉，身困重，时心悸，便溏，日 3 次，白带多。心彩超：左心大，二尖瓣及主动脉瓣关闭不全。心电图大致正常。尿检（−）。血压 130～150/90mmHg。现服美托洛尔、卡托普利。即刻血压 145/95mmHg。

脉沉缓滑，舌可苔白。

证属：脾虚湿阻。

法宜：健脾温阳利水。

方宜：苈甘汤合实脾饮。

麻黄 7g	杏仁 10g	薏苡仁 10g	桂枝 12g	茯苓皮 30g
白术 12g	木瓜 12g	大腹皮 12g	草豆蔻 7g	泽泻 15g
炮附子 12g	干姜 6g			

嘱停西药。

7月21日二诊：上方加减，共服98剂，症除，脉缓滑，舌可。血压125/70mmHg，停药观察。

【按】虚水停，阳气不布，清阳不升而头沉，清阳不实四肢而身困肢肿；水湿下注而为带、利。血压高，亦可因水饮而作，苓桂术甘剂等化饮诸方皆可为法。此仲景已有明训。

上案因水淫肌肤，头面及下肢均肿，用麻杏苡甘汤，发越阳气而利水湿。久用麻黄宁不伤其阳乎？因未用辅汗三法，麻、桂并不发汗，且合以附子、干姜，不虑其伤阳。

例33：脾肾虚寒，寒热错杂

黑某，女，60岁。

2006年10月16日初诊：患高血压、肾盂肾炎、浅表性胃炎、阵发性室上速。服多种药物。现脘腹胀痛，背部发紧，嗳气，不欲食，头晕轰鸣，目胀，时冒黑星，心慌、气短，精力不济，小腹及腰下坠，大便干结，溲频余沥。血压160/95mmHg，尿检：潜血（++），红细胞2~3个。

脉弦细缓无力。舌嫩红齿痕，苔少。

证属：脾肾虚寒，寒热错杂。

法宜：温补脾肾，调其寒热。

方宗：半夏泻心汤。

半夏12g	党参12g	黄连7g	干姜6g	吴茱萸6g
炮附子10g	柴胡8g	生黄芪12g	炙甘草6g	生姜6片
肉苁蓉18g				

嘱停所有西药。

12月4日二诊：上方共服49剂，后14剂加全蝎10g、蜈蚣10条、天麻15g。胃部偶感不适，难以名状，食尚差。他可，血压130/85mmHg，尿潜血（±），红细胞偶见。

【按】细无力，乃少阴脉；缓而无力，乃太阴虚寒之脉；弦而无力，乃厥阴之脉，三阴经皆为虚寒。诸不足者，取之于中，故以半夏泻心汤治中为主。干姜温脾，吴茱萸温肝，附子温肾，三阴兼顾。

何以诊为寒热错杂？视其脉舌症，并无热征，何以用黄连？乃因脘痞也。阴阳相交谓之泰，阴阳不交谓之痞，阴阳不交，乃寒热错杂，故中焦痞塞不通。

何以阴阳不交？上为阳，下为阴，脾土居中，斡旋一身之气机。脾虚，则斡旋不及，升降失司，阴阳不得相交，阴积于下而为寒，阳蓄于上而为热，致成寒热错杂、阴阳不交而为痞。典型半夏泻心汤证，当为湿热蕴阻中焦，脉见濡数，舌苔白腻而黄。热为阳邪，湿为阴邪，致寒热错杂。党参、草、枣健中，干姜、黄连调其寒热，半夏燥湿且交通阴阳。本案以寒为主，并无热象可征，故以温阳为主；但毕竟已成痞，且积阴之下必有伏阳，故稍加黄连以清热，成辛开苦降之剂。

脾肾虚寒与高血压何涉？阳虚者，必阴寒内盛。虽为虚寒，亦主凝泣收引，血脉拘而为弦，血压乃高。温阳健脾，阳复阴霾散，诸症得缓，血压亦随之而降。方中加肉苁蓉者，取济川煎之法，温肾益精血以治便难。后又加全蝎蜈蚣者，取其解痉息风之功。

例 34：阳气弱，虚风动

董某，男，44 岁。

2006 年 6 月 19 日初诊：血压高已半年，服卡托普利。头晕，阵发性胸痛，气短，汗多，吸入之气觉凉，恶心欲吐，左上肢麻。即刻血压 140/110mmHg，心电图大致正常。

脉弦无力，舌可。

证属：阳气弱，虚风动。

法宜：益气温阳，佐以息风。

生黄芪 60g	炮附子 15g	白术 10g	党参 15g	茯苓 15g
桂枝 12g	炙甘草 7g	当归 15g	蜈蚣 10 条	全蝎 10g

嘱停西药。

7 月 3 日二诊：上方共服 14 剂，胸痛减，凉气少未已，头昏胀，目胀，晨起恶心，恶心时食道痛。脉仍弦无力，舌可。上方改生黄芪 120g、炮附子 30g。

9 月 8 日三诊：上方加山茱萸 30g，共服 63 剂。头晕、胸痛、汗多、肢麻均除，近 1 周入夜身躁热，黎明则退。溲断续无力。脉沉弦拘按之减，舌嫩红苔薄白。血压120/90mmHg。上方加肉桂 6g、山茱萸 30g、生龙骨 30g、生牡蛎 30g。

14 剂，水煎服。

【按】弦无力，乃阳气馁弱，经脉失于温煦而拘为弦，故诊为阳虚气弱，肝风萌动。阳气虚，清阳不达于颠，虚风窃踞阳位故头晕；蔽塞于清旷之野而胸痛、气短；津液失于固护而汗多；窜于经络而肢麻；阳虚胃寒而上逆，致恶心欲吐；温煦不及，吸入之气亦觉凉。诸症皆可用阳气虚弱解之，诊断当无疑虑，故放胆益气温阳，佐以解痉息风。累计共服 70 剂，生黄芪加至 120g，附子加至 30g。虑大剂益气温阳，易致虚阳浮动，故后又加山茱萸 30g。

三诊时，症状及血压均有改善，但虚阳已动，致入夜身躁热。何以躁热？或虑其温补太过，致阳亢而热；或虑其阴虚不能制阳，阳浮而热。余据其脉弦无力，乃属阳气虚馁而热。阳虚者，阴寒本盛，入夜，乃阴盛之时，阴盛之疾，又得时令之助，阴气益盛，阳气不得下归宅窟，故尔入夜身躁热。黎明阳气升，阴气退，阳气得以下潜水中，故黎明躁热退。故仍予益气温阳，更加肉桂引火归原，加山茱萸、龙骨、牡蛎，敛摄浮阳。

例 35：虚寒脉痉

何某，女，44 岁。

2006 年 4 月 25 日初诊：患高血压半年，血压在 140～150/90～100mmHg 之间，

现服施慧达半片/日，博苏1粒/日，已两个月，血压控制在正常范围。现唯觉乏力，他无不适。即刻血压115/75mmHg。

脉沉拘滞按之减，舌尚可。

证属：虚寒脉痉。

法宜：益气温阳，息风解痉。

| 生黄芪 40g | 炮附子 10g | 蜈蚣 20 条 | 全虫 10g | 僵蚕 12g |
| 地龙 15g | 蝉蜕 9g | 防风 8g | 刺蒺藜 12g | 蔓荆子 10g |

7 剂，水煎服。嘱停降压药。

5月30日二诊：上方改为黄芪60g、炮附子20g，共服28剂。无任何不适。脉缓，血压110/80mmHg。上方再予10剂。服完后停药观察。

7月25日三诊：近来血压本已正常，然于7月22日下午，饮啤酒2瓶，感头晕痛欲吐、心慌，步履如醉，血压升至204/110mmHg，急诊入院，输甘露醇1日缓解。现尚觉头大。

脉弦细而劲，按之减，舌可。

证属：气虚，肝风内旋。

法宜：宜气升托，息风解痉。

生黄芪 60g	蜈蚣 20 条	全虫 12g	地龙 15g	僵蚕 15g
蝉蜕 10g	刺蒺藜 15g	蔓荆子 12g	干地黄 5g	赤芍 12g
白芍 12g				

10月13日四诊：服上方17剂，已隔1个半月，血压稳定于110/80mmHg，自行停药。经将行，血压波动，于上午时头欠爽，寐差。血压125/80mmHg。

脉弦细稍劲，舌可。

证属：肝肾不足，肝风内动。

法宜：滋肝肾，平肝息风。

方宗：三甲复脉汤。

生龙骨 18g	生牡蛎 18g	炙鳖甲 18g	败龟板 18g	白芍 18g
干地黄 15g	山茱萸 15g	僵蚕 15g	地龙 15g	全虫 10g
蜈蚣 20 条	刺蒺藜 15g	夜交藤 30g		

14 剂，水煎服，已停药。知至今血压正常。

【按】脉沉拘滞按之减，故诊为虚寒。阳虚阴寒内盛而脉拘，按之减乃阳气虚馁。同一沉而拘滞之脉，若按之有力者，余即断为寒邪凝痹，不论寒邪在里或在表，皆予发汗散寒，待寒解后，再依其脉症变化而变。若拘滞按之无力者，即断为阳气虚衰，法宜温阳益气以解寒凝，因属虚寒证，故不可再汗。若确为阳虚而又有客寒袭表或犯内者，其脉当弦紧按之减，此时可温阳散寒。本案脉沉拘滞，并无客寒所致之脉紧，故予温阳益气，未予辛温发汗。

本案以附子温阳，重用生黄芪益气升阳，且托举息风之品，上达颠顶，息风解痉。

虽停降压药，血压一直控制在正常范围。

饮酒助其风阳，致血压陡升，待输甘露醇缓解后，脉转弦细而劲，按之减。细为阴虚，弦劲乃肝风内旋；然按之减，乃气虚，故予益气养阴息风。

经前血压波动，脉沉弦细稍劲，按之不觉无力，知为阴虚而肝风内旋，故方改为三甲复脉汤加息风之品。因此人系吾友之女，偶亦相见，知血压至今正常。

余仿余冠吾先生治高血压法，以大量黄芪治高血压。后来逐渐知道，确为气虚者，黄芪确能息大风，配蜈蚣治高血压，确有卓效。进一步认识到，学习他人经验，必须在辨证基础上应用，不能囫囵吞枣，不别虚实，全盘照搬。

例 36：风寒外

王某，女，20 岁。本校学生。

2002 年 12 月 24 日初诊：自今年 4 月献血时，发现血压高，145/95mmHg。未服药，现身酸痛，头痛胀晕，两太阳穴胀重，头痛已十多年，服脑宁片可缓解。月经 40天 1 行。即刻血压 150/90mmHg。

脉弦细拘紧而劲。舌较暗红，苔白。

证属：风寒外束。

法宜：疏风散寒。

方宗：九味羌活汤。

羌活 9g	独活 9g	防风 10g	苍术 10g	细辛 5g
白芷 9g	川芎 8g	黄芩 9g	干地黄 12g	炙甘草 6g
麻黄 5g	僵蚕 12g	蝉蜕 6g	葛根 12g	

3 剂，水煎服。

12 月 27 日二诊：药后未汗，脉症如上。上方加桂枝 9g、生姜 6 片。3 剂，水煎服。嘱 2 小时服 1 煎，啜粥温覆取汗。得汗后，余药改日 1 剂。

12 月 31 日三诊：服药 1 剂得汗，头晕痛、身酸痛减轻。血压 135/90mmHg。

脉弦细稍劲，舌稍红，苔白少。

证属：肝肾阴虚，阳亢化风。

法宜：滋水涵木，平肝息风。

方宗：三甲复脉汤。

生地 12g	熟地 12g	山茱萸 12g	白芍 15g	怀牛膝 10g
丹皮 10g	五味子 5g	生龙骨 10g	生牡蛎 10g	生石决明 18g
炙鳖甲 18g	败龟板 18g	刺蒺藜 12g	钩藤 15g	僵蚕 12g
蝉蜕 7g	地龙 15g	全蝎 10g	蜈蚣 5 条	夏枯草 15g

2002 年 1 月 22 日四诊：上方共服 21 剂，症除。血压 125/85mmHg。脉弦细不劲，舌嫩红少苔。

证属肝肾阴虚未复。六味地黄丸 2 丸，日 2 次，连服 1 个月，开学后来告，一直很好，血压 120/70mmHg。

【按】脉拘紧，头身痛，虽无恶寒，发热，亦属风寒束表。予九味羌活汤，本治外感风寒之常用方剂，因未用辅汗三法，服后未汗。再服加辅汗三法，1剂而汗。汗出紧除寒解。汗后阴伤，致脉弦细而劲，此肝肾阴虚，肝风内旋之脉。何以一汗而阴伤？盖固有阴虚而风寒羁留不解，未汗之前已有弦细而劲之象。此细，或为阴虚，或为邪束而细。因未考虑献血之后，外邪乘虚而袭，只重散邪，未注意阴血不足，故一汗而阴伤，阳亢化风。

病转肝肾阴虚，阳亢化风，故转予三甲复脉汤加息风之品，血压平复。因脉尚细，阴未复，故予地黄丸连服1月，阴血复而血压稳定。

例37：肝肾阴虚，阳亢化风

王某，男，53岁。晋州市人。

2006年2月17日初诊：头晕，心慌，卧则甚，口干，踝肿，食眠可，便调。血压170/100mmHg，未服降压药物。空腹血糖9.7mmol/L。心电图：心率95次/分，ST、Ⅱ、$V_{4\sim5}$降低，T、aVL、L平。

脉弦硬盛大，频促，舌嫩红少苔。

证属：肝肾阴虚，阳亢化风。

法宜：滋肝肾，平肝潜阳息风。

方宗：三甲复脉汤。

生龙骨30g	生牡蛎30g	炙鳖甲30g	败龟板30g	干地黄15g
白芍15g	山茱萸15g	麦冬12g	炙百合18g	怀牛膝15g
丹参18g	地龙15g	黄连10g	夏枯草18g	五味子6g

4月27日二诊：上方加减，共服63剂，尚偶有心悸，他症已除。血压130/90mmHg，心电图大致正常，心律整，脉弦滑，舌嫩红少苔。上方加沙参18g、炙甘草9g。14剂，水煎服。

【按】脉弦且硬，肝失柔，阳无化风，从阳求阴，乃阴虚不制；脉促者，乃风阳扰心，法当滋潜，平肝息风，风阳息，则血压渐降，心电图亦随之好转。此类脉象，多见于动脉硬化者，须坚持治疗尚可。

例38：肝肾阴虚，肝风内动

杨某，女，33岁。

2005年4月1日初诊：产后5个月，孕前血压正常，妊期血压渐高，产后仍高，波动在150~170/90~110mmHg之间，服异山梨酯、复方降压胶囊等。头晕耳鸣，目花，心慌，寐差，膝软，手指尖麻。即刻血压150/90mmHg（药物控制）。心电图大致正常。

脉沉弦细而劲，舌嫩红苔少。

证属：肝肾阴虚，肝风内动。

法宜：滋肝肾，平肝潜阳息风。

方宗：三甲复脉汤。

干地黄 15g	山茱萸 18g	白芍 15g	丹皮 12g	炒枣仁 30g
地龙 15g	僵蚕 12g	钩藤 15g	全蝎 10g	蜈蚣 10 条
生龙骨 18g	生牡蛎 18g	生石决明 18g	桑叶 9g	菊花 7g
炙鳖甲 18g	败龟板 18g			

嘱停西药。

9月26日二诊：上方加减，共服140剂，症已不著，血压110/70mmHg。脉弦滑，停药观察。

【按】脉细而劲，状如琴瑟弦，乃肝亢化风；细乃阴虚不柔，木失水涵。妇人产后三大病，痉乃其一也，皆因阴血伤所致。方宗三甲复脉汤合平肝息风之品，幸能坚持治疗，终使血压平复。临床所见，高血压以阴虚阳亢化风者为多，倘以此法加减，坚持治疗，当能取效。

例39：肾虚风动

张某，男，78岁。

2002年8月17日初诊：10年前患脑出血，继又脑梗4次。血压高，服降压及利尿药，血压维持在180/90～100mmHg左右。现头晕，走路踮踮，行如踩棉，足肿（++），多眠睡，食可，便调。即刻血压175/95mmHg。

脉弦，右较硬。舌暗红，苔中黑润。

证属：肾虚风动。

法宜：益肾息风。

方宗：地黄饮子。

熟地 12g	山茱萸 15g	麦冬 10g	五味子 5g	巴戟天 12g
肉苁蓉 12g	鹿角胶 15g	石菖蒲 9g	远志 9g	茯苓 15g
炮附子 10g	肉桂 6g	天麻 15g	蜈蚣 20 条	全蝎 10g

嘱停服西药。

8月31日二诊：上方共服14剂，头晕，走路略有好转，足已不肿。喘憋，便稀，日三四次，食即登圊，身下坠，下肢软。血压135/75mmHg。脉左缓滑，右弦滑稍硬。舌暗苔黑润。

证属：肾虚，痰泛化风。

法宜：益肾化痰息风。

方宜：地黄饮子合二陈汤。

熟地 12g	山茱萸 15g	巴戟天 12g	仙灵脾 10g	石菖蒲 8g
肉桂 5g	炮附子 9g	益智仁 10g	肉蔻 10g	陈皮 9g
半夏 12g	茯苓 15g	蜈蚣 10 条	全蝎 10g	天麻 15g
山药 15g				

14剂，水煎服。

【按】河间地黄饮子治风痱，肾虚痿厥，乃阴阳双补之方。此例行走踮踮如踩棉，身前倾且下坠，骨痿不立，皆肾虚所致。肾虚而厥，屡发中风、头晕，血压居高不下。

何以不见尺弱肾虚之脉？乃下虚者上必厥，厥气逆于上而脉弦硬。脉强不柔，乃真气外泄之征，此非实脉，恰为虚脉，故诊为肾气虚惫，予地黄饮子双补阴阳。

二诊喘憋，乃肾不纳气；食即登圊，乃关门不利，故仍宗地黄饮子加固肾之品。肾虚痰泛，脉见滑，加二陈汤化痰。惜未坚持治疗，中途而辍。

例 40：肝肾阴虚，肝风内动

贾某，男，46 岁。衡水市人。

2007 年 1 月 8 日初诊：住院诊为冠心病、心动过速、高血压，痛风第 3 次发作，现足痛，行走困难，出汗多，头晕，心悸，胸闷痛，烦躁寐差。心电图：T 波广泛低平、倒置，心率 120 次 / 分，血压 150/100mmHg，尿酸 471mg/dl。

脉沉弦细数。舌嫩绛红，少苔。

证属：肝肾阴虚，肝风内动。

法宜：滋补肝肾，平肝息风。

方宗：三甲复脉汤。

生龙骨 30g	生牡蛎 30g	炙鳖甲 30g	败龟板 30g	白芍 18g
干地黄 15g	山茱萸 15g	五味子 5g	怀牛膝 10g	桂枝 10g
炙甘草 8g	浮小麦 30g	丹参 18g		

3 月 23 日二诊：上方共服 60 剂。痛风止，他症除。心率 84 次 / 分，血压 125/90mmHg，尿酸 439mg/dl。脉弦细而拘。舌红苔少。上方加蜈蚣 10 条、全蝎 10g、天麻 15g。

8 月 6 日三诊：上方共服 120 剂，症除。心电图已连续 4 次均正常。血压 115/80mmHg，尿酸 382mg/dl，心率 72 次 / 分。脉弦缓略细，舌淡红。停药观察。

【按】弦细数减，且舌嫩红绛少苔，故诊为肝肾不足，肝风内动。风旋于上而头晕，风阳扰心而心悸、寐不安、烦躁、胸痛，风阳升泄而汗出，走窜经络而足痛，诸症皆可以风阳而得到解释，因而诊断无疑。方选三甲复脉汤，滋肝肾，平肝潜阳，再诊加息风之品。共服 180 余剂，血压平稳，心电图正常，尿酸降至正常，停药观察。

例 41：肾虚阳浮

某男，60 岁。

2005 年 4 月 26 日初诊：面色红暗，头晕耳鸣，鼻中如火，盗汗如洗，腰痛，足冷如冰，下肢肿（++），手如刺，寐差，食可。即刻血压 214/126mmHg，服多种西药。

脉弦数而涌，两尺沉弦细急。舌淡暗。

证属：肾虚阳浮。

法宜：补肾敛阳，引火归原。

方宗：地黄饮子合三甲复脉汤。

生龙骨 30g	生牡蛎 30g	炙鳖甲 30g	败龟板 30g	怀牛膝 15g
石斛 15g	麦冬 15g	干地黄 15g	五味子 6g	山茱萸 30g

肉苁蓉 12g　　　巴戟天 12g　　　石菖蒲 7g　　　远志 9g　　　茯苓 15g

肉桂 6g　　　炮附子 6g

嘱停全部西药。

7月8日二诊：上方加减，共服 62 剂。头木，目昏花，腰时痛，牙龈肿，刷牙时出血，耳鸣，他症除。血压 110/65mmHg。脉弦滑数，尚有涌动之势。上方加白芍 18g、磁石 18g，继服 28 剂，血压稳定于 120/80mmHg，停药。

【按】弦数而涌，乃阳亢之脉。阳何以亢？从阳求阴，乃阴虚不制也。阳浮于上，则头晕耳鸣、盗汗如洗、鼻中如火。尺沉弦细急，乃肾亏于下，致腰痛、足冷、下肢肿，呈上热下寒之势。阳既已浮，予三甲复脉汤滋潜之；肾既已亏，宗河间地黄饮子益肾。用桂、附者，一可阳生阴长，化源不竭；一可引浮游之火下归宅窟，火归水中，水生木，阳潜风宁。

例 42：阴虚阳亢

王某，女，68 岁。

2002 年 10 月 23 日初诊：高血压已十余年，靠降压药控制，感头晕痛，心如悬，眼疲劳，目眶痛，口鼻干，无力，便干。即刻血压 170/120mmHg。

脉滑数而上涌，阳脉旺，尺略弱。舌淡暗瘀斑。

证属：阴虚阳亢。

法宜：滋阴潜阳。

方宗：三甲复脉汤。

生龙骨 30g　　　生牡蛎 30g　　　炙鳖甲 30g　　　败龟板 30g　　　干地黄 18g

白芍 18g　　　山茱萸 18g　　　元参 18g　　　何首乌 18g　　　怀牛膝 15g

桃仁 12g　　　红花 12g　　　炙百合 18g　　　丹皮 12g

嘱停服西药。

11 月 14 日二诊：上方共服 21 剂，症减，便已不干。血压 140/65mmHg。阳脉见敛，上涌之势略轻，两尺差，舌淡暗瘀斑，苔少。为求阳生阴长，且引火下归宅窟，故加：肉桂 4g、炮附子 4g、五味子 5g。

12 月 7 日三诊：上方又服 21 剂。症除，血压 130/80mmHg。脉缓滑，上涌之势已平，尺略差。嘱服杞菊地黄丸，每次 1 丸，日 3 次，连服 1 个月。

【按】涌且阳旺，乃阳浮于上。从阳求阴，阳之浮，缘阴虚不制，故予三甲复脉汤滋阴潜阳。

二诊因两尺差，虽阴不制阳，但阴损及阳，应佐温阳之品，一可阳生阴长，一可引浮游之阳下归宅窟，此即景岳所云之"善补阴者，必于阳中求阴，则阴得阳升而泉源不竭"。尝见医者多引用此句，补阴之中屡加补阳之品或补阳之中屡加补阴之品，而未分何时当加，何时不当加。景岳云："以精气分阴阳，则阴阳不可离；以寒热分阴阳，则阴阳不可混。"景岳认为，"凡阳虚多寒者，宜补以甘温，而清凉之品非所宜；阴虚多热者，宜补以甘凉，而辛燥之类不可用"。

此案久病且尺弱，虽以阴虚为主，阳必亦伤，故滋阴之时酌加温阳之味，取阳生阴长之意。

本案之高血压，何以不加息风之品？因病机为阴虚阳气浮动，并未形成脉弦细而劲之肝风，故未加息风之品，且阳升动，再加风药走窜，于病无益，反动其阳，故不用风药。

第三章 发 热

第一节 概 述

发热是常见症。吾初临床，见发热，只知清热解毒、发汗解表，误治者屡屡，甚至死亡。在儿科时，有种渗出性体质患儿，肥胖色白，素体阳虚，在患麻疹时，不能托疹外透，皆高热，体温41℃以上，合并肺炎、心衰，心率可达260次/分以上。余以为高热疹出不透，仍宗《医宗金鉴》法，予竹叶柳蒡汤加石膏、羚羊角治之，先后7例皆亡。后见《中医杂志》有篇报道，言此为阳虚不能托疹，当予温托之法，予参附汤，遵而用之，后之11例皆愈。此教训刻骨铭心，每忆及此，扼腕长叹，吾实乃庸医杀人。

关于热的概念，中西医有别。中医之热，是指一组特异症状，如身热、烦躁、口渴、溲赤、便干、舌红、苔黄，脉数、面赤等，体温或高或不高。西医是以体温计的度数为标准，超过37℃即为发热。中西医关于热的概念虽有别，但有重叠。中医因外感引发的热证，一般体温亦高，内伤发热亦有高者。本章所论之发热，全部是指体温高者。

《内经》对所有的发热，有着高度概括，曰："阳盛则热。"所有的发热，皆依此而解。当然，这种阳盛，可分虚实两大类，即实热与虚热。热的来源，分为外感与内伤两大类。所以我治疗发热总体思路是分虚实两大类：发热而脉实者，属实热，以祛邪为主，此邪包括六淫、七情、气血痰食瘀等；脉虚而热，则属虚热，包括阴阳气血之虚，以扶正为主；尚有虚实兼杂者，则祛邪扶正，两相兼顾，务求阴阳平和。

实热者：邪在太阳，则寒热并作，脉浮缓或沉紧，或浮紧，必按之有力。邪在阳明者，但热不寒，脉洪大或沉实，伴有阳明的脉征、舌征、腹征。邪在少阳者，乃半虚半实，寒热往来或但热、潮热，脉弦，且有少阳经腑不利的见证。邪入少阴可寒化、热化。寒化者，可阴寒内盛，格阳于外而为热，此真寒假热；热化者，可水亏火旺，亦可转阳证。邪入厥阴者，为寒热胜复，亦可转阳证。至于温热之邪而发热者，只有气血之分，理由已述于拙著《平脉辨证温病求索》。热邪在气分者，治同伤寒阳明证。阳明为成温之渊薮，非清即下，非下即清。热入营血者，皆为气血两燔，大法宜清气凉血散血。热浮游于阳明经者，脉浮数洪大；阳明腑实者，脉沉实；热入阴经者，脉沉细躁数。湿热者，当遵薛生白的正局与变局，化湿清热，若已化热化燥伤阴，外兼少阳三焦，内兼厥阴风木，则治同温热。

虚热者：气虚者，阴火动，君火不明，相火代之，已虚之气浮动而为热。此种热可仅为自觉症状，亦可体温高；体温可为低热，亦可呈高热，反复发作；可持续数月，乃至数年。此热，必伴脉虚及气虚之见证，法当甘温除热。血虚者，气失依恋，气浮动而为热。除血虚不濡、不荣之见证外，必与气虚之症并见，法当益气养血。阳虚者，阴寒内盛，格阳于外而为热，此即阴盛格阳，或真寒假热，或称龙雷火动。此热，可为自觉症状，亦可为高热，体温可高达40℃以上，持续数日、数月。此热，不可水灭，不可直折，当引火归原。阴虚发热，因阴虚不能制阳，阳气浮动而为热，其特点为夜热早凉，五心烦热，骨蒸潮热，伴阴虚之见证。法当滋阴潜阳。此热，可仅为自觉症状，亦可体温高。

郁热者，属实热，或虚实相兼，乃火热内郁，阳气不得外达。其特点为脉沉而躁数，舌红，症见外寒内热，治当遵"火郁发之"。

因本人主要在门诊应诊，且主治心脑血管病，发热急症者寡。早年在病房的许多高热病例未能保存，故所列诸案难窥全貌，然从中亦可见中医辨治发热之一斑。本节收入学生病案较多，因急性发热而来门诊就诊者，以学生为多，故录之。这些发热，虽非重症，但亦有辨证价值。转录10例已发表于拙著《相濡医集》的病案，意在尽量反映发热的辨治全貌。郁热及小柴胡证发热者，另有专章，可互参。

第二节　医案举隅

1. **外感发热**

例1：太阳伤寒

杨某，男，21岁，学生。

2007年3月12日初诊：发热4天，体温38.5℃，恶寒，无汗，头身痛，食差，便可。

脉紧数。舌稍红，苔薄白。

证属：寒邪束表。

法宜：发汗散寒。

方宗：麻黄汤。

麻黄9g　　　　桂枝9g　　　　杏仁10g　　　　炙甘草6g　　　生姜6片

2剂，水煎服，3小时服1煎，温覆取汗，得畅汗停后服。隔日告曰，服1煎，即得汗而解，余药未服。

【按】吾屡用麻黄汤发汗治表寒者，其效颇捷，主要掌握发热、恶寒、无汗、脉紧。寒束于表而脉紧者，多沉而不浮。寒主收引敛泣，气血痹阻，故尔脉沉。正如《四诊抉微》所云："表寒重者，阳气不能外达，脉必先见沉紧。""岂有寒闭腠理，营卫两郁，脉有不见沉者乎"。故知，沉亦主表。

脉紧数者，数脉从紧，不以热看。因寒闭阳郁而脉数，紧去数自已，故不加寒药清热。

例2：伤寒夹湿

张某，男，34岁。

2007年8月2日初诊：暑热难耐，20日前卧地而眠，吹电扇，凌晨恶寒发热，无汗，头身痛，胸脘满闷，恶心欲吐，下利日三四度。体温38.7℃，午后升至39.8℃。曾输液、服药，未能痊愈，迁延至今。体温仍在38.5℃左右，恶寒无汗，头昏沉，胸脘满闷，周身酸楚，倦怠无力，嗳呃不食，大便稀溏。

脉沉滞，舌苔薄腻微黄。

证属：伤寒夹湿。

法宜：散寒解表，化湿畅中。

方宗：五积散。

麻黄7g	苍术10g	白芷8g	赤芍12g	白芍12g
当归12g	川芎8g	炒枳壳9g	桔梗10g	桂枝10
川厚朴9g	陈皮9g	半夏10g	茯苓15g	生姜6片

葱白1茎

2剂，水煎服。2小时服1煎，啜粥，温覆取汗。汗未透，隔2小时再服，得汗停后服。

8月4日二诊：当夜畅汗，寒热、身痛已解，尚头沉，胸脘满闷，倦怠乏力，纳呆便溏。脉濡滑。舌苔白。此寒已解，湿未净，予藿香正气散合平胃散善后。

【按】贪凉饮冷，寒邪袭之，湿蕴于中。虽有香薷饮等方，莫若五积散力宏，表里相兼，虽于夏日，不避麻黄，脉沉滞，乃寒邪凝泣之象，有是证用是药，有故无殒。

例3：刚痉

孙某，男，2.5岁。

1978年3月5日初诊：昨因玩耍汗出感受风寒，于晨即恶寒发热，喷嚏流涕，体温39.8℃，灼热无汗，头痛烦躁，手足发凉，突然目睛上吊，口噤手紧，抽搐约3分钟。今晨来诊。见面色滞，舌苔白，脉弦紧数，诊为刚痉。予荆防败毒散加僵蚕2剂，3小时服1煎。翌日晨，周身汗出热退，抽搐未作。

【按】痉证的基本病理改变是筋脉拘急。正如《内经》所云："筋脉相引而急，病名曰瘛。"尤在泾云："痉者强也，其病在筋。"吴鞠通于《温病条辨·解儿难》论痉篇中更明确指出："痉者，筋病也。知痉之为筋病，思过半矣"，真是一语破的。抓住痉为筋之病这一本质，就掌握了理解痉证的关键。痉证无论寒热虚实，轻重缓急，各种不同原因所诱发，皆因筋脉拘挛所致。没有筋的拘挛牵引，就不会发生痉病。

筋脉的柔和，须阳气的温煦，阴血的濡润，二者缺一不可。造成阳气不得温、阴血不得濡的原因，不外虚实两大类。实者，或为六淫、痰湿气血阻于经脉，或因惊吓、恚怒、忧思、虫积、食滞等扰乱气机，使阳气不布，阴血不敷，筋脉失养而拘急为痉；虚者，可因正气素虚，或邪气所耗，或汗、吐、下、失血，或因误治伤阴亡阳，使阴阳气血虚弱，无力温煦濡养筋脉，致筋急而痉。

治痉之法，要在祛除致痉之因，此"治病必求其本"之谓。诚如吴鞠通所言："只治致痉之因而痉自止，不必沾沾但于痉中求之。若执痉以求痉，吾不知痉为何物。"

此案之痉，乃汗出腠理开疏，风寒袭于肌表，致腠理闭郁，邪壅经络，阴阳气血不能畅达，致筋失温煦濡养而痉。治当宣散表邪，祛其壅塞，气血通达，其痉自止。方用荆防败毒散而未用葛根汤者，二者机理相通，唯败毒散较和缓些，少些偏弊，于稚嫩之体更相宜。

例 4：喘痢

董某，女，10 个月。

1965 年 4 月 1 日初诊：患腺病毒肺炎，高热 7 日不退，现体温 39.7℃，咳喘痰鸣，呼吸气憋，烦躁惊怵，腹微胀满，便稀而黏，日五六行。

脉浮数有力，舌红苔白少津，唇干紫暗。

证属：温邪闭肺，肺热下移大肠。

方宗：升降散合葛根芩连汤。

僵蚕 6g	蝉蜕 2g	姜黄 3g	大黄 2g	葛根 4g
黄芩 3g	黄连 3g	连翘 7g	杏仁 2g	桔梗 3g
羚羊角 1g（先煎）				

2 剂，不拘次数频服。

4 月 2 日二诊：药已服尽，昨夜身见微汗，今晨体温 38.4℃，咳喘稍平。原方加芦根 10g，再进 2 剂。

4 月 3 日三诊：遍身汗出，手足皆见。身热 37.3℃，呼吸已不憋气，咳喘大减，尚有痰鸣，已思食，喜睡。脉虽尚数已见缓，舌红苔少。拟养阴清热以善后。

芦根 10g	前胡 4g	冬瓜仁 10g	石斛 6g	炙杷叶 4g
瓜蒌皮 5g	石膏 5g	杏仁 3g	麦冬 4g	竹叶 3g

3 剂，药尽而愈。

【按】腺病毒肺炎，属中医咳喘、肺胀范畴，虚实寒热皆有之。此例为温邪闭肺，表气不通，咳喘无汗，肺热下移大肠而作利。方取辛凉宣达肺郁，苦寒清泄里热。俟遍身漐漐汗出，则邪热透达，里解表和矣。

腺病毒肺炎，主要症结在于肺闭，多伴有高热、咳喘、痉厥、肺实变，并心衰、胸腔积液、心包积液等。究其病机，乃虚实寒热、表里阴阳皆有，不可概以温病论之。余治此证，辛温散寒者有之，益气扶正者有之，温阳化饮者有之，表里双解者有之，荡涤热结者有之，清解肺胃者有之，方无定方，法无定法，要在辨证，谨守病机。不论何法调理，若是遍身持续微微汗出者，则知表解里和，大功成矣。

例 5：麻疹喘痢

司马某，女，1.3 岁。

1964 年 4 月 7 日初诊：发热已 6 日，颈项及耳后疹密而紫黯，身躯疹稀少。咳喘气粗，烦热渴饮，下痢赤白，日 10 余行。

脉数大，舌红苔黄腻。

此热毒夹滞壅结于内，疹出不透。急当清泄热毒，畅达气机，佐以消导，予增损双解散加减。

僵蚕 7g	蝉蜕 3g	姜黄 4g	酒大黄 3g	桔梗 3g
防风 3g	薄荷 3g	葛根 6g	黄芩 4.5g	黄连 4.5g
栀子 4g	石膏 8g	紫草 10g	槟榔 4.5g	

1 剂，疹即出透，喘、痢、热皆减。

【按】《医宗金鉴》云："疹宜发表透为先，最忌寒凉毒内含。"麻疹贵在出齐，疹色红活，使郁伏于内之疹毒尽达于表而解。若过用寒凉，必冰伏气机，表气郁闭，疹不能透达。或疹乍出，受风寒，服药过凉，或用解热镇痛药，或输液液体凉，均可使疹没，疹毒转而内攻，喘闷痉厥，变证丛生。然热毒盛者，又当断然清透，不可因循踟蹰。此例疹甫露即暗紫，热毒内盛明矣。郁热上攻于肺而为喘，夹滞下迫大肠而为痢。热毒壅盛，气机不畅，疹不能透发。予双解散，内清外透，使热分消，加紫草活血散瘀。毒热得透，疹即出齐，喘利顿减。

例 6：热郁于肺

尚某，女，学生。

2006 年 4 月 28 日初诊：发热 1 周，体温 39℃，咳嗽，不恶寒，胸骨痛，鼻塞，月经方净，无腹痛胀硬，便可。

脉沉滑数兼弦，舌偏淡暗苔白。

证属：热郁于肺。

法宜：清透肺热。

方宗：麻杏石甘汤合升降散。

麻黄 7g	石膏 20g	杏仁 9g	炙甘草 6g	僵蚕 12g
蝉蜕 6g	姜黄 9g	大黄 4g	栀子 9g	豆豉 10g
连翘 15g				

3 剂，水煎服，日 4 服。

4 月 30 日二诊：药后微汗出，热退，偶咳。脉缓滑，舌可，停药。

【按】外感 7 日，邪已化热，郁伏于里。何以诊为郁热？以其脉沉而滑数。沉主气、主里，乃气机郁遏，热邪内郁。热郁于肺，肺失宣而咳，咳重而胸痛。麻、杏、石膏清宣肺热，升降散清透郁热，更合以栀子汤加连翘，清透胸膈之郁热。三方相合，热透肺宣而愈。

例 7：阳明腑实

张某，男，53 岁，干部。

1977 年 4 月 22 日初诊：高热 40℃，入院后高热又持续 10 天。曾做了各种检查，未明确诊断，仍是高热待查，用过多种高级抗生素，热依然不退，请余会诊。灼热无汗，头痛肢凉，口舌干燥，腹胀满疼痛拒按，大便已 7 日未解。

舌红苔燥黄，脉沉实数。

此典型的阳明腑实，予调胃承气汤加减。

| 生大黄 12g | 芒硝 30g | 玄参 30g | 生甘草 6g |

2 剂，6 小时服 1 煎。

下午开始服药，仅服 1 剂便解，初为便硬，后为溏便，共便 3 次。腹胀痛顿轻，周身微微汗出，身热渐降。至夜半体温已降至正常，翌晨病若失。嘱余剂停服，糜粥调养，勿油腻厚味，恐食复。

【按】阳明热结，身热燔灼，必逐其热结。腑气通，气机畅，津液乃布，反见津津汗出，此乃正汗，标志里解表和，故身热渐退。热退之后，疲乏无力，乃壮火食气所致。此时切忌厚味滋补，恐为食复。

例 8：发颐神昏

刘某，男，11 岁。

1993 年 5 月 12 日初诊：5 日前患腮腺炎，右颊部肿大，高热不退，已住院 3 日，体温仍 40.5℃。昨晚出现惊搐、谵语、神识昏昧。其父母与余相识，异常焦急，恳请往院诊视。碍于情急，姑以探视身份赴院诊治。大便两日未解，睾丸无肿大。

脉沉数躁急，舌暗红苔薄黄而干。

此少阳郁热内传心包，予新加升降散加减。

僵蚕 9g	蝉蜕 3g	姜黄 5g	大黄 4g	淡豆豉 10g
焦栀子 7g	黄芩 8g	连翘 12g	薄荷 5g	马勃 1.5g
板蓝根 10g	青蒿 12g			

2 剂，神清热退，颐肿渐消。

【按】此为热郁少阳，少阳郁火循经上行而发颐。少阳枢机不利，郁热不得透达，逼热内陷心营而见谵语、悸搐、神识昏昧。经云"火郁发之"，王冰以汗训发，过于偏狭。发者，使郁火得以透发而解之意。景岳喻为开窗揭被，赵绍琴老师喻为吃热面，须抖搂开热才可散。火郁的治则，赵绍琴老师总括为"祛其壅塞，展布气机"，气机畅达，热自易透达于外而解。

如何"祛其壅塞，展布气机"？视其阻遏气机之邪不同，部位之异，程度之别而祛之。寒邪者当辛温散之，湿邪者当化之，气滞者当疏之，热结者当下之，瘀血者当活血祛瘀。邪去气机畅达，郁火自易透于外而解。

透邪固为其要，然既有火热内郁，亦当清之，故余治郁火，概括为"清透"二字。透者，即祛其壅塞展布气机，清者即清泄郁伏之火热。郁火之清，不同火热燔灼者，不能过于寒凉，以防冰伏气机，使郁热更加遏伏，必以透为先，佐以清之。

此案是少阳郁火、内逼入心，故以透散少阳郁火为主，热得透达，神自清。王孟英曰："凡视温证，必察胸脘，如拒按者，必先开泄。""虽舌绛神昏，但胸下拒按，即不可率投凉润，必参以辛开之品，始有效也。"柳宝诒亦云："凡遇此等重症，第一为热邪寻出路。"邪虽入营，以其郁热未解，不可率用凉开，亦必求其透转，疏通气机，透发郁火。

例 9：热极生风

周某，男，1 岁。

1964 年 5 月 12 日初诊：1 周前发热出疹，疹没已 3 日，身热不退，体温 39℃～40℃以上，昨日抽搐 3 次，予抗生素、镇静剂、输液、降温等未效，昨夜今晨又抽搐 4 次，乃邀会诊。诊见灼热无汗，头项后屈，哭闹烦躁，时目睛上吊，口紧。

舌红苔黄少津，脉数疾。

诊为热极生风，津液已伤，予泻青丸加减。

龙胆草 2g	栀子 4.5g	川芎 1.5g	生地黄 7g	僵蚕 6g
钩藤 6g	全蝎 3 个			

次日仍抽，上方改栀子 6g，加生石膏 12g、羚羊角 1.5g（先煎）。1 剂减，2 剂止。后予养阴清热、平肝息风之剂调理而愈。

【按】 以其脉数疾、舌红、身灼热，断为热极生风。当清热息风，热清则风息。转以养阴清热，因热盛阴伤，热退后阴伤显露。

例 10：热入血分

赵某，男，22 岁，大学生。

1989 年 11 月 18 日初诊：患再障住院已半年，鼻衄、齿衄、斑疹，屡发高热。每周须输血 1～2 次，家中告债累累。由我校在该院实习学生介绍请余诊治。鼻衄不止，以药棉充填压迫，鼻如蒜头，血从后鼻腔溢于口中，高热 39℃，躯干四肢斑疹甚多，口渴，面色㿠白。检前方，除西药外，中药多为温补，或清热凉血中杂以温补。化验血红蛋白 3～4g/dL，红细胞 100 万 /mm³，白细胞 2000/mm³，血小板 2 万 /mm³。

舌淡，脉洪大躁数。

此血热炽盛，迫血妄行，予清瘟败毒饮主之。

生石膏 40g	知母 9g	黄连 10g	黄芩 10g	栀子 12g
大青叶 10g	元参 15g	生地黄 15g	丹皮 12g	赤芍 12g
槐花 30g	紫草 30g	小蓟 30g	蒲公英 30g	水牛角 30g（先煎）

1990 年 1 月 23 日二诊：上方加减共服 60 余剂，已不须输血，鼻衄止，牙龈萎缩，刷牙时有出血，未再发热。四肢尚有散在之小出血点，腰酸。脉已见敛，尚滑数，按之较软。血红蛋白 12.5g/dl，白细胞 3900/mm³，中性粒细胞 52%，淋巴细胞 48%，血小板 5.3 万 /mm³，红细胞 380 万 /mm³，此血热未靖，虚象初露。

生石膏 30g	知母 6g	黄连 9g	黄芩 9g	栀子 9g

大青叶 10g	元参 15g	生地黄 15g	牡丹皮 12g	赤芍 12g
槐花 30g	紫草 30g	小蓟 30g	山茱萸 12g	狗脊 15g
水牛角 30g（先煎）				

6月2日三诊：上方加减服约4个月，脉舌正常，面亦红润，无任何症状，长跑六七百米后觉腿酸，检查其他均已正常，唯血小板较低，6.5万/mm³。

生石膏 30g	知母 6g	丹皮 10g	赤芍 10g	紫草 30g
槐花 30g	太子参 12g	山茱萸 12g	熟地黄 12g	山药 12g
枸杞子 10g	鹿角胶 15g	狗脊 18g	川续断 15g	

8月28日四诊：血红蛋白12.1g/dl，红细胞470万/mm³，白细胞4700/mm³，血小板13万/mm³，骨髓报告正常，停药。大学毕业后分配到本市某厂工作，至今正常。已结婚生一子，其子已上小学，健康。

【按】此案出血不止，虽面色㿠白，舌淡，指甲淡，然脉洪大躁数，乃阳热亢盛之极。其衄血斑疹，乃血热迫血妄行，急宜凉血散血，予清瘟败毒饮。虽屡用寒凉之剂近一年，未见不良反应，概亦有故无殒。此证赵绍琴老师称其为热邪深入骨髓。恩师所论，确为精当。据文献报道，多为益气养血、补肾填精之类。余在1970年前，屡用此类补益之方，无一效者。后以白虎汤治寇某再障而效，又受赵老师热入骨髓的论断启发，不论面色惨白舌淡，只要脉属阳脉，径予清热凉血治之，待脉已敛，显现虚象之后，再稍加补益之品，亦不可骤用，恐余热复炽。此法对急性、亚急性再障确有肯定疗效，但对慢性再障，病情复杂，非单纯凉血散血所能取效。

再障出现的红色斑疹与血小板减少、过敏性紫癜、急性泛发性牛皮癣之红色皮损，只要脉属阳脉，余皆认为是血热迫血妄行，径予清瘟败毒饮加减治之，皆可获愈。对于血小板减少或过敏性紫癜，大约服药半月即可正常；急性泛发性牛皮癣30~60剂皮疹可消，但须忌发物。对急性再障，30~60剂可脱离输血，半年左右可恢复正常。以上乃余经验估计而已。

例11：余热未尽，气阴已伤

克里斯，男，20岁，我校美国留学生。

2005年1月9日初诊：发热4天，体温38.5℃，不恶寒，咳嗽，口渴，恶心，腰痛。

脉数大濡软，舌嫩红苔少。

证属：余热未尽，气阴已伤。

法宜：清透气分余热。

方宗：竹叶石膏汤。

生石膏 25g	麦冬 15	竹叶 7g	党参 12g	半夏 9g
生甘草 8g	粳米 1把	前胡 10g	杏仁 10g	

3剂，水煎服，日3服，药尽告愈

【按】发热4日，但热不寒，乃表邪已解，气分之邪未尽。脉数大乃热盛，濡软为气伤，口渴津伤，故诊为气分余邪未靖，津气已伤。竹叶石膏汤清热益气，生津降逆，热迫于肺而咳，气伤脉濡，津伤口渴，气逆恶心，病机与竹叶石膏汤方义相符，故用之而愈。

例12：湿热遏伏募原

曹某，女，22岁，学生。

2001年8月17日上午初诊：高热40℃，持续不退已9日，血象偏低，已排除伤寒病、肺部感染、泌尿系感染、肝胆疾病，未能明确诊断，仍是高热待查。已用多种抗生素，包括进口昂贵抗生素，均未控制发热，诊时见高热，阵汗出，汗后恶寒发热，头身痛，恶心不食，日下利二三次。

脉濡数，苔厚腻微黄。

此湿热遏伏募原，予达原饮治之。

川厚朴9g	常山6g	草果8g	焦槟榔10g	青蒿15g
青皮10g	黄芩9g	知母6g	石菖蒲9g	藿香12g

2剂，水煎服，嘱8小时服1煎。

8月18日上午二诊：服完1剂即遍身漐漐汗出，一夜持续未断。今晨药已服完，体温已然正常，舌苔未净，继予六和定中加消导之品用之而愈。

【按】 达原饮出自吴又可《温疫论》，秦伯未老师增补的汪昂《汤头歌诀正续集》与吴氏之达原饮有出入，余临床所用者为秦伯未老师增辑之达原饮。

邪伏募原，表里阻隔，高热恶寒，汗出，头身痛等，非一般芳香化湿所能胜任。达原饮中常山、草果、厚朴、槟榔等，溃其募原伏邪，石菖蒲、青皮开痰下气，黄芩、知母和阴清热，甘草和之。对于湿热蕴阻高热不退者，达原饮疗效非常显著，常可1~2剂即退热。该方较之藿香正气、三仁汤、六合定中等方雄烈。

余掌握此方的应用指征有二：一是脉濡数，或濡滑数大，必见濡象。濡即软也，主湿，非浮而柔细之濡；二是苔厚腻而黄，或厚如积粉。见此二征，不论高热多少度，恶寒多重，头身痛多剧，或吐泻腹胀等症，皆以达原饮加减治之，每获卓效。此案住院8日，已耗资6000元未果，而服2剂达原饮，尚不足10元，病家深感中医之卓效，西医大夫亦争相传抄。

例13：湿热遏伏募原

王某，男，27岁，本校教师。

2002年1月4日初诊：恶寒发热1周，体温波动在39℃左右，经输多种抗生药未效，近2日腰痛膝痛如刀割。

脉弦滑数大兼濡，舌稍红苔薄腻而黄。

此湿热遏伏募原，浸淫经络脉隧。宗达原饮治之。

川厚朴10g	槟榔12g	黄芩12g	石菖蒲9g	常山8g
知母8g	青蒿30g	草果9g	青皮10g	炙甘草6g

3剂，水煎服。嘱6小时服1煎。

1月8日二诊：服完1剂药后，通身汗出，一夜未止，晨起热已退。因方药有效，把药服尽，寒热未作，但腰膝仍痛。脉弦滑，苔尚薄黄，此湿热未靖，闭阻经络。仿吴鞠通宣痹汤加减：

萆薢 18g	防己 10g	黄芩 10g	独活 8g	薏苡仁 30g
木通 7g	黄柏 9g	苍术 12g	晚蚕砂 15g	怀牛膝 12g
桑寄生 18g	茵陈 15g	滑石 12g		

上方共服6剂，腰膝痛除而愈。

【按】达原饮治湿热遏伏募原而寒热不退、头痛身痛者，确有卓效，余屡试不爽。据张瑞士大夫称，河北定州地区有3位医生皆以擅用达原饮而于当地负盛名。寒热退而腰膝痛者乃湿热痹阻经络，予吴鞠通宣痹汤亦颇有效。

例14：邪伏募原

王某，女，67岁。

2002年9月4日初诊：发热寒战，体温在40.8℃～42℃之间，已一个月。寒战时，虽盖3床被仍恶寒。住院经服药、输液未效。头昏沉，胸脘痞闷，恶心不食，尿频急，腰痛，便日二三次，不稀。血压40～200/90～100mmHg。尿蛋白（+++）。住院考虑肾病，拒绝肾穿刺出院。

脉沉数有力，寸旺。舌红苔黄腻。

证属：邪伏募原。

法宜：溃其伏邪，开达募原。

方宗：达原饮。

川厚朴 9g	常山 7g	草果 8g	槟榔 10g	青蒿 30g
石菖蒲 9g	青皮 9g	知母 7g	黄芩 12g	藿香 12g

3剂，水煎服。日3服。

9月7日二诊：药后汗出，近虽未热，但脉仍沉伏而数，舌苔仍黄厚。湿热遏伏未解，恐其复热，上方4剂，继服。

9月11日三诊：未发热。脉沉数，两寸浮大，大于关尺3倍，舌红苔黄厚，面潮红。尿蛋白（++），血压140/90mmHg。属湿遏热伏，郁热上冲。上方加大黄5g、栀子12g、石膏30g。

9月22日四诊：上方加减，共服15剂。未再热，已无任何不适。尿蛋白（±），血压140/90mmHg，脉沉滑数，舌可，中尚有黄腻苔。仍予清利湿热，宗甘露消毒丹加减。

茵陈 18g	白蔻仁 6g	藿香 12g	滑石 15g	川木通 7g
石菖蒲 9g	连翘 12g	白茅根 15g	金钱草 15g	坤草 15g
苍术 9g	黄柏 6g	栀子 10g		

上方共服14剂，未再热，停药。

【按】湿热相搏，"身热不扬"，此话多解为身热不高，此乃衍文敷义。湿热相搏者，照样可高热，而且可高热稽留，此案即是。身热不扬，当热象不甚张扬解。如热盛当脉数、烦躁、口渴引饮、面赤、便干、溲赤等；而湿热相搏者，相对脉缓，表情呆滞、渴不喜饮、面垢、便溏、溲浊等，此即身热不扬。因热为阳邪，而湿为阴邪，湿热搏结，互相掣碍，又相互为疟，湿遏热伏，热蒸湿横，难解难分。

此案寒热，乃湿热搏结，阻隔募原。募原外近肌肉，内近胃腑，表里不通，经久不愈。必溃其募原之伏邪，使表里通达，热透乃愈。而溃其伏邪者，非达原饮之燥烈莫属。三仁汤等方，虽亦清化湿热，但力薄难溃募原伏邪。吴鞠通谓达原饮过于燥烈，实未识此方之妙。

服达原饮后，湿热挫，伏热得透，勃然上冲，致阳脉浮大，甚于关尺3倍，呈关格之势。阳虽大，按之有力，非阳上脱，故不足虑。乃湿缚乍松，湿热虽稍挫，仍然遏邪，伏热不得外达而上冲。法当清其上冲之热，折其势，予原方加石膏、栀子清泄，加大黄泄热下行。三诊热退，寸脉平，然湿热未靖，继予甘露消毒丹清利湿热。

例15：湿伏募原

姚某，男，36岁，藁城市人。

2006年5月29日初诊：于2005年11月2日开始断续发热，体温在38℃～40℃左右，输液后热退，隔一二日又热。发热时伴恶寒，或者寒战，头身痛，无力肢软。大便3～6日一解。曾患肥厚型结核性胸膜炎。

脉濡缓，苔白。

证属：湿伏募原。

法宜：化湿，开达募原。

方宗：达原饮。

川厚朴9g	槟榔10g	常山7g	草果7g	苍术12g
石菖蒲9g	黄芩9g	青皮9g	干姜6g	炮附子15g
半夏10g	柴胡12g			

6剂，水煎服。日3服。

6月2日二诊：药后未热，身倦乏力，有痰，尿频，便溏，日3次。脉弦濡缓，舌苔白。上方加党参12g、益智仁10g、茯苓15g，6剂，水煎服，未再诊。

【按】脉濡缓，湿浊重，湿浊不化，阻遏募原，表里不通，寒热不解，故予达原饮化浊，开达募原。因湿为阴邪，非温不化，故加姜、附温阳化湿。二诊湿化热透，寒热除，乏力、溲频、便溏、气虚之象渐显，故加党参益气，茯苓健脾渗湿，益智仁补脾肾而固涩下元。

募原，内近胃腑，外近肌肉，位于半表半里之间，是病位概念，属少阳范畴。温病之热郁少阳，或湿热蕴遏少阳，亦是病位概念。邪伏募原及热郁少阳，皆为实证，皆位表与里之间，属半表半里证。而伤寒小柴胡汤证，属半虚半实、半阴半阳证，位在阴阳之交界，性质与邪伏募原及热郁少阳者不同。

例 16：邪伏募原

刘某，男，34 岁，本院职工。

2006 年 5 月 30 日初诊：发热 39℃左右，已 7 天，头昏，身酸痛，恶寒。曾服解表、清热解毒剂及输抗生素等未效。

脉弦濡，舌略红苔白。

证属：邪伏募原。

法宜：开达募原。

方宗：达原饮。

青蒿 18g	川厚朴 9g	常山 7g	草果 7g	槟榔 10g
黄芩 6g	知母 6g	石菖蒲 9g	青皮 9g	

2 剂，水煎服，4 小时服 1 煎。药后汗出愈。

【按】湿热遏伏募原，表里不通，寒热缠绵不解。予达原饮，效甚迅捷。

吴又可达原饮方为：槟榔二钱、厚朴一钱，草果仁五分，知母一钱，芍药一钱，黄芩一钱，甘草五分。上用水二钟，煎八分，午后温服。

秦伯未、严苍山《汤头歌诀正续集》之达原饮，为槟榔二钱，厚朴一钱，草果一钱，知母二钱，黄芩一钱五分，青皮一钱五分，甘草一钱，常山二钱，石菖蒲一钱，清水煎，发前热服，温覆取微汗。

二方在方名、药味、药量及服法均略有差异。因我初学时先背汤头歌，应用时，亦未查原方，且在药味、药量及服法上，又有增损，然大法不离达原饮之意。这倒不是活学活用，而是一直按汤头歌诀所记用下来了，用之颇效，也就不再纠正了，本例之达原饮即我现在习用的达原饮。

吴氏所云之由疠气引起的温疫，是具有传染性、流行性一类的烈性传染病，发病急，病情重，死亡率高。这从积极预防、积极救治的角度来讲，有重要意义。但从治疗来讲，疠气，还得纳入中医的病因体系来辨证论治。疠气属六淫中的什么？总的来说还得属湿热阻闭气机，治疗当重在逐秽化浊，宣畅气机，佐以清热。秽浊除，气机畅，伏郁之热亦易透达。吴鞠通批评吴又可之达原饮过于燥烈，从实践来看，燥烈开破，恰是达原饮屡获卓效之奥妙所在，若用三仁汤等，虽然平稳，但疗效远不及达原饮。吾用达原饮，常加常山、石菖蒲、青皮、青蒿，算是歪打正着吧。

例 17：湿热阻遏

贾某，男，71 岁。

2003 年 3 月 5 日初诊：发热已 14 个月，体温波动在 38.5℃～39℃之间，约十几日发作一次。先寒战，继而发热，发热可持续数小时，热后汗出，热渐退，热高时服退热药，每次发作可持续 2～3 日。热时头痛身痛，胸脘满闷，不欲食，恶心未呕，口干饮少，无力，大便可，溲频数。先后住院 6 次，做过很多检查，未能确诊，都是高热待查。面色萎黄，即刻体温 39.2℃。

脉滑大有力。舌淡嫩暗，苔厚腻微黄。

证属：湿热阻遏募原。

法宜：化湿清热，开达募原。

方宗：达原饮。

厚朴 10g	常山 8g	草果 8g	槟榔 10g	石菖蒲 9g
黄芩 9g	知母 7g	青皮 10g	柴胡 12g	半夏 12g
党参 12g	苍术 12g	青蒿 18g		

3 剂，水煎服，日 3 次。

3 月 8 日二诊：药后未热，小腹有向内抽紧的感觉，但不难受。脉滑濡稍大。舌质如上，苔退大半。虑其久病，正气已虚，不耐寒凉，故上方去黄芩、知母。4 剂，每日 1 剂。

3 月 15 日三诊：昨又发热 38.2℃，未恶寒，服感冒胶囊 2 粒，汗多不止，热退，不欲食，无力，便干结。脉濡滑。舌淡暗，苔白，厚苔已退。面萎黄。以其脉濡、舌淡、面色萎黄，服感冒胶囊后汗出不止，乃湿热退，阳气不足之象显露，方改益气温阳化湿。

生黄芪 12g	党参 12g	白术 10g	柴胡 8g	升麻 5g
当归 15g	陈皮 9g	半夏 10g	黄芩 8g	炮附子 12g
干姜 6g				

4 剂，水煎服。

3 月 19 日四诊：烧退。昨日呕吐 4 次，为黏涎夹食。现头晕、心烦、无力、胸脘满，得嗳则舒，便已下。脉濡滑。舌淡嫩稍暗，苔白润。

证属：饮蓄于胃。

法宜：温阳化饮。

方宗：苓桂术甘汤合附子理中汤。

桂枝 12g	茯苓 15g	白术 12g	干姜 7g	炮附子 12g
红参 12g	半夏 12g	陈皮 8g		

4 月 9 日五诊：上方共服 21 剂。断续尚有发热，一般在 38℃ 以下，发热时间较短，约半日自行缓解。精神、体力较前增，胸脘已不闷，仍不欲食，频欲便。素咳多痰，自服药后已瘥。脉弦数而虚。舌淡红，苔少。唇淡，面黄。继予上方加升麻 6g、生黄芪 12g、肉桂 6g。

5 月 8 日六诊：上方共服 28 剂。已半月未热，症除，精力已复，食增。脉缓滑，面已不晦。

嘱服人参养荣丸 1 个月，善后。

【按】湿热遏伏募原，发热年余未愈，可谓病势缠绵。初诊，脉滑大有力，乃邪盛之脉。脉实证实，故予达原饮开达募原，以祛邪为主，虑其久病正虚，加党参以兼顾正气。二诊，湿热见退，随之虚象显露，小腹抽紧，乃寒之收引所致。本当转而温补，又恐"炉烟虽息，灰中有火也"，故仍予达原饮去黄芩、知母。三诊改益气温阳化湿。

四诊呕吐痰涎，乃素有痰饮，改从温阳化饮。

湿热已去，何以仍断续发热？此正虚，乃阳气易动而热。同为热，初诊脉实，为邪盛而热，祛邪退热；邪退仍断续发热，因脉已虚，乃正虚发热，故温补之。不可囿于效不更方，当谨守病机。

例18：湿热阻遏募原

刘某，男，49岁，平山县人。

2007年4月16日初诊：去年12月因高热、咳嗽、盗汗而住院，诊为肺部炎症，曾连续输抗生素、激素。现仍发热，恶寒，体温在38.5℃～39.4℃之间。面晦暗，周身骨痛，鼻骨已塌陷。汗多，每日自服感冒药，汗出后症状可缓解。头晕，胸闷，脘胀，不欲食，寐少，咳嗽重。身虚弱而痛苦，下车后由家人搀扶来诊，坐时亦倚扶于家人。血沉115mm/h，血小板34万/mm³，抗链O（+），类风湿因子（-）。

脉弦濡数。舌尚可，苔黄腻。

证属：湿热阻遏募原。

方宗：达原饮合宣痹汤。

厚朴10g	常山8g	草果8g	槟榔10g	黄芩9g
青皮9g	石菖蒲9g	知母6g	秦艽12g	威灵仙12g
滑石15g	苍术12g	炒苍耳子12g	海风藤18g	

5月21日二诊：依上方加减，共服32剂，湿热虽减未化，每日发热在37.5℃～38℃之间，身痛轻未已，出汗见少，尚咳，无力，食增，便调。已可自行来诊。脉弦濡数，舌苔白腻微黄。上方加炮附子12g、干姜5g、生晒参12g、生黄芪12g。

7月2日三诊：上方加减，共服35剂。发热37.2℃～37.5℃之间，热时伴微恶寒；身痛已明显减轻，唯膝尚痛；汗已正常，阵咳，两胁憋胀。脉弦稍数，按之无力，尺弦。舌苔已退，舌质略暗。证转阳气虚，血行泣，桂枝附子汤加减。

桂枝12g	炮附子18g	白术12g	细辛6g	红参12g
桃仁12g	红花12g	干姜6g		

7月23日四诊：上方共服21剂，热退、身痛已，尚咳多痰，胁胀，脉弦濡。舌尚可。宗小柴胡汤合薛生白《湿热条辨》第18条方加减。

柴胡12g	黄芩9g	半夏12g	党参12g	生姜5片
炙甘草6g	葶苈子15g	炙杷叶12g	滑石15g	

7剂，水煎服。

【按】脉弦濡数，苔黄腻，故诊为湿热蕴遏。寒热、身痛、汗出、咳嗽约半年未解，乃湿热搏结，遏伏募原，浸淫经络，壅阻于肺，故以达原饮开达募原，合以宣痹汤化经络之湿热。迭经月余治疗，湿热未化，乃湿盛则阳微，湿邪蕴久，阳气已伤，湿更不化，故二诊加辛热之姜、附。三诊脉已按之无力，阳虚已著，故改用温阳之方，宗桂枝附子汤加减。四诊湿热去，余邪未尽，枢机不利，肺气失宣，致胁胀、咳嗽，改用小柴胡汤和解枢机，宣肺络之滞。

本为湿热蕴阻，何以累经 3 个月治疗方渐瘥？概因一诊清热化湿，未予温阳，故湿久不化，热亦不除。二诊虽湿热仍在，原方加姜、附，附子由 12g 加至 18g，湿渐化，热亦透。湿热退，阳虚之象已现，转而予桂枝附子汤温阳祛寒。可见湿热证，重在化湿，辛热药当视情况，及早足量应用。再者，长期大量用激素者，治起来总是比较缠手。此例鼻骨之塌陷，中医认为是天柱陷，是一重症，可能与激素导致骨质疏松有关。

例 19：胆经湿热

杨某，女，23 岁，学生。

2004 年 9 月 27 日初诊：凤有肺结核，浸润、空洞。近 1 周，午后低热，37.5℃左右，无恶寒，头顶及手足心热，口干苦，脘满不欲食。现正行经，小腹无急结，大便可。

脉沉弦滑数。舌略红，苔腻微黄。

证属：胆经湿热。

法宜：清利胆经湿热。

方宗：蒿芩清胆汤合升降散。

青蒿 15g	黄芩 9g	竹茹 8g	半夏 9g	陈皮 9g
赤茯苓 12g	枳实 8g	僵蚕 12g	蝉蜕 6g	姜黄 9g
栀子 9g	滑石 15g			

3 剂，水煎服。日 3 服。

10 月 15 日二诊：上方共服 6 剂，因"十一"放假，诊治未接续。发热已退，至夜偶有手足心热，身烦热。脉沉弦滑数，舌稍红，苔腻微黄。胆经湿热未解。上方继服 5 剂，日 3 服。

12 月 6 日三诊：云上症药后已除。近日头痛。脉滑略弦，乃凤有痰，风寒上干于颠，予半夏白术天麻汤合川芎茶调散合方，3 剂愈。

【按】凤有肺结核，且午后低热，手足心热，显然属阴虚痨热。然脉沉弦滑数，并非细数之痨热阴虚之脉；舌苔腻微黄，非舌红光之痨热之舌，故虽症似痨热，却不以痨热看。脉沉主气，乃气机郁遏；弦主肝胆；滑数主痰热；且苔黄腻，诊为湿热壅遏；且口干苦而热，胆热上泛所致，故此病为胆经湿热，予蒿芩清胆汤，合升降散者，助其郁热之透散。

五心烦热，惯以阴虚发热来看，予养阴退蒸之剂。这种以偏概全的观点，屡见于教材及中医著作中，极易误导后学，起码我临床的前 20 年就是先入为主，一直这样认为。实则五心烦热原因甚多，虚实皆有。湿热者，湿遏热伏，伏热内窜阴经而手足心热，午后潮热，状若阴虚；气郁化火者，郁火内窜而五心烦热；气虚而气浮动于阴经者，可手足心热；阳虚而虚阳浮动者，可五心烦热。总之五心烦热非只阴虚一端，原因颇多，不可一见五心烦热，动辄滋阴退蒸。然何以别之？虽曰四诊合参，但以脉为主，脉实证实，脉虚证虚。此案脉沉弦滑数，显然属实，且苔黄腻，故诊为胆经湿热，而不以阴虚来断。

湿热郁遏于胆，亦称少阳证；然伤寒之少阳证，性质是半阴半阳、半虚半实，其位在三阳与三阴的阴阳交界之处，治当扶正以祛邪。而温病湿热郁遏少阳者，属阳证、实证，位于半表半里，在胃与肌表之间，治当祛邪，二者不可混淆。

例20：湿热蕴阻

王某，男，21岁，学生。

2005年5月16日初诊：日晡发热恶寒已1周，体温在39℃左右，头昏沉，脘满不欲食，口干饮不多，身痛较著。

脉弦濡数。舌略红，苔薄腻。

证属：湿热蕴阻，浸淫经络。

法宜：清化湿热，宣通经络。

方宗：甘露消毒饮合宣痹汤。

茵陈 18g	白蔻仁 7g	藿香 12g	滑石 15g	石菖蒲 9g
黄芩 9g	通草 7g	连翘 12g	晚蚕砂 15g	海风藤 18g
炒苍耳子 10g	防己 9g			

4剂，水煎服。日3服。

5月19日二诊：药后身热减未已，日晡热38℃，持续约1小时，可自行缓解。身痛，服布络芬，每日4片，汗出较多，恶风。入夜起红疹，手足心热。脉弦滑数兼濡，舌稍红，苔薄腻微黄。此属湿热蕴阻，浸淫经络。入夜起红疹者，乃热邪波及血络。上方加地龙12g、威灵仙10g、薏苡仁18g、苍术10g、紫草15g，4剂，水煎服。日3服。嘱停布洛芬。

5月22日三诊：近2日未热，身痛已轻，疹未再起。脉濡滑。舌苔退。仍予化湿，宣通经络。

地龙 10g	秦艽 10g	威灵仙 10g	滑石 12g	炒苍耳子 10g
海风藤 15g	丝瓜络 10g	薏苡仁 15g	晚蚕砂 12g	

4剂，水煎服。

【按】湿热蕴阻，发热身痛半月余。薛生白《湿热条辨》第4条乃治湿热侵入经络脉隧而痉者。此可为痉，亦可为麻痹、酸痛沉胀、或痿、或转筋拘挛、喝僻等，可举一反三，病机一也。发疹者，乃热淫血络，仍重在清化湿热，湿热除，疹自消，不必大量凉血，恐遏湿邪。

例21：湿热蕴阻

程某，男，54岁。

1985年8月1日初诊：两个月来，持续发热，体温在37.8℃～39.4℃之间，恶风，多汗，头晕，胸闷，心悸，气短，无力，肢体震颤，右足肿，便溏。

脉沉滑濡数。舌暗红，苔白糙。

证属：湿热蕴阻。

法宜：清化湿热。

方宗：甘露消毒饮。

茵陈 18g	白蔻仁 7g	藿香 12g	佩兰 12g	滑石 15g
川木通 7g	石菖蒲 9g	黄芩 10g	连翘 12g	大贝 12g
防风 7g	僵蚕 12g	黄连 7g	海风藤 18g	

8月15日二诊：上方加减，共服14剂。热退，胸闷减，肢颤除。足尚肿，微汗出恶风，头欠爽。属湿浊未尽，营卫未调。宗桂枝汤合苓桂术甘汤加减。

桂枝 10g	白芍 10g	炙甘草 6g	茯苓 15g	白术 10g
泽泻 12g				

7剂，水煎服。

【按】湿热氤氲，发热久羁不解。头晕、胸闷、气短等，皆湿热所作。肢体震颤，乃风动之象，皆因筋脉动惕所致。痉乃筋之病，震颤亦为筋之病。筋主柔，赖气以煦之，血以濡之。今湿热蕴阻，气机不畅，筋失气血之温煦濡养，致绌急动惕而身震。湿热祛，风自息。

多汗者，非表虚不固，乃因湿热阻遏，营卫不能正常敷布，致腠理不固而汗出。这种汗出，仍着重在化湿，湿去汗自止。

例22：湿遏热伏

高某，女，36岁。

2006年8月11日初诊：发热两月余，体温波动在38℃～39.5℃之间，即刻体温38.7℃。微汗出，不恶寒，胸脘满闷，恶心不欲食，经调，溲淋漓不畅，便干。

脉沉而动数，舌略红绛，苔薄腻。

证属：湿遏热伏。

法宜：清透郁热，佐以化湿。

方宗：升降散。

僵蚕 12g	蝉蜕 7g	姜黄 9g	栀子 9g	豆豉 12g
连翘 15g	青蒿 18g	藿香 12g	滑石 15g	

水煎服，4剂，日3服。

8月14日二诊：发热减未已，近日体温37.2℃～37.5℃之间，不恶寒，微汗，胸脘满，不欲食，二便可。脉沉弦滑数。舌略红，苔薄腻。湿未化，热未净，重于化湿，宗达原饮合小柴胡汤主之。

柴胡 9g	黄芩 9g	半夏 12g	石菖蒲 9g	枳实 9g
川厚朴 10g	苍术 12g	草豆蔻 7g	焦槟榔 9g	

3剂，水煎服，日3服。

8月17日三诊：药尽病除，胃纳尚差，予藿香正气丸2盒，日3次，每次1丸。

【按】湿遏热伏，当先祛湿，使热易透达而解。叶氏《外感温热篇》云："若白苔绛底者，湿遏热伏也，当先泄湿透热。"首方以升降散透热为主，化湿次之，虽热减未已；二方转而用小柴胡汤合达原饮，化湿为主，药尽即愈，可见叶氏所云极是。湿热相合，纵使湿热各半者，化湿亦应占十之七八，湿去则热透。

例 23：肝胆湿热

王某，男，36 岁。

2007 年 5 月 14 日初诊：发热已月余，身酸楚恶风，食、便尚可。最高体温 39.5℃，即刻 38.2℃。

脉弦濡数，寸脉沉。舌尚可。

证属：肝胆湿热，清阳不升。

法宜：清利湿热，升发清阳。

方宗：泻青丸。

龙胆草 6g	栀子 9g	黄芩 9g	羌活 8g	防风 8g
柴胡 9g	川芎 8g	当归 10g	茵陈 15g	滑石 15g

4 剂，水煎服。

5 月 18 日二诊：近 2 日未热，体温 36.3℃，便较干，他无不适。脉弦濡，舌可，苔白。热已退，胆未舒，予小柴胡汤。

柴胡 10g	黄芩 9g	半夏 10g	党参 12g	生姜 5 片

炙甘草 6g

4 剂，水煎服。

【按】湿热蕴遏，故热缠绵。苔不腻、胸不痞，何以诊为肝胆湿热郁遏，清阳不升？因脉弦濡数耳，濡数乃湿热蕴遏，弦为肝胆气郁，故诊为湿热蕴于肝胆。寸沉者，乃湿热蕴阻，少阳郁结，清阳不升。

方选泻青丸者，一可清肝胆之热，加茵陈、滑石，取甘露消毒丹之意，相伍为用，清利湿热。方中妙在众多风药，风能升清、胜湿、解肝胆郁结，且能疏邪外达。湿化热透郁结解，发热随之而解。

再诊，脉尚弦，胆尚未舒，半虚半实之机，故予小柴胡汤善其后。至于便干者，待上焦得开，津液得下，胃气因和，自然便下。

例 24：湿热蕴阻

门某，女，16 岁，安平县人。

2007 年 2 月 9 日初诊：自 2006 年 1 月断续发热，体温在 39℃左右，即刻体温 37.7℃，血沉 56mm/h，抗链 O（＋），诊为风湿热，屡治未效。现腰、胁、肩、膝痛，头痛、鼻塞，出汗较多，晨起咽痛，乏力，不恶寒，经血少。

脉濡滑数。舌可，苔薄腻。

证属：湿热蕴阻，浸淫经络。

法宜：清热化湿通经。

方宗：薛生白《湿热条辨》第 4 条方。

地龙 12g	秦艽 9g	威灵仙 10g	滑石 15g	苍术 10g
黄连 9g	晚蚕砂 15g	炒苍耳子 10g	防己 9g	丝瓜络 10g
海风藤 18g	稀莶草 15g			

3月12日二诊：因隔春节停诊，上方共服25剂。症状已除，未再发热。1周前化验：血沉 5mm/h，抗链O（＋）。脉弦濡滑。舌略淡，苔薄白。上方去黄连、防己。加生黄芪 15g、当归 12g、桂枝 10g。

4月2日三诊：上方共服21剂，无任何不适。血沉 7mm/h，抗链O弱阳性，血、尿常规正常，心电图正常。上方继服14剂，停药。

【按】湿热蕴伏不解，发热经久不除。湿热浸淫经络，则肢体疼痛，酸困沉胀。湿阻营卫不和，腠理不固而汗多。

薛生白《湿热条辨》第4条曰："湿热证，三四日即口噤，四肢牵引拘急，甚则角弓反张，此湿热侵入经络脉隧中。宜鲜地龙、秦艽、威灵仙、滑石、苍耳子、丝瓜藤、海风藤、酒炒黄连等味。"薛氏自注云："此条乃湿邪夹风者。风为木之气，风动则木张，乘入阳明之络则口噤，走窜太阴之经则拘挛。故药不独胜湿，重用息风，一则风药能胜湿，一则风药能疏肝也。选用地龙、诸藤者，欲其宣通脉络耳。"

湿热侵入经络脉隧可为痉，举一反三，亦可为痹、为痿、酸麻肿胀、转筋、拘挛等证。据此理，我拓展了此方的应用范围，治疗湿热引起的面瘫、中风后半身不遂、肢体肿胀，风湿或类风湿、痛风引起的肢体疼痛，糖尿病末梢神经炎的肢麻、转筋、痿软不立等。

《温病条辨》宣痹汤，治"湿聚热蒸，蕴于经络，寒战热炽，骨骱烦疼，舌色灰滞，面目萎黄，病名湿痹，宣痹汤主之"。方用：

| 防己五钱 | 杏仁五钱 | 滑石五钱 | 连翘三钱 | 山栀三钱 |
| 薏苡仁五钱 | 半夏三钱（醋炒） | | 晚蚕砂三钱 | 赤小豆皮三钱 |

宣痹汤与薛氏方，异曲同工，吾常二方掺和而用，疗效颇佳。

2. 虚人外感

例1：阳虚营卫不和

朱某，女，20岁，学生。

2002年11月17日初诊：自暑假即断续发热恶风寒，自汗，体温在37.8℃左右，头痛，身倦，不欲食。面色不华。

脉弦细按之减。舌略淡，苔白。

证属：阳虚，风客于外，营卫不和。

法宜：温阳调和营卫。

方宗：桂枝加附子汤。

| 桂枝 9g | 白芍 9g | 炙甘草 6g | 生姜 4片 | 大枣 6枚 |
| 炮附子 10g | 党参 12g | | | |

2剂，水煎服，3小时服1煎。啜粥，温覆，取微汗。

11月19日二诊：药后未汗，已不恶风，体温37℃，自汗，口苦。经行1日，腹无急结。脉弦细按之减。舌尚可，苔薄白。

证属：少阳微结。

方宗：小柴胡汤。

柴胡9g	黄芩7g	党参12g	生黄芪12g	半夏9g
炙甘草6g	生姜4片	大枣6枚		

3剂，水煎服。药后告愈。

【按】脉细按之减，乃少阴之脉；发热、恶风、自汗，乃风袭于表，营卫不和，故诊为太少合病。少阴伤寒，当予麻黄附子细辛汤；此恶风自汗，乃太阳表虚，营卫不和，故予桂枝附子汤主之。

药后恶风除，表已解；然口苦，脉弦细减，乃邪留少阳，改予小柴胡汤主之。

例2：少阴表证

付某，女，31岁。

2002年7月24日初诊：发热已20余天，曾输液消炎、抗病毒，服清热解毒之方，未效。伴恶寒，无汗，头身痛，乏力，纳呆，面晦。即刻体温38.2℃。

脉沉细弦涩，左脉无力。舌可。

证属：阳虚感寒。

法宜：温阳散寒。

方宗：麻黄附子细辛汤。

麻黄6g	炮附子15g	细辛5g

2剂，水煎服。日3服，得汗停后服。

7月27日二诊：服药1剂得汗，恶寒解，头身痛除。昨日午后体温37.1℃，身有微热感，他无不适。脉舌如上，阳仍未复，予益气温阳。

生黄芪12g	党参12g	白术9g	茯苓12g	炙甘草7g
当归12g	柴胡8g	升麻5g	炮姜5g	炮附子12g

4剂，水煎服。

药后热退，已无不适，脉尚弱，嘱服补中益气丸半月，以善其后。

【按】阳虚之体，虽于暑天，因贪凉饮冷，亦可感寒。脉弦细涩无力，乃阴脉；寒热无汗，头身痛，仍寒邪闭郁，故予麻黄附子细辛汤，温阳散寒。二诊尚有微热者，非外感余热未尽，因脉仍弱，故此微热乃阳虚易动而热，故予温补。

例3：正虚中风

李某，男，20岁，学生。

2005年11月28日诊：两月前，曾胃不适、咽痛、头昏、脉弦减，诊为肝虚，而予乌梅丸方服之而愈。前日外感发热，体温37.7℃，恶寒，肢冷，咽干，流涕。

脉弦无力。舌尚可，苔薄白。

证属：阳气不足，风寒袭表。

法宜：益气温阳，调和营卫。

方宗：新加桂枝汤。

桂枝 10g	白芍 12g	炙甘草 6g	党参 12g	生姜 6 片
大枣 6 枚	干姜 6g			

元旦假后告曰，药后已愈。

【按】此虚人外感，加党参、干姜，温振中阳。桂枝汤辛甘化阳，酸甘化阴，本为阴阳轻补之方，主治太阳中风，实亦虚人外感。若无外感，阴阳微虚者桂枝汤照样可用。

桂枝汤乃群方之首，由桂枝汤加减衍生出的方子，在《伤寒论》《金匮要略》中达56首之多，依桂枝汤法所创立的方子，其数当以千百计。桂枝汤何以有如此巨大的生命力？关键在于能调和阴阳。所有的疾病，都可概括为阴阳不调；而所有的治疗，最终目的都是恢复阴阳的平衡，达到健康。桂枝甘草，辛甘化阳；芍药甘草，酸甘化阴；补中有散，散中有收，药仅五味，平淡无奇，又奥妙无穷。扩展其化阳的一面，就衍生出众多温阳的方子；增其养阴的比重，又演化出一系列益阴的方子；阴阳双重，则诞生出纷纭的燮理阴阳的偶方，故称其为方祖，当之无愧。

此案，即在调和营卫的基础上，增重了温阳的一面，成益气温阳、调和营卫之剂。

现在振兴中医，强调继承发扬。有人认为继承不能总在经典里打转转。此言太小视中医经典，并未体会到中医经典的博大精深。一提到发扬，仿佛就是以现代科学手段研究中医。固然，此亦不失为发扬中医的一条路子，但几十年来，投入了大量人力物力，并未取得多少骄人的成就，反而中医传统被冷落，边缘化，日臻萎缩。发扬中医，应该还有条路子，就是依照中医固有的体系去探索、研究，拿下一个个疾病堡垒。若真能把中医经典及历代的发展理解了，并看活了，依其思想、方法、观点去探索，就可展现一幅幅波澜壮阔的生动画卷。区区一个桂枝汤，就纵横捭阖，呈现如此璀璨的诗篇，吾辈乃至后人，当更加无量。我更看重后一条路，我孜孜以求者，就是辨证论治水平的提高。

还原分析的现代科研方法，在人体生命这样复杂科学面前，路子是越走越窄了，而整体的科研方法，将开辟一条新路。最近，WHO 把中医定位为整体医学，我很赞同，以整体科学方法的探索之路，将越走越宽，具无穷生命力。我们高举整体医学大旗，拿出突兀的疗效，世人不仅信你，而且要学你，终有一天，整体医学的大旗，将插上科学颠峰。放眼未来，何必自戕。

例 4：虚人外感

侯某，男，18 岁，学生。

2002 年 1 月 2 日初诊：发热 1 周，持续在 38.5℃左右，经服药、输液未愈，现仍发热恶寒，咽痛，口糜，龈肿，心慌胸闷，胃满恶心，食欲不振，疲乏无力，大便溏薄，日一二次。

脉弦而略拘，舌稍红苔薄白。

证属：正虚外感。

法宜：益气散寒。

方宗：人参败毒散。

党参 12g	茯苓 12g	炙甘草 6g	炒枳壳 6g	桔梗 9g
柴胡 9g	前胡 9g	羌活 7g	独活 7g	川芎 7g
黄芩 9g	苏叶 5g	生姜 5 片		

3 剂，水煎服。日 3 服。

1 月 5 日二诊：热已退，仍觉心慌、胸闷，胃胀、恶心，不欲食，疲乏无力。心电图示室性早搏。

脉弦濡。舌稍红。

证属：阳气不振。

法宜：温振胸阳。

方宗：桂枝去芍药加附子汤。

| 桂枝 12g | 炙甘草 9g | 炮附子 15g | 茯苓 15g | 白术 10g |

此方加减，共服 35 剂，症除，早搏消。

【按】发热恶寒且脉弦拘，表之寒束未解；心慌、胸闷、脘满不食、乏力便溏，阳气已虚；咽痛、口糜、龈肿者，少阳郁热上灼，故此例之病机，当为表寒、气虚、火郁，颇似太少二阳合病，所以方中亦寓小柴胡汤意。方以参、苓、草以益气扶正；柴芩疏解少阳热结；羌、独、苏叶、桔、前等解表宣肺。区区一感冒，病机亦不单一，非清热解毒抗病毒，或发汗解表散寒那么简单，仍须仔细辨证。所以中医治感冒，非常复杂，没有一二十年的临床功底，很难说会治感冒。

热退后，阳虚之象显露，胸阳不振，饮气上凌而心悸，早搏经久不已。疑为心肌炎，予桂枝甘草汤加附子，合苓桂术甘汤治之，历时一个半月方瘥。

例 5：阳虚外感

付某，女，21 岁，学生。

2003 年 12 月 29 日初诊：素体虚弱，外感后，恶寒无汗，发热，体温 37.9℃，周身痛，腰痛，足冷，胃中嘈杂胀满。

脉沉无力，寸独大，按之虚。舌淡灰。

证属：阳虚外感。

法宜：温阳散寒。

方宗：再造散。

生黄芪 12g	党参 12g	炙甘草 6g	桂枝 9g	炮附子 15g
干姜 6g	羌活 6g	荆芥 5g	麻黄 3g	川芎 7g
白芍 12g	细辛 4g	大枣 6 枚	肉桂 5g	

2 剂，水煎服。日 3 服。

12 月 30 日二诊：药后微汗，热已退。尚恶风，身酸楚，腰痛，足冷。服药后咽痛。脉舌同上，继予引火归原。

| 生黄芪 12g | 党参 12g | 白术 9g | 炙甘草 6g | 炮附子 12g |
| 肉桂 5g | 干姜 5g | 半夏 10g | 山茱萸 15g | |

2剂，水煎服。

2006年5月22日三诊：相隔3年多。外感4天，因才工作，不敢请假，自己吃了点成药，拖延至今。今已但热不寒，且有微汗，尚头晕恶心，咽痛，身痛，懈怠无力，膝下冷。体温37.6℃。

脉沉弦细拘滞。舌淡胖，苔白润。

证属：阳虚寒凝。

法宜：温阳散寒。

方宗：桂枝加附子汤。

| 桂枝 10g | 白芍 10g | 炙甘草 7g | 生姜 5片 | 大枣 6枚 |
| 炮附子 12g | 党参 12g | | | |

2剂，水煎服。日3服，数日后双休日来告已愈。嘱早服人参归脾丸，晚服金匮肾气丸，坚持服1~2个月。

【按】发热、恶寒、无汗、身痛、腰痛，当属太阳表实，予麻黄汤。然脉沉无力，寸独大按之虚，知为阳虚阴盛，虚阳升浮，又兼感外寒，故予再造散，益气温阳散寒。

脉沉无力乃阳气虚；寸脉虚大，乃阴寒内盛，虚阳浮越于上，法当温暖下元，引火归原，故方中加肉桂，与附子、干姜相伍，以使浮游之火下归宅窟。白芍之酸收，升散之中有收，防其阳越。

二诊服再造散后，热虽退，然增咽痛。此咽痛，非为热盛，乃虚阳所致。引火归原，虽可温暖下元，使浮游之火下归宅窟，但毕竟所用之药性皆辛热，温下之时，亦可格拒，反使阳浮，故尔咽痛。仲景白通汤加人尿、猪胆汁反佐之，以防格拒。余遵仲景法，加山茱萸、白芍，酸收以敛浮阳，防其格拒。

阳旺阴弱之脉，可见于5种情况：

（1）阳浮大而虚，尺无力者，此为下焦阴寒，虚阳浮越于上，当引火归原，法如白通汤加人尿猪胆汁。

（2）阳浮大而虚，尺细数者，此为阴虚不能制阳，阳浮于上，法宜滋阴潜阳，仿三甲复脉汤主之。

（3）阳脉数实，尺细数者，此心火旺而肾水亏，法当泻南补北，方宗黄连阿胶汤。

（4）阳脉洪大，尺细数者，此上焦气分热盛，下焦肾水不足，法宜滋下清上焦气分之热，方宗玉女煎主之。

（5）阳脉盛而尺弱无力者，此上热下寒，法当清上温下，方宗附子泻心汤法。

脉若难以遽断，当进而查舌，阳虚者，舌当淡胖；阴虚者，舌当红绛。再结合神色、症，不难分辨。

例 6：少阴表证

徐某，男，22 岁，学生。

2004 年 10 月 5 日初诊：昨夜恶寒发热，体温 39.4℃。头痛，身痛，呕吐，手足凉，夜间已发汗，恶风寒已解，仍发热，即刻体温 38.7℃。

脉左沉细无力，右沉弦拘紧。舌可，苔白。

证属：少阴感寒。

法宜：温阳散寒。

方宗：麻黄附子细辛汤。

| 麻黄 6g | 炮附子 12g | 细辛 5g | 吴茱萸 6g | 生姜 6 片 |

炙甘草 7g

2 剂，水煎服。6 小时服 1 煎。药后得微汗，病除。

【按】脉沉细无力，乃少阴脉；且左肝右肺，左脉沉细无力，肝阳亦虚，故此证实为少阴厥阴两虚。右沉弦拘紧者，乃寒束之象。右脉主气、主肺，寒袭肌表，肺气不宣，故右脉拘紧。头痛、身痛、恶寒、手足凉，乃寒袭肌表，故此证诊为少阴表寒。方以麻黄附子细辛汤温阳散寒；加吴茱萸、生姜以温肝散寒。

麻黄附子细辛汤，立方宗旨是温阳散寒，余常用于三种情况：

一是阳虚，寒束肌表者，此方温阳散寒。

二是阳虚，寒邪直中少阴，而不在表，见阴冷阴缩，小腹寒痛，四肢厥冷，头痛等。附子温阳；细辛启肾阳，散沉寒，且引麻黄直达于肾，散直入于肾经之寒达于肌表而解。

三是纯为阳虚阴寒凝泣者，麻黄附子细辛汤仍然可用，此时用麻黄，已非散客寒，而是发越阳气解寒凝，伍细辛之启肾阳，相辅为用，鼓舞阳气之升发布散。所以，纯阳虚者，此方亦可用，此时麻黄、细辛量宜小。

例 7：气虚外感

尹某，女，36 岁。

1991 年 5 月 27 日初诊：7 年前绝育，未能复原，常感冒，咳嗽，烦劳汗出受风，发热，体温 38.7℃，恶风，自汗，头昏沉，鼻塞，气短心慌，脘腹胀满不欲食，目蒙，白带多，便可。血压 90/60mmHg。

脉沉濡缓，舌淡苔白。

证属：中气不足，卫外不固，风袭肌表。

法宜：益气解表。

方宗：补中益气汤。

生黄芪 12g	党参 10g	白术 9g	茯苓 12g	炙甘草 6g
当归 10g	陈皮 7g	半夏 9g	升麻 6g	柴胡 9g
葛根 12g	生姜 5 片

3 剂，水煎服。日 3 服。

5月29日二诊：发热、恶风已除，尚感胸闷、气短。此胸阳不振。上方加桂枝12g、干姜6g。6剂，水煎服。

【按】虚人外感，这是外感中的一大类，包括阴阳气血之虚，病位包括心肝脾肺肾之虚，其中尚有兼受外邪，又夹气血痰瘀水湿等，确也纷纭繁杂。总的治疗原则是扶正祛邪，扶正与祛邪亦有轻重缓急之别。

判断正虚感邪，最关键在于脉沉取无力，略无力者，余称之为减。无论脉或浮或沉或数或迟或弦或紧，只要沉取无力，皆以虚论。当然，虚中尚有阴阳气血之分，阳虚气虚者，脉沉无力，气虚见头昏心慌、气短无力等虚象；阳虚见虚寒之象；血虚者，脉细无力，除血虚不濡、不华之象外，多兼气虚之象；阴虚者，脉细数，见虚热之象，此乃大要。

本例虚人外感，脉症比较典型，不难分辨。发热恶风，自汗，头昏鼻塞，乃风邪外袭；心慌气短乏力，脘腹满不欲食，且脉沉濡缓、舌淡，乃脾虚中气不足，故以补中益气汤健脾益气，扶正祛邪。此法吾经常应用，疗效确切，毋庸置疑。

例8：气虚外感

史某，男，3岁，本院家属。

2006年4月10日初诊：因玩耍汗出受凉，昨夜发热38.5℃，无汗，萎靡，不食。素体弱，易感冒，消瘦，食欲差，大便或干或溏。面色晦。

脉数虚。舌淡红，苔白。

证属：气虚外感。

法宜：扶正祛邪。

方宗：人参败毒散。

党参9g	茯苓10g	炙甘草5g	桔梗6g	前胡6g
柴胡5g	羌活5g	川芎4g	荆芥4g	生黄芪10g

生姜3片

2剂，水煎服。嘱2小时服1煎，啜粥，温覆，取微汗。汗出后止服。

4月12日二诊：共服2煎，得汗，热已退。为增强体质，防止屡屡发热，改服面药长服。方宗参苓白术散加减。

党参30g	茯苓30g	白术30g	山药40g	莲子40g
炙甘草20g	砂仁10g	大枣10枚	陈皮20g	半夏20g
生黄芪30g	桂枝20g	白芍20g	仙茅20g	仙灵脾20g
当归30g	升麻15g	柴胡15g	防风12g	鸡内金30g
焦三仙各30g	乌梅15g			

共为细面，加糖调服，每服1匙，日2次。上方共服2料，未再感冒，饮食转佳，较前长高长胖，面色已显红润。

【按】虚人外感，既有正虚，又感外邪，虚实相兼。正虚，包括阴阳气血之虚，其病位可包括脏、腑、经络、肌表之虚，程度有轻重之别。外邪，当包括六淫诸邪，其侵袭部位包括肌表、经脉、脏腑等，其程度亦有轻重之异，病程有新久之殊；其中又有兼内生之邪者，因而虚人感冒甚为繁杂。中医的病分外感内伤两大类，西医本科毕业，大约两年就能熟练地治外感；而中医本科毕业，起码20年才能熟练地治外感。可是中医能驾驭外感的治疗，那么对内伤杂病，遇到一些急危重症及疑难杂证，也都可大致掌握。因中医不论外感内伤，都是靠辨证论治体系的指导。掌握了辨证论治体系，外感内伤皆可治疗。我所说的20年，是指比较成熟的中医大夫，欲成名医，大概还须二三十年的磨砺，其中还须精研经典，博学名家，勤于实践，敏于思悟，方能有所建树，绝非有个博士头衔就可妄称名医。

此案，脉数而虚，且平素羸弱多病，面色不华，脾虚气弱，又汗出受凉而发热，故诊为气虚外感。脉虚数，此数不以热看，《濒湖脉学》：数脉"实宜凉泻虚温补"，此言甚为紧要，数而有力者为实，宜用寒凉清热泻火；数而无力者为虚，当予温热补益之品，温阳扶正。同为数脉，或寒凉，或温热，判若冰炭，其区别全在有力无力。此案虽数而虚，故诊为气虚。外感初起发热，本当恶风寒，幼儿难以准确描述，故未言恶风寒否。但发热无汗脉数，病方1日，当属邪犯肌表，故予人参败毒散扶正祛邪，且用辅汗三法，取微似汗，邪散乃愈。

因体弱多病易感冒，故配细散长服，以参苓白术散建中，加二仙汤补其先天，加桂枝白芍益其营卫，加黄芪益气固表，加风药，升发清阳，使补而灵动。脾胃健，饮食增，正气渐强，身体渐壮。

例9：气虚受暑

赵某，女，40岁。

1983年8月24日初诊：每年二伏即发热，此次发热已5日，即刻体温39.2℃，午后重，汗出不恶寒，面色萎黄，头昏、胸痞、恶心。已十余年，年年至二伏发热，非暑天很少发热。平素心慌、气短、乏力、白带较多。恰逢月经提前1周来潮，经血污垢，量不多，腹不痛，稍胀。

脉沉稍数无力。舌淡红苔少。

证属：气虚受暑。

法宜：健脾益气，化湿清暑，佐以活血。

方宗：东垣清暑益气汤。

党参10g	生黄芪10g	炙甘草6g	当归9g	麦冬10g
五味子6g	陈皮9g	青皮7g	黄柏6g	苍术9g
葛根12g	升麻5g	泽泻12g	白术10g	青蒿15g
泽兰15g	生姜6片				

3剂，水煎服。日3服。

8月27日二诊：药后热退，尚心慌、气短、乏力、纳呆、白带、经色转红。继予化湿开胃、益气血之剂善后。

【按】素脾虚湿盛，入伏以后，天暑下逼，地湿蒸腾，人在气交之中，内湿与外湿相召为患,故病发于暑伏。清暑益气汤益气化湿清热,兼顾肺津。虽逢经至且血污,然无神志症状及少腹急结,故不以热入血室论,仅加泽兰以兼顾之。

例 10:阴虚外感

王某,女,23 岁,学生。

2003 年 12 月 15 日初诊:素体下元冷,昨寒热咳嗽,头痛。正值经期未净,小腹不急结。

脉沉弦细数,右寸弦细而劲。舌红少苔。

证属:阴虚外感。

法宜:养阴解表。

方宗:加减葳蕤汤。

葳蕤 12g	白薇 7g	桔梗 6g	豆豉 10g	银柴胡 7g
桑叶 9g	僵蚕 10g	蝉蜕 6g	麦冬 10g	石斛 12g

2 剂,水煎服。日 3 服。

【按】药尽寒热除。因脉弦细数且舌红少苔,乃素体阴虚;症见寒热、咳嗽、头痛,乃外受风邪,故诊为阴虚外感,予养阴祛邪。

素体下元冷,何以不诊为阳虚外感?阳虚者脉当无力,或细无力,舌淡。今脉细数,且弦劲,乃阴虚阳张。其舌红少苔,亦为阴虚之象,所以诊为阴虚外感。

例 11:阴虚外感

高某,男,9 岁。

2005 年 12 月 24 日初诊:夙有喘疾,昨发热 38.8℃,不恶寒,嚏、涕、喘、头痛,遇光脑门痛。

脉浮弦细数且劲,按之减。舌红少苔。

证属:阴虚外感。

法宜:滋阴潜阳。

方宗:加减葳蕤汤加减。

葳蕤 12g	白薇 7g	桔梗 6g	豆豉 10g	青蒿 12g
麦冬 9g	沙参 12g	干地黄 10g	桑白皮 9g	地骨皮 10g
桑叶 7g	天花粉 10g	生牡蛎 15g	炙鳖甲 15g	败龟板 15g

4 剂,水煎服。日 3 服。

12 月 28 日二诊:药后第 2 日热退,头痛止,喘平。脉弦虚,尺不足。因夙有喘疾,屡作,故补脾肾以固其本,防喘再作。

败龟板 40g	蛤蚧 2 对	熟地 40g	山茱萸 40g	山药 40g
党参 30g	茯苓 30g	炙黄芪 30g	白芍 40g	五味子 15g
款冬 30g	紫菀 30g	炙百合 40g	麦冬 30g	

1 料,收膏。早晚各 1 匙。

【按】脉弦细数且劲,细数乃阴虚;弦且劲,乃阴虚肝风萌动。外感初起即见此脉,料其平素乃阴虚阳亢之体。

时逢隆冬，外感本应由风寒所客，然发热不恶寒，知非表寒证。外邪侵袭，随人而异，素体阴虚阳亢，即使感受风寒，亦随阴虚阳亢而化。中医的病因，是推断性的，是"审证求因"，是根据临床表现而推断病因。"证"又何来？证主要据脉而定。《伤寒论》各篇皆云："辨某×病脉证并治"，一病分若干证，而每证的确定，依脉而断。此案脉弦细数且劲，故诊为阴虚肝风萌动。阴虚阳亢而热，喘亦因阳亢上迫于肺而作。治当滋阴潜阳，因无合适成方，所以取葳蕤汤加减，方中合沙参麦冬饮、百合地黄汤养阴退热，三甲平肝潜阳，桑白皮地骨皮取泻白散意，降肺气，亦佐金平木。

例 12：热陷阴分

王某，女，35 岁。

2006 年 7 月 4 日初诊：断续发热已 3 年，体温在 37.5℃～39.5℃之间，约间隔四五日或八九日即热，以日暮为著。热时不恶寒，持续约三五日，服药、输液后缓解。曾多方检查，无明确诊断。心烦，寐差，乏力，口臭，乳癖，多唾，肢麻痛，牙龈肿，食、便可。

脉弦细数，舌红绛少苔。

证属：热陷阴分。

法宜：透达阴分伏邪。

方宗：秦艽鳖甲散。

| 青蒿 18g | 鳖甲 30g | 地骨皮 15g | 银柴胡 10g | 知母 6g |
| 丹皮 12g | 秦艽 10g | 青皮 9g | 海藻 15g | 元参 15g |

7 月 25 日二诊：上方共服 21 剂，一直未再热，精力较前好。肢尚麻，脉弦，舌红润。上方加海风藤 18g、鸡血藤 18g。14 剂，水煎服。

【按】以其脉细数，舌红绛少苔，且发热日暮为著，故断为热伏阴分。伏热内扰而心烦、寐不安，上灼而龈肿、口秽，阴虚失濡故肢麻痛。予秦艽鳖甲散透散伏郁阴分之邪；加青皮、海藻疏肝软坚，兼顾乳癖。连服 21 剂，阴分伏邪透散，未再热，脉已起，舌亦转红润，病有转机。二诊因肢仍麻，加藤类以通经脉。再予 14 剂以固疗效。

例 13：阳明热盛，肾水不足

周某，女，24 岁，学生。

2004 年 1 月 2 日初诊：发热 4 日，始恶寒，半日后即但热不寒，头痛烦躁，口渴自汗，恶心不食，经未行，便尚可，输液 3 日仍烧，即刻体温 39.1℃。

脉洪数尺细。舌红而干，无苔。

证属：阳明热盛，肾水不足。

法宜：清阳明，滋肾水。

方宗：玉女煎。

| 生石膏 40g | 知母 7g | 生甘草 8g | 粳米 1 把 | 生地 18g |
| 麦冬 15g | | | | |

2剂，日3服。药后热退，欣喜来告。

【按】发热始恶寒，邪尚在表；化热入里，则但热不寒，脉洪数，乃阳明经热之脉，主以白虎汤。时值隆冬，本应用寒远寒，但有是证亦用是药，有故无殒，仍重用石膏40g。尺减，舌干红，水已亏，故加冬、地，金水相生，此方即玉女煎去牛膝。

例14：气虚风袭，相火内动

张某，男，22岁，学生。

2005年5月20日初诊：昨日发热，体温37.5℃，恶风自汗，头晕，不欲食，便干，小便正常。

脉寸弱，关数软，尺盛。舌略红绛少苔。

证属：上焦气虚，腠理不固，风入化热，相火妄动。

法宜：益气固表，滋阴泻相火。

方宗：黄芪桂枝五物汤合知柏地黄丸。

生黄芪15g	桂枝10g	白芍10g	炙甘草7g	大枣6枚
生姜5片	知母6g	黄柏6g	熟地12g	山茱萸12g
丹皮12g	山药12g	茯苓12g	泽泻10g	五味子5g
生龙骨18g	生牡蛎18g			

4剂，水煎服。日3服。

5月23日二诊：药后发热恶风解，尚头晕，胸闷，无力。脉阳弱阴旺，乃气虚未复，相火未敛。

嘱服补中益气丸、知柏地黄丸，早晚各1丸，连服两周。

【按】外感初起以相火旺者少见，此例即尺旺相火动。缘于平素肾水亏，又兼风邪内入，扰动相火而作。

寸为阳位，寸弱乃上焦气虚，致腠理不固，风邪易入。治当益气升阳，调和营卫，固其腠理，故予黄芪桂枝五物汤主之。

阴虚，相火易动者，本应滋水泻相火，使水中之火敛潜；然上焦气虚，又当益气升提。下焦潜降，上焦升提，并用之，确实互碍。本不当同用，但二者病机又确实共存，无奈之际，不得不共用。为防相火升腾，故予方中加五味子以敛，加龙骨、牡蛎以潜。此种病机，在诊治其他病时亦曾遇到数次，不得不升潜并用，此亦为偶之剂也。

3. 内伤发热

例1：瘀久化热伤阴

杜某，男，63岁。

2001年5月8日初诊：数度患疟，巨脾。每日下午低热，伴恶寒，已半年余。气短难续，心慌无力，体位变动时尤甚。虚羸消瘦，食欲不振，面色晦暗。

脉阳弦数，尺沉弦劲而细数。舌淡红，瘀斑。

证属：瘀久化热伤阴，阳亢风动。

法宜：活血软坚，滋阴潜阳，平肝息风。

方宗：鳖甲煎丸。

炙鳖甲 30g	败龟板 30g	生牡蛎 30g	夏枯草 15g	海藻 15g
丹皮 12g	银柴胡 9g	赤芍 12g	白芍 12g	黄芩 9g
干地黄 15g	山茱萸 15g	土鳖虫 12g	水蛭 10g	桃仁 12g
红花 12g	姜黄 10g	西洋参 15g		

7剂，水煎服。

5月15日二诊：脉弦稍数，寸偏旺，尺已不弦劲。舌已不淡，呈暗红，瘀斑。近2日未寒热，他症亦减。继予上方，加昆布15g。

6月13日三诊：上方共服28剂，一直未寒热，食增，心慌气短渐轻。以此方10剂，轧面服。

【按】此为疟母。脉弦数，乃瘀血久羁化热；脉沉细劲数，乃肾水已亏，水亏不濡，肝阳亢化风，故脉弦劲。瘀血导致阴虚阳亢而午后发热，状若阴虚。活血化瘀治其本，养阴退蒸治其标，历月余而热除。由此可知，瘀血久羁亦可致热。

例2：瘀久化热

徐某，男，35岁，汽车司机。

肝炎病史12年，1976年底加重。常发热，体温38℃±，反复鼻衄，恶心，食欲低下，腹胀，肝区疼痛，皮肤及巩膜黄染（++），胸部及颈部有多个蜘蛛痣，腹水征（+），肝大肋下1.5cm，脾大2cm，中等硬，压痛，下肢凹陷性水肝（+）。诊为肝硬化腹水。

入院化院：谷丙转氨酶670U/L，麝浊16U，麝絮（++++），锌浊32.4U。总蛋白6.6g/L，白蛋白与球蛋白比为2.7∶3.9。

治疗：除保肝疗法外，并用能量合剂、激素、蛋白、血浆或全血等，利尿药用安体舒通、氨苯喋啶、呋塞米等。中药除健脾利水、清热解毒法外，曾用十枣散等峻下剂。经中西医结合治疗半年，病情日渐恶化，腹水进行性增加，腹围达110cm，横膈平第7胸椎，阴囊肿如孩头大。因腹压大而出现腹股沟斜疝，每日尿量达200mL左右，卧床不能翻身。

化验：白蛋白6g/L，白蛋白与球蛋白之比为1.5∶4.5，血小板2.2万/mm³。钡餐：食管中下段及胃底静脉曲张。于1977年7月13日邀中医会诊。

病人面色黯滞，身目皆黄，恶心呕吐，肌肤甲错，烦热无汗，渴喜冷饮，入夜尤甚，腹如鼓，脐突，囊肿大如孩头。

舌绛苔少，脉弦数。

予活血软坚法：

桃仁 9g	红花 9g	五灵脂 15g	赤芍 9g	丹参 15g
牡丹皮 12g	青蒿 12g	郁金 6g	生地黄 12g	银柴胡 6g
生牡蛎 30g	海藻 15g	玄参 12g		

服药23剂，腹围减至84cm，24h尿量增至1800mL，改用养阴益气软坚法。10月

中旬，腹水消退后，右胸腔出现大量积液，为悬饮停留胸胁，改用泻肺化瘀法。至11月14日，胸水全部消失。1978年1月，黄染消退，自觉症状消失，肝功能多次化验正常，钡餐未见食管及胃底静脉曲张，于1978年3月12日出院。又配活血软坚丸药1料继服。随访2年，情况良好，一直全日工作。

【按】肝硬化腹水，当属蛊胀、癥瘕范畴，中医治疗当辨证论治。据余经治的此类病人，肝热炽盛者有之，脾虚水泛者有之，阳虚不能制水者有之，阴虚肿甚者有之，血瘀水停者亦有之。本案曾因水势泛滥而用十枣散逐水，初服0.4g，魄门如烙，并未泻。再服加至0.6g、1g，皆未泻水。后用活血软坚法而效。此法对缓解门脉高压、改善肝功能，确起到一定的积极作用。虽然病人血小板仅2.2万/mm³，但持续使用活血药，并未见促进出血倾向。只要属瘀血为患，用活血化瘀法，就不必顾忌出血，常可因瘀血去而血可循经，新血得生，出血反倒可止，此亦通因通用。此案长期发热，亦为瘀久化热而发热，活血化瘀，热遂渐退。

例3：真寒假热

刘某，男，79岁，铁路退休工人。

1982年1月3日初诊：两个月前，因高热39℃以上，持续不退而住院。初以为外感，治疗未效；继之胸片发现肺部阴影，以肺炎治疗未效，又经9次查痰，7次发现癌细胞，并经气管镜检查确认为肺癌。因治疗无望而转回家中。诊时仍高热，体温39.3℃～39.8℃，身热而畏寒肢冷，蜷卧，口中干热如开水烫，渴喜冷饮，且一次食冰糕两支，觉得心中舒服，咳嗽痰多，呕吐，胸闷气短，大便干结，神识尚清，面色黧黑而两颧浮红。

舌淡暗无苔且润，脉数大按之虚。

此阴盛格阳，真寒假热证。予参附汤：

红参10g　　炮附子12g　　干姜5g　　白术10g　　山茱萸15g

另用吴茱萸面，醋调敷足心。

1月5日二诊：服上方2剂，身热竟退，尚肢冷畏寒蜷卧，口已不热，且畏食冰糕；仍咳嗽多痰，便干。两颧红色已消，脉尚数，已不大，按之无力。此浮阳已敛，虚寒本象显露。仍予温阳救逆，引火归原。

红参10g　　炮附子12g　　肉桂6g　　干姜6g　　山茱萸15g

肉苁蓉15g　　炙甘草6g

此方进退连服15剂，春节后已可背上马扎，自行到大街上晒太阳。

【按】真寒假热，乃阴阳行将离决，缘于阳气虚衰，阴寒内盛，虚阳不能固于其位而浮越。浮于外者谓之格阳，浮于上者谓之戴阳。其临床特点为外呈一派热象，内显一派寒象。景岳曾细致描述其临床特征，谓"假热亦发热，其证则亦为面赤躁烦，亦为大便不通小便赤涩，或者说为气促咽喉肿痛，或为发热脉见紧数等证。""其内证则口虽干渴必不喜冷，即喜冷者饮亦不多……或气短懒言，或色黯神倦，或起倒如狂而禁之则止，自与登高骂詈者不同，此虚狂也。""凡假热之脉，必沉细迟弱，或虽浮大紧数而无力无神。”此热，自觉躁热殊甚，欲卧泥地，欲入井中。经此案，始知假热体温亦可高。

寒热真假，务在辨清孰真孰假。辨别关键在于脉，正如景岳所云：“察此之法，当专以脉之虚实强弱为主。”脉之强弱，以沉候为准，虽身热如火，脉洪大数疾，若沉取无力，即为假热。虽身冷肢厥，昏愦息微，脉沉小细迟紧，若沉取有力而见躁者，即为假寒。若脉诊尚难判明，则当进而察舌。舌淡胖嫩滑，必是阳虚阴盛，真寒假热；舌红绛苍老坚敛、干燥少津，必是热结于内，真热假寒。然亦有阴寒盛而舌红者，此阳虚寒凝，气血运行不畅，致血凝泣而舌红，此红多兼嫩暗，必不干敛、苍老。此乃吃紧之处，医者望留意于此。

本案以参附汤益气回阳。阳越于外，施之辛热，防其阳未复而浮越之阳更形脱越，故加山茱萸敛其耗散之真气，且固其本元。吴茱萸敷足心者，引热下行之意。

例4：真寒假热

孙某，男，57岁，工程师。

1985年5月13日初诊：肝癌术后，胁部留一引流管，终日流黄绿色液体，云绿脓杆菌感染，高热，体温39℃～40℃，持续1个月不退，已用多种进口抗生素，高热不见稍减。人已瘦弱不堪，备受折磨，痛不欲生，遂请中医诊治。

阳脉大按之虚，尺脉沉细拘紧而涩。

此阴盛格阳，予桂附八味丸治之。

炮附子12g　肉桂6g　熟地黄12g　山茱萸12g　山药12g
泽泻10g　牡丹皮10g　茯苓12g

上方共服6剂，热退身凉，阳脉敛而阴脉复。

【按】阴盛格阳者，赵献可《医贯》称龙雷火动，此火得湿则焫，遇水则燔。每当浓云骤雨之时，火焰愈炽。不可水灭，不可直折，当引火归原，唯八味丸，桂、附与相火同气，直入肾水，据其宅窟而招之，同气相求，相火安得不引之而归原。

龙雷火动之真寒假热证，其脉之特点为阳脉大而尺脉沉细。此种阳强阴弱之脉，可见于三种情况：

一是心火旺而肾水亏，水亏不能上济心火，心火独亢而不下交，呈现水火不济、心肾不交。其阳脉之大也，必按之有力；其尺脉之细也，按之必细数。治之当泻南补北，代表方为黄连阿胶鸡子黄汤。

一是阴虚不能制阳，阳浮而大按之虚，其阴脉当细数躁急。治当滋阴潜阳，方如三甲复脉之类。

一是阴盛格阳，由于阳气虚衰，阴寒内盛，虚阳浮越于外，成为格阳、戴阳。尺脉当沉细无力，或沉细拘紧无力；阳脉浮大按之虚。治当引火归原，使浮游于外之阳得以下归宅窟。方如白通汤、白通加猪胆汁汤、桂附八味之类。

此三者脉象，皆阳旺而阴弱，然病机、治则迥异，差之毫厘，谬之千里。若脉象难以遽断，当进而察舌。水亏火旺者，舌红而坚敛苍老；阴虚阳浮者，舌当嫩而光绛无苔；阴盛格阳者，舌当淡嫩而润，或淡嫩而黯。

例5：真寒假热

赵某，男，17个月。

1965年2月4日初诊：发热3日，体温高达41.7℃，体胖面白，喘促肢冷，烦躁哭闹，不得稍安，疹淡稀隐隐。

舌淡苔滑，脉疾无力。

此阳虚不能托疹，予参附汤加味，以回阳益气托疹。方予：

炮附子6g　　　人参6g　　　　鹿茸4.5g　　　　当归6g

浓煎频服。2剂服尽，面色由青白转红，肢冷亦除，麻疹1日即布满全身，热亦降。

【按】 余1963年至1971年，8年多，任大庆油田总院儿科专职中医师，负责儿科全科会诊。8年里，全部看的是急症、危症。当时大庆油田几十万人会战，地处北大荒，自然条件恶劣，生活条件也非常艰苦，儿科疾病发病率甚高。当时尚无麻疹疫苗，每至冬春麻疹流行，儿科180张病床暴满，常走廊、大厅都加满了床，患儿每年病死者达500余名。有一类白胖的患儿，都是高热41℃以上，面色㿠白，舌淡肢冷，麻疹出不来，喘憋，呼吸困难，脉搏可达260次/分以上，但按之无力。余初不识此证，套用通常的表疹方法，7例皆亡。后读《中医杂志》的一篇报道，始知此为阳虚之体，当予温补回阳以托疹，余仿效之，之后11例皆活。此案乃其中一例耳。

高热41℃以上，因儿科大夫都知道不能用物理降温及退热药，否则麻疹立刻收敛，造成疹毒内攻，故都仰仗中医表疹。此类患儿诊为阳虚，以其面色㿠白、舌淡、脉疾无力，故予回阳托疹。由此可见，阳虚发热，照样可高达40℃以上，不可见体温升高辄云热盛，妄用寒凉。属阳虚寒盛者有之，莫重蹈余之覆辙。前车之鉴，当谨记。

例6：阳虚发热

魏某，女，66岁。

2006年8月5日初诊：10天前发热，体温40℃左右，遍身红疹，痒，不恶寒，输液后，烧未退，增脘腹膨胀不能食，已1周未进食。便本干，服泻药后，便稀如垢油，昨晚体温39.5℃，服退烧药汗出始退。身软无力，搀扶来诊，面泛青黄，即刻体温39.2℃。

脉沉细数无力。舌绛，中无苔，两边有苔。

证属：阳虚发热。

法宜：温阳，引火归原。

方宗：四逆汤。

炮附子15g　　　干姜6g　　　　炙甘草7g　　　　红参12g　　　　生黄芪15g

山茱萸15g

水煎服，3剂。日3服。

8月7日二诊：昨晚体温38℃，自己无发热恶寒之感，脘腹胀满已轻，饮稀粥1

碗。大便昨 2 次，仍稀色褐，小便清如水。脉弦数，按之减，继予上方加干地黄 15g、五味子 6g，4 剂，水煎服。日 3 服。

8 月 10 日三诊：药后未热，甚觉疲倦，手足冷，脘腹略满，食增。1 日可进粥、面片 4 碗，大便溏，已不稀，日一二次。脉弦缓滑，力稍逊。舌嫩红苔薄白。

炮附子 12g	干姜 5g	红参 12g	白术 10g	炙黄芪 12g
茯苓 12g	山药 15g	益智仁 6g	山茱萸 12g	五味子 5g

7 剂，水煎服。日 1 剂。

【按】高热，然脉无力，故诊为阳虚发热。脉虽数，因数无力，故不以热看，仍诊为阳虚。《濒湖脉学》论数脉，"实宜凉泻虚温补。"数而有力者为实，宜寒凉之药泻火；数而无力者为虚，宜温热之药扶阳益气。同为数脉，一虚一实，天壤之别，冰火迥异。指下微妙之变化，诊治截然不同。

本为阳虚之体，输液寒入，又复泻下通便，致重伤脾阳，脘腹胀满不食，下利色褐。

阴寒内盛，阳浮于外故热，亦真寒假热。阳越者，本当脉浮虚而大，面色如妆，然此脉沉细无力，面青黄，或因阳虽虚未至脱。

舌赤绛无苔者，本为肝肾阴亏的典型舌象，然不以肝肾亏来看待。何故？吾以脉解舌。阳虚阴寒内盛者，寒则收引凝泣，血亦瘀滞不行，故尔舌绛；无苔者，阳虚不能蒸腐，胃气不布，故尔无苔，这就是以脉解舌。若脉数实者乃热盛，热邪煎烁阴液而血泣舌绛，此绛当以热入营血来看。若脉细数，肝肾阴亏而舌绛，当嫩绛或干敛，此阴液亏耗而血凝致舌绛。今脉沉细无力，乃阳虚之脉，舌绛亦以阳虚看，阳气复，血行畅，舌绛自转红活。

加山茱萸者，阳虚而浮，药皆辛热，恐虚阳暴脱，故加山茱萸以收之，亦反佐法也。二诊更加干地黄、五味子者，虑其热久阴伤，且下利亦伤阴，故以二药佐之。

例 7：阳虚发热

房某，男，75 岁，易县人。

2001 年 3 月 28 日初诊：每日日晡畏寒发热，已半年，体温在 38℃～39.5℃左右，至后半夜热渐退。心慌气短、乏力，动辄甚，周身痒，手足麻，食可，便调。

脉细无力，舌淡苔根腻。面色晦。

证属：阳虚发热。

法宜：甘温除热，引火归原。

方宗：补中益气汤。

生黄芪 10g	党参 10g	白术 9g	当归 9g	升麻 5g
柴胡 7g	陈皮 6g	茯苓 12g	肉桂 6g	炮附子 12g
山茱萸 15g				

7 剂，水煎服。

4 月 3 日二诊：药后寒热已不著，他症减未已。脉细无力，已见弦象。上方加桂枝 10g、白芍 10g、炙甘草 7g。7 剂，水煎服。未再来诊。

【按】日晡潮热，可见于阳明腑实、阴虚内热、湿热蕴蒸、或瘀血状若阴虚等，而阳虚发热见日晡潮热者鲜。

何以知为阳虚发热？因脉细无力，此少阴之脉，且舌淡，面晦，畏寒，知为阳虚发热。

阳虚发热，何以日晡而热？盖阳虚阴盛，格阳于外，日晡阴气渐盛，虚阳不能归其宅窟，故热。后半夜，子时以后，阳气渐升，阴寒渐退，浮游之虚阳可暂安其窟，故热渐退。

阳虚发热，法当引火归原，故予桂、附温下元，壮命门火，据其宅窟以招之；补中益气汤甘温除热，且补中健脾，培土以制水；佐山茱萸者，防浮阳暴越。

二诊脉见弦象，乃阳略复之兆。弦为春脉，故曰阳略复。弦为阳中之阴脉，阳虽见复，阴寒尚盛，故脉弦，见此脉，故知阳略复。阳复而寒热渐退。

身痒者，营卫虚，故加桂枝、芍药，益其营卫。

因住山区，家境不裕，未曾检查，也未再来诊。因阳虚日晡潮热者鲜，故录于兹。

例 8：气虚发热

白某，女，34 岁。

1981 年 5 月 12 日初诊：于 1979 年 6 月做人工流产，时胎已 6 个月。人流后患肺炎，高热不退。愈后身体遂弱。每于紧张或劳累时，阵畏寒烘热，自汗，体温在 38.5℃左右，或 10 天，或半月发作一次。自以为感冒，常自服感冒药。休息两天渐缓解。平素头昏，心慌气短，倦怠乏力，易饥，食后亦觉饥，白带较多，大便多干。

脉左弦细无力，关浮弦而虚；右脉细弱，寸脉略弦。舌淡红，苔白。

证属：气虚发热。

法宜：甘温除热，佐以敛肝。

方宗：补中益气汤。

党参 9g	生黄芪 10g	茯苓 10g	白术 9g	当归 10g
升麻 5g	柴胡 6g	炙甘草 6g	陈皮 5g	大枣 6 枚
山茱萸 12g	生牡蛎 15g			

6 月 11 日二诊：上方加减，共服 26 剂，劳累后未再发热，精神、体力渐增，头昏、气短、心慌、易饥除，脉转弦缓，便亦不干。嘱继服人参养荣丸 1 个月，日 2 丸。

【按】以补中益气汤为代表方剂的甘温除热法，乃东垣对中医的一大发展。后世广为应用，且疗效确切。

东垣关于气虚发热的机理阐述，于《脾胃论》中曰："若饮食失节，寒温不适，则脾胃乃伤。喜怒忧恐，损耗元气，即脾胃气衰，元气不足，而心火独盛。心火者，阴火也，起于下焦，其系系于心。心不主令，相火代之。相火，下焦包络之火，元气之贼也。火与元气不两立，一胜则一负。脾胃气虚，则下流于肾，阴火得以乘其土位。故脾证始得，则气高而喘，身热而烦，其脉洪大而头痛，或渴不止，其皮肤不任风寒，而生寒热。"这段话颇为费解，以致后世众说纷纭。

这段话，主要讲的是元气虚导致阴火问题。首先要明确阴火的含义、概念。"元气不足，心火独盛。心火者，阴火也。"可见心火独盛，不是指君火，也不是指心经实热、实火，而是阴火。这个心火独盛，显然不能用寒凉之品清心热泻心火。阴火，是起于下焦的相火。肝肾、心包皆有相火。"君火以明，相火以位"，相火辅君火行事，潜而不露。待元气衰，"心不主令"时，"相火代之"。此即君火不明，相火不能安于其位，于是相火飞腾而暴疟，焚屋燎原，此即阴火。

这个阴火是怎么来的呢？是由于饮食失节，寒温不适，喜怒忧恐，戕伤脾胃，损耗元气。脾胃气虚，则阴浊内生，下流于肾。阴霾秽浊伤于肾中元气，相火不藏，飞腾暴疟，此即起于下焦之阴火。元气愈虚，阴火愈盛，故曰"火与元气不两立"。若元气复，乾坤朗，离照当空，阴霾自散，阴火自然潜敛。肾脉与心相连，相火腾起，上达于心，心不受邪，心之包络代之，因而心包络之相火亦起。此即东垣所云"心火独盛"，"心不主令，相火代之。"心火，实指相火、阴火。

由上述分析可知，东垣所说的阴火，就是指脾胃伤，元气虚，君火不明，相火代之而起的阴火，亦即虚火。这种虚火，不可直折，不可火灭，必甘温扶脾胃、益元气，阴火自敛，相火自潜。

经云："阳气者，烦劳则张。"阳气本当卫外而为固，阳气虚则不能固于其位，烦劳扰动虚阳，虚阳升腾而为热。这就是本案每遇烦劳而发热的道理。

这种阴火，其临床表现颇似外感热盛。《内外伤辨惑论》云："始得之则气高而喘，身热而烦，其脉洪大而头痛，或渴不止，皮肤不任风寒而生寒热。"临床须与外感热盛相鉴别。

气虚发热的特点：

1. 热呈烘热，骤然而起，不伴恶寒，但不任风寒。热而汗出，汗后畏寒。

2. 这种热，可仅是自觉症状，体温不高；也有的体温高，可达 39℃ 以上。

3. 这种热反复发作，每遇烦劳则热。可持续数月或数年。

4. 此热于晨起及上午明显，此时乃阳升虚阳易动之时。

5. 伴头昏、气短、心悸、乏力倦怠、食欲不振、脉虚、舌淡嫩、面少华等气虚之象。这里关键是脉虚，脉可浮、数、大，但必按之虚。

阴虚、阳虚之发热，亦可呈烘热状，但与气虚有别。阴虚者，伴虚热之象；阳虚者，伴虚寒之象，此不详述。

本案以补中益气汤补脾益气，甘温除热，加山茱萸者，因左关虚弦，伴肝阴不足而相火动，真气易泄，故加山茱萸以敛肝。

例 9：气虚发热

白某，女，39 岁。

2006 年 5 月 27 日初诊：自云经常感冒，咳嗽，胸闷，口干无痰，头晕，乏力，背脊缝凉，时有发热，体温在 38℃ 左右，已两年。便或干或溏，经少。

脉沉迟无力。舌嫩暗，苔少。

证属：阳气不足。

法宜：益气温阳。

方宗：补中益气汤合四逆汤。

生黄芪 12g	党参 10g	白术 10g	当归 10g	柴胡 8g
升麻 5g	炙甘草 7g	大枣 6 枚	干姜 6g	炮附子 12g

8月12日二诊：上方加巴戟天、肉苁蓉、肉桂等，共服 52 剂，近一月未再热，精力转佳，背尚时凉，他症已除。脉沉滑，按之不足，舌嫩绛，苔少。为复其元，以散服之。

鹿茸 30g	紫河车 30g	肉苁蓉 90g	巴戟天 90g	菟丝子 120g
枸杞子 100g	山茱萸 90g	干地黄 100g	制首乌 100g	当归 90g
白芍 90g	生黄芪 120g	红参 60g	茯苓 120g	白术 90g
炮姜 30g	炮附子 60g	肉桂 30g	破故纸 30g	炙甘草 60g

1 料，共为细面，早晚各 1 匙。

【按】因脉沉迟无力，此虚寒之脉，故诸症及舌，皆以脉解。头晕乏力、胸闷背冷、易感冒等皆阳气不足所致；口干者，阳气虚，气化不利而干；发热者，乃虚阳易动而作；舌嫩者虚也；暗者，阳气虚，血运不畅也。疾病的性质，亦即病机，主要依脉而断。诊脉而明其病机，再在中医理论指导下，以此病机来解释舌症。若脉舌症、病机一致，这个病就看透了，看明白了，治则治法也就明确了，剩下的问题，就是选方用药了。这一过程，理法方药，一气相贯，此即辨证论治。

方用补中益气汤合四逆汤，一则温阳，一则补火生土，相得益彰。服药两月余，正渐复，症渐除。为复其本元，配散常服缓图之，方义乃阴阳气血脾肾皆补。

例 10：肺阴虚

广某，男，22 岁。

1981 年 4 月 3 日初诊：两年前患支气管肺炎，住院治愈。出院后经常感冒发烧，体温在 38℃～39℃左右，干咳少痰，痰不易出，易汗出。查肺正常，血象不高，结核试验阴性，服消炎药无效，服解热镇痛药体温可暂降，旋又升高，精力不济，食欲不振。

脉弦细，两寸虚大。舌红少苔。

证属：肺阴虚。

法宜：养阴润肺。

方宗：百合地黄汤。

炙百合 20g	干地黄 15g	沙参 15g

5 月 12 日二诊：上方共服 27 剂，未再发烧，咳止汗敛，精力转旺。脉平。

【按】脉细乃阴虚，寸虚大乃阳浮于上。肺合皮毛，肺气虚，可腠理不固而易感外邪；肺阴虚者，亦可腠理不固而外邪易入。养肺阴，使阴阳调和，腠理自固。此人为部队休干所卫生员，彼此谙熟，于转业前辞行，云 1 年多再未发热。

例 11：金水交困

孙某，女，65 岁。

2005年4月22日初诊：发热已年余，体温在37.2℃～38.5℃之间，喘而多痰，胸胁觉热，热则胸部多汗，心中慌乱，寐少，日约三四个小时，便干。

脉左弦细数，右脉寸细关旺而虚，尺弦细。舌红绛无苔。

证属：金水交困，肝木失柔，反侮肺金。

法宜：金水相生，柔肝敛肝。

麦冬 12g	炙百合 15g	干地黄 12g	沙参 15g	白芍 15g
山茱萸 15g	丹皮 10g	乌梅 7g	炙鳖甲 18g	败龟板 18g
生牡蛎 18g	五味子 5g			

6剂，水煎服。日3服。

5月18日二诊：上方加减，共服25剂，热退，喘减，痰少，胸胁未热，寐好转，便已不干。脉尚细数，舌嫩绛苔少。上方加炒枣仁30g、地骨皮15g、阿胶15g。7剂，水煎服。未再来诊。

【按】发热经年，阴分已伤，寸尺细数，乃金水交困；关弦浮旺而虚者，乃水亏肝阴虚，肝阳亢。阴亏阳旺则热，木亢反侮肺金则喘。多痰者，津化为痰，正水反亏，故阴亏多痰并见。肺为水之上源，肾为水之下源，金水交困，故上下同滋。水亏肝旺，滋水敛肝，故加三甲、乌梅、五味子、白芍、山茱萸，滋肝、敛肝、平肝。症虽减，本未复，恐日后再发。

例12：寒热错杂

刘某，男，73岁。

2006年3月31日初诊：反复发热一年半，约十几天、二十几天烧一次。开始体温37.5℃左右，三四天后可升至40℃～41℃。每次用抗生素及激素输三五天可缓解。去年4月17日又高烧入院，未明确诊断。今年1月12日第5次因高烧住院至今。每于高热时，卧冰床，极为痛苦。诊为间质性肺纤维化，全口腔溃疡，浸及咽部。现觉周身感觉迟钝，口腔严重糜烂、疼痛，不能进食，每次口腔用表面麻醉药后方能勉强进食。3月4日腹泻，一夜水泻33次，后每日腹泻二三次。今晨体温37.4℃，晚8点达38℃，半夜达39℃以上。每发烧时伴恶寒，无汗。患糖尿病，置胰岛泵。来诊时，尚在住院，患者极痛苦，衰弱，下车后须两人搀扶入诊室，诊时俯于诊桌上。

脉濡滑。舌溃烂伸不出，望之满口皆黏腻苔。

证属：寒热错杂。

法宜：调其寒热。

方宗：附子泻心汤。

黄芩 9g	黄连 9g	生晒参 12g	半夏 10g	干姜 6g
炮附子 15g	炙甘草 8g			

4剂，水煎服。

4月7日二诊：药后仍热无汗，热甚恶寒，腹泻加重，次数难计，腹胀，手足热，喜露被外。因解便时腰又摔伤。脉洪大无伦，按之虚，尺脉盛，舌嫩绛，苔已少。诊为相火妄动，真气外泄。

方宗：理阴煎。

熟地 30g　　　　山茱萸 20g　　　干姜 5g　　　　肉桂 5g　　　　炮附子 9g

赤石脂 15g

4 剂，水煎服。

数月后，其女来诊，云其父已亡。

【按】此案虽亡，然久不能忘，自责医术不精，治疗不得要领。分析原因，与长期、大量应用抗生素、激素造成二重感染有关。热重即卧冰床，与中医治法有别。中西医如何配合、协调，值得研究。

例 13：暑厥高热而亡

刘某，女，32 岁。

1985 年 8 月 11 日初诊：分娩 5 日，产褥怕受风，门窗皆闭，厚衣，厚被，恰值盛暑，突高热昏迷，体温已超过 42℃。当即入院，予物理降温，全身冰敷，且两头吹电扇（当时尚无空调）。请中医会诊。

脉沉数大躁急。

予白虎汤合安宫丸，一直昏迷，成植物人，一年半后亡。

【按】《素问·生气通天论》："因于暑……体若燔炭，汗出而散。"白虎汤本达热出表，汗出而散，但已然冰敷，难以再汗。再次面临中西医治疗协调问题，这是经常面临而又须研究的问题，此处仅举两例而已。

例 14：阴竭阳越而亡

冯某，女，83 岁。

1993 年 8 月 15 日初诊：昨下午恶寒发热，体温 39.7℃。曾用阿尼利定及庆大霉素。胸闷、不欲食，有少量黏痰，于当日下午邀诊。

脉右弦大而躁，两尺欲绝，阳脉浮大而虚。舌绛少苔。

证属：气分热盛，阴亏阳越。

法宜：滋阴敛阳，清解气热。

方宗：仿玉女煎法。

生石膏 15g　　　知母 6g　　　　银花 15g　　　　生地 15g　　　　白芍 15g

山茱萸 15g　　　五味子 6g　　　生龙骨 18g　　　生牡蛎 18g　　　败龟板 18g

2 剂，频服。

8 月 16 日下午 3 点：体温降至 36.1℃，至夜间两点，突然呕吐、肢冷、冷汗、烦躁、昏迷，脉微欲绝，诊为急性心梗，心源性休克，抢救而亡。

【按】此例给我一重要警示，恶寒发热应属外感，然初起即是阴竭阳越者罕见，《寓意草》曾载一例，喻氏亦谨见，此时虽有表证，亦不可散；虽有热证亦不可清，唯予固护正气为务。外感见此种脉象者一定要提高警惕，不可再按一般外感，注阿尼利定之类，这同样面临中西医用药协调问题。

第四章 肝 风

第一节 概 述

临证之初，凡见肝风，动辄平肝息风，或金石介属以重镇，或虫类搜剔以息风，不效者多，幸中者寡，碰壁日久，方渐有所悟。

肝风的概念：肝风是由肝的病变而引发的一系列风证，包括痉搐转筋、动摇震颤、中风喝僻、眩晕物旋、步履蹒跚等诸多病证。因皆有动摇振掉的风的特性，且肝主风，肝为刚脏，故诸症皆称为肝风。此正如《素问》病机十九条所云："诸风掉眩，皆属于肝。"高血压病中多有属肝风者，已述于前，兹不复赘。中风与痉，本为大证，当列专章以论之，惜吾所治者，主要限于门诊，急性期者鲜，多为恢复期或后遗症期者，若列专章则难以反映该病之全貌，故未列专章，皆归之于肝风中并而论之。

上述风证，五脏六腑、虚实寒热皆可引发，如支饮所致之眩晕呕吐，阳明实热所致之痉症等，亦为风象，何言"诸风掉眩，皆属于肝"？因肝主筋，筋司运动。筋之柔，必气以煦之，血以濡之。若邪阻气血不荣于筋，或正虚气血无力温养于筋，皆可使筋拘搐挛缩而为动摇、痉搐、喝僻不遂、转筋拘挛之象，正如吴鞠通所云："知痉为筋之病，则思过半矣。"痉，固为筋之病，而其他动摇震颤、喝僻不遂诸症，亦皆因筋病乃发。肝主筋，筋病皆由肝病而发，故云："诸风掉眩，皆属于肝。"

诚然，风证，五脏六腑、虚实寒热皆可引发，但不涉于肝，则无风证之作；必病涉于肝，乃有风证。犹"五脏六腑皆能令人咳"，咳本为肺气上逆而作，五脏六腑之病变，上干于肺方能咳，若不干于肺，仅原脏腑自病而已，绝不生咳。肝风亦如咳，五脏六腑、寒热虚实，必涉于肝、淫于筋方生风证。

肝风，当分实肝风与虚肝风两大类。实肝风者，皆由邪实所致，其邪，包括外感六淫、七情内伤、内生五邪及跌打虫兽中毒等，伤及于肝而引发肝风。虚肝风，乃正虚所致，包括阴阳气血津液之虚，肝失养而化风，成虚肝风。

实肝风与虚肝风的区别要点，在于脉之沉取有力无力，有力者实，无力者虚。实者泻之，虚者补之。然肝之特性，体阴而用阳，若脉弦劲者，非为实证，多见于本虚标实，肝肾阴亏而阳亢化风，治当滋肝肾、平肝潜阳息风。

关于肝风，《临证指南》辟有专章，华岫云有精辟论述，不烦其长，抄之于后，以资参考。华氏云："经云，东方生风，风生木，木生酸，酸生肝。故肝为风木之脏，因有相火内寄，体阴用阳，其性刚，主动主升。全赖肾水以涵之，血液以濡之，肺金清肃下降之令以平之，中宫敦阜之土气以培之，则刚劲之质，得为柔和之体，遂其条达畅茂之性，何病之有。倘精液有亏，肝阴不足，血燥生热，热则风阳上升，窍络阻塞，头目不清，眩晕跌仆，甚则瘛疭痉厥矣。先生治法，所谓缓肝之急以息风，滋肾之液以驱热，如虎潜、侯氏黑散、地黄饮子、滋肾丸、复脉等方加减，是介以潜之，酸以收之，厚味以填之，或用清上实下之法。若思虚烦劳，身心过动，风阳内扰，则营热心悸，悸动不寐，胁中动跃，治以酸枣仁汤、补心丹、枕中丹加减，清营中之热，佐以敛摄神志。若因动怒郁勃，痰火风交炽，则有二陈龙荟。风木过动，必犯中宫，则吐不食，法用泻肝安胃，或填补阳明。其他如辛甘化阳，酸甘化阴，清金平木，种种治法，未能备述。然肝风一证，患者甚多，因古人从未以此为病名，故医家每每忽略。"华氏所论肝风，侧重阴虚阳亢及风火痰者，如寒者、湿者、火热者、气虚者、阳虚者均未论及。且肝病，包括广泛病证，肝风仅为肝病的一小部分，肝病非必皆呈风证。学者当胸有全局，方不致偏狭。

第二节　医案举隅

例1：风寒夹痰痹阻经络

陈某，女，52岁。

2002年11月27日初诊：于1月前脑梗，现口舌歪斜，左侧肢体不遂，抬臂不能平肩，手胀麻，指略可屈伸，不能持物；下肢无力，挽行不能抬足，舌强语言不清，流涎，饮呛，嗜睡，二便尚调。

脉沉弦细紧涩。舌淡暗，苔白腻满布。

证属：风寒夹痰痹阻经络。

法宜：散寒涤痰通经。

方宗：小续命汤。

桂枝12g	炮附子12g	川芎8g	麻黄6g	党参12g
赤芍12g	白芍12g	杏仁9g	防风9g	苍术12g
白芷9g	僵蚕12g	半夏12g	制南星10g	石菖蒲9g
生姜6片

3剂，水煎服，4小时服1煎，温覆啜粥令汗。

11月30日二诊：药后通身皆汗，周身轻松，神情见振，喎僻不遂皆减，已不呛，左半身仍无力不遂；舌强见轻，语言略好转。

脉转沉细涩无力，紧象已除。舌淡暗，苔见退。

证属：气虚夹痰瘀阻闭经络。

法宜：益气活血，涤痰通经。

方宗：补阳还五汤。

生黄芪 120g　　赤芍 12g　　　川芎 8g　　　当归 12g　　　地龙 12g

桃仁 12g　　　红花 12g　　　柴胡 8g　　　升麻 6g　　　防风 9g

半夏 12g　　　制南星 10g　　白芥子 9g　　白附子 10g

2003 年 1 月 25 日三诊：上方加减，共服 70 剂，左肢力增，活动已恢复正常，语言清晰，脉缓滑，舌可。上方继服 14 剂，停药。

【按】中风乃中医内科四大证之一，历代论述广博而精深。关于中风有无外邪问题，很多医家持否定态度，认为中风属内风而非外风，提出类中风、非风等概念，以示与外邪相区别。我认为外邪不可一概摒除，以续命汤为代表的散风剂，仍有应用价值。

关于续命汤的应用，可见于两种情况：一是中风后出现表证者，续命汤可用；一是中风后，并无表证，邪伏于里，而脉沉滞拘紧者，此乃寒邪收引凝泣之脉，续命汤亦当用之，药后令汗，使邪随汗泄。汗透后，再观其脉症，随证治之。

本案因脉沉弦细紧涩，故断为风寒痹郁，予以续命汤散其风寒。汗后，脉转沉细涩无力，乃气虚之象显露，故转予补阳还五汤治之。

由此案可证明，中风之外因不可一概否定，续命汤等方亦不可一概摒除，要在辨证论治，有是证则用是方，有故无殒。

例 2：湿热侵入经络脉隧

郭某，女，56 岁。

1986 年 4 月 18 日初诊：脑梗已 4 个月，左侧肢体不遂，酸痛且肿，抬臂不及肩，屈伸不利，下肢萎软无力，不能行走。头昏沉，语言尚清，其他可。

脉弦滑濡数。舌红，苔黄腻。

证属：湿热侵入经络脉隧。

法宜：宣化经络湿热。

方宗：薛生白《湿热条辨》第 4 条方。

地龙 12g　　　秦艽 10g　　　威灵仙 10g　　滑石 12g　　　炒苍耳子 12g

丝瓜络 10g　　海风藤 18g　　黄连 9g　　　防己 10g　　　晚蚕砂 12g

上方共服约 30 剂，苔退，肢体已可正常活动。

【按】脉弦濡滑数，且舌红苔黄腻，属湿热之脉舌无疑。湿热在何处？因肢体不遂，知湿热蕴阻经络，故用《湿热条辨》第 4 条方，宣化经络之湿热。

该方所治之证为："湿热证，三四日即口噤，四肢牵引拘急，甚则角弓反张。"这是典型的痉证表现。这种痉证的原因，是湿热侵入经络脉隧中，阻遏气血的运行，使筋脉失去气血的温煦濡养而拘挛为痉。举一反三，湿热侵入经络脉隧，因阻遏气血而为痉，亦可成痹、痿、麻木、肿胀、肢挛、肌肉消烁、肌僵等。尽管表现各异，然病机相通，故可异病同治而共用之。此案是中风后的肢体痿废，湿热病位不在肌表，不在脏腑，而在经络脉隧之中，故方用地龙、海风藤、丝瓜络以宣通经络，秦艽、威灵仙胜湿疏风，黄连、滑石清热利湿。方用苍耳子以散风湿，上而脑顶，下而足膝，内而骨髓，外而肌肤，为祛风疗湿之圣药。加防己、蚕砂者，取吴鞠通之宣痹汤，以防己急走经络之湿，蚕砂化经络中浊气而生清。凡湿热侵入经络脉隧所引起的痉、痹、痿、肿、肢挛、转筋、僵直、酸烦、麻木、肌肉萎缩、喝僻不遂等，皆可用之。

例3：痰热走窜经络

梁某，女，74岁。

2006年4月18日初诊：于今年3月初，突觉半身不遂，至夜仆倒，诊为脑梗，经住院治疗好转，半身仍觉不利，嗜睡，每日约14小时，头热多汗，腰痛，口干，舌中觉有一层厚苔，板硬，语言欠畅，其他尚可。

脉滑数。舌偏红，苔微黄。

证属：痰热走窜经络。

法宜：涤痰通经。

方宗：薛生白《湿热病篇》第4条方。

地龙15g	秦艽10g	威灵仙10g	滑石12g	炒苍耳子10g
丝瓜络12g	海风藤18g	黄连9g	胆南星9g	天竺黄12g
天花粉12g	郁金9g	石菖蒲9g	竹茹9g	白芥子9g

5月3日二诊：上方共服14剂，半身不遂、腰痛均有好转。多年的足趾叠落（二足趾压在拇指上）竟伸展开。头汗尚多，目视物模糊。自云1周感冒6天，每天服感冒通6粒，服后觉周身轻松，已服用1年多。脉滑数。舌暗红，苔糙而干。上方加瓜蒌18g、桃仁12g、红花12g。另熊胆2g、羚羊粉7g混匀，分14次冲服，日2次。

6月6日三诊：上方加减，共服35剂，嗜睡、半身不利、舌板已除，目朦已轻。尚觉头阵热多汗，溲急，牙龈红肿。脉阳滑数，阴细数。舌红而干。

证转：阴虚阳亢。

法宜：滋阴潜阳。

方宗：三甲复脉汤。

炙鳖甲18g	败龟板18g	煅龙骨18g	煅牡蛎18g	山茱萸30g
生地15g	熟地15g	白芍18g	丹皮12g	怀牛膝9g
五味子6g	山药15g	阿胶15g	女贞子15g	旱莲草15g

14剂，水煎服。

【按】本案恢复较好，与中风时间较短有关。脉滑数，乃痰热。舌强、肢体不遂，乃痰热走窜经络；嗜睡乃痰热蒙蔽心包；头热多汗、口干、龈肿乃痰热上蒸所致，故予清热涤痰通经。

脉转阳滑数，阴细数，乃阴虚阳亢之象，盖因邪祛而本虚之象显露，故转而滋阴潜阳固其本。

所奇者，本叠趾数年，病家未叙此症，余亦未着意治此症，药后竟可松开，叠趾竟愈，盖叠趾亦痰热走窜经络，筋挛而叠。通经筋自舒，叠趾随之而愈。临证时，偶亦可发现一些无意中的疗效，留意于此，亦可积累一些经验，得到一些启悟。

例4：痰热化风走窜经络

赵某，男，64岁。

2004年10月19日初诊：于2004年8月22日下棋时，突然右手不能持棋子。眩晕仆倒，急诊入院，诊为脑梗。现右半身不遂，无痛麻感，卧时患肢搐搦，口舌歪斜，眼睑下垂，饮食时呛，语言尚可，食、寐、便可，血压正常。

脉沉弦滑，右脉沉滑且大。舌稍红，苔厚。

证属：痰热化风走窜经络。

法宜：清热化痰，息风通经。

方宗：宣痹汤合白虎汤。

生石膏 30g	知母 6g	地龙 18g	秦艽 10g	滑石 15g
炒苍耳子 12g	丝瓜络 12g	海风藤 18g	黄连 10g	防己 10g
晚蚕砂 15g	威灵仙 12g	桃仁 12g	红花 12g	胆南星 10g
白芥子 10g	蜈蚣 10 条			

12月12日二诊：上方加减，共服49剂，肢体活动正常，搐搦已除，喝斜、时呛亦止，已自觉无任何不适。脉尚弦滑稍大，痰热未靖，上方继服14剂。

【按】 脉弦滑且大，乃痰热生风。左脉主血，右脉主气，右脉大者，气分热盛，故以白虎汤清气分之热。右半身不遂者，乃痰热化风走窜经络。不遂、搐搦、喝斜，皆筋之病。"宗筋主束骨而利机关也"，司运动。筋失柔，或筋弛纵而萎废，发为痿躄不遂；或筋拘挛而为搐搦，喝僻。筋之柔，须气以煦之，血以濡之，二者缺一不可。正气虚而筋失温煦濡养，或邪阻气血不能温养筋脉，皆使筋失柔而为病，此一虚一实。本案弦滑数大，乃邪盛阻隔气机，使气血不能温养于筋脉，致不遂、喝僻、搐搦。治当祛其邪阻，疏通经络。

方中用白芥子，乃取法阳和汤，祛皮里膜外之痰。用苍耳子，取法《湿热条辨》，散十二经风湿。用晚蚕砂者，取法《温病条辨》宣痹汤，化经络之湿浊。

此例恢复较好，与发病时间较短有关，尚处恢复早期，故疗效显著。

例5：风火痰瘀

徐某，男，71岁。

2007年5月8日初诊：于2004年4月右基底节及左丘脑腔隙性脑梗、脑动脉硬化。现头懵昏沉，不愿说话，疲乏无力，两腿酸软，上午口干。血压130/70mmHg。

脉弦滑数，舌稍暗。

证属：痰热生风，血行瘀泣。

法宜：清热涤痰，活血息风。

方宗：黄连温胆汤。

黄连 10g	陈皮 10g	半夏 12g	胆南星 10g	瓜蒌 15g
枳实 9g	石菖蒲 9g	竹茹 9g	天竺黄 12g	郁金 10g

僵蚕 12g	地龙 15g	天麻 15g	蜈蚣 6 条	全蝎 10g
桃仁 12g	红花 12g	赤芍 15g		

6 月 19 日二诊：上方加减共服 35 剂，已无任何不适，近日准备外出旅游。脉尚弦滑略数，舌仍稍暗。继服上方 14 剂，以清余邪。

【按】风火痰瘀互结，是中风病的主要病机，痰瘀互结化热生风，风火相煽而肆疟，内窜脏腑而闭窍动风，外窜经脉而㖞僻不遂，此时务在祛邪。诊断要点为脉弦滑数，此痰热生风之脉。瘀血无定脉，依舌症而断。

本例腔梗已历年余，当属后遗症期，治疗较难。但此例尚取得较好疗效，可见后遗症期，仍有治疗价值。

例 6：风痰阻于舌本经络

黄某，男，57 岁，宁晋人。

2004 年 2 月 23 日初诊：去年 5 月患脑出血。现头晕，舌强语謇，左侧肢体无力，左腿凉，左足木，左手晨僵，食欲不振。血压 150/100mmHg。

脉弦滑有力，舌可。

证属：风痰阻于舌本，走窜经络。

法宜：涤痰息风。

方宗：涤痰汤。

陈皮 10g	半夏 12g	茯苓 15g	胆南星 12g	枳实 10g
石菖蒲 10g	竹茹 10g	白芥子 12g	海风藤 18g	穿山龙 15g
桃仁 12g	红花 12g	怀牛膝 12g	蜈蚣 20 条	全虫 10g
天麻 15g	僵蚕 12g	郁金 10g	白矾 1g（研细分冲）	

10 剂，水煎服。礞石滚痰丸 10 袋，每服 9g，日 2 次。

3 月 12 日二诊：药后每日便三四次，稍稀，未见黏痰样物。服白矾 15 次，口中涩痛恶心。头晕已除，语謇舌强明显好转，语言较清晰，旁人可听懂。左腿尚凉，足木。脉弦滑，舌可苔薄白，血压 150/100mmHg。上方加地龙 15g、水蛭 10g。去白矾、礞石滚痰丸，继服。

5 月 24 日三诊：上方加减，共服 52 剂，头晕除，舌已不强，语言清晰，肢体活动正常，已无不适。脉弦缓滑，舌可，血压 130/80mmHg。上方继服 10 剂，停药。

【按】脉弦滑有力，乃痰蕴化风，阻于舌本而舌强语謇，窜于经络而肢体不遂。因脉弦滑有力，邪气盛，故加礞石滚痰丸逐痰。吾屡用礞石滚痰丸逐痰，能下痰者十之二三，多见无痰。此例即未下痰，观古代医案，常下痰几斗、几升，我用起来总是与古代医案所述有差别，或吾术不精，或为药不良。痰盛脉实，逐痰乃一门径，尚须揣摩。

风痰除，舌蹇、肢体不遂得复，多年之高血压亦渐趋正常。余治中风及高血压，属风痰盛者，皆以此法治之，疗效确切。

例7：风痰鸱张

蔡某，男，63岁。

2001年3月7日初诊：1年半前因脑梗住院，现舌强语謇，流涎，喉间痰鸣；右腿酸沉，犹如坠铅、绳捆，抬不起来，迈不开步，搀扶下蹒跚而行；足趾麻，头晕旋，嗜睡。血压180/120mmHg。

脉弦硬而滑。舌暗，舌中苔腻。

证属：风痰鸱张。

法宜：逐痰息风，活血通经。

方宗：涤痰汤。

陈皮10g	半夏12g	胆南星12g	瓜蒌30g	天竺黄12g
枳实10g	石菖蒲10g	竹茹10g	皂角子7g	苏子9g
僵蚕12g	蜈蚣20条	全蝎10g	天麻15g	地龙15g
怀牛膝18g	桃仁12g	红花12g		

4剂，水煎服。礞石滚痰丸4瓶，每服10g，日1次。

3月11日二诊：上方服后，大便日二三次，次日见便中下黏痰样物，估计有半碗，约30~50mL左右，连续3天，便中皆有黏液半碗。随痰下，腿逐渐松活，仿佛被捆的绳子解开般；舌亦随之觉灵活，说话较前清晰，说话大部分可听懂；喉间痰涎亦有减少。上方再进4剂。

3月19日三诊：继下黏痰样物，每次量皆约小半碗，已下痰1周，共计便痰约十五六次，症状随痰下而缓解。痰乃膏脂所化，去痰勿尽，未敢再下。血压160/95mmHg，脉弦滑已不硬。改从涤痰息风。

陈皮10g	半夏12g	胆南星10g	白芥子10g	竹茹10g
茯苓15g	天竺黄12g	郁金10g	石菖蒲10g	蜈蚣10条
全蝎10g	地龙15g	桃仁12g	红花12g	白矾面0.6g（分冲）

4月18日四诊：上方共服35剂，舌强已不明显，语言欠清，已可听清；右下肢软，已可跛行；痰涎已少，嗜睡已除，脉弦滑见缓。上方加生黄芪30g、巴戟天12g、肉苁蓉12g，继服14剂。

【按】脉弦滑而硬，且不遂，舌强、语謇，故断为风痰鸱张。风痰阻于舌本而舌强语謇，风痰走窜经络而不遂，腿沉如铅。以涤痰汤合滚痰丸，逐其痰涎；合蜈蚣等虫药，息风剔络。随痰下而症状逐渐缓解。

以礞石滚痰丸逐痰，吾虽屡用，然真能下痰者不多，尤其像本例连服下痰者鲜。连下十五六次，脉已见缓象，未再继续攻下，因古有逐痰勿尽之说，恐痰尽正气亦伤，故适可而止。"适可"这个度如何掌握？我以脉缓为度，若脉已弱则为过，若脉仍滑实，尚可再下。

例8：痰热生风

刘某，男，56岁，安新人。

2004年8月17日初诊：今年2月脑出血，2001年脑梗，糖尿病4年，高血压10余年，即刻血压190/105mmHg。现面色暗红，头昏，下肢无力，食欲不振，咽痛，便干。情绪易激动，善哭泣，舌强语謇，书写困难。健忘，病前可记四五十部手机号，现连自己的手机号也记不起。现服卡托普利、硝苯地平、吡拉西坦等。

脉弦滑数大搏指。舌嫩红而裂。

证属：痰热生风。

法宜：清热化痰息风。

瓜蒌 30g	黄连 12g	栀子 12g	半夏 12g	胆南星 12g
天竺黄 12g	竹茹 10g	怀牛膝 18g	干地黄 15g	生龙骨 30g
生牡蛎 30g	生石决明 30g	蜈蚣 20 条	全虫 10g	地龙 15g
僵蚕 12g	天麻 15g	生蒲黄 12g	连翘 15g	人工牛黄 3g（分冲）

10月1日二诊：上方共服42剂，头已清爽，胜于病前，已能书写，记忆恢复，语言流畅，可主持会议讲话。情绪亦稳定，未再哭泣。下肢尚有无力感。咽痛，颌下淋巴结大。西药已减半。血压175/105mmHg。脉仍弦滑数大，强劲之势已减。仍宗上方继服14剂。

【按】脉弦滑数大搏指，乃痰热涌盛生风，痰热逼乱神明而心绪不宁，悲泣善哭，健忘；风火相搧扰于上而头昏；风火痰窜于经络而肢体不遂。坚持清热息风化痰，诸症明显改善。惜未再诊，脉未平，风痰未靖，恐再犯。

王永炎院士提出中风急性期之病机为风火痰瘀，是对中风独到见解。此案虽非急性期，亦为风火痰盛者，治当清热涤痰息风，夹瘀者伍以祛瘀。邪去的标准为脉缓，此种脉由强劲搏指到脉缓，大致须3个月以上的坚持治疗。待脉静后，再予扶正固本，以杜再犯。

例9：气虚血瘀

冯某，男，38岁。

2002年8月24日初诊：4年前第1次脑梗，1年前第2次脑梗，恢复尚可。现左侧肢体虽能活动，但乃感无力，语言欠利，书写较难。鼠蹊部天冷时痛。小便黄有味，溲后时有白浊，阴部湿冷。血压130/90mmHg。

脉弦虚。舌暗红，苔少。

证属：气虚血瘀，肾气虚惫。

法宜：益气活血，佐以益肾。

方宗：补阳还五汤。

生黄芪 150g	赤芍 12g	川芎 8g	归尾 12g	地龙 12g
桃仁 12g	红花 12g	巴戟天 12g	山茱萸 15g	蛇床子 15g
蜈蚣 10 条	全虫 10g			

9月21日二诊：上方共服28剂，黄芪增至250g，右侧肢体力增，与健侧已无差别，语言、书写已可，阴湿、白浊除。口略干，不喜饮。脉转弦缓。舌淡红，苔白少。

上方继服 14 剂。

【按】中风半身不遂，王清任倡气虚归于身半的理论，立补阳还五汤，诚为一大贡献，至今临床广为应用。但补阳还五汤不是治中风的通用方，必须气虚血瘀者方可用之，我掌握的应用指征主要是脉虚。脉或弦或滑、或缓，必沉按无力者方可用之。若脉弦大搏指，或阴虚阳浮，补阳还五汤不可用。

方中加益肾之品，因下冷湿白浊且阴股痛，乃肾气不足。加蜈蚣、全虫者，因病久入络，以其搜剔息风。

恙已延宕年余，属后遗症，但治之尚可有一定程度恢复。

例 10：气虚中风

杨某，男，16 岁，学生。

1995 年 9 月 14 日初诊：于 1994 年 12 月 7 日夜间睡眠中，突然呕吐，昏迷 2 天，右侧肢体不能动，头颅 CT 示左基底节区出血，破入脑室。2 年前曾突然嘴歪，短暂意识不清。现右侧肢体萎软无力且凉，行走不便，时左头痛，口稍向左歪。食、眠、二便均可。

脉缓而软，舌淡苔白滑。

证属：气虚中风。

法宜：益气活血，息风通经。

方宗：补阳还五汤加减。

生黄芪 150g	赤芍 12g	川芎 12g	地龙 10g	桃仁 12g
红花 12g	桂枝 9g	知母 6g	巴戟天 12g	炮附子 12g（先煎）
蜈蚣 10 条				

10 月 1 日二诊：上方连服 15 剂，除精神好些外，他症如前。上方改黄芪为 180g。

11 月 7 日三诊：上方共服 30 剂。走路较前有力，可步行二里多，上肢抬举无力，手不能伸，但呵欠时手指可张开。近日头未痛。上方改黄芪为 250g，加肉桂 5g、肉苁蓉 12g。

12 月 26 日四诊：上方服 30 剂，下肢基本恢复，走路如常人。上肢进步较慢，已可举过顶，脉转缓滑。上方改蜈蚣为 30 条，加全蝎 12g。

1996 年 2 月 8 日五诊：上方服约 40 剂，除手伸展欠灵外，他症已瘥。上方加鸡血藤 30g、桑枝 30g，未再来诊。

【按】补阳还五汤是以四两黄芪为主药，主治因气虚而导致中风半身不遂者。中风的病机有多种，不可概用补阳还五汤。使用补阳还五汤的主要指征是脉虚无力。确为脉虚者，补阳还五汤可放胆使用，亦可在此方基础上加益肾温阳之品。此例属卒中后遗症期，虽恢复较难，亦可取得一定疗效。

例 11：气虚风动

梁某，男，14 岁，南宫人。

2005 年 12 月 19 日初诊：10 个月前颅外伤，手术后左侧肢体不遂，上肢、手指无自主运动，下肢痿软不能站立移步，口舌歪斜，左眼睑不能单独闭合，可双眼一起闭。语言尚清，神志可。

脉缓滑，寸弱。舌左歪，舌质略红。

证属：气虚风动，经络不通。

法宜：益气活血，息风通经。

方宗：补阳还五汤。

生黄芪 120g	赤芍 15g	川芎 8g	当归 15g	地龙 15g
桃仁 12g	红花 12g	水蛭 10g	土元 10g	全虫 10g
蜈蚣 10 条	炮山甲 15g	鸡血藤 18g		

另马前子粉 10g，每服 0.2g，日 2 次。

2006 年 3 月 20 日二诊：上方黄芪加至 150g，马前子加至 0.3g，另加炮附子 15g、桂枝 12g，共服 82 剂，左下肢已有力，可跛行；左上肢恢复自主活动，可外展、内旋，用力抬举可过头；手可屈伸，可持物；口舌歪已不明显，睑已可闭合。服马前子无不适。脉缓滑，舌可，上方继服 30 剂。

【按】虽因外伤，表现同于中风。脉缓而肢废，故诊为气虚而风动，用补阳还五汤主之。加蜈蚣、全蝎、山甲、土元等，通经剔络。加马前子，以其善通经络，透达关节，对风湿顽痹、肌痿无力者，用之可通经止痛振痿，效力颇彰，非他药可代。然毒性剧，当如法炮制，且自小量试服渐加，以每日不过 1g 为宜。若服后牙关紧、身紧，即已过量，当挽其走动可缓解。若无此反应，可连续服用。

例 12：寒湿浸淫经络

吴某，男，54 岁。

2005 年 6 月 20 日初诊：于今年 3 月份患脑血栓，现左半身凉、麻、无力，流涎，其他可。

脉沉迟涩无力。舌淡，苔白腻。

证属：阳虚，寒湿浸淫经络。

法宜：益气温阳，化湿通经。

方宗：补阳还五汤合宣痹汤。

生黄芪 150g	炮附子 30g	炙川乌 15g	桂枝 12g	干姜 8g
威灵仙 12g	炒苍耳子 12g	苍术 12g	薏苡仁 30g	海风藤 18g
白芥子 9g	桃仁 12g	红花 12g	当归 15g	川芎 9g

7 月 11 日二诊：上方加减，共服 21 剂，左肢凉麻除，力增，流涎已瘥。脉沉濡小滑，舌淡苔白。上方加马前子粉 0.6g，分冲。

7 月 25 日三诊：上方共服 14 剂，患肢力复，已无不适，脉转缓滑。

上方继服 14 剂。

【按】脉沉迟涩无力，气虚阳亦虚，故益气温阳化湿通经。重用生黄芪，取补阳还五汤意；重用附子、乌头、干姜，取乌头汤意。宣通经络，取宣痹汤意。宣痹汤，本治湿热侵入经络脉隧者，今去其苦寒，加辛热之乌、附，一改而为治寒湿之方，与三附子汤意合。更增马前子，通经振痿，以增肌力。

例 13：气虚肾亏

赵某，男，61 岁。

2002 年 7 月 30 日初诊：自 1980 年以来，已 3 次脑梗，3 个月前又再次脑梗。现唯腰酸肢软，站立不稳，腰偻，行走蹒跚蹒跚，神识尚可。血压 110/80mmHg。

脉沉涩无力。舌淡暗，苔白。

证属：气虚肾亏。

法宜：益气壮腰肾。

方宗：补阳还五汤合健步虎潜丸。

生黄芪 150g	赤芍 12g	川芎 8g	当归 12g	地龙 15g
桃仁 12g	红花 12g	怀牛膝 9g	熟地 15g	锁阳 12g
肉苁蓉 12g	龟板 18g	白芍 15g	鹿角霜 15g	肉桂 6g
炮附子 12g	狗脊 18g	鹿茸粉 2g（分冲）		

9 月 27 日二诊：上方加减，共服 56 剂，基本恢复正常，可慢行二里，脚力尚软。脉缓、尺略差。上方继服 30 剂。

【按】肾主骨，肾虚骨痿不立，腰偻不能直，行走蹒跚，故予健步虎潜丸补肾壮骨。脉涩无力，气亦虚耗，故合以补阳还五汤补气活血。此人中风后，非半身不遂，而是腰膝痿软，视同风痱。

例 14：肾虚气亏

白某，男，62 岁。

2003 年 3 月 1 日初诊：脑出血已 1 年余，左半身瘫痪，不能活动，患肢觉胀痛凉，语言欠利，饮水偶呛，饮食差，便稍干。血压 145/100mmHg。

脉沉细微，舌嫩红。

证属：肾虚气亏。

法宜：补肾益气。

方宗：补阳还五汤合地黄饮子。

熟地 12g	山茱萸 12g	石菖蒲 8g	远志 9g	茯苓 15g
肉苁蓉 15g	巴戟天 12g	肉桂 6g	炮附子 12g	生黄芪 150g
地龙 12g	当归 15g	川芎 8g	桃仁 12g	红花 12g
桂枝 12g	鹿茸粉 2g（分冲）			

4 月 26 日二诊：上方共服 56 剂，患肢恢复部分自主活动功能，上肢可举至颈，下肢搀扶下跛行二三十步，手足可屈伸，已不凉，仍欠利，呛水除。血压 104/70mmHg。上方加水蛭 7g，继服 30 剂。

【按】补阳还五汤与地黄饮子皆治中风，但所主病机不同，方义有别，二方可并用吗？补阳还五汤所治者，乃气虚归于身半，半身无气而不遂；地黄饮子治下元衰惫而厥喑风痱；前者补后天之脾肺，后者益先天之元气，先天后天并补，相得益彰，可合而用之。本案脉微细，先后天皆衰，故合而用之，取得一定疗效。若肾亏而阳浮者，则断不可与补阳还五汤并用，防其阳升无制而厥脱。若虑二方合用而阳升，可于方中重用山茱萸，收敛真气，以防厥脱。

例 15：肾虚风动

孙某，女，72 岁。

1984 年 5 月 6 日初诊：于 4 月 12 日突患头痛、呕吐、昏迷。左半身肢体不遂，高热，诊为脑出血，住院治疗 20 多天，病情稳定出院。诊时神识昏昧，口舌歪斜，左侧肢体不遂，不能言语，二便不能自禁。

脉弦尺沉细无力，舌绛而嫩。

证属：肾虚风动。

法宜：补肾息风。

方宗：地黄饮子。

熟地黄 12g	山茱萸 12g	麦冬 9g	五味子 5g	石菖蒲 8g
远志 9g	茯苓 12g	肉苁蓉 12g	巴戟天 12g	败龟板 18g（先煎）
肉桂 5g	炮附子 6g	生龙骨 18g	怀牛膝 8g	生牡蛎 18g（先煎）
生白芍 12g				

此方加减，共服 40 余剂，神志语言、肢体活动均恢复正常，可从四楼自己上下，到院中散步。

【按】此例用中药治疗较早，恢复得也好。对水亏肝风内动者，我皆用地黄饮子加减，应用要点是尺脉不足，无论出血性中风或缺血性中风，确为尺弱肾亏者皆用之，疗效肯定。

例 16：风阳上扰

贾某，女，48 岁。

2004 年 4 月 16 日初诊：头晕项强，气短太息，烦躁寐差，多汗足冷，已四五年，今春尤重。经绝 3 年。服降压药，血压维持在 145/95mmHg 左右。

脉弦且劲，舌尚可。

证属：阴虚阳升，肝风内旋。

法宜：滋阴潜阳，平肝息风。

方宗：三甲复脉汤。

生龙骨 30g	生牡蛎 30g	炙鳖甲 30g	败龟板 30g	怀牛膝 10g
干地黄 15g	山茱萸 15g	丹皮 12g	五味子 6g	生白芍 15g
何首乌 15g	炒枣仁 30g	夜交藤 15g	刺蒺藜 12g	僵蚕 12g
天麻 15g	阿胶 15g			

嘱停降压药。

5 月 7 日二诊：上方加减共服 21 剂，头晕、短气皆减，项已不强，睡眠好转，尚膝软足冷。血压 135/85mmHg。脉弦硬之象已除，转沉细缓无力。

证属：阴阳两虚。

法宜：阴阳双补。

方宗：右归丸。

熟地 15g	山茱萸 15g	山药 15g	茯苓 15g	菟丝子 12g
炒杜仲 12g	巴戟天 10g	肉苁蓉 10gg	鹿角胶 12g	肉桂 4g
炮附子 6g	生龙骨 18g	生牡蛎 18g		

5月28日三诊：上方加减，共服21剂，精力增，症状除，血压130/80mmHg，脉缓，按之稍逊。上方加党参12g，继服14剂。

【按】头为诸阳之会，清净之府，靠清阳上达以奉养；"脑为髓海"，赖肾精上华以充填；故清阳不升者可晕眩，肾精亏者亦可晕眩。盖清阳不升，精不上奉，一可因气虚、阳虚而不上达，或阴精亏虚而不上奉，此晕眩乃因虚所作。一可因邪扰而清阳、阴精不能上达而晕眩，此晕眩乃因邪实而发。而本案之晕，乃本虚标实。肝乃刚脏，体阴而用阳，肝阴不足，肝阳失制，亢而化风，呈刚劲不柔之象，上扰清空而为晕眩。

何以知为肝阴不足而阳亢化风？以其脉弦且劲。弦主肝，弦而劲者，乃风阳亢劲不柔之象，此为标。何以标实？缘于本虚，肝失水涵而失柔，此为本，故成本虚标实。

此之本虚标实，自不同于虚实相兼者。虚实相兼者，必虚实之征兼见，治当补泻并施；而本虚标实者，却见一派亢极不柔之象，其脉亦呈亢极不柔阳实之象。然从阳求阴，阳之所以亢逆，乃阴虚不制也，故其本为虚。治此，当滋阴潜阳以治本，平肝息风以治标，予三甲复脉汤主之。迭经3周而风阳潜敛，本虚之象显露，脉转细软无力。细乃阴虚，无力阳虚，转为阴阳两虚，故方予右归丸，阴阳双补。阴阳者，以正气之化生、依存言，阴阳不可离；阴阳以寒热言，阴阳不可混。右归丸阴阳双补，正是从阳求阴，从阴求阳，阴阳相生之理，使正气复，髓海得充，肝木得涵，晕眩自已。

例17：阴虚风动

苗某，男，71岁。

2006年2月28日初诊：于30年前患风心病。2004年2月第1次脑梗，2006年2月5日右侧顶深部脑梗。现左侧肢体无力，活动尚可，走路跛行，患肢痛麻，左髀处尤甚。口舌不歪，无语謇，神志清。寐差，一日三四小时，夜尿七八次。咳已十余年，连续阵咳。

脉弦细劲，按之虚。舌嫩红无苔。

证属：肝肾阴虚，肝风内旋。

法宜：滋肝肾，息肝风。

方宗：地黄饮子。

生龙骨 18g	生牡蛎 18g	龟板 18g	山茱萸 18g	石斛 15g
麦冬 15g	五味子 6g	石菖蒲 18g	远志 9g	茯苓 15g
干地黄 15g	炒白芍 15g	肉苁蓉 12g	巴戟天 12g	肉桂 4g

炮附子 6g　　　炒枣仁 40g

4月18日二诊：上方加减，共服49剂，患侧肢体已基本正常，麻已可，咳已除，夜尿一二次。原有瞬间眩晕亦除。脉弦已不劲，舌嫩红苔白。上方加减继服24剂，停药。

【按】脉弦细而劲，乃肝肾阴虚，肝风陡张，走窜经络而不遂。肝风内扰而不麻，上侮于肺而干咳，肾虚不固兼肝疏太过而夜尿频。诸症皆可依脉而解，予补肝肾息肝风，诸症皆减。

本为肝肾阴虚，何以补阴兼用桂、附补阳？景岳云："善补阳者，必于阴中求阳，则阳得阴助而生化无穷；善补阴者，必于阳中求阴，则阴得阳升而泉源不竭。"此即阴阳互根，无阳则阴无以生，无阴则阳无以化。可是当亡阳用四逆汤时，为何不加熟地等养阴之品，使阴生阳长呢？当肝肾阴竭而用三甲复脉汤养阴时，何不加桂、附温阳，以使阳生阴长呢？景岳云："以精气分阴阳，则阴阳不可离；以寒热分阴阳，则阴阳不可混。"景岳并未把问题说清楚，如肝肾阴竭，此阴乃精气也；亡阳之阳，此阳亦精气也，何以四逆不加熟地，三甲不加桂、附？盖阴阳互补，用之于阴阳两虚，尤其久病、慢性病，欲培其本时，常阴阳兼顾，若病危急，亡阳者，当急回其阳，不可杂以阴柔；亡阴者，当急复其阴，不可伍以辛热，此案脉虽弦细而劲，阴虚不柔，但又按之减，阳亦见衰，故阴阳双补，滋阴药中加桂、附及巴戟天、肉苁蓉，取阴阳互根互用之意，固其本也。

例18：湿热转筋

耿某，男，61岁。

2002年8月9日初诊：两手及两腓转筋已一年余，每周约发作三四次，常于临卧及休息时抽筋，每次可持续十余分钟，抽时肢痛。食欲差，他无不适。

脉弦濡数。舌较暗红，苔少黑。

证属：湿热淫于经脉。

法宜：清利湿热，宣通经络。

方宗：薛生白《湿热条辨》第4条方。

地龙 15g　　　秦艽 10g　　　威灵仙 10g　　　滑石 15g　　　炒苍耳子 10g
丝瓜络 12g　　海风藤 18g　　黄连 9g　　　　薏苡仁 30g　　防己 9g
木瓜 15g　　　晚蚕砂 12g

8月31日二诊：上方加减，共服21剂，转筋未作。

脉弦缓尺细。

证属：脾虚，肾亏。

法宜：益气养阴。

方宗：黄芪桂枝五物汤。

炙黄芪 15g　　桂枝 12g　　　白芍 30g　　　炙甘草 8g　　　大枣 6枚
饴糖 30mL　　木瓜 12g　　　山茱萸 15g

14 剂，水煎服。

【按】首诊之方无方名，见于薛生白《湿热条辨》，曰："湿热证，三四日即口噤，四肢牵引拘急，甚则角弓反张，此湿热侵入经络脉隧中。宜鲜地龙、秦艽、威灵仙、滑石、苍耳子、丝瓜络、海风藤、酒炒黄连等味。"薛氏所治，乃湿热侵入经络脉隧而形成的痉证，而本案乃转筋，症虽有别，理实一也。

痉乃筋之病，筋挛而痉；转筋亦筋之病，筋挛而转筋，俗称抽筋。筋之柔，必气以煦之，血以濡之。或因阳气虚或阴血弱，筋失温煦濡养而拘挛；或因邪阻，气血不能达于筋脉，筋失温煦濡养而为痉。虚者可因阴阳气血之虚，病位可有心肝脾肺肾之异；实者，包括六淫、七情、内生五邪等，所以痉与转筋，原因颇多。

湿热侵入经络脉隧者，邪不在表，故无表证；邪不在脏腑，故无里证。湿热在经络者，必清化经络中之湿热。湿热去，经络通，筋可得气与血之温养，筋自当柔，而痉与转筋自除。

病机十九条云："诸痉项强，皆属于湿。"喻嘉言谓湿性濡，不能致痉，湿当为燥之误。湿虽性濡，然湿乃邪耳，阻遏气机，气血不能温煦濡养筋脉，筋亦拘挛而为痉。此乃喻氏千虑之一失也。

例 19：营卫两虚

魏某，女，13 岁。

2006 年 3 月 20 日初诊：两大腿觉骨内痒，两腿绞动不宁，约数年，西医诊为"不宁腿"。胸闷太息，喑哑。

脉弦按之减，舌可。

证属：营卫两虚。

法宜：调和营卫。

方宗：黄芪桂枝五物汤。

生黄芪 15g	桂枝 10g	白芍 10g	炙甘草 6g	大枣 6 枚
生姜 5 片	炮附子 12g			

4 月 3 日二诊：已服 14 剂，胸闷好转，腿仍痒不宁。上方加巴戟天 12g、仙茅 10g、山茱萸 15g、鹿角胶 15g、怀牛膝 9g、当归 12g。

4 月 17 日三诊：上方又服 14 剂，减不足言。上方更加蜈蚣 10 条、全虫 10g、地龙 15g。

5 月 9 日四诊：上方又服 21 剂，腿痒不宁减约十分之三。上方改黄芪为 60g，后加至 100g。

6 月 7 日五诊：腿已不觉难受，亦不再绞动。继服上方至 7 月 1 日，腿痒绞动未作，脉滑。停药观察。

【按】盖风主动，故腿痒绞动不宁，亦属中医之风证，因脉弦按之不足，故诊为营卫两虚，虚风走窜经络筋骨。《伤寒论》第 196 条曰："身如虫行皮中状者，此以久虚故也。"久虚之人，化源不充，营卫两虚，致身如虫行。此案脉弦按之不足，乃正虚也；

骨中痒者，营卫虚也，故予黄芪桂枝五物汤调其营卫。

黄芪桂枝五物汤，治血痹阴阳俱微，身体不仁，如风痹状者。本案因虚而腿痒不宁，与血痹机理相通，故用黄芪桂枝五物汤。服后未效者，因恙已数年，营卫久虚，治则虽符然药力尚轻，故加巴戟天、鹿角胶等补肾益精血之品，补其营卫之虚。仍未效者，盖因虚风已窜经络筋骨，病久入络，仅扶正治本，难祛在络之风，故加虫药以搜剔。连服 21 剂，虽见小效，然减不足言，盖因正气未复，虚风难平，故又重用黄芪，取黄芪息大风之功，又经 1 月治疗，风始平。

黄芪息大风，乃治气虚之风动，必脉有虚象者始宜，实肝风及阴虚阳亢、本虚标实之风，则非所宜。阳气当周行全身，邪方无处遁匿，深入细微幽隐络脉之邪，方可驱之而去。王清任所立补阳还五汤，以大剂黄芪息风，确为治肝风另辟一法门。

此案幸得病家之信赖，能够坚持治疗，终获痊愈。在整个治疗过程中，我始终抓住脉弦按之减，从虚论治。首方调营卫，二方加补肾血，三方加搜风剔络，四方重用黄芪益气息风，从一定意义上来说，这是摸着石头过河。中医看病，有些病，医者学识、经验丰富，辨证论治准确，疗效卓著；而有些确有摸着石头过河的意味。中医每一诊，都是一次实践，医者主观的辨治是否正确，当依实践结果判断。影响疗效的因素甚多，但医者的学识、经验是个首要因素。此案断为虚风没错，但扶正力量不足，迭经多次诊治，才逐渐加大扶正药力，最终取得疗效。此类病，我所治不多，谈不上经验，整个治疗过程，都是在摸石头，不断修正完善治疗方案。我爱中医，其中一个原因，即每一病、每一诊，都不是简单地重复，一切都在变，一切都须辨，都须缜密思辨，逐渐积累经验，提高疗效。经验是宝贵的，是无价之宝，是心血结晶，不应有丝毫贬低。

例 20：气虚痰热生风

崔某，男，7 岁。

2005 年 8 月 29 日初诊：自去年 5 月，甩手，身体抖动，挤眉弄眼咂嘴，秽语，当被训斥时，上症更重。性情急躁。曾于北京天坛医院确诊为抽动秽语症，服托泰、硝西泮，效不著；又改服氟哌利多、苯海索、托吡酯等，症状有所缓解，但减量复作，且症状加重，转寻中医治疗。

脉弦滑数按之减，舌尚可。

证属：气虚，痰热生风。

法宜：清热化痰，息风安神，益气扶正。

生黄芪 60g	党参 40g	茯苓 50g	当归 40g	桂枝 30g
白芍 40g	炙甘草 40g	半夏 30g	胆南星 30g	常山 15g
郁金 30g	白矾 10g	青黛 10g	天竺黄 35g	人工牛黄 15g
石菖蒲 30g	枳实 30g	礞石 20g	蜈蚣 30 条	全蝎 30g
僵蚕 40g	天麻 40g	辰砂 20g	琥珀 20g	珍珠粉 30g
生龙齿 40g	黄连 40g	栀子 40g	芒硝 30g	竹茹 30g

1 料，共为细面，每服 2g，日 2 次，渐减西药。

2006 年 2 月 27 日二诊：甩手、身抖动、秽语、性情急躁、挤眉弄眼等症皆已不著，惟遭训斥时尚有挤眉弄眼、口鼻搐动。食眠二便均可，西药已停 2 月。脉弦滑按之不实，舌可。

证属：风气渐敛，正虚渐露。

法宜：扶正涤痰，息风安神。

方宗：可保立苏汤加涤痰息风安神之品。

生黄芪 70g	破故纸 20g	炒枣仁 40g	白术 30g	当归 30g
茯苓 40g	白芍 40g	炙甘草 30g	肉苁蓉 30g	巴戟天 30g
枸杞子 40g	肉桂 10g	胆南星 30g	郁金 30g	白矾 10g
石菖蒲 30g	常山 15g	竹茹 15g	天竺黄 30g	僵蚕 40g
蜈蚣 30 条	全蝎 30g	天麻 40g	珍珠粉 20g	琥珀 20g
辰砂 20g				

1 料，共为细面，每服 2g，日 2 次。

7 月 21 日三诊：已 3 个月无症状，上学、生活、玩耍皆正常，药尚剩约四分之一，孩子不愿再服，询问是否可停药，脉缓滑，症除，可停药。

【按】甩手、身抖动、挤眉弄眼、口鼻搐动等，皆风动之象，且脉弦滑数，按之减，故诊为痰热生风兼气虚不足，故予益气，清热涤痰，息风安神。二诊，脉已不数，且按之减，虚象较初诊明显，故加大扶正比例，合以化痰息风安神，坚持服药近一年，终得风息症除。

例 21：虚风内旋

宋某，男，14 岁。

2005 年 9 月 30 日初诊：肢体频繁抖动，挤眉夹眼，口鼻搐动，虽能强迫控制不动，但不动就觉难受，已 3 年。曾诊为多动症，屡服镇静药未愈，他可。

脉弦按之减，舌可。

证属：虚风内旋。

法宜：益气息风。

方宗：可保立苏汤。

生黄芪 60g	破故纸 6g	炒枣仁 30g	白术 9g	当归 10g
白芍 12g	党参 12g	茯苓 15g	炙甘草 8g	山茱萸 15g
枸杞 12g	巴戟天 10g	桃仁 10g	红花 10g	蜈蚣 5 条
全蝎 7g				

2006 年 1 月 3 日二诊：上方黄芪渐加至 150g，共服药约 90 剂，诸症已平，继服 14 剂，春节后未再诊。

2007 年 7 月 27 日三诊：1 年多来，一直稳定，近因升学复习考试紧张，又有搐目呲嘴现象，其他可。

脉弦细数。舌红绛，苔白少。

证属：肝肾阴虚，虚风内动。

法宜：滋肝肾，平肝息风。

方宗：三甲复脉汤。

炙鳖甲 18g	败龟板 18g	生龙骨 18g	生牡蛎 18g	干地黄 15g
麦冬 12g	山茱萸 15g	白芍 15g	丹皮 12g	五味子 6g
阿胶 15g	地龙 15g	天麻 15g	全蝎 9g	蜈蚣 5 条
夏枯草 15g				

8月25日四诊：上方共服28剂，症已除，脉弦略数，舌偏红。上方继服14剂。

【按】可保立苏汤，为王清任治久病气虚而风动者，肢体抖动，咂嘴挤眼等，皆筋之病也，筋绌急伸缩而肢体口眼随之而动。吴鞠通曰："知痉为筋之病，则思过半矣。"

筋之柔，赖气以煦之，血以濡之，二者缺一不可，筋失柔则为拘。筋失柔，或阳气阴血不足而拘，此为虚风；或邪阻气机不畅，气血不得温煦濡养而筋失柔，此为实风。

本案初诊脉弦按之减，则此风动，乃气失温煦所致，故予可保立苏汤，益气扶正以息风。历4个月治疗，风气渐息。相隔1年半，风又萌动，然脉转为弦细数，当属肝肾阴虚而风动，故予三甲复脉汤，滋肝肾以息风。虽皆为虚风，但一为气虚，一为阴虚，治法迥异。

可保立苏汤，析其方义，乃益气养血、健脾补肾之方，故对气虚为主且脾肾皆虚之证，均可用之，不限慢脾风一证，所以该方我临床应用较多，主要针对脾肾两虚之证。

例22：痰热生风

胡某，男，17岁。

2004年7月27日初诊：两年前出现头动、扭颈、抖肩、挤鼻、弄眼、噘嘴，肢体频抖动。烦躁不宁，心中急躁毁物，恶言秽语。诊为秽语抽动症，予氯硝西泮、氯丙嗪、氟哌啶醇等药，虽能缓解，但头昏沉，学习时头脑不灵，减量复又加重。即将高考冲刺阶段，学习任务繁重，本人及家长都很焦急，转请中医诊治。

脉弦滑数有力，舌红苔薄黄。

证属：痰热生风。

法宜：清热涤痰息风。

方宗：黄连温胆汤。

黄连 12g	黄芩 12g	栀子 12g	瓜蒌 30g	半夏 12g
胆南星 12g	竹茹 10g	茯苓 15g	石菖蒲 10g	枳实 10g
天竺黄 12g	莲子心 7g	青礞石 10g	天麻 15g	钩藤 15g
僵蚕 15g	皂角子 7g	大黄 4g	芒硝 8g	

另：蜈蚣 10 条、全蝎 10g、辰砂 20g、琥珀 20g、珍珠粉 20g、人工牛黄 20g，共

为细面，分 50 次分服，日 2 次。所服西药每月减三分之一量。

10 月 8 日二诊：上方加减，共服 42 剂，西药尚服原量三分之一。抽动已明显减少，情绪较稳定。因西药已减，头脑觉清爽，学习效率提高。因大便已稀，于服药两周后去硝、黄。上方继服。

12 月 27 日三诊：上方加减，又服 68 剂，西药已全停，搐动止，情绪安宁，无任何不适。因脉尚滑数，恐余邪未靖，配细散以固疗效。

生龙齿 40g	黄连 20g	栀子 20g	陈皮 30g	半夏 30g
胆南星 30g	天竺黄 30g	常山 20g	皂角子 15g	石菖蒲 20g
郁金 20g	枳实 20g	竹茹 20g	茯苓 40g	柏子仁 40g
丹参 40g	生蒲黄 30g	琥珀 20g	辰砂 20g	珍珠粉 30g
羚羊角 30g	熊胆 3g	人工牛黄 30g	蜈蚣 30 条	全蝎 30g
僵蚕 30g	地龙 30g	天麻 30g		

共为细散，每服 1 匙，日 2 次。相隔 2 年，其母来诊，云已晋大学，一直平稳。

【按】脉弦滑数有力，此痰热生风且兼躁狂，法当清热涤痰，息风宁神。服药一百余剂，终得热清痰祛风息神宁。

痰火生风者，可引起很多病证，或上扰而晕眩，或内窜而惊狂，或窜入经络而喎僻不遂、顽麻痹痿拘挛等等，治法皆以清热涤痰息风为务，倘能坚持，多能获效。

例 23： 肝肾阴虚，肝风上旋

林某，女，36 岁。

2002 年 6 月 29 日初诊：右面颊痉挛已 5 年，频频抽动，眼、嘴皆随之而动，每隔十分钟或半小时，即连续抽动五六次、十余次，颇为痛苦。右前额痛，痛重则吐，吐后缓解。食、眠、二便可。

脉弦细，右脉阳弦阴弱。舌淡红。

证属：肝肾阴虚，肝风上旋。

法宜：滋肝肾，平肝息风。

方宗：三甲复脉汤。

生龙骨 18g	生牡蛎 18g	生石决明 18g	败龟板 18g	炙鳖甲 18g
生白芍 18g	山茱萸 15g	当归 12g	川芎 7g	生地 15g
熟地 15g	阿胶 15g	刺蒺藜 15g	天麻 15g	僵蚕 15g
蝉蜕 8g	蜈蚣 30 条	全蝎 10g	水蛭 8g	桃仁 12g
红花 12g				

8 月 8 日二诊：上方共服 35 剂，痉挛止，额痛除，他无所苦。脉尚弦细，阴未复，风未静，继予上方 14 剂，未再诊。

【按】脉弦细且阴脉弱，乃肝肾阴虚而风动，固当滋肝肾、息肝风。然病久入络，故予虫类以搜剔，佐以水蛭、桃仁、红花活血通络。重用蜈蚣息风解痉，疗效确切。本属虚肝风，蜈蚣量宜少不宜大，然痉挛重，肝风鸱张而标急者，亦可重用以缓标急之象。

例 24：阴虚风动而阴缩

刘某，男，56 岁。

2002 年 11 月 27 日初诊：夙头晕，心中悬悸，惊怵，太息。1 周前突发阴缩，茎如蛹，睾缩入少腹，少腹及睾皆痛。

脉弦细且劲。舌暗红，苔少。

证属：肝肾阴虚，肝风内窜厥阴。

法宜：滋肝肾，平肝息风。

方宗：三甲复脉汤。

生龙骨 30g	生牡蛎 30g	生石决明 30g	炙鳖甲 30g	败龟板 30g
怀牛膝 12g	白芍 18g	生地 15g	山茱萸 18g	阿胶 15g
炙甘草 9g	天麻 15g	地龙 15g	蜈蚣 10 条	全蝎 10g

12 月 22 日二诊：上方共服 25 剂，阴缩止，已 10 日未作。心悬、惊怵、晕眩等皆好转，脉尚弦细，风虽敛，本未复，配细散长服，以复本元。

生龙骨 90g	生牡蛎 90g	石决明 90g	炙鳖甲 90g	败龟板 90g
生白芍 60g	干地黄 60g	五味子 40g	山茱萸 60g	阿胶 60g
怀牛膝 60g	蜈蚣 30 条	全蝎 30g	地龙 60g	肉苁蓉 60g
枸杞子 70g	巴戟天 60g	茯苓 70g	沙苑子 70g	

1 料，共为细散，早晚各 1 匙，淡盐汤下。

【按】 肝经绕阴器，肝主筋。肝肾阴虚，肝风内旋，扰于上则晕眩，干于心则悸悬，窜入阴而阴缩。必滋肝肾息肝风，筋不拘则阴自下。此症肝肾寒者可见，肝肾阴虚者亦可见，其病机，同于温病后期之肝肾阴竭而舌蹇囊缩，故亦予三甲复脉汤复其阴，佐以虫药息风治其标。

例 25：阴阳两虚，筋脉失柔

刘某，女，21 岁，学生。

2005 年 6 月 13 日初诊：腰右侧肌肉瞤惕无止时，屡痉挛，肌肉痛，已 2 年，他可。

脉弦细减，舌可。

证属：阴阳两虚，筋脉失柔。

法宜：养阴通阳。

方宗：桂枝倍芍药汤。

桂枝 10g	白芍 20g	炙甘草 9g

6 月 24 日二诊：上方共服 10 剂，动惕痉挛已止，脉尚细，上方加山茱萸 15g。

【按】 脉细乃阴血不足，按之减者阳亦虚，筋失柔而拘挛，亦即转筋。肉动惕者，风气动。芍药甘草酸甘化阴，桂枝甘草辛甘化阳，益阴阳，柔筋脉，风自敛。风虽止，然脉仍细，阴气未复，故于方中更加山茱萸以柔肝敛肝，复本。

例 26：气血虚抽搐

邢某，女，29 岁。

2004 年 4 月 23 日初诊：右颊频繁抽搐痉挛，已 3 年，近日加重，每日抽搐数十次，寐中亦可抽醒。腰痛，胃不适。经量少，色暗。

脉沉细无力，右关弦细。舌可，苔薄白。

证属：气血虚，肝风内旋。

法宜：益气血，息风止痉。

方宗：可保立苏汤。

生黄芪 90g	白附子 10g	炒枣仁 30g	白术 10g	当归 15g
白芍 18g	党参 12g	炙甘草 7g	山茱萸 15g	枸杞 15g
巴戟天 12g	白芷 8g	防风 9g	天麻 15g	全蝎 10g
蜈蚣 20 条				

7 月 7 日二诊：上方黄芪加至 120g，共服 77 剂，面搐止，已 20 余日未作，脉缓滑。上方继服 14 剂。

【按】脉细无力，乃气血两虚。筋失气血之温煦濡养，则筋挛搐而收引拘急，致肝风内旋。此风乃虚肝风。可保立苏汤大补气血脾肾，治其本；加息风之品，解痉止抽，标本相兼。共服近 80 剂，脉始起，风始止，可见此症亦非一蹴而就者。

例 27：风痰夹瘀

张某，女，66 岁。

2005 年 12 月 20 日初诊：头晕，头重脚轻，行走蹒跚欲仆，须扶墙踉跄而行，已半年。自 1992 年始，小腹酸，向里抽紧，每夜均发作一二次，发作后出汗，欲溲不禁，右肾区酸痛，不能直腰，牵引右大趾亦痛。视物模糊，可看清报纸大标题，看一行字即流泪恶心。身痒，肛周痒。胃中嘈杂，食欲差，便可。血压 140/80mmHg。

脉弦缓滑。舌偏暗红，苔少。

证属：风痰夹瘀。

法宜：化痰息风，佐以活血。

方宗：半夏白术天麻汤。

天麻 15g	半夏 12g	橘红 9g	茯苓 15g	胆南星 10g
钩藤 15g	川芎 7g	当归 12g	桃仁 12g	红花 12g
僵蚕 12g	蝉蜕 7g	地肤子 15g		

2006 年 2 月 28 日二诊：上方共服 42 剂，春节期间停药，现走路已可，不再扶墙蹒跚，头晕未作，腹未再抽紧。目仍模糊，寐不实。脉沉滑，阳偏旺。舌略红暗。上方加黄芩 9g、黄连 9g。

4 月 5 日三诊：上方又服 35 剂，症已不著，仅目欠清晰，看报觉眼疲劳。上方加刺蒺藜 15g、谷精草 15g，继服 14 剂。

【按】头晕欲仆，行走蹒跚，踉跄而行，皆为振掉动摇之风象。以其脉弦缓滑，故断为痰郁化风，予半夏白术天麻汤祛痰息风。腹酸而抽紧者，亦为筋拘所致，总因风痰走窜而筋失舒缓。视物模糊、流泪，缘风痰上扰。身痒者，当为风痰窜于肌肤，营卫不行而痒，以僵蚕、蝉蜕、地肤子化风止痒。

二诊阳脉偏旺，此上焦热盛，缘于痰蕴久化热。有热当清，故原方加芩、连以泻火清上。前后共服近80剂，风痰始宁。

此证可加蜈蚣、全蝎否？可。何以不加？虑其经济不裕，非不可加。

例28：阳虚饮泛

杨某，女，70岁。

2004年11月8日初诊：立则头晕眩，懵沉，走路蹒跚欲仆，已3年，逐渐加重。身紧、畏寒、尿频、寐差，直至后半夜才能睡三四小时。右耳堵，左肩臂痛。血压130/80mmHg。

脉沉弦滑无力。舌嫩暗，苔白。

证属：阳虚饮泛。

法宜：温阳蠲饮。

方宗：真武汤。

炮附子18g　　白芍12g　　茯苓15g　　白术12g　　泽泻30g

生姜10g

11月22日二诊：上方共服14剂。眩晕、蹒跚已明显好转。头尚懵沉，身紧，畏寒，寐差。脉沉滑，两寸弦细，舌暗红，苔白。上方加桂枝9g、麻黄5g、细辛5g、干姜6g。

12月6日三诊：上方共服14剂，症已不著，睡眠尚差，每夜睡五六小时，晨起口苦。

脉沉弦滑数略盛。舌暗红，苔少。

证属：痰热内蕴。

法宜：清热涤痰。

方宗：黄连温胆汤。

黄连9g　　半夏10g　　竹茹9g　　瓜蒌15g　　胆南星9g

天竺黄10g　　陈皮9g　　茯苓15g　　枳实8g　　石菖蒲9g

夏枯草15g　　夜交藤18g

14剂，水煎服。

【按】立则晕眩，蹒跚欲仆，皆振掉不定之风象。何以生风？脉沉滑无力，知为阳虚饮泛而为风，主以温阳蠲饮，宗真武汤主之。

真武汤所治之"头眩身𗆖动，振振欲擗地者"，与本案之眩晕、蹒跚欲仆者同，皆阳虚饮泛所致。此亦振掉动摇之象，亦可归于虚风内动。

振掉皆因筋之收引绌急。肝主筋，然肝阳赖肾温煦。真武汤证已然肾阳虚不能制水而水泛，肝失肾阳之温煦必亦虚，致筋绌急而风动。

一诊真武汤加泽泻，取泽泻汤之意，泻浊蠲饮。

真武汤中何以加白芍？乃反佐也。《伤寒论》第82条云："太阳病，发汗，汗出不解，其人仍发热。"此热，非太阳表邪所致。此热乃阳虚阴盛，虚阳浮越而热，伤寒取白通加猪胆汁汤，以人尿、猪胆汁反佐之；真武汤取白芍反佐之；张锡纯来复汤取山茱萸反佐之；李可破格救心汤亦取山茱萸肉反佐之，一理相贯。反佐，防其阳暴脱，脉暴起。故仲景云："服汤脉暴出者死，微续者生。"

二诊加麻桂辛姜者，非为散寒解表，意在启肾阳，鼓舞阳气之布散。

三诊脉转滑数且盛，知已化热。此热何来？或因痰蕴久化热，或久服辛热而阳盛。毕竟脉已转盛，不可再守效不更方而继予温阳化饮，当谨守病机，转而清热化痰。

例29：气虚风动

李某，女，53岁。

2006年5月8日初诊：头晕眼黑，走路蹒跚，行如跳坑，劳则胃中觉热，心慌惊悸，气短太息，肩酸，小溲余沥。血压、眼底正常。

脉弦迟无力。舌尚可，苔糙。

证属：气虚风动。

法宜：益气息风。

方宗：补中益气汤。

生晒参12g	生黄芪12g	白术10g	茯苓12g	当归12g
陈皮6g	升麻6g	柴胡9g	炙甘草9g	川芎8g
防风7g	羌活7g	炮姜6g		

5月28日二诊：上方共服14剂，眩晕、蹒跚已轻，尚觉行路高低不平。脉弦缓按之减，尺不足。上方加山茱萸12g、巴戟天12g、肉苁蓉12g、破故纸6g、沙苑子12g。

6月22日三诊：上方又服14剂，眩晕已除，行路已正常，余沥已无，尚觉心悸、气短、乏力，减未已，劳则自咽至心下觉热，他无不适。脉弦缓，舌可。上方加肉桂5g。

【按】气虚何以生风？中风病，东垣倡正气自虚；王清任治半身不遂之补阳还五汤，皆以气虚主论。肝主筋，筋之柔赖气以煦之。气虚不能温煦，筋失柔而绌急，眩晕蹒跚乃作，此亦为肝风旋动。既然气虚而风动，法当益气升清，故方取补中益气汤主之。

心中热，乃气虚阴火内炽，下焦包络之火动，阴火乘其土位而心中热。此热，烦劳则张，故尔劳则胃中觉热，法当甘温除热，补中益气汤皆治之。

二方加益肾之品，成脾肾双补之方，不逾"劳者温之"之意。

例30：阴阳两虚，虚风内动

方某，女，34岁，高邑人。

2004年4月19日初诊：步履蹒跚，踬踣趔趄，眩晕欲仆，左眼裂变小，欲瞑，下肢凉，上肢活动失准，背沉紧，寐差，食少，语言、吞咽可。恙已九载；诊为遗传性共济失调，丧失生活自理能力，屡治未效，反渐加重。

脉沉弦细涩减，舌可。

证属：阴阳两虚，虚风内动。

法宜：阴阳双补，平肝息风。

方宗：地黄饮子。

熟地 15g	山茱萸 15g	麦冬 15g	五味子 7g	石菖蒲 9g
远志 10g	茯苓 15g	巴戟天 12g	肉苁蓉 12g	仙灵脾 10g
肉桂 6g	炮附子 12g	生黄芪 15g	党参 12g	蜈蚣 10 条
全蝎 10g				

制马前子粉 0.6g 分冲，鹿茸粉 2g 分冲。

7 月 19 日二诊：上方加减，共服 56 剂，行起趋正常，可慢行二三里，但脚下尚欠稳，上肢活动已准，可完成精细动作，生活可自理。头晕、背沉、肢冷已除，眼裂尚小。脉弦缓力逊。舌可。上方加紫河车 2g、当归 12g、白芍 12g、桃仁 10g、红花 10g，20 剂为 1 料，轧细散，每服 1 匙，日 2 次。

【按】脉弦细涩减，目眩晕、蹒跚、欲仆，乃虚风内动。肾主骨，骨强而立；肾虚骨弱不立，则脊以代头，尻以代踵。肝主筋，司运动，肢体屈伸自如；肝虚筋绌急或废弛，肢体屈伸不能自如，动作难以协调，摸鼻反触耳，持筷不能夹，端水反晃撒，皆动摇振掉之风象。以脉知为肝肾虚之虚风，故阴阳双补，培本息风。连服两月，终得大减。

河间地黄饮子，治厥痦风痱，"由乎将息失宜，心火暴甚，肾水虚衰，不能制之，则阴虚阳实，而热气怫郁，心神昏冒，筋骨不用，而卒倒无知也。"河间所言之心火暴甚，乃肾虚而相火升动所致，当引火归原，故方用桂枝、附子，以使升动之相火下归宅窟。本案并无心火暴甚之见症，何以亦用桂枝、附子？意在温补肾阳，使阴阳互生。

例 31：肾虚魂游

曹某，女，21 岁，学生。

2002 年 11 月 19 日初诊：头晕耳鸣，颠顶痛，身振振摇，卧则如在舟中，已近半年。

脉沉小滑无力。舌赤少苔。

证属：肾气虚，魂浮游。

法宜：益肾气，安神魂。

方宗：肾气丸。

熟地 12g	山茱萸 15g	茯苓 15g	山药 15g	丹皮 10g
泽泻 12g	五味子 6g	肉桂 6g	炮附子 9g	生龙骨 18g
生牡蛎 18g	磁石 15g	辰砂 1g（分冲）		

12 月 10 日二诊：上方共服 21 剂，头鸣、耳鸣、身摇、剧则身飘浮之感皆不著，脉沉缓滑。上方继服 14 剂。

【按】头晕、身摇、卧则如在舟中，皆动摇不定的风象。脉沉小无力，乃正气内夺，肾气已虚。水与木，乃母子相生，肾亏木失养，肝虚而虚风动，脑晕，身摇乃作。随神往来者谓之魂，肝虚魂不安，卧则魂游而身如在舟中。虚则补其母，补肾即益肝，肝之正气复，魂自归舍，身摇、如在舟楫自除。加金石介属者，安其魂也。

例 32：气虚而厥

武某，女，44 岁，晋州人。

2006 年 2 月 17 日初诊：平素心动悸、惊怵，头晕，寐差，身无力，肢酸软。20 岁时因胃脘左侧痛、起疱而昏厥，知觉丧失，不抽搐。30 岁时又犯一次，近来发作较频，本月已昏厥五六次。每次昏厥约持续 1～3 分钟，醒后困乏，下肢酸软，须数日方能恢复。食尚可，经尚行。

证属：气虚而厥。

法宜：益气升清。

方宗：可保立苏汤。

生黄芪 30g	生晒参 12g	茯苓 15g	白术 10g	桂枝 12g
炙甘草 9g	白芍 12g	当归 12g	炒枣仁 30g	巴戟天 12g
肉苁蓉 12g	枸杞子 12g	破故纸 8g	肉桂 5g	升麻 6g
柴胡 8g				

4 月 24 日二诊：上方加减，共服 56 剂。服药期间共昏厥 5 次，最后 1 次为 3 月 4 日，后未再昏厥。精力增，头晕、气短、心慌等已除。脉缓，寸尚不足。舌可。上方加鹿角胶 15g、鹿茸 3g、紫河车 3g，20 剂为 1 料，共为细散，每服 1 匙，日 2 次。

【按】头为诸阳之会，赖清阳上达以充养；脑为髓海，须肾精上华以滋填。若气虚或精亏，不能奉养充填于上，则神失守而昏厥，此厥属虚。若气与精虽不虚，然因邪阻而清阳不得上达或肾精不得上充者，亦可致神失守而昏厥，此厥仍因邪实而作。《内经》所言之大厥、薄厥、煎厥等，不外虚实两类。本案脉沉迟小弦，乃精血不足之脉；寸弱者，乃清阳不得上达也。精气两虚，故尔晕厥。已届六七、七七之年，三阳脉衰于上；七七，任脉虚，太冲脉衰少，天癸竭，地道不通，精血益虚，故昏厥益频。方宗可保立苏汤，阴阳气血双补，正气渐复，晕厥渐除。

例 33：湿阻生风

白某，男，57 岁。

2004 年 11 月 26 日初诊：手颤已 20 年，有逐渐加重之势，尤于书写时手颤显著，常因颤重而不能继续书写，右手颤重于左。平素头懵、胸闷、倦怠，他可。血压、心电图正常。

脉濡，苔厚腻。

证属：湿阻清阳不升而生风。

法宜：化湿升清，佐以息风。

方宗：羌活胜湿汤。

羌活 8g	独活 8g	川芎 8g	蔓荆子 9g	藁本 9g
防风 9g	苍术 12g	陈皮 9g	茯苓 15g	半夏 12g
石菖蒲 9g	僵蚕 12g	天麻 15g	全蝎 10g	蜈蚣 6 条
地龙 12g				

12 月 10 日二诊：上方共服 14 剂，手颤、头懵、胸闷、乏力皆著减。脉转濡缓无力，舌腻苔已退。湿化，正虚之象显露，改可保立苏汤主之。

破故纸 7g	白术 12g	当归 12g	白芍 12g	党参 12g
生黄芪 15g	炙甘草 6g	肉苁蓉 12g	山茱萸 12g	巴戟天 12g
枸杞子 12g	桂枝 12g	蜈蚣 5 条	全虫 9g	僵蚕 12g

2005 年 1 月 7 日三诊：上方共服 28 剂，手颤止，书写畅利，他症除，脉缓滑。上方继进 14 剂，以固疗效，春节时停药。

【按】脉濡苔腻，显系湿蕴生风。喻嘉言云湿性濡，不当出现风证，提出湿为燥之误。究竟湿能生风否？《内经》病机十九条云："诸痉项强皆属于湿。"《金匮要略》将相关联的痉湿暍三病合为一篇。薛生白《湿热条辨》中，因湿而致痉者多条。吴鞠通于《温病条辨》专列湿痉一条。可见湿可生风致痉。

湿缘何生痉？因痉乃筋之病，湿性黏腻，易阻气机，气血不能畅达以温养筋脉，筋必拘急搐搦而生风致痉。知此机理，湿可生风致痉则不必疑。

本案之手颤，因湿阻筋脉搐搦而作，故予化湿息风治之而效，湿去而正虚显露，转而予可保立苏汤，扶正固本而愈。

例 34：肝风走窜经络

孙某，女，38 岁。

2004 年 10 月 22 日初诊：于今年 2 月患脑出血，现左下肢麻、凉，心烦，寐差，面暗。血压 140/90mmHg。服降压 0 号、卡托普利、硝苯地平等药。

脉弦数且劲，舌可。

证属：肝经郁火化风，肝风走窜经络。

法宜：清肝热，息风通经。

方宗：泻青丸。

龙胆草 6g	栀子 10g	黄芩 9g	生地 15g	赤芍 12g
白芍 12g	桃仁 12g	红花 12g	生石决明 30g	地龙 15g
怀牛膝 10g	丹皮 12g	僵蚕 12g	姜黄 9g	全蝎 9g
蜈蚣 10 条	鸡血藤 18g	首乌藤 18g		

11 月 12 日二诊：上方共服 21 剂，上症著减未已，脉转弦细，尺不足。肝热清，肝风敛，阴虚之象显露。改滋肝肾以固本，方宗三甲复脉汤加减。血压 130/90mmHg，西药未停。

| 生龙骨 18g | 生牡蛎 18g | 炙鳖甲 18g | 败龟板 18g | 干地黄 15g |
| 麦冬 15g | 白芍 15g | 丹皮 10g | 山茱萸 15g | 阿胶 15g |

怀牛膝 10g　　　木瓜 12g　　　　地龙 15g

14 剂，水煎服。

【按】下肢麻、凉，似痹证，何以列入肝风中？因脉弦而劲，乃肝风鸱张之象，则此痹，乃肝风走窜经络所致，故列入肝风中。据此可知，痹证肢麻者，肝风走窜经络，亦为痹证之一类型。

何以生风？脉弦数且劲，乃肝热生风，故以泻青丸清泻肝热，合以活血、息风、通经之品。热清风敛而症著减，然脉转弦细，阴虚之象已显，故转而滋阴平肝息风。未再来诊，且西药未停，虽效未愈。

例 35：痰瘀互结，化热生风

张某，男，46 岁。

2002 年 8 月 7 日初诊：两手颤抖 1 年半，逐渐加重，现已不能书写、端碗、持筷。头晕涨，两肩酸，耳痒鸣，胃欠和。脑 CT（－）。ECG：$V_{3\sim5}$ 平，血压 140/90mmHg。诊为帕金森病。

脉弦滑数。舌暗红，苔腻滑。

证属：痰瘀互结，化热生风。

法宜：清热化痰，活血息风。

方宗：黄连温胆汤合血府逐瘀汤。

黄连 12g　　　陈皮 9g　　　半夏 12g　　　胆南星 10g　　　茯苓 15g
竹茹 10g　　　瓜蒌 18g　　　石菖蒲 9g　　　枳实 9g　　　赤芍 12g
桃仁 12g　　　红花 12g　　　丹参 18g　　　天麻 15g　　　全蝎 10g
蜈蚣 10 条　　地龙 15g

10 月 9 日二诊：上方加减，共服 58 剂，颤止，两肩臂尚酸。脉濡滑。湿未尽，改宣痹汤主之。

地龙 12g　　　秦艽 9g　　　威灵仙 10g　　　滑石 15g　　　苍术 12g
炒苍耳子 12g　丝瓜络 10g　海风藤 18g　　　薏苡仁 30g　　草薢 18g
羌活 8g　　　独活 8g　　　海桐皮 12g　　　黄连 9g

10 月 30 日三诊：症已除，脉濡滑。上方继服 10 剂，停药。

【按】痰瘀互结化热，阻碍气血，筋失温养而拘挛，致手颤抖，此即肝风。黄连温胆汤与血府逐瘀汤相合，涤痰活血治其本，天麻及虫类息风解痉以治标。标本相合，迭经两月风渐平。二诊臂酸，脉濡滑，知湿侵经络，予宣痹汤，化湿通经，经月方愈。

例 36：肝肾阴虚，虚风内动

李某，女，47 岁。

2001 年 9 月 22 日初诊：头晕、心悸、手颤、无力已二年余，近半年手颤加重，难于书写持物。若静时颤轻，若强忍不颤反颤愈剧。经前低热、耳鸣、龈肿，易焦急。

脉阳弦，尺细不足。舌偏红绛，少苔。

证属：肝肾阴虚，虚风内动。

法宜：滋肝肾，平肝潜阳息风。

方宗：三甲复脉汤。

炙鳖甲 18g	败龟板 18g	生龙骨 18g	生牡蛎 18g	干地黄 15g
山茱萸 15g	白芍 15g	山药 15g	阿胶 15g	天麻 12g
钩藤 12g	全蝎 8g	蜈蚣 5条		

11月14日二诊：上方加减，共服49剂，手颤已除，头晕、心悸亦止，脉弦缓。上方加当归12g、巴戟天10g、肉苁蓉10g、炙黄芪12g，继服14剂。

【按】尺细不足，乃肾水亏，肝木失涵，亢而化风。肝风上干则头晕耳鸣，内扰则心悸、烦躁，窜入经络则筋揢而颤。法当滋肝肾，息肝风，方宗三甲复脉汤加减。加息风之品，治其标也。脉转弦缓，加温润之品温肾益精血，固其本也。

例37：虚风内动

冯某，男，56岁。

2006年3月25日初诊：手颤已10年，不能书写、端碗，自去年看电视头亦摇，诊为帕金森病。心律不齐20多年，服普萘洛尔已10年。

脉沉迟无力，参伍不调。舌稍红暗，苔白少。

证属：阳气虚衰，虚风内动。

法宜：益气温阳息风。

方宗：可保立苏汤。

破故纸 8g	炮附子 18g	炒枣仁 30g	白术 10g	当归 12g
白芍 12g	生晒参 15g	生黄芪 120g	炙甘草 9g	肉桂 6g
肉苁蓉 15g	巴戟天 15g			

4月15日二诊：普萘洛尔已停，黄芪加至180g，已服21剂，尚颤。脉沉迟结，已见滑象。上方加蜈蚣20条、全蝎12g、僵蚕15g。

4月29日三诊：上方共服14剂，右手已不颤，头不摇，左手尚颤已轻，两手可端碗、持筷、书写。晨起四肢肌肉僵痛，活动后缓解。已无胸闷、心悸之感。脉沉小滑、结，舌稍红。上方加桃仁12g、红花12g、地龙15g，继服14剂。

【按】手颤头摇，此风气内动。缘何生风？脉沉迟无力且参伍不调，知为阳气虚、精血不足而生风。阳气精血俱不足，筋失温煦濡养而揢急，故尔手颤头摇，虚风乃作。予可保立苏汤，乃阳气精血俱补之方，尤以益气为重，黄芪加至180g，借其补气而息大风。脉见滑象，乃阳气来复之兆。

一诊只补阳气阴血，连服21剂，颤未见著效；二诊加蜈蚣、全蝎、僵蚕息风之品，14剂即见显效，可见虫类息风之卓效。标本兼治，乃提高疗效之重要方法。

例38：痰热化风，肝肾阴虚

杨某，女，60岁，隆尧人。

1997年3月30日初诊：经省二院脑系科确诊为帕金森病五年，现服多巴胺10片/日。现震颤已较前缓解，但两上肢及左下肢仍震颤，上肢铅管样征（＋）。头昏晕，健忘，走路蹒跚，腿软无力，卧不能翻身，左腿转筋。咽干，便干。

脉弦细滑数。舌嫩红而裂，苔少，舌轻颤。

证属：痰热生风，肝肾阴伤。

法宜：清化痰热，滋养肝肾，平肝息风。

方宗：天麻钩藤汤合地黄饮子。

橘红 9g	茯苓 12g	半夏 10g	胆南星 10g	天竺黄 12g
夏枯草 15g	瓜蒌 18g	石菖蒲 9g	郁金 9g	钩藤 15g
天麻 15g	熟地 15g	何首乌 18g	山茱萸 18g	怀牛膝 12g
栀子 12g	地龙 12g	僵蚕 12g	全蝎 10g	蜈蚣 30 条

6月6日二诊：家属来述，上方共服45剂。震颤已明显减轻，上肢活动自如，力增。原右脚大趾与二趾相叠，现已不重叠。转筋止。于紧张时有抽泣样呼吸。拽床边可自行翻身。据当地医生检查，铅管征与齿轮征消失。用力时，左眼角膜曾出血。其他可，多巴胺已减至 3 片 / 日。继予上方加木瓜 12g、败龟板 18g、生龙骨 18g、生牡蛎 18g，15 剂，水煎服，未再来诊。

【按】因年迈路遥，来诊不便。只是好转，并未痊愈。

震颤动摇，皆风动之象。《内经》云："诸风掉眩，皆属于肝。"肝风内动，有实肝风与虚肝风之别。脉弦，乃风动之脉。弦细且舌嫩红而裂苔少，乃肝肾阴亏而肝风内旋；弦滑数，又属痰热内蕴化风；故此案之肝风，乃虚实夹杂。虚为肝肾阴虚；实为痰热生风。故治当虚实相兼，滋肝肾，清热化痰，平肝息风，宗天麻钩藤汤合地黄饮子加减。服药45剂，在减少多巴胺用量的情况下，诸症得以好转。惜未彻底治愈。

二趾相叠已多年，本未在意。相叠之因，亦因筋挛而叠，息风舒筋，相叠二趾竟开。在治他病时，亦有一老妪，多年相叠二趾竟开。这也是治疗中无意间的偶然发现。临床中，时有这种无意间的发现，当留意总结，积累经验。

例39：痰热生风而咬齿

袁某，女，69岁。

2002 年 7 月 27 日初诊：寐则咬齿，昼则嗑牙，自云牙根痒，嗑牙觉舒，伴胸闷夜剧，手足麻，手颤，已年余。近一月嘴歪，便干。血压 160/90mmHg，心电图正常。

脉沉弦滑数有力。舌较红暗，苔微黄腻。

证属：痰热生风。

法宜：清热涤痰，平肝息风。

方宗：黄连温胆汤。

黄连 12g	瓜蒌 30g	郁金 10g	半夏 12g	胆南星 10g
天竺黄 12g	茯苓 15g	枳实 9g	石菖蒲 9g	竹茹 10g
夏枯草 15g	僵蚕 15g	地龙 15g	蜈蚣 20 条	全蝎 10g
水蛭 9g				

8月24日二诊：上方共服 28 剂，咬齿嗑牙、胸闷手颤已除。当发笑或鼓气时，

口角尚显略歪。脉弦滑。血压 150/80mmHg，风痰未靖，上方稍事加减，继服 14 剂。

【按】叶天士《外感温热篇》云："若咬牙啮齿者，湿热化风，痉病；但咬牙者，胃热气走其络也。若咬牙而脉证皆衰者，胃虚无谷以荣，亦咬牙也。何以故，虚则喜实也。"

啮齿即齘齿，俗称磨牙。鼠为啮齿类动物，因其常磨牙而得名。嗑牙与磨牙意同，咬牙是牙关咬定不开，即口噤，此皆肝风走窜阳明之络使然。然肝风之作，有虚实之分，邪实化风者为实肝风，正虚而化风者为虚肝风。叶氏所云之"湿热化风"与"胃虚无谷以荣"，仅实肝风与虚肝风之一种，当举一反三。

本案之啮齿嗑牙，且手足麻而颤，脉沉弦滑数有力，显系痰热生风。风痰窜于四肢则肢麻，筋脉绌急而颤抖；窜入阳明之络而啮齿、嘴歪。症虽不同，而病机一也。清热涤痰息风，切合病机，乃获显效。

例 40：虚风走窜阳明之络

陶某，女，18 岁。

2003 年 10 月 30 日初诊：啮齿一年余，高三时始作，渐加重。睡中磨牙声响，常把同寝室同学吵醒，自己全然不知，唯醒后觉牙酸。其他可。

脉细无力，舌可苔薄白。

证属：气血两虚，筋失荣而生风。

法宜：益气血以息风。

方宗：可保立苏汤。

破故纸 7g	炒枣仁 15g	白术 10g	当归 12g	白芍 12g
党参 12g	生黄芪 15g	茯苓 15g	炙甘草 8g	肉苁蓉 12g
巴戟天 12g	枸杞子 12g	山茱萸 15g	全蝎 8g	蜈蚣 5 条

11 月 28 日二诊：上方共服 28 剂，啮齿已除，脉转缓，停药。

【按】可保立苏汤出自《医林改错》，治"病久气虚，四肢抽搐，项背后反，两目天吊，口流涎沫，昏沉不省人事皆效"。其病机，王清任指出是"气虚不固肢体也"，是王氏的一大贡献。同时，王氏极力批判以肝风命名的"抽风、慢惊风"等以风冠之的病名，曰"风之一字，尤其误人"；"慢惊风三字，相连立名，更为可笑，不但文义不通，亦未细察病源。"若强调此证，非因外风引发，已失之于偏；若否认是肝风引动，则非。此风字，非指外风，而是症状的分类归属，凡振掉动摇一类的症状皆称为风。风之发，有虚实之分，气虚引动之风，则为虚肝风，何云误人之有。

此案，啮齿，亦属肝风，因脉细无力，气血两虚，筋脉失荣，引发肝风。予可保立苏汤，大补元气，益其精血，筋得荣而风自息。

例 41：虫积化风

张某，男，7 岁。

2002 年 5 月 18 日初诊：近 3 个月来睡觉时啮齿，平素食僻，偶腹痛，消瘦。

脉缓，苔薄白。

证属：脾胃虚弱，虫积化风。

法宜：健脾驱虫。

方宗：香砂六君。

党参 9g	白术 8g	茯苓 12g	炙甘草 6g	陈皮 7g
半夏 7g	木香 5g	砂仁 3g	焦槟榔 6g	炒使君子 10g
苦楝皮 7g	焦三仙各 10g			

6月20日二诊：上方共服21剂，食增，啮齿止，未见下虫，上方再服10剂。

【按】虫积扰乱气血，亦可使筋脉失荣而化风。现随卫生条件好转，虫积难得一见。《上海中医杂志》1983，8:29 曾报道薛中理虫积致痉医案一则，一日抽搐三四次，面有虫斑，腹有积块，脉虚无力，予杀虫攻积而愈；四川江尔逊先生亦曾报道虫积致痉一例，皆因虫积扰乱气血而为痉。本案仅见啮齿，亦为风证，据食僻，而仍为虫积，予健脾杀虫，幸亦得愈。

例42：风痰夹瘀

潘某，女，52岁。

2002年11月20日初诊：自1998年患㖞僻，屡治虽减，仍未痊愈。现右颊麻木发紧，面肌抽搐，口角左㖞，鼓气时右颊鼓不起，说话时左嘴角上翘，右眼畏光流泪，闭目尚可，右太阳穴处痛。肢体、语言无障碍。心中烦悗，晨起口苦，便干。

脉左弦，右沉滑。舌暗苔白少。

证属：风痰夹瘀，走窜经络。

法宜：涤痰活血，通经息风。

方宗：涤痰汤合桃红四物汤。

川芎 8g	赤芍 12g	归尾 12g	桃仁 12g	红花 12g
胆南星 9g	半夏 10g	瓜蒌 30g	白附子 10g	僵蚕 12g
蝉蜕 9g	防风 10g	白芷 10g	王不留行 18g	蜈蚣 20 条
全蝎 10g	地龙 15g			

2003年3月1日二诊：上方加天麻、水蛭、䗪虫，共服84剂。面肌痉挛、口㖞、流泪、头痛等均除，唯右颊鼓气时力尚欠。脉弦滑，舌可。上方加生黄芪15g、升麻7g，继服14剂。

【按】脉弦滑,舌暗，知为痰瘀互结，肝风内动。面㖞、肌肉痉挛，皆风痰夹瘀走窜经络所致。病久不愈，乃病久入络，必加虫类搜剔，故加蜈蚣、全蝎、水蛭、䗪虫、僵蚕、蝉蜕等，皆为搜风剔络者设。

本一㖞僻，治之不难，约半月左右即可痊愈。何以此案累经3个多月虽轻尚未痊愈？盖因久病入络，其入微，其病深，非虫类搜剔不能驱其邪。加生黄芪、升麻，鼓舞清阳之气上达头面，托举诸药上达头面以剔络息风。

例43：内热外寒

吕某，女，67岁。

2001 年 2 月 21 日初诊：自 2 月 7 日觉右颊麻木，发现嘴向左歪，饮水时顺口角下流，右目不能闭，伴恶寒头痛，大便稍溏。

脉弦滑两寸滑大，舌正常。

证属：素有内热，风寒外袭。

法宜：疏风散寒，清泄里热。

方宗：防风通圣散加减。

防风 9g	酒大黄 4g	荆芥 6g	麻黄 7g	炒枳壳 8g
赤芍 12g	桔梗 10g	石膏 18g	连翘 15g	白芷 8g
黄芩 9g	川芎 8g	僵蚕 12g	蝉蜕 8g	

2 月 23 日二诊：上方 2 剂，恶寒头痛除，㖞斜减不足言，脉弦滑，寸已平。风寒已去，风痰未清。予化痰息风通络。

防风 9g	僵蚕 15g	蝉蜕 7g	天麻 15g	地龙 15g
蜈蚣 6 条	全蝎 9g	黄芩 9g	胆南星 10g	半夏 10g
白芥子 9g	白附子 12g	白芷 8g	川芎 8g	赤芍 12g
桃仁 12g	红花 12g			

3 月 7 日三诊：上方共服 12 剂，配合针灸，口眼已不㖞，说话时，嘴稍㖞。上方继服 7 剂。

【按】㖞僻属中风之中经络者。中风病，唐宋以来，力排外风，实则外风之说不可废，续命汤类不可弃，临床仍有应用价值。此案因有恶寒一症，故断为外之风寒袭入经络；脉两寸滑大，知为痰热内盛，故诊为内热外寒，而予防风通圣双解之。药后恶寒、头痛除，知风寒已除。然脉尚弦滑，知风痰未靖，故予涤痰息风，配以针灸，共服 12 剂而显效。

例 44：肝胆郁火㖞僻

刘某，女，31 岁。

2005 年 10 月 21 日初诊：面瘫 8 日，嘴向左㖞，饮水漏，右眼闭不合，右颊肿木，口苦。

脉沉弦数，舌稍红。

证属：肝胆郁火，上窜经络。

法宜：透达肝胆郁火。

方宗：普济消毒饮。

黄芩 9g	黄连 9g	栀子 9g	牛蒡子 10g	玄参 12g
桔梗 9g	生甘草 7g	升麻 5g	柴胡 8g	连翘 15g
僵蚕 12g	蝉蜕 6g	姜黄 8g	马勃 3g	板蓝根 10g

11 月 10 日二诊：上方加蜈蚣 5 条、全蝎 9g、地龙 15g 配合针灸，共服 21 剂，㖞斜愈，目可闭。

【按】脉沉弦数，乃肝胆郁火上窜阳明之经络，致口眼㖞斜。普济消毒饮乃治少阳郁火上结之大头、发颐。此虽㖞斜，然病机相同，故用之。邪透，经络通而㖞自瘥。

例 45：湿热侵入经络而㖞僻

刘某，男，42 岁。

2005 年 3 月 3 日初诊：酒后汗出当风，口眼㖞斜一周，左颊麻木，左半舌及牙亦木，咀嚼不利，饮水溢出。

脉濡滑而浮大。舌略红，苔薄腻微黄。

证属：湿热夹风，侵入经络脉隧。

法宜：清热利湿，疏风通经。

方宗：薛生白《湿热条辨》第 4 条方。

地龙 12g	炒苍耳子 10g	苍术 10g	秦艽 10g	羌活 9g
白芷 8g	滑石 15g	晚蚕砂 12g	僵蚕 12g	蝉蜕 7g
海风藤 18g	黄连 10g	蜈蚣 10 条	全蝎 10g	

3 月 24 日二诊：上方加生石膏 30g、防风 9g，共服 21 剂，并配合针灸，㖞斜愈。

【按】脉濡滑而大，舌红苔腻而黄，故诊为湿热侵入经络脉隧；酒后汗出当风，且脉浮，故诊为夹风。外无六经之形证，内无二便之阻隔，主症为㖞斜，故诊为病位在经络脉隧。

㖞斜乃筋之病。湿热夹风，侵入经络脉隧，必阻遏气血之周行，则筋失气血之温煦濡养，必拘急收引，致口眼歪斜。法当清热化湿，疏风通经。薛氏方即治经络之湿热者。因夹风，故于方中加羌活、白芷、僵蚕、蝉蜕以疏风。

薛氏以此方治湿热侵入经络脉隧而痉者，举一反三，推而广之，经络既为湿热所侵可痉，亦可为痹、为肿、为麻木、为拘挛、为痿软、为酸胀、为㖞僻等，因其病机相同，皆可宗此法、此方治之。

例 46：痰热化风，走窜经络

刘某，女，26 岁。

2007 年 6 月 4 日初诊：面瘫两个月，缘于耳内疱疹引起，诊为亨特氏面瘫。嘴歪，左眼流泪，右眼磨痛，便干。

脉沉弦滑数，舌稍红，苔薄黄。

证属：痰热化风，走窜经络。

法宜：清热化痰通经。

方宗：升降散合黄连温胆汤。

僵蚕 15g	蝉蜕 8g	姜黄 9g	大黄 3g	栀子 9g
连翘 15g	瓜蒌 18g	竹茹 10g	胆南星 10g	枳实 9g
半夏 10g	地龙 15g	炒苍耳子 12g	海风藤 18g	蜈蚣 6 条
全蝎 9g				

7 月 9 日二诊：上方去大黄，加白芥子 9g、威灵仙 10g，共服 35 剂，㖞僻已除，右眼尚略有不舒。

8月15日三诊：上方加谷精草15g、密蒙花10g，10剂，继服。

【按】沉主气滞，滑数为痰热，弦主郁、主风，故此症诊为痰热内蕴化风。风痰走窜经络而㖞僻；痰热化风，上干于目而流泪、磨痛。升降散透散郁热，温胆汤以涤痰，加虫药以搜剔息风。风痰除，经络畅，㖞僻除。

痰无处不到，其兼证众多，致病广泛，有"百病皆生于痰""怪病多痰"之说，故祛痰是中医治病一大法门。本案乃痰热化风走窜经络所致，故清热、涤痰、息风、通经乃本案之治则与治法。对风痰走窜经络而引起的肢体顽麻痹痛、不遂拘挛、转筋痿软等，皆可依此法治之。

例47：肝风内旋

王某，女，36岁，某厂卫生所司药。

1978年4月15日初诊：争去外埠进修，因其夫为厂长，有近水楼台之嫌，众人颇有微词，反强拗要去。因进修考试落第，未被录取，又遭讥讽，遂郁闷成疾。初始头眩手颤，不能持物，取药片时，洒落满桌；灌暖瓶时，开水洒得满地，以后吃饭不能用筷，用勺送不到嘴中，走路蹒跚，欲左反右，欲前反后，常撞墙碰人，几成废人。曾数次到北京大医院检查，未能确诊，只云共济失调。曾服镇静药甚多，始终罔效。羌已半载，异常焦急，转诊中医。

脉弦细，舌可。

证属：肝风内旋，肝血不足。

法宜：平肝息风，补益肝血。

蜈蚣10条　　全蝎9g　　生黄芪15g　　僵蚕9g　　川芎6g

当归10g　　白芍12g　　炙甘草6g

上方共服20余剂，蜈蚣增至20条，症渐好转，复如常人。

【按】情志怫逆，肝郁化风，久伤肝血，致肝血不足，肝风内旋，法当补益肝血，平肝息风，方中重用蜈蚣。

蜈蚣为搜风舒挛、祛瘀解毒之佳品，人多畏其有毒弃而不用，殊为可惜。张锡纯谓其"走窜之力最速，内而脏腑，外而经络，凡气血凝聚之处，皆能开之。其性尤善搜风，内治肝风萌动，癫痫眩晕，抽掣瘛疭，小儿脐风；外治经络中风，口眼歪斜，手足麻木"。此案用蜈蚣20条，皆取大者，不去头足，其效颇彰。余曾取大蜈蚣10条轧细面，一次吞服，服后头脑异常清爽，仿佛睡一大觉醒后之感，始知张锡纯谓其"善理脑髓神经"不诬。凡高血压之眩晕、痉搐震颤、㖞斜，余皆用之。最多用过一剂80条，未见不良反应。此案之肝风内动，全赖蜈蚣息风之功。

例48：肝风鸱张

高某，男，72岁，乡村老中医。

1981年5月24日初诊：两手抖动已半年余，不能诊脉写字，不能进餐穿衣。静时稍缓，越强忍不抖反抖得更重。余予以诊脉时，其子强按其手，仍然抖动。

脉弦劲而滑。舌稍暗，苔白。

证属：痰瘀互结，肝风鸱张。

法宜：涤痰活血，平肝息风。

蜈蚣 20 条	全蝎 10g	僵蚕 12g	地龙 12g	生石决明 30g
怀牛膝 10g	赤芍 12g	白芍 12g	水蛭 6g	龟板 18g
胆南星 9g	天竺黄 12g	天麻 12g		

上方共服 12 剂，颤抖止，写字进餐已可。

【按】振掉颤抖，脉弦且劲，当属肝风鸱张。脉滑舌暗，乃痰瘀互结。法予涤痰活血，平肝息风。只服 12 剂而症消，其效颇捷。

例 49：虚肝风

范某，男，8 岁。

2000 年 7 月 11 日初诊：于年初脑外伤，枕骨骨折，左颞枕部硬脑外血肿。手术后，现遗留左面瘫，左眼无泪，左眼小，嘴右歪，左鼻无涕，左耳聋，走路蹒跚欲仆。脉沉无力，舌淡红。

证属：虚风内动。

法宜：扶正息风。

方宗：可保立苏汤合补阳还五汤。

生黄芪 60g	当归 12g	巴戟天 10g	补骨脂 4g	川芎 7g
全蝎 9g	僵蚕 10g	党参 12g	白术 8g	赤芍 10g
白芍 10g	炒枣仁 15g	肉苁蓉 10g	桃仁 8g	红花 8g
蜈蚣 10 条				

10 月 10 日二诊：共服上方两个月，蜈蚣加至 20 条。行走已正常，嘴歪已除。左眉低，左眼裂小，左耳尚聋。脉已和缓。

12 月 1 日三诊：上方加减又服 1 个半月，他症均除，唯耳聋如故。后改用益气聪明汤合通窍活血汤，耳聋终未改善。

【按】补阳还五汤为气虚血瘀之中风而设，可保立苏汤治吐泻气虚而风动者，二方合用，除补气活血之功，尚有养血益肾之效。本案外伤术后，气血大伤，二方合用，较为周匝。加虫药者，因病久入络，虫类息风搜剔。耳聋未愈，乃为憾事。

例 50：刚痉

孙某，男，2.5 岁。

1978 年 3 月 5 日初诊：昨因玩耍汗出感受风寒，于夜即恶寒发热，喷嚏流涕，体温 39.8℃，灼热无汗，头痛烦躁，手足发凉，突然目睛上吊，口噤、手紧，抽搐约 3 分钟。面色滞。今晨来诊。

脉弦紧数。舌苔白。

证属：刚痉。

法宜：发汗，散风寒。

方宗：荆防败毒散。

荆芥 5g	防风 6g	羌活 5g	独活 5g	柴胡 5g
黄芩 4g	薄荷 3g	桔梗 5g	前胡 5g	炙甘草 4g
僵蚕 7g	蝉蜕 4g			

2剂，水煎服。3小时服1煎，温覆令汗。翌日晨，周身汗出热退，抽搐未作。

【按】痉证的基本病理改变是筋脉拘急，正如《内经》所云："筋脉相引而急，病名曰瘛。"尤在泾云："痉者强也，其病在筋。"吴鞠通于《温病条辨·解儿难》论痉篇云："痉者，筋病也，知痉之为筋病，思过半矣。"抓住痉为筋病这一本质，就掌握了理解痉证的关键。没有筋的拘挛牵引，就不会有痉病的发生。

筋的柔和须气以煦之，血以濡之。造成气不煦、血不濡的原因，不外虚实两大类。实者，或为六淫、痰湿瘀血阻于经脉；或因惊吓、愤怒、忧思、虫积、食滞等扰乱气机，气血不得温煦濡养；虚者，可因正气素虚，或邪气所耗，或汗、吐、下、失血，或误治伤阴亡阳，使阴阳气血虚衰，无力温煦濡养，致筋急而痉。

治痉之法，要在祛除致痉之因，诚如吴鞠通所云："只治致痉之因而痉自止，不必沾沾但于痉中求之。"

本案之痉，乃汗出腠理开疏，风寒袭入肌表，腠理闭郁，邪壅经络，阴阳气血不能畅达，致筋失温煦濡养而痉。治当宣散表邪，祛其壅塞，气血畅达，其痉自止。方用荆防败毒散，而未用葛根汤者，二者机理相通，唯败毒散较和缓，少些偏弊，于幼稚之体更相宜。

例51：热极生风

周某，男，1岁。

1964年5月12日初诊：1周前发热出疹，疹没已3日，身热不退，体温39℃～40℃以上，昨日抽搐3次，予抗生素、镇静剂、输液、降温等未效，昨夜今晨又抽搐4次，乃邀会诊。

脉数疾，舌红苔黄少津。

证属：热极生风。

法宜：清热息风。

方宗：泻青丸。

| 龙胆草 2g | 栀子 4.5g | 川芎 1.5g | 生地黄 7g | 僵蚕 6g |
| 钩藤 6g | 全蝎 3个 | | | |

次日仍抽，上方改栀子6g，加生石膏12g、羚羊角1.5g。1剂减，2剂止。后予养阴清热、平肝息风之剂调理而愈。

【按】以脉数疾、舌红、苔干黄、身灼热，断为热极生风，予清热息风，热清则风息，转以养阴清热而愈。

例52：阴虚风动

胡某，男，1岁半。

1965年4月7日初诊：1个月前患麻疹肺炎，愈后又下利10余日。利止身热不退，半月来体温波动在 37.8℃～40.2℃，西医诊为败血症。自 3 月 27 日出现抽搐，每日三四次至十余次，虽用钙剂及镇静药，发作日频，醒后即目窜视，手足蠕动或抽搐。诊时患儿形体极消瘦，皮肤松弛皱褶，已然破窘脱肉。精神萎靡，两颧微赤，身热干燥无汗。面及前胸有小出血点十余个。

脉疾而无力，舌干绛瘦敛无苔。

证属：温邪久羁，真阴耗伤，虚风内动。

法宜：填补真阴，平肝息风。

方宗：大定风珠。

广牛角 6g	鳖甲 6g	龟板 6g	牡蛎 6g	生地黄 6g
玄参 6g	白芍 6g	山茱萸 7g	牡丹皮 4.5g	生麦芽 10g

2 剂，水煎服。少量频服。

药后颧红见敛，瘛疭稍轻。再增羚羊角 3g，3 剂后身见微汗，热减抽搐止。再 3 剂，热退神清，舌苔渐布。后予养阴益胃，调理 20 余日，渐可坐起玩耍。

【按】温邪久羁，又下利多日，真阴耗伤，虚风内动，虚阳浮越，故宗大定风珠加减。因温邪未靖，故加犀角、羚羊，清热息风。当时犀角未禁。用山茱萸、五味子、阿胶，敛其浮越之阳。

阴复而身见微汗，此正汗也。大定风珠本无发汗之功，反见汗出者，乃阴液复、阴阳调和之佳兆。阴亏无作汗之资，故干热无汗，阴复乃自然汗出。发汗原无定法，调和阴阳，皆为汗法，全在临证灵活运用也。

例 53：慢脾风

童某，女，1 岁。

1965 年 6 月 8 日初诊：患麻疹肺炎入院。疹退后又复发热，精神不振，轻微气喘，吐泻时作时止，体温波动在 38℃～39℃之间。5 月 22 日又增抽搐，每日五六次，目睛上吊，手足瘛疭无力，每次发作约 5 分钟至半小时。面色青而㿠白。

脉寸口趺阳脉弱，舌因涂甲紫无法辨认。

证属：慢脾风。

法宜：扶正息风。

方宗：可保立苏汤。

补骨脂 3g	炒枣仁 6g	白芍 6g	当归 6g	生黄芪 15g
党参 6g	枸杞子 6g	山茱萸 6g	肉豆蔻 6g	白术 6g
茯苓 9g	炙甘草 3g	核桃 1 个		

6 月 10 日二诊：服上药 2 剂，抽搐稍减，但趺阳脉参伍不调，胃气将败、极危。前方改生黄芪为 30g，连服 5 剂，抽搐已止，但仍摇头揉目，虚风未息，下利当日十余次，面仍青白，寸口脉弱。改诃子散止泻，利仍未止。仍宗前方，改生黄芪为 60g，又服 6 剂。泻止热清。再服 12 剂，虚风平，精神振，面色亦转红润。

【按】可保立苏汤出自《医林改错》，治疗小儿因伤寒、温疫或痘疹吐泻等症，病久气虚，四肢抽搐，项背后反，两目天吊，口流涎沫，昏沉不省人事皆效。方中黄芪二两三钱，约折今量70g，此分量指4岁小儿而言。黄芪用量独重，以黄芪补脾肺之气，有息大风之功。

此案大病之后吐泻频作，脾胃大伤，生化之源竭，不能"散精于肝，淫气于筋"，筋失所养而拘挛。王清任以此病缘于气虚，致"角弓反张，四肢抽搐，手足握固，乃气虚不达肢体也；两目天吊，口噤不开，乃气虚不上升也；口流涎沫，乃气虚不固津液也；咽喉往来痰声，非痰也，乃气虚不归原也"。此方余屡用，确有卓效。

第五章 咳 嗽

第一节 概 述

咳嗽本为临床常见病，但有些治之非易。余临证初年，只知宣肺、降气，侥幸中者有之，不效者亦多。临证既久，渐知咳嗽一病纷纭繁杂，并非几个固定死方或套路所能解决的问题。

如今，余已七十有二，在经验与教训的交织中，对咳嗽的辨治渐觉清晰。总的方法是依据中医理论指导，严格遵从辨证论治方法，胸有全局，以脉诊为中心进行辨证，治疗崇尚经方，动态地治疗，方无定方，法无定法，没有僵死的套路。

凡咳，皆肺气上逆所致。肺气何以上逆？无非虚实两类。实者，邪壅肺气，气逆而咳；虚者，正气虚衰，无力宣发肃降而为咳；或虚实夹杂，邪正相兼。

实者，包括外感六淫、七情内伤、内生五邪、饮食劳倦等；虚者，包括阴阳气血及津液之虚衰，致肺失宣降而为咳。

经云："五脏六腑皆令人咳，非独肺也。"因而有五脏六腑咳。肺与其他脏腑之传变，可因肺先病而传至其他脏腑，亦可因其他脏腑先病而后传至于肺。所谓五脏六腑咳，必涉于肺方为咳，若不涉肺则不咳。

脏腑相互传变之因，亦分虚实两大类，或因邪实而传，或因正虚而传，更有虚实相兼而传者。如肝病传肺，凡肝火、肝经湿热、肝气郁结、肝风上扰、肝阳虚、肝气虚、肝阴虚、肝血虚等皆可传于肺而为咳，其他脏腑亦然，更何况虚实相兼，邪有轻重兼夹，脏腑有合病并病，变化多端，纷纭繁杂，倘胸无全局，只见一斑，难窥全貌。所以，我临床追求的是灵活辨证，圆机活法，方无定方，法无定法。

本章所列诸案，并非全貌，但辨证思路，已经昭然，大致可体现本人的学术思想。

第二节 医案举隅

例1：风客肌表，肺失宣降

张某，女，5岁。

2004年11月23日初诊：夙有喘疾，以往余曾多次诊治。咋玩耍汗出，感受风寒，入夜咳嗽有痰，尚未喘，阵微汗出，恶风，体温37.3℃，不欲食，神态倦，便较干。

脉弦数按之减。舌可，苔中稍厚。

证属：风客肌表，肺失宣降。

法宜：解肌发汗，宣降肺气。

方宗：桂枝加厚朴杏子汤。

| 桂枝 7g | 白芍 7g | 生姜 4 片 | 炙甘草 6g | 大枣 5 枚 |
| 杏仁 7g | 厚朴 6g | 紫菀 7g | | |

2 剂，水煎服，4 小时服 1 煎，啜粥，温覆，取微汗。

11 月 26 日二诊：药后见汗，恶风、发热已除。咳减未已，痰多，不欲饮食。脉弦滑。予降气化痰，消导。

橘红 6g	半夏 5g	茯苓 9g	炙甘草 5g	杏仁 6g
紫菀 7g	浙贝 8g	党参 8g	焦三仙各 8g	鸡内金 8g
冬瓜仁 12g	鱼腥草 15g			

4 剂，水煎服。

【按】桂枝加厚朴杏子汤，本治喘者，本案虽凤有喘疾，此前经多次治疗，已有好转，此次外感，仅咳，未引发宿疾而喘。虽咳不喘，然亦可用桂枝加厚朴杏子汤，因咳与喘，病机相通，皆因肺失宣降所致，故此方亦可为治咳之剂。

桂枝汤证，本应恶风、自汗、脉缓，然本案脉弦数按之减，何以亦用桂枝汤加厚朴、杏子？盖桂枝汤所治之外感，乃虚人外感，桂枝汤辛甘化阳、酸甘化阴，轻补阴阳，更加姜、草、枣、啜粥，益胃气，扶正以祛邪。《金匮要略》虚劳篇8方，竟有4方皆桂枝汤加减，用以治虚劳，故桂枝汤扶正之功昭然。本案虽非缓脉，然弦数按之减，与缓脉同义，皆为正气不足，故用桂枝汤调营卫，扶正以祛邪。加厚朴、杏子、紫菀以降肺气。

例 2：寒伏于肺，肺失宣降

韩某，女，30岁。

2004 年 3 月 1 日初诊：外感后，表证已除，咳嗽半月，曾输液、服西药未愈。自咽至气管上段痒则剧咳，痰咳不爽，头空痛耳鸣，便干。

脉沉弦紧，舌可苔白。

证属：寒饮郁伏于肺，肺失宣降。

法宜：宣肺散寒。

方宗：小青龙汤。

| 麻黄 8g | 桂枝 9g | 细辛 5g | 干姜 6g | 半夏 10g |
| 白芍 9g | 五味子 5g | 杏仁 9g | 炙甘草 7g | |

3 剂，水煎服，日 3 服。

3 月 5 日二诊：药后咳著减未已，痰多已可咳出，胸脘略满，便不畅。

脉弦按之减，独右关弦滑。

证属：痰郁于中，气机不利。

方宗：瓜蒌薤白桂枝汤。

| 瓜蒌 25g | 薤白 12g | 枳实 7g | 厚朴 7g | 桂枝 9g |
| 半夏 10g | 茯苓 12g | | | |

4剂，水煎服。

【按】外感愈后，咳嗽久不除者屡屡，用消炎药疗效并不理想。此皆表证已解，邪伏于肺，致久咳不已，宣肺散邪，乃其大法。

本案脉沉弦紧，沉主气滞不宣，弦紧乃寒邪郁伏；咳不已者，乃病位在肺，故法取宣肺散寒，宗小青龙汤加减。

小青龙汤治"伤寒表不解，心下有水气"而咳者，予小青龙汤，解表宣肺，温化寒饮。本案表证已解，寒伏于肺，小青龙汤尚可用否？曰，仍当用之。麻黄不仅可散太阳在表之寒，亦可入肺，散伏郁于肺的在里之寒，且宣肺止咳平喘，其效甚著。若寒客于脉，内舍于心，心脉泣而不通，致胸痹心病者，小青龙亦可用之。如冠心病属寒实者，余常用此散寒通脉。即使高血压、中风半身不遂属寒实者，余亦用之。所以寒邪在表而有表证者，小青龙汤可用；无表证者，寒伏于里者，小青龙汤亦可用之。

小青龙汤使用要点为脉弦紧滞，此寒主收引凝涩之脉。见此脉，无论咳喘或胸痹皆可用之。

麻黄用量，常用10g左右。以前我多用6g左右，后来发现量稍大些效果更好。

例3：寒饮蕴肺

班某，男，39岁。

2003年2月28日初诊：因咳剧、痰盛、咯血，一年前诊为右中上肺支气管扩张。现整日阵阵剧咳，每日吐黄痰约100mL，近半年未咯血，咽喉痒，喉鸣，其他尚可。

脉沉弦，舌稍红苔少。

证属：寒饮蕴肺。

法宜：散寒化饮。

方宗：小青龙汤。

麻黄 8g	桂枝 10g	白芍 10g	细辛 6g	半夏 12g
五味子 6g	紫菀 12g	款冬花 12g	干姜 7g	炙甘草 7g
葶苈子 12g	大枣 6枚	杏仁 10g		

3月14日二诊：上方共服14剂，咳已轻，原整日咳，现仅晨起咳。痰减少一半，仍为黄脓痰，咽喉痒、鸣、不爽。脉沉弦紧数。上方加鱼腥草30g、冬瓜仁30g、牛蒡子12g。改葶苈子为15g。

5月4日三诊：上方加减，共服48剂，咳止，痰少，咽利，脉弦滑。上方加茯苓15g、党参12g，继服14剂。

【按】咳痰脉弦，而诊为寒饮。弦为减，为阳中之阴脉，总因阳未充，脉拘而弦。弦亦主饮，故诊为寒饮内停。虽无太阳表寒，然寒伏于里者，亦可用小青龙汤散寒、温阳、化饮。

此案吐大量黄稠痰，不以色黄而诊为热，因脉弦无热象，故仍以寒饮视之。舌红当属热，因脉弦，阳运不畅，血泣而红，以脉解舌，此舌亦不以热看。

既为寒痰，何以用清热解毒之鱼腥草？仲景薏苡附子败酱散，亦温阳与清热解毒之品并用。寒饮内蓄，馁弱之阳郁而为热，此即积阴之下必有伏阳，故加鱼腥草兼之，并用不悖。

例4：阳虚，寒伏于肺

宋某，女，9岁。

2007年7月6日初诊：感冒后，寒热已退，咳嗽未除，昼夜皆咳，已然半月，经输液未减。咳则痰鸣，痰难咳出，活动稍剧则呼吸急促。

脉弦紧数疾，按之无力。舌嫩红，中心苔厚。

证属：阳虚，寒伏于肺。

法宜：温阳散寒。

方宗：小青龙汤合真武汤。

麻黄 5g	桂枝 6g	白芍 6g	细辛 5g	五味子 5g
半夏 7g	干姜 5g	炙甘草 6g	茯苓 12g	白术 8g
炮附子 12g				

3剂，水煎服。

7月9日二诊：偶咳，痰易出，皮肤瘙痒，便可。脉弦滑数。舌嫩红，中心苔退。上方加生石膏15g。4剂，水煎服。

7月13日三诊：咳已止，痰尚多，脉滑数，予清热化痰，小陷胸汤加减。

黄芩 7g	半夏 8g	瓜蒌 15g	大贝 10g

3剂，水煎服。

7月16日四诊：咳本已愈，昨夜因天热喝冷饮，今晨又咳，无痰，脉滑数。

麻黄 6g	杏仁 7g	石膏 12g	炙甘草 6g	桔梗 7g
瓜蒌 10g				

3剂，药后愈。

【按】外感后，表虽解，而咳嗽日久未愈，乃邪羁于肺而肺失宣降。何邪？脉弦紧，此乃寒主收引凝涩之征，故予小青龙汤宣肺散寒化饮。脉数疾，何以不诊为热伏于内？因脉虽数疾，却按之无力，知非实热，反属正虚，且愈虚愈数，愈数愈虚。《濒湖脉学》云数脉，"实宜凉泻虚温补"。数而有力者为实，宜寒凉之药泻火清热；数而无力者为虚，宜温热之药扶阳。同为数脉，其有力无力，所反映的病机迥异。虚于何处？水泛为痰，脾虚寒则生痰，肾阳虚亦水泛为痰。故方用真武汤以镇肾寒；干姜、白术、茯苓有理中之意，以健中州；合小青龙汤宣肺、散寒、化痰。

外感余邪郁伏，本当郁久化热。缘素体阳虚，邪不化热，反而寒化。此即邪气入内，究竟是寒化还是热化，必随人之素体而异，素体阳虚，邪必寒化。

二诊脉转滑数，乃阳气见复，已有热化之象，故加石膏清热。阳既已复，本当转而清化痰热，去其辛热之品，然脉尚弦，饮未尽，故予原方加石膏，温化之品未去。三诊脉滑数，弦象已除，即撤辛热，改从清热化痰以靖余邪。

四诊饮冷复咳，总因阳乍复，不耐寒凉激肺，寒热交迫，故尔又咳，改麻杏石甘汤清热宣肺散寒而愈。

其身痒者，乃营卫不行，久虚故也。《伤寒论》第196条云："其身如虫行皮中状者，此以久虚故也。"待邪去正复，营卫周行，其痒自除，故未加祛风止痒之套药。

例5：寒饮痹肺，肝风萌动

孔某，男，67岁。

2005年1月28日初诊：咳喘时作，已8年，近因着风寒，咳喘又发，头晕痰多，卧则胸闷。血压高，服药控制。

脉沉弦而拘，右寸兼劲。舌稍暗，中根苔厚。

证属：寒饮痹肺，肝风萌动。

法宜：宣肺散寒，平肝息风。

方宗：小青龙汤合旋覆代赭汤。

旋覆花15g	代赭石18g	麻黄8g	桂枝9g	白芍12g
细辛6g	干姜6g	五味子6g	半夏10g	炙甘草7g
紫菀12g	蝉蜕7g	地龙15g		

7剂，水煎服。

2月5日二诊：喘已不著，尚咳，痰已少。脉沉弦，已见不足之象，恐耗气，上方加党参12g，继服7剂。

【按】 夙有伏饮，咳喘屡作，复感风寒，引发咳喘。以其脉沉弦而拘，故知为寒饮所发；然右寸弦而劲者，乃寒饮夹肝风上扰。小青龙汤多为辛温升散之品，虽可散寒化饮，难免有鼓动肝风之虞，故加旋覆代赭汤以镇之，平其冲逆，以为佐使之用。

二诊寒去，脉显不足，恐辛散耗气，又加党参以佐之，先安未受邪之地。

例6：脾虚，寒饮伏肺

张某，男，37岁。

2004年11月26日初诊：咳已月余，胸痛室闷，喉中痰鸣，痰伏较深，难以咳出，久咳不愈，声渐嘶哑，咽喉不利，如有炙脔，精力不济，饮食渐减。

脉弦缓。舌略淡，苔润。

证属：脾虚，寒饮伏肺。

法宜：健脾益气，温化寒饮。

方宗：射干麻黄汤合六君子汤。

射干10g	麻黄8g	杏仁9g	细辛6g	干姜8g
半夏10g	五味子6g	紫菀10g	款冬花10g	党参12g
白术12g	茯苓15g	陈皮9g		

7 剂，水煎服。

12 月 2 日二诊：药后咳著减，痰饮已蠲未已。上方加炮附子 12g，7 剂，水煎服。

【按】脉弦缓，主脾虚湿痰。寒饮上逆于肺，上入喉间，肺气不降而上逆，致咳而胸闷，咽喉不利而声嘶。久咳伤肺气，金破不鸣，为咳逆上气之一忌。取射干麻黄汤温化寒饮降逆气，取六君子汤健脾化痰，且补土生金。二诊更增附子，助其温化之力。

例 7：寒束热郁

刘某，女，50 岁。

2002 年 10 月 25 日初诊：咳喘气急已 40 余日，经输液 10 日未愈。着凉或吸入凉气则咳甚，喉鸣多涎，夜寐不安，便偏干。

脉沉弦紧数，两寸偏旺。舌红暗苔薄白。

证属：寒束热郁于肺。

法宜：宣肺散寒，清透郁热。

方宗：小青龙加石膏汤。

| 麻黄 8g | 桂枝 9g | 细辛 6g | 半夏 10g | 五味子 6g |
| 白芍 9g | 炙甘草 6g | 生姜 5 片 | 生石膏 18g | |

11 月 8 日二诊：上方加减，共服 14 剂，咳喘已轻，痰尚较多，烦渴，寐不安。脉滑数略大，右寸旺。舌红苔少微黄干。寒已化热，津液已伤。改拟清热化痰，佐以生津。

| 生石膏 30g | 知母 7g | 瓜蒌 18g | 芦根 30g | 冬瓜仁 30g |
| 桃仁 12g | 鱼腥草 30g | 炙杷叶 10g | 紫菀 12g | |

7 剂，水煎服，药尽咳止。

【按】小青龙加石膏汤，本治"肺胀，咳而上气，烦躁而喘，脉浮者，心下有水气"。本案脉不浮反沉，何以亦用小青龙加石膏汤？因本方功效为宣肺散寒，化饮清热，寒束表而脉浮者，本方可散寒宣肺，可用；若无表证，寒邪闭肺而脉沉者，此方亦可用。

二诊脉滑数略大且寸旺，寒去转而热盛，故转予清热化痰而安。

例 8：寒饮伏肺，肺气虚馁

韩某，男，24 岁。

2006 年 10 月 23 日初诊：咳痰月余，夜剧，他可。

脉弦。舌可。

证属：寒饮伏肺。

法宜：宣肺散寒化饮。

方宗：小青龙汤。

| 麻黄 7g | 桂枝 10g | 白芍 10g | 细辛 6g | 干姜 6g |
| 五味子 6g | 半夏 10g | 炙甘草 6g | | |

4 剂，水煎服。

10月27日二诊：咳痰减未已，小便频。脉弦缓，寸弱。此寒饮未尽，肺气已虚，上虚不能制下而溲频。上方加生黄芪15g、党参15g、升麻6g、炮附子12g。4剂，水煎服。

【按】咳痰经月，其脉弦，故诊为寒饮闭肺，予小青龙汤散寒化饮。寒饮挫而寸弱，知为上焦阳气已虚，上虚不能制下而溲频。故加益气温阳之品。兼热可加石膏，兼寒亦可加附、姜，兼气虚亦可加益气之品，兼肾虚亦可加益肾之品，明其病机，灵活变化，纵横捭阖，不致囿于一方一法，随心所欲不逾矩。

例9：寒束热郁，肾阴不足

高某，女，67岁。

2002年4月24日初诊：咳喘多痰，遇冷加重，胸憋闷，心中躁热，口干苦，牙龈出血，左手颤抖。

脉弦紧数大，两尺细不足。舌暗红。

证属：寒束热郁，肾阴不足。

法宜：散寒清热，滋阴补肾。

方宗：麻杏石甘汤合玉女煎。

麻黄8g	石膏30g	杏仁10g	知母6g	僵蚕12g
蝉蜕8g	鱼腥草30g	熟地18g	山茱萸15g	五味子6g
炙甘草7g	地龙15g			

5月8日二诊：上方加减，共服14剂，咳喘痰多已减，尚躁热，心烦，卧寐不安，头脑轰鸣，左手抖。

脉浮数稍大，尺不足，弦紧之象已除。舌暗红苔少。

证属：热盛于上，水亏于下。

法宜：滋水清热，佐以潜阳。

生石膏20g	知母6g	怀牛膝9g	熟地15g	山茱萸15g
五味子6g	麦冬12g	生牡蛎18g	败龟板18g	地龙15g

14剂，水煎服。

【按】脉弦紧为寒束，数大为热郁，尺细不足，乃肾阴虚，故诊为寒束热郁于上，水亏于下。麻杏石甘汤散寒宣肺清热，佐以僵蚕、蝉蜕透热祛风。热盛水亏，故取玉女煎法，清上滋下。

二诊弦紧已除，示寒束已解。阳脉浮数且大，按之有力，乃上焦热盛，故予石膏知母清之。尺不足，水亏于下，故仿玉女煎法清上滋下。然上焦热盛，虽为实热，以膏、知清之，然恐夹水亏阳浮而盛，故加牡蛎、龟板以潜之，加山茱萸、五味以敛之。

例10：寒束于肺，热郁于内

齐某，女，22岁，学生。

2004年3月15日初诊：咳嗽痰少，咽痒，已5个月，背紧，易紧张，注意力不能集中，痛经，便可。

脉沉紧数，舌可。

证属：寒束于肺，热郁于内。

法宜：散寒宣肺，透达郁热。

方宗：麻杏石甘汤加减。

麻黄 5g   杏仁 9g   石膏 18g   甘草 6g   鱼腥草 30g

3 剂，水煎服。

3 月 18 日二诊：药后咳反增重，脉仍沉紧数，寒束未解。凤有项背痛。前方改麻黄为 8g，加葛根 15g、生姜 6 片，7 剂，水煎服。

3 月 25 日三诊：药后咳已不著，脉紧已除，转沉滑数，证转热郁夹痰，予升降散合小陷胸汤加减。

僵蚕 12g   蝉蜕 7g   姜黄 9g   大黄 4g   瓜蒌 18g

半夏 12g   黄芩 9g   黄连 9g   枳实 9g   连翘 12g

葛根 15g   桔梗 10g

4 剂，水煎服。

【按】脉沉气滞，紧为寒束，沉数为热伏于里，依此可定性为寒束热郁。主要症状为咳嗽、咽痒，牵及背紧，据此知病位在肺，肺气不宣。因此，本案的病机为寒束热伏于肺；法宜散寒宣肺，透达郁热，方选麻杏石甘汤主之。麻黄宣肺散寒，石膏清解肺热，杏仁降肺化痰，甘草和中，加鱼腥草清解热毒，方证相符。

药后何以不效反剧？检视前方，诊断、治则、选方均无问题，关键在于麻黄之用量问题。石膏加鱼腥草，寒凉偏重，而散寒宣肺之麻黄用量不足，反使寒凉遏伏气机，郁热不能外透，致肺气更逆而咳剧。将麻黄由 5g 增至 8g，加强散寒宣肺的比重，连服 7 剂咳已止。《伤寒论》麻杏石甘汤，麻黄与石膏的比例为 1:2；温病用麻杏石甘汤，麻黄与石膏的比例为 1:4。吾一生屡用麻杏石甘汤，因畏麻黄之强悍，一般都按温病的比例用麻杏石甘汤，麻黄比例偏小，后遇到一些疗效不著的病例，增加麻黄用量，按《伤寒论》麻杏石甘汤的比例来用，效果就好。可见，最佳药量是须逐渐学习、实践探索，才能把握。

例 11：热郁于肺

王某，女，21 岁，学生。

2004 年 1 月 4 日初诊：每至冬咳嗽有痰，晚咳重，连续阵咳，他可。

脉沉滑躁数，舌尚可。

证属：热郁于肺。

法宜：清热宣肺。

方宗：麻杏石甘汤。

麻黄 6g   生石膏 20g   杏仁 9g   炙甘草 7g   鱼腥草 30g

蝉蜕 6g   地龙 12g

4 剂，水煎服。

1月8日二诊：药后咳已减半，痰易咳出，脉弦滑数，舌可。上方加海蛤15g、青黛2g分冲。7剂，水煎服。

1月15日三诊：咳已不著，晨起稍咳有痰。脉弦细数，舌尚可，证转肺肝之阴不足。

| 沙参15g | 麦冬12g | 干地黄12g | 大贝12g | 紫菀12g |
| 代赭石15g | 旋覆花12g | 炙百合15g | 白芍12g | |

7剂，水煎服。

【按】脉沉滑躁数而咳，乃气滞痰热内郁于肺。至冬而咳者，缘冬主闭藏，其痰热更形郁伏，肺气不宣而咳。至晚重者，乃阳入于内，气机闭藏，亦如一年之冬。虽咳已3年，然郁伏之痰热未靖，故仍予麻杏石甘汤宣肺清热。加鱼腥草清热，加蝉蜕、地龙以缓气道之痉。

二诊脉已不沉，气机已畅，肺气已宣，躁象除，火郁已轻，故咳已减半。然脉转弦滑数，知肺之痰热未靖，且弦数为肝热，故加黛蛤散化痰清肝。三诊热退脉转弦细数，知为阴液不足，故改益阴降逆。虽一小恙，脉三变，治亦三变。中医临床特点之一是恒动观，必谨守病机。而要谨守病机，脉占主导地位。

例12：肺热下淫阳明

李某，女，22岁，学生。

2004年5月18日初诊：外感后，咳未愈，已半月，咽痒，头痛，口干，下利日四五次。今日行经，少腹无硬痛。

脉弦滑数，舌红苔少而干。

证属：肺热下淫阳明。

法宜：清泄里热，佐以养阴。

方宗：葛根芩连汤。

| 葛根12g | 黄芩9g | 黄连9g | 炙甘草6g | 僵蚕12g |
| 蝉蜕7g | 麦冬12g | 干地黄12g | | |

3剂，水煎服。

5月21日二诊：咳减未已，下利已止。上方加芦根18g，4剂，水煎服，药尽咳止。

【按】外感后咳嗽、咽痒，当属余邪恋肺，肺气不宣而咳，肺热下移大肠而下利，为脏腑同病，法当以葛根黄芩黄连汤，以芩、连清热，葛根提取下陷阳明之热邪，达于肌表而解。

葛根芩连汤用于"太阳病，桂枝证，医反下之，利遂不止，脉促者，表未解也，喘而汗出者"。太阳证误下，邪陷阳明，成协热下利，热迫于肺而喘。

本案有咳无喘，葛根芩连汤可用否？可用。肺气上逆而为喘，然肺气上逆亦可为咳，咳喘机理相同，故可用之。

葛根芩连汤治热陷阳明之协热利，阳明热熏迫于肺而喘，以阳明之热为主，而肺热为次。本案是肺热为主，阳明热为次，本方可用否？可。

主次如何分辨？其区别要点有三：一是症状出现的先后，先咳后利者，以肺热为主，而肠热次之。本案先咳后利，故以肺热为主。二是症状的轻重，咳重者，肺热为主；利重者，肠热为主。本案咳重，故以肺热为主。三是以脉别，上盛则肺热为主；若关尺盛，则以肠热为主。本案三部脉皆平，不易区分孰轻孰重。脉"平"，当以平等、平均解，不是指正常的脉。

葛根芩连汤，既清肺热，亦清肠热。此案虽以肺热为先、为主，葛根芩连汤亦可用之，加僵蚕、蝉蜕，透达郁热，且解气道之挛急；加冬、地以增液养阴。本已下利，冬、地可润下，加重下利，然口干舌干知阴液已伤，故当用之，有故无殒也。

肺热为何不用石膏，而用芩、连，且津已伤，芩、连苦寒化燥，石膏清热又可生津，岂不更好？石膏清气分无形之热，脉当偏洪大；而芩、连泻火，脉当数实。本案脉滑数，热已成实，已无外达之势，故用芩、连而不用石膏，且黄连厚肠胃而坚便，用于热利正宜。

例13：痰热壅盛

刘某，女，58岁。

2001年3月27日初诊：咳不得卧，夜不成寐，胸闷胸痛，黏痰频吐，每夜约吐百余口痰，涕亦甚多，心烦喜饮，头不痛，大便硬，小便黄。住院诊为气管囊性腺瘤，放疗刚完。

脉滑数，寸弦。舌绛红少苔。

证属：痰热壅盛，肺气怫郁。

法宜：清化痰热，宣降肺气。

方宗：清气化痰丸。

黄芩 10g	瓜蒌 30g	杏仁 10g	枳实 9g	陈皮 9g
半夏 12g	茯苓 15g	胆南星 10g	竹茹 10g	海浮石 15g
皂角子 6g	莱菔子 10g	鱼腥草 30g	竹沥汁 40mL（分冲）	

4月7日二诊：上方共服10剂，下干结粪便约20枚，大便已畅，咳痰胸痛已减，已能卧。上方加减，继服14剂，咳痰已平，脉滑，寸弦已解。

【按】脉滑数，当属痰热，且咳唾黏痰不得卧，乃痰热壅盛。寸弦如何理解？弦主郁、主风、主肝胆、主饮。本案之寸弦主痰饮，《濒湖脉学》曰："寸弦头痛膈多痰。"痰饮壅塞于上，肺失宣降，故尔脉弦。肺气不降，腑气不通，因而便结。法宜清化痰热，宣降肺气，方宗清气化痰丸加减。痰热渐清，肺气渐降，咳痰渐平，腑气亦通。

例14：肺胃痰热壅盛

黄某，女，62岁。

2006年10月23日初诊：久咳20年，逐渐加重，屡服西药只能短暂缓解。现天天咳，夜亦咳，阵咳可连续两分钟。于饥饿劳累时均咳，干咳无痰不喘，咽干痒即咳。食可，便干。

脉滑数且盛，舌嫩绛少苔。

证属：肺胃痰热壅盛。

法宜：清化肺胃痰热。

方宗：白虎汤合小陷胸汤。

生石膏30g	知母7g	山药15g	生甘草7g	麦冬18g
黄芩10g	半夏12g	瓜蒌30g	海蛤15g	青黛2g（分冲）

4剂，水煎服。

10月27日二诊：咳减，已有痰，便畅。脉弦滑数，右寸独旺。上方改麦冬为40g，加炙桑白皮30g。上方共服10剂，咳已减半，继服14剂，咳已止，肺脉已平。

【按】因脉滑数且盛，且症见久咳，故诊为痰热互结且热盛。饥饿劳累时即咳，颇似饮食劳倦伤脾，土不生金而咳。然脉滑数且盛，此邪实之脉，非虚脉，故不诊为土不生金。邪实何以饥饿劳累则咳？邪热消谷而善饥，此饥因胃热盛所致；劳则阳张，阳热动而迫肺故咳，此亦非虚所致。虚实鉴别之点，在于脉之沉取有力无力。脉实，当以脉解症，故不以虚看。

肺胃痰热壅盛，以白虎汤清肺胃之热；合小陷胸汤以涤痰热；加黛蛤散清肝之痰热。

二诊咳虽减，而右寸独旺，乃久热津伤，寒之不寒，是无水也，故重用麦冬40g，清热养阴；重用桑白皮泻肺气，气降则火降。连服24剂，咳止脉平。

例15：痰热蕴肺

张某，男，47岁。

2004年8月16日初诊：咳痰1周，口干，便干。

脉沉滑，舌稍红，苔腻微黄。

证属：痰热蕴肺。

法宜：清热化痰宣肺。

方宗：麻杏石甘汤合小陷胸汤。

黄芩10g	瓜蒌30g	半夏12g	麻黄8g	石膏25g
杏仁10g	鱼腥草30g	甘草6g		

8月21日二诊：上方共服4剂，咳止，痰易出，便畅，脉转沉缓滑，停药。

【按】此案乃痰热互结，蕴阻于肺而咳。此时用麻黄，不在于散寒，而在于宣肺，痰热清而肺气利、便亦畅。

例16：痰热蕴肺

宋某，女，67岁。

2001年12月8日初诊：外感后咳喘1个半月，痰多而黄，动辄喘甚。阵寒热，自汗，背冷，口苦，咽干，便干。

脉沉滑数盛实，舌红苔厚而黄。

证属：痰热蕴肺。

法宜：清热化痰，宣透肺热。

方宗：麻杏石甘汤合升降散。

麻黄 7g	石膏 20g	杏仁 10g	甘草 7g	僵蚕 12g
蝉蜕 7g	姜黄 9g	大黄 4g	黄连 12g	半夏 12g
瓜蒌 30g	鱼腥草 30g			

12月22日二诊：上方共服14剂，诸症均减，咳喘减未已。脉滑数，舌红苔尚厚。仍予清热化痰，方宗千金苇茎汤合黄连温胆汤。

芦根 30g	冬瓜仁 30g	桃仁 12g	薏苡仁 30g	黄芩 12g
黄连 10g	陈皮 10g	半夏 12g	胆南星 10g	瓜蒌 30g
竹茹 10g	石菖蒲 9g	枳实 9g	苏子 9g	鱼腥草 30g

本方共服21剂，咳喘平，寒热除，脉尚略滑数，上方继服7剂。

【按】恙系外感后，邪恋于肺，痰热搏结，肺失宣降而咳喘。阵寒热自汗者，颇似表邪未解，当予疏解表邪。若果系表邪，当表不解而恶寒不除，本案阵寒热，外邪束于表。以其脉沉滑数且盛，乃痰热郁肺，肺失宣降而寒热。因上焦开发，宣五谷味，熏肤充身泽毛。肺郁卫阳不得敷布，因而寒热、自汗、背冷，不可发汗解表，当宣肺清化痰热。又阵寒热且口苦、咽干，似少阳证，实非少阳证。少阳证属半阴半阳证，当调和阴阳表里，扶正以祛邪。本案口苦咽干，见滑数而盛之实脉，其口苦咽干乃肺热上熏所致，非少阳证，不可用小柴胡汤。

既然痰热蕴肺，肺气不宣，故以麻杏石甘汤清热宣肺，合升降散透达郁热，合小陷胸汤清热化痰。连服14剂，邪势挫而症缓。继予千金苇茎汤合黄连温胆汤，清热化痰，诸症得除。

例17：痰热互结

高某，女，74岁。

2002年6月5日初诊：咳喘已4年，痰不畅，卧则憋闷烦躁，腹胀便干，下肢凉。脉沉滑躁数，舌绛苔少。

证属：痰瘀互结，热郁于内。

法宜：活血涤痰，清透郁热。

方宗：升降散合涤痰活血之品。

僵蚕 12g	蝉蜕 8g	姜黄 10g	大黄 5g	栀子 12g
枳实 9g	瓜蒌 18g	竹茹 9g	天竺黄 12g	桃仁 12g
红花 12g	赤芍 12g	蒲黄 10g		

6月16日二诊：上方加减，共服10剂，咳喘憋胀躁烦均减，便下已畅，痰尚多难咳。脉滑数，已不躁，按之减。舌尚绛。此郁热已透，痰瘀已减未已，气阴已显不足之象，故改以活血涤痰，兼顾气阴。

黄连 10g	瓜蒌 18g	石菖蒲 9g	竹茹 9g	天竺黄 12g
干地黄 12g	玉竹 12g	天花粉 12g	海蛤 15g	太子参 15g

赤芍 12g　　　　丹皮 12g　　　　生蒲黄 10g

7 剂，水煎服。

【按】沉主气，有力者为邪遏，气机滞塞而脉沉。脉滑而躁数且舌绛，为痰瘀热相互搏结于里。邪蕴于肺而咳喘难卧，热扰则躁烦，热郁阳不通达而下肢冷。此冷，非下寒，因脉沉滑躁数，故断热郁气滞，阳不达四末而下肢凉，不可误为下寒而妄用辛热。

治肺疾，以瘀血论之者鲜，实则肺血瘀者并不罕见。肺主治节，气行周痹，血亦瘀泣，肺瘀者恒多，故活血化瘀亦为治肺疾之一大法则。

例 18：痰热阴虚

康某，女，5 岁。

2005 年 5 月 9 日初诊：自生后 9 个月，即因外感而咳喘，每于感冒即发，曾多次住院，用抗菌消炎、激素等可缓解。1 个月前，再次发作，因屡用这些药，恐产生副反应，转而就诊中医。症见咳喘痰鸣，食差，日晡低热 37.5℃以下，自幼便干。

脉滑数，舌绛红无苔。

证属：痰热阴虚。

法宜：清热化痰养阴。

麦冬 9g　　　　元参 10g　　　　生地 10g　　　　石斛 10g　　　　沙参 10g
白薇 7g　　　　青蒿 10g　　　　炙鳖甲 10g　　　丹皮 6g　　　　地骨皮 7g
瓜蒌 12g　　　川贝 8g　　　　海蛤粉 12g　　　竹茹 4g　　　　紫菀 8g
款冬花 8g　　　石膏 12g　　　　知母 4g　　　　竹沥水 10mL（冲服）

5 月 23 日二诊：上方共服 14 剂，咳喘停，低热退，脉滑，舌尚绛。上方继服 7 剂。

【按】脉滑数，而咳喘痰鸣，诊为痰热；舌绛红无苔，且午后微热，乃营阴亏，热陷阴分。养阴碍痰，清热化痰碍阴，两相掣碍，必须养阴而不滋腻、清热化痰而不苦燥伤阴者方可。方取增液汤以养阴，知、膏清热，瓜蒌、贝母、竹沥、竹茹、海蛤粉以化痰，青蒿、鳖甲、白薇、丹皮以退阴分之热，共奏养阴清热化痰之功。王孟英医案中多见此法。

例 19：痰瘀互阻，肝失疏达

吴某，女，67 岁。

2006 年 9 月 20 日初诊：于 2005 年因右下肺错构瘤，行肺叶切除。现干咳著，胸闷痛，心慌，寐差，约每日睡 5 小时，转筋，足跟痛，右肩痛。

脉滑关弦，舌暗少苔。

证属：痰瘀互阻，肝失疏达。

法宜：活血化痰，理气疏肝。

方宗：血府逐瘀汤合温胆汤。

柴胡 9g　　　　桃仁 12g　　　　红花 12g　　　　当归 12g　　　　赤芍 12g

丹参 18g　　生蒲黄 10g　　半夏 10g　　胆南星 10g　　竹茹 8g

瓜蒌 18g　　石菖蒲 9g　　枳实 9g　　茯苓 15g

9月23日二诊：上方共服21剂，干咳、心慌、胸闷痛、转筋止，夜尿3～4次。脉弦缓滑，尺减。舌嫩绛齿痕，少苔。上方加山茱萸15g、桑螵蛸12g，7剂，水煎服。

【按】因其脉滑主痰，关弦乃肝气不舒，舌暗为血行瘀泣，故诊为痰瘀互阻，肝失疏泄。诸症皆依此病机而解。干咳，则因痰瘀互阻，肝失疏达，肺气不利而咳，故治以活血化痰，理气疏肝。本为错构瘤术后而咳，若拘于西医诊断，吾不知此症为何物，必将无从着手。所以，中医看病，还得遵从中医的辨证论治体系，西医诊断，有助我们认识疾病，判断转归预后，但治疗，我绝不以西医诊断为据，必须遵从中医的理法方药，常可取得突兀之疗效，彰显中医之优势。

例20：痰瘀化热

靳某，女，79岁。

2006年5月13日初诊：2004年2月脑梗，咳喘痰盛，时轻时重，头晕，不知饥，腹不胀，便不干，但便难下，每次须灌肠方解，小便淋漓断续、涩痛，口干如锉，唇干暗紫。血压180/100mmHg，服尼群地平3片/日，硝苯地平2片/日。

脉滑而大，舌暗苔厚糙。

证属：痰热壅盛，血行瘀滞。

法宜：涤痰清热化瘀。

方宗：礞石滚痰丸合化瘀之品。

金礞石 12g　　黄芩 12g　　大黄 5g　　沉香 9g　　枳实 9g

石菖蒲 9g　　瓜蒌 18g　　苏子 10g　　皂角子 7g　　赤芍 12g

桃仁 12g　　红花 12g　　蒲黄 10g

5月17日二诊：上方共服4剂，第2日始下利，日二三次，每次下黏痰样物约30mL，连下约六七次，后痰样物渐少。随痰下，咳喘渐轻，痰壅盛渐少，二便转畅，口干已除。血压150/90mmHg。脉转弦滑，已不大。舌尚暗，苔已退。唇暗已减。邪势已挫，恐过伐伤正，故转平剂调之。

芦根 30g　　冬瓜仁 30g　　桃仁 12g　　红花 12g　　薏苡仁 30g

鱼腥草 30g　　沙参 15g　　川贝 12g　　海蛤 15g　　麦冬 15g

紫菀 12g　　前胡 12g　　旋覆花 15g　　地龙 15g

7剂，水煎服。

【按】虽属年迈之人，然脉滑而大，乃邪势盛。邪壅于肺，气逆不降而咳喘痰盛、晕眩；腑气不通而便滞；三焦不利而溲淋。实者泻之，故予重剂之礞石滚痰丸逐痰，幸得痰下而渐瘥，血压亦降。

例21：痰郁气滞

赵某，女，64岁。

2007年5月7日：咳嗽多痰，不得卧，胸闷短气，脘腹胀满，卧则痰壅，呼吸困难，睡中常憋醒，已3月余。食差，便可。

脉弦滑数，舌绛。

证属：痰郁气滞，血行瘀泣。

法宜：清热化痰，行气活血。

方宗：枳实薤白桂枝汤。

枳实 9g	厚朴 9g	瓜蒌 18g	薤白 12g	半夏 12g
桂枝 9g	石菖蒲 9g	黄芩 10g	蒲黄 9g	丹参 15g

5月28日二诊：上方加减，共服21剂，咳痰大减，已可卧寐，胸闷脘满皆已不著。上方继服10剂。

【按】胸痹，喘息咳唾，胸背痛，短气，皆因痰浊壅塞，肺气不宣，心脉痹阻，诸症丛生。化痰蠲饮，开达气机，心脉通，肺气降，诸症随之而消。心肺同居上焦，痰浊壅塞于上，心肺皆受其累，咳喘胸痹可并见。枳实薤白桂枝汤，本治胸痹之方，因胸痹咳喘唾，病机相通，故皆可用之。

例22：湿阻

刘某，男，57岁。

2004年4月10日初诊：咳痰月余，咽塞胸闷，脘痞纳呆，精神困顿，便溏，日2次。

脉弦细濡数。舌略暗，苔白腻。

证属：湿邪阻遏，肺气不宣。

法宜：化湿宣肺。

方宗：千金苇茎汤。

芦根 30g	薏苡仁 30g	冬瓜仁 30g	桃仁 10g	鱼腥草 30g
杏仁 12g	前胡 10g	橘红 9g	半夏 12g	茯苓 15g
桔梗 10g	石菖蒲 9g			

4月24日二诊：上方共服14剂，咳止痰消，胸脘痞闷除。

【按】湿阻气机，肺失宣降，咳逆多痰，当化湿、理气，宣畅肺气，咳痰即止。湿阻肺络而咳者，《临证指南医案》咳嗽篇中有多例因湿而咳之案例。《温病条辨·上焦篇·湿温》曰："太阴湿温喘促者，千金苇茎汤加杏仁、滑石主之。"本案仿此。

例23：湿热蕴肺

张某，女，57岁。

2002年8月11日初诊：咳嗽胸闷，咳痰不爽，头昏心慌，恶心口苦，脘痞纳呆。

脉沉滑濡数，寸脉偏旺。舌红，苔黄腻。

证属：湿热蕴肺。

法宜：清化湿热，宣畅肺气。

方宗：甘露消毒饮。

茵陈 18g	滑石 15g	白蔻仁 7g	藿香 12g	黄芩 10g
川木通 7g	石菖蒲 9g	连翘 12g	杏仁 10g	大贝 10g
射干 9g	冬瓜仁 15g	陈皮 10g	半夏 10g	炙杷叶 10g

8月24日二诊：上方加减，共服12剂，咳止，胸脘痞满除。脉滑濡，舌苔退。继服7剂。

【按】湿热蕴阻中上焦，肺失宣降而咳痰、胸闷；胃失和降而脘痞，恶心不欲食。以其脉濡滑数且苔黄腻，辨证并不难。方取甘露消毒饮合三仁汤，清化湿热，气机畅，诸症除。

例24：湿阻血瘀

刘某，女，53岁。

2003年3月16日初诊：咳嗽多痰，胸闷，嗳气，头昏目胀，两腓转筋。

脉弦濡数。舌紫暗，苔薄腻。

证属：湿阻血瘀。

法宜：化湿活血。

方宗：千金苇茎汤。

| 芦根 30g | 冬瓜仁 30g | 桃仁 12g | 红花 12g | 薏苡仁 30g |
| 鱼腥草 30g | 前胡 10g | 杏仁 10g | 炙杷叶 10g | 滑石 15g |
| 葶苈子 10g |

3月23日二诊：上方共服7剂，咳已大减，腓尚转筋，上方加炒苍耳子10g、晚蚕砂12g、海风藤18g、威灵仙10g，7剂，水煎服。

3月30日三诊：药后咳止，转筋未作。

【按】湿滞肺络，肺气不畅而咳痰胸痞；舌紫暗，乃血行瘀滞。法宜化湿活血，方宗千金苇茎汤。加炙杷叶、滑石、葶苈者，取薛生白《湿热条辨》之意，曰："湿热证，咳嗽昼夜不安，甚至喘不得眠者，暑邪入于肺络，宜葶苈、枇杷叶、六一散等味。"自注云："人但知暑伤肺气则肺虚，而不知暑滞肺络则肺实。葶苈引滑石，直泻肺邪则病自除。"二方相合，相得益彰。

二诊转筋未解。此之转筋，亦因湿气下注，筋脉失于温煦濡养所作。《湿热条辨》第4条云："湿热证，三四日即口噤，四肢牵引拘急，甚则角弓反张，此湿热侵入经络脉隧中。宜鲜地龙、秦艽、威灵仙、滑石、苍耳子、丝瓜络、海风藤、酒炒黄连等味。"痉乃筋之病，转筋亦筋之病。湿阻可痉，湿阻亦可转筋。故本案之转筋，取薛氏方，化湿舒筋。

例25：悬饮内停

辛某，男，54岁。

2002年6月29日初诊：咳嗽颇剧，已年余，动辄喘而气短痰涌，转侧则胸胁痛，难平卧，食少腹胀便结，面色暗。查：右胸积水。

脉弦硬滑数而促，舌暗红。

证属：悬饮内停。

法宜：逐下水饮。

方宗：十枣汤。

| 煨甘遂 3g | 煨大戟 3g | 煨芫花 3g | 白芥子 6g |

共为细面，第1日服0.5g，得快利停后服；未利，第2日增至1g；未利，第3日仍服1g。

7月2日二诊：连服2日，初下为硬屎夹水，后为水泻5次，下褐色水约2500mL。咳喘、胸胁痛皆减，已可向左侧卧。觉利后无力腿软，立则腿颤，第3日未服。脉弦滑已不甚硬，尚促。舌暗，面暗。改温阳化饮，方宗苓甘五味姜辛半夏汤加减。

| 茯苓 18g | 炙甘草 8g | 细辛 7g | 干姜 8g | 半夏 12g |
| 五味子 7g | 炮附子 12g | 红参 12g | 葶苈子 12g | 大枣 7 枚 |

上方加减，共服35剂，诸症渐安，胸水消退。

【按】十枣汤为逐水饮之峻剂，《伤寒论》及《金匮要略》中凡五见，主症为胸胁痛、心下痞硬满、咳唾引痛，其脉弦，为水在胸胁，迫于心肺而症急者。急则治其标，逐水以缓其急。方中甘遂善行脏腑之水，大戟善泻脏腑之水，芫花善消胸胁伏饮痰癖，合而用之，逐水饮消肿满。然三药皆毒，故用大枣10枚为君，于峻下逐水之时以顾护胃气。"平旦服"，即清晨空腹服之，以使药力速行。

《三因极一病证方论》创控涎丹，取甘遂、大戟、白芥子等分为丸，实由十枣汤化裁而来。加白芥子辛温开痰结，痰在皮里膜外，非此不达；痰在四肢两胁，非此不通。

本案之所以取十枣汤加白芥子逐瘀饮，因脉弦硬滑数，脉实邪实，堪受攻伐。幸得水泻而症缓，邪势稍挫，二诊转予温阳化饮，加葶苈子以泻肺水，诸症渐安。若脉弱者，即使水饮盛，亦不可攻逐，恐正脱而亡。

例26：寒饮凌肺

臧某，女，65岁。

2006年3月27日初诊：诊为左肺门癌，左胸腔积液。频咳痰多，胸痛憋气，行则气短，烦躁，身尤恶寒，鼻流清涕，食减，便少。血压180/110mmHg，即刻160/100mmHg，

脉沉弦细而拘，两寸浮弦劲。舌偏淡，苔白。

证属：寒饮上凌于肺。

法宜：温化寒饮，合以泻水逐饮。

方宗：小青龙汤合甘遂及葶苈大枣泻肺汤。

| 麻黄 6g | 桂枝 9g | 白芍 9g | 细辛 6g | 半夏 10g |
| 干姜 6g | 五味子 6g | 葶苈子 12g | 大枣 7 枚 | 炮附子 12g |
| 红参 12g |

另：煨甘遂面2g，每服0.4g，日1次，得快利止后服，未利次日再服。

4月10日二诊：上方共服14剂，甘遂面共服5次，仅便下3次，无水泻，胸痛咳喘憋气减轻，恶寒除。脉转沉而滑数。舌可苔白。此阳气见复且转痰热内蕴，予苏子降气汤主之。

苏子9g	炒莱菔子9g	白芥子7g	皂角子6g	葶苈子12g
杏仁9g	前胡9g	半夏9g	当归12g	生晒参12g
紫菀12g	款冬花12g	瓜蒌15g	大贝12g	

水煎服，7剂。

另：煨甘遂面2g，服法同上。

5月2日三诊：上方共服14剂，自服甘遂以来，仅4月25日水泻五六次，无明显黏痰样物，水泻约2000mL左右，泻后停用甘遂。咳喘憋闷痰多明显减轻，略觉气短无力。于5月28日X线检查，左肺门处阴影消失，左肋膈角消失，胸水在7肋以下。脉沉弦细涩无力，舌尚可。因脉属阴脉，仍依一诊方，改炮附子为15g、红参为15g，7剂，水煎服。未用甘遂。

【按】自服上方14剂后停药，至今较好，生活自理，常在院中溜达。

一诊频咳痰多，胸痛憋气，脉沉弦细拘，且两寸浮弦劲，乃寒饮内盛，壅迫于肺，小青龙汤虽可散寒化饮，但力薄，不足以御寒饮之壅盛且情悉，故仿甘遂半夏汤意，逐其寒饮，急则治标，挫其邪势。年高病重，峻剂伤正，然脉尚未虚，故敢暂用。三诊脉已见虚，故加参、附以防脱，去其峻泻之品。

很多峻药，皆有奇效，若能把握，正确运用，常可获突兀之疗效，惜多畏而弃之，损失大矣。

例27：结胸证

李某，女，78岁。

2006年6月7日初诊：咳喘痰盛，胸痛憋闷，左胁胀痛，反复发作，近两个月较重，不能卧寐，时心悸惊怵，尚能食，便可。心电图：广泛ST-T改变。胸片：左肺下大片致密阴影，考虑为炎性变。

脉弦劲且盛，舌嫩绛苔少。

证属：饮邪壅肺之结胸证。

法宜：逐其饮邪。

方宗：大陷胸汤加减。

大黄5g	葶苈子12g	杏仁9g	芒硝8g（分冲）

煨甘遂面0.6g（分冲）

2剂，水煎服。

6月10日二诊：药后稀便4次，未水泻。咳喘胸胁痛胀稍缓。继予上方2剂，改甘遂面每服0.6g，日1次，得快利停后服。

6月12日三诊：药后下利日3次，仍未泻水及黏痰物。然脉之劲势见缓。改以活血涤痰治之，方宗涤痰汤合血府逐瘀汤。

桔梗 9g	柴胡 8g	桃仁 12g	红花 12g	川芎 8g
当归 12g	赤芍 12g	半夏 12g	制南星 10g	橘红 10g
党参 12g	茯苓 15g	竹茹 9g	石菖蒲 9g	枳实 9g
葶苈子 12g	生蒲黄 10g	元胡 12g		

上方共服 21 剂，诸症渐缓。

【按】大陷胸乃水热互结，凝结胸脘所致。其特点为膈内剧痛、心下石硬、脉沉紧。本案症状表现与结胸并不全符，而以咳喘痰涌、胸痛憋闷、左胁胀痛、不得安卧为主症，并无心下石硬，然脉弦劲且盛，属实脉、阳脉，与结胸病机相符，急则治标，故用大陷胸丸，先挫其邪势。两诊均未畅利水泻，仅便稀而已，主要因已年迈，且心脏较差，所以甘遂、硝、黄用量较小，唯恐一泻而正脱不起。虽未畅利，但症减脉见缓，总是邪势见挫，标实见缓，故改活血涤痰缓图，幸经 3 周治疗，诸症渐安。年近八旬，以大陷胸汤逐之，实因症急，不得已而为之。

例 28：肺热阴虚夹痰

李某，女，8 岁。

2006 年 11 月 7 日初诊：咳而微喘 10 日，少痰，口干，便干。

脉滑数，寸略盛。舌红干少苔。

证属：肺热夹痰，肺津已伤。

法宜：清热降逆，生津化痰。

方宗：竹叶石膏汤。

麦冬 30g	石膏 18g	半夏 7g	太子参 10g	甘草 6g
瓜蒌 15g				

3 剂，水煎服。

11 月 14 日二诊：上方自服 6 剂，咳喘止，偶咳有痰，便已不干。上方加炙杷叶 6g、前胡 6g、川贝 7g，继服 3 剂。

【按】此外感后，余热羁留肺热，热灼津伤，热烁津为痰。方取竹叶石膏汤清其羁留之热，重用麦冬，取麦门冬汤之意。此方亦可为麦门冬汤加石膏，增其清热之力。

例 29：火逆上气

王某，男，57 岁，平山人。

2006 年 4 月 7 日初诊：阵痉咳少痰频作，已一个半月，每次阵咳约持续 5 分钟左右。咽痒即咳，咳时不能吸气，憋得面红、胸痛，心率达 130 次 / 分，每日咳二三十阵。住院治疗半月未愈，出院诊为阵发房颤，高血压 Ⅱ 期极高危。急性痉挛性支气管炎，出院后转服中药治疗。现仍阵咳不止，干咳少痰，胸闷气短，常寐中咳醒，便溏，日 2 次。

脉弦滑数，参伍不调。舌偏暗红，苔少干。

证属：痰热内蕴。

法宜：清热化痰降逆。

方宗：代赭旋覆汤合清气化痰丸。

旋覆花 15g	代赭石 30g	生牡蛎 30g	黄芩 10g	栀子 10g
半夏 10g	瓜蒌 18g	胆南星 10g	竹茹 10g	枳实 9g
天竺黄 12g	丹参 18g			

5月19日二诊：上方共服32剂，加地龙18g、蝉蜕9g、僵蚕12g、钩藤15g、全虫10g、蜈蚣10条，仍阵咳，心率时快时慢，波动在40～90次/分，心率慢则憋气，便溏，日三四次。脉弦滑数且盛，参伍不调。改麦门冬汤加减。

| 麦冬 60g | 太子参 15g | 半夏 12g | 生石膏 30g | 山药 15g |
| 米壳 15g | 甘草 9g | | | |

5月26日三诊：上方共服7剂，咽痒、痉咳减约80%，心慌、早搏频，头略晕，便日1次。血压140/80mmHg。脉弦滑，右偏盛，参伍不调，改炙甘草汤加减。

炙甘草 10g	太子参 15g	麦冬 60g	干地黄 30g	五味子 6g
阿胶 15g	桂枝 9g	丹参 15g	生石膏 20g	炙百合 18g
钩藤 15g	地龙 15g	米壳 10g		

7月4日四诊：上方加苦参12g，脉仍参伍不调。咳止，房颤未除。后未再诊。

【按】初诊因脉滑数，诊为痰热而咳，迭经清热化痰而不效。后加地龙、蝉蜕等息风之品，希冀解气道之痉挛，仍不效。思忖再三，脉滑数偏盛，乃阳盛之脉，或因津伤化燥，火逆上气，改用麦门冬汤主之。原文麦冬七升，量殊重，故用麦冬60g，加石膏清肺热。因有便溏，恐大量麦冬寒滑，故加山药代粳米；加米壳，一可止泻，制麦冬之寒滑；一可止咳，咳竟著减渐止，然房颤未除。

麦门冬汤虽亦常用，但麦冬用量一般在10～15g之间，偶亦用至30g，但一剂用至60g，乃余之首次，竟获卓效，心中窃喜。有人云，中医之秘，秘在药量，此言诚有至理。针对每个病人，最佳药量应是多少，确实难于把握，一方面要读书，领悟古代名家的应用经验；一方面要勤于实践，善于总结，才能逐渐掌握最佳用量。如有些顽固嗳气，可数年不愈。《金匮要略》"哕逆者，橘皮竹茹汤主之。"橘皮、竹茹皆二斤，量殊重，后重用至40～60g，竟霍然而愈。其实橘皮这类药，几乎天天都用，但正确使用，尚须逐渐品味揣摩。

例30：气阴不足

周某，女，36岁。

2006年12月8日初诊：干咳咽痒已3个月，咽中窒塞，吸凉气及闻异味则呛咳不已，胸闷胸痛，口干，阵心慌，经量多，便干。轻度贫血，血红蛋白9g/L。阵发心速，心率可达120次/分。

脉弦细减。舌红，少苔。

证属：气阴不足，肺气上逆。

法宜：益气阴，降肺气。

方宗：麦门冬汤。

麦冬 40g	太子参 15g	半夏 10g	干地黄 15g	炙百合 18g
生甘草 9g	紫菀 15g			

12月15日二诊：上方共服7剂，诸症皆减，恰逢经至，量多。上方加阿胶15g。

12月22日三诊：上方服7剂，咳止，咽痒、胸痛已除，心动过速未作，心率74次/分，经净，便畅，脉尚略细，舌嫩红。方改沙参麦冬汤善后。

沙参 15g	麦冬 15g	玉竹 15g	甘草 7g	天花粉 10g
半夏 10g	紫菀 12g			

7剂，水煎服，服完停药。

【按】脉细阴虚，按之不足气虚，故诊为气阴不足。肺喜肃降，苦气上逆，气阴不足，肃降之令不行，故干咳，咽窒咽痒，胸痛胸闷。心之气阴不足而心慌、心速。麦门冬汤清热润肺，益气降逆，恰合本证。阴复火消，气降咳止，心动过速亦未作。二诊予沙参麦冬饮，益气阴而力缓。

例31：气虚咳嗽

尹某，男，5岁。

2005年12月3日初诊：屡咳，近又咳半月，鼻塞流涕，无寒热，食差择食。发焦粹，面色不华。

脉弦滑虚。舌淡红，苔薄白。

证属：气虚咳嗽。

法宜：补土生金。

方宗：补中益气汤。

陈皮 6g	白术 8g	生黄芪 10g	党参 10g	茯苓 12g
当归 8g	柴胡 6g	升麻 4g	前胡 7g	紫菀 9g

3月18日二诊：上方共服5剂，咳止，鼻通。相隔3月又咳，多涕，鼻塞，食少。体温37.3℃。脉浮大而数，按之虚。仍予上方，加五味子4g、山茱萸10g，共服28剂乃愈。

【按】脉虚舌淡，发焦，面无华，皆为虚象，外邪易入，咳涕屡作。予培土生金，益肺气，固腠理。再诊，脉浮大数，颇似阳盛，然按之虚，故不以实热看，反为气虚浮越之征，益气培本，又恐气浮，故加五味子、山茱萸，补中有收。

小儿本为纯阳之体，奈何择食，饮食不当，日久脾胃乃伤，肺气不充，肌表不固，致咳嗽屡作。脉虚证虚，亦当断然补之，不可妄行发散，虚其虚也。

例32：大气下陷

白某，女，40岁。

2002年8月27日初诊：干咳无痰，已20余日，胸中窒闷，短气不足以息，必张口深吸方可。自幼善渴，多饮多溲，上午10点以后，约15分钟小便1次，便干。

脉弦不任重按，两寸弱。舌嫩红，苔白少。

证属：大气下陷。

法宜：升举大气。

方宗：升陷汤。

生黄芪 18g　　知母 6g　　　升麻 5g　　　柴胡 6g　　　防风 6g

桔梗 6g　　　生晒参 10g

8月31日二诊：上方服4剂，干咳、气短、胸闷明显减轻。渴饮多溲如前。

上方加山茱萸 15g，连服 14 剂，干咳、气短、渴溲均愈。脉弦欠实，继予 10 剂以固疗效。

【按】胸中大气，包举心肺，司呼吸，贯心脉。此气，乃脾之清气上贮胸中。大气陷而气短难续，胸闷干咳，当升举大气。加防风者，黄芪得防风，其力更雄。

渴饮溲频者，因大气虚，上虚不能制下而溲频，津液不布而渴饮。

例33：大气下陷

张某，女，55岁。

2004年8月2日初诊：咳痰气短难续，吸气难，须张口抬肩，咽塞，胸中窒，脘满，嗳气不得，进食则气难续更重，只能吃流食。

脉细无力，两关独弦虚。舌尖暗红，苔厚。

证属：大气下陷，痰浊蕴阻，木陷土中。

法宜：升举大气。

方宗：升陷汤。

生黄芪 18g　　知母 5g　　　党参 15g　　　桂枝 12g　　　柴胡 7g

升麻 6g　　　桔梗 7g　　　半夏 10g　　　茯苓 15g　　　白术 10g

9月24日二诊：上方加减，共服49剂，诸症渐除，脉转缓滑，上方继服10剂。

【按】咳而气短难续，胸中窒塞，脉细无力，证属脾肺气虚；苔厚，中夹秽浊，故予升陷汤合二陈汤，未用陈皮者，恐耗气，升举犹恐不及，再予理气，恐足以偾事。加桂枝者，振心阳，降逆气，主吐吸。桂枝合茯苓、白术，有苓桂术甘汤意，温化痰饮。

两关虚弦，左关弦为肝郁，右关弦为木见土位。肝郁者，本当疏肝，然两关虚弦，此乃因虚而郁，不可理气疏肝，当益中宫敦阜之土气以培之，则刚劲之质得为柔和之体，遂其条达畅茂之性。

治大气下陷，我曾用补中益气汤不效，改用升陷汤而效彰。因二方之异，主要在于知母，方中何以用知母？张锡纯谓其能制黄芪之温性。本案气陷而痰浊蕴阻，本当温化痰饮，知母当去之，然考虑到以往临床应用之得失，故仍用之。知母苦寒，上清肺金而泻火，下润肾燥而滋阴。余度其用知母之意，除制黄芪之温燥，或有泻伏火之意。因积阴之下，必有伏阳，因阴霾虽盛，然馁弱之阳必郁而为热，故以知母泻之。

例34：脾肺两虚，痰饮内停

汪某，男，82岁。

2002年7月26日初诊：咳喘痰涌半年，胸闷气短，难于平卧，心痞满，畏风自汗，头晕目花，鼻塞不通，耳鸣寐差。

脉沉滑而濡。舌嫩暗，苔白滑。

证属：脾肺两虚，痰饮内停。

法宜：补土生金，化痰蠲饮。

方宗：补中益气汤。

生黄芪 15g	党参 15g	白术 12g	茯苓 15g	陈皮 9g
柴胡 9g	升麻 6g	半夏 12g	防风 7g	制南星 9g
干姜 5g				

9月24日二诊：上方加减，共服56剂，诸症皆瘥，精力增，每日坚持散步二三里，脉缓滑。

【按】脾肺两虚，痰浊内生。虚则补其母，坚持培土生金，以补中益气合二陈汤，脾肺渐充。脾肺气虚，肌表不固，而畏风自汗，芪、术、防风，寓玉屏风意。耳鸣、鼻塞、目花，皆中气不足，九窍不利，益气升清，诸窍渐聪。这充分体现了中医的整体观。

2008年1月11日《中国中医药报》"重视三位一体的辨治模式"一文中，载周福生教授曾治"一德籍华人，他的日程表排满了与医生的约会：星期一，口腔科看牙本质过敏；星期二，皮肤科看斑秃；星期三，五官科看耳鸣、重听；星期四，骨科看腰痛；星期五，泌尿看五更泄泻。药没少用，病情却始终不见改观。后来华找中医看，认为一本六支，其本为肾阳虚，治疗一段时间，各证基本痊愈"。由此可见中医理论体系的优势，张伯礼院士曾云，中医的优势在于理论的优势，诚是。

例35：脾肾两虚

王某，男，82岁。

2002年1月11日初诊：久咳喘痰鸣，气短胸闷不能平卧，卧则气憋，呼吸困难，畏寒肢冷，食少腹满，懈怠无力，但欲寐，下肢肿，食少便溏。唇紫暗，面暗。

脉沉滑无力。舌淡暗，苔黏厚。

证属：阳虚饮泛。

法宜：温阳化饮。

方宗：真武汤。

炮附子 18g	干姜 8g	茯苓 15g	白术 12g	细辛 6g
半夏 12g	五味子 6g	葶苈子 12g	红参 12g	桃仁 12g
红花 12g				

1月31日二诊：上方共服18剂，诸症转缓，已可平卧，肿消。配细散长服。

红参 60g	鹿茸 40g	蛤蚧 42g	破故纸 50g	肉桂 40g
炮附子 60g	硫黄 20g	紫石英 60g	干姜 50g	沉香 30g
巴戟天 60g	仙灵脾 50g	益智仁 40g	山萸萸 60g	茯苓 90g
白术 60g	橘红 50g	半夏 60g	川贝 60g	葶苈子 60g

| 白芥子 40g | 石菖蒲 30g | 紫菀 50g | 款冬花 50g | 制南星 40g |

1料，共研细散，每服1匙，日2服。

【按】脉沉而无力，且舌淡，畏寒肢冷，但欲寐，一派阴寒之象。脉滑者，阳虚水泛为痰而滑，故本案属阳虚饮泛。虽年迈、久病、症重，但辨之不难，治当缓图。

阳虚水泛，脾虚生痰，痰饮壅塞于肺，翕阖之机不利，故咳喘痰壅不能卧，健脾温阳化饮，乃正治之法。配细散长服以固本。

例36：土不生金

张某，女，63岁。

2002年3月20日初诊：咳嗽多痰、胸闷气短已半年，胃脘硬满，牵背紧痛，面部肌肉瞤动。

脉沉缓，右无力。舌尚可。

证属：脾虚痰蕴，土不生金。

法宜：补土生金，健脾化痰。

方宗：六君子汤。

陈皮 8g	半夏 12g	茯苓 15g	白术 10g	党参 12g
炙甘草 7g	升麻 6g	柴胡 9g	紫菀 12g	防风 7g
生黄芪 12g				

4月7日二诊：上方共服28剂，咳痰、气短、胃满背沉均已明显减轻，面部瞤动竟止，脉转弦缓。上方继服14剂。

【按】脾虚痰浊内生，母虚及子，肺气亦虚，痰贮于肺，故尔咳痰，胸闷气短。法取健脾化痰，培土生金，诸症渐减。此类病症，常见久服抗菌消炎药不效，而改用中医整体调理，虽不消炎而炎症消。面部瞤动，因脉虚，故亦因气虚所致，培中益气，虚风亦止。

例37：阴虚阳亢，风阳上扰

党某，女，70岁。

2006年6月10日初诊：咳嗽痰少，已历5个月未愈，胸痛，胸闷，心慌气短，脘满不欲食，头晕耳鸣，大便素干。血压170/90mmHg（药物控制）。

脉弦盛而涌。舌嫩红，少苔。

证属：阴虚阳亢，风阳上扰。

法宜：滋阴潜阳，平肝息风。

方宗：三甲复脉汤。

生龙骨 18g	生牡蛎 18g	炙鳖甲 18g	败龟板 18g	麦冬 40g
干地黄 15g	白芍 15g	五味子 6g	山茱萸 15g	丹皮 10g
夏枯草 15g	阿胶 15g（烊化）			

7月1日二诊：上方共服21剂，上症均减，便已稀，血压135/80mmHg。脉弦略劲，已不上涌。舌嫩红，少苔。上方加地龙15g，继服10剂。

【按】脉涌盛，阴不制阳，阳动而涌，阳动而化风。风阳上扰，迫肺而气逆为咳，上扰于颠而头晕耳鸣，扰心而心慌。法宜滋阴潜阳，平肝息风。

肝咳，乃因肝病而致咳者。凡肝病，若干于肺而使肺之宣降失司者，皆可致咳。风邪入肝、寒入厥阴、肝气郁结、肝郁化火、肝经湿热、肝经热盛、肝阴虚而肝阳上亢、阳亢化风、肝气虚、肝阳馁弱等等，皆属肝咳，非止木火刑金之一端，必胸有全局，方不致偏狭，只见一斑。

例38：肝火犯肺

王某，女，23岁，学生。

2003年9月2日初诊：干咳四载，痰少，咽干痒，胸胁咳痛，急躁寐差，思绪不宁。经少，便干。

脉弦细数。舌稍红，苔少。

证属：肝火犯肺，肺肝阴虚。

法宜：清肝养阴，降逆止咳。

方宗：一贯煎。

麦冬30g	生地18g	沙参18g	桑叶9g	川楝子9g
丹皮10g	炙桑皮12g	地骨皮12g	炒枣仁30g	青黛2g（分冲）
海蛤15g	炙百合18g

10月17日二诊：上方加地龙、钩藤、紫菀等，共服42剂，咳止，寐安，经亦正常。脉弦。

【按】脉弦细数，乃肝阴不足，肝火上犯于肺而为咳；肝火内扰而寐不安，思绪不宁；肝体虚而经少。一贯煎养阴疏肝，加桑白皮、地骨皮，取泻白散意，降肺气，佐金平木。加地龙、钩藤，平肝息风，且解气道之痉。

例39：肝咳

毛某，男，73岁。

2004年7月13日初诊：咳约十余年，近三个月加重，每夜咳二三阵，每次连续咳约半小时，咳剧呕吐痰食苦水，胸痛。素口苦，耳鸣，小便不利且急，便干。

脉弦滑数，阳脉偏盛。舌绛，瘀斑，苔斑驳。

证属：肝经痰热夹瘀，上侮于肺。

法宜：清化肝经痰热，佐以化瘀。

方宗：黄连温胆汤。

龙胆草6g	栀子9g	黄芩10g	黄连10g	代赭石18g
旋覆花15g	陈皮10g	半夏12g	胆南星10g	竹茹10g
瓜蒌18g	天竺黄12g	赤芍15g	桃仁12g	红花12g
炙桑皮12g	琥珀粉2g（分冲）

8月1日二诊：上方加减，共服14剂，便稀溲畅，咳著减，尚感头晕、耳鸣、口苦。上方加夏枯草15g，继服7剂。

【按】因脉弦滑数，且口苦，断为肝经痰热。其咳，乃肝热上侮于肺，故以清肝热为主，佐以活血化痰。因是木火刑金，亦可称肝咳。

例 40：木火刑金

韩某，男，42 岁。

2007 年 3 月 27 日初诊：咳已 3 个月，咽及胸中痒则剧咳，痰少难咳，咽痛，他可。

脉弦而细数，两关弦而旺。舌偏红，少苔。

证属：木火刑金。

法宜：清肝，降逆，佐以养阴。

方宗：旋覆代赭汤合一贯煎。

| 旋覆花 15g | 代赭石 18g | 龙胆草 6g | 大青叶 10g | 海蛤 18g |
| 麦冬 30g | 干地黄 15g | 丹皮 12g | 川楝子 10g | 炙杷叶 12g |

4 月 14 日二诊：上方加减，共服 17 剂。咳已止，已无不适。脉濡细，关尚弦旺，舌红少苔。咳虽止，肝未平，继予补肝体、泻肝用。

| 生牡蛎 18g | 败龟板 18g | 炙鳖甲 18g | 生白芍 15g | 干地黄 15g |
| 麦冬 15g | 丹皮 10g | 五味子 6g | 乌梅 8g | |

共服 8 剂，脉起关平，停药。

【按】脉弦而细数，且两关弦旺，显系肝阴不足，肝用亢，木火刑金而致咳。且工作烦劳，疲于应酬，更扰动肝阳而刑于肺，致肺剧咳，日久不已。方取一贯煎，养阴柔肝，疏肝之郁；加龙胆草、大青叶泻肝火上扰；旋覆花、代赭石降肝之逆。经半月治疗，咳虽止，然关未平，肝仍旺，改用滋阴潜降，合以酸泻。经云："肝苦急，急食甘以缓之；肝欲散，急食辛以散之。以辛补之，以酸泻之。"肝喜升发条达，肝阴不足而肝急，酸可补肝之体，泻肝之用。凡能令肝疏泄条达者，皆谓之补；凡抑制肝用而使之收者，皆谓之泻。本方二诊用乌梅、五味子、白芍，皆补肝体而泻肝用者。一诊用龙胆草、大青叶、牡丹皮等，皆期其泻肝，但累进 18 剂而关未平。二诊改滋潜酸敛，7 剂关平。可见此肝旺，为肝之虚，热少，而本虚标实多，故尔二诊从虚治，很快关脉平复。

例 41：阴虚阳越

刘某，女，71 岁。

2004 年 8 月 17 日初诊：恙已十余载，咳喘痰盛，夜不能平卧，动辄喘甚，心中慌乱。小腹抽痛，食少无力，便结。

脉如革，舌绛暗无苔。

证属：阴亏阳越。

法宜：滋阴潜阳。

方宗：三甲复脉汤。

| 生龙骨 18g | 生牡蛎 18g | 龟板 30g | 鳖甲 18g | 白芍 12g |

山茱萸 15g　　乌梅 6g　　五味子 6g　　干地黄 15g　　生蒲黄 10g

火麻仁 18g　　阿胶 15g　　何首乌 18g

8月31日二诊：上方共服14剂，咳喘减，已可卧，食见增，精力增。药后矢气多，便下皆硬球，便后肛门热。脉转弦而无力，革状已除，示真气见敛，当属佳兆。上方加元参 15g、肉苁蓉 15g。

9月17日三诊：上方服16剂，喘咳明显减轻，痰少食增，心中已不觉慌乱，便干已缓，2日1解。阳脉已弱。尺脉弦细略劲。阳弱乃气虚之象已显，尺弦细劲乃肾阴未复。方改益气扶阴。

干地黄 15g　　山茱萸 15g　　山药 15g　　茯苓 15g　　丹皮 10g

五味子 6g　　何首乌 15g　　肉苁蓉 15g　　党参 15g　　生黄芪 15g

麦冬 18g　　龟板胶 18g

10剂，水煎服。

【按】脉如革，舌绛无苔，故诊为阴虚阳浮。阴虚不摄，阳气浮越而咳喘，心中慌乱。阴血亏，筋脉拘挛而小腹抽痛；阴血不濡而便结。予三甲复脉汤滋阴潜阳，加乌梅、山茱萸、五味子敛肝，收敛元气。

三诊阳已潜而脉转弱，阳弱气虚之象已显，故加参、芪；尺尚弦细劲，乃肾阴未复，故仍予滋之。连续服药30余剂，病始安，本尚未复。

例42：水亏火旺

刘某，女，57岁。

2005年4月15日初诊：干咳4个多月，鼻塞涕黏，头欠爽，醒后口苦，腿沉。脉尺细数而肺脉旺，舌略绛少苔。

证属：水亏火旺。

法宜：滋肾水，清肺热。

方宗：玉女煎。

生石膏 20g　　知母 6g　　麦冬 15g　　干地黄 15g　　怀牛膝 9g

山茱萸 15g　　炙桑皮 12g　　地骨皮 12g　　瓜蒌 18g

3剂，水煎服。

4月18日二诊：药后咳已轻，鼻尚塞。上方加辛夷 10g。4剂，水煎服。

【按】尺细数，乃肾水亏。肺脉旺，乃水亏虚阳上浮而旺，此旺，当按之虚，法宜滋水潜阳，宗三甲复脉汤主之；若肺旺，按之有力者，此肺经实热，当泄肺热。本案乃水亏而肺经实热，故以玉女煎清肺滋水。玉女煎原旨为清胃滋阴，然石膏、知母、麦冬亦清肺保金，水亏火旺之咳亦用。

方中含泻白散者，因气有余便是火，泻肺降气，气降则火消。且肺苦气上逆，肺喜肃降，泻肺，使肃降之令得行，治节之职得司，咳喘自平。肺脉旺者，既清且泻，相辅相成，相得益彰。

例 43：肺气虚，相火旺

韩某，男，42 岁。

2007 年 11 月 27 日初诊：外感后咳嗽痰多 17 天，咳重则恶心，吐。咽痒，胸闷气短，口干，鼻中痛，头晕，便稀，日二三次。

脉寸弱，关尺洪大。舌红绛少苔。

证属：肺气虚，相火旺。

法宜：益肺气，滋肾水，泻相火。

方宗：大补阴丸。

知母 6g	黄柏 6g	龟板 30g	生地 15g	熟地 15g
山茱萸 15g	五味子 9g	丹皮 10g	麦冬 30g	西洋参 15g

12 月 7 日二诊：上方共服 10 剂，脉虽见平，咳反加重，仍咽痒、胸闷、气短，便稀，日三四次。因证未变，仍宗上方加生石膏 30g、沙参 15g、生黄芪 12g。

2008 年 1 月 22 日三诊：上方加减，共服 36 剂，咳已平，尚鼻疮，稍渴，便可，脉寸不足，右关偏旺，此肺气虚，胃热未靖，宗竹叶石膏汤。

麦冬 30g	西洋参 15g	生石膏 20g	半夏 10g	竹叶 7g
生甘草 9g	炙百合 30g			

7 剂，水煎服。

【按】关尺脉洪大，此相火旺；寸脉弱，乃肺气虚，所以本案之咳嗽，出现两个并主的病机。单一的相火旺，相火刑金，可以咳嗽；单一的肺气虚，宣降失司，治节无权，亦可咳嗽，而肺气虚相火旺者，确实罕见，二者必须兼顾。但二者治疗却相掣碍。滋肾水泻相火，有碍气之升发；益气，多属升发温燥，不宜于潜降相火，但二者并存，又必须二者兼顾，予大补阴丸加西洋参，甘寒益气。一诊连服 10 剂，咳反增重，本当改易他法，然脉未变，故治法亦不变，仍宗前方。因关尺皆洪大，尺属相火，而关旺则为胃热，故予前方加生石膏，合原有之知母，宗白虎汤法清阳明之热，又连服 36 剂，咳始止，尺始平。然关脉尚旺，胃热未靖，又予竹叶石膏汤，清热益气阴以善后，前后历时两月始愈。

例 44：阴虚阳亢

范某，女，83 岁。

2002 年 8 月 6 日初诊：咳喘已多年，心下堵，食少，多食则堵重，喘咳亦重，头昏热，便干结。

脉动数而寸旺，舌绛无苔。

证属：阴虚阳亢。

法宜：滋阴潜阳。

方宗：三甲复脉汤。

生龙骨 18g	生牡蛎 18g	炙鳖甲 10g	败龟板 18g	干地黄 15g
生白芍 15g	山茱萸 15g	元参 15g	麦冬 18g	知母 6g

五味子 6g   阿胶 15g   炙百合 18g

9月10日二诊：上方共服35剂，心下尚满，他症著减。脉弦，寸尚动数。舌略绛，中有苔。上方加鸡内金 12g、焦三仙各 12g，继服 10 剂。

【按】脉动，乃阴虚阳搏，阴不制阳，阳动搏于阴，浮于上而寸旺；舌绛无苔乃阴虚之象，故诊为阴虚阳亢。阳动于上而肺燥，肺气逆而咳喘，头昏热。肺气逆，胃亦失和降而堵满，其本为阴虚阳亢。故以滋阴潜阳法治之，方选三甲复脉汤加减，历月余而肺气平，咳喘止。

例 45：肾虚饮泛，虚阳浮越

郝某，女，69 岁。

2001 年 12 月 21 日初诊：咳喘多痰已 20 余年，近 2 日咳喘重，不能卧，背部烘热，头亦时热，腰冷，身瞤动，如卧舟楫，如地震之摇晃。

脉沉细数无力，右寸弦。舌暗，苔中后部较厚。

证属：肾虚饮泛，虚阳浮越。

法宜：温肾制水，引火归原。

方宗：真武汤。

炮附子 12g   干姜 7g   茯苓 15g   白术 10g   白芍 10g
山茱萸 15g   肉桂 5g   五味子 6g   生龙骨 18g   生牡蛎 18g

2002 年 1 月 25 日：上方共服 32 剂，咳喘已轻，烘热亦减，身瞤除。脉弦缓减，舌略暗，苔薄，方改健脾益肾。

党参 12g   茯苓 18g   白术 9g   橘红 9g   半夏 10g
巴戟天 12g   山茱萸 12g   生龙骨 18g   生牡蛎 18g   肉桂 4g
炮附子 10g

10 剂，水煎服。

【按】脉沉细数无力，同于微细之少阴脉。其咳喘痰涌、腰冷，乃肾阳虚惫，水泛为痰，法当主以真武汤，温阳制水。其头热、背热、身动如卧舟楫，皆阳浮动所致。阳何以动？因脉乃阴脉，知此烘热乃阴盛格阳而虚阳浮动，故以桂、附温阳，引火归原，以山茱萸、五味子收敛浮阳。若阴虚不能制阳而阳浮动者，亦可头热、背热、身瞤，脉当细数，法当滋阴潜阳。阴虚可热，阳虚者亦可热，二者之别在于脉沉细数之中，有力无力，以此别之。细数无力者阳虚；细数力尚可者，则为阴虚。当然，于脉尚不足以分辨时，当进而察舌，阴虚者舌绛，阳虚者舌淡。可是本案舌暗，阳虚血运不畅可暗，阴虚血泣亦可暗，此例从舌不足以辨。可见本案辨证关键就在于脉之有力无力。因属少阴脉象，故诊为阳衰，此烘热，亦以阳衰阴盛解之。

二诊阳复水潜，诸症转安，继予培脾肾，以固本元。

例 46：肾不纳气

李某，女，76 岁。

2006 年 5 月 20 日初诊：咳喘多痰，心悸，动辄喘而气短难续，嗳气，下肢凉且肿。

脉缓滑减，两尺沉弦，参伍不调。舌暗，唇暗。

证属：脾虚痰盛，肾不纳气。

法宜：益肾纳气，健脾化痰。

方宗：黑锡丹。

磁石 15g	破故纸 8g	沉香 6g	桂枝 10g	炮附子 12g
茯苓 15g	白术 10g	巴戟天 12g	肉苁蓉 12g	熟地 12g
山茱萸 12g	硫黄 1g（分冲）			

6月3日二诊：上方共服14剂，咳喘已平，肿、嗳已消，可料理家务，仍感心悸气短。脉弦缓，参伍不调。上方继服14剂。

另：蛤蚧2对、紫河车粉20g、鹿茸20g，共为细面，分30次冲服，日2次。

【按】脉缓滑减，为脾虚生痰。尺弦为下焦阴寒，肾虚不能纳气而咳喘，动辄甚。肾虚水泛而为痰，凌于心而心悸，水饮下注而腿肿，肾虚冲气上逆而嗳。黑锡丹镇肾寒，为治肾寒而肾不纳气之良药，惜现已无成药。本案仿黑锡丹之意而治之，磁石重镇，引肺气下入于肾，代黑铅之镇坠；加蛤蚧、鹿茸、紫河车，亦为补肾纳气、培元固本之意。

第六章 头 痛

第一节 概 述

头痛是临床常见之病症。我临床之初，科内有位姚老大夫，他治头痛惯用《寿世保元》的清上蠲痛汤，方中多为风药，因高颠之上，唯风可到。我亦仿照用之，确实治好了一些头痛，但有些效果并不理想，苦无良策。后经学习、探求，思路渐渐开阔，有了些体会。

头脑的精明灵敏，必须具备两个条件：

一是头为"诸阳之会"，必须清阳上奉，头脑方精明灵敏。若因邪阻，清阳不能上达；或清阳馁弱，无力上奉，头皆失灵而可头痛。

一是"脑为髓海"，必阴精上充而头脑始精明灵敏。若邪阻阴精不能上奉，或阴精虚衰无力上充，皆令髓空，头脑失灵而头痛。

清阳之气，主宰于心，根源于肾，生于脾胃，治节于肺，升发于肝。因而，清阳上奉，涉及五脏六腑。精气上充，亦赖五脏六腑之精气，诚如《灵枢·大惑论》云："五脏六腑之精气……上属于脑，后出于项中。"五脏六腑功能失常，皆可导致头痛。因而头痛一症，原因非常广泛，辨治亦颇繁杂，非一方一法所能应万变者，诊治时必全局在胸，以脉诊为中心，首分虚实，方不致茫然无措。

第二节 医案举隅

例1：营卫两虚

尹某，男，22岁，学生。

2005年5月23日初诊：阵头痛、头昏已2年，胸闷，口糜。

脉弦细虚数。舌嫩红，少苔。

证属：营卫两虚。

法宜：调和营卫。

方宗：桂枝汤。

桂枝10g　　　白芍10g　　　炙甘草7g　　　生姜4片　　　大枣7枚

水煎服，7剂。

5月30日二诊：头昏痛减，胸未闷，仍口糜。脉弦缓，左尺偏旺，舌嫩红，苔少。左尺偏旺，乃相火动，上方7剂，加服知柏地黄丸2盒，每服2丸，日2次。

五一假后来告，头已不昏痛，口糜退。

【按】桂枝汤为《伤寒论》之首方，功能调和营卫，解肌发汗，治太阳中风证。《伤寒论》三纲鼎立，当为中风、伤寒、温病。阳明为成温之渊薮，所以温病的论治在阳明篇，大法为非清即下，非下即清。伤寒、中风，由于阴阳寒热转化，而见于六经。太阳中风，实乃虚人外感，桂枝汤为扶正以祛邪；其解肌发汗，实乃益胃气、助营卫，自然而出之正汗，非强发其汗。桂枝汤辛甘化阳，酸甘化阴，而以姜草枣及啜粥温覆，以助胃气，使正复乃汗出驱邪外出。桂枝汤助营卫，益胃气，轻补阴阳之剂，称其为补剂、和剂为妥，归于解表发汗剂，有失其本义。观《金匮要略·血痹虚劳》篇，共列八方，而桂枝汤加减者居其四，而且所治皆虚劳较重之证。散见其他篇中以桂枝汤加减调补阴阳者，更是俯拾皆是。可见桂枝汤作为调补阴阳的重要价值。《伤寒论》《金匮要略》的大部分方子，皆可看成桂枝汤方及法的衍生方，难怪许多医家都盛赞桂枝汤为群方之首，诚有至理。

本案，脉弦细虚数，正是阴阳两虚之脉，细为阴虚，虚乃阳虚，数乃因虚而数。阴阳两虚，经脉失于温养拘急而弦。寸口经脉可弦，头之经脉亦可失于温养而拘、而痛。故方选桂枝汤，调营卫，益阴阳，治其头痛。胸闷者，胸阳不振使然，桂枝、甘草通心阳，胸闷自除。

例2：寒束热郁

付某，女，17岁。

2002年2月14日初诊：头痛，面生痤疮，心烦，便干。痛经，色暗量多。

脉弦紧而数，舌红苔少。

证属：寒束热郁。

法宜：散寒清热。

方宗：防风通圣散。

麻黄 5g	荆芥 6g	枳壳 8g	连翘 15g	桔梗 9g
赤芍 12g	紫草 18g	石膏 15g	滑石 12g	蔓荆子 10g
黄芩 9g	大黄 4g	蝉蜕 6g	姜黄 9g	僵蚕 12g

9月11日二诊：上方加减，共服28剂，头痛止，痤疮消，经行未痛，脉弦滑，紧数已除。

【按】此案并无寒热身痛之表证，依然诊为寒束者，因其脉弦紧，此乃寒邪收引凝泣之象，故诊为寒束。脉数乃热郁，不得外达，郁而上熏，致头痛、痤疮、心烦，郁热下迫则便干、经量多。法宜散寒清热。防风通圣散乃表里双解之名方，散寒清热；五积散亦表里双解，散寒温里化湿，二方皆吾临证常用之表里双解名方，灵活加减变化，可治疗广泛的病证，演绎出绚丽多姿的篇章。

例3：风湿上犯

王某，男，19岁。

2006年6月29日初诊：头痛昏沉已三四个月，精力不济，影响学习，纳谷不馨，二便尚可。

脉弦缓。舌可，苔白。

证属：风湿上犯，清阳不升。

法宜：疏风化湿，升发清阳。

方宗：川芎茶调散。

川芎 7g	防风 7g	荆芥穗 6g	细辛 4g	白芷 7g
蔓荆子 9g	羌活 7g	僵蚕 12g		

4剂，水煎服。

7月3日二诊：药后头痛昏沉减未已，上方加白术10g、半夏10g、天麻12g，继服7剂，药尽头痛除，精力亦振。

【按】 川芎茶调散多为风药，风药能行、能散，能疏风、除湿、散寒，且可升发清阳。凡风、寒、湿上犯于头而引起头痛昏沉者，皆可用之。若风热上扰者，则取辛凉散邪，如菊花、桑叶、薄荷等。若无外邪，清阳不能上达者，风药亦可用之，因风药能鼓舞清阳上达于至颠，所以治头痛，风药恒多。若气并于上，肝热上冲、阴虚阳浮者，则风药不宜，恐助其升逆。

风药何以能升清除湿？盖风气入通于肝，风药可助肝之升发，此即"肝苦急，急食辛以散之，以辛补之。"清阳之升发，赖肝之升发、疏泄、条达，倘肝郁或肝虚而不升者，风药可入肝而助其升发。肝喜条达，凡顺其性者皆曰补。风能令其条达，所以风药之升散，对肝来说即为补。此补，乃补肝之用，非补肝之体。肝之清阳升发，则脾之清阳亦升，脾可运化而湿自去，此即木能疏土、风药能除湿的机理。

"治上焦如羽，非轻不举。"所谓轻，是指药性要轻，药量要轻，煎煮时间要短。药有气有味，气为阳，味为阴；气薄者，阳中之阳；气厚者，阳中之阴。选风药，当选气厚者；以气为主者，又当选气薄者，此为阳中之阳，升浮上达，直抵于颠。药量又宜轻，利其轻扬上达。且不宜久煎，久煎则气散存味，过其病所。用治头痛，药量宜轻不宜重。

例4：伏寒凝闭

卢某，女，46岁。

2004年11月19日初诊：左侧头痛且胀，已4年，痛重时干哕、呕吐、胸闷、心慌，经期尤著，寐差多梦，左耳背多年，左目迎风流泪，左颊及耳后不舒，有异样感觉，咽窒塞有痰，嗳气，身无力，窜痛。曾做心电图，正常。

脉沉弦紧滞，舌尚可。

证属：伏寒凝闭。

法宜：温阳散寒。

方宗：麻黄附子细辛汤合吴茱萸汤。

| 麻黄 8g | 炮附子 15g | 炙川乌 12g | 细辛 7g | 吴茱萸 7g |
| 党参 15g | 炙甘草 8g | 生姜 12g | | |

2 剂，水煎服，4 小时服 1 煎，啜粥温覆令汗。无汗继服，汗透止后服。

11 月 21 日二诊：连服 3 煎，已得透汗，头痛、咽窒、身痛顿减，周身轻松。脉弦，力逊。寒虽解，阳未复，予当归四逆汤合吴茱萸汤加减。

| 桂枝 12g | 白芍 12g | 细辛 5g | 炙甘草 7g | 通草 7g |
| 当归 12g | 川芎 8g | 吴茱萸 7g | 党参 12g | 生姜 7 片 |

12 月 17 日三诊：上方加减，共服 24 剂，除耳尚背外，已无任何不适。脉弦缓，上方加柴胡 8g、生黄芪 12g，继服 10 剂。

【按】脉弦紧滞，此为寒凝之象。寒邪久羁，经脉不通而头痛、身痛；蔽于胸则胸闷、麻差、心慌；干于胃则干哕、呕吐；扰于清窍而耳背、流泪。

寒邪久羁，缘于阳虚，既不能驱邪外出，又不能从阳化热，致感已数载，仍为寒凝。阳虚寒凝，法当温阳散寒，宗麻黄附子细辛汤合吴茱萸汤，服之令汗，以祛寒邪。

麻黄附子细辛汤，虽药仅三味，却确立了温阳散寒的一大法则，后世众多温阳散寒诸方，皆由兹化裁而来。故麻黄附子细辛汤乃温阳散寒之祖方。

麻黄附子细辛汤，可用于三种情况：

一是阳虚外寒，此方可温阳散寒发汗。欲令其汗，必用辅汗三法，即频服、啜粥、温覆。观《伤寒论》第 203 条麻黄附子甘草汤即微发汗，推知麻黄附子细辛汤亦当微发汗，以去在表之邪。

二是寒邪直入少阴，麻黄附子细辛汤可提取下陷少阴之寒邪，从肌表而散，此意同于逆流挽舟法。

三是纯为少阴阳虚，并无客寒者，麻黄附子细辛汤仍然可用，附子温肾阳，当然必用；细辛启肾阳，麻黄发越阳气，破寒凝，故皆可用之。不过，此时麻黄量应小，且不加辅汗三法。附子长于回阳，细辛、麻黄长于破阴凝，相得益彰。此处所说的阴凝，不是客寒凝泣，而是因阳虚阴盛之阴寒凝痹。

肝与肾，乃母子关系，虚则补其母，皆知水不涵木，须滋肾水以涵养肝木；而肝阳虚时，知补肾阳以温肝者鲜，实则补肾阳以温肝，亦为虚则补其母。本案头痛呕吐，皆肝寒厥气上逆所致，麻黄附子细辛汤补肾阳破寒凝，吴茱萸汤补肝阳破寒凝，母子同治，标本相兼，故二方合而用之。

一诊因脉沉弦紧滞有力，乃客寒久伏，有寒实的一面，故以汗法散寒。二诊脉力已逊，知寒去而阳虚显，故去麻黄、川乌，改当归四逆合吴茱萸汤，扶正通阳散寒，不可再汗。

例 5：寒束热郁

王某，女，30 岁。

2002 年 8 月 28 日初诊：头痛 2 月余，部位不定，无恶寒身痛，便干。

脉沉弦紧数，寸旺。舌红少苔。

证属：寒束热郁。

法宜：散寒，透达郁热。

方宗：升降散。

麻黄 5g	僵蚕 12g	蝉蜕 6g	姜黄 9g	大黄 4g
薄荷 5g	栀子 9g	石膏 18g	连翘 15g	麦冬 12g
芥穗 7g				

9月1日二诊：上方共服4剂，头未再痛。脉沉滑数，寸已平。舌红少苔。寒已解，郁热未透。上方去麻黄、芥穗，继服3剂。

【按】何以诊为热郁？脉沉而数，沉主气滞，数主热伏，故诊为热郁。郁热不得外达，上攻而寸旺、头痛。

何以诊为寒束？因其脉弦紧故尔。外无恶寒身痛，虽有寒束，知寒不在表，然里亦无寒束之征，何言寒束？因脉紧，知有寒束，唯一的症状就是头痛，则此寒当客在头，故云寒束火郁而头痛。

有火郁，则以升降散加石膏透达郁热；有寒束，故加麻黄、芥穗以散之。二诊紧去，则麻黄、芥穗去之。郁热未清，仍予升降散清透之。

俗云"寒包火"，当有典型外寒的表现。若外寒并不典型，则依脉断，本例则因脉紧而断为寒束。

例6：火热上攻头痛

朱某，女，42岁。

2001年3月17日初诊：春节前即头痛，日渐加重，阵跳痛发热，心烦意乱，夜不成寐，口苦咽干，溲赤便干。

脉数右寸大，舌红苔黄干。

证属：火热上攻头痛。

法宜：泻火解毒。

方宗：黄连解毒汤。

| 黄连 12g | 黄芩 12g | 栀子 15g | 大黄 5g | 生石膏 30g |
| 竹叶 8g | | | | |

3月20日二诊：上方共服3剂，便下热挫，头痛已止。晨起头昏沉，午后低热，五心烦热，周身酸困，食可，大便不爽，白带多，小便频。

脉濡滑数，右寸已平，舌红苔黄腻。

证属：湿热蕴阻。

法宜：清化湿热。

方宗：甘露消毒饮。

| 茵陈 30g | 滑石 18g | 连翘 15g | 佩兰 12g | 藿香 12g |
| 白蔻仁 8g | 薏苡仁 18g | 半夏 10g | 黄芩 10g | 石菖蒲 9g |

通草 7g

共服 10 剂，症除向安。

【按】脉数实有力者，乃火热亢盛；右脉大者，乃火热上攻，且舌红苔黄，所以本案之头痛，诊为火热上攻当无疑虞。火热盛者，法当清热泻火，方取黄连解毒汤，方证吻合，3 剂痛止。

二诊热清后，往往现阴伤、津液被耗的表现，反见湿热蕴阻之征，此亦变幻莫测。脉濡而滑数，且苔黄腻，故诊为湿热。此五心烦热、午后低热、周身酸困、大便不爽、溲濒数、带多，亦皆以湿热解之，故法当清热化湿，方选甘露消毒丹，方证切合。

火热内盛，治后或因壮火食气而转阳虚、气虚；或热盛伤阴而转津亏液耗；或余热未靖。转湿热者少见。虽为少见，但湿热既成，亦当以湿热治之，谨守病机。

例 7：郁火头痛

李某，男，26 岁。

2005 年 5 月 7 日初诊：头痛月余，阵跳痛，痛剧咧嘴，午痛著，心烦咽痛口干，便干。

脉沉弦滑躁数。舌红，苔薄黄。

证属：郁火头痛。

法宜：清透郁火。

方宗：升降散。

| 僵蚕 12g | 蝉蜕 7g | 姜黄 9g | 大黄 4g | 栀子 10g |
| 连翘 15g | 菊花 8g | 桑叶 9g | 苦丁茶 8g | |

5 月 14 日二诊：上方共服 7 剂，头痛止，脉转缓滑。

【按】沉弦主气滞，躁数为火热内郁。郁火不得外达，必上攻、下迫、内窜。上攻则头痛、耳鸣、目赤、咽痛、口干、牙痛、咳喘、心悸不寐等；下迫则下利、溲淋、腹痛、阴痛、月经超前血多等；内窜则闭窍神昏痉厥、动血等，变证丛生。治之，必给郁火以出路，或吐之上出，或下之下泄，或透之外达。透邪之法，因郁遏病机不同而异，寒者散之，风者疏之，湿者化之，气郁者理气，血瘀者活血，痰阻者涤痰，热结者下之，正虚者扶正。总的原则是祛除壅塞，展布气机。气机调畅，热自透达而解。升降散乃透达郁热之佳方，若能悟透其机理，即可灵活运用，出神入化。

例 8：郁火头痛

史某，女，62 岁，家属。

患三叉神经痛 2 年余，右侧头痛如锥刺，痛不可忍。愈发愈剧愈频。服止痛药、麦角胺，奴夫卡因封闭等，初尚能缓，久之效微。

脉沉弦细数，舌红苔薄黄。

证属：肝胆郁火上冲。

法宜：祛其壅塞，展布气机，清透郁火。

方宗：升降散。

僵蚕 7g	蝉蜕 3g	姜黄 6g	大黄 3g	苦丁茶 7g
桑叶 6g	栀子 6g			

共服 6 剂，痛止，多年未再发作。

【按】火郁于内，必上下攻冲，临床表现纷纭繁杂。判断火郁证的关键指征是脉沉而躁数。脉何以沉？因气血不能外达以鼓荡充盈血脉，故尔脉沉。

气血何以不得外达？无非两类原因：一类是邪气阻遏，气机郁滞，气血外达之路窒塞不畅，故尔脉沉，此沉必按之有力，此属实。一类是正气虚衰，气血无力外达以鼓荡充盈血脉，致脉沉，此沉必按之无力，此属虚。

脉何以躁数？气机郁闭，火热内郁，不得外达而散解。火热为阳邪，阳主动，火热内郁，必不肯宁静，而奔冲激荡于内，致气血沸腾，脉数且不宁静而躁动，此种脉乃火郁的典型脉象。若邪郁气滞重者，脉可沉细小、迟涩，但沉而细小、迟涩之中，必有躁动不宁之象。至重者可以脉厥身亦厥。

若脉尚难以遽断，则当进而查舌，舌质必红，甚而红绛干敛。据脉舌的特征，火郁证当不难判断。

此案之头痛，因脉沉弦细数而舌红，故断为郁火上攻所致。

凡火郁者，必给邪以出路，使郁火透达于外而解。治疗原则为祛其壅塞，展布气机，清透郁火。栀子豉汤、四逆散皆为治疗郁火之祖方。升降散乃升清降浊、透泄郁热，为治郁火之佳方。此方出自杨栗山《寒温条辨》，为温病 15 方之首方，所列病症计 70 余条。症虽繁杂，然病机则一，皆为郁火，故统以升降散治之。蒲辅周先生擅用升降散，赵绍琴老师用升降散更是出神入化。我受赵绍琴老师的影响，亦屡用升降散，常有卓效，医者当谨记。

例 9：火毒上攻

李某，男，47 岁，医生。

1978 年 8 月 23 日初诊：头痛一周，如电击样痛，疼痛时间短暂，瞬间即过，如击如割，痛时呲牙咧嘴，一日不断阵作。服止痛药、麦角胺等不能控制。头部起红疱，质硬，摸之成串，大如蚕豆或黄豆，抚之热，西医诊为结节性动脉炎。此火毒上攻，聚而成结。

脉数，舌质红。

证属：火毒上攻。

法宜：泻火解毒。

方宗：黄连解毒汤。

黄芩 12g	黄连 12g	栀子 15g	龙胆草 6g	大黄 6g
生甘草 7g				

3 剂，水煎服。

8 月 26 日二诊：药后得泻，痛去大半，肿结已消大半，小的肿结已无，又服上方 3 剂，结消痛止而愈。

【按】结节性动脉炎乃结缔组织炎变，且可累及各个系统。中医依其疱块红肿热痛，且脉数舌红，断为火毒。黄连解毒汤乃泻火重剂。火热去，则痛止结消而愈。

例10： 肝经瘀热，肝阳化风

付某，女，37岁。

2007年11月16日初诊：于今年4月份被车撞后，一直头痛、头晕、呕吐，不能转头、低头，目不能上视、转目，转目则地亦转，视物模糊。

脉弦数，右寸弦劲。舌暗红，齿痕。

证属：肝经瘀热，肝阳化风。

法当：清肝活血，平肝息风。

方宗：泻青丸合血府逐瘀汤。

龙胆草6g	栀子10g	黄芩10g	柴胡8g	干地黄12g
赤芍12g	白芍12g	桃仁12g	红花12g	丹皮12g
地龙15g	僵蚕15g	全蝎9g	蜈蚣6条	天麻15g
生牡蛎30g				

4剂，水煎服。

11月20日二诊：药后头痛已轻，未恶心呕吐，目已可上视，视物已清。脉弦细数，右寸已平。

上方加当归12g、山茱萸15g、川牛膝10g，3剂，水煎服。

11月23日三诊：上症已除，曾鼻衄一次。脉寸弦尺弱。改滋肝肾，平肝息风。

生龙骨18g	生牡蛎18g	炙鳖甲18g	败龟板18g	白芍15g
山茱萸15g	五味子6g	熟地15g	川牛膝10g	地龙12g
全蝎10g	蜈蚣6条	僵蚕12g		

3剂，水煎服。

【按】外伤之后，损伤血络，瘀血留止，头痛晕，恶心呕吐，头不能摇，目不能转。脉弦数，乃肝热盛；右寸弦劲，乃肝风上扰；舌暗红，血瘀乃致，故诊为肝经瘀热，肝阳化风，予清肝活血，平肝息风。仅服7剂，诸症竟平，事出所料。三诊脉转寸弦尺弱，乃肾水亏于下，肝风扰于上，故改滋水涵木，平肝息风。此人乃福建人氏，在我校旁开一小饭馆，故常见。于2008年2月春节前夕相见，一切均好，劳作如常。惜未详查，不知伤于何处。西医的检查，对中医认识疾病，判断预后，是很有帮助的。西医检查，实则中医的四诊延伸，现代科学成果，西医可用，中医亦可用，应多学些西医知识。我自诩为铁杆中医、纯中医，我从不排斥、拒绝西医知识，但我辨证论治时，严格遵从中医的辨证论治理论体系，绝不用西医理论来指导中医的辨证论治，毕竟中西医是不同理论体系。

例11： 肝热化风

高某，女，44岁。

2007年4月10日初诊：后脑部网状细胞瘤，如鸡卵大，术后1年。现头胀木紧痛，右耳、目胀，记忆差，晨起心悸、无力。食、眠、便可。月经半月一行，量少，时间长。下肢转筋。

脉弦数。舌红，苔白少干。

证属：肝热化风。

法宜：清肝息风。

方宗：泻青丸。

龙胆草 5g	栀子 9g	黄芩 9g	白芍 15g	干地黄 15g
桑叶 9g	菊花 8g	蔓荆子 10g	刺蒺藜 12g	水红花子 10g
川楝子 9g	地龙 12g	僵蚕 12g	全蝎 9g	蜈蚣 5 条

5月22日二诊：上方加减，共服42剂。头目均已清爽，右头部按之感觉略迟钝。偶有流涎、筋瞤惕、心悸。经行如期未超前。脉弦略数，舌略红暗。上方加生龙骨18g、生牡蛎18g、木瓜12g，继服10剂。

【按】脑瘤术后，因脉弦数而诊为肝热化风。头目耳胀木紧痛，乃肝风上扰；转筋乃肝风走窜筋脉，故予清热息风，历一个半月而渐效。

例 12：痰热上熏

孙某，男，58岁。

2005年3月29日初诊：前头痛3年，久治未愈，舌本强，言语尚可。右手食拇指麻，记忆力明显减退。做MR，诊为脑动脉硬化，脑萎缩。血压130/90mmHg。

脉沉弦滑数搏指。舌偏红，苔薄白。

证属：痰热生风。

法宜：逐痰热，息肝风。

方宗：礞石滚痰丸。

金礞石 12g	黄芩 12g	大黄 5g	沉香 9g	瓜蒌 30g
枳实 10g	半夏 12g	胆南星 12g	天竺黄 12g	怀牛膝 12g
姜黄 10g	僵蚕 15g	钩藤 15g	天麻 15g	地龙 15g

4月4日二诊：上方共服7剂，便虽解，未见黏痰状物。头痛已轻，舌本尚强，手指尚麻，上方加全蝎10g、蜈蚣20条、石菖蒲10g。

4月14日三诊：上方又服10剂，头未痛，舌已不强，指未麻，记忆差。脉见缓，上方10剂，继服。

【按】脉弦滑数搏指，风痰亢盛，且舌强肢麻，恐成中风，故急予礞石滚痰丸，逐痰息风。二诊头痛虽减，舌强如前，仍当逐痰，更加全蝎、蜈蚣以息风剔络。虽连服17剂，未见下痰，幸诸症见缓，未再来诊。风痰未尽，恐有中风之忧。

例 13：痰热化风

薛某，女，57岁。

2006年4月28日初诊：头痛断续发作2年余，牵及右鼻、目眶、右颧痛。近2月疼痛加剧，且频作，曾因痛剧晕厥两次，寐差，头皮麻，四肢麻，痛缓时食可，痛剧影响咀嚼进食，便偏干。

脉弦滑数。舌偏红绛，中有黄腻苔。

证属：痰热化风。

法宜：清热化痰息风。

方宗：黄连温胆汤。

黄连 9g	黄芩 9g	半夏 10g	胆南星 10g	瓜蒌 18g
竹茹 9g	天竺黄 10g	枳实 9g	石菖蒲 9g	怀牛膝 10g
僵蚕 12g	地龙 15g	全虫 10g	蜈蚣 6 条	水红花子 12g

6月5日二诊：上方加减，共服35剂，头痛未作，肢麻差，脉弦滑，舌稍红，上方加玄参15g，继服10剂。

【按】因脉弦滑数头痛，故诊为痰热化风，风痰上扰而头痛；风痰走窜经络而肢麻。法当清热化痰息风，连服35剂而症除。诸虫药，既可搜风剔络，又可解痉而止痛。

例14：风痰头痛

李某，女，54岁。

2006年5月12日初诊：左侧偏头痛20余日，目下眦及左唇、齿灼热跳痛，偶心慌，汗略多，便可。

脉沉弦滑，舌尚可。

证属：风痰上扰。

法宜：涤痰息风。

方宗：青州白丸子。

半夏 12g	胆南星 10g	橘红 10g	茯苓 15g	白附子 10g
制川乌 12g	白芷 8g	僵蚕 15g	全虫 10g	蜈蚣 10 条
天麻 15g	水红花子 12g			

5月26日二诊：上方共服14剂，痛未再作，但触之尚痛，上方继服10剂。

【按】弦主风，滑为痰，沉主气，故诊为风痰上扰而头痛。痛处虽有灼热感，然脉无热象，故不诊为痰热化风。青州白丸子治风痰，药皆生用，为稳妥起见，本方皆未生用，均经炮制。加虫药以息风剔络解痉。风痰偏寒者，川乌散寒逐风止痛佳。

例15：脾虚夹湿，清阳不升

马某，女，53岁。

2007年5月25日初诊：右偏头痛，已三四年，痛不剧。醒后汗出，累亦多汗，口干，食差，左下腹痛，寐则腿烦，无力。大便溏薄，一日三四次。曾诊为结肠炎，腰椎膨出。

脉濡滑。舌稍暗，苔白。

证属：脾虚夹湿，清阳不升。

法宜：健脾化湿升清。

方宗：升阳益胃汤。

陈皮 9g	苍术 10g	党参 12g	生黄芪 12g	茯苓 15g
半夏 10g	泽泻 12g	防风 8g	羌活 8g	独活 8g
川芎 8g	柴胡 9g	白芍 10g	浮小麦 30g	白术 10g

6月22日二诊：上方加减，共服 28 剂，汗减未已，他已不著。关节如被风，坐久乍立时腰困。

脉弦缓，按之减。舌尚可。

证属：营卫不足。

法宜：调营卫，益气固表。

方宗：黄芪桂枝五物汤。

| 生黄芪 15g | 桂枝 10g | 白芍 10g | 炙甘草 8g | 大枣 7 枚 |
| 浮小麦 30g | 煅龙骨 18g | 煅牡蛎 18g | | |

10 剂，水煎服。

【按】"头为诸阳之会"，又云头为"元神之府"。经云："阳气者，精则养神"，头脑之聪慧精敏，必赖清阳上达以奉养。本案脉濡滑，乃脾虚夹湿，清阳不升。清阳不升，浊阴必反踞清阳之位，致头痛。阳气不布，腠理失护，故自汗。"阳气者，烦劳则张"，劳则阳气张，不能卫外而为固，致津液外泄而多汗；醒后阳气升动，亦如劳则阳张而汗。故头痛、汗泄，皆脾虚阳不升布所致。症虽不同，病机则一，治亦相同，皆以升阳益胃主之，健脾化湿升清。连服 28 剂，诸症渐平。

二诊关节如被风者，因脉缓且减，正气未复，营卫两虚，风邪易入，予黄芪桂枝五物汤，调营卫，益气固表，加浮小麦、煅龙骨、煅牡蛎者，固表止汗。

例 16：湿热上蒸

李某，男，41 岁。

2003 年 9 月 12 日初诊：前额痛，已七八年，每日皆痛，多黄涕，便黏不爽。

脉弦滑濡数。舌偏红，苔薄黄腻。

证属：肝胆湿热上蒸。

法宜：清泄肝胆湿热。

方宗：泻青丸。

龙胆草 6g	栀子 10g	黄芩 10g	川芎 7g	防风 7g
羌活 7g	白芷 7g	辛夷 10g	炒苍耳子 10g	鹅不食草 12g
茵陈 18g	滑石 15g			

10 月 3 日二诊：上方共服 21 剂，头痛止，黄浊涕少，脉弦滑，舌稍红，腻苔退。继服龙胆泻肝丸 7 袋，每服 3g，日 2 次。

【按】脉濡滑数，且舌红苔黄腻，诊为湿热熏蒸之头痛不难。多黄涕，称鼻渊，亦称脑漏，头痛昏沉为并见之症，湿热乃其多见的致病因素。

三焦皆有湿热，何以此案诊为肝胆湿热？因其脉弦，弦为肝胆之脉，故治从肝胆，取泻青丸主之。

例 17：寒凝血瘀

史某，女，43 岁。

2002 年 6 月 25 日初诊：头痛频作 5 年，每次发作均须服止痛药方能逐渐缓解，严重影响工作与生活。周身无力，上楼心慌气短，寐差。

脉沉滞，不任重按。舌淡暗。

证属：阳虚，寒凝血瘀。

法宜：温阳散寒，活血化瘀。

方宗：血府逐瘀汤。

炙川乌 12g	炮附子 15g	干姜 6g	吴茱萸 6g	细辛 6g
麻黄 5g	川芎 8g	赤芍 12g	当归 12g	桃仁 12g
红花 12g	羌活 7g	白芷 7g	蔓荆子 10g	元胡 12g

7 月 9 日二诊：上方共服 14 剂，仅头痛 1 次，未服止痛药，4 小时后渐缓解，仍感无力。脉转沉细滑，舌淡暗。阳气见复，络瘀未通，上方去附子、干姜、麻黄温阳之品，加虫类搜剔通络。

炙川乌 10g	吴茱萸 6g	川芎 8g	赤芍 12g	白芍 12g
桃仁 12g	红花 12g	当归 12g	元胡 12g	白芷 7g
蔓荆子 10g	僵蚕 12g	地龙 12g	全蝎 10g	蜈蚣 6 条

8 月 20 日三诊：上方加减，共服 42 剂，头痛已近 1 个月未作，尚感无力。上方加炙黄芪 15g、党参 15g，10 剂，继服。

【按】脉沉滞乃寒凝，按之减乃阳虚，舌暗知为血瘀，故诊为阳虚寒凝血瘀，法予温阳散寒、活血通经，历经 2 个月而瘥。附子温少阴之阳，吴茱萸温厥阴之阳，干姜温太阴之阳，三经同治。更加细辛、麻黄、川乌破阴凝，温阳散寒之力殊重。寒凝而血瘀，伍以活血化瘀之品，后更加虫类以搜剔，用治头痛，其力颇雄。

例 18：瘀血头痛

李某，女，46 岁。

2006 年 4 月 24 日初诊：头痛 10 余年，反复发作。全头痛，痛重欲吐，右眼睑肿，经色暗，量少，小腹痛，腰酸。食、眠、便均可，视力可。1998 年曾患脑梗。

脉沉弦涩数，舌淡苔白。

证属：瘀血头痛。

法宜：活血通络。

方宗：血府逐瘀汤。

桔梗 10g	柴胡 9g	干地黄 15g	桃仁 12g	红花 12g
川芎 9g	当归 12g	赤芍 12g	白芍 12g	怀牛膝 9g
炒枳壳 8g	蟅虫 10g	僵蚕 12g	全蝎 10g	蜈蚣 10 条
水红花子 15g	炙甘草 7g			

6 月 6 日二诊：上方加减，共服 42 剂，头痛未作，经量增多，色红。脉弦缓，瘀

血渐除，为巩固疗效，上方继服 10 剂。

【按】头痛脉涩，且经暗量少，血瘀明矣。脉兼数者，盖因瘀血不去，新血不生，瘀而化热，方中干地黄足以当之。未用其他清热之品，盖瘀去热自除。

头痛十载不愈，缘于久病入络，活血化瘀，合以虫类搜剔，祛瘀效果更佳。

例 19：瘀血头痛

王某，女，48 岁。

2004 年 9 月 18 日初诊：头痛 10 余年，夜剧，久治未愈。已绝经 3 年。

脉弦涩，舌暗苔少。

证属：瘀血阻闭经络。

法宜：活血通经。

方宗：血府逐瘀汤。

桔梗 10g	柴胡 10g	桃仁 12g	红花 12g	川芎 12g
赤芍 15g	归尾 15g	怀牛膝 10g	蟅虫 10g	水蛭 10g
全蝎 10g	蜈蚣 10 条	僵蚕 12g		

10 月 9 日二诊：上方共服 21 剂，头痛近 10 余日未作，脉弦缓，舌稍暗。上方继服 10 剂。

【按】血瘀之脉，脉无定体，滑亦可主血结，如《金匮要略》之血结胞门，脉即滑。但典型的血瘀之脉当涩。本案脉涩且舌暗，显系瘀所致之头痛。病久入络，活血化瘀之时，必加虫类以搜剔，其效尤彰。此 10 年之头痛，10 剂即止，辨治切合病机，尤显中医之优势。

例 20：阳虚血弱，风寒外袭

宠某，女，45 岁。

2002 年 12 月 25 日初诊：右侧头痛 1 周，项背强，他可。

脉沉弦细拘紧无力，舌略暗红。

证属：阳虚血弱，风寒外袭。

法宜：温阳养血散寒。

方宗：当归四逆汤。

桂枝 10g	当归 12g	白芍 12g	熟地 15g	川芎 8g
细辛 6g	炙甘草 7g	通草 7g	炙川乌 12g	麻黄 6g
白芥子 8g	葛根 15g			

3 剂，水煎服。

12 月 28 日二诊：药后头及项背痛已著减，脉转弦缓，右尺较弱。此寒已散，肾虚未复。继予益精血，温经止痛。

熟地 15g	白芍 12g	当归 12g	川芎 7g	山茱萸 12g
肉苁蓉 12g	巴戟天 12g	菟丝子 15g	炮附子 9g	炙川乌 9g

7 剂，水煎服。

【按】细为阴血不足，无力阳虚，弦而拘紧乃寒凝，故诊为阳虚血弱，风寒外袭，致头痛项背强。当归四逆汤养血通阳；乌头、葛根、麻黄、细辛散风寒。麻黄、白芥子、熟地相伍，取阳和汤之意，温阳养血，解寒凝。

二诊拘紧之象已解，知寒凝已散。右尺不足，乃肾气未复，故继予益精血、壮肾温阳之法治之。可见，头痛时日虽短，虚者有之，不可尽用风药发散。虚实之要，当以寸口别之。

例 21：阳虚寒袭经络

崔某，女，31 岁。

2004 年 11 月 1 日初诊：头痛 1 年余，遇冷则重，眉棱骨痛著，自肩至耳后一条筋痛，转头则痛重，转动受限。

脉弦紧数，按之不实。舌可。

证属：阳虚，寒袭经络。

法宜：温阳散寒。

方宗：麻黄附子细辛汤。

麻黄 6g	炮附子 12g	细辛 6g	川芎 8g	当归 12g
桂枝 10g	白芍 10g	炙甘草 6g	葛根 12g	生姜 6 片

大枣 6 枚

3 剂，水煎服，日 4 服。服后啜粥，温覆令汗。

11 月 4 日二诊：药后未汗，痛如上，仍以上方加减，至 12 月 13 日，共服 28 剂，头痛已止，耳后筋痛已不著，按之尚隐痛，头颈转动自如，其他可，脉弦滑，按之稍差。寒渐解，正气虽复未盛，宗阳和汤加减，温阳养血解寒凝。

麻黄 4g	熟地 15g	鹿角胶 15g	白芥子 8g	肉桂 5g
炮姜炭 5g	吴茱萸 6g	川芎 7g	当归 12g	白芍 12g

炙甘草 7g

7 剂，水煎服。

【按】脉弦紧，此乃寒邪收引凝泣之脉；按之减，乃阳虚之象，故诊为阳虚寒凝。数脉，本为热象，然按之减乃虚脉，其数乃因虚而数，愈数愈虚，愈虚愈数。无力之数，当予温补，故此案虽有脉数，仍诊为阳虚寒凝。予麻黄附子细辛汤温阳散寒。加用辅汗三法，欲使邪从汗解。然未汗出，或将息不得法所致。连服 30 剂，痛渐除，脉转弦滑。弦与滑，皆阳中之阴脉，且按之稍差，示寒渐解，正气虽复未盛，故仍予扶正解余寒，方宗阳和汤加味。阳和汤虽为治阴疽痰核之名方，其方义为养血温阳，解寒痰凝结，移用于本案以治正虚寒凝之头痛，亦切合病机。明了病机与治法，诸方可随心拈来，灵活化裁，常可拓展原方的应用范围，获得突兀疗效。方在我用。

例 22：阳虚，寒瘀痹阻

毛某，女，46 岁。

2004 年 9 月 14 日初诊：头痛，颈项抽，后心凉，左半身抽，好困，嗳气，咽干，寐不安，夜半即醒。血压 105/75mmHg。

脉沉迟而涩，舌淡瘀斑，苔白满布。

证属：素体阳虚，寒瘀互结，阻于经络。

法宜：温阳散寒，活血通经。

方宗：五积散。

麻黄 5g	苍术 10g	赤芍 12g	当归 12g	川芎 8g
桂枝 10g	干姜 6g	茯苓 15g	川厚朴 9g	陈皮 9g
半夏 10g	炮附子 12g	葱白半茎		

10 月 1 日二诊：上方共服 14 剂，头已不痛，背沉冷，半身抽已轻。尚嗳气，捏颈则嗳，得嗳则颈舒。每于午后三四点开始，心悸、嘴麻，自服丹参滴丸 15 粒可缓解，寐尚差。脉沉涩无力，舌淡暗，苔白满布。阳未复，阴霾未尽，仍予温阳化浊，养血活血，通经蠲痹。上方改炮附子为 15g、半夏为 18g，加细辛 6g。

10 月 15 日三诊：上方又服 14 剂，脉起症除。继予十全大补汤 10 剂，扶正固本。

【按】脉沉迟而涩，乃阳虚，寒湿入营，血脉痹阻，血行不畅。头痛项强，背冷身抽，皆寒瘀痹阻所致。嗳气者，阳虚阴盛，冲气上逆而嗳，理同奔豚。寐不安者，营卫违和，卫气夜不入阴而寐不安。既困又寐不安，状同少阴病之但欲寐。五积散散寒除湿，为表里双解之剂。阳复湿祛，诸症自安。

例 23：阴虚风动

崔某，女，54 岁。

2002 年 12 月 14 日初诊：颠项痛，目晕，目眶痛已 4 年，痛重似裂，不吐，嗜睡，饮食、二便尚可。唇暗。血压 160/110mmHg，药物控制。

脉沉弦细。舌嫩红，无苔。

证属：阴虚风动。

法宜：滋阴息风。

方宗：三甲复脉汤。

生龙骨 18g	生牡蛎 18g	生石决明 18g	炙鳖甲 18g	败龟板 18g
怀牛膝 10g	生白芍 18g	干地黄 15g	五味子 6g	钩藤 12g
全蝎 10g	蜈蚣 10 条	地龙 15g		

2003 年 1 月 13 日二诊：上方加减，共服 21 剂，头痛、目眶痛未作。血压 140/90mmHg，降压西药未变。脉弦兼滑，上方继服 14 剂。

【按】脉细阴虚；弦者，肝失柔而风动，故此头痛诊为阴虚风动，上扰于颠而痛。法当滋阴柔肝息风，主以三甲复脉汤加减。共服 21 剂，头痛止，血压亦随之下降。本方对阴虚阳亢化风而头痛者，疗效确切，已屡试不爽。

例 24：阴虚阳亢

罗某，女，71 岁。

2004 年 6 月 14 日初诊：头痛且热，上午较重，胸闷、憋气、心慌，已十五六年，食寐便可。血压 160/60mmHg。

脉弦，两寸独旺。舌绛少苔。

证属：阴虚阳亢。

法宜：滋阴潜阳。

方宗：三甲复脉汤。

生龙骨 30g	生牡蛎 30g	炙鳖甲 30g	败龟板 30g	生白芍 15g
生地 15g	元参 15g	五味子 7g	怀牛膝 9g	山茱萸 15g
丹皮 12g	夏枯草 15g	麦冬 15g		

6月28日二诊：上方共服14剂，头已不痛，胸闷、憋气、心慌已轻。血压 150/80mmHg，脉弦稍硬，右关略弱，舌绛已浅。

上方加山药 15g，继服 7 剂。

【按】两寸旺者，可见于两种情况

寸旺按之有力者，上焦实热，或脉数实有力，热已结，当芩、连等苦寒泻火；或脉沉而旺者，火郁上焦，当清透之；或脉旺数大者，当用石膏知母清上焦气分之热。

寸旺按之无力者，或气虚而气浮，当治以甘温；或阴虚阳浮者，当滋阴潜阳；或阴盛格阳者，当引火归原。

本案寸旺且舌绛、头痛而热，乃阴虚阳亢之象，故予滋阴潜阳，主以三甲复脉汤加减。

二诊右关略弱，恐一派阴药伤脾胃，故加山药以护之。

例 25：肝风上扰

陈某，女，60 岁。

2002年10月19日初诊：发作性头痛已七八年，头两侧及目眶痛，如电击，耳鸣，心烦，寐少，他可，血压 150/95mmHg。

脉弦细而劲，左关弦劲尤著。舌暗红，少苔。

证属：阴虚，肝阳化风。

法宜：滋水涵木，平肝息风。

方宗：三甲复脉汤。

生白芍 18g	炙甘草 7g	干地黄 15g	山茱萸 15g	丹皮 12g
炒枣仁 40g	生龙骨 18g	生牡蛎 18g	生石决明 18g	炙鳖甲 18g
败龟板 18g	天麻 15g	刺蒺藜 12g	怀牛膝 12g	阿胶 15g
地龙 15g				

11月9日二诊：上方共服21剂，头及目眶痛著减，脉弦细，已不劲，血压 130/80mmHg，上方继服 14 剂。

【按】风阳上扰于颠而头痛、头晕者多见。本案脉细乃阴虚。阴虚肝木失涵而化风，脉弦且左关弦而劲，乃肝风之脉。则此头痛，必为肝阳上扰所致，大法滋水涵木，平肝息风。心烦寐少，乃肝阳扰心，肝风息，寐自安。失眠、头痛、耳鸣、身痛，病机一也，治亦同。

例 26：阴虚阳亢

张某，女，60 岁。

2004 年 7 月 2 日初诊：左头痛已 5 年，牵及牙痛，舌热辣，口干，寐差，耳鸣，从咽至脘支结，若物阻塞，便干。

脉阳脉洪大，阴脉细数。舌干绛无苔。

证属：阴虚阳亢，上焦气分热盛。

方宗：玉女煎。

| 生石膏 30g | 知母 6g | 甘草 7g | 生地 15g | 元参 15g |
| 怀牛膝 9g | 丹皮 10g | 山茱萸 15g | | |

9 月 17 日二诊：上方加三甲、阿胶等断续共服 54 剂，头未痛，他症除。寸已不旺，尺脉尚略细，阴液未充。嘱服六味地黄丸 1 月，以善其后。

【按】阴脉细数乃阴亏，阳脉浮大而虚者，为阴虚阳浮，当滋阴潜阳，以三甲复脉汤主之。若阴脉细数，寸数实者，乃阴亏于下，火旺于上，当泻南补北，宗黄连阿胶汤主之，以芩、连泻上焦实火。若阴虚而阳脉洪大有力者，乃上焦气分热盛，当宗玉女煎，石膏知母清肺胃气分之热。本案阴脉细数，乃阴亏于下；两寸洪大，乃肺胃气分之热盛于上，故予玉女煎主之。断续服药约 50 余剂，加三甲以潜之，终得寸平热消。但尺仍细，乃阴未复，故予六味地黄丸善其后。

例 27：肝阴不足兼气虚

郝某，女，38 岁。

2001 年 12 月 7 日初诊：时头痛已 3 年，心慌气短，无力。

脉沉无力，左关脉动。舌可。

证属：肝阴不足兼气虚。

法宜：补肝之体，敛肝之用，合以益气。

桂枝 10g	白芍 18g	炙甘草 8g	生晒参 12g	炙黄芪 12g
茯苓 15g	山茱萸 30g	熟地 15g	败龟板 18g	生龙骨 18g
生牡蛎 18g	乌梅 8g			

12 月 21 日二诊：上方连服 14 剂，头痛止，心慌气短除，尚觉精力不济，脉缓减，关已平，上方继服 7 剂。

【按】本案有两个并立的病机：一是脉沉无力，此乃气虚。气虚而心慌、气短、无力，头痛亦可因气虚清阳不达而痛。二是左关脉动，"阴阳相搏名曰动"，阴虚搏阳者，由于阴虚而不能制阳，阳升浮而为动。阳升亦可致心慌头痛。

气虚者当补气，而补气之品多甘温升动，对阴虚阳搏而肝用亢者，可助其肝阳升动，两相掣碍。而肝体虚而肝亢者，又当滋水涵木，潜敛肝阳。而补肝阴者，多阴柔敛降，又不利气的升发布达，亦相互掣碍。但两者并立，又当两相兼顾，因无恰当成方，故依病机而立法组方，以人参、黄芪、茯苓、甘草益气，桂枝通阳，治其气虚的一面；以芍药、山茱萸、熟地、乌梅，补肝体且敛其浮动之阳；加龙骨、牡蛎、龟板潜镇收涩浮动之阳。共奏益气、补肝体、敛肝用之方。幸而对证，半月而效。临床纷纭变化，难守一方以御万病，确实方无定方、法无定法，须灵活辨证论治，谨守病机。

例28：阳虚水凌

于某，女，52岁。

2004年10月8日初诊：头蹦痛，头晕已2年，心动悸不能活动，不得眠，常因头蹦痛整夜不得眠。腹痛，嗳气，有气自胃脘上冲胸。

脉左微细欲绝，右弦无力。舌暗，苔糙微黄。

证属：肾阳虚，水饮上凌。

法宜：温阳制水。

方宗：真武汤。

炮附子18g　　　干姜7g　　　　茯苓15g　　　　白术10g　　　白芍12g

生姜5片

10月22日二诊：上方共服21剂，头痛晕著减，尚时隐痛，已不蹦，冲气已平，心悸、腹痛、嗳气除，脉弦尚减。舌暗，苔已退。继予上方加生晒参12g、桂枝12g、炙甘草6g。

11月15日三诊：上方继进14剂，脉转弦缓，症已瘥，嘱服金匮肾气丸1个月。

【按】脉微细欲绝，乃纯阴之脉。阳虚于下，阴寒夹水饮之气上逆，冲于腹则腹痛，凌于心则心悸，干于颠则头痛眩。其蹦者，同于筋惕肉𥆧，筋脉惕动使然。经云："冲脉为病，逆气里急。"且八脉皆附隶于肝肾。肾寒，冲气逆而上。温肾即以平冲，冲气平，诸症得安。

例29：厥气上干

魏某，女，24岁。

2005年10月28日初诊：头痛已久，痛甚呕吐，吐后缓解，肢冷，精力不济，月经正常。

脉阳弦，阴脉沉细而拘。舌稍淡。

证属：下焦阴寒，厥气上干。

法宜：温阳化饮降逆。

方宗：真武汤。

炮附子15g　　白术10g　　　　茯苓15g　　　干姜6g　　　桂枝12g

白芍12g　　　吴茱萸7g　　　生姜6片　　　巴戟天12g　　仙茅12g

11月27日二诊：上方共服30剂，头痛已止，吐亦未作，肢已不凉，精力增。脉：阳脉已起，且有涌动之势，尺脉尚弦，舌已可。嘱服济生肾气丸1个月，每次2丸，日2次。

【按】皆云《伤寒论》有三阳经头痛，而三阴经中，独有厥阴头痛，而太阴、少阴无头痛。实则太阴、少阴亦有头痛。本例为少阴虚寒，厥气上逆而痛。若少阴水亏，虚阳上浮者头亦痛；肾精亏而脑失充者，头亦痛，何言少阴无头痛？仲景所列各经症状，乃摘其要者言之，并非全部症状的罗列。读经典，当有者求之，无者求之，不能死于句下。

阴脉沉细而拘，下焦阴寒盛也；阳虚不能制水，水饮上逆而阳弦。真武汤温阳以制水，恰与本案病机相合。加干姜以温脾阳，培土以制水；加吴茱萸温肝散寒；加桂枝以振心阳，伐肾气，且通阳化气祛水饮。加巴戟天、仙茅者，温肾益精扶肾气。阳回而诸症皆安。

例30：阳虚阴盛

高某，女，24岁。

2006年9月29日初诊：头痛已3个月，风吹痛甚。一年前曾患肾盂肾炎，现仍尿急，小腹痛。

脉弦紧无力，尺差。舌淡齿痕。

证属：阳虚阴盛，厥气上干。

法宜：温阳化饮。

方宗：真武汤。

| 炮附子15g | 干姜7g | 细辛6g | 炙甘草7g | 茯苓15g |
| 白术12g | 桂枝10g | 白芍12g | | |

4剂，水煎服。

10月4日二诊：头痛减未已，尿频急已轻，小腹未痛，上方加吴茱萸6g。

10月11日三诊：上方服7剂，症除，脉转弦滑，舌淡红。继服7剂。

【按】阳虚不能制水，下焦阴寒之气上逆，干于清阳则头痛。法当温阳制水，平其厥气。

尿频急、小腹痛，当属淋证。治淋，多以小肠有火，或湿热下注论之，然以热药治之者鲜。淋症，阳虚阴盛者有之，阳虚气化不力，固摄无权，亦可频急为淋，当属劳淋范畴，法当温补。淋，脉有热象者，固当清；若脉虚无热，当断然温之。本案脉虚寒，故以脉解症，此头痛、尿频急，皆阳虚阴盛所为，皆予温阳之法治之，皆差。

例31：厥阴寒逆

范某，女，21岁，学生。

2003年11月11日初诊：头痛年余，恶心，痛重呕吐稀涎，晨起痰多难咳，素畏寒肢凉，经期小腹痛，头痛亦重，便干。

脉弦拘而减。舌淡暗，苔薄腻。

证属：厥阴寒逆。

法宜：温肝散寒。

方宗：吴茱萸汤。

| 吴茱萸8g | 党参12g | 生姜15g | 大枣7枚 | 当归12g |
| 半夏12g | 肉苁蓉15g | | | |

11月25日二诊：上方加减，共服21剂，头痛、恶心止，畏寒已轻，便已畅。上周月经来潮，小腹微痛已不著。脉弦缓，舌淡红，苔已退。上方继服7剂。

【按】脉弦拘而减，乃肝阳虚馁，寒客厥阴，厥阴寒逆上干则头痛，干于胃则恶心、呕吐，下犯胞宫则经行腹痛，阳虚而畏寒。弦而拘，乃寒邪收引凝泣之象。此寒，或为客寒直犯厥阴，或为阳虚阴盛而寒。吴茱萸辛热而散，长于破阴凝，使阴霾散而阳得伸，更重用生姜散寒止呕和胃，故吴茱萸汤为肝寒阴气盛者宜之；若肝阳虚为主者，当以补肝暖肝益肾为主。

例32：肝寒血虚，内伏久寒

金某，女，40岁。

2005年8月23日初诊：偏头痛约20年，左右交替，多于春夏发作，每次发作持续约20天，伴耳肿胀。近几年发作频繁，四季皆可发作，发无定时，他尚可。

脉右沉弦拘紧，左弦细按之减。舌尖红苔白。

证属：肝寒血虚，内伏久寒。

法宜：温肝、养血、散寒。

方宗：当归四逆加吴茱萸生姜汤。

当归12g	白芍12g	桂枝12g	细辛6g	炙甘草7g
通草7g	生姜9片	吴茱萸8g	大枣7枚	川芎8g
麻黄6g	炙川乌12g			

9月2日二诊：上方加减，共服9剂，头不痛，耳不胀。脉沉弦缓滑，按之力逊，舌尖红，苔白少。上方去麻黄、川乌，加生黄芪12g，继服7剂。

【按】左脉弦细而减，乃肝之阳虚血弱，当予当归四逆汤主之。何以知久寒？外无寒袭之表证，内无腹痛、吐利肢厥等寒象，因右脉弦而拘紧，此乃寒邪收引凝泣之脉，故断为久寒伏郁于内。有寒则当散寒，故加麻黄、炙川乌，散寒且止痛。

二诊弦紧已除，知寒邪已散，故去麻黄、川乌。然按之尚减，知正气未充，故加黄芪益肝气。寒既已去，何以仍用细辛？此处用细辛，不在散寒，而在启肾阳，鼓动阳气之升发布散。

例33：厥阴头痛

张某，女，47岁。

1977年7月23日初诊：颠顶痛已13年，时好时犯，屡治不效。夏日户外乘凉，感受风寒，头剧痛，欲撞墙，颠顶尤甚，面色青，手足冷过腕，恶心吐清水，无臭味。

脉沉弦紧。舌质略暗紫，苔白滑。

证属：厥阴头痛。

法宜：暖肝散寒。

方宗：吴茱萸汤。

| 吴茱萸12g | 生姜15g | 党参10g | 甘草6g | 大枣3枚 |

2剂痛缓，6剂痛止。后予逍遥散加吴茱萸，共服半月，至今未发。

【按】肝脉上出额，与督脉会于巅，厥阴寒浊循经上干则巅顶痛。此种头痛，多伴有肢冷吐清水，可绵延10余年而不愈，每于恚怒或受风寒时易发。厥阴寒逆头痛，自有别于感风寒者，无须加芎、芷、羌、防之辛散。唯暖肝散寒，厥阴寒浊不上干于巅，则头痛自愈，虽沉年痼疾，亦可数剂而瘳。

例34：阳虚阴盛

安某，女，50岁。

2002年6月1日初诊：头痛头昏，约四五年，胸闷，气短，无力，身窜痛，足跟痛，阵躁热汗出，汗后身冷，经事已乱，素便秘。曾诊为心肌缺血、糖尿病、高血压。即刻血压180/110mmHg。

脉迟，阴脉弱，阳脉拘紧。舌淡暗。

证属：阳虚阴盛。

法宜：温阳，解寒凝。

方宗：真武汤。

炮附子15g	茯苓15g	白术12g	白芍12g	桂枝12g
麻黄5g	细辛6g	半夏12g	炙川乌12g	当归15g
肉苁蓉18g	干姜6g	山茱萸12g		

8月10日二诊：上方加减，断续服药31剂。头未昏痛，足跟痛、身窜痛，阵热汗出均除，胸闷减未已，便已畅。脉沉小紧无力，关脉如豆，舌淡。血压140/90mmHg。阳未复，寒未尽，继予温阳散寒。

炮附子12g	桂枝10g	麻黄4g	细辛4g	干姜6g
茯苓15g	白术10g	生晒参12g	炙黄芪12g	当归12g
白芍12g	川芎8g	巴戟天12g	肉苁蓉12g	山茱萸12g

10剂，水煎服。

【按】脉迟，阴脉弱，阳脉拘紧，且舌淡暗，乃阳虚阴霾痹阻于上，此即本案之病机，则诸症皆依此病机来解。

头痛头昏、胸闷气短无力，身窜痛，足跟痛，皆阳虚阴寒痹阻所致。

阵躁热汗出，阴虚、气虚、血虚、郁火、瘀血、阴阳两虚等，皆可见此症。本案乃阳虚阴霾痹阻，则此躁热汗出，亦依此病机解。阴盛格阳，虚阳浮动于外而阵躁热汗出，亦属真寒假热的一种表现。此火不可水灭，不可直折，法当温阳使浮游之火下归宅窟，此即引火归原，如格阳、戴阳之白通加猪胆汤、通脉四逆汤等方，附子、干姜回阳，葱白通阳破阴凝，甘草缓诸药，人尿、猪胆汁反佐，防脉暴出、阳暴脱也。本案之方，姜、附回阳，麻黄、桂枝、细辛、吴茱萸、川乌散寒解寒凝，犹白通汤之用葱。因虑其浮阳暴脱，故加山茱萸、白芍反佐以收之，犹白通汤之用人尿、猪胆汁。

血压高至180/110mmHg，再用辛热温阳散寒，尤其药理已证明，麻黄有升压、增加心率的作用，不虑其升压乎？本案之血压升高，当因寒而高。寒则收引凝泣，血脉亦收引挛急，这与西医所说的外周阻力增高有不谋而合之处。解寒凝，血脉得舒，血压反可降低，余临证业已证实，麻、桂辛温散寒，对寒凝而血压高者，确有降压作用。

例35：肝阳虚馁

甄某，女，37岁。

2007年8月20日初诊：头痛三载，服西药可缓解，停药又痛，近1个月病重。伴心烦、恶心，困倦嗜睡，每日睡9～10个小时仍困，情绪消沉。

脉弦按之减。舌淡暗，苔白。

证属：肝阳虚馁，清阳不升。

法宜：益肝升清。

方宗：乌梅丸。

乌梅7g	炮附子15g	干姜7g	桂枝10g	细辛6g
川椒5g	党参12g	当归12g	川芎8g	黄连9g
巴戟天12g	肉苁蓉12g	柴胡10g	生黄芪12g	防风8g

9月17日二诊：上方共服28剂，头痛已10余日未作，精力增，精神振，他症亦除，脉转弦缓。继服7剂，停药。

【按】肝主春生少阳之气，主升发条达疏泄。肝虚，清阳不升，头失清阳奉养，致头痛。阳气者，精则养神，肝虚春生阳气馁弱，故神情委顿。肝为罢极之本，肝虚而懈怠嗜睡。然肝又内寄相火，肝虚阳不升布，相火郁而化热，致心烦；木不疏土，胃气升降悖逆而恶心。乌梅丸温肝阳，补肝体，益肝气，调寒热，恰合本案之病机。加巴戟天、肉苁蓉者，温阳益精血，乙癸同源，且母子相生，补肾即益肝；加黄芪益肝气；加防风、柴胡助肝用，令清阳得升。

吴茱萸汤治厥阴头痛，何不用吴茱萸汤而用乌梅丸？吴茱萸汤长于散寒破阴凝，《神农本草经》云："吴茱萸除湿，逐风邪，开腠理"，更加重用生姜，故吴茱萸散寒破阴凝之力更胜，对寒邪直中厥阴者更佳。乌梅丸长于温肝阳、益肝用、补肝体，且调寒热错杂，故本案选乌梅丸，而不用吴茱萸汤。

例36：阴阳两虚

李某，女，17岁。

2003年10月24日初诊：头痛晕近1年，渐重，不能学习，被迫休学。心烦寐少，每日仅能睡4小时，左胁时隐痛。

脉弦细数按之减。舌稍红，苔少。

证属：阴阳两虚。

法宜：调和阴阳。

方宗：小建中汤。

桂枝10g	白芍20g	炙甘草9g	大枣6枚	饴糖30mL
炙百合18g	生龙骨18g	生牡蛎18g	夜交藤18g	

11月14日二诊：上方加减，共服21剂，头痛减未已，寐向安，每日可睡7个小时，胁痛除，脉弦，略细数，阴液未复。上方加龟板18g、干地黄15g、炒枣仁30g，

又服21剂，脉平症除，已恢复上学。

【按】疼痛缘何而生？《素问·举痛论》曰："寒气入经而稽迟，泣而不行，客于脉外则血少，客于脉中则气不通，故卒然而痛。"这是指寒客气血不通而痛。引而伸之，尚有许多其他因素，皆可导致气血不通而痛，这些因素约而言之，可分为两类，一是邪阻气血不通而痛，属实；一是正虚无力运行气血，不通而痛，属虚。后世概括为"通则不痛，不通则痛"。

小建中汤治虚劳八证，中有腹痛一症，虽未明言头痛，但凡痛，其机理皆相通，故小建中汤亦可治头痛。

小建中汤所治之痛，乃营卫两虚、阴阳俱虚者。阴阳两虚，无力运行，经脉失荣，故拘急而痛。小建中汤酸甘化阴，辛甘化阳，更用姜、草、枣、饴糖以建中州，培营卫生化之源，故可燮理阴阳而治营卫、阴阳两虚之诸痛。

本案脉弦细数按之减；细为阴不足，减为阳不足，阴阳两虚，经脉失荣，故拘急而痛。脉数者非热，乃因虚而数，愈数愈虚，愈虚愈数。《伤寒论》第100条云小建中汤脉象为"阴脉涩，阳脉弦"。涩缘血少，阴血不足；弦则为减，乃阳不足，温煦不及，此脉乃阴阳两虚之脉。小建中汤益阴化阳，方证吻合，故本案之头痛，以小建中汤主之。加龙骨、牡蛎者，取桂枝加龙骨牡蛎汤意，收真气且安神。

二诊，脉按之已不减，示阳气已复；尚细数者，知阴气未充，故加龟板、地黄、炒枣仁，益阴而安神。

例37：阳虚血弱

邸某，女，22岁，学生。

2002年10月20日初诊：后头痛，畏寒，肢冷。

脉沉细涩无力。舌淡暗，苔薄白润。

证属：阳虚血弱。

法宜：养血通阳。

方宗：当归四逆汤。

桂枝12g　　　白芍12g　　　当归12g　　　炙甘草7g　　　细辛6g

通草7g

11月14日二诊：上方共服21剂，头未痛，畏寒肢冷减，脉尚未起，仍予上方加生晒参12g，继服14剂。脉转弦缓，寒象已除。已近期考，嘱服十全大补丸1个月，每服2丸，日2次。

【按】脉沉细涩，乃血虚；细而无力乃阳虚。阳虚不能温煦而畏寒肢冷；厥气上逆而头痛。何以后头痛？盖肾阳虚，且肾与膀胱相表里，阴寒之厥气淫于膀胱，沿经而上，故后头痛。阳虚本当温阳，然辛热伤阴，血弱者不宜，故当养血通阳，当归四逆汤恰合本案之病机，故遵而用之。

二诊厥气上逆止而头痛已，然脉未复，知本尚虚，故予上方加生晒参继服，终以十全大补丸剂缓服，复其正。

例38：阳虚，气血不足

肴某，女，33岁。

2006年8月11日初诊：右侧头痛，寐差，无力，已7年，倦怠无力，精神不振，食差，便溏，经少。

脉沉迟无力，舌淡苔白。

证属：阳虚，气血不足。

法宜：温阳益气填精。

方宗：人参养荣汤。

红参12g	炙黄芪12g	白术10g	茯苓15g	炙甘草7g
川芎7g	当归12g	白芍12g	熟地12g	炒枣仁30g
远志8g	桂枝9g	巴戟天12g	肉苁蓉12g	炮附子12g
炙川乌15g				

9月25日二诊：上方加减，共服42剂，头痛除，精力增，他症亦除，已无不适，脉转缓滑。嘱：继服人参养荣丸1月，以善其后。

【按】天运当以日光明，离照当空，大地生机勃发，人亦应之。头为诸阳之会，阳气充，则头脑聪敏；阳不上达，则头痛昏沉，失却灵光。本案脉迟无力，显系阳气虚衰，阴霾痹阻清空。欲驱阴霾，必振奋阳气。方取人参养荣，温阳益气血，佐以填精，服药月余而渐轻。加川乌者，治阴寒头痛佳。

例39：阴阳两虚

王某，男，22岁，学生。

2002年4月30日初诊：于13年前患结核性脑膜炎，现仍每日皆后头及颠顶痛，项强，昏昏沉沉，困倦，睡眠差，胁胀，口干，弯腰及劳累后腰痛，他尚可。

脉弦按之不足，尺细。舌偏暗红，少苔。

证属：阴阳两虚。

法宜：阴阳双补。

方宗：可保立苏汤。

破故纸6g	炒枣仁18g	白术9g	当归10g	白芍12g
党参12g	茯苓15g	炙黄芪12g	肉苁蓉12g	巴戟天12g
熟地12g	山茱萸12g	鹿角胶12g	川芎7g	刺蒺藜10g
天麻12g				

7月2日二诊：上方加减，共服62剂，头痛项强逐渐减轻，已半月头未再痛，精力增，已无不适，脉已起。邻近暑假，停药。

【按】脉弦按之不足且尺细，显系为虚脉，弦而无力阳气虚，尺细阴精不足。阳气不得上奉，阴精又不能充养，致头痛昏沉，精力不佳。坚持益气填精，正渐复，症渐减。

第七章 不 寐

第一节 概 述

不寐，又称寐不安、不得卧、目不瞑等，俗以失眠称之。不寐为临床常见病，余常以酸枣仁汤、柏子仁丸、天王补心丹、朱砂安神丸等安神之方治之，无效者屡屡，有些久治不愈，甚感郁闷。临床既久，思路渐有开拓，不再囿于安神之一途。

我现在治疗不寐证，总的思辨方法可概括为四点：

1. 理论指导：理论渊源来自《内经》《伤寒论》《金匮要略》。深入领悟经典相关论述，可拓宽思路，指导实践。

2. 要胸有全局，通盘分析。

3. 辨证时首分虚实。

4. 以脉诊为中心的辨证论治方法。

这四点，既是我对不寐证的思辨方法，也是我对所有病证的思辨方法。

一、理论指导

（一）《内经》指导

1. 不寐属于神志的病变。心藏神，心主神志。《内经》云："神者，正气也""血气者，人之神""神者，水谷之精气也""五味入口，藏于肠胃，味有所藏，以养五气，气和而生，津液相成，神乃自生""阳气者，精则养神""火之精为神""积精全神"等。这些论述说明，神赖人身正气之奉养。凡能影响正气奉养心神的诸因素，都可造成神的功能失常而出现不寐。这些因素可概括为虚实两大类。虚者，正气亏虚，无力奉养而不寐；实者，邪扰心神而神不安，不得寐。治疗大法为虚者补之，实者泻之。

2. 卫气。《内经》从卫气的昼夜运行，揭示了不寐的病机。《灵枢·大惑论》曰："夫卫气者，昼日常行于阳，夜行于阴，故阳气尽则卧，阴气尽则寤。"又云："卫气不得入于阴，常留于阳。留于阳则阳气满，阳气满则阳跷盛，不得入于阴则阴气虚，故目不瞑矣。"

《灵枢·邪客》曰："今厥气客于五脏六腑，则卫独卫其外，行于阳，不得入于阴。行于阳则阳气盛，阳气盛则阳跷陷，不得入于阴，阴虚，故目不瞑。黄帝曰：善。治之奈何？伯高曰：补其不足，泻其有余，调其虚实，以通其道而去其邪，饮以半夏汤一剂，阴阳已通，其卧立至。"

【按】卫日行于阳，夜行于阴，阴阳交谓之泰，昼精而夜暝。若卫阳不能入于阴，则阴阳不交，阴阳不交谓之痞，则不得寐。阴阳不交，不外虚实两类。

实者，阳盛不得入于阴，或厥气客于五脏六腑，邪阻阴阳不交。虚者，阴虚不能制阳，亦使阴阳不交，卫阳不得入于阴，故不寐。故总的治则为"补其不足，泻其有余，调其阴阳"。阴阳通，其卧立至。

3.《内经》论述中，不寐证的具体原因：

《素问·水热穴论》曰："水病下为胕肿大腹，上为喘呼不得卧者，标本俱病。"

【按】此不得卧，可解为水肿上干于肺而喘，不能平卧；亦可解为水气阻隔，阴阳不交而不得寐。

《素问·评热病论》曰："不能正偃者，胃中不和也。"

【按】此言胃不和则卧不安。然胃不和的因素颇多，寒热虚实皆有，胃本身的病变及其他脏腑病变干于胃者，皆可胃不和而不得卧。又云，诸水病者不得卧，水病原因亦颇广，一旦水蓄，则阻隔阴阳相交，皆可不寐。

（二）仲景论不寐

1. 热扰心神不得眠。有：

热扰胸膈不得眠的栀子豉汤证；

阴虚水热互结之猪苓汤证；

阴虚火旺的黄连阿胶汤证、百合地黄汤证；

阳明腑实的承气汤证等。

2. 阴盛阳虚不得眠。有：

干姜附子汤证之昼日烦躁不得眠；

阴盛已极而阳气外亡之通脉四逆或白通加猪胆汁汤等。

3. 阴血亏不得眠。有：

虚劳虚烦不得眠之酸枣仁汤；

大汗后，胃中干，烦躁不得眠；

咳逆上气，其脉数而有热，不得卧者。

4. 痰饮阻遏不得眠。有：

痰浊壅塞之皂荚丸证；

肺痈，喘不得卧之葶苈大枣泻肺汤证；

痰痹胸阳而咳唾短气不得卧之瓜蒌薤白半夏汤证；

饮停胸膈之木防己汤证；

水气凌心之真武汤、苓桂术甘汤证。

5. 湿盛遏阳不得眠。有：

水湿遏阳而暮躁不得眠之芪芍桂酒汤及桂枝加黄芪汤证；

狐惑不得眠之甘草泻心汤证等。

6. 气血郁滞不得眠。有：

气血郁滞不得卧之枳实芍药散证等。

从上述经典论述来看，不寐因虚者，包括阴阳气血之虚，病位包括心经自虚及其他脏腑正虚而不能奉养。实者，乃邪扰于心而神不安，其邪包括六淫、七情、不因外因及内生之邪，病位或心经自病，或其他脏腑上扰于心。尚有虚实兼杂者，当辨虚实孰多孰少。正如景岳所云："不寐证，虽病有不一，然唯知邪正二字则尽之矣。"治疗大法，不外虚者补之，实者泻之，使阴阳相交，自然安泰。倘能知此，则全局在胸，全盘皆活，不囿于一方一法，或几个僵死套路，圆机活法，出神入化，随心所欲不逾矩，众多方子可随手拈来，皆成治不寐之妙方。

二、首分虚实

既然不寐证总的原因不外邪正两端，故辨证时首分虚实。病情简单而典型者，固然好分，但虚实兼夹及不那么典型者，辨之却难，须长期临床磨炼。

三、脉诊为中心辨证论治方法

既然辨证须首分虚实，而虚实之分，要在脉之沉取有力无力，有力为实，无力为虚。作为一个中医，能分清虚实，谈何容易。有两种脉象是很容易混淆的：一种是邪气郁遏太甚，脉见沉迟涩小，状似阴脉，实非阴脉，乃邪实之甚。一种是脉弦大搏指，此为实脉，若过于实大，反是正气内虚，真气外泄，大虚之脉，须四诊合参，仔细斟酌。

第二节 医案举隅

例 1：痰蕴不寐

徐某，男，22 岁，本校学生。

2006 年 6 月 9 日初诊：寐少已半年，每夜约睡 3 个小时，午休亦睡不着。身躁热，五心烦热。

脉缓滑，舌嫩绛苔白。

证属：痰浊蕴阻，阴阳不交。

法宜：化痰，交通阴阳。

方宗：半夏秫米汤。

半夏 40g　　　秫米 1 把

3 剂，水煎服。

6 月 12 日二诊：药后已可睡六七个小时，中午亦能入睡。因能入睡，精神亦振，身之躁热亦减。脉滑。舌已转红，苔白满布。防其热起，故于上方加黄连 9g。4 剂，水煎服。药尽睡眠已正常，学习效率亦提高，甚为高兴。

【按】因其脉缓滑，诊为痰阻阴阳不交而不寐，予半夏秫米汤。若依其舌症，身躁热，五心烦热，舌绛，显系阴虚之证，半夏温燥伤阴当为禁忌，宜天王补心丹之类，养阴安神。

若果为阴虚不寐，脉当细数，或阴不制阳而阳浮。但此案脉是缓滑，缓主脾虚有湿，滑脉为痰，故诊为痰浊蕴阻而不寐。何以见躁热、五心烦热？以脉缓滑，知非阴虚，乃痰浊蕴阻，阴阳不交，卫阳游行于外而躁热、五心烦热。痰除，阴阳相交，其热自除。何以舌嫩而绛？嫩乃虚舌，绛乃血运不畅、脾虚痰阻，升降出入失其常度，血运不畅，舌可嫩绛，或红绛而暗，此舌不以热看，因脉无热象。此即余以脉诊为中心的辨证方法，以脉解症，以脉解舌。

俗皆以五心烦热为阴虚的主症，故临床往往一见五心烦热，即诊为阴虚，而予大量养阴清热之品。阴虚者，固可五心烦热，然必脉细数，舌红绛少苔。但不可只知其一不知其二。湿阻阳郁、痰热蕴遏而阳郁、气虚阳郁、阳虚阳郁、瘀血阻塞新血不生而烦热等等，皆可造成五心烦热，不可囿于阴虚之一端，误导后学者。

例 2：脾虚痰扰，阴阳不交

姬某，女，23 岁。

2006 年 4 月 7 日初诊：寐不安，一夜约睡四五个小时，朦朦胧胧，头晕昏沉，精力不济，气短乏力。

脉弦滑，按之不足。舌嫩红，苔略厚。

证属：脾虚痰扰。

法宜：健脾化痰，交通阴阳。

方宗：半夏秫米汤。

清半夏 30g　　秫米 1 把

3 剂，水煎服。

6 月 12 日二诊：服上方 3 剂，睡眠已正常。近又失眠，症如前。脉弦濡。苔白腐。上方 4 剂，未再诊。患者系本校学生，后相遇告愈。

【按】半夏秫米汤出自《灵枢·邪客》曰："今厥气客于五脏六腑，则卫气独卫于外，行于阳，不得入于阴。行于阳则阳气盛，阳气盛则阳跷满，不得入于阴，阴虚，故目不瞑……饮以半夏汤一剂，阴阳已通，其卧立至。"

何谓厥气？厥气者，邪气也。《太素·营卫气行》注："厥气，邪气也。"邪气广矣。此方邪气指何？以方测证，此邪当属于痰湿之类。痰湿客于脏腑，气机被阻，升降失司，阴阳不交。

阳入于阴则寐，阳出于阴则寤。痰湿阻隔，卫不得入，阴阳不交，故不寐。半夏体滑辛温而燥，除湿化痰和胃，壅塞除，升降出入复其常，自然安卧得寐。

本案脉弦滑按之不足，且苔略厚。按之不足乃脾虚之征，脉滑苔厚乃痰湿中阻，弦乃气机不畅，故诊为脾虚痰扰。阳不入阴而卧不安，睡亦朦胧；清阳不升而头昏沉、气短，清阳不实四肢而身倦乏力。故方取半夏秫米汤除湿化痰，交通阴阳。半夏治不寐，当重用30~60g较佳。后世多以温胆汤治痰蕴之失眠，其意同于半夏秫米汤。

例3：痰热蕴阻

李某，男，70岁。

2004年4月13日初诊：睡眠不稳朦胧，易醒，断续而眠，至夜身热，胃脘不舒，痞满嗳气，便虽不干然不畅。

脉弦缓滑稍大，舌可苔黄厚。

证属：痰热蕴阻。

方宗：黄连温胆汤。

黄连12g	黄芩12g	半夏18g	胆南星10g	天竺黄12g
枳实9g	石菖蒲9g	竹茹8g	瓜蒌30g	橘红10g
茯苓15g				

5月19日二诊：上方共服35剂，睡眠已可，饮食正常，食后胃尚微满，大便欠畅。上方加焦三仙各12g，继服14剂。

【按】 经云：胃不和则卧不安。胃不和，原因颇多，虚实寒热皆有，皆可影响心神而卧不安。此例脉弦缓滑大，弦乃气郁，滑为痰。缓而大者，乃纵脉，纵主热，景岳云："缓而滑大者多实热。"再征之于舌、苔黄而厚，故诊为痰热蕴阻。痰热蕴阻于胃，胃气不降而上逆，故卧不安。

入夜身热者，因痰热蕴阻，热淫而热。《伤寒论》第278条曰："伤寒脉浮而缓，手足自温者，系在太阴……以脾家实。"

例4：痰热内扰

王某，男，19岁。

2005年9月20日初诊：寐少，入睡难，每夜睡5小时左右，虽寐亦不实，烦躁，心绪不宁，精力不能集中，学习成绩明显下降，已半年余。因读高三，冲刺阶段，倍加焦急，寐更差。服安眠药，白天困，昏昏沉沉，头脑更不灵光。

脉沉弦滑数，舌略红苔薄白。

证属：气滞，痰热内扰。

法宜：疏肝理气，清热涤痰。

方宗：四逆散合升降散佐以涤痰。

柴胡7g	枳实9g	白芍10g	炙甘草6g	僵蚕12g
蝉蜕5g	姜黄10g	大黄3g	栀子10g	黄连10g
天竺黄12g	半夏15g	瓜蒌18g	竹茹8g	琥珀粉2g（分冲）

10月18日二诊：上方共服28剂，睡眠已可，尚欠实，精力尚不够集中。

脉阳旺阴弱。舌嫩绛少苔。

证属：水亏火旺，心肾不交。

法宜：泻南补北。

方宗：黄连阿胶汤。

黄连 12g　　黄芩 9g　　生白芍 12g　　干地黄 15g　　阿胶 15g

生龙齿 15g　　鸡子黄 1 枚（冲入）

11 月 9 日三诊：上方共服 21 剂，寐已可，精力振作，脉已平，转缓滑。嘱服天王补心丹 1 月，以固疗效。

【按】一诊脉沉弦滑数，沉弦乃气滞，滑数乃痰热内郁，故法宜疏肝理气，清热涤痰。

邪退而正虚之象显露，脉呈阳旺阴弱，乃水亏火旺之征，故转予泻南补北，以黄连阿胶汤主之。

阳旺阴弱之脉，可见于以下几种情况：

一种是阳旺有力，而阴脉细数，且见虚热之症，此乃水亏火旺，法当泻南补北。

一种是阳旺洪大，阴脉细数，乃水亏上热，因阳脉洪大，乃热在气分，属无形之热，位在肺胃，亦当滋水清热，方宗玉女煎法，以石膏知母清肺胃之热，以冬、地金水相生滋阴水。

一种是阳旺而阴脉沉数者，乃郁火上冲，当清透郁热，方宗升降散方。

一种是阳旺按之无力，尺细数，乃阴亏不能制阳，虚阳上浮，法当滋阴潜阳，方宗三甲复脉汤主之。

一种是阳旺按之无力，尺细弱无力，乃下焦阴寒内盛，格阳于上，法当引火归原，方宗通脉四逆加猪胆汁汤，或四逆汤加山茱萸。

例 5：肝胆湿热

贾某，男，58 岁，定州人。

2007 年 6 月 29 日初诊：失眠 1 年，近 3 个月加重，服安眠药亦每日仅能睡 2 小时。口中甜，常下利。

脉弦濡数，舌苔薄腻。

证属：肝胆湿热。

法宜：清利肝胆湿热。

方宗：甘露消毒饮。

茵陈 18g　　白蔻仁 7g　　滑石 15g　　川木通 7g　　石菖蒲 9g

黄芩 9g　　川厚朴 9g　　苍术 12g　　半夏 30g

8 月 17 日二诊：上方加减，共服 49 剂，半夏增至 50g。不用安眠药，已可睡 6 个多小时，他症已除，脉转弦缓，苔退。继予温胆汤 14 剂。

【按】湿热内扰，心神不宁而寐不安；亦可湿热熏蒸，蒙蔽心窍而嗜睡，表现虽异，皆当予清热化湿法治之。重用半夏者，取半夏秫米汤意。《中医杂志》曾报道半夏重用至 60g 效佳。

不寐原因颇多，而以半夏所治之不寐，以何证为宜？因半夏辛燥，燥湿化痰，适于痰湿蕴阻而胃不和，斡旋失司，水火不交者为宜，故云半夏交通阴阳，并非什么失眠都可用。

例 6：火郁梦魇

刘某，女，43 岁。

1992 年 3 月 14 日初诊：寐差梦魇，心烦头昏，胸闷口渴，时恶寒，痛经，已有年余。

脉沉数，寸旺，尺涩。舌红苔黄腻。

证属：湿遏热伏，熏蒸于上，血瘀于下。

方宗：升降散加利湿活血之品。

僵蚕 12g	蝉蜕 5g	姜黄 9g	连翘 15g	栀子 9g
豆豉 12g	茵陈 18g	滑石 15g	藿香 12g	生蒲黄 10g
炒五灵脂 12g				

3 月 25 日二诊：上方共服 10 剂。寐已可，梦魇未作，上症已不著。少腹冷痛，乳胀痛，腰痛，经欲行。

脉弦略数，寸已不大，尺尚涩。舌已可。

证属：郁热未靖，气血不畅。

法宜：行气活血。

炒五灵脂 12g	生蒲黄 10g	桃仁 10g	红花 10g	川芎 8g
当归 12g	柴胡 8g	橘叶 9g	元胡 10g	乌药 8g
丹皮 12g				

5 剂，水煎服。

【按】脉沉而数，沉主气滞，数主热；又兼苔黄腻，知为湿热郁遏，热郁于内。湿热上熏而寸旺，心烦头昏；痹阻于胸则胸痞，心气翕合不利而梦魇，心神不安而寐差，津液不布而口渴。时恶寒者，乃阳郁不达，外失阳之温煦而恶寒。尺涩者，乃血泣，故痛经。法宜化湿、清透郁热，佐以活血。

二诊脉弦略数，寸已平，尺尚涩，腻苔已退，知湿已化，郁热已透。然尺尚涩，且经前腹痛、乳胀、腰痛，知气血瘀滞胞官。气滞血瘀，阳气不达，致小腹冷。

俗皆以痛经时小腹冷为胞寒。这种寒冷感觉可轻可重，重者如冰；冷时亦喜按，热敷亦可缓解。往往将这种冷痛、喜暖、喜按断虚寒证，而予温补，实则未必妥当。须知阳虚者固可寒；然邪滞者，阳气不得外达，亦可寒。包括火郁、湿热、瘀热、郁闭者，皆可令少腹寒痛。其分别之关键在脉，沉而有力者为邪阻，沉而无力者为正虚。此例尺沉涩有力，属气滞血瘀阻遏阳气，乃寒痛，故以行气活血为治。

例 7：郁热内扰

王某，女，67 岁。

1990 年 4 月 7 日初诊：寐少，或每日二三个小时，或三四个小时，或彻夜不眠，心烦躁热，恶与人言，来客则闭门避之。头鸣面热，劳则气喘，食欲不振，身倦无力，溲频便干。

脉沉而数关弦，舌嫩绛少苔。

证属：肝郁化火，火热内扰，阴分已伤。

法宜：疏肝解郁，清透伏火，佐以养阴。

方宗：升降散合一贯煎。

僵蚕 10g	蝉蜕 4g	姜黄 7g	大黄 3g	栀子 8g
麦冬 10g	生地 10g	丹皮 8g	丹参 12g	绿萼梅 6g
女贞子 12g	旱莲草 12g	玫瑰花 6g	夜交藤 18g	

4月27日二诊：上方加减，共服18剂，寐已好转，心烦躁热皆减。倦怠短气，寐尚欠安，口干。

脉小数不实，舌嫩绛少苔。

证属：气阴两伤。

法宜：益气阴，安心神。

方宗：天王补心丹。

麦冬 20g	沙参 30g	丹参 30g	柏子仁 30g	山药 30g
炒枣仁 40g	山茱萸 20g	西洋参 20g	天花粉 20g	莲子 30g
生龙骨	生牡蛎 30g	生麦芽 30g		

1料，浓煎收膏。

另：琥珀 10g、珍珠粉 10g、辰砂 7g，共研细面，搅入膏中，早晚各1匙。上膏加减共服3料。

【按】因与其故交，常有往来，知至今康泰，睡眠平稳。

初诊脉沉而数，乃郁火内伏；关弦乃气郁不舒，郁火不得外达而内扰，致心烦不寐。火退呈气阴不足之象，以脉小数不实可知，故转予益气阴，调理而愈。

例8：热扰心神

金某，女，20岁。

2001年12月7日初诊：心悸失眠，思绪纷纭，心中烦，精力不能集中，记忆力低下，月经超前。

脉沉滑数，舌偏红。

证属：热扰心神。

法宜：清热安神。

方宗：栀子豉汤。

栀子 12g	豆豉 12g

4剂，水煎服。

12月11日二诊：药后脉症如前，溲频。热邪未清。

栀子 12g	豆豉 12g	僵蚕 10g	蝉蜕 4g	姜黄 8g
大黄 4g	连翘 15g	麦冬 12g	生甘草 8g	夜交藤 18g

12月21日三诊：上方共服10剂。心悸、失眠、心烦已减，每日可睡五六个小时，

中午睡不着。卧则耳鸣，头鸣且跳，小溲频。

脉阳弦尺弱。舌嫩红，齿痕。

证属：肾亏，阳亢化风。

法宜：滋水涵木，潜阳息风。

方宗：三甲复脉汤。

生龙骨 18g	生牡蛎 18g	龟板 15g	炙鳖甲 15g	干地黄 15g
麦冬 12g	山茱萸 15g	生白芍 15g	山药 15g	炒枣仁 40g
柏子仁 30g	阿胶 15g	芡实 30g	覆盆子 15g	

2002年1月18日四诊：上方共服25剂，症除，睡眠正常，精力增，学习效率明显提高。脉转弦缓。上方再服10剂，以固疗效。

【按】心藏神，主火而畏火。火热内扰，则烦乱、不寐、心悸诸症随之而起。故失眠而因于火者，必先泻火，火去，神乃得安。栀子豉汤辛开苦降，即治火热内扰之"虚烦不得眠，若剧者，必反覆颠倒，心中懊侬"，故首诊予栀子豉汤。

服后脉症如前者，乃栀子豉汤清透力薄，故二诊合升降散，增其透散之力。连服10剂，火热方退，诸症好转。

三诊火退后，虚象复露。何以知已现虚象？因脉见阳弦阴弱。阴弱者，水亏；阳弦者，肝木失涵，风阳上扰，致耳鸣、头鸣且跳动，故予三甲复脉汤，滋水涵木，潜阳息风。

例9：气滞热郁

余某，男，21岁，学生。

2007年1月9日初诊：寐差1个月余，每日约睡4个小时，寐则多梦，盗汗，头昏脑涨，心绪不宁。已届期末考试，复习效差，心中焦急。胃凉，下肢冷，吞酸烧心，食后胃中如蚁行。服用雷尼替丁每日300mg，已两个月。牙龈萎缩，刷牙出血。

脉沉弦数。舌略红少苔。

证属：气滞热郁。

法宜：透达郁热。

方宗：枳实栀子豉汤。

栀子 12g	豆豉 12g	枳实 9g

1月19日二诊：上方共服7剂。睡眠已有好转，烧心吞酸尚重。上方加黄连10g、吴茱萸3g、醋瓦楞子18g、蒲公英30g。

3月27日三诊：上方共服14剂，春节回家停药，现睡眠可，盗汗、烧心轻，腹及下肢尚凉，脉沉弦滑，舌略红，此火郁未靖。

柴胡 9g	枳实 9g	白芍 10g	炙甘草 6g	僵蚕 12g
蝉蜕 5g	姜黄 10g	连翘 12g		

7剂，水煎服。

【按】因脉沉弦数而诊为气滞火郁。主症为寐差、心烦、头昏，乃热在上焦，故以枳实栀子豉汤宣透上焦郁热。烧心吞酸乃郁火犯胃；胃凉下肢冷，乃火郁阳气不达。

枳实栀子豉汤治"大病差后劳复者。""大病差后"指正气已虚。劳复，包括劳心、劳力、房劳、食复，或夹外邪；或夹内生之邪；或大病差后余邪未尽，炉烟虽息，灰中有火，因劳而复发者。观所用之方，栀子豉汤宣透胸膈郁热，枳实破气行痰，畅达气机，使郁热得以透达。从这个方子组成来看，首先是针对实证而不是虚证，是针对热证而不是寒证，是针对气滞热伏而且位在上焦的郁热证。

根据这一方义的分析，则枳实栀子豉汤就不拘于是否有"大病差后"的病史，也不囿于是否大病以后正虚，就是个气滞热郁，故本案径予枳实栀子豉汤，宣透胸膈之郁热。

二诊因火邪犯胃而烧心、吞酸，故加左金丸、瓦楞子治标以治酸。

三诊，腹及下肢凉，乃火郁阳气不达，继予四逆散合升降散，继续透达郁热。三诊虽方药有异，但基本病机未变，皆以清透郁热为主。

例 10：火热郁伏

崔某，女，53 岁，邯郸市人。

2006 年 6 月 9 日初诊：阵心慌，心动过速，入睡难，常半夜两点尚难成寐，日睡三四个小时，阵汗出，两肩痛如落枕，足心热。

脉沉弦躁数且小，舌嫩红少苔。

证属：火热郁伏。

法宜：清透郁热。

方宗：升降散合栀子豉汤。

僵蚕 12g	蝉蜕 5g	姜黄 9g	大黄 4g	栀子 9g
豆豉 12g	连翘 12g	丹参 15g		

7 月 28 日二诊：上方加减，共服 35 剂，已无不适，脉转弦滑数，舌嫩红。上方去大黄，加黄连 9g、瓜蒌 15g、半夏 9g，7 剂，水煎服。

【按】 脉沉弦躁数，乃火热郁伏；脉小者，不以阴虚看，因脉有力，乃闭郁较甚而脉小，仍属郁象。郁热内扰而心神不安，见心慌、心动过速、不寐等。方以升降散合栀子豉汤透达郁热。气机畅，脉得起，转为滑数，加小陷胸汤清化痰热。

例 11：热扰不寐

李某，男，49 岁。

2004 年 7 月 11 日初诊：寐少已 20 年，轻时每日约可睡四五个小时，虽寐亦多梦纷纭；重时常彻夜不眠。心烦意乱，头昏易怒。屡用安眠药，舒乐定服 4 片亦不起作用，反倒次日昏昏沉沉。便略干。

脉沉而滑数，舌红苔薄黄。

证属：郁热夹痰扰心。

法宜：宣透郁热兼以化痰。

方宗：栀子豉汤。

栀子 12g	豆豉 12g	姜黄 10g	黄连 10g	知母 6g
大黄 5g	半夏 15g			

7 剂，水煎服。

7 月 19 日二诊：药后症如上，便解已畅。脉仍沉滑数，其力已减，两尺动。上方加龟板 30g、黄柏 7g、干地黄 15g。

8 月 30 日三诊：上方共服 28 剂，已不服安眠药，每日可睡五六个小时，入睡迟，晨起头昏。脉沉滑数已不盛，尺脉已平，舌红且暗。脉已不大，邪已衰；仍滑数，痰热未靖。继予前法，清涤余邪。

黄连 12g	栀子 12g	豆豉 12g	半夏 15g	胆南星 12g
天竺黄 12g	竹茹 7g	枳实 8g	石菖蒲 8g	陈皮 9g
茯神 15g	夜交藤 30g	远志 10g		

【按】脉沉而数，仍火郁；滑乃痰，故诊为痰火扰心。首方主以栀子豉汤宣透胸膈郁热。黄连、知母清热泻火。姜黄气分血药，宣达气机，使郁火得以通达。用大黄泄热下趋，亦给郁火以出路。用半夏者，化痰且交通阴阳。

半夏交通阴阳治不寐，当属痰湿蕴于中焦，升降失司，心肾不交者。若其他原因之不寐，则非半夏所宜。

二诊尺动，动为阳。从阳求阴，脉动知为阴不足，不能制阳，阳亢而动。故于方中加龟板、黄柏、干地黄，合上方中已有之知母，成大补阴丸之意，滋阴降火，以使水火相交。

三诊，脉滑数已不盛，知邪虽减而未靖。然尺动已平，知相火已宁。故继予清化痰热，宗黄连温胆汤主之。

例 12：火热炽盛

霍某，男，30 岁。

1991 年 5 月 18 日初诊：本人为烟酒公司干部，平素善饮，春节饮酒过多，呕吐、心慌，不能眠，心中躁热烦乱，惊恐怵惕，头昏沉，困乏无力。

脉弦滑数大，舌红苔黄。

证属：火热炽盛。

法宜：清热泻火。

方宗：黄连解毒汤。

黄连 12g	黄芩 10g	栀子 12g	川木通 7g

4 剂，水煎服。

6 月 21 日二诊：上方共服 8 剂，吐止，心慌偶作，睡眠好转，体力精神已可，但因家中盖房，饮酒过多，症又复作。脉弦数，苔白厚。上方加茵陈 30g、滑石 15g、藿香 12g、苍术 10g、川厚朴 10g，历半月方愈。

【按】脉滑数而大，舌红苔黄，显系火热炽盛。火扰心神而躁扰不眠，心神不宁而心悸惊怵，火热上灼而头昏呕吐。黄连解毒汤泻火解毒，火去神安。二诊苔厚，湿浊又起，故加化湿之品，半月方愈。

例 13：气血两燔

戎某，男，78 岁，栾城人。

2006 年 12 月 5 日初诊：去年冬天煤气中毒，昏迷六七个小时，高压氧舱治疗一个月，基本恢复。之后周身痒，皮肤干，搔后起皮屑。入睡难，卧后两三个小时方能朦胧入睡，1 日约睡四五个小时。心电图：心肌缺血，早搏。面暗，手暗如烟熏。

脉洪大而滑。舌略淡，苔白润。

证属：气血两燔。

法宜：清气凉血活血。

方宗：清瘟败毒饮。

生石膏 30g	知母 6g	黄芩 9g	黄连 10g	栀子 10g
连翘 15g	丹皮 12g	赤芍 15g	竹叶 7g	水牛角 30g
紫草 30g				

12 月 22 日二诊：上方加减共服 17 剂，寐已可，痒减半，面及手色暗减轻。脉弦滑略大。舌同前。上方加桃仁 12g、红花 12g，继服 10 剂。

【按】煤气中毒后，智力虽已恢复，然脉仍洪大，且正值隆冬，脉不敛藏，乃热毒内蕴，燔灼气血。

何以知气分热盛？据脉洪大可知。何以云热灼血分？以身痒起皮，且面手黑可知之。热邪深入血分，则耗血动血。血耗，不能养肌肤，致周身痒且起皮屑；热烁而血行瘀泣，致面手色黑。热毒内扰而寐不安。

气血两燔，舌当深绛，何以此案舌反淡？吾辨证以脉为主，因脉洪大而诊为热盛燔灼，则此舌淡，乃热邪耗血，血耗而不荣，故舌淡。故虽舌淡，仍予清瘟败毒饮清之。这种判断对否？以实践为据。药后不仅寐已可，且他症亦减，基本达到预期，故这一辨治可信。

例 14：阳盛而狂

王某，男，84 岁。

1982 年 3 月 1 日初诊：自春节后，彻夜不眠，以夜为昼，狂躁不安，或外出，或翻物，片刻不宁，亲疏不辨，语无伦次，口不渴，食尚可，便不干，溲频涩少。面颊红。

脉洪滑有力，舌红而裂。

证属：火热内扰，逼乱神明。

法宜：泻火佐以养阴。

方宗：黄连解毒汤。

| 黄连 10g | 黄芩 10g | 栀子 12g | 大黄 6g | 连翘 15g |
| 石膏 30g | 元参 15g | | | |

2 剂，水煎服。

3月3日二诊：药后未泻，夜较前安静，可睡两个小时。脉势稍敛。上方加芒硝18g（分冲）、竹沥水40mL（分冲）。

3月5日三诊：药后泻5次，下大量胶黏臭秽之便。入夜已可睡4个小时，狂躁之势渐平。脉象趋缓。继予清热养阴之剂。

| 黄连10g | 栀子10g | 连翘15g | 麦冬12g | 天冬12g |
| 元参15g | 竹沥水40mL（分冲） | | | |

3月12日四诊：上方连服7剂，狂躁已除，每日可睡六七个小时，溲畅。脉缓滑，舌已不红，尚有裂纹，颧红已退。嘱服天王补心丹半月以善后。

入冬，其家人来诊，询其父，曾因感冒呕吐，吐出大量痰涎，自此安然。

【按】脉洪滑有力，知火热内扰，逼乱神明，故不寐狂躁，首当泻其火热。下后热挫，渐安。

溲频数而涩少，且舌红而裂，乃阳盛阴伤，化源已涸，故热退转而养阴，诸症渐安。

脉洪滑，乃热夹痰，虽兼顾其痰，毕竟涤痰力轻，致后因感冒呕吐，吐出大量痰涎。本案本当吐其痰涎，古代医案常有吐痰一法，惜吾荒疏，罕用吐法。

例15：木火扰心

齐某，男，29岁。

2006年7月24日初诊：睡眠差，每晚约睡四五个小时，已4个月。心烦，头昏，易怒，精神不能集中。

脉弦数，舌红苔少。

证属：肝火盛。

法宜：清泻肝火。

方宗：龙胆泻肝汤。

| 龙胆草5g | 栀子9g | 黄芩9g | 生地15g | 川木通7g |
| 丹参15g | 夏枯草18g | 夜交藤12g | 丹皮12g | 生甘草7g |

8月14日二诊：上方共服12剂，睡眠已正常，心烦头晕亦除。脉弦已不数，但尺脉稍旺，舌已不红。予：知柏地黄丸，每早服2丸；天王补心丹，每晚服2丸。连服半月。

【按】脉弦数，且寐少、烦躁，舌红，显系木火扰心，故予龙胆泻肝汤，去车前、泽泻利湿之品，去当归之辛温走窜，改甘寒之丹参，更增丹皮、夏枯草以清肝，夜交藤以安神。

二诊尺偏旺，乃肾水亏，相火旺。缘何尺旺？盖因肝火盛，下汲肾水而水亏，致肾中相火萌动而尺旺。予知柏地黄丸以滋肾水、泻相火；予天王补心丹养阴清热安神。

例16：肝经郁热

李某，男，20岁。

2002年9月18日初诊：头昏，难以成寐，目胀。

脉弦滑数，舌红苔白。

证属：肝经郁热。

方宗：四逆散合泻青丸。

柴胡 8g	枳实 9g	白芍 10g	炙甘草 6g	龙胆草 6g
栀子 9g	防风 7g	僵蚕 12g	大黄 4g	

9月25日二诊：上方共服7剂，已能入睡，头尚不爽，目难受。便稀，日2次。脉弦滑数，舌稍红，苔微黄。上方去大黄，加桑叶9g、菊花7g、苦丁茶7g，7剂，水煎服。

【按】脉弦乃肝气郁结，滑数为肝经热盛。木火扰心而神不安，致入睡难；木火上扰而头昏目胀。方取四逆散解肝之郁，泻青丸清肝之热。木火靖，心神自宁。

例17：肝郁化火伤阴

刘某，女，35岁。

2004年10月19日初诊：寐少，每夜睡三四个小时，已7年，头晕、心烦、易怒，精神不能集中，咳嗽，生气后左胁痛，月经超前，晨起脸胀，便干。每日服艾司唑仑。

脉沉弦细数，舌红少苔。

证属：肝郁化火伤阴。

法宜：养阴柔肝、舒肝。

方宗：一贯煎。

生地 30g	麦冬 15g	沙参 15g	白芍 15g	川楝子 9g
郁金 9g	丹皮 12g	桑叶 9g	炒枣仁 30g	炙杷叶 10g

12月28日二诊：上方共服45剂，头晕、咳嗽、胁痛已除，寐尚差，安眠药已停。脉弦细数，舌嫩绛少苔。症虽减，然肝阴未复，睡眠仍差，故予前方加生龙骨、生牡蛎、龟板、鳖甲各18g，去炙杷叶。

2005年1月17日三诊：上方共服32剂，上症皆除，睡眠保持在七八个小时，脉弦缓，舌可。已愈。

【按】失眠头晕、心烦，因脉弦细数，故诊为肝郁化火伤阴，予一贯煎主之。肝郁化火伤阴，魂不安；且肝火扰心，心亦不宁，致少寐烦怒；肝经不舒而胁痛。一贯煎柔肝舒肝。加炙杷叶者，佐金平木。

炒枣仁虽安神之常用药，因其酸而敛，故邪实者不宜。此例肝阴不足，用以补肝宁心。余初临床时，仅用10g左右，效不显。后观仲景酸枣仁汤量重，故改用30～60g时，疗效明显增强。可见，此药在对证的情况上，量宜大。

例18：肝风内旋，扰动心神

吴某，女，75岁。

2001年12月17日初诊：寐少，已十几年，每晚约睡三四个小时，醒后心悸、心烦、头晕、头汗，烘热。有高血压史，药物控制在135/90mmHg左右。

脉弦且劲。舌暗红，苔少。

证属：肝风内旋，扰动心神。

法宜：平肝息风安神。

方宗：三甲复脉汤。

生龙骨 30g　　生牡蛎 30g　　败龟板 18g　　炙鳖甲 18g　　生石决明 30g

生白芍 15g　　山茱萸 15g　　丹皮 10g　　五味子 5g　　炒枣仁 40g

干地黄 15g　　柏子仁 15g　　合欢花 10g

2002 年 1 月 8 日二诊：上方共服 21 剂，睡眠好转，每日可睡六七个小时，心悸、心烦、头晕、头汗、烘热已不著。脉弦已不劲，舌暗红。上方加丹参 18g、生蒲黄 9g、桃仁 12g、红花 12g。

2 月 3 日三诊：上方又服 25 剂，睡眠稳定，精神、饮食皆可，脉弦兼滑，舌暗红已轻。上方继服 10 剂，以固疗效。

【按】脉弦劲，乃肝风已动。脉贵和缓，脉缓为有胃气、有神、有根之征。脉之和缓，必阳以温煦，血以濡润。肝阴不足、筋脉失柔，脉则弦劲，化作肝风。肝风内窜扰心，则心烦、心悸、不寐；肝阳外淫则阵阵烘热、汗出；肝风上扰，则头晕。治必滋阴潜阳，平肝息风。方取介属以潜镇，白芍、地黄、山茱萸等养阴柔肝，补肝之体，泻肝之用。二诊因舌暗红，乃夹瘀之征，故加活血之品，共服 50 余剂而安。此为不寐从肝治者。

例 19：肝风鸱张

刘某，女，92 岁。

2007 年 1 月 16 日初诊：少寐，常彻夜无眠，卧则身游行于外，又觉如蟾爬满全身。善饥，食则烧心，胃难受，嗳气。下利已 3 个月，日五六度。

脉弦劲如刃，舌略绛少苔。

证属：肝肾阴虚，肝风鸱张。

法宜：柔肝潜阳。

方宗：三甲复脉汤。

生龙骨 30g　　生牡蛎 30g　　白芍 15g　　炒枣仁 40g　　败龟板 30g

山茱萸 15g　　乌梅 6g　　炙鳖甲 18g　　五味子 5g

1 月 23 日二诊：上方共服 7 剂，睡眠、下利、幻觉均有好转。又增盗汗口疮。脉尚弦劲，劲势已缓。上方加炙甘草 10g、浮小麦 30g。7 剂，水煎服，已届春节，未再来诊。

【按】脉弦如刃，乃肝之真脏脉见，肝虚至极，肝魂不藏，而觉身游行于外，幻觉遂生。风阳内扰而不寐，木干于土而善饥，恰如厥阴病之饥而不欲食，心中痛热。急当柔肝潜阳，又恐养阴以增下利，故取酸收之品，柔而兼敛。

例 20：精血俱虚，风阳上扰

李某，女，49 岁，唐山人。

2006 年 10 月 27 日初诊：失眠已十余年，每日靠安眠药约可睡二三个小时。频烘热自汗、心悸伴随阵发心动过速，约二三十分钟心动过速一次，可持续二三分钟。大便干结，每日靠通下药解便。手足脸胀。月经尚如期来潮。心电图 ST-T 改变，血压 130/80mmHg。

脉弦且劲，尺差。舌尚可。

证属：精血俱虚，风阳上扰。

法宜：滋阴养血，平肝息风。

方宗：地黄饮子。

干地黄 15g	山茱萸 15g	石斛 12g	五味子 5g	石菖蒲 7g
远志 9g	茯苓 15g	肉苁蓉 18g	巴戟天 12g	当归 18g
肉桂 5g	炒枣仁 40g	生龙骨 18g	生牡蛎 18g	炙鳖甲 18g
败龟板 18g

11 月 28 日二诊：上方已服 30 剂，上症均有好转，上方加元参 15g、珍珠粉 2g（分冲）。14 剂，水煎服。

【按】脉弦劲而尺差，乃阴虚而肝风内旋。肝阳扰心而心动悸，水不济火而不寐，风阳动而烘热，阴血亏肠失濡而便干，诸症皆由阴虚肝风内旋所致。方宗地黄饮子加味，滋水涵木，平肝潜阳息风。风阳靖，神自安。

例 21：肝气不舒

杨某，女，38 岁。

2005 年 11 月 30 日初诊：寐不实，每夜约睡四五个小时，多梦，头汗多，已 1 月余，曾服养血安神片有效。

脉弦不实。舌尚可，苔白少。

证属：肝气不舒。

法宜：疏肝安神。

方宗：逍遥散。

| 柴胡 7g | 当归 12g | 白芍 15g | 炙甘草 7g | 茯苓 15g |
| 白术 9g | 丹参 18g | 夜交藤 18g |

7 剂，水煎服。

12 月 7 日二诊：药后睡眠好转，每夜可睡 7 个小时，梦尚多，便稍干。脉弦，按之不足。舌可。上方加肉苁蓉 15g。7 剂，水煎服。

【按】尽人皆知，情志怫逆则影响睡眠，何也？情志不遂，则肝气郁结。肝郁则疏泄不及，心气升降出入不利，出入滞碍则心神不安。再者，肝藏魂，肝郁不舒，魂亦不藏，多梦纷纭，虽寐亦不实。再者，气机不利，游行于外之卫阳不得入于阴，致阴阳不交而不瞑。此案脉弦，知肝郁不舒；且按之不足，肝亦虚，故以逍遥散疏解肝郁，以调情志，因非久病，易愈。

例 22：脾肾两虚

方某，男，47 岁。

1995 年 11 月 7 日初诊：寐差，每日约睡四五个小时，已 1 年半。健忘，脱发，四肢麻，卧则腿凉麻，头晕胀，五官拘紧，牙痒，腰酸，劳则遗精、乏力。

脉弦减，两尺弦细。舌尚可。

证属：脾肾两虚。

法宜：益肾健脾。

方宗：归脾汤合右归丸。

党参 12g	炙黄芪 12g	茯苓 15g	白术 10g	炙甘草 6g
当归 12g	远志 9g	炒枣仁 40g	肉桂 6g	炮附子 10g
鹿角胶 15g	山茱萸 12g	菟丝子 15g	炒杜仲 15g	巴戟天 12g
肉苁蓉 12g				

11 月 21 日二诊：上方共服 14 剂，睡眠好转，可睡 6～7 个小时。头晕胀，疲劳则遗精。脉细缓无力，舌淡红苔少。上方加益智仁 10g、芡实 30g。

12 月 5 日三诊：上方又进 14 剂，精力转佳，睡眠基本正常。头尚欠爽，腰酸，下肢欠温。予上方加鹿茸 5g、紫河车 6g。20 剂为 1 料，轧细，炼蜜为丸，10g 重。每服 2 丸，日 2 次，淡盐汤送下。

【按】神者，正气也。脉细缓无力，乃正虚之脉，先天后天均不足，故脾肾双补，精气充，神自旺，阴阳相交，昼精夜瞑。

例 23：心脾两虚

刘某，女，55 岁。

2005 年 6 月 24 日初诊：寐少，已四五年，或每夜睡二三个小时，或整夜不眠。头晕欲仆，虚汗多。

脉沉小滑无力，舌可。

证属：心脾两虚。

法宜：益气血，养心脾。

方宗：归脾汤。

炙黄芪 12g	党参 12g	茯苓 15g	炙甘草 8g	桂枝 9g
当归 12g	木香 4g	远志 9g	炒枣仁 40g	半夏 15g

7 月 22 日二诊：上方共服 28 剂，不服安眠药，亦可睡六七个小时，但不稳定，时好时差。虚汗已少，头已不晕。脉缓滑，已不小，按之尚差。舌可。上方继服 14 剂。

【按】脉小而无力，气血皆虚。正虚神无所养而不寐。气虚不固而多汗，气血不得上达而头晕。归脾汤补气血、益心脾以养神。重用枣仁益阴安神；重用半夏以交通阴阳，阴阳交而泰来。

例 24：君相二火俱虚

马某，女，20 岁，唐山市人。

2007 年 3 月 26 日初诊：脘腹胀痛，脐两侧刺痛，寐差，每夜约睡四五个小时，精力不济。

脉弦紧，左寸及右尺均不足。舌嫩红，苔白。

证属：君相二火俱虚，阴寒内盛于中。

法宜：温振中阳。

方宗：大建中汤。

干姜 6g	川椒 5g	吴茱萸 6g	肉桂 6g	红参 12g
炙甘草 6g	半夏 12g	饴糖 30mL		

4月9日二诊：上方共服 10 剂，脘脐疼痛已除，胃尚欠和。由寐少转而为多寐，整日困乏欲睡。脉转沉滑。舌淡嫩红，苔薄少。上方加白术 9g，7 剂，水煎服。

【按】寸尺不足，乃君相火虚。火不生土，中焦阴寒，脉绌急为痛。

阳虚者，不能养神，精神委顿，当呈但欲寐状，何以反见不寐？因阴气盛，阳被格于外，阴阳不得相交，故不寐。

君相火衰不得眠，何以取大建中汤治之？君火在上，相火在下，上下火衰，中焦阴寒，诸不足者，取之于中。脾阳健，可斡旋阴阳水火之升降；中土健，以运四旁，故取大建中汤温振中阳。加肉桂补命门，补火生土；加吴茱萸温肝散寒，肝阳升，脾阳亦升，此亦木达土疏；加半夏者，交通阴阳，取半夏秫米汤意。

二诊脉转滑，示阳气来复。阳复本当精神振作，昼精夜暝，何以反多寐？概"阳气者，精则养神"，阳复未充，养神不及故多寐，仍宗原方治之。

不寐温振中阳，多寐亦温振中阳，表现不同，实病机一也。

例 25：胸阳不振

闫某，女，43 岁。

2006 年 7 月 7 日初诊：胸闷背痛，走路不足一里即气短而喘，头两侧胀，腰酸，四肢麻，睡眠差，每夜约睡三四个小时，汗多，已 3 年余。查心肺正常。面萎黄。

脉弦按之减，舌可苔白。

证属：胸阳不振。

法宜：温阳益气。

方宗：苓桂术甘汤合参附汤。

炮附子 15g	红参 12g	桂枝 12g	炙甘草 8g	茯苓 15g
白术 10g	当归 12g	半夏 15g		

7月28日二诊：上方共服 21 剂，睡眠已可，腰酸肢麻已除，两太阳穴处胀痛。正值经行。脉弦细无力，尺涩，舌偏淡。症虽轻，然脉未复，上方加巴戟天 12g、鹿角胶 15g、炒杜仲 15g。

8月19日三诊：上方又服 21 剂，症除，脉渐起，上方改半夏 10g，继服 14 剂。

【按】胸为清旷之野，清阳所居。清阳虚，不能充于上焦，浊阴必反干于上，见胸闷背痛，气短而喘。阳气虚衰，神无所倚，致心神不安而不寐。阳虚不摄而汗多，阳气不运而肢麻、腰酸。上述诸症，何以知为阳气虚馁？以脉弦按之减可知。脉弦乃阳中阴脉，弦则为减，且按之不足，乃阳气虚衰可知。故法宜温阳益气，方取参附汤温阳益气；苓桂术甘汤温振心阳而化饮；加半夏交通阴阳且蠲除痰饮。

二诊脉弦细无力且尺涩。症虽减，然脉弦细，乃阳气未复；尺涩者为肾精亏，故原方温阳益气基础上，更增益精血之品，以复本元。

阳虚乃少阴证，当但欲寐，此案何以不寐？经云："阳气者，精则养神。"阳气不足，则精神萎靡，故但欲寐。所谓但欲寐，乃欲寐而不得寐，或虽寐亦不实，似睡非睡，似醒非醒状。神者，正气也。阳虚正气不足，神失奉养，何以得安，故不寐。治以温阳益气，正复乃安。

例 26：多梦、梦魇

张某，女，50 岁。

2002 年 6 月 29 日初诊：多梦纷纭，常睡梦中发生梦魇，胸窒闷，呼吸难继，不能动弹，不得呼喊，必待他人推醒后方舒，已有 30 余年。

脉沉无力，舌可。

证属：心气虚。

方宗：桂枝甘草汤。

桂枝 12g	炙甘草 8g	炮附子 12g	红参 12g	茯苓 12g
白术 10g	当归 12g	远志 9g		

7 月 31 日二诊：上方共服 28 剂，梦已少，梦魇未作，脉已起。继予上方 10 剂，以固疗效。

【按】 脉弱，心气虚，神无所倚而不安，寐则多梦。心气虚，翕阖失常，升降不及而气难继，胸窒闷；出入不及则神不运，不能动弹，呼喊无声。待他人推之，阳气因动而苏。法当温阳益气，复其翕阖之机。桂枝甘草汤辛甘化阳，温振心阳。治心阳不振而心悸、叉手自冒心者，与此证虽表现不同，然其机一也。加参附汤壮心阳，更增桂枝甘草汤化阳；加苓术者，因阳虚水易凌之，故加苓术培土制水安心神；加远志交通心肾以安神。历 30 剂，阳复脉起而愈。

例 27：梦呓

徐某，女，21 岁，本校学生。

2006 年 4 月 21 日初诊：寐不安，每夜约睡五六个小时。多梦纷纭，梦呓声甚高，每夜都把同寝室同学吵醒。已半年有余。高考前即睡眠差，睡不实，多梦，继渐梦呓。肢凉，便秘。

脉沉细小无力，舌尚可。

证属：阴阳两亏，精血不足。

法宜：温心阳，益精血。

方宗：当归四逆汤。

桂枝 12g	当归 30g	白芍 15g	细辛 6g	炙甘草 8g
肉苁蓉 30g	炮附子 12g	干姜 6g	清半夏 30g	

水煎服，7 剂。

5月5日二诊：睡眠较前安稳，梦少，呓语已轻，喃喃而语，不致吵醒他人。头及肢体睡中不自主抖动，头汗出。脉转沉弦滑，按之不足，舌可。上方加生龙骨、生牡蛎18g。

6月9日三诊：上方共服14剂，已可安寐，肢温，便已不干。脉尚显不足，上方10剂，以固疗效。

【按】寐差、多梦、梦呓，皆心神不安之征。何以心神不安？脉细小无力，且肢冷，知为精血不足，阳气亦虚。正虚，心神失于奉养，故神不安。此便秘，亦阳虚失于推荡，精血虚而失于濡润，致腑气不通而便秘。法宜温心阳，益精血，方取桂枝、炙甘草、炮附子、干姜以温振心阳，细辛启阳气，当归、白芍、肉苁蓉以益精血，含济川煎之意，寓通于补。加半夏者，一者交通阴阳；一者半夏体滑以通便，取半硫丸之意。

再诊脉已见滑，乃阳气、精血业已见复。肢体抖动者，为筋惕也，因筋脉失于阳之温煦与精血之濡养，致筋惕不安而抖动。头汗者阳虚失于固摄而汗出。汗出，筋惕、梦呓、便结，症各不同，然依其脉解，则病机一也，皆阴阳两虚所致，故扶阳益阴以治本，诸证皆瘥，此乃中医整体观的具体体现。

例28：心肾不交

周某，女，21岁。

1996年11月26日初诊：寐少，日约四五个小时，心烦，已2月余。

脉沉滑数，尺涩无力。舌尚可。

证属：心火旺，命火衰。

法宜：清心温下，交通心肾。

方宗：交泰丸。

黄连9g　　　　官桂5g　　　　半夏12g

水煎服，7剂。

12月3日二诊：上方服后已能安寐，脉滑尺尚弱，继予上方7剂。

【按】交泰丸出自《韩氏医通·药性裁成章》，曰："火分之病，黄连为主。生用为君，佐官桂少许，煎百沸，入蜜，空心服，能使心肾交于顷刻。"

此案，阳脉滑数，乃痰热盛于上；尺涩无力，乃命火衰于下，致心肾不交而寐少。

心肾不交，言水亏火旺者多，言心火旺而命火衰者鲜。心火旺者上热也，命火衰者下寒也，亦可心肾不交，交泰丸清上温下，切合病机。加半夏者，一者阳滑数，乃痰热扰心，故予黄连泻火，半夏化痰；一者半夏亦交通阴阳，使心肾相交。

例29：下焦阴盛，虚阳上浮

王某，女，65岁。

1995年11月21日初诊：失眠20余年，每夜或睡二三个小时，或五六个小时，或连续数日彻夜不眠。每日皆须服安眠药，初服安定，后改服艾司唑仑、阿普唑仑，服用药量逐渐增加，效果渐差，副反应渐大，昏沉、烦躁、焦虑、心慌，食欲差，多汗，无力，腰酸肢软，下肢冷。

阴脉弱阳脉虚大，舌嫩红少苔。

证属：下焦阴盛，虚阳上浮。

法宜：益肾温阳，引火归原。

方宗：金匮肾气丸。

肉桂 4g	炮附子 8g	茯苓 15g	山茱萸 12g	熟地 12g
丹皮 9g	泽泻 10g	山药 15g	生龙骨 18g	生牡蛎 18g
远志 9g	半夏 9g	炒枣仁 40g	磁石 15g	

1996年1月18日二诊：上方加减，共服52剂。诸症皆减，睡眠明显好转，每夜约可安寐六七个小时，可不服安眠药，精力较前明显好转。脉三部皆平，转弦缓之脉。舌偏暗红，苔少。上方继服14剂，以固疗效。

患者家住承德，因女儿在石家庄工作，每年冬天常来女儿家小住。2006年冬来石家庄时，因他病来诊，云几年来身体情况良好，睡眠一直正常，脉色亦佳，说了些感激之话。

【按】心肾相交，通常指水火既济。心主火，肾主水，心火下交于肾而肾水不寒，水精四布，滋润濡养脏腑、官窍、肌肤毫毛。肾水上承，心火不亢，心神乃昌，昼精夜暝。此层关系，亦称火火既济，坎离既济。

若肾水亏，不能上济心火，则心火独亢。心火亢可见心烦不寐，或烦躁心悸，甚则躁狂；肾水亏可见腰酸腰软、头晕耳鸣目花、躁热骨蒸、遗精滑泄等，其脉当为阳盛阴弱。法当泻南补北，代表方剂为黄连阿胶鸡子黄汤。

须知，水亏火旺，只是心肾不交的一种表现，除此而外，尚有许多其他原因导致心肾不交，包括邪阻、正虚两大类。此案，阴脉弱，为下焦阳虚阴盛；阳脉虚大，是虚阳上浮，致心肾不交而顽固失眠。腰酸膝软、下肢冷、疲乏无力，乃下元亏所致；不寐心慌、烦躁焦虑，乃虚阳上扰所致。故法宗益肾温阳、引火归原，予肾气丸主之。坚持服药两个多月，终获脉三部皆平而愈。

例30：阴虚不寐

刘某，女，46岁。

1997年4月25日初诊：失眠近2年，每夜约睡三四个小时，烦躁，心绪不宁。

脉弦细略数，舌嫩红，舌尖有瘀点。

证属：肝阴不足，心神失养。

法宜：滋肝阴，安心神。

方宗：酸枣仁汤。

| 炒酸枣仁 60g | 茯苓 12g | 知母 6g | 川芎 7g | 炙甘草 7g |
| 丹参 18g | | | | |

6月13日二诊：上方共服38剂，睡眠好转，每夜可睡六七个小时，烦躁已除，精力亦有好转。

脉转弦缓，舌可。

证属：心脾两虚。

方宗：归脾汤。

| 党参 12g | 炙黄芪 10g | 茯苓 15g | 白术 9g | 炙甘草 7g |
| 当归 12g | 白芍 12g | 远志 8g | 炒枣仁 30g | 陈皮 5g |

7月8日三诊：上方共服21剂，睡眠稳定，每日约睡7个小时，精力已正常。上方继予10剂，以善其后。

【按】随神往来者，谓之魂。肝藏魂，肝阴不足，则魂不安，神不宁，故失眠，心绪不宁。

不寐原因甚多，此例何以诊为肝阴虚而魂不安？以其脉弦细数。弦主肝，细为阴不足，数乃阴虚阳亢而数。

酸枣仁汤治"虚劳、虚烦不得眠"。酸枣仁甘酸而润，补肝阴，泻肝用，安魂宁心，必重用方效，余恒用至30～60g。阴虚者，阳必亢，木火扰心而烦躁，心绪不宁，故用知母清热滋阴。甘草缓肝之急，茯苓安心神。重用枣仁酸收，以防血泣，故加川芎活血以佐之。舌尖瘀点，已有血瘀之征，故加丹参配川芎以活血。

连服38剂，虚热之象已退，心神转安，然气血两虚之象已露，以其脉弦缓可知，故转用归脾汤补益气血以安神。

例31：肝阴虚

王某，女，41岁。

2002年8月24日初诊：寐差已3年，每夜须服艾司唑仑2片，可睡五六个小时。头昏心悸，疲乏无力，不欲食，消瘦。

脉弦细数。舌偏红，少苔。

证属：肝阴虚，神魂不安。

法宜：养阴安神。

方宗：酸枣仁汤合百合地黄汤。

| 炒枣仁 40g | 干地黄 12g | 炙百合 18g | 知母 4g | 生白芍 12g |
| 川芎 7g | 丹皮 10g | 生龙骨 18g | 生牡蛎 18g | 焦三仙各 12g |

10月19日二诊：上方加减共服35剂，已停用艾司唑仑，亦可每夜睡五六个小时。尚感精力不济，手足凉，乳癖而乳胀，左肋下至少腹胀痛（附件炎），便干。

脉弦细小拘紧，按之不足。舌稍暗，苔白少。

证属：阴阳两虚。

法宜：温阳益气，养血填精。

方宗：可保立苏汤。

炮附子 6g	肉桂 4g	当归 12g	熟地 12g	山茱萸 10g
巴戟天 12g	肉苁蓉 12g	茯苓 12g	白术 9g	山药 12g
党参 12g	炙黄芪 12g	柴胡 7g	炒枣仁 30g	

另：鹿茸粉 2g、紫河车 2g 研粉分冲。

11 月 2 日三诊：上方共服 14 剂，睡眠稳定，每日可睡六七个小时，其他无任何不适。脉尚不足。继予前方 10 剂。

【按】何以诊为肝阴不足之不寐？因其脉弦细数，弦乃肝之脉，细数乃阴虚阳偏盛，且舌亦偏红。肝阴虚，虚火扰心，心神不安故不寐、心悸；虚阳上扰而头晕。方取酸枣仁汤合百合地黄汤，滋心肝之阴，安魂宁心。

至 10 月 19 日，脉转弦细小拘紧，按之不足，弦为肝之脉，细小乃阴血不足，拘紧且按之不足，乃阳虚之象，故诊为阴阳两虚，仿可保立苏汤意，阴阳气血皆补，以扶正安神。

例 32：瘀热互结

薛某，女，38 岁。

2007 年 4 月 2 日初诊：失眠已 10 年余，寐浅易醒，一夜醒 10 多次，睡眠不足 4 小时，头昏沉，精力不济，昼则困，打不起精神，好忘善怒，易哭，经涩少。

脉沉涩数，舌偏红暗。

证属：瘀热互结。

方宗：栀子豉汤合血府逐瘀汤。

栀子 10g	豆豉 12g	桔梗 9g	柴胡 9g	桃仁 12g
红花 12g	赤芍 12g	丹参 18g	生地 15g	川芎 8g
炙甘草 7g				

4 月 23 日二诊：上方加减，共服 21 剂。一夜约可睡六七个小时，尚醒二三次，精力增，情绪亦渐平和。

脉沉小滑数，寸旺尺弱。舌可，苔薄黄。

证属：水亏火旺。

法宜：泻南补北。

方宗：黄连阿胶汤。

| 黄连 12g | 黄芩 9g | 白芍 15g | 生地 15g | 阿胶 15g |
| 半夏 12g | 丹参 18g | | | |

14 剂，水煎服。

【按】脉沉涩且舌略暗，经涩少，此血瘀也；脉沉数且舌稍红，此热也，故诊为瘀热互结。瘀热内扰，致夜寐不安，心绪烦乱。栀子豉汤清透郁热，血府逐瘀汤活血化瘀，二方相合，恰合病机。

何以二诊转为阳旺阴弱？概瘀血去，遏伏之热得以透达而上冲，故寸旺。久病阴耗故水亏，致转为水亏火旺之证。法当泻南补北，此证非黄连阿胶汤莫属。加生地者，滋肾水；加半夏者，交通心肾。

例 33：气滞痰瘀

芦某，女，35 岁。

2006 年 12 月 19 日初诊：寐差 10 余年，卧后两三个小时不能入睡，或整夜无眠。服两片安定，亦仅能睡二三个小时，心情焦躁郁闷，头痛，腰痛，纳差，面起痤疮，便干。患子宫肌瘤，经量多。

脉右弦左滑，舌暗红。

证属：气滞痰瘀，血行不畅。

法宜：行气涤痰活血。

方宗：温胆汤。

陈皮 9g	半夏 30g	茯苓 15g	白术 10g	胆南星 10g
石菖蒲 9g	枳实 9g	竹茹 8g	柴胡 9g	瓜蒌 30g
生蒲黄 10g	炒五灵脂 12g			

2007 年 2 月 2 日二诊：上方共服 42 剂。睡眠已好转，无须安眠药，每夜可睡 6 小时左右，食增，头痛除，痤疮轻，经血已少，便已不干。脉滑略减，舌稍红。上方加党参 12g、当归 12g、炙黄芪 12g，减瓜蒌为 15g，14 剂，水煎服。

【按】脉右弦乃气机郁滞；左为肝胆，左滑乃胆经痰蕴；舌暗红，乃血行瘀泣，故诊为气滞痰蕴，血行不畅。依此病机解症，则痰瘀内扰而神魂不安；上扰则头痛，面起痤疮；痰瘀阻于胞宫而血不循经，经量多。法予行气、涤痰、活血，方宗温胆汤合失笑散。历时 1 个月，气机已畅，渐露气虚之象，故予前方加参、芪、当归以扶正。春节已近，未再来诊。

例 34：血瘀不寐

王某，女，27 岁。

2002 年 4 月 7 日初诊：4 月前生一死胎，继之心中热，夜不成寐，至多一夜朦胧两小时，头昏沉，视物模糊，心中焦躁不宁。曾服养血安神之药数十剂，罔效。

脉滑数，舌可。

证属：瘀血阻心。

法宜：活血化瘀。

方宗：血府逐瘀汤。

桔梗 9g	柴胡 8g	桃仁 12g	红花 12g	川芎 8g
当归 12g	赤芍 12g	白芍 12g	丹参 18g	生地黄 15g
生蒲黄 12g	丹皮 12g	琥珀粉 3g（分冲）		

4 月 12 日二诊：上方服 4 剂，诸症悉减，每夜可睡 6 个小时。继服 4 剂。

4 月 16 日三诊：烦热除，寐已安。唯觉身倦，脉转缓，予人参养荣丸善后。

【按】此案并无舌暗、瘀斑、脉涩等明显的瘀血指征，何以诊为血瘀不寐？因生死胎，心中热，不得卧，且屡服养血安神之剂无效，故诊为血瘀不寐。胎死腹中，败血归心，心神被扰，故尔不眠。

活血化瘀是治疗失眠的重要法则，若见典型的瘀血指征，如脉涩、舌暗、痛有定处等，固然易于诊断。若不典型者，无瘀血的脉舌症，但屡服安神之剂不效者，可试用活血化瘀一法。王清任曰:"夜不能睡,用安神养血药治之不效者,此方若神。"心中热者,王氏称"灯笼热",内有瘀血,血活则退。此案亦证王氏所云无讹。中医四版统编教材《内科学》瘀血章,为我大学老师董建华教授所撰,在该章中,对瘀血的诊断,董老师即提出有些瘀血病人未必有明确的瘀血特征,常法不效时,应考虑为瘀血,此话确为经验之谈。

本案脉滑不涩,何以诊为瘀血?《濒湖脉诀》曰滑脉"上为吐逆下蓄血",蓄血包括瘀血,如《金匮要略》血结胞门,而脉滑。若妇人经断脉滑,为血蓄下焦以养胎,乃孕脉而非瘀血。何以瘀血脉可滑,亦可涩?缘于瘀血程度不同,若瘀血重,血涩不行,脉当涩;若血虽瘀而未甚,血仍可通行者,脉可滑,此犹水中有石,水过而激起波澜故脉滑。

例 35:梦交

甄某,女,25 岁,已婚,平山农民。

1998 年 3 月 28 日初诊:素体较弱,心悸心烦,气短乏力,失眠多梦,梦交频作,白日则感筋疲力尽,头晕耳鸣,腰酸腿软,记忆力减退,已 2 年余。月经先后不定期,量多,色淡红,10 天方净。大便干,每 2 日 1 次。

脉沉无力,尺脉动。舌正常,苔薄白。

证属:肾水不足,相火妄动,兼有心脾虚。

治宜:滋肾水泻相火,兼补心脾。

方宗:知柏地黄汤合归脾汤。

当归 10g	远志 8g	熟地黄 10g	山茱萸 20g	生牡蛎 30g
茯神 15g	泽泻 10g	牡丹皮 10g	炒酸枣仁 18g	龙眼肉 20g
党参 15g	黄芪 15g	知母 8g	山药 15g	黄柏 8g

7 剂,水煎服。

4 月 4 日二诊:药后心烦、梦交愈,睡眠、心悸好转,经行 6 日,量多色淡,现未净,腰痛肢软,大便干。舌正常,苔白厚,脉沉无力。治宗上法。

熟地黄 10g	炙黄芪 15g	党参 15g	龙眼肉 20g	山药 15g
牡丹皮 10g	山茱萸 20g	泽泻 10g	生龙骨 30g	生牡蛎 30g
茯神 15g	知母 10g	仙鹤草 15g	黄柏 10g	当归身 10g
茜草 12g	石菖蒲 10g			

14 剂,水煎服。

4 月 28 日三诊:药后上症均愈,但近日带多,色黄稠,舌正常,苔薄白,脉沉滑。此为脾虚,湿热下注,治以健脾祛湿热,佐以补肾泻相火。

黄芪 15g	党参 15g	茯神 10g	炒酸枣仁 20g	龙眼肉 20g
熟地黄 10g	芡实 15g	薏苡仁 15g	山茱萸 20g	龙骨 30g
牡蛎 30g	茜草 12g	黄柏 6g	山药 15g	牡丹皮 10g
知母 6g				

7剂。

【按】头晕耳鸣，腰酸肢软，尺脉动，此乃肾水不足，水亏不能制火，相火妄动，发为梦交。心悸气短，疲乏无力，失眠多梦，经期长，色淡红，量多，脉无力，皆由心脾虚所致。脾虚气血化生不足，故而气血亦虚。心藏神，心血亏则神无所依，肝血虚则魂无所附，气血虚神魂不能守舍，脾肾虚则意与志恍惚不能自主，故而发生梦交。知柏地黄汤滋肾泻相火，肾水足，相火宁，则精神安定，梦交自愈。用归脾汤加减，补心脾，益气血，则神安其宅，神魂内守，则无梦交之虞。气足帅血有力，月经自愈。方中远志能交通心肾，使水火既济，神志安定，梦交得除。治疗月余，诸病皆除。

例36：梦魇

孙某，女，38岁，工人。

2002年7月3日初诊：患梦魇已6年，睡眠中常觉心胸憋闷不能呼吸，行将窒息，呻吟呼喊，把家人吵醒。将其唤醒后，身出冷汗，惊魂未定，方知是梦。如是者愈发愈频，常二三日一作。昼日活动、工作皆可，微觉气短、胸闷、心悸乏力。多年求治，皆云神经症。予安定、谷维素、维生素B_1等，未能取效。亲友劝其祈神驱鬼。

脉弦缓。

此心气不足，胸阳不振，入夜阴盛之时，故尔胸闷憋气，予桂枝加附子汤加减。

| 炮附子12g | 桂枝12g | 炒白芍12g | 炙甘草7g | 大枣4枚 |
| 茯苓15g | 浮小麦30g |

7月10日二诊：自服药后，未再出现梦魇，精力较前为佳。继服上方14剂。症除，脉力增。告其已愈，可停药。

【按】魇出自《肘后备急方》，属魂魄不守，有虚实之分。此素脉缓，平日气短、胸闷、心悸、乏力，故诊为心气不足，胸阳不振，予桂枝加附子汤壮其心阳，心阳足则梦魇自除。

第八章 汗 证

第一节 概 述

本章中将讨论常汗、汗证、测汗法及发汗法四个问题，并附临床医案以证之。

《素问·阴阳别论》云："阳加于阴谓之汗。"这句话，是理解生理之汗、病理之汗、测汗法以及发汗法的理论渊源，悟彻这句话，就掌握了有关汗的所有理论问题的金钥匙。理论的价值在于指导实践，若能从理论高度对汗有了深刻认识，就可以全局在胸，运用起来灵活自如。

汗的本质是什么？汗不是简单的水液外泄，汗乃五液之一，为津液所化；汗为心之液；汗者精气也；汗血同源。《素问·评热病论》曰："人所以汗出者，皆生于谷，谷生于精。""精气胜，乃为汗。"中医对汗的认识深邃，且观察细致，积累了丰富的临床经验，应深入地学习继承。

一、生理之汗

正常人肌肤都有微量汗液，以润泽、濡养肌肤毫毛，此乃生理之汗，或曰常汗。

常汗何以产生？必须具备两个条件：一是阳气与阴精皆充盛，二是阳气与阴精运行的道路通畅，阳敷阴布，方能阳气蒸腾，阴精气化，阳加于阴谓之汗，二者缺一不可。吴鞠通曰："汗也者，合阳气阴精蒸化而出者也。""汗之为物，以阳气为运用，以阴精为材料。"既然二者缺一不可，就须对阴和阳是怎么产生的、怎么敷布的，有一个清楚的了解，方能对汗有个清晰的认识。

阳根于肾，赖后天脾胃水谷之气充养，靠肺以宣发布散。《灵枢·本脏》曰："肾合三焦膀胱，三焦膀胱者，腠理毫毛其应。"肾阳之敷布，通过三焦运行周身。《难经·六十六难》曰："三焦者，原气之别使也，主通行三气。"三气指宗气、营气、卫气而言，亦即真气。理者，《金匮要略·脏腑经络先后》曰："腠者，是三焦通会元真之处；理者，是皮肤脏腑之文理也。"肾之阳气，由三焦而经腠理，布于周身内外，直至肌肤毫毛。阳气者，若天与日，人身之脏腑经络、孔窍、肌肤乃至毫毛，皆赖阳气之温煦充养，须臾不可离。天运朗朗，阳气周布，则邪无可藏匿。

阴精亦根于肾，肾主水，为阴之根；生之于先天，赖后天水谷精微以充养，宣发布散于上焦。《素问·经脉别论》曰："饮入于胃，游溢精气，上输于脾，脾气散精，上归于肺，通调水道，下输膀胱，水精四布，五经并行，合于四时五脏阴阳，揆度以为常也。"《素问·灵兰秘典论》："膀胱者，州都之官，津液藏焉，气化则能出矣。"由此可见，津液的生成、输布，亦是一个复杂过程，涉及胃受纳、脾运化、肺布散、三焦通调、膀胱气化、肾阳温煦、肝之疏泄等诸多脏腑环节。

生理之汗，必须阴及阳皆充盛，又须阴及阳皆通畅，方能阳施阴布，阳加于阴而为汗，此乃生理之汗。其中，任何一个环节的障碍都将导致汗出异常。

二、正汗

吾于拙著《温病求索》一书中，论述了正汗与邪汗这一概念。然其理论渊源可上溯至《内经》《伤寒论》，事隔已10余年，此文中重提，将予以补充、完善。

叶天士于《温热论》曰："在卫汗之可也。"俗皆云此为卫分证的治则，与"到气才可清气，入营犹可透热转气，入血直须凉血散血"，并称为温病卫气营血四个传变阶段的治则。所谓"汗之可也"，多以汗法解之，因卫属表，表证固当汗解。余曰，此言谬矣。

（一）卫分证不是一个独立传变阶段

卫分证是否属于一个独立的传变阶段，余曰否。

温病的本质是郁热，只要有邪在，温病卫气营血各个传变阶段概属郁热。此一论点，详见拙著《温病求索》。

何谓卫分证？吴鞠通于《温病条辨·卷一》第3条曰："太阴之为病，脉不缓不紧而动数，或两寸独大，尺肤热，头痛，微恶风寒，身热自汗，口渴，或不渴而咳，午后热甚者，名曰温病。"上述症状，发热、头痛、自汗、咳或不咳而渴、脉动数，皆非卫分证所独有之症，都不能作为表证的主要特征。唯独恶风寒，才是表证具有决定性意义的特征。

为什么说恶风寒是表证具有决定性意义的特征呢？这在《伤寒论》中有明确的论述。《伤寒论》第3条曰："太阳病，或已发热，或未发热，必恶寒。"仲景说得非常肯定，恶寒是太阳表证的必有之症。《伤寒论》第121条曰："太阳病，当恶寒。"再次说明，恶寒是太阳表证的当有之症。《伤寒论》第160条曰："汗吐下后，恶寒者，表未解也。"虽经汗吐下之后，判断表证是否尚在，仍以恶寒为标准，有恶寒，就有太阳表证，无恶寒就无表证。所以，恶风寒是判断表证存在与否的主要指征。

但是，恶风寒亦非表证所特有。白虎汤证，当热汗伤阳时，可在壮热的基础上出现背微恶寒；火郁证，阳气不得外达可恶寒；阳虚之人亦可恶寒；东垣的气虚贼火内炽，也可见类似外感的恶寒表现；肝虚、大气下陷等，皆可恶寒。当然，不能把这些恶寒统属于表证的特征。表证的恶风寒，尚须具备以下特点：

1.初起即见：表证一开始，最早出现的症状就是恶风寒。若在疾病演变过程中，由于阳伤或阳郁等原因，中途出现的恶风寒，则不属表证之恶风寒。表证的恶风寒，必须初起即见。

当然，表证的恶风寒，程度上可有很大差别，重者可寒战；轻者，略觉身有拘束之感，或怕缝隙之风，或仅背微恶寒，甚至有的因症状轻微，不大在意而忽略。

2. 寒热并见：除少数虚人外感可恶寒不伴发热外，凡属表实证者，皆寒热并见。当然，热的程度可有很大差异。

必须说明，中医所说的热，是一组特定的临床表现，是特定的病理反应，如口渴、烦躁、身热、溲赤便结、舌红苔黄、脉数等症。其体温可高，亦可不高。而西医所说的热，是以体温高为唯一标志。二者表现虽有重叠，但不能混淆等同。我所以说明这一点，是因为如果一见体温高，就诊为热证而用寒凉药，易误诊误治。我就有此教训，故不得不说明之。当然，外感发热，一般都有程度不同的体温升高。

3. 持续不断：只要表证不除，恶寒就不解，故曰："有一分恶寒有一分表"，恶寒伴随表证之始终。若表证已解或内传，恶寒也就不存在了。

4. 伴有表症：恶风寒的同时，往往出现不同的表症，如鼻塞、流涕、喷嚏、头痛、身痛等。

只要具备上述四个特点的恶风寒一症，就可以断为外感表证。至于脉浮、头痛、身痛、咳嗽、鼻塞、流涕等，都是或然之症，而不是判断表证存在与否的特异指征。以上所说的表证特征，既包括伤寒，也包括温病，是所有外感表证的共有特征。

伤寒表证与温病卫分证，虽然都有恶风寒这一主要特征，但二者恶风寒的机理却是不同的。这一点非常关键，它不仅关系到对伤寒与温病不同本质的认识，也直接关系到二者治疗原则的不同。

伤寒表证为什么恶风寒？是由于风寒袭表，腠理被风寒之邪所踞，阳气被郁，不能温煦皮毛，故而恶寒。这里有两点要强调：一是风寒自肌表而入；二是外邪所窃踞的部位在肌表。肌表有邪，自当汗而解之。

温病卫分证为什么恶风寒？是由于"温邪上受，首先犯肺"。温邪袭入的途径不是肌表，而是从口鼻而入。外邪盘踞的部位在肺，而不是肌表皮毛。

卫气的主要作用之一是温煦。卫气靠肺来宣发敷布于肌表，温邪袭肺，肺气膹郁，卫阳不得宣发敷布，外失卫阳之温煦，于是出现恶风寒一症。所以吴鞠通曰："肺病先恶风寒者，肺主气，又主皮毛，肺病则气膹郁，不得捍卫皮毛也。"杨栗山对此说得更加明确："在温病，邪热内攻，凡见表证，皆里热郁结，浮越于外也，虽有表证，实无表邪。"卫分证的出现，其本质属肺之郁热，卫分证只反映了肺气郁闭的程度。郁闭重的，阳不外达，可以恶风寒，可以无汗；若热郁而伸，热淫肌表，则恶风寒的症状就消除了，转为但热不寒。这正如陈光淞所云："卫为气之标，气为卫之本。"卫分阶段只是肺气膹郁的一个标象而已，并不反应疾病的本质，所以卫分证不是一个独立的传变阶段，卫分证是不存在的。温病一开始，就属气分证，是温邪伤肺，肺气膹郁，有恶风寒一症，属肺之气分郁热；无恶寒一症，亦为肺之气分郁热。卫分证是一个标象，不是一个独立的传变阶段。

关于卫分证的实质是气分郁热这一论断，叶天士在《温热论》《幼科要略》中，多处论述都阐明了这一观点，摘要如下：

《温热论》："肺主气属卫"，说明卫分证与气分证属同一范畴，卫分证从属于气分证。

《温热论》："温邪则热变最速，未传心包，邪尚在肺。肺主气，其合皮毛，故云在表。"温病初起的表证，亦即卫分证，是由于温邪伤肺之气所致，卫分证是一个标象而已，其本是邪在肺，所以卫分证不是一个独立的传变阶段。

《幼科要略》："虽因外邪，亦是表中之里。"外邪所伤，虽现表证，亦是里证使然，里为本，表为标。

《幼科要略》："肺位最高，邪必先伤，此手太阴气分先病。"叶氏明确指出温病初起是气分先病，因气分病方出现卫分证。卫分证显然从属气分证，是气分的一个标象而已。

（二）测汗法

既然卫分证不存在，那么卫分证的治则——"在卫汗之可也"当如何理解呢？皮之不存，毛将焉附。卫分证已然不存，也就没有什么卫分证的治则了。所以，温病学家都强调，温病忌汗。吴鞠通曰："温病忌汗，汗之不惟不解，反生他患。"又曰："病自口鼻吸受而生，徒发其表亦无益也。"叶天士于《幼科要略》曰："夫风温春温忌汗。"在《临证指南·卷五·风温某案》中，斥责那些用汗法治温病者说："温病忌汗，何遽忘耶？"杨栗山斥以汗法治温病为大谬，为抱薪救火，于《寒温条辨·发表为第一关节辨》曰："温病虽有表证，一发汗而内邪愈炽，轻者必重，重者必死。"

既然温病忌汗，那么在卫汗之可也又如何理解呢？汗之可也，不是汗法，而是目的，意即经适当治疗，使汗出来，就可以了。

风温本有自汗，治疗的目的又求汗出，二汗有何不同？风温自汗乃邪汗，适当治疗郁热解后所出之汗乃正汗。正汗与邪汗恰相对应。

邪汗的病机是热迫津泄，其临床特点有四：

一是局部汗出：往往是头部或头胸部汗出；

二是阵阵汗出：往往是上部阵阵汗出；

三是大汗；

四是汗出热不衰，脉不静。

正汗是表解里和，阴阳调和之自然汗出，其临床特点有四：

一是遍体皆见；头、躯干、四肢皆见汗；

二是持续不断；汗出可持续半夜或整夜；

三是微微汗出；

四是随汗出而热衰脉静。

临床可据此正汗以推断病情转归已然表解里和，阴阳调和矣，此即测汗法。测汗法不是治则，更不是汗法，而是判断病情转归的一种客观方法。

测汗法，首见于《吴医汇讲·温热论治篇》曰："救阴不在补血，而在养津与测汗。"王孟英未解测汗之奥义，于《温热经纬》中改为："救阴不在血，而在津与汗"，将测字删除，后世沿袭王氏所改，致测汗法这一重要学术思想几被湮灭，亦使原文"晦涩难明"。

正如章虚谷云："测汗者，测之以审津液之存亡，气机之通塞也。"

测法法，是一个普遍法则、标准，适用于温病各个传变阶段。卫分证见此正汗，可知肺之膹郁已解，卫可宣发，津可敷布，方可阳加于阴而正汗出。当阳明热结而灼热无汗，或仅手足濈然汗出，肢厥脉沉时，用承气汤逐其热结，往往可遍身絷絷汗出，脉起厥回。这是由于阳明热结一除，气机通畅，阳气得以宣发，津液得以敷布，阳加于阴乃正汗出。据此汗可推断已然里解表和矣。当热陷营血而灼热无汗时，清营凉血、养阴透邪后，亦可见正汗出。据此汗，可推断气机已畅，营血郁热已然透转，阳可敷，阴可布，阳加于阴而正汗出。当阴液被耗而身灼热无汗时，养阴生津，亦可见正汗也，据此汗，可知阴液已复。正如张锡纯所云："人身之有汗，如天地之有雨，天地阴阳和而后雨，人身阴阳和而后汗。"又曰："发汗原无定法，当视其阴阳所虚之处而调补之，或因其病机而利导之，皆能出汗，非必发汗之药始能汗也。""白虎汤与白虎加人参汤，皆非解表之药，而用之得当，虽在下后，犹可须臾得汗。不但此也，即承气汤，亦可为汗解之药，亦视其用之何如耳。""寒温之证，原忌用黏腻滋阴，而用之以为发汗之助，则转能逐邪外出，是药在人用耳。"这就是"调剂阴阳，听其自汗，非强发其汗也。"近贤金寿山亦曰："大多数温病，须由汗而解……在气分时，清气分之热亦能汗解，里气通，大便得下，亦常能汗出而解。甚至在营分、血分时，投以清营凉血之药，亦能通身大汗而解。"

测汗法，实源于《伤寒论》。仲景于桂枝汤将息法中云，"遍身絷絷，微似有汗者益佳，不可令如水流漓，病必不除。若一服汗出病差，停后服，不必尽剂。若不汗，更服依前法。又不汗，后服小促其间，半日许令三服尽。若病重者，一日一夜服，周时观之。服一剂尽，病证犹在者，更作服。若汗不出，乃服至二三剂。"在这短短的将息法中，仲景首先提出了正汗的标准："遍身絷絷，微似有汗。"前面说的正汗标准，即据此而来。另外，仲景还提出了测汗法。太阳中风本自汗出，然仲景于将息法中五次提出汗的问题，反复叮嘱，不厌其详地强调再三，何也？就是强调测汗法的重要意义。病情愈否？是已愈不须继续服药，还是未愈尚须继续服药，或缩短服药间隔，或昼夜连续服，或服至二三剂，其最佳药效标准和最佳疗效标准是什么？就是正汗。只要正汗出来了，就可推知已然阴阳调和，表解里和而愈矣，就可以停后服，不必尽剂。若未见此汗，可推知邪未解，当继续服药，或小促其间，或一日一夜服，乃服至二三剂。仲景未以恶寒发热、头痛项强、鼻鸣干呕、脉浮否为判断病情转归的标准，独以正汗为判断标准，实亦据《内经》"阳加于阴谓之汗"之经旨，阴阳和，气机畅，阳施阴布，方见正汗。临床即可据此正汗以推断病情之转归。仲景虽未明确提出测汗法一词，但测汗法的理论与实践，确源自仲景，更可上溯自《内经》。

据上述可知，卫分证是肺气膹郁之标，不是一个独立的传变阶段。所谓的卫分证治则"在卫汗之可也"，是临床据以判断病情转归的测汗法，而不是什么卫分阶段的治则。

三、汗证

汗证，乃以汗出异常为主症的一类病证，包括自汗、盗汗、头汗、手足汗、偏汗、阴汗、局部汗出、脱汗、黄汗等。

汗出异常的病因与病机，不外邪阻与正虚两端。

正虚者，包括阴阳气血之虚衰。阳虚者，轻则为卫阳虚，开合失司，腠理不固，津液外泄乃为汗；重者，阳气衰亡，津液不固而为脱汗。阴虚者，阴不制阳而阳升动，迫津外泄乃为汗；重者，阴竭阳越，阴失固护而汗泄，亦为脱汗。血虚轻者，气失依恋而浮动，气浮津泄；重者，血脱则气脱，津失固摄而外泄。气虚轻者，肌表失护而汗出；重者，气脱津失固摄而汗泄。阴阳气血虚衰，皆可致津泄，甚至脱汗。

邪实者，包括六淫、七情及内生五邪等。热盛者，可迫津外泄而为汗；风袭者，卫强营卫不和，开合失司而汗泄；湿、瘀、痰饮阻隔，使营卫敷布失常，致营卫不和而为汗。

更有虚实兼夹，寒热虚实之真假，邪之相兼，病之新久，因而汗证甚为繁杂，绝非几个方子或套路可以应万变者，必须精于辨证，谨守病机，方能全局在胸。

辨治汗证，皆依"阳加于阴谓之汗"为理论依据，分清正虚或邪实，依法治之。治疗大法，当调其阴阳，祛邪扶正，使阴阳和，营卫调，则无不可治之汗证。

四、汗法

汗法，即发汗法，为中医祛邪大法之一，用于邪在肌表者，以辛散之方药发汗，使邪随汗解。汗法自古至今，论述详且尽矣。临证既久，感到尚有未尽之处：

1. 汗法应用范围及指征；
2. 汗法的必要条件；
3. 战汗。

（一）汗法适用范围及其指征

1. 表证可汗否？

汗法适用于邪犯肌表而见表证者，以辛散之方药发其汗，令邪随汗解。对此，医家已有共识。此处所指之邪，乃六淫耳。但六淫包括风寒暑湿燥火，感受六淫之邪所现的表证，其临床表现及机理，又各不相同，并非皆为汗法所宜。

寒邪袭于肌表而形成的表之寒实证可汗，代表方剂为麻黄汤。

风邪袭表之表虚证可汗否？可汗，代表方剂为桂枝汤。桂枝汤虽发汗解肌，但其发汗的机理，从严格意义上来讲，已不属汗法，而应属和法，是通过调和营卫，燮理阴阳，使其自然而然汗出，此即正汗。桂枝汤中桂枝甘草，辛甘化阳，以温振阳气；

芍药甘草，酸甘化阴，以补阴液。此方是在轻补阴阳的基础上，加生姜之辛散，加甘草、大枣以培中，扶正以祛邪，用于正虚之外感。有些内伤杂证，亦用桂枝汤，此时应用桂枝汤，就不以解肌发汗为目的，而在于调和阴阳。如《金匮要略·血痹虚劳》篇共列8方，其中4方皆为桂枝汤之衍生方，由此可见仲景用桂枝汤以补虚的旨意。至于其他以桂枝汤加减用于补虚之方，散见于《伤寒论》《金匮要略》诸篇中更是众多，故桂枝汤归为补剂、和剂更为恰当。桂枝汤所发之汗，乃调和营卫、燮理阴阳所出之正汗。

湿邪袭表可汗否？可汗，代表方为麻黄加术汤及羌活胜湿汤。但湿邪以脾胃为中心，必先有内湿而后感外湿。故湿伤肌表，阻遏气机，营卫之气不能正常敷布，而现营卫不和之表证。欲得营卫调，表证解，必先除湿，非单纯汗法可医，必兼以化湿之品，令微微似欲汗出者，风湿俱去也。

燥邪可有表证，然必兼津伤内燥，代表方剂为桑杏汤，清肃手太阴气分之燥，兼以疏解肺之膹郁，不可汗法再伤其津。其理同于风温犯肺，只不过津伤较著而已。

伤于暑邪，可见形似伤寒之表证，但暑多夹湿且初起即犯阳明，呈气分热证，主以白虎汤，非汗法所宜。若暑兼寒，见恶寒无汗之表实证者，主以新加香薷饮，发暑邪之表；若兼气虚者，主以清暑益气汤，取辛甘化阳、酸甘化阴法。

作为六淫之一的火邪，性同温热之邪，感而发病者即温病也。温邪上受，首先犯肺，肺气膹郁，卫阳不得宣发而现恶风寒之表证。肺郁为本，卫分为标，虽有表证，实无表邪，故温病忌汗，汗之不唯不解，反生他患。然温病又最喜汗解者，乃辛凉宣透之后，肺郁解，卫气与津液可正常敷布，阳加于阴而出之正汗。据此正汗，可知已然表解里和矣，故温病忌汗，又最喜汗解。

通过上述对六淫所引发的不同表证的具体分析可见，并非皆为汗法所宜。所谓表证当汗，尚须具体分析，不能笼统言之。真正须以发汗法所治之表证，主要指寒邪袭于肌表的表寒实证，以及湿伤肌表的表湿证，寒与湿皆为阴邪，宜辛温发散。至于风、暑、燥、火温热之邪所引发的表证，若兼寒者，则当兼发其汗；若不兼寒邪，非汗法所宜，治各不同，不能笼统地讲表证当汗。

2. 里证可汗否？

寒与湿袭表之新病，固可汗而解之。但里证可汗否？杂证可汗否？久病可汗否？曰可汗。若寒邪凝闭于里者，无论新感、久病或时令、杂证，亦皆可汗之。如冠心病、高血压、风湿或类风湿、肾病、干燥综合征等。只要具寒邪闭郁所引起的寒象、疼痛、水饮凝结等特征，其脉沉弦紧滞凝泣者，虽无表证，余亦概以汗法治之。余用汗法的主要指征为脉沉弦紧滞凝泣，此乃寒主收引凝泣之脉。仿佛脉呈痉挛状态，吾将此脉名之曰痉脉。见此脉，且有可用寒凝解析的症状，吾即用汗法散其寒，待汗出透之后，再观其变，依法治之。

3. 正虚可汗否？

正虚者固不宜汗，然正虚而兼寒邪凝闭者，亦可在扶正的同时，汗而解之。

所谓正虚，包括阴阳气血的虚衰。

阳虚而寒凝者，可温阳散寒，如麻黄附子细辛汤、麻黄附子甘草汤。《伤寒论》302条麻黄附子甘草汤，即"微发汗"。

阴血虚而寒凝者，此寒无论在表或袭里，皆可在养阴血的同时，汗而解之。如加减葳蕤汤、景岳的理阴煎。

气虚而寒凝者，可益气散寒，如人参败毒散或补中益气汤加散寒之品。

正虚而兼寒凝者，须权衡正虚与寒凝的轻重，或以发汗药为主，兼以扶正；或以扶正为主，兼以散邪发汗。其寒，或在经，或在腑、在脏，皆当扶正散邪，汗而解之。

总之，我认为表证当汗，须具体分析何邪在表，并非所有表证皆当汗。另外，汗法也不囿于表证、新感，久病、里证、虚证夹寒伏于里者，亦当汗。

（二）发汗的条件

发汗剂，首推麻黄汤。我原以为服麻黄汤必然汗出，但临床用麻黄汤及其衍生方时，并不见得汗出，且用量并不少，连续用药数日乃至数十日，亦未见汗出。乃悟：欲用发汗剂令其汗，不仅有是证，用是药，且须用之得法，方可汗出。其法包括：

1. 啜热粥，或多饮暖水；

2. 温覆；

3. 连续服药：不能早晚各一煎，而是二三个小时服一次，直至正汗出乃止。若未见此正汗，则继续服，直至二三剂。若未见正汗而先见变证，则不可续予发汗剂，当知犯何逆，随证治之。

吾将此三法，称之为"辅汗三法"。服发汗剂，加此辅汗三法，皆可得汗；无此三法，虽用汗剂，亦未必发汗。

用辅汗三法的最佳标准是正汗出。汗未透者，继续用；正汗出者，停后用。过用则大汗亡阳、伤阴，为误用。

五、战汗

在原发病的基础上，先战而后热，继之汗出者，谓之战汗。

战汗是发汗法的一种特殊形式。战汗法，从来都属于温病范畴，实则伤寒与杂病皆有战汗。

（一）战汗的机理

战汗的机理有二：

一是湿热秽浊之邪稽留气分，阻遏募原，表里之气不能通达。待溃其募原之邪，挫其邪势，表里气通，正气奋与邪争，出现战汗。此即叶天士所云："若其邪始终在气分留连者，可冀其战汗透邪。"又云："再论气病有不传血分，而邪留三焦，亦如伤寒中少阳病也。彼则和解表里之半，此则分消上下之势，随证变法，如近时杏、朴、苓等类，或如温胆汤之走泄。因其仍在气分，犹可望其战汗之门户，转疟之机括。"

杏、朴、苓，宣上、畅中、渗下，即化其湿浊，分消走泄，调畅三焦，展布气机，此即开战汗之门户，使正气奋与邪争，乃战而胜之。

"转疟之机括"，注家皆以疟疾解，余以为不然。疟有多种，原为邪留连气分，经分消走泄之后，反倒转成疟疾，病情未必就比邪留气分为轻，何必期冀其转成疟疾病哉。"疟"，当作酷疟解，乃邪气留恋气分，多日不愈，病者备受折磨，如受酷疟之刑。经分消走泄、开达募原之后，邪气松动，气机展布，表里之气得通，正气出而奋与邪争，得战汗乃解，扭转酷疟之病势，步入坦途，此即"转疟之机括"，非转成疟疾耳。

二是正虚无力祛邪，邪亦不能胜正，正邪相持。待正蓄而强，奋起与邪相争，亦可出现战汗。此正虚包括阴液虚与阳气虚两类。

《温病条辨·下焦篇》第19条之战汗，即属阴液虚者，曰："邪气久羁，肌肤甲错，或因下后邪欲溃，或因存阴得液蒸汗，正气已虚，不能即出，阴阳互争而战者，欲作战汗也。复脉汤热饮之，虚盛者加人参，肌肉尚盛者，但令静，勿妄动也。"此即阴虚邪羁而战者。

阳气虚者，正邪相持，亦可战汗而解，如《伤寒论》之小柴胡汤证。少阳证本质为半阴半阳，半虚半实。少阳主枢，乃阴阳出入之枢，少阳介于阴阳之间，出则三阳，入则三阴，故少阳为半阴半阳证。《伤寒论》第97条曰："血弱气尽，腠理开，邪气因入。"血弱气尽乃正虚，邪气因入乃邪实，故少阳为半虚半实之证。邪正交争而相持，予小柴胡汤，人参、姜、草、枣益胃气，柴胡、黄芩祛邪气，半夏交通阴阳。邪气挫，正气长，正气与邪奋争，可蒸蒸而振，汗出乃解。《伤寒论》第101条曰："复与柴胡汤，必蒸蒸而振，却复发热汗出而解。"蒸蒸而振者，乃战汗之轻者。《景岳全书·伤寒典·战汗》曰："若其人本虚，邪与正争，微者为振，甚者为战。"振与战，皆战汗，然有轻重之别。

《伤寒论》第94条曰："太阳病未解，脉阴阳俱停，必先振慄汗出而解；但阳脉微者，先汗出而解；但阴脉微者，下之而解。若欲下之，宜调胃承气汤。"脉阴阳俱停，非停止之谓，意同脉单伏或双伏。阳脉微者，乃阳脉伏；阴脉微者，乃阴脉伏。脉伏乃邪闭使然，邪闭阻于阳者，当汗而解之；邪闭于阴者，当下之，使邪气松动，正气奋与邪争，战而汗出。

叶氏云："法宜益胃，令邪与汗并，热达腠开，邪从汗出。"胃乃六腑之一，以降为顺，以通为补。凡能使胃气降者，皆为益胃。胃气虚者益其气；胃阴虚者养其阴；湿热壅遏而胃不降者，辛开苦降、分消走泄；气滞者，理气降逆；腑实者，苦寒降泄，皆益胃。仲景以调胃承气汤下之，当属益胃之一法，解其邪缚，正气得伸，正邪剧争，可战汗而解。

太阳病未解，可见战汗；少阳证未解，可蒸蒸而振见战汗；阳明病不解，下之可战汗。可见，三阳证皆可战汗。温病邪伏募原，以达原饮溃其伏邪，表里气通，邪正相争而战汗。邪气久羁，留连气分者，亦可冀其战汗透邪，法宜益胃，令邪与汗并，热达腠开，邪从汗出。阴虚者，邪气伏而不去，可益阴扶正，正复奋与邪争，可战汗而解。杂病中，正气虚而邪气久羁，益气温阳，亦可作战汗而解。由此可知，战汗范围颇广，并不局限于温病范畴。

（二）战汗的临床表现

战汗，是在温病、伤寒、内伤杂病的基础上，邪气久羁不去，经开达募原溃其伏邪，或分消走泄，或益其胃，或扶其正，忽而出现肢冷、肤冷，寒战，脉单伏或双伏，甚至唇甲青紫，正气蓄极而发，奋与邪争，继而发热汗出者，谓之战汗。

（三）战汗的转归与调养

战汗后，可见三种转归：

一为战汗后，邪盛正虚，不能一战而解，停一二日，再战或三战而愈。

二为战汗后，正胜邪祛，汗出身凉，脉静者，此为佳象。正如叶天士所云：宜"安舒静卧，以养阳气来复，旁人切勿惊惶，频频呼唤，扰其元神，使其烦躁。但诊其脉，若虚软和缓，虽倦卧不语，汗出肤冷，却非脱证"。可啜糜粥以自养，则胃气渐复。

三为战汗后，"若脉急疾，躁扰不卧，肤冷汗出，便为气脱之证。"

战汗后之转归判断，重在脉象。若脉静者，为邪已退，虽一时正虚未复，见身凉倦怠，不足为虑。脉贵和缓，恰如仲景云："脉静者为不传也。"若战汗后身凉肢冷，躁扰不宁，脉急疾但按之无力者，乃阳气衰微之脱证。若脉急疾而躁盛有力者，乃独阳无阴之脉，亦为脱，《内经》称之谓阴阳交，交者死也。

以上所论，常汗、正汗、汗证、汗法、战汗等，其理论皆源自《内经》之"阳加于阴谓之汗"。可见，悟透《内经》的一句话、一个观点，确可有"柳暗花明又一村"之感，历代很多名医，都是在悟透《内经》的某句话或某一理论后又在实践中应用、扩展、创新，成为一代大家，甚至某一学派的鼻祖，可敬，可师。

第二节　医案举隅

一、汗证

（一）邪实汗出

例1： 营卫不和

孙某，男，26岁。

2006年12月22日初诊：寐则盗汗，已半年，可湿透衣衾，白天无汗，其他无不适。

脉弦缓，舌嫩绛少苔。

证属：营卫不和，血行不畅。

法宜：调和营卫，佐以活血。

方宗：桂枝汤。

| 桂枝 10g | 白芍 10g | 炙甘草 7g | 大枣 6 枚 | 桃仁 12g |
| 红花 12g | 丹参 15g | | | |

7剂，水煎服。

12月29日二诊：药后汗减十之七八，脉弦缓，而尺急，舌嫩绛少苔。上方加山茱萸18g，7剂，水煎服。

2007年1月15日三诊：汗已止，脉弦缓。再予上方7剂，以固疗效。

【按】俗皆云：阴虚盗汗，且本案，舌绛少苔颇似典型阴虚之舌，当予滋阴敛汗之剂。然脉弦缓，乃营卫不足之脉，而非阴虚。营卫虚，腠理不固，因而汗出。

此汗，又非营弱卫强风邪外袭之汗，因无恶风及头项强痛之表症，故知非风所致。营卫两虚，予桂枝汤调其营卫，实为营卫双补之剂。营卫复，腠理固，汗乃止。

营卫不足，何以夜间盗汗而白日无汗？

盖卫阳本虚而失于卫护，白日尚可借时令之助，腠理致密而无汗；入夜，则卫入于阴，肌表失于卫护，反见夜间汗出。故此汗，不诊为阴虚盗汗及风邪所客而盗汗，乃据脉症，诊为营卫虚而盗汗。

《伤寒论》第53条："病常自汗出者，此为荣气和，荣气和者，外不谐，以卫气不共荣气谐和故尔。以荣行脉中，卫行脉外，复发其汗，荣卫和则愈，宜桂枝汤。"何以外不谐？风伤卫也，卫强而营弱，营卫不和而汗出。本案虽亦用桂枝汤，然无风邪，故去生姜之辛散，且不啜粥、温覆、频服之辅汗三法以取汗，桂枝汤发汗解肌之剂，一变而为辛甘化阳，酸甘化阴，轻补阴阳，以固表止汗之剂，此与53条有所不同。

例2：营弱卫强

陈某，男，43岁。

2005年8月15日初诊：夜半汗出，头部为多，已年余，无恶风，余无所苦。

脉弦缓，舌可。

证属：弱卫强。

法宜：调和营卫。

方宗：桂枝汤。

桂枝10g　　白芍10g　　炙甘草8g　　大枣7枚　　生姜5片

3剂，水煎服，嘱其啜热粥温覆，先其时发汗，悉仿桂枝汤将息法服之。

8月22日二诊：药后得汗，自汗已止，无须再药。

【按】本案与上案颇似，彼为营卫两虚，以桂枝汤去生姜，且无辅汗三法，意在轻补营卫；此则为卫强营弱，以桂枝汤先其时发汗，折卫之强，使营卫和谐。

何以知此为卫强？因夜半后汗出，此乃子时一阳生。卫强，又得时令阳升之助，则卫益强，因而阳升于上，迫津外泄而头汗，故以桂枝汤，先其时发汗以折卫强。而彼则入夜即汗，当酉至亥时，阴气正盛。若营弱卫强，则此时卫受时令之制，不当出汗，反汗出者，知非卫强，反为卫弱，肌表失护而为汗。故去生姜，且不先其时发汗，而成营卫双补之剂。脉症同，仅汗出时间有别，病机则异。所用方药相似，实亦相殊。

证本自汗，服桂枝汤复发其汗，二汗有何不同？乃一为邪汗，一为正汗。正汗的标准，即仲景于桂枝汤将息法中所云："遍身漐漐，微似有汗者益佳，不可令如水流漓，病必不除。"而邪汗，恰与正汗相对，或大汗，或阵汗，或局部见汗，汗出脉不静热不衰。正汗出，则邪退正复，营卫调和矣，故病除。

仲景于桂枝汤将息法中，五次言汗。"一服汗出病差，停后服，不必尽剂。"意为太阳中风服桂枝汤后，已见正汗出，知营卫已和，无须继服。"若不汗，更服依前法。又不汗，后服小促其间，半日许令三服尽。若病重者，一日一夜服，周时观之。服一剂尽，病证犹在者，更作服。若不汗出，乃服至二三剂。"孜孜以求者，正汗也。尚须服药否，以正汗为标准；病愈否，以正汗为标准。正汗何以如此重要？此即《内经》所言："阳加于阴谓之汗。"必阴阳足，且能由肾通过三焦，直达腠理毫毛，方能阳气蒸腾，阴液施布，乃见正汗。所以正汗出，即可推知营卫调，阴阳和，邪退正复而病愈矣，此即测汗法。测汗法，实寓深意，且应用广泛。

例3：湿遏热伏，转阳气虚

王某，女，33岁。

2004年9月24日初诊：外感发热后，余邪稽留，咽痛有痰，头痛且热，胸闷气短，心中烦，寐不安，手足心多汗。正值经期，经血涩少。

脉沉滑数兼濡。舌红，苔根黄腻。

证属：湿遏热伏。

法宜：泄湿透热。

方宗：升降散。

僵蚕12g	蝉蜕5g	姜黄9g	大黄3g	连翘12g
栀子9g	豆豉10g	佩兰12g	石菖蒲9g	茵陈15g
滑石12g				

6剂，水煎服。

10月12日二诊：症减，手足汗已轻，尚头痛，目干涩，口干，食谷不馨，无力，经净。

脉弦数按之减，舌微红苔中黄。

证属：余邪未净，正气已虚。

方宗：小柴胡汤。

柴胡9g	黄芩9g	党参12g	半夏10g	茯苓12g
白术9g	当归12g	川芎7g	防风7g	鸡内金12g
生麦芽15g				

7剂，水煎服。

10月22日三诊：肢冷，手足汗未止，嗜睡，白带多。脉沉小弦细数无力，舌嫩红苔少，上唇干，色白。郁热已退，虚象显露，改予温阳益气。

生黄芪12g	党参12g	茯苓15g	白术12g	桂枝10g
当归12g	白芍10g	炙甘草6g	炮姜5g	炮附子10g

10月8日四诊：上方共服10剂，汗止，精神好转，食增，带少，脉弦缓滑。上

方再服 7 剂。

【按】一诊因脉沉滑数，沉主气，滑数为热，乃热伏之象。热何以伏？脉濡主湿，故诊为湿遏热伏，诸症皆为湿遏热伏所致。胸闷、气短、咽痛有痰、经行不畅，乃湿遏所致；头痛且热，咽痛、心烦、寐不安，舌红，乃郁热所为。湿热蒸迫而手足心汗。治以泄湿透热，主以升降散合化湿之品。

二诊因脉变而证亦变。脉弦数按之减，正符少阳病之脉。少阳病乃血弱气尽，此证虚也，反映于脉，则弦而减；少阳病邪气因入，阳微结，反映于脉，则弦数。弦数按之减，恰为少阳证之脉，故予小柴胡汤主之。

三诊脉转沉小弦细数无力，细而无力，正虚已明显，缘于余邪久羁，耗伤正气，待邪退，正虚之象显露，故转而扶正，益气温阳。

该案虽非大恙，然辨证次第井然，皆以脉诊为主，务求谨守病机。

例 4：湿热熏蒸汗出

霍某，女，39 岁，工人。

1991 年 6 月 22 日初诊：汗出，立则上半身汗出，侧卧则在上一侧偏汗，已有半年。汗多时心慌而烦，头昏，腰酸痛，白带多，月经不调，便尚可。

脉沉濡滑数。舌尖稍红，苔薄腻。

此湿热熏蒸而汗出。

黄芩 9g	黄连 9g	苍术 15g	白术 15g	茯苓 15g
薏苡仁 30g	陈皮 10g	半夏 10g	泽泻 12g	生黄芪 12g
防风 5g				

7 月 27 日二诊：上方加减共服 32 剂，汗止，白带净。

【按】汗出见于在上一侧，盖因湿热向上熏蒸，故在上一侧汗出，以其脉沉濡滑数，亦为湿热之脉，予清热化湿法治之而愈。

湿热致汗，可自汗，亦可盗汗，似阳虚汗出，亦可似阴虚汗出，或似脱汗，不一而足。要在脉当濡滑，苔应滑腻，此为辨证要点。

例 5：湿阻汗出

赵某，男，42 岁，火车司机。

1995 年 4 月 2 日初诊：汗出畏风，腰膝酸冷，尤于情绪激动、活动及吃饭时汗更多。无论冬夏，夜寐亦汗出，体力渐衰，常感困倦疲惫，四肢酸懒，饮食二便尚可。

脉濡滑，舌苔白腻而滑。

余曾以益气固表、养阴敛汗、清热泻火。退蒸止汗，诸法均不效。后读石氏刊于《中医杂志》1983，6（20）一篇关于湿阻汗出的文章，颇受启悟。患者原为烧煤的火车司机，驾驶室内炉热烘烤，汗出夹背，但司机又要经常探身窗外瞭望，汗出当风，汗闭郁于肌腠为湿，反复如此，湿邪蕴蓄，阻遏三焦，营卫不调，致汗出畏风。予化湿之剂治之。

| 炒苍术 15g | 川厚朴 9g | 陈皮 9g | 半夏 12g | 茯苓皮 15g |

泽泻 15g	薏苡仁 30g	滑石 12g	萆薢 15g	草果 9g
石菖蒲 9g	藿香 12g	白蔻仁 7g	杏仁 9g	

上方共服 4 剂，未再复诊，后其侄告曰已愈。

【按】湿性黏滞，闭阻气机。汗出当风，汗液被郁而为湿，阻碍三焦，升降出入失其度，营卫不和，故自汗。经云："三焦者，原气之别使也，主通行三气，经历五脏六腑。"三气乃指宗气、营气、卫气。营卫皆经三焦通行于全身。卫气者，卫外而为固，司开合之职。三焦不利，卫气不行，开合不利，故尔汗出。因湿而致汗者，关键在于化湿，祛其壅塞，畅利三焦。气机宣畅，开合有节，汗出自愈，此法开治汗证又一法门。举一反三，推而广之，湿可阻遏三焦而汗出，他邪阻遏三焦当亦可汗出；邪实者可三焦不通而汗出，正虚者亦可致三焦不通而汗出耳。由此可悟及，汗出一症，无论自汗、盗汗，皆可分虚实两大类，查明症结所在，谨守病机，当可预期，治之非难。回顾此案初治之时，因不明湿郁致汗的机制，清补敛涩，心无准的，辨证不明，囿于俗套，终难一效。

例 6：寒湿蕴阻，营卫不和

贾某，男，34 岁。

2006 年 8 月 11 日初诊：盗汗湿衾，冬夏皆如是，已数年，肢节酸痛，性欲低下，尚可勃起。

脉沉弦濡滑，舌淡齿痕苔白。

证属：寒湿蕴阻，营卫不和。

法宜：温阳化湿。

方宗：白术附子汤。

炮附子 15g	苍术 12g	白术 12g	薏苡仁 30g	干姜 6g
茯苓 15g	仙茅 15g	仙灵脾 12g		

8 月 28 日二诊：上方共服 15 剂，汗已著减，肢节痛减未已，阳事淡漠。脉沉缓濡滑。舌嫩红，少苔。上方加豨莶草 18g、海风藤 18g、穿山龙 18g。14 剂，水煎服。待汗止，痹痛除，配散剂，治其阳事不兴。

【按】湿为阴邪，其性弥漫，易阻气机，营卫不得正常敷布，致营卫不调而汗出。何以盗汗而不自汗？因夜间卫阳行于阴，表更失卫护而盗汗。昼则卫行于外而汗息。寒湿下注，阳气不振而性欲寡淡，故方加二仙汤，益肾温阳。

例 7：湿热蕴蒸

赵某，男，37 岁，辛集市人。

2006 年 8 月 18 日初诊：患结肠炎已 13 年，重则每日下利一二十次，努责不爽，夹脓，腹胀痛。现已缓解，大便溏，每日二三次，腹略胀痛，头汗如洗，四季皆然。

脉弦濡滑数且盛，舌苔薄黄腻。

证属：湿热蕴蒸。

法宜：清化湿热。

方宗：甘露消毒饮合白头翁汤。

茵陈 30g	滑石 18g	白蔻仁 8g	藿香 12g	川木通 7g
黄连 12g	白头翁 12g	秦皮 10g	地榆 15g	土茯苓 40g
石菖蒲 10g	木香 8g			

9月11日二诊：上方共服21剂，汗已止，便已成形，因痔疮，魄门不舒。脉弦濡数，已不盛，舌可。上方加槐米12g，7剂，水煎服。1剂作4次服，日服2次。

【按】脉濡滑数且盛，苔又黄腻，显系湿热蕴遏之象。湿热上蒸而头汗，湿热下迫而作利，阻遏气机而腹胀，努责不爽。此案辨治不难，其效或速或缓，要在守方而已。

例8：阳明热盛夹湿

剧某，男，53岁。

2002年7月3日初诊：于1月前外感发热，热退后汗多，动辄汗出，进食时汗如浴，自腋下流至腰，尚不觉烦热口渴，二便调。

脉洪大而濡数，舌略红苔白薄腻。

证属：阳明热盛夹湿。

法宜：清解阳明之热，兼以祛湿。

方宗：白虎汤。

生石膏 30g	知母 7g	炙甘草 7g	粳米 1 把	苍术 12g

3剂，水煎服。

7月6日二诊：药后大汗止，脉转濡滑，腻苔退，停药。嘱食宜清淡，不可厚腻。

【按】此外感表证虽解，热入阳明，兼暑湿及口腹所累，湿蕴于中，致成阳明热盛夹湿。因脉洪大，以阳明之热为主，湿蕴次之。阳明热盛，迫津外泄而汗；且湿阻，营卫不和亦可汗出，二因叠加，致汗出如浴。阳明虽热而津未亏，故无大烦渴。有无大热乎？体温不高，似无大热。其实不然，脉洪大而数，即大热之征。关于热的概念，中西医有别已述于前。热证具，体温不高，中医仍可称为有热。体温高者，有时中医亦称为有寒。所以中西医之热，虽有重叠，然不可等同，尤其不能以体温高低作为判断有热与否的标准。

例9：肝胆热盛

李某，男，34岁。

2004年8月13日初诊：多汗，劳则汗如浴，冬夏皆出，已2年，膝以下麻木4年，睡眠差，每夜仅睡4小时。

脉弦滑数，舌红苔白。

证属：肝胆热盛。

法宜：清热凉肝。

方宗：龙胆泻肝汤合白头翁汤。

龙胆草 6g	栀子 12g	黄芩 9g	丹皮 12g	地榆 12g
秦皮 10g	白头翁 12g	干地黄 12g	竹叶 7g	

9月17日二诊：上方共服30剂，汗已少（天亦渐凉），右足尚麻，他处已不麻，睡眠尚差，脉尚弦滑数，然较前为细且减，舌可。肝热未尽，正气已显不足。方以丹栀逍遥散加味。

柴胡 8g	茯苓 15g	白术 10g	当归 12g	白芍 12g
炙甘草 7g	丹皮 10g	茵陈 15g	栀子 10g	黄连 9g
石菖蒲 9g	远志 9g	夜交藤 18g	浮小麦 30g	

7剂，水煎服。

【按】 湿热蒸迫而汗泄，方取龙胆泻肝汤合白头翁汤加味，重在清热凉肝。肢麻者，肝热下窜经络使然，肝热消，麻当已。再诊，脉已显不足之象，取丹栀逍遥散，扶正伍以清肝。

例 10：郁热内扰，热淫血络

贾某，女，65岁。

1995年3月5日初诊：汗多，昼夜皆汗，腹中一热，旋即汗泄，已然3年。时有心悸，身起红疹，瘙痒，他可。

脉沉数，舌红暗少苔。

证属：郁热内扰，热淫血络。

法宜：清透郁热，凉血散血。

方宗：升降散。

僵蚕 12g	蝉蜕 7g	姜黄 10g	大黄 5g	石膏 20g
知母 6g	黄连 8g	黄芩 9g	栀子 9g	丹皮 9g
生地 12g	元参 12g	紫草 15g		

3月9日二诊：上方共服4剂，症消脉缓。上方去大黄，再进3剂。

【按】 脉沉而数，乃火郁之脉。沉主气，若沉而无力者，乃气虚，无力鼓荡血脉；若沉而有力者，乃邪气阻遏，气血不得外达而脉沉，二者一虚一实。本案脉沉而数，乃气机郁滞，热郁于内。郁热迫津而为汗；郁热内攻，淫热入于血络，则身发红疹；扰心而心悸。经云："火郁发之"，凡祛除壅塞，展布气机，使郁热得以透达于外而解散者，皆谓之发。升降散透达郁热；黄芩、黄连、栀子、知母、石膏，清其里热；丹皮、紫草、生地、元参，凉血活血，消其红疹。表里双解，气血两清，热除而症消，脉亦转缓而愈。

例 11：热盛汗泄

谢某，男，34岁。

1984年4月28日初诊：自汗兼盗汗年余，夜间因盗汗湿衾褥，常晾晒于院中，犹尿床般。昼则自汗，尤于劳累、进餐和情绪激动时，则汗从腋下如水流。无身热、烦躁、口渴，舌质红苔微黄。

脉洪大。

予白虎汤清其气分热邪。

生石膏 40g   知母 6g   浮小麦 30g   生甘草 7g

4 剂汗止脉缓，烦渴亦除。

【按】汗出之因甚多，虚实寒热皆有。俗云，阳虚自汗，阴虚盗汗。阳虚卫阳不固，固可自汗；阴虚者阳亢，迫津外泄，亦可盗汗。然不可囿于此言，尚须辨证论治。此案自汗盗汗兼有，以其脉洪大，知为气分热盛，热迫津泄而多汗，故予白虎汤治之获愈。

热盛汗泄本不当予浮小麦止汗，然其清心，又可代粳米，故用之。

例 12：热盛汗泄

刘某，女，58 岁。

2007 年 1 月 12 日初诊：心慌如颤，已 2 月余，心中难受即通身汗出，汗后身如瘫软。失眠，每夜约睡 4 小时，时好时差，虽寐亦不实。心电图正常。

脉滑大，舌红少苔。

证属：气分热盛，迫津外泄。

法宜：清热生津。

方宗：竹叶石膏汤。

生石膏 30g   知母 6g   半夏 10g   党参 12g   麦冬 15g

生地 15g   甘草 7g   竹叶 6g

3 剂，水煎服。

1 月 15 日二诊：上症皆减，汗已明显减少，脉转阳旺阴弱，舌红少苔。

证属：阴虚阳旺。

方宗：玉女煎加减。

石膏 20g   知母 6g   麦冬 15g   生地 15g   怀牛膝 9g

山茱萸 15g   丹皮 10g

4 剂，水煎服。

1 月 26 日三诊：上方加减，共服 11 剂，汗已止，心不颤，寐亦安，唯觉身无力。

脉滑数，舌可。

证属：痰热内扰。

方宗：小陷胸汤加减。

黄连 9g   半夏 10g   瓜蒌 15g

7 剂，水煎服。

【按】汗证原因颇多，即使诊为热盛汗泄，亦有实热虚热之分，何以此例用竹叶石膏汤主之？因脉滑大，乃阳盛之脉，且其热弥漫，尚未成实，即阳明经热。气分热盛，本当用白虎，然汗出既久，且年近花甲，心慌如颤，气阴亦伤。故予竹叶石膏汤，既能清热，又能益气阴，于证相符。

二诊脉转阳旺阴弱，法当清上滋下。何以用玉女煎而不用黄连阿胶汤泻心火补肾水？此案阳脉大，仍属无形之热，故以石膏、知母清其上；熟地滋肾阴，麦冬清金益水之上源，金水相生；牛膝引热下行。若阳脉数实不大，且尺不足者，当用黄连阿胶汤。

三诊，汗已止，心不颤，唯觉乏力。依症状看，颇似气虚无力，可因壮火食气所致，当予益气善后。然其脉滑数，知非气虚，乃痰热痹阻气机，阳气不运，致身重乏力，取小陷胸汤涤痰清热。壅塞除，气机展布，乏力自除。

例 13：痰热蕴阻

邵某，女，56 岁，元氏人。

2007 年 2 月 6 日初诊：阵汗多且频，已近 2 年。频时 1 小时出两阵汗，可湿透衣衫，入冬尤重。胸憋闷，心悸，背沉，夜著，可憋醒，坐车震动则心颤，食可，便调。心电图正常。胸片：心肺正常。

脉沉滑数且盛。舌略暗红，苔少。

证属：痰热蕴阻，血行不畅。

法宜：清热涤痰活血。

方宗：小陷胸汤。

| 黄连 12g | 瓜蒌 30g | 半夏 12g | 枳实 10g | 石菖蒲 10g |
| 竹茹 8g | 丹参 18g | 蒲黄 12g | | |

3 月 6 日二诊：因隔春节停诊，上方共服 18 剂，上症皆减，汗已不著，未再憋醒。过年放炮，心尚惊悸。脉滑数略盛，舌稍红，苔白少。上方加生石膏 18g、知母 6g。10 剂，水煎服。

【按】因脉滑数且盛，故诊为痰热盛。那么，其汗出，则因痰热蒸迫所致。何以入冬尤重？缘于冬季，阳气闭藏，本已内热盛，又兼阳闭藏，故尔更加蒸迫汗出而冬重。至于胸憋心悸等，亦为痰热内扰所致，故予清热涤痰活血，予小陷胸汤主之。共服 18 剂，脉之盛势减，汗亦不著。痰热仍较盛，故加石膏、知母以清之。

例 14：痰瘀热结

朱某，女，54 岁。

2005 年 2 月 28 日初诊：阵烘热汗出，昼夜皆汗，已然 4 年，高血压 20 余年，药物控制在 125/85mmHg 左右。心惊怵，左肩痛，周身刺痒，手足凉，心电图大致正常。

脉滑数，舌暗少苔。

证属：痰瘀互结化热。

法宜：清热涤痰化瘀。

方宗：小陷胸汤合血府逐瘀汤。

| 黄连 12g | 瓜蒌 18g | 半夏 10g | 丹参 18g | 桔梗 9g |
| 桃仁 12g | 红花 12g | 赤芍 12g | 生蒲黄 12g | |

3 月 14 日二诊：烘热汗出已明显减轻，次数亦明显减少，心惊怵及身痒已除，肢尚欠温。脉滑数兼沉滞，舌暗轻，略红暗。上方加郁金 10g，10 剂，水煎服。

【按】脉滑数，痰热也；舌暗，血瘀也，故诊为痰瘀互结化热，这就是病机。所有症状，皆依此病机来解。何以烘热汗出？烘热总是阳浮动之象，阳动，迫津外泄而为汗。阳何以动？因痰瘀互结，阻遏气机，热郁于内，当热郁而伸时，则阵热如烘而汗出。此烘热不诊为虚热，因脉实耳。脉实则证实，故此烘热乃郁热所致。郁热治疗原则，当祛其壅塞，展布气机，使热得以外达，此即"火郁发之"。何邪壅塞？痰与瘀也，故涤痰化瘀，祛其壅塞，气机畅，则热自透。心惊怵者，因痰瘀热内扰而心神不安；手足凉者，因邪阻阳不外布。

二诊，经涤痰化瘀清热，脉转滑数又兼沉滞之象。沉滞类于涩脉，恰与滑脉相对，似二脉不可相兼。然临床确有此脉，气机郁结者，脉可沉滞；痰热郁伏于里时，又可见滑数，故尔沉滞与滑数亦可并见，其所反映的病理意义为气滞痰热内郁，所以二脉并不相悖。因气滞，加郁金气中血药，行气兼能活血。

一诊诸症皆减，何以二诊脉又兼沉滞？因热盛时，热可鼓荡气血升动，脉可浮、可大，可动数。当热势衰后，热鼓荡血脉之力亦减，故反兼沉滞。脉虽略变，然基本病机未变，故仍予原方加郁金服之。

例15：痰热化风

翟某，男，61岁，沧州人。

2007年5月11日初诊：刚出院月余。省二院出院诊断：冠心病，前间壁心梗，高血压Ⅲ级，1995年多发脑梗，Ⅱ型糖尿病，（每日注胰岛素12u）。后半夜大汗湿透衣衾，已1月余。汗后周身无力，不欲食，动辄心慌气短，失眠，每夜约睡3～4个小时，右脚拇趾发麻。现服西药7种。

脉弦滑数，舌可。

证属：痰热化风。

法宜：清热涤痰息风。

方宗：黄连温胆汤。

黄连 10g	半夏 15g	陈皮 9g	茯苓 15g	胆南星 10g
枳实 9g	石菖蒲 9g	竹茹 7g	白芥子 9g	皂角子 7g
天麻 15g	蜈蚣 7条	全蝎 10g	浮小麦 30g	生龙骨
生牡蛎 30g				

嘱除降糖药外，其他西药全停。

6月24日二诊：上方加减，共服37剂，汗止，心慌著减，足指尚麻，右腿欠遂。血压140/90mmHg。上方继服14剂，水煎服。

【按】脉弦滑数，乃痰热生风，痰热迫津外泄而为汗。后半夜，一阳生，阳气升发之时，痰热随时令而动，故尔汗泄。冠心病、高血压、糖尿病所引起的诸症，亦以痰热化风解之。予清热化痰息风，不仅汗止，他症亦随之好转，这体现了中医整体观的理论。

例16：湿瘀热伏

王某，女，61岁。

2001 年 4 月 19 日初诊：阵烘热汗出，不恶寒，一日发作六七次。热涌则心慌乱，胸颈均跳，头昏背热，视物模糊，失眠，口干苦，纳差，恶心。

脉沉而躁数促，舌暗苔厚。

证属：湿瘀互阻，气滞热郁。

法宜：化湿化瘀，透达郁热。

方宗：新加升降散。

僵蚕 10g	蝉蜕 5g	姜黄 9g	大黄 5g	栀子 12g
豆豉 12g	连翘 15g	石菖蒲 9g	枳实 9g	丹参 15g

5 月 24 日二诊：上方加减，共服 32 剂。上症皆明显减轻，尚时有热上冲、头晕、背热、心慌之感，便日三四次，稍稀。脉转滑，尚有间歇。舌仍暗，苔已净。

证属：湿已去，瘀尚存，热未靖。

法宜：化瘀清热。

丹参 18g	丹皮 12g	赤芍 12g	白芍 12g	桃仁 12g
红花 12g	蒲黄 12g	黄连 10g	夜交藤 18g	

6 月 7 日三诊：上方共服 14 剂，症除，脉之间歇亦瘥。舌尚略暗，嘱原方再服 10 剂。

【按】脉沉而躁数，此乃典型的郁热之脉。热何以郁而不达？舌暗苔厚，当为湿浊与瘀血相互搏结，阻遏气机，致热伏于内。

热郁极而伸，则阵烘热汗出；郁热上攻，则心烦乱、头昏、失眠、口干苦等，相继而生。《濒湖脉学》云："一有留滞，则脉必见止也。"故脉促，乃湿瘀热互阻，血脉不畅所致。升降散善透郁热，栀子豉汤治胸膈之郁热，加连翘散心经热结，加石菖蒲化浊，丹参活血，共奏透达郁热之功效。

二诊：浊去热减，然舌尚暗，血瘀较重，故重用活血化瘀之品。邪祛，血脉通畅，促脉亦消。

此案从症状乍看，颇似阴虚阳亢，但脉实，故证属实而非虚，所以脉可定性。

（二）正虚汗出

例 1：阴虚阳动

张某，女，70 岁。

2005 年 4 月 18 日初诊：身软无力，于室内稍走动，即觉身烘热，腹背皆热，汗出，心慌肢软，气短喘促，须休息半日方渐缓。食、眠尚可，二便调。曾住院检查，诊为自主神经功能紊乱。

脉弦细数，左寸偏旺。舌暗苔薄腻，唇暗紫起皮。

证属：肝肾阴虚，虚阳易动，夹湿夹瘀。

法宜：滋肝肾，平肝潜阳，佐以化湿祛瘀。

方宗：三甲复脉汤。

生龙骨 18g	生牡蛎 18g	炙鳖甲 18g	败龟板 18g	干地黄 12g

| 元参 12g | 山茱萸 15g | 赤芍 15g | 白芍 15g | 丹皮 12g |
| 地骨皮 15g | 白薇 12g | 茵陈 15g | 滑石 12g | |

6月3日二诊：上方加减，共服31剂，症已不著，力增，可下4楼绕上两圈，未再烘热汗出。脉弦数，按之不实。舌暗红，腻苔退。唇暗。上方7剂。因天热回张家口市。

9月2日三诊：天气渐凉，由张家口返石家庄。中断治疗3个月，现静如常人，动辄背尚热，但热已轻，汗已少。体力增，手微颤，其他可。

脉弦细劲数。舌暗，少苔。

证属：阴虚阳亢而风动。

法宜：滋阴潜阳，平肝息风。

依前方加减：去滑石、茵陈，加乌梅6g、阿胶15g、泽兰15g。

10月24日四诊：上方加减共服42剂，诸症已平，脉转弦缓滑，舌尚略暗红。

【按】脉弦细数，乃肝阴虚阳偏亢，肝失柔之象；左寸偏旺，乃肝阳升浮之兆。阳气者，烦劳则张，稍有劳，则扰其虚阳，虚阳动则烘热，腹背皆热；阳动而汗泄；正气虚而心慌、肢软、气短喘促。法当滋肝肾、平肝潜阳，取三甲复脉汤加减。

诊其夹湿者，因舌苔薄腻。有湿当化，又有阴虚当滋，湿本忌滋腻，两相掣碍，但治时又须相兼，故选既能化湿清热，又不伤阴之茵陈、滑石，兼顾其湿。

治湿是否一概禁忌滋润之品？吴鞠通于《温病条辨·卷一》第43条告诫曰："润之则病深不解。"其实未必尽然。有几种情况，化湿必须加生津养阴之品。

一是舌苔白厚而干，乃湿未化而津已伤，故化湿之时，须加生津之品，如石斛、天花粉、芦根，或麦冬、生地、元参等，津复湿反易化。

二是白苔绛底者，湿未化而热已深，虽清热化湿而黄腻之苔不退，此时宜酌加甘寒、咸寒生津养阴之品，如生地、元参等。如龙胆泻肝汤，清利肝胆湿热之时，方中加生地一味；局方甘露饮，治胃中湿热，方中尚有二地、二冬、石斛，清而兼补。

三是素有阴虚而兼湿者，滋阴之时，须加化湿之品，两相兼顾，本例即是。

四是邪水胜一分，真水少一分，利水去湿，必兼养阴，如猪苓汤。

诊其夹瘀者，因舌暗、唇暗且起皮，唇舌暗，皆知为瘀血之指征，但唇干起皮亦为瘀血之指征，知之者少。《金匮要略·妇人杂病脉证并治》曰："曾经半产，瘀血在少腹不去。何以知之，其证唇口干燥，故知之。"唇口干燥，瘀血内蓄，不荣于外也，故唇干起皮且暗，亦为瘀血之指征。

本证病机为肝肾阴虚，虚阳浮动，故主以三甲复脉汤，滋阴平肝潜阳，夹湿加茵陈、滑石，夹瘀加丹皮、赤芍。再诊加乌梅者，乃补肝之体，泄肝之用也。

例2：水亏木亢

高某，女，56岁。

2004年4月2日初诊：头晕，心慌，左半身无力且麻，阵烘热汗出，已三四年。

脉弦且劲，尺不足。舌红少苔而干。

证属：肾水亏，肝木失涵，肝风内旋。

法宜：滋水涵木，平肝息风。

方宗：地黄饮子。

干地黄 18g	山茱萸 15g	麦冬 12g	五味子 5g	石斛 15g
远志 9g	菖蒲 7g	茯苓 15g	肉苁蓉 12g	枸杞子 12g
怀牛膝 12g	生龙骨 30g	生牡蛎 30g	肉桂 4g	浮小麦 40g

5月11日二诊：上方共服28剂，上症已除。脉已转缓，尺亦复，左脉略显无力之象。舌红苔少而斑驳，舌中赤。予杞菊地黄丸，每服2丸，日2次，连服1月，以固疗效。

【按】脉弦劲，乃肝风内动；尺不足且舌红，乃肝木失涵化风；阵烘热汗出者，乃阳动而津泄；头晕心慌者，乃风阳上扰；左半身麻且无力，为肝风之始萌，肝风走窜于经络，故诊为水亏木亢，肝风内旋。予地黄饮子，滋水涵木，加龙骨、牡蛎平肝潜阳，且可敛汗。少加肉桂者，取阳生阴长。

余之看病，是以脉诊为中心，以脉解症，以脉解舌。病人症状或多或寡，依脉以断其性质，亦即病机。病机明，再据中医理论，进而解释诸症及舌。若所有症状能依此病机得到合理的解释，我就认为该病基本看明白了，治起来心有准的，疗效也相应较高。若脉未摸清，则病机难明，治起来也心中无底。所以，我从医50多年的体会是脉诊是非常重要的，因而逐渐形成了以脉诊为中心的辨证论治方法。本案，即是以脉诊为中心的诊疗方法的具体体现。

例3：阴虚盗汗

沈某，男，30岁。

2003年3月8日初诊：盗汗如浴，被褥皆湿，已10年，且早泄。

脉弦细尺弱，舌嫩红苔少。

证属：肝阴不足，疏泄太过。

法宜：益肝敛肝。

山茱萸 60g。

7剂，浓煎频服。

3月19日二诊：汗已著减，脉弦尚细，寸偏旺。上方加煅龙骨30g、煅牡蛎30g，7剂，水煎服。

【按】何以诊为肝阴不足而疏泄太过？因脉细且尺不足，知为阴虚；弦主肝，知肝木失涵。肝体虚而肝用亢，致真气不藏而汗泄。本是阴虚阳亢，入夜游行于外之卫阳亦入于阴，阴液为阳蒸迫而盗汗如洗。肝疏太过，肾精不藏而早泄，二症同源。山茱萸益肝肾且敛真气，补肝体，泻肝用。真气固，津精藏，汗止。早泄虽未减，料亦有益。

例4：阴虚阳浮，肝经火郁

贾某，女，53岁。

2006 年 11 月 6 日初诊：烘热汗出，约 1 小时 1 次，已三四年，烘热时，头面及周身皆热，汗后不畏寒。伴心慌，头胀，耳鸣，肢软，足底痛，食眠可，二便调。

脉右阳旺阴弱，左沉弦数。舌淡红齿痕，苔少。

证属：阴虚阳浮，肝经火郁。

法宜：滋阴潜阳，清透肝经郁火。

方宗：三甲复脉汤合一贯煎。

生龙骨 18g	生牡蛎 18g	炙鳖甲 18g	败龟板 18g	生地 15g
生白芍 15g	山茱萸 15g	五味子 5g	麦冬 15g	丹皮 12g
川楝子 10g	栀子 10g	沙参 15g		

7 剂，水煎服。

12 月 11 日二诊：服上方后，症本已轻，自行停药，又发作如故。上方加龙胆草 6g。

12 月 25 日三诊：上方共服 14 剂，烘热息，汗亦止，他症亦著减。脉弦略数，舌可。嘱：晚服六味地黄丸，晨服丹栀逍遥丸，连服 1 月。

【按】因脉阳浮阴弱，故诊为阴虚阳浮；左脉沉弦数，沉主气，左为肝，弦亦主肝、主气滞，数为热，故诊为肝经火郁。故此案病机为阴虚阳浮，肝经火郁。病机明，则诸症皆依此病机解之。烘热汗出、头身热、耳鸣等，皆阳浮所致，亦与肝经郁火相关。此证既有阴虚，又有火郁，乃虚实相兼。方以三甲复脉滋阴潜阳，以一贯煎解肝之郁火，并行不悖。

例 5：阴虚阳亢

夏某，女，63 岁。

2007 年 5 月 25 日初诊：多汗半年，近日加重，汗顺发流如浴，昼夜皆出，动则甚，腰背皆热如焚。失眠已 4 年，每夜靠氯硝西泮维持，亦仅能睡三四个小时，心烦乱，头热头昏。胃不和，不欲食，嗳气频，大便不畅。

脉弦数硬而上涌。舌红暗，苔中微黄。

证属：阴虚阳亢。

法宜：滋阴潜阳。

方宗：三甲复脉汤。

生龙骨 18g	生牡蛎 18g	炙鳖甲 18g	败龟板 18g	赤芍 12g
生白芍 18g	山茱萸 15g	干地黄 18g	炒枣仁 40g	浮小麦 30g
鸡内金 15g	焦三仙各 12g			

6 月 15 日二诊：上方加减，共服 21 剂。汗已止，寐已可，每夜可睡 6 个小时以上。胃尚欠和，嗳气。脉弦滑，舌稍红。上方加代赭石 18g、旋覆花 15g，再进 4 剂。

【按】脉涌，乃阴虚阳浮动而涌，弦而硬者，阳亢化风。阴虚阳亢，蒸迫津液而外泄，虚热内生而头背皆热。风阳动而胃气逆，致胃不和而嗳。滋阴潜阳，阴阳渐平，诸症渐安。

例6：水亏火旺

张某，女，58岁。

2004年12月10初诊：盗汗，头部汗如洗，常头痛，左膊痛，心烦，寐少易醒，一夜约睡二三个小时。

脉阳滑略盛，按之有力，尺细数。舌暗紫，苔少。

证属：水亏火旺。

法宜：泻南补北。

方宗：黄连阿胶汤。

黄连 12g	黄芩 9g	白芍 12g	阿胶 15g	干地黄 15g
生龙骨 18g	生牡蛎 18g	丹参 18g	桃仁 12g	红花 12g

2005年1月14日二诊：上方加减，共服28剂，汗止，寐安，脉滑略数，舌尚偏暗。仍宗上方14剂。

【按】尺细数者，水亏于下。水不上济心火，心火独亢。阴虚阳旺，须分阳旺按之有力无力。有力者，乃心火亢盛，当泻心火；无力者，乃阴不制阳，阳浮动于上，当滋阴潜阳。心火盛，可盗汗、头汗、心烦不寐；阳浮者，亦可盗汗、头汗、心烦不寐，然二者病机不同，治亦各异。区分的关键，在于按之有力无力。千病万病，无非虚实；千药万药，无非补泻。所以诊治疾病，务在分清虚实，方不致犯虚虚实实之戒。自古论脉者，鲜有分辨沉取有力与无力，此恰为诊脉之紧要处。吾辨脉，无论何种脉象，首重沉取有力无力，知此，方能分清虚实，大方向才不会错，切记。

此案加活血药，因舌紫暗，乃瘀血之征，故加之。

例7：阴阳两虚，肝风内旋

崔某，男，49岁。

2002年11月25日初诊：自汗盗汗，已近2年，初尚汗少，逐渐增多，进餐或稍劳则汗湿衣衫；寐则汗出湿衾。寐差，纳呆，耳鸣，膝软，四肢常冷，两食指麻，阳事不兴。

脉弦劲而长，按之力逊。舌质淡暗，苔白。

证属：阴阳两虚，肝风内旋。

法宜：滋补肝肾，平肝息风。

方宗：地黄饮子。

煅龙骨 18g	煅牡蛎 18g	败龟板 18g	生白芍 15g	山茱萸 15g
熟地 15g	五味子 6g	怀牛膝 10g	炒枣仁 30g	巴戟天 12g
仙茅 12g	枸杞子 15g	鹿角胶 15g	肉桂 6g	葫芦巴 9g
浮小麦 30g				

12月24日二诊：上方共服28剂。汗已敛，精力增，食寐转佳，阳事已振。脉转弦缓。上方加生晒参12g、生黄芪12g，继服10剂。

【按】脉弦劲而长，系阴不制阳，阳亢化风；然按之力逊，为阳亦不足。故诊为阴阳两虚而肝风内旋。阳动而汗，阳虚而肢冷膝软，阳事不兴。指麻，乃肝风走窜。宗河间地黄饮子，滋阴益阳，引火下归水中，补阳滋水以生木，佐以潜降，以息肝风。此亦"善补阴者，必于阳中求阴"之意。

例8：阴虚怪汗

王某，女，62岁。

2002年12月17日初诊：多汗已3年余，立则上半身出汗，左侧卧则在上之右半身出汗，右侧卧则在上之左半身出汗，右半身麻凉，偶有心悸，咽中有痰，他可。

脉弦数略劲，且有涌动之势，左寸独旺。舌绛少苔。

证属：阴虚阳亢化风。

法宜：滋阴潜阳息风。

方宗：三甲复脉汤。

生龙骨30g	生牡蛎30g	炙鳖甲30g	败龟板30g	生白芍18g
元参15g	山茱萸15g	五味子6g	乌梅6g	丹皮12g
知母6g	天竺黄12g	海浮石12g		

2003年1月24日二诊：上方加减，共服35剂，汗已止，食、眠、二便均可。脉弦滑，舌嫩红，苔少。嘱服六味地黄丸1月，以固疗效。

【按】脉数而涌动，乃阴不制阳，阳亢升动。阳浮于上则寸脉大，阳亢化风而脉弦劲。阳浮于上，蒸迫汗泄，故立则上半身汗，卧则在上一侧汗。手足麻者，乃肝风走窜经络。治以滋阴潜阳，经月而愈。

这种汗出，有热盛上迫者，有湿热熏蒸者，有阴虚阳浮者，有气虚阴火上炽者，亦有阳虚而虚阳上浮者等等，表现虽同，然病机各异，鉴别要点在于脉。这种汗出虽不多见，但亦非绝无仅有，吾亦曾治数例，以湿热熏蒸者多。

例9：阳气虚，津失固

陈某，女，65岁，任丘人。

2006年6月23日初诊：头胸自汗，已约10年，冬夏皆汗。下体凉，膝痛，胃遇寒则嘈杂不适。便日四五次，尚成形。

脉沉小缓滑按之减。舌嫩红，苔薄。

证属：阳气不足，痰浊内蕴。

法宜：益气温阳，佐以化痰。

方宗：补中益气汤。

生黄芪15g	党参12g	白术12g	茯苓15g	炙甘草8g
柴胡7g	升麻5g	当归12g	炮附子15g	橘红9g
半夏10g				

7月11日二诊：上方共服10剂。汗已少，下凉减约十分之九。现膝痛。上方加炙川乌12g、巴戟天12g、仙灵脾10g。

7月28日三诊：上方又进10剂，汗已少，如常人，下冷膝痛除，便日2次。口糜已五六年，约每月发作 1 次。脉缓滑，舌嫩苔薄。上方加肉桂 5g，14 剂，未再来诊。

【按】头胸汗出，可分虚实两类：

实者，为火热上炎，迫津外泄而为汗。其热，或为火热亢盛，或为郁热，或为湿热，或为瘀热，或为水热互结，蒸迫于上，或风热所客，卫强阳旺；或湿阻而营卫不和，或酒食生湿生热，皆可致头胸汗出。虚者，气虚不固，阳虚不摄，或阴虚阳浮，或血虚气浮，或阴盛格阳，皆可头胸汗出。

其病位，可在表，在经，在脏腑。诸邪可以相兼，虚实可以夹杂，因而，准确辨清头汗之因，亦非易事。辨析要点在于脉，脉沉取有力者为实，沉取无力者为虚，此分辨虚实之大要。虚实分清，则大框不致错。尚须进而分清孰实孰虚；分清病位、程度。疾病的性质、病位、程度，吾称之为诊断三要素，任何一个完整的诊断，都必须包含此三要素，即定性、定位、定量，合为三定。三定皆以脉为重。

本案诊为阳气不足者，因脉沉小缓无力，且兼滑脉，故诊为脾阳虚而痰浊内生。故取补中益气汤益气固表，加陈皮、半夏以化浊，加附子、肉桂者，温振阳气，且可补火以生土。

例 10：手心多汗

杜某，女，24 岁。

1980 年 4 月 2 日初诊：四肢湿冷，手心汗尤多，攥一手绢可挤出水，面色欠华。脉沉细不足，舌色略淡。

证属：阳虚血弱。

法宜：养血通阳。

方宗：当归四逆汤。

当归 12g	桂枝 12g	白芍 12g	细辛 4g	炙甘草 7g
通草 6g	生黄芪 12g			

4 月 23 日二诊：上方共服 18 剂，四肢已温，手心汗少未已。脉较前略起尚细。舌已可。面欠华。上方加熟地 12g、炮附子 10g、浮小麦 30g。

5 月 9 日三诊：上方服 14 剂，手心汗已止，面显红润，脉和缓。嘱原方继服 10 剂，以固疗效。

【按】汗乃心之液，且手心乃手少阴经所过，故手心汗出，多责之心经。常见下列三种情况：

一是心经热盛、心经郁火、心经湿热熏蒸，迫津外泄而手心汗出；

二是心阴虚，阳亢津泄而手心多汗；

一是心阳虚、心气虚，不能固摄津液而手心多汗。

本例四肢湿冷，手心多汗，本当温阳以摄津；然脉细，阴血亦虚，独用辛热温阳恐耗阴血，治当两相兼顾，养血通阳，方取当归四逆汤主之。

再诊手心之汗未已，故加附子以温阳。然脉仍细，恐附子辛热耗血，故加熟地养血，且熟地配炮附子，养血而不滋腻。阳复汗止，肢温而愈。

例 11：阳虚不固

刘某，男，23 岁，本校学生。

1997 年 6 月 6 日初诊：自汗 2 年，每于活动、紧张、进餐时，汗多如洗，汗多饮亦多，静与寐时不汗，胃脘痛 2 年，食可，便调。

脉弦濡缓，按之减，尺稍差。舌淡。

证属：阳虚不固。

法宜：温阳固表。

方宗：桂枝加附子汤。

炮附子 15g   生黄芪 18g   桂枝 10g   白芍 12g   炙甘草 7g
大枣 5 枚

6 月 10 日二诊：上方共进 4 剂，汗减，胃未痛，然寐差。上方加浮小麦 30g、生龙骨 30g，生牡蛎 30g，7 剂，水煎服。

后相遇，告已愈。

【按】此方可看成由桂枝加附子汤、黄芪桂枝五物汤、桂枝龙骨牡蛎汤三方相合而成。

《伤寒论》20 条：太阳病，发汗，遂漏不止，其人恶风，小便难，四肢微急，难以屈伸者，桂枝加附子汤主之。"此发汗伤阳，阳虚不固而汗漏不止，其人恶风；筋失温煦而拘急，难以屈伸；气化不利而小便难。方以桂枝汤调和营卫，去生姜之辛散，加附子以温阳固表温经。

黄芪桂枝五物汤，见于《金匮要略·血痹虚劳》篇："血痹，阴阳俱微，寸口关上微、尺中小紧，外证身体不仁，如风痹状，黄芪桂枝五物汤主之。"脉阴阳俱微，乃阴阳俱虚，血脉痹而不通，致身体不仁，似风非风。桂枝汤平补阴阳，黄芪益气固表，去生姜之辛散，与本案颇合。

桂枝龙骨牡蛎汤，治"夫失精家，少腹弦急，阴头寒，目眩发落，脉极虚芤迟，为清谷亡血失精。脉得诸芤动微紧，男子失精，女子梦交，桂枝龙骨牡蛎汤主之。"脉症皆为一派极虚之象，仲景缘何不以金匮肾气丸、薯蓣丸予之，而用药力轻薄之桂枝汤主之？盖大虚之证，治当缓补、徐补，速则反倒壅滞不化，欲速不达。观东垣乃补土派鼻祖，善补脾升清，然补中益气汤，黄芪一钱，甘草五分，余皆二三分，何以如此量轻？非东垣不敢用药也。中气本虚，运化力弱，若用大量参芪峻补之，反致壅遏，欲速不达。犹久饥之人，只能糜粥徐徐予食，骤予炙煿厚味，暴餐暴饮，反戕伤脾胃。

本案以桂枝汤调营卫，燮理阴阳，加附子温阳，加黄芪益气固表，加龙骨、牡蛎固涩敛汗，三方相合，颇切病机，幸获速愈。

例 12：心阳虚，汗液不固

王某，男，26 岁。

2006 年 6 月 6 日初诊：手足心多汗，已五六年，冬夏皆汗，手足湿冷，他可。

脉弦拘按之减，舌尚可。

证属：心阳虚，汗液不固。

法宜：益心气，温心阳。

方宗：黄芪桂枝五物汤。

| 炮附子 18g | 生黄芪 15g | 桂枝 10g | 白芍 12g | 炙甘草 10g |
| 山茱萸 18g | 浮小麦 30g |

7 剂，水煎服。

6 月 13 日二诊：肢温汗减，脉沉弦缓，拘象已除。上方加煅龙骨 18g、煅牡蛎 18g，7 剂，水煎服。

【按】汗乃心之液，汗者精气也。手少阴经走于手心，足少阴经行于足心。脉弦拘按之减，知为阳虚阴盛，阳虚不固，心液外泄为手心汗；肾精不固，精气外泄而为足心汗。法当温振手足少阴之阳。黄芪桂枝汤振手少阴之阳，附子温手足少阴之阳。加山茱萸者，固涩精气，收敛元气，亦为敛汗之用，且佐附子之温散走而不守，相辅相成，相得益彰。

例 13：阳虚盗汗

李某，女，24 岁。

2003 年 3 月 1 日初诊：盗汗 4 年，汗湿衾衫，畏寒恶风，心下如冰，右半身紧。汗后冷入骨髓，沿足少阴经痛，下自足跟外侧上至腰、至背、至颠顶皆痛。

脉弦紧劲数按之减，舌尚可。

证属：心肾阳虚，阴寒内盛，营卫行痹。

法宜：温阳通痹。

方宗：桂枝加附子汤。

炮附子 12g	桂枝 10g	白芍 10g	炙甘草 6g	大枣 6 枚
煅龙骨 18g	生黄芪 12g	干姜 5g	吴茱萸 6g	鹿茸粉 3g（分冲）
浮小麦 30g	煅牡蛎 18g

4 月 1 日二诊：上方共服 28 剂，诸症皆已不著，唯头尚痛。脉弦细紧按之减，舌可。上方加川芎 8g、当归 12g、党参 12g，7 剂，水煎服。

【按】脉弦紧而劲，皆阴寒凝泣之象。若按之有力者，乃寒实证，法当温散；然按之无力，知为阳虚。阳虚阴盛，故脉弦紧且劲，按之减。脉数者，数而实者，属实热，当寒凉清热泻火；然数而按之不足者，乃因虚所致，愈数愈虚，愈虚愈数，此即《濒湖脉诀》所言："实宜凉泻虚温补。"同为数脉，有的用寒凉泻火，有的用温热扶阳，大相径庭，判若冰炭，其分别，全在沉取有力无力。此脉必须留意，否则，差之毫厘，失之千里。

阳虚不能固摄，则津液外泄而为汗。何以寐中汗出？缘于阳本虚，表不固，入夜卫行于阴，腠理更失固护，故尔盗汗。汗如洗，阳随汗泄，阳益虚，阴寒益盛，寒侵骨髓，营卫痹阻不通，致身痛。心下冷如冰，太阴寒盛；沿足少阴经痛，少阴寒盛；厥气上达颠顶，厥阴寒盛，三阴寒逆。方取桂枝汤振心阳，加附子温少阴，加干姜温太阴，加吴茱萸温厥阴。加鹿茸者，温肾、补督、益真元。

共服 28 剂，症虽减，然脉未复，恐再发，当配散剂长服，复其本元。

例 14：腰下多汗

王某，男，49 岁。

2003 年 3 月 19 日初诊：腰以下多汗，足心汗尤多，已 6 年。头昏腰痛，痰多而凉，寐差，右胁隐痛。

脉寸弦缓尺弱，舌可苔白。

证属：寒饮上泛。

法宜：温阳化饮。

方宗：真武汤合涤痰汤。

炮附子 12g　　茯苓 15g　　　白术 12g　　　半夏 15g　　　陈皮 10g

石菖蒲 9g　　枳实 9g　　　　肉桂 6g　　　干姜 6g　　　吴茱萸 6g

4 月 3 日二诊：上方共服 14 剂，汗已敛，诸症皆减。脉弦缓，寸已平，尺已起。上方加桂枝 12g，继服 7 剂。

【按】尺弱，乃肾阳虚。阳虚不能制水，水泛为痰，兼以脉缓脾虚，土不制水，致痰饮上泛。痰饮上泛，寸脉乃弦，头晕，痰多而凉。本方附子、肉桂温少阴，干姜温太阴，吴茱萸温厥阴，合涤痰汤以化痰饮。二诊加桂枝，助其通阳气化。阳复阴可摄，故汗止，诸症减。

例 15：阳虚汗出

吴某，女，22 岁，学生。

2002 年 6 月 7 日初诊：反复口糜，已三四年，一二个月即发作一次。

脉滑数而濡，舌苔腻。

证属：湿热熏蒸。

予升阳益胃汤合升降散主之。

6 月 14 日二诊：上方共服 7 剂，口糜消，苔退，肢冷多汗，汗后恶寒，倦怠乏力，头昏沉，便溏。

脉转沉缓无力。

证属：阳虚不固，腠理开疏。

法宜：温阳固表。

方宗：桂枝加附子汤。

炮附子 12g　　桂枝 10g　　　白芍 10g　　　生黄芪 15g　　炙甘草 7g

浮小麦 30g

7 月 2 日三诊：上方共服 14 剂，汗止，恶寒除，四肢转温，继予十全大补丸 2 盒。

【按】初诊只重湿热口糜，未顾护阳气，治之失当，致湿热退而阳微见，肌表失护而为汗，阳失温煦而肢冷。湿盛则阳气微，故清化湿热，不可苦寒过偏，当顾阳气。

例 16：阳虚盗汗

段某，女，41 岁。

2005 年 1 月 7 日初诊：寐则多汗湿衾，昼则无汗，已 4 年，心悸、气短、无力、倦怠、肢凉。每至天寒则重，暑热反不盗汗。今年入冬以来，较往年增重。

脉沉弦涩无力。舌淡暗，苔稍厚。

证属：阳虚夹湿。

法宜：温阳化湿。

方宗：四逆汤。

| 炮附子 15g | 干姜 6g | 炙甘草 7g | 生黄芪 15g | 党参 15g |
| 苍术 12g | 茯苓 15g | 浮小麦 30g | | |

1 月 28 日二诊：上方加山茱萸 15g，共服 21 剂，盗汗已明显减轻，约三五日偶于夜间轻微盗汗，精力较前增，脉转弦缓，舌苔退，继予上方 14 剂。

【按】脉沉无力，故诊为阳虚。经云："阳气者，卫外而为固。"阳虚不能固于其位，卫护于外，津液外泄，故尔汗出。入夜，行于外之阳气又入于阴，肌表更失卫护，故盗汗。暑热本当腠理开疏而汗泄，因虚馁之阳，得时令之助，反可司固护之职，因而暑热反不盗汗。

苔厚者，中夹湿浊。湿阻，营卫不能正常输布，亦可致营卫不和而汗，故加化湿、燥湿之品。舌暗者，因阳虚血行凝泣使然，故以温阳为主，未加活血之品。倘若加之，亦不为错，然不加亦可，阳复血自行，乃治本之谓。

加山茱萸者，因汗多，阳气与阴液可随汗液外泄，故加山茱萸以敛其耗散真气。然有湿时，酸收似有不妥，妙在山茱萸虽能酸敛，然不敛邪，反有利小便之功，故可加之。

例 17：阳虚而汗

林某，男，45 岁，保定人。

2004 年 5 月 7 日初诊：胸闷背沉，足冷，膝下汗出，行走腰痛，遇冷善嚏。心电图正常。

脉弦濡，尺不足，舌嫩红，少苔。

证属：阳虚夹饮。

法宜：温阳化饮。

方宗：苓桂术甘汤合真武汤。

| 炮附子 15g | 茯苓 15g | 白术 12g | 炙甘草 7g | 白芍 12g |
| 桂枝 12g | 仙茅 12g | 仙灵脾 10g | | |

6 月 21 日二诊：上方加干姜 6g，共服 28 剂，汗止，症除。脉转弦缓。上方继服 14 剂。

【按】脉弦濡，乃脾阳不振而饮生；尺不足乃肾阳衰惫，温煦不及而腰痛下冷；阳虚不固而膝下汗出；阳虚阴霾痹阻于上而胸闷背沉。故予温阳化饮，方取真武汤合苓桂术甘汤，温肾益脾化饮，更增二仙汤以温肾益精培下元，经 1 月治疗而安。

例 18：肝虚背汗

沈某，男，75 岁。

2003 年 4 月 9 日初诊：患冠心病、糖尿病、脑出血。自两年前脑出血后，觉周身不适，前半夜背冷，后半夜背出汗，肩痛如风吹。

脉弦按之减，舌嫩红少苔。

证属：肝虚津液不藏。

法宜：益肝敛汗。

方宗：乌梅丸。

乌梅 7g	炮附子 12g	干姜 5g	细辛 4g	桂枝 10g
川椒 5g	当归 12g	党参 12g	黄连 9g	黄柏 5g
山茱萸 15g				

7 剂，水煎服。

4 月 16 日二诊：背冷汗出著减，肩尚痛，脉弦滑，按之已有力，舌嫩红，苔滑欲滴。上方加片姜黄 10g、桑枝 30g。

另用樟脑 15g，蒜瓣 1 只，熬水熏洗双肩，日 2 次。

4 月 30 日三诊：汗已敛，肩痛除，继予 10 剂，以固疗效。

【按】何以诊为肝虚？因脉弦按之无力。弦主肝，按之无力为肝之阳气虚。阳气不足而背寒，入夜，卫外之阳行于阴，阳益不足，故背寒发于前半夜。后半夜，乃子时一阳生，阳气升动，阳本虚，虚阳亦随时令而升动为汗。张锡纯云，凡脱皆脱在肝，肝虚疏泄太过，真气不藏，又逢子时阳气升动，致津泄为汗，汗见于后半夜。

乌梅丸乃厥阴病之主方。乌梅补肝之体，酸收敛其真气与汗，更辅以山茱萸，补肝敛肝。方中五味热药，温肝之阳；党参益肝之气，当归养肝之体。肝内寄相火，肝虚相火郁而为热，故佐连、柏泻其相火，寒热并用，各行其功。肝虚复，真气藏，汗亦止。

樟脑加蒜瓣治肩痛者，乃一偏方，曾治一工会主席肩周炎，肩痛不能举，余屡治未效。偶相遇，云已愈，臂伸举皆无碍，询之知用樟木刨花与蒜瓣熬水熏洗而愈。樟木刨花一时难觅，姑以樟脑代之，竟愈，故识之。

例 19：肝虚汗泄

刘某，男，45 岁。

2005 年 4 月 29 日初诊：胸闷、心悸、气短、喜太息，寐差，睡眠轻浅，寐则屡醒。盗汗湿衫，精力不济，已 2 年余。服普萘洛尔逾年。心电图：窦性心速，心率 100 次 / 分左右。

脉弦数无力。舌胖嫩暗红，唇暗。

证属：肝虚。

法宜：温肝敛肝。

方宗：乌梅丸。

乌梅 8g	炮附子 18g	桂枝 12g	干姜 6g	党参 12g
白术 10g	茯苓 15g	当归 12g	生黄芪 12g	黄连 9g
炒枣仁 40g	山茱萸 15g			

5月23日二诊：上方加减，共服21剂。盗汗止，心率90次/分，偶有心悸，略感气短，睡眠已基本正常。普萘洛尔已停。脉弦濡稍数，按之减，舌嫩稍绛。证转气阴不足。方予炙甘草汤加减。

桂枝 10g	炙甘草 9g	茯苓 15g	党参 12g	麦冬 10g
五味子 5g	炒枣仁 30g	山茱萸 12g	生龙骨 18g	生牡蛎 18g
干地黄 15g				

6月20日三诊：上方加减，共服28剂，症除，脉弦缓，心率70次/分左右，继予炙甘草汤10剂，以善后。

【按】脉弦无力，故诊为肝之阳气虚馁，弦主肝，无力乃阳气虚。脉数者，肝内寄相火，肝虚，相火不藏，相火动而数，故呈寒热错杂之证。

肝虚何以盗汗？因肝虚疏泄太过，真气不藏，故尔津液外泄多汗。这个道理，张锡纯论述最为精辟，提出"肝主脱"的理论，曰"凡脱，皆脱在肝"。因肝虚，疏泄太过，真气外越而脱，创立大剂山茱萸浓煎频服，收敛元气以固脱，并创名方"来复汤"，诚对中医理论的发展。肝虚而真气外越，津液亦精气也，肝虚之时，津液外越而为汗。何以夜间盗汗？子时一阳生，阳升动而汗随之，故夜盗汗。

肝虚，经腧不利而胸闷、短气；肝为罢极之本，肝虚故精力不济。肝虚，相火动而上冲，致心悸、心动过速。此与厥阴病之"气上撞心，心中疼热"机理相同。故治此盗汗予乌梅丸主之。

方中加山茱萸及酸枣仁者，补肝之体，敛肝之用，且可安神；加黄芪、白术、茯苓者，一者益肝气，一者培中气，乃知肝传脾，当先实脾之意。去川椒、细辛者，因相火已动，不宜辛散走窜，故去之。

二诊：脉数已敛，濡数且舌嫩，尚有心悸气短，故转予炙甘草汤益气养阴而复脉，终得汗止、症除，心率恢复正常。

例20：肝虚而汗

赵某，女，32岁。

2002年10月15日初诊：头昏，疲乏无力，心下痞满，阵阵汗出。

脉沉弦无力。舌偏淡，苔白。

证属：肝虚汗出。

法宜：温肝敛汗。

方宗：乌梅丸。

| 乌梅 8g | 炮附子 12g | 桂枝 9g | 干姜 5g | 细辛 4g |
| 川椒 4g | 党参 12g | 茯苓 12g | 当归 12g | 黄连 8g |

巴戟天 12g　　　　山茱萸 12g　　　浮小麦 30g

11月5日二诊：上方共服21剂，汗止，已无任何不适。脉弦缓滑，舌可。上方继服7剂，水煎服。

【按】依其脉弦无力，诊为肝之阳气馁弱。所见诸症，皆以肝虚解之。头为诸阳之会，赖清阳以奉养，肝虚清阳不升，致头昏沉。阳气旺，则人轻捷矫健，肝虚则阳气馁弱不布，身倦怠无力。经云"肝为罢极之本"，即因肝阳馁弱，阳气不布所致。吾治疲劳综合征，确属肝虚者，常以乌梅丸主之，即本此旨。

肝虚何以汗出？因肝虚真气不藏，真气浮游而腠理不固，致津液外泄而为汗。乌梅丸以乌梅为君者，取其收敛真气，补肝之体，泻肝之用，温中有收、有泻，亦偶之制也。

例21：气虚盗汗

王某，男，37岁。

2005年4月17日初诊：盗汗湿衾，已半年余，他无所苦。

脉弦濡，寸较沉。舌略红少苔。

证属：气虚不固，清阳不升。

法宜：益气升清，固表止汗。

方宗：玉屏风散。

生黄芪 15g　　　白术 10g　　　防风 7g　　　　浮小麦 30g

7剂，水煎服。

4月24日二诊：药后汗已止，寸脉已起。原方再进7剂，以固疗效。

【按】玉屏风散为治气虚自汗之名方。气虚不固，腠理开疏，汗液乃泄。此例脉弦濡寸沉。濡乃脾虚有湿，寸沉乃清阳不升，弦乃肝失舒启，土郁而木郁。

方中何以用防风？皆云祛风，余曰不然。

肝主春生少阳之气，肝之清阳升，脾之清阳乃升；脾之清阳升，乃行运化之职，气血源源而生，气足表自固，汗自止。防风乃风药，风入通于肝。肝苦急，急食辛以散之，以辛补之，能鼓舞肝之清阳升发，解肝之郁，益肝之用。肝升则脾升，脾升则健。黄芪得防风，其力更雄，亦得益于防风之升发，鼓舞黄芪益气固表之功。若将此中防风解为疏风解表之品，本已腠理开疏而自汗，固之犹恐不及，何堪更行发散？故防风不当以疏风解。

例22：交季盗汗

毛某，男，21岁。

2000年11月4日初诊：盗汗，交季而发，已3年，他可。

脉弦长按之略减，舌稍淡。

证属：阳气浮，表不固。

法宜：益气固表。

方宗：黄芪桂枝五物汤。

生黄芪 15g   桂枝 10g   白芍 12g   炙甘草 7g   大枣 5 枚

炮附子 10g   山茱萸 12g

7 剂，水煎服。

11 月 11 日二诊：药后汗止。脉虽弦已不长。上方去附子，再服 7 剂。

【按】 弦长本为春之脉、肝之脉，乃阳升之象。时已深秋，金气当令，仍是弦长，金不制木，肝气旺也。本当滋阴潜降，制其亢阳，反予黄芪桂枝五物汤加附子助其阳，岂不反乎？非也，脉虽弦长，然按之减，此阳浮，当为阳气虚，虚阳浮动，故当温之。然恐辛热扶阳，反助其阳气升浮，故佐以山茱萸，敛其浮越之阳气，温中有收，故服后脉反见敛，而汗止。何以秋冬交季而作？素本阳气偏弱，至秋，阳气敛肃；至冬，阳气潜藏，已弱之阳更显不足，致虚阳浮动，卫外不固而为汗。

例 23：气虚偏汗

刘某，男，13 岁。

2005 年 4 月 5 日初诊：5 岁时，因颅外伤手术后，左半身无汗，肢凉且萎，无力，右半身汗出，咽部略觉窒塞，其他可。

脉弦缓，按之不足。舌尚可。

证属：气虚偏汗。

法宜：益气活血。

方宗：补阳还五汤。

生黄芪 60g   桂枝 12g   川芎 8g   当归 12g   赤芍 12g

桃仁 12g   红花 12g   地龙 12g   桔梗 9g   炙甘草 7g

6 月 10 日二诊：上方加减，共服 45 剂，左半身已可出汗，肌力增加，肌肉渐复，左半头尚无汗。上方加升麻 6g，继服 14 剂。

【按】 手术损伤气血，气归于半，半身无气。"阳加于阴谓之汗"，无气则不能气化，致半身无汗、无力、肉痿。补阳还五汤益气而养血活血，气血渐充，经脉渐通，故症状渐轻。

例 24：脱汗

彭某，女，1.4 岁。

1963 年 9 月 20 日初诊：患儿身体素弱，出生后 15 日即患病，自此，三天两头患病。诊前吐泻四五日，自昨日精神萎靡，不玩，不食，不睁眼，手足凉，似睡非睡，朦朦胧胧，睡则露睛，目睛上吊，手足蠕动。自汗甚多，湿透衣衾，衣服一日换三四次。面色㿠白而黄，色晦。

脉弱，趺阳脉亦弱。舌淡。

证属：慢脾风。

法宜：益气固脱。

方宗：可保立苏汤。

生黄芪 45g   破故纸 4.5g   炒枣仁 6g   白术 6g   白芍 6g

红参6g　　　　山茱萸12g　　　肉豆蔻4g

2剂，水煎频服。

9月22日二诊：药后汗、利止，手足已温，精神好转，已可下地玩耍。但仍食少，大便初可后溏。寸口脉尚弱，趺阳脉已起，面色仍黄不华。上方加鹿茸1g。

10月3日三诊：上方共服10剂，精神已旺，食增，脉起，面转红润。

【按】此久病吐泻，脾胃气衰，元气大伤，虚风萌动，渐呈慢脾风。其大汗者，乃元气衰，津液不固而外泄，已成元气衰之脱汗。可保立苏汤大补元气，重用黄芪益气固表且息大风，更增鹿茸益肾补精血，元气渐复乃安。

例25：脱汗

尹某，女，67岁，家属。

1977年5月12日患心肌梗死并发心源性休克，心电图示后侧壁广泛心肌梗死，经西医全力抢救3日，血压仍在20～40/0～20mmHg。为保证液体及药物输入的静脉通路，两侧踝静脉先后剖开，均有血栓形成而且粘连。因静脉给药困难，抢救难以继续，仅间断肌内注射中枢兴奋药，家属亦觉无望，亲人齐聚，寿衣备于床头，以待时日。此时请中医会诊：病者喘促，气难接续，倚被端坐，张口抬肩，大汗淋漓，头面如洗，面赤如妆，浮艳无根。

阳脉大而尺欲绝，舌光绛无苔且干敛。

此乃阴竭于下，阳越于上。急用山茱萸45g，捡净核，浓煎频服。下午3点开始进药，当日晚9点，血压升至90/40mmHg。至第5日，两关脉转弦劲而数，胸胁疼痛憋气，改用瓜蒌薤白加丹参、赤芍、白芍，化痰化瘀宣痹，至第8日拍胸片，诊为心包积液并发胸水。两寸脉弦，中医诊为饮邪犯肺，上方加葶苈子10g、大枣7枚。1剂胸中豁然，再剂症消。后用养阴佐以化瘀之品，调理月余，病情平稳。两踝剖开处溃烂，骨膜暴露，转外科治疗4个月方愈。出院时心电图示仅留有病理性Q波。

【按】脱证乃真气虚极而脱越于外，乃危笃之症。张锡纯认为："凡人元气之脱，皆脱在肝"，"因人虚极者，其肝风必先动。肝风动，即元气欲脱之兆也。"症多表现为大汗不止，寒热往来，甚则目睛上窜，怔忡，或气短不足以息，或兼喘促，脉搏微细或欲绝等。对脱证的治疗，张氏主张从肝论治，运用收敛补肝之法，重用山茱萸。肝虚极而元气将脱者，服之最效。张氏曰："人之元气将脱者，恒因肝脏疏泄太过，重用萸肉以收敛之，则其疏泄之机关可使之顿停，即元气可以不脱，此愚从临床实验而得，知山茱萸救脱之力十倍于参芪也。"肝主脱，是张氏首倡，也是张氏对中医理论的发展。于《医学衷中参西录》一书，附列大量山茱萸救脱的验例，对我颇有启迪。临床按张氏理论，用山茱萸救脱，确有卓效。

二、汗法

例1：寒痹大肠经脉

吴某，男，34岁。

1982 年 10 月 17 日初诊：右臂沿大肠经疼痛，已三四年，因从事机械制图工作，常因右臂酸痛不能抬而不能制图，必抡臂、揉捏后稍缓。

脉沉而弦拘，舌可。

证属：寒痹大肠经脉。

法宜：散寒通经。

方宗：葛根汤。

| 葛根 15g | 麻黄 8g | 桂枝 10g | 白芍 10g | 片姜黄 12g |
| 生姜 6 片 | 炙甘草 7g | 大枣 6 枚 |

2 剂，水煎服，4 小时服 1 煎，温覆取汗。汗出停后服。

10 月 19 日二诊：药后得透汗，臂痛瘥。

【按】因脉沉弦且拘，乃寒邪收引凝泣之象，故臂痛为寒邪痹阻所致。虽恙已三四年，然寒邪未除，仍当汗解以祛寒。得畅汗寒散经脉畅达而痛除。可见，寒客无论新久，只要有寒，即当温散。

例 2：寒痹经脉

王某，男，31 岁。

1980 年 11 月 20 日初诊：背凉紧痛已四五年，常敲打以求暂缓，胸闷不畅。

脉弦紧，舌可。

证属：寒痹经脉。

法宜：发汗散寒。

方宗：葛根汤。

| 葛根 18g | 麻黄 9g | 桂枝 12g | 白芍 12g | 生姜 6 片 |
| 炙甘草 7g | 大枣 6 枚 |

2 剂，4 小时服 1 煎，温覆取汗。待遍身漐漐微似汗，则停后服。

11 月 22 日二诊：药后得透汗，背紧痛骤减，周身轻松。脉转弦缓，知寒邪已去，愈。

【按】背紧凉痛，乃寒客太阳经腧，经气不利而紧痛，故以葛根汤散寒通经，汗透而愈。

葛根汤本治新感，此寒袭经腧，久羁不去，其证备者，虽恙已数载，亦当断然汗之，不可因日久沉痼而踟蹰。

例 3：寒束热郁

郭某，男，56 岁。

2002 年 11 月 4 日初诊：3 年前因下肢重度湿疹曾输液（药物不详）大量激素，渐至全身干燥无汗，虽盛暑及发热时，亦无一丝汗出，躁热殊甚，心中烦乱、急躁，面赤，阵发心动过速，口、咽、鼻、目皆干，咳嗽痰黏难咳，身重乏力，下肢冷，吞咽难，便可，曾多处求医未效，所用中药皆为清热养阴之品，计约 200 余剂。血沉 97mm/h，免疫球蛋白 33g/L，北京协和医院诊为干燥综合征、肺纤维化。予泼尼松 12 片 / 日，定期复查减量。此次因外感高热不退，邀会诊。诊：恶寒无汗，发热 39.3℃ ~ 40.5℃，已 8 日，头身痛，身沉重乏力，烦躁殊甚，面赤，清窍皆干，心率 110 次 / 分。

脉紧而躁数，舌绛干无苔。

证属：寒束热郁，阴分已伤。

法宜：散寒清热，兼以养阴。

方宗：大青龙汤。

| 麻黄 12g | 桂枝 9g | 炙甘草 9g | 杏仁 10g | 石膏 30g |
| 知母 6g | 生地 18g | 生姜 6 片 | 大枣 6 枚 | |

3 剂，水煎服，4 小时服 1 煎。

11 月 6 日二诊：上药连服 3 煎，只在胸背部见汗，余处无汗，4 年多来首次见汗，欢喜异常。恶寒已解，体温降至 38.3℃，心中躁烦明显减轻。清窍干燥如故，心率 97 次 / 分。脉弦数，舌绛红而干。因其汗出不彻，继予上方加知母 2g、元参 18g。

11 月 8 日三诊：上方连服 3 剂，胸背汗较多，腹部亦见汗，头及四肢皆无汗。恶寒、身痛除，体温降至 37.4℃，心中躁烦减轻，背、胸汗较多，他处仍无，干燥如故。

脉滑数而盛，舌绛干。

证属：气血两燔，阴分已伤。

法宜：清气凉血，佐以活血养阴。

方宗：清瘟败毒饮。

生石膏 30g	知母 7g	甘草 7g	赤芍 12g	丹皮 12g
青蒿 18g	生地 15g	元参 15g	紫草 30g	连翘 15g
水牛角 30g	羚羊角 4g			

10 月 30 日四诊：迭经 1 年的断续治疗，基本守上方，曾因阳亢加炙鳖甲、生牡蛎；因痰黏难咳，加海浮石、川贝、竹沥水等，共服 150 余剂。血沉降至 24mm/h，免疫球蛋白 23g/L，心率在 70 ~ 80 次 / 分之间。泼尼松减至 10mg/ 日。汗出较多，躯干可湿衣衫，面部及上肢有汗，耳后头部及下肢无汗，干燥现象明显减轻，仅口鼻尚觉微干。心中躁烦及头面热已除。

2003 年 11 月 17 日，噩耗传来，因高热住院。用了许多进口的昂贵抗生素，导致二重感染、心衰，住院 5 日而亡。

【按】长年无汗，腠理闭塞，适逢外感，恶寒无汗，发热身重且脉紧，属于寒闭肌表，故予大青龙汤开其腠理，散其外寒；脉又躁数，心中躁烦，乃热郁于里，故予石膏、知母清之；舌干绛无苔，长期热郁，阴分已伤。故加生地凉血养阴，乃表里双解之剂。

表解之后，脉滑数而盛且舌干绛，故诊为气血两燔、瘀热互结、阴分已伤，转用清瘟败毒饮，清气、凉血、化瘀。因舌干绛，恐方中苦寒之品伤阴，故去之，加青蒿透阴分之热。迭服 150 余剂，诸症方渐减轻，但下肢及后头部始终无汗。

此病吾所见不多，但都有长期服养阴生津之剂而不效的病史。依我管见，有的属阳虚津液不布；有的属瘀血阻塞，三焦不通；有的属瘀热内蕴，煎烁阴液，非必津液不足，故尔养阴生津而不效，当辨清干燥之病机，因证施治方效。

例4：阳虚误汗

贾某，女，22岁，本校学生。

1996年4月12日初诊：洗澡后受风寒，当夜即寒战发热至39.3℃，头痛，周身痛，无汗、咳嗽。到校医室诊为感冒，予安乃近、输液。周身大汗，热降，恶寒除。次日又寒战，发热，头身痛，无汗，登门来诊。时已暖，尚身裹棉大衣，仍觉恶寒。脉沉紧，舌可苔白，面色紧滞。余见恶寒无汗、发热、头身痛，当属太阳伤寒，予麻黄汤2剂，令温覆取汗。药后大汗出，恶寒、发热、头痛、身痛不解，更增四肢冷，气短、胸闷。

脉沉细紧无力。

证属：汗后阳虚，寒邪未解。

法宜：温阳散寒。

方宗：麻黄附子细辛汤。

麻黄5g　　　　细辛6g　　　　炮附子15g　　　红参12g

2剂，水煎服。

4月15日二诊：药后遍体微微汗出，寒解热退而愈。

【按】该生平日较熟，素体孱弱，浴后感受风寒，本当予桂枝汤调和营卫，或人参败毒散扶正祛邪，然服安乃近，大汗出，邪未解而阳已伤。大汗后，不应再予麻黄汤发其汗，余以恶寒无汗，发热、头身痛，乃太阳表实，忽略了脉紧已按之不足，又予麻黄汤大汗伤阳，症不解，更增肢冷、胸闷、短气。阳虚，表未解，故改麻黄附子细辛汤，更增红参温阳扶正以祛邪，阳复邪退，终得遍身微微汗出乃愈。

经此例可知，体弱感寒，服安乃近等解热镇痛药，亦可大汗伤阳。余未考虑已服西药的变化，又忽略脉之虚象，自以为证属表实，又有屡用麻黄汤治疗此等病证的经验，觉颇有把握，故未细辨，径予麻黄汤发汗。虚其虚，阳更伤，转增肢冷、短气、胸闷，已转少阴经证，故改用麻黄附子细辛汤而愈。自此，临床必须分析西药的影响，以及脉象的变化，不可仅据症以施治。

例5：寒湿痹阻

温某，男，45岁。

2002年11月27日初诊：常年值夜班，昼寐夜精。冒雨后四肢痛，走窜，下肢凉，自汗恶风，便溏，已半年余。

脉弦濡，舌淡。

证属：脾肾阳虚，寒湿痹阻。

法宜：温阳健脾，祛湿通经。

方宗：麻黄附子汤。

麻黄 6g　　　　细辛 6g　　　　炮附子 15g　　　干姜 6g　　　　苍术 18g

白术 15g　　　薏苡仁 30g

2 剂，水煎服。

11 月 30 日二诊：药后汗不彻，症同前。上方更增桂枝 12g，3 剂，水煎服。

12 月 8 日三诊：正汗已见，身痛、自汗皆已不著。脉缓，舌可。继予黄芪桂枝五物汤。

生黄芪 15g　　桂枝 10g　　　白芍 10g　　　干姜 5 片　　　炙甘草 6g

大枣 5 枚　　　白术 12g

14 剂，水煎服。

12 月 15 日四诊：唯进食辛辣时微汗出，他症已除，脉缓，上方继进 14 剂。

【按】此案乃脾肾阳虚，寒湿外客太阳，当属太阳、少阴、太阴同病。

脉弦濡，乃阳虚湿蕴之阴脉。弦为阳中之阴脉。弦脉端直以长，直上下行，欠冲和舒达之象，故弦为阳中伏阴之脉。春脉弦，肝应春，肝之常脉弦。春脉何以弦？因春令，阴寒乍退，阳气升发，始萌而未盛，温煦之力未充，故脉尚有拘急之感而为弦。肝为阴尽阳生之脏，与春相应，阳始生而未盛，故脉亦弦。常脉之弦，弦长悠扬；病脉之弦，有太过与不及。太过者，弦长坚挺，主气逆、邪盛、本虚标实；不及者，弦而无力，主正虚。

濡即软也，非必浮而柔细并见。濡主正虚湿盛。

本案脉见弦濡，故诊为阳虚湿盛。常年夜班且下肢凉，乃肾气暗伤；脉濡舌淡且便溏，脾阳亦伤，故诊为少阴、太阴阳虚。冒雨感受寒湿，出现肢痛、畏风、自汗，乃寒湿在表，位居太阳，故本案乃少阴、太阴、太阳同病。

太少同病，故宗仲景麻黄附子细辛汤。但又兼太阴，故合用干姜、白术，取理中汤之意。重用苍术，一可健脾，亦可祛湿邪。加薏苡仁祛湿舒筋。

麻黄发汗散在表之寒湿，仲景云："湿家身烦疼，可与麻黄加术汤，发其汗为宜。"首方汗不彻，症未解；再诊加桂枝，取通阳发汗，令微似欲汗出。湿去营卫通，则痛已、汗止。

三诊，症除脉缓，已愈。脉缓，正气未壮，故予黄芪桂枝五物汤，助营卫，和阴阳，以杜其后。

例 6：湿困脾阳

孙某，女，62 岁。

1980 年 4 月 27 日初诊：3 周前，因帮女儿盖房，劳累，汗出受风寒，复因饮食不当，湿蕴于里，邪气留连不解，阵阵痛冷无汗，胸脘满闷，头晕恶心，口苦咽痛，口干喜饮，每天日晡心中烦热，身困乏力，二便正常。

脉沉弦细濡数。舌稍绛，苔白略厚。

证属：太少合病兼湿困脾阳。

法宜：解表化温，和解少阳。

方宗：柴平汤。

柴胡 10g	黄芩 9g	半夏 10g	党参 10g	生姜 4 片
炙甘草 6g	桂枝 10g	白芍 10g	葛根 12g	苍术 10g
川厚朴 9g	藿香 12g			

2 剂，水煎服，日 4 服。

4 月 29 日二诊：药后得汗，背冷、头晕、恶心、口苦均除，胸脘尚满，午后烦热，困倦乏力，口渴。

脉弦细濡数。舌质略绛，苔薄黄腻，中心无苔。

证属：表已解，湿渐化热，气津已伤。

法宜：化湿清热，益气生津。

方宗：升阳益胃汤加减。

党参 10g	白术 9g	生黄芪 10g	黄连 9g	半夏 9g
陈皮 9g	茯苓 12g	泽泻 10g	防风 6g	羌活 6g
柴胡 6g	天花粉 12g	滑石 12g		

3 剂，水煎服。

5 月 3 日三诊：药后诸症减轻，精神好转，体力亦增，心中已不觉热。尚微觉头昏、口干、脘满、纳呆、大便干结。

脉弦缓。舌质正常，苔薄白，中心无苔。

证属：气阴未复，胃气未开。

方宗：沙参麦冬汤。

沙参 12g	麦冬 12g	玉竹 12g	山药 12g	石斛 12g
生甘草 7g	天花粉 12g	生麦芽 15g	荷叶 6g	桑叶 9g
菊花 7g	郁李仁 15g			

3 剂，水煎服。

【按】饮食不当，湿恋于中，劳累汗出，风寒外客，表里同病。背寒无汗，邪客太阳；口苦、咽痛、头晕、恶心、胸闷、邪客少阳；胸闷、恶心、头晕、口渴、苔腻，脉濡数，乃湿热蕴郁于中，湿邪自旺于阴分，故日晡潮热。法当表里双解，以柴胡桂枝汤加葛根，以解其表；以平胃散和其中。

二诊得汗表解，脉细濡数，为湿热未解，气分已伤，故困倦乏力，胸脘尚满，午后烦热；舌中无苔，乃胃阴不足，故诊为湿渐化热，气津已伤，予清化湿热、益气生津之剂。

三诊脉转弦缓，且腻苔已退，知湿热已化。然舌中无苔，为津气未复，故予沙参麦冬汤益气生津以善后。

例 7：寒痹胸阳

李某，男，26 岁。

2006 年 10 月 22 日初诊：1 月前冒雨感冒，感冒愈后，觉胸闷憋气，心慌、精力不济。查心肌酶（－），心电图 ST、$V_{2\sim3}$ 抬高，大于 2mV，Ⅲ、aVF 下降，大于 1mV。诊为心肌炎。

脉沉紧。舌略暗红，少苔。

证属：寒痹胸阳。

法宜：辛温散寒。

方宗：麻黄汤。

| 麻黄 9g | 桂枝 12g | 杏仁 10g | 炙甘草 8g |

2 剂，水煎服。

嘱：3 小时服 1 煎，温覆令汗。

10 月 24 日二诊：药后得汗，胸闷憋气已除，心慌亦减，仅中午人多而心慌一阵，他时未再慌，精力亦好转。脉阳弦无力，尺弦，舌稍暗少苔。方取苓桂术甘汤加附子。

| 桂枝 12g | 炙甘草 9g | 白术 10g | 茯苓 15g | 炮附子 15g |

10 月 29 日三诊：服第 1 剂时，心慌重，持续约 2 小时，继服所剩 3 剂，仅偶有心慌，他症已除。脉仍阳弦无力，尺弦。舌略暗红。上方加生晒参 12g、生黄芪 12g、丹参 15g。上方加减，共服 21 剂，症除，脉弦缓，心电图恢复正常。

【按】脉沉紧，显系寒邪凝泣之脉。吾以脉解症，以脉解舌。症见胸闷、憋气、心慌、精力不济，皆寒邪痹郁使然。胸阳被遏，气机不畅而胸闷、憋气；邪扰于心，心君不宁而心慌。舌虽略暗红，因脉为阴脉，故此舌不以热看，乃寒凝血行瘀泣使然。

寒从何来？概因冒雨感寒，表寒虽去，而伏郁于里之寒邪未已，仍呈寒凝之象，故发汗祛邪。

汗法皆云邪在表者，汗之祛其在表之邪，鲜有云寒在里者当汗。余曰，寒在经、在脉、在筋、在骨、在腑、在脏者，亦可汗而解之，驱邪外出。本案外无表证，知寒不在表，诸症皆是在里之象，故亦汗而解之。汗后，脉之紧象及胸闷憋气、心慌诸症随之而缓。实践证明，对本例寒凝于里者，汗之仍然有效。

汗后，阳脉弦而无力，阴脉弦而有力，乃寒去，阳虚之象显露。此脉意义同于胸痹之阳微阴弦。阳微者，上焦阳虚；阴弦者，下焦阴寒盛。阳虚而阴寒上干，痹阻阳位，故胸痹而痛。

既为胸痹，何以不用瓜蒌薤白剂？而用苓桂术甘加附子？瓜蒌薤白剂，乃痰阻阳郁者，非阳虚证，故用瓜蒌宽胸涤痰，以薤白、白酒，宣通阳痹，此方之治，乃偏于实证者，不可虚实不辨，凡见胸痹之象即率而用之。此案乃阳虚，阴寒乘于阳位，当宗人参汤法。方中桂枝、甘草辛甘化阳，以振心阳，更加附子温少阴心、肾之阳，此即"离照当空，阴霾自散"。下焦厥寒上乘，必夹水饮浊邪上泛，故方中茯苓、白术培土以制水。《金匮要略》治胸痹之人参汤，乃脾阳虚，故培中制水；本案阴弦乃肾寒，故取附子以暖肾祛寒，二者略有差异，然皆为虚寒者设。

服第 1 剂时，心慌加重，持续两个小时，何也？非药不对证，设若药证不符，当愈服愈重，反倒继服症减，说明药证尚符。初服心慌加重，当为格拒之象，热药乍入，寒热相激，致一时心慌加重，当施以反佐，或不致格拒。继服阳复寒除，故诸症得缓。

例8：寒湿痹阻

芦某，妇，50岁。

2003年9月12日初诊：四肢酸痛已七八年，遇凉则重。

脉沉紧迟。舌可，苔白。

证属：寒湿痹阻经络。

法宜：温阳散寒通经。

方宗：桂枝芍药知母汤。

| 桂枝12g | 炮附子15g | 炙川乌15g | 麻黄8g | 白芍12g |
| 白术12g | 防风10g | 知母7g | 生姜6片 | |

3剂，水煎服。

3小时服1煎。药后啜粥，温覆令汗。汗出，停后服。

9月16日二诊：药后已汗，四肢酸痛著减，然未已，右臂酸痛尚较明显。脉紧已除，转弦缓。上方改麻黄为4g，加穿山龙15g、海风藤18g、蜈蚣5条、地龙12g。7剂，水煎服。

9月24日三诊：药后四肢酸痛已除，脉弦缓，方改黄芪桂枝五物汤主之，扶正以善后。

| 生黄芪12g | 桂枝12g | 白芍12g | 生姜6片 | 大枣6枚 |
| 当归12g | 川芎8g | | | |

14剂，水煎服。

【按】脉沉紧迟，乃寒邪闭郁之象，则此四肢酸痛，当为寒湿留恋经络所致。已然七八年，虽非新感，但寒邪未去，仍当汗而解之，俾邪去阳气通，酸痛当除。

桂枝芍药知母汤，为寒湿化热，外伤肢节，内冲心胃之治。此方可据证以变通，寒重者重用桂枝、附子、麻黄、防风更增炙川乌，散风祛寒以通经；湿重者，增白术，或加苍术，薏苡仁等；热重者，增加知母之比例；桂枝、芍药、甘草、生姜以调营卫，可权衡寒、湿、热之轻重，灵活加减变化。

二诊汗出寒解，脉紧除，然诸症虽减未已，知寒湿未尽，故仍用上方加通经之品。方虽同，但不用助汗之法，故无汗出。可见，通经散寒之剂，加助汗之法，即成汗剂；不用助汗之法，则非汗剂。

三诊改用黄芪桂枝五物汤，乃邪已去，拟扶正以固本。

例9：寒邪凝滞

李某，女，57岁。

2002年11月16日初诊：左足背痛胀，西医疑为静脉炎或淋巴管炎，治未愈，已半年，胃脘不舒，嗳气不得，左胁痛，胸中烦悗。瘿3年。澳抗（＋）。血压140～150/90～95mmHg。

脉沉紧滞有力，舌尚可。

证属：寒邪凝滞。

法宜：发汗散寒。

方宗：五积散。

麻黄 7g	苍术 10g	赤芍 10g	当归 12g	川芎 8g
炒枳壳 8g	桂枝 10g	干姜 6g	茯苓 12g	川厚朴 9g
陈皮 9g	半夏 9g	葱白 1 茎	王不留行 30g	白芍 10g

4 剂，水煎服。加用辅汗三法，汗透停后服。

11 月 20 日二诊：药后得汗，脚、胃皆轻，脉尚沉紧滞，两寸较旺。仍予上方，加黄芩 10g、怀牛膝 12g，继服 7 剂，不用辅汗之法。

2003 年 1 月 15 日三诊：上方加减，共服 21 剂，未再汗，足痛消，胃气和，嗳除，瘿亦减未愈。脉转弦缓。

【按】以脉沉而紧滞，故诊为寒凝，而予五积散发汗。汗后虽减，脉仍如前，故仍予原方散寒化湿。虽迭服 20 余剂，因未用辅汗三法，故未再汗。寒湿去，胃和足痛止。

瘿何以随之亦减？因瘿毕竟属阴证，虽有肿大，无红、热、痛之阳证特征，何况更兼寒凝的沉而紧滞之脉，所以瘿为阴证无疑。既为阴证，则温阳散寒，对其亦有治疗作用，故随之而减。

例 10：寒痹心阳

牛某，女，21 岁，本校学生。

2004 年 3 月 26 日初诊：初中二年级时，曾晕倒 1 次，意识短暂丧失，无抽搐。现就读本校大二，昨又欲晕倒。平素心慌、鼻塞、咳痰。唇暗，面色㿠白泛青。心率常 120 次 / 分，心电图：室上性心动过速。

脉沉紧而数，舌可苔白。

证属：寒痹心阳。

法宜：散寒通阳。

方宗：五积散。

麻黄 6g	桂枝 9g	当归 12g	川芎 8g	白芍 10g
白术 7g	茯苓 12g	半夏 10g	苍术 9g	枳壳 8g
桔梗 9g	陈皮 9g	生姜 6 片	葱白 1 茎	

3 剂，水煎服，3 小时服 1 煎，服后啜粥温覆令汗。汗透停后服。

3 月 29 日二诊：药后已汗，心慌减，鼻已通，咳痰已少。心率 80 次 / 分。脉沉弦细紧数，按之减。舌可苔白。面赤，唇暗已退。寒痹虽减未已，正虚之象已露，宗桂枝汤加减。

| 桂枝 12g | 炙甘草 8g | 白芍 15g | 生姜 5 片 | 大枣 7 枚 |
| 生黄芪 15g | 红花 10g | 茯苓 15g | | |

7 剂，水煎服。

【按】脉沉紧，乃寒束，气血不达而脉沉。沉而数，乃阳郁之象；主要症状为心慌、心率快，病位在心，故诊为寒痹心阳。

寒痹内扰而心慌。心阳被郁，不得通达，则"出入废，神机化灭"，致为晕厥。心阳郁，肺失湿煦而为寒，致鼻寒咳痰。寒痹血运不畅而唇暗，面泛青色。证依脉定，如《伤寒论》《金匮要略》各篇，均为"辨某病脉证并治"，首言辨病，每病皆有相同之临床表现及演化规律。一病又分若干证，如何明证？主要依脉而断。故仲景各篇皆云"脉证并治"，治从证出，证依脉断。

寒痹何处？寒客肌表，当有恶寒发热、身痛无汗之表证；寒客经脉，经脉不通而肢痛；亦可客于经腧，内传于脉而为脉痹；脉痹不已，内舍于心，而为心痹。此案外无表证，亦无肢痛之寒痹，突出症状为心慌，故诊为寒痹于心。

伤寒有寒邪直中三阴证，故寒邪可直中、或内传于少阴心。阳虚而寒中少阴者，法当麻黄附子细辛汤。此案脉沉紧而数，按之不虚，当属寒实，故径予麻桂葱姜通阳散寒，未加附子温阳，当归、川芎理血脉，陈皮、半夏等化内蕴之寒湿痰饮。啜粥、温覆、连续服药，意在散寒取汗，务使阳气通达，正汗出。方取五积散，法同小青龙、半夏麻黄丸。

药理研究表明麻黄有提高心率、升压之作用，本案心率常达 120 次/分，本不应用麻黄。然按中医辨证来看，沉紧为寒痹，数为心阳被郁，关键为寒痹，寒不解，心阳不通，脉数必不解，故麻黄、桂枝断然用之。寒解，心阳畅通，心率反可下降，此案即是明证。所以，以西医药理来指导中医用药，未必可取。中医是因证而立法，西医药理无法复制中医的证，也就无法针对中医的证而立法、处方。设以西医理论指导中医用药，岂不又蹈废医存药之覆辙。

二诊脉虽仍弦细紧数，然按之减，已非寒实证，转为阳虚阴盛寒凝，且脉细为阴血亦虚，故法当温阳以解阴盛之寒凝，增白芍以兼顾其阴。方取桂枝汤加黄芪，阴阳双调以善后。

例 11：寒痹

李某，男，52 岁。

2006 年 7 月 4 日初诊：左胸背肩紧痛，左项及头亦紧，双下肢满布瘀斑，已 2 年。疑为冠心病，心电图正常。

脉沉而紧滞，舌可苔白。

证属：寒邪痹郁，血行凝泣。

法宜：温散寒邪。

方宗：五积散。

麻黄 6g	苍术 10g	白芷 8g	赤芍 12g	当归 15g
川芎 8g	桂枝 10g	干姜 5g	茯苓 15g	川厚朴 9g
陈皮 9g	半夏 10g	生姜 5 片	葱白 1 茎	蜈蚣 5 条
全虫 10g				

4 剂，水煎服。

3 小时服 1 煎，啜粥温覆取汗。已得透汗后，改为早晚各 1 煎，无须再啜粥温覆。

7 月 11 日二诊：药服两煎已见透汗，通身特别轻松。但服至第 4 剂，又觉身紧，下肢瘀斑见少。查：血小板、出凝血时间均正常。

脉沉紧滞，按之已显不足之象，舌可苔白。

证属：阳虚寒凝，经脉不通。

法宜：温阳通经散寒。

方宗：当归四逆汤。

当归 15g	桂枝 12g	白芍 12g	细辛 6g	生黄芪 15g
白术 10g	巴戟天 12g	仙灵脾 10g	肉苁蓉 12g	炮附子 15g
炙川乌 12g	蜈蚣 6 条	麻黄 5g	葛根 15g	全虫 10g

10 月 17 日三诊：上方加减，共服 35 剂，胸背头颈肩紧痛已除，右腓部尚有瘀斑未尽，他处已消。脉弦细拘。舌可。证属阳虚血弱，阴寒未尽。上方加熟地 15g、鹿角胶 15g、桃仁 12g、红花 12g。14 剂，水煎服。

【按】于本案中谈四个问题：

1. 初诊，以脉沉而紧滞，乃阴寒凝泣之脉，故诊为寒邪痹阻，经络不通而痛。予五积散，外散寒凝，内化寒湿，乃表里同治之法。双下肢满布瘀斑，乃寒凝血瘀，久病入络所致，故方中加蜈蚣、全虫入络搜剔。

欲以上方发汗散寒，必须啜粥、温覆且连续服药，使药力相继乃能汗出，并非用麻、桂就能发汗。有的病人长期用麻、桂等物，并不汗出，必须具备发汗法的必要条件，方能汗出。

2. 已得畅汗，寒邪散，经脉通，周身倍感轻松。脉仍沉而紧滞，寒凝之象未消，但按之已显不足之象，知为阳虚而阴寒内盛之寒凝。前为寒实凝痹，可汗；此为阳虚阴盛而寒凝，属虚寒证，已汗不可再汗，当温阳以祛寒。二者的区别在于沉取有力无力，有力为实，无力为虚。沉取之有力无力，是判断虚实的主要指征。既为虚寒法当温阳散寒，方取当归四逆加附子、乌头、巴戟天、仙灵脾等，乃"离照当空，阴霾自散"。

3. 既为阳虚阴盛，何以又加麻黄细辛等温散之品？细辛入肾经启肾阳。此处用麻黄，不是发汗解表、宣肺散寒，而在发越、鼓舞阳气，使肾阳由三焦膀胱，外达腠理毫毛，此即《内经》所云："肾合三焦膀胱，三焦膀胱者，腠理毫毛其应。"倘阳气能通达布散，内自脏腑，外达脏腑肌肉之纹理，乃至肌表、皮肤、毫毛，阳气充塞，乾坤朗朗，阴霾无处可藏，何患痹痛不除。

麻黄发越、鼓荡阳气之作用，由《金匮要略·痰饮咳嗽》篇中悟出，曰"水去呕止，其人形肿者，加杏仁主之。其证应内麻黄，以其人遂痹，故不内之。若逆而内之者，必厥。所以然者，以其人血虚，麻黄发其阳故也。"意为水在肺，咳喘而肿，本当用麻黄宣肺利水，然其人血虚阳易动，故入之者必厥，以麻黄发其阳故也。由此可知，麻黄有发越、鼓荡阳气之功。

正虚者，本不当用麻黄动其阳，但在扶正的基础上，亦可佐以麻黄，发其阳，散其寒。麻黄附子细辛汤即是温阳散寒的代表方剂，可用于三种情况：一是少阴阳虚，又感外寒，太少同病，以此方温阳散寒解表。后世据此法，衍生出许多治阳虚感寒之方，如再造散等。二是少阴阳虚，寒邪直中少阴，未在太阳，亦以此方主之，附子温阳，细辛入肾经、启肾阳，领麻黄入肾，挽已内陷少阴之寒从外而散，亦寓逆流挽舟之意。三是少阴阳虚，阴寒内盛，虽无外寒，此时麻黄附子细辛汤中之麻黄，乃发越、鼓荡阳气以解寒凝。故此案二诊时，仍用麻黄。

若血虚有寒时，仲景认为麻黄不可用，但血虚寒凝者，在养血扶正的基础上，麻黄仍可用之。如阳和汤，麻黄配熟地、鹿角胶养阴血，麻黄解寒凝。熟地配麻黄，养血而不腻；麻黄配熟地，解寒凝而不动阳，何其妙哉，补伤寒之未逮，实仲景之功臣。

4. 三诊诸症虽已著减，然脉尚未复。弦拘乃阳虚阴寒未尽，脉细乃阴血不充，故诊为阳虚血弱，阴寒未尽，上方中更加熟地、鹿角胶，取阳和汤之意。

例 12：寒饮客胃

许某，女，19 岁。

2002 年 9 月 27 日初诊：饮冷后，脘腹胀痛，嗳气，矢气不得，不欲食，便尚可。脉沉弦滑。舌可，苔白腻。

证属：寒饮犯胃。

法宜：散寒化湿。

方宗：五积散。

麻黄 5g	苍术 9g	厚朴 9g	半夏 9g	茯苓 12g
陈皮 9g	桂枝 9g	白芷 7g	炒枳壳 6g	干姜 4g
吴茱萸 5g	川芎 7g	当归 10g	生姜 5 片	葱白 1 茎

3 剂，水煎服。药尽而愈。

【按】 此乃小恙，本可不收入集中。然虽为小恙，亦有探讨辨证的价值，故列之。

中医治病，不论大病小病，都须辨证论治，都不简单。如感冒，西医诊断、治疗都不难，刚毕业的医生都会治。而中医治感冒，却非易事，毕业后临床 20 年，亦未必对感冒能恰当辨证、治疗。可是一旦中医大夫能掌握感冒的辨治，那么，内伤杂病的辨治也大致可以掌握，因不论外感内伤，都须要辨证论治的功底。

本案虽属小病，但分析起来，亦有许多问题值得探讨，例如：

1. 脉沉弦滑，此脉可断为气滞痰郁，可断为痰蕴生风，亦可断为寒饮犯胃。

因沉主气，弦主郁，滑主痰，故可诊为气滞痰郁，而予行气化痰之剂。但本案因饮冷而作，且舌苔白腻，沉为阴脉，弦与滑皆阳中之阴脉。此脉，因按之有力，知非阳虚阴盛，乃寒实所致，且诸症皆可用寒客这一病机来解释，故该证诊为寒饮客胃，而不诊为气滞痰郁。

弦主风，滑主痰，依脉亦可断为痰蕴生风，然无振掉及动摇之症，故不诊为风证。

2. 既为寒饮客胃，何不用平胃散、藿香正气散、六合定中丸、理中汤或吴茱萸汤等，独选五积散？若不仔细辨证论治，似乎诸方皆可选。医者究竟选何方，除用方习惯以外，主要还是考虑切合病机问题。平胃散长于温中燥湿；藿香正气散行气化浊，兼能解表；理中汤治中阳虚者；吴茱萸汤治肝寒犯胃者，于本证，尚难丝丝入扣。本案乃寒饮客胃，胃阳因寒饮而伤，升降失司，致脘腹胀痛，气机不畅。五积散中麻、桂、芷、姜、葱，散寒通阳解寒凝，上列诸方皆无此功能；且方中含平胃、二陈，温化湿饮，成表里双解之方；更用干姜、吴茱萸以温中，川芎、当归行血滞，枳壳行气，方方面面皆予以兼顾，故五积散长于上列诸方，所以吾选五积散而不选其他方。因方证相应，故药尽而愈。

3. 此方虽有麻、桂、葱、姜等辛温散寒发汗之品，因未用助汗之法，故无汗出，若欲汗解者，当辅以助汗之法。

例 13：寒束热郁

刘某，男，43 岁。

2006 年 11 月 14 日初诊：自 2004 年胸闷心悸，劳累后，胸骨下及背部紧硬而痛，憋气，伴有恐惧感。血压：146/100mmHg。心电图：T、Ⅱ、Ⅲ倒置，$V_{5\sim6}$ 低平，ST、R、L 抬高，$V_{4\sim6}$ 低。现服倍他乐克，3 片/日，施慧达 2 片/日。

脉沉滞而数。舌偏暗红，苔白少。

证属：寒束热郁。

法宜：散寒清热。

方宗：防风通圣散。

大黄 5g	荆芥 6g	麻黄 6g	炒枳壳 9g	赤芍 12g
连翘 15g	桔梗 10g	川芎 7g	当归 12g	石膏 18g
滑石 15g	僵蚕 12g	蝉蜕 6g	姜黄 9g	生蒲黄 10g

3 剂，水煎服。嘱停西药，3 小时服 1 煎，服后啜粥温覆取汗。汗透停后服。

11 月 17 日二诊：服上药 1 剂，得畅汗，周身轻松。今又胸闷，胸骨左侧如指压，无其他不适。脉沉滞而数，舌略红苔白少。寒滞热郁未解，予小青龙汤加石膏。

麻黄 7g	桂枝 12g	细辛 6g	白芍 12g	干姜 6g
五味子 6g	半夏 10g	石膏 18g	生蒲黄 10g	

11 月 24 日三诊：偶有胸部隐约不适，未见恐惧感。寒滞已解，郁热渐达。宗升降散合枳实栀子豉汤。

僵蚕 12g	蝉蜕 6g	姜黄 10g	连翘 15g	栀子 10g
枳实 9g	石菖蒲 9g	瓜蒌 18g	赤芍 12g	生蒲黄 10g

12 月 1 日四诊：已无明显不适。脉滑数，舌可。心电图大致正常。血压 130/90mmHg。上方加黄连 10g。14 剂，水煎服。

【按】脉沉滞乃寒邪痹阻。痹于何处？因外无表证，知寒不在表。症见胸闷、胸背痛，心悸憋气，惊恐怵惕，乃心经之症，故断为此乃寒痹心经。寒邪可由经腧传之于里，留而不去。此病已 2 年余，知此寒邪痹阻于心已 2 年矣。既为里证，且又久寒，可汗否？既然寒痹，无论新久、表里，皆可汗之，使邪随汗解。然脉沉滞而数，知内尚有郁热。寒痹热郁，法当双解，方选防风通圣散，一则散寒，一则清热，两相兼顾，并行不悖。

防风通圣散虽具辛散发汗之品，然亦必啜粥、温覆、频服，方能出汗。否则，未必能发汗，所以，我临床凡欲发其汗者，必采用啜粥、温覆、连服之助汗三法。

汗后周身舒适，说明药尚对证。既已汗而脉沉滞数，症虽减未蠲，何也？盖因久寒，非一汗可解，汗后暂通而复聚，故脉仍沉滞。然已汗又不可再汗，故取小青龙汤加石膏，散寒清热两兼。虽有麻、桂之辛散，但未用助汗之法，虽连服 7 剂亦未汗，但毕竟连续服用辛散之剂，寒凝渐解，郁热有外达之机，所以脉转滑数，转而改用升降散合栀子豉汤加枳实，促其郁热彻底透解。寒除热透，诸症解，心电图、血压亦随之好转。

例 14：气陷战汗

尚某，男，40 岁，工人。

1965 年 2 月 12 日初诊：咳喘气短 3 年余，至冬则重。十几日前，因抬重物而喘剧，胸痛窒闷，时感恶寒，不欲饮食，口中流涎如涌泉，动辄气短心悸，呼吸浅促甚急，犹跑百米之状。

脉弦细无力，舌尖稍红苔白。

余以恶寒无汗而喘急，为外寒引发伏饮，予小青龙汤 2 剂，病有增无减，反喘急欲脱，脉沉细而弱。忆张锡纯先生升陷汤，治大气下陷，脉虚胸窒，喘促气短难续，颇似此症，改用升陷汤：

| 人参 6g | 生黄芪 15g | 知母 6g | 桔梗 6g | 升麻 6g |
| 柴胡 6g | 当归 9g | 甘草 6g | | |

2 月 27 日二诊：昨夜服药后，寒战，烦躁，盖被出汗后，顿觉胸中豁然，气短显著减轻，继予升陷汤 3 剂而安。因遗有胸痛，舌苔黄腻，改用升阳益胃汤加减，方中有陈皮、川厚朴，又觉气短难续似喘。知其大气未复，不耐行气破散，又改从前方 6 剂，诸症皆除。

【按】此案素有哮喘夙根，元气本衰，兼以抬重物努责伤气，致大气下陷，气短难续，气不摄津而涎如泉，复用青龙汤散之，其气更虚，故病转剧。

服升陷汤后，战而后汗者，乃战汗也。战汗多见于温病，谓温病解之以战，而内伤杂病见战汗者，实属罕见。余学识浅薄，读过的医书、医案中，未曾见过。战汗亦有虚有实两类，邪伏募原，阻隔表里之气而寒热头身痛者，溃其伏邪，表里之气通，奋而驱邪外出，可战而汗解。正虚者，待正气来复，奋与邪战，亦可战汗。小柴胡汤之汗出，乃蒸蒸而振，此乃战汗之轻者。小柴胡证本为半阴半阳证，出则三阳，入则三阴。本已正虚，无力驱邪，邪正交争而寒热往来。服小柴胡汤，人参、姜、草、枣助胃气，扶正以祛邪，正气奋与邪争乃蒸蒸而振。此案服升陷汤而战汗者，当为大气复，表里气通，奋与邪争而作战汗。

三诊因苔腻加陈皮、厚朴行气化浊，因大气始复未盛，不堪行散，故又气短。健壮之人，橘皮尚且泡水饮，而正气馁弱之人，虽陈皮之平亦足以伤气。吁，重病之人，用药必丝丝入扣，来不得半点差池。

例15：血瘀无汗

徐某，男，35岁。

1977年7月13日初诊：肝炎病史12年，1976年底加重。发热无汗，虽酷暑亦干热无汗。体温38℃上下，反复鼻衄，恶心呕吐，不欲食，心中烦热，至夜尤甚。渴喜饮冷，连饮冷水三四碗心中方畅。腹如鼓，脐突，腹围达110cm，阴囊肿如孩头，因腹压大而出现腹股沟斜疝，卧床不能翻身，每日尿量200mL左右。皮肤及巩膜黄染（++），食道中下段及胃底静脉曲张。血小板2.2万/mL，白蛋白与球蛋白比为2.7:3.9。曾用激素、利尿剂、血浆蛋白等；中药用健脾利尿、清热解毒法等，经中西医结合治疗半年，病情日渐恶化。面色暗滞，肌肤甲错。

脉弦数，舌绛少苔。

证属：瘀血搏结，化热伤阴。

法宜：活血化瘀，软坚散结。

方宗：膈下逐瘀汤。

桃仁9g	红花9g	五灵脂15g	赤芍9g	丹参15g
丹皮12g	青蒿12g	郁金6g	生地黄12g	银柴胡6g
生牡蛎30g	海藻15g	玄参15		

服药23剂，腹围减至84cm，每日尿量增至1800mL。身热、心中烦热、渴喜冷饮、恶心呕吐等症均除，周身已见汗出。改用养阴益气软坚法。10月中旬，腹水消退后，右胸腔出现大量积液，为悬饮停留胸胁，改用泻肺化瘀法。至11月14日，胸水全部消失。1978年1月，黄染消退，自觉症状消失，肝功能多次化验正常。钡餐未见食管及胃底静脉曲张，于1978年3月12日出院。又配活血软坚丸药1料继服。随访2年，情况良好，一直全日工作。

【按】本例曾因水势泛滥而用十枣散逐水，初服0.4g，魄门如烙，未泻。再服加至0.6g、1g，均未泻水，后用活血软坚法而效。

患者干热无汗，即使盛暑亦无汗，何也？盖因瘀血阻塞，阳气不布，津液不敷，故尔无汗。

治疗中，始终未着眼于汗，然瘀热解，气机畅，阳可布，津可敷，反不汗而汗。据此汗可推知瘀热已解，气机已畅，阴阳调和，乃自然而然汗出。发汗原无定法，此案乃为有力明证。地气升为云，天气降为雨；人身亦阴升阳降，阴阳调和，阳加于阴乃为汗。

例16：中风汗解

杨某，男，49岁，天津人。

2003年2月19日初诊：于2003年1月13日患脑梗死。现左半身软，肢体活动差，语言欠流利，头晕，他可。血压190/130mmHg。

脉弦滑数。舌偏淡，苔薄腻。

证属：痰热生风。

法宜：清热涤痰，平肝息风。

方宗：黄连温胆汤合平肝息风之品。

黄连12g	栀子10g	胆南星12g	石菖蒲9g	半夏12g
竹茹8g	天竺黄12g	茯苓12g	赤芍12g	桃仁12g
红花12g	地龙12g	蜈蚣30条	全虫10g	僵蚕12g
钩藤15g	怀牛膝15g	生龙骨30g	生牡蛎30g	败龟板30g
炙鳖甲30g	人工牛黄2g（分冲）			

10剂，水煎服。

3月9日二诊：上方10剂服完后，又自加5剂。服至第3剂后，通身大汗如洗，并腹泻五六次，肢软、活动差、语言欠利等随之好转，耳鸣除，头晕已不著。饮食、睡眠略差。脉弦滑数。舌可苔薄腻。血压140/100mmHg，全部西药已停。上方加姜黄10g、远志10g、焦三仙12g、鸡内金12g。

4月20日三诊：上方共服32剂，诸症除，肢体活动如常，食、眠、二便均可，生活、工作正常。脉弦缓滑，舌可。血压维持在120～130/80～90mmHg之间。原方继服30剂，以固疗效。

【按】因脉弦滑数，而诊为痰热生风。风痰走窜经络而肢软欠利，阻于舌本而舌蹇。治以清热化痰，平肝息风。本是一般治法，并无特别之处，唯蜈蚣用量较重，取其息风、解痉、剔络。所奇者，本无汗泻之意，竟然汗泻，概因药后邪势挫，阴阳可周行敷布，逐邪外出乃汗泻。正如张锡纯所云："人身之有汗，如天地之有雨。天地阴阳和而后雨，人身阴阳和而后汗。"又云："发汗原无定法，当视其阴阳所虚之处而调补之，或因其病机而利导之，皆能出汗，非必发汗之药始能汗也。"白虎汤与白虎加人参汤，皆非解表之药，而用之得当，虽在下后，犹可须臾得汗。不但此也，即承气汤，亦可为汗解之药，亦视乎用之何如耳。""寒温之证，原忌用黏腻滋阴，而用之以为发汗之助，则转能逐邪外出，是药在人用耳。"这就是"调剂阴阳，听其自然，非强发汗也"。此案本非发汗之剂，概因涤痰清热之后，邪气松动，阴阳可以施布而自然汗出，此即"发汗原无定法"。既得汗，标志经络通，营卫行，故尔肢体欠遂之象随之而解，血压亦随之而降，且维持稳定。

例17：邪伏募原

曹某，女，22岁。

2001年8月17日初诊：高热40℃，持续不退已9日，血象偏低，已排除伤寒病、肺部感染、泌尿系感染、肝胆疾病，未能明确诊断，仍是高热待查。已用多种抗生素，包括进口的昂贵抗生素，均未控制发热，诊时见高热阵汗出，汗后恶寒发热，头身痛，恶心不食，日下利二三次。

脉濡数，苔厚腻微黄。

此湿热遏伏募原，予达原饮治之。

| 川厚朴 9g | 常山 6g | 草果 8g | 焦槟榔 10g | 青蒿 15g |
| 青皮 10g | 黄芩 9g | 知母 6g | 石菖蒲 9g | 藿香 12g |

2 剂，水煎服，嘱 8 小时服 1 煎。

8 月 18 日二诊：服完 1 剂即遍身絷絷汗出，一夜持续未断。今晨药已服完，体温已然正常，舌苔未净，继予六合定中加消导之品，用之而愈。

【按】达原饮出自吴又可《温疫论》，秦伯未老师增补的汪昂《汤头歌诀正续集》与吴氏之达原饮有出入，余临床所用者为秦伯未老师增辑之达原饮。

邪伏募原，表里阻隔，高热恶寒，汗出，头身痛等，非一般芳香化湿所能胜任。达原饮中常山、草果、厚朴、槟榔等，溃其募原伏邪，石菖蒲、青皮开痰下气，黄芩、知母和阴清热，甘草和之。对于湿热蕴阻高热不退者，达原饮疗效非常显著。常可 1～2 剂即退热。该方较之藿香正气汤、三仁汤、六合定中等方雄烈。

余掌握此方的应用指征有二：一是脉濡数，或濡滑数大，必见濡象。濡即软也，主湿，非浮而柔细之濡；二是苔厚腻而黄，或厚如积粉。见此二征，不论高热多少度，恶寒多重，头身痛多剧，或吐泻腹胀等症，皆以达原饮加减治之，每获卓效。此案住院 8 日，已耗资 6000 元未果，而服 2 剂达原饮，尚不足 10 元，病家深感中医之卓效。

原已阵热汗出，汗后又恶寒，此汗为邪汗。药后募原邪溃，表里通达而遍身絷絷汗出者，乃正汗。正汗出，乃邪退正复，阴阳已和，故愈。

例 18：喘利

董某，女，10 个月。

1965 年 4 月 1 日初诊：患腺病毒肺炎，高热 7 日不退，现体温 39.7℃，咳喘痰鸣，呼吸气憋，烦躁惊忱，腹微胀满，便稀而黏，日五六行。

脉浮数有力。舌红苔白少津，唇干紫暗。

属温邪闭肺，肺热下移大肠。予升降散合葛根芩连汤加减。

| 僵蚕 6g | 蝉蜕 2g | 姜黄 3g | 大黄 2g | 葛根 4g |
| 黄芩 3g | 黄连 3g | 连翘 7g | 杏仁 2g | 桔梗 3g |

羚羊角 1g（先煎）

2 剂，不拘次数频服。

4 月 2 日二诊：药已服尽，昨夜身见微汗，今晨体温 38.4℃，咳喘稍平。原方加芦根 10g，再进 2 剂。

4 月 3 日三诊：遍身汗出，手足皆见。体温 37.3℃，呼吸已不憋气，咳喘大减，尚有痰鸣，已思食，喜睡。脉虽尚数已见缓，舌红苔少。拟养阴清热以善后。

| 芦根 10g | 前胡 4g | 冬瓜仁 10g | 石斛 6g | 炙杷叶 4g |
| 瓜蒌皮 5g | 石膏 5g | 杏仁 3g | 麦冬 4g | 竹叶 3g |

3 剂，药尽而愈。

【按】腺病毒肺炎，属中医咳喘、肺胀范畴，虚实寒热皆有之。此例为温邪闭肺，表气不通，咳喘无汗，肺热下移大肠而作利。方取辛凉宣达肺郁，苦寒清泄里热。俟遍身漐漐汗出，则邪热透达，里解表和矣。

腺病毒肺炎，主要症结在于肺闭，多伴有高热、咳喘、痉厥、肺实变，并心衰、胸腔积液、心包积液等。究其病机，乃虚实寒热、表里阴阳皆有，不可概以温病论之。余治此证，辛温散寒者有之，益气扶正者有之，温阳化饮者有之，表里双解者有之，荡涤热结者有之，清解肺胃者有之，方无定方，法无定法，要在辨证，谨守病机。不论何法调理，若是遍身持续微微汗出者，则知表解里和，大功成矣。

李士懋田淑霄
——医学全集——
下 卷

平脉辨证传承实录百例

李士懋 著

协 编 （以姓氏笔划为序）

于 海 王 强 王四平 王振强

王雪红 王朝晖 牛广斌 吕淑静

刘惠聪 孙增为 赵建红 栾英辉

协编单位 李士懋名医传承工作室

前 言

兴国战略,人才是根本;振兴中医学,同样人才是根本。

师承,是中医再教育的重要环节,尤其是培养优秀中医临床人才的重要环节,国家予以高度重视,我作为传承老师备感责任重大。

如何搞好传承?大致有两种方法:一种是被动传承,跟师三年,抄方三年;一种是启发式、主动地传承。我们采取后者,具体做法是三步走:头一年,跟师抄方,熟悉师父的辨证论治思路和方法;第二年,凡初诊病人,皆由学员独立连续诊治,师父把关、修改,并扼要说明修改理由;第三年,学员之间互为师父,甲看完,乙再改,丙再改,最后师父评批。这颇似《经方实验录》,师生一起讨论。这种虽好,但限于门诊时间,尚难普遍采用。这种方法,实质每一次都是在众目睽睽下的一次考试,是考学员,更是考师父。这种考试,来不得半点虚假,也作不了弊,每次病人复诊反馈都是在给学员打分,更是给师父打分。我深感这种考试的压力,初诊时尚可侃侃而谈,若复诊不效,自感郁闷,再讲的勇气自然就挫了很多,这也就迫使我努力学习,认真看病,是对我的鞭策,也是教学相长吧。这种积极传承方法收效颇高,现师生诊治符合率在 70%~90% 之间。

本书就是将这些师生共同诊治,并有信息反馈、足资验证疗效的部分病例收集起来,再加按语,以阐明其理。犹看魔术,令人神奇不解,点破其道理,也就恍然大悟。所以每例加按,意在使人明其理、知其变。这些资料颇有价值:一是展示我们辨证论治的方法与特点,针对每个病人如何思辨与治疗;二是针对学员独立诊治中的不当之处,如何分辨其正误,针对性很强;三是理法方药相贯,展现经典理论对临床实践的巨大指导价值。这些医案有些并不完整,因能反映我们的思辨方法,故亦收入。

我 1956 年考入北京中医学院(现北京中医药大学),屈指已 55 年。常因疗效不佳而内疚,皆因我辨证论治水平不高,虽苦读了一些书,亦难一蹴而就。在成功失败、经验教训的交织中跌跌撞撞地走至暮年,回想起来也形成了自己对辨证论治的一些见解，归纳起来有六条：

一是以经典理论为指导。

二是以脉诊为纲，平脉辨证，以脉解症，以脉解舌，以脉定证。

三是胸有全局，全面分析。

四是首辨虚实。

五是动态诊治。

六是崇尚经方。

以上见解，已详述于拙著《我对辨证论治的认识和应用》一书中，并将通过每份医案体现在本书中。

中医的传承可分三个层次：第一个层次是思辨；第二个层次是学术见解；第三个层次是具体经验。第一层次乃授人以渔，而第三层次是授人以鱼。所以我在传承过程中，努力使学员建立起中医的思辨方法，掌握辨证论治的精髓，使临床实践中能高屋建瓴，游刃有余。撰写此书的本意，不在于阐述某一病证的见解和经验，而着重于展现我们对每一病证的思辨方法，意在授渔，故书名曰《平脉辨证传承实录百例》，是耶、非耶，任人评说。

这些病例的真实性毋庸置疑，我已退休多年，虽未隐居山林，名利确已渐淡，再修饰造假的必要性不大。再者，这些病例都是在众目睽睽下诊治的，随我出诊学员有国家优才、省优才、国家高徒、在校研究生、本科生等，常一二十人，大部都抄录在册。本书若能出版，这些学员必是首批的读者，倘发现我造假，岂不无颜于世。此言仿佛此地无银三百两，实因被迫使然。仅以此书求证同道，倘对传承工作或有小补，余心幸甚。

李士懋

2011 年 4 月 3 日

书于相濡斋

编者的话

从"效失参半"到"屡试屡效"的惊人一跃
——兼论"临床界盲区"与"李士懋现象"

很多临床医生对于"效失参半"的窘况百思而不得其解：

为什么明明见实寒而温之、见实热而清之、见气滞而行之、见血瘀而活之、见湿水饮痰食积而化之……但疗效往往如同《天龙八部》里面段誉的"六脉神剑"，有时候效如桴鼓、堪称神效，而有时候则当效不效，效失参半。最让这些医生们尴尬的是，很多时候事后难以找到失败的原因！

所以，要想大幅度提高临床疗效，要从辨证论治的根本上说起。

"不是批判的武器，而是武器的批判"！

张仲景"思求经旨，以演其所知"的学术态度，和上述这句西方哲人的话不谋而合。

到底什么是实？什么是虚？

实、虚的本质是什么？用什么治疗大法来治疗呢？

我也曾在相当长时间内，就像仲景所批评的"观今之医，不念思求经旨，以演其所知，各承家技，终始顺旧"，不加思考地脱口而出：《内经》上讲，"邪气盛则实，精气夺则虚"，故实为盛、为有余；虚为弱、为不足。——须知，《黄帝内经》所云乃为先圣的独立思考，而我则是毫无独立思考地人云亦云也。正如一则禅的故事：有个著名禅师，每当有人求教"禅是什么"的时候，这位禅师就伸出一个手指。跟随禅师学习的小和尚觉得原来禅很简单，于是凡是有人向他问"禅是什么"的时候，小和尚也伸出一个手指。说时迟那时快，禅师用刀削掉小和尚伸出的手指，大喝一声："禅是什么？"这个小和尚没了手指，脑海中一片空白……（有人说小和尚当下顿悟，但我觉得恐怕依旧糊涂的概率更大）

后来，痛定思痛，我开始对中医的诸多根本理论进行独立的思考，得出如下结论：

实为"郁结"，虚为"不足"。

治疗大法大家都熟知：实则攻之（用攻法："汗吐下法"和"消法"），虚则补之（用补法：补阳、补阴、补气、补血、补津液）。但是在临床应用中，却容易重视某些大法，忽视某些大法。比如，对于"虚为不足，虚则补之"大家都很重视，但是对于"实为郁结，实则攻之"却经常有所忽视！所以，本文只重点论述医生们容易忽视的问题——"实为郁结"。

"实"（包含"虚实错杂"，甚至也包括"虚实错杂偏虚"，但不包括"纯虚无实"）的特性是"郁结"。具体来说，实证一定都有或轻或重的"郁"，但实证不一定都能达到"结"的程度，因为"郁"甚者才可为"结"。

"实之郁结"包含"寒、热、气、血、津液之郁结"，即："实寒之郁结"、"实热之郁结"、"气滞之郁结"、"血瘀之郁结"、"湿水饮痰食积之郁结"，这也就是教材中的术语"实寒、实热、气滞、血瘀、湿水饮痰食积"。

对于"实寒、实热、气滞、血瘀、湿水饮痰食积"，很容易想到应该用"温寒、清热、行气、活血、化湿水饮痰食积"来进行治疗。——所谓"实则攻之，虚则补之；寒则温之，热则清之"。

但是请大家格外注意的是，对于"气滞、血瘀、湿水饮痰食积"可用"行气、活血、化湿水饮痰食积"来治疗。但对于"实寒、实热"（乃至夹杂"气滞、血瘀、湿水饮痰食积"的实寒、实热）仅用"温寒、清热"来治疗是有重大欠缺的。既然大原则是"实则攻之，虚则补之；寒则温之，热则清之"，如果只考虑到"实寒、实热"（乃至夹杂"气滞、血瘀、湿水饮痰食积"的实寒、实热）用"温寒、清热"来治，则极其容易忽略遗漏另一半儿治疗大法："实则攻之"（若为实寒，寒则温之；若为实热，热则清之）！

因为实寒或实热证往往夹杂"气滞、血瘀、湿水饮痰食积"，所以几乎所有的病症（指除了"纯虚无实"之外的所有实证和虚实错杂证），都要特别注意不能遗漏"实则攻之"的治疗大法。否则，治病就容易陷入"效失参半"的境地（因为你已经遗漏了一半儿的治疗大法），而难以进入"屡试屡效"的绝对理性境界。

针对"实证"（含虚实错杂）的治疗大法，包括两部分：

一半儿是"汗吐下法"（注意："汗法"也包含"发散宣透"之法；下法中也包含"渗湿利水"之法）。这部分临床医生有时容易忽视。

一半儿是"消法"（消法包括：行气、活血、化湿水饮痰食积）。这部分临床医生都能掌握，所以不再论述。

至此，我们重点论述的问题是临床医生们容易忽视的"实寒、实热"（乃至夹杂"气滞、血瘀、湿水饮痰食积"的实寒、实热）。——而对这个问题，还可以具体分解："实寒在表、实热在表"也是临床医生都能掌握的，所以只剩下"实寒在里、实热在里"如何用攻法（汗吐下）？

先说汗法。汗法在教材上的常规说法是，汗法用来治疗表证，具有"解表"的作用。其实教材上的说法只说出了汗法比较常用的一部分，更多广泛而有效的用途没有给予清晰说明（怕初学者掌握太多而易于混淆）。但对于已经有临床经验的医师而言，我们必须给大家更全面完整的汗法治疗大法。

汗法可治疗"实证"（含虚实错杂证，但不包括"纯虚无实证"）。而实证，既包括"在表的实证"（也就是教材中所说的"表证"），也包括"在里的实证"。

汗法，是通过"发散宣透"来"给邪出路"。

那么，所有的"实证在里"、"实证在表"，都可以而且必须首先考虑同时应用汗法。

再说下法（吐法因在当代中医门诊基本不用而暂略）。虽然教材上并无明确说明，但长期以来似乎给人的印象是，必须具有"大便干燥"的指征才能用"下法"。这正如"必须有表证才能用汗法"一样，大大缩小了"实则攻之"大法的使用范围。"下法"也是给邪出路的常用之法，不要局限于大便干燥。

实际上，"汗吐下"（也包括渗利）是攻法中的"半壁江山"，以"给邪出路"（侧面疏导）为特色；攻法另外的半壁江山是"消法"（具体分为：行气、活血、化湿水饮痰食积）和"温法、清法"，以"正面进攻"为特色。

自古以来，中医临床者都知道"正面进攻"，而有时容易忽视"侧面疏导"，所以导致很多时候"效失参半"而不知原因。

正是由于上述思考，我才对河北医科大学中医学院李士懋教授所大力倡导和深刻剖析的"论汗法"、"论火郁发之"有着深度共鸣和高度认同！

初看起来，李士懋教授所提的"汗法"只是八法之一，而且在当代临床很多人已经根深蒂固地认为：除了表证几乎不用汗法。李士懋教授所提的"火郁发之"，只是诸多病机中的"实热证（火）"中的某类特殊情况，只能占全部病机的大约二十分之一。——坦率地说，我初读李老专著的时候，也曾和广大读者有一样的困惑：为什么李教授把很偏僻冷门的治法，居然扩充为专著？岂不有些"小题大做"甚至"以偏概全"？为什么反复叙说"二十分之一"的病机，难道其他病机就不重要吗？

后来，结合我自己对于病机的独立思考，反复研读李士懋教授的全部著作，我才恍然大悟：原来，李士懋教授所说的"汗法"和"火郁发之"，恰恰就是当代中医临床界容易忽视的盲区，而李老把这个盲区进行重点阐释。那么，就相当于为临床医生搭建了从"效失参半"到"屡试屡效"的天梯！

李士懋教授所论"汗法"，侧重于提醒我们治疗"实寒在里"（含兼夹"气滞、血瘀、湿水饮痰食积"）类的常见盲区。

李士懋教授所论"火郁发之"，侧重于提醒我们治疗"实热在里"（含兼夹"气滞、血瘀、湿水饮痰食积"）类的常见盲区。

（笔者认为，无论是实寒在里，还是实热在里，都可以用正面侧面结合治疗，既"给邪出路"又"正面进攻"，而且实寒、实热除了用汗法"发散宣透"，也可以用下法等其他"侧面疏导"法）

如此而言，李士懋教授已经把"临床常见盲区"的几乎全部重点都顾及了。

这是李士懋教授一个划时代的历史贡献！至少和王清任的瘀血方论、张锡纯的大气下陷论等，成为中医学术历史上一个重要的贡献。

然而，如此仅仅以"冲破临床盲区"来评价李士懋教授，还是太浅视李老矣！对于"李士懋教授"，我更愿意从"李士懋现象"的层面来阐释。

因为在李士懋教授对中医临床界重大盲区进行重点阐释的背后，是缘自他对中医学界大多数基本病机进行过深入的"全面独立思考"：比如，到底什么是"表证"（或曰太阳病），什么是"半表半里证"（或曰少阳病，乃至厥阴病）……李士懋教授不但全面独立思考了"表证""里证""半表半里证""实证""虚证""寒证""热证""气证""血证""津液证"的内涵，而且居然给出基本病机和常用方证的"清晰、完整、量化的使用指征"。比如，实寒证的指征为："一是脉沉弦拘紧；二是疼痛；三是恶寒。依其在辨证中的权重划分，脉沉弦拘紧占80%，疼痛占10%，恶寒占5%，其他舌征、体征、症状可占5%。"再比如，乌梅丸证的指征为："一是脉弦不任重按或弦而无力，肝脉弦，无力乃阳气不足；二是出现肝病的症状，两胁胀痛，肝经所循行部位的胀痛，如胸闷、少腹痛、腿痛、冠心病心绞痛的心前区痛、寒热错杂、精神不振、懈怠无力、转筋、痉挛、头痛、吐利、胃脘痛、经行腹痛等，见一两症，又有脉弦无力，即可用乌梅丸加减治之。"

恽铁樵先生在《伤寒论研究》中说了一段振聋发聩的话："我辈于六经不了了，在最初时尚耿耿于心，稍久渐渐淡忘。及为人治病稍久，则不复措意。岂但不措意，亦竟忘其所以，自以为了解。偶值后辈问难，方且多为遁辞曲说，卒至人我皆堕五里雾中。此即所谓'良医不能以其术授人'也。此中情形，不可谓非自欺欺人！"——这段话堪称对当代中医学界的专家、学者们敲响的警钟。我认为，且不管李士懋教授的独立思考的结论和给出的使用指征是否完美，单就李老这种独立思考的精神和精细入微的结论，也足以成为中医学界的楷模！

而同样令我对李士懋教授肃然起敬的，则是他的"严谨磊落学风"。有不少中医名家凡论中医，必列举妙手回春治愈世界医学难题之神奇案例，给人感觉似乎离诺贝尔医学奖近在咫尺。而李士懋教授则屡屡在专著中提及自己"误治致死"的惨痛医案，反复提醒后学者"莫重蹈余之覆辙。前车之鉴，当谨记。"其学术之严谨、做人之磊落，堪称为师为范！李士懋教授把凝结自己的全部思考和临床经验的专著，笑称之为马后炮。他说："抚思从事中医五十年来，久治不愈或误治者屡屡，而'马后炮'之事却寥寥。""'马后炮''事后诸葛亮'，言事后方知，隐含贬义。吾等生性鲁钝，先知先觉自不敢企盼，多是在碰壁后仍觉茫然。倘偶能吃一堑长一智，落个马后炮，已是庆幸不已。"如此严谨的学风，正是当代中医学界值得弘扬和传承的。

什么是"李士懋现象"？

一言以蔽之："重点阐释临床盲区"、"独立思考中医病机"（含"病机和方证的使用指征"）、"为学做人严谨磊落"。这也构成了李士懋教授学术思想的三个颠峰。至于李士懋教授最为个性的特色"平脉辨证"倒可以一提而过：李老以脉诊为中心进行辨证论治，"平脉辨证，以脉解舌，以脉解症"，脉诊占全部诊断的比重高达50%～90%。

刘观涛

2011年7月4日

一、阳虚水泛（高血压）

【学员诊治】马某，女，38岁，赞皇县人。2010年9月3日初诊：颜面及双下肢浮肿（Ⅱ～Ⅲ），皮肤无变色及瘙痒一年余。于县级、市级医院检查，血尿常规、肝肾功能及心脏均无阳性发现。曾服利尿剂，仍肿，昼轻夜重，天凉则膝以下凉，便秘，五六日一解。高血压1年，最高180/120mmHg，现服盐酸贝那利，血压维持在140/80mmHg左右。

脉沉弦迟细拘无力。舌淡红，苔白。

证属：阳虚寒凝饮停。

法宜：温阳散寒化饮。

方宗：桂甘姜枣麻辛附汤合猪苓汤。

| 桂枝12g | 炙甘草9g | 生姜7片 | 干姜7g | 麻黄7g |
| 炮附子12g | 细辛5g | 猪苓9g | 云苓15g | 泽泻15g |
| 阿胶10g |

【师傅批改】辨证正确，方药基本合于法度。

用桂甘姜枣麻辛附汤，改为去阿胶之滋腻，加葱白及辅汗三法，一改温阳之方而为发汗之剂，此遵仲景《金匮要略·水气病篇·第二十条》"水发其汗即已"之旨。

去阿胶，加白术15g，葱白二茎。

3剂，水煎服。加辅汗三法，取汗。汗透，停后服。

【师傅诊治】2010年9月6日诊：药后已汗，右眼睑尚微肿，下肢肿（Ⅱ），头胀、膝下凉减轻，便三日解两次。血压138/90mmHg。

脉弦按之减，迟拘象已除。舌可。

脉之拘迟已除，且症亦有所减轻，但已汗不应再汗，遂去辅汗三法，一改而为温阳解寒凝之方。

仍予上方，去葱白，改麻黄5g。

【学员诊治】上方曾加当归15g，肉苁蓉15g，共服42剂，面肿（-），下肢肿（±）。尚腰隐痛，头略晕，膝下凉。血压138/90mmHg。

连服42剂，症状基本消除。继予上方14剂。

【师傅批改】上方改附子15g。14剂，水煎服。

【按】此案有一系列问题可以讨论。

一脉：水肿原因甚多，此例为何而肿？

脉沉弦迟细拘而无力，故诊为阳虚阴凝而水泛。

沉主气：邪阻气血不能外达以鼓荡血脉，可脉沉，此为实，必沉取有力；阳气虚，无力鼓荡血脉而脉沉，此为虚，必沉取无力。

迟乃气血行迟而脉迟：邪阻而气血行迟者，脉当沉取有力；正虚无力鼓荡气血者脉亦迟，必沉取无力。

细乃气血不能充盈鼓荡于脉而脉细：邪阻气血不能充盈鼓荡而细者，当细而沉取有力；正虚无力充盈鼓荡而脉细者，必沉取无力。

弦乃阳中之阴脉，脉之条达悠扬，必气以煦之，血以濡之：倘邪阻气血不能温煦濡养，脉可弦；正虚无力温煦濡养者，脉亦可弦。二者一实一虚，以沉取有力无力别之。

脉拘者，虽无此脉名，然临证确可见到，其象似脉拘挛状。脉何以拘？乃寒气使然。寒主收引凝泣，气血亦随之收引凝泣，故脉拘。寒实者，脉拘有力；阳虚阴凝者，脉拘无力。

拘与紧如何区别？紧主寒，有左右弹指之感；拘亦主寒，然无左右弹指之感，唯拘挛收引之象。

本案脉沉弦迟细拘无力，故诊为阳虚阴凝水泛。

二、阳虚阴凝何以为肿？

阳虚气化不利，水饮泛溢而为肿。既然其本为阳虚，法当温阳以制水，故方用桂甘姜枣麻辛附汤。

此方原文为："气分，心下坚，大如盘，边如旋盘，水饮所作，桂甘姜枣麻辛附子汤主之。"方为："桂枝、生姜各三两，细辛三两，甘草、麻黄各二两，附子一枚，炮，大枣十二枚。上七味，以水七升，先煮麻黄去上沫，内诸药，煮取二升，分温三服，当汗出如虫行皮中即愈。"

本方与枳术汤所治相同，但病机不同。枳术汤乃气滞水结，而本方重在"大气一转，其气乃散。"大气者何，乃一身之阳也，犹"离照当空，阴霾自散"。其寒也，非外寒所客，乃阳虚而阴盛之寒。既为阳虚而阴寒内盛，并无客寒，故无外寒可散。而云"当汗出"者，亦非发汗法，乃扶阳后阳气通，津液行，阳加于阴不汗而汗之正汗，此即广义发汗法。

本方实为桂枝去芍药汤与麻黄附子细辛汤之合方。

桂枝去芍药汤，治"太阳病下之后，脉促胸满者。"促可作促急、迫急解，亦可作数中一止解；胸满者，乃下后心阳不振。

麻黄附子细辛汤可用于三种情况：一是太少两感，"少阴病始得之，反发热，脉沉者"。二是寒邪直入少阴，并无太阳表证，此时用麻黄附子细辛汤，附子温阳治本，细辛入肾启肾阳，引领麻黄入肾，散肾经之寒，有逆流挽舟之意。三是纯为肾阳虚衰而阴寒凝泣者，并无外寒，此时麻黄附子细辛汤亦可用之。此时虽用麻黄，但其义已变，非为发汗，而在解寒凝与激发鼓荡阳气。

桂甘姜枣麻辛附汤之作用，上可振奋手少阴心经之阳气，下可激发足少阴肾经之阳，非为发汗剂。经文明言"当汗出如虫行皮中"，余何言此非汗剂？理由有二：一是凡发汗剂，皆需遵桂枝汤之将息法，即连服、啜粥、温覆；即使麻黄汤之将息法，亦如桂枝汤，只不过因麻黄汤属实证，正气旺盛，不需啜粥，但也要多饮暖水。而且，葛根汤将息法曰："余如桂枝汤法将息及禁忌，余汤皆仿此。"余汤包括哪些？伤寒113方，是否皆仿此，姑且不论，但作为治疗外感的发汗剂，起码包括其中，皆应予辅汗三法。而桂甘姜枣麻辛附汤，并未言辅汗三法，可见其治疗目的不在发汗，而在于温振阳气。理由二，曰"汗出"之当字，以文义推敲，当汗出者，非必汗出，乃推断之词。虽非发汗剂，未必汗出，但温振阳气，阳复之后可不汗出，亦可"阳加于阴"而作汗，若见汗出，此不汗而汗之正汗，是阴阳调和的标志，属广义汗法。此与温病忌汗而最喜汗解，理出一辙。

二、脾胃弱而脘痞（食管贲门炎）

【学员诊治】王某，女，22 岁，泊头市人。2010 年 9 月 24 日初诊：食后胃堵 9 个月，空腹尚可，食后即胃堵，无疼痛呕恶，进凉食或硬食即泛酸、烧心、胃堵重，畏寒，膝软无力，腰时痛，立久则无力需蹲下，大便四五日一行。寐可，经调。于 2010 年 9 月 11 日胃镜示：食管贲门炎，慢性浅表性胃炎。服奥美拉唑、枸橼酸铋钾、六味安消片。

脉沉弦小徐无力而拘。舌嫩红齿痕，面色晦。

证属：脾胃虚弱，气血不足。

方宗：黄芪建中汤合济川煎。

黄芪 12g	白芍 20g	桂枝 12g	炙甘草 6g	生姜 7 片
大枣 5 枚	当归 20g	肉苁蓉 20g	砂仁 3g	陈皮 9g

14 剂，水煎服。

【师傅批改】脉弦小徐无力而拘，如何平脉辨证呢？

弦为阳中之阴脉，阳煦不及脉则弦。

拘为寒，阳虚阴寒胜，寒主收引凝泣而脉拘，然拘且无力，故为阳虚。

小且无力，亦为阳虚。

徐者，脉率缓慢也，虽可四至，然失从容舒缓之象，故不以缓脉称，而以脉徐名之，该脉象属寒。

学员予黄芪建中汤合济川煎，大法尚可，但偏柔，故加吴茱萸之刚，温胃以纠其柔。

上方加吴茱萸 5g。

【师傅诊治】2010 年 10 月 8 日诊：胃堵已轻，尚偶尔略堵，便已下，足冷。

脉弦细无力，舌同上。

二诊，学员未来，由吾诊治。药后症虽减，然脉细无力，此乃脾胃虚寒，改予六君子汤，加炮姜、吴茱萸以温胃，加肉桂、附子以补火生土。

证属：脾胃虚寒。

方宗：六君子汤。

陈皮 8g	半夏 9g	木香 5g	砂仁 5g	党参 12g
白术 10g	茯苓 15g	炙甘草 6g	炮姜 6g	吴茱萸 6g

2010年10月25日诊：上方共服14剂，症减未已，已不著，恙已大安。脉尚未复。继予上方14剂，加肉桂6g，炮附子12g，水煎服，以固疗效。

【按】此证兼有"便秘"一症。学员予黄芪建中合济川煎，则此便秘究属"脾虚不运"，还是"精血不足大肠失润"？就此案而言，二者兼而有之，因脉弱正虚，既有"脾胃虚"之痞满，又有腰痛膝软足寒之"肾虚"见证，学员以二方合用是正确的，且脾肾同治，亦相得益彰。

三、肝郁脾虚（肺不张）

【学员诊治】蒋某，女，62岁。2010年6月26日初诊：间断两乳及胁肋下部坠胀，右少腹有气上攻，食后嗳气如喷，头晕走路不稳，心前区偶刺痛，目干，视物模糊，晨口苦，手晨僵，下肢浮肿（＋）。查：右中叶肺不张。高血脂。血小板318。

脉弦缓滑。舌嫩红，苔白。

证属：肝郁脾虚。

法宜：健脾舒肝。

方宗：逍遥散。

柴胡 10g	白芍 10g	当归 15g	茯苓 15g	白术 12g
炙甘草 10g	党参 15g	桂枝 12g	车前子 10g	生姜 3 片
薄荷 5g				

【师傅批改】该案症状虽多，以其脉弦缓滑，断为肝郁脾虚。

吾以脉定证，以脉解症、解舌。

胸胁坠胀，乃肝郁所致。

气上攻，嗳气如喷，乃土不制水，下焦厥气上逆。厥气上冲于胃则气上攻，嗳如喷，胸胀；厥气干于颠则头晕，走路不稳。

故予逍遥散加党参，成四君子汤，培土以制下；加桂枝以伐冲气。余更加干姜、附子，以制厥气上逆。

厥气既逆，不宜薄荷之辛凉透散，故去之。

上虚不能制下，俗皆指肺虚而言。但土虚不能制下，君火不明相火不位，亦皆属上虚不能制下者也。

上方去薄荷，加干姜 6g，炮附子 12g。

【师傅诊治】2010年9月2日诊：上方共服14剂，胸胁坠胀、气上攻、嗳气等减轻，走路尚不稳，腿肿（±）。咳嗽少痰，咽痒。

脉沉滑右寸旺，舌嫩红。

再诊，脉转沉滑，且右寸旺，乃阳已复，故冲逆减。

沉主气，滑主痰，为痰郁气滞。

右寸旺者，乃已然化热且上熏，故右寸旺。

故转予黄连温胆汤，清热化痰行气。

证属：痰蕴化热，上熏于肺。

方宗：黄连温胆汤。

黄连 10g	陈皮 9g	半夏 10g	胆星 10g	菖蒲 9g
枳实 9g	瓜蒌 18g	竹茹 10g	天麻 15g	

2010 年 9 月 6 日诊：上方加减共服 28 剂，胸胁胀坠、嗳气、头晕、走路不稳、咳嗽已不著，尚有胸刺痛，右臂时痛。

脉缓滑，右寸已平，舌可。

三诊诸症已不著，唯胸尚偶刺痛。瘀血无定脉，此案并无典型瘀血之舌脉，而是依胸刺痛且脉滑，故诊为瘀血。（推想初诊时，即应加活血之品，乃考虑不周）

（案中尚有一诊予乌梅丸加减，未述，乃因脉弦减，主肝阳馁弱而胸胁痛，服后脉已不显减象，改从膈下逐瘀汤治之）

方改膈下逐瘀治之。

【按】上虚不能制下，俗皆指肺虚而言。此言诚是，但土虚不能制下，君火不明相火之位，亦皆属上虚不能制下者也，非独肺也。

瘀血无定脉，这一见解是吾师董建华于统编教材《中医内科学》第四版中提出，该章为董老亲自撰写，我讲过内科学，故印象深刻。典型的瘀血脉当涩，或沉、迟、细、小、结；然不典型者，则脉并不涩，且滑亦主瘀血。如《金匮要略·水气病脉证并治》曰："沉滑相搏，血结胞门"，即言血结致滑。

四、气虚于上，阴盛于下

【学员诊治】马某，女，42岁。2010年9月6日初诊：半月前药流一次。带下量多色黄已2年，伴腰酸困，下腹部不适，不能穿凉鞋、拖鞋。心烦，脚部搓热后心烦减轻。余尚可。

脉：弦细数，右减。舌嫩红，齿痕，苔略黑。

证：脾虚，肝火内郁。

党参 12g	苍白术各 9g	黄芪 10g	茯苓 15g	陈皮 9g
山药 10g	苡米 30g	砂仁 5g	白芍 9g	柴胡 9g
黄芩 9g	胆草 6g			

【师傅批改】脉弦，沉取阳减阴弦。苔薄腻滑。

初诊学员诊为"脉弦细数右减"，所以断为肝火内郁而脾虚，予健脾除湿加泻肝之品。

但吾诊其"脉弦，沉取阳减阴弦"。脉以沉候为准，因沉为本，沉为根。

阳减，即阳虚于上；阴弦，即阴盛于下，故断为脾虚，阴盛于下。

方取六君子汤健脾化湿，且培土以制水；真武暖下元以制水，水湿化，带自消。

证属：脾虚，下焦阴盛。

法宜：益气温阳。

方宗：六君子汤合真武汤。

党参 12g	茯苓 15g	苍白术各 12g	山药 15g	陈皮 7g
半夏 9g	柴胡 8g	桂枝 10g	益智仁 12g	炮附子 15g
干姜 6g				

【学员诊治】2010年10月8日诊：上方服第二剂，阴道出血，色暗有血块，量较多，上方曾加阿胶、当归、棕榈炭等，共服42剂，带已少，腰困亦轻。尚有气短，喜太息，寐欠安，脉弦细寸减。

上方7剂，继服。

【师傅批改】另配面药以扶本。

红参、鹿茸、紫河车、灵芝粉各30g，共为细面，分60次冲服，日2次。

终用人参、鹿茸等，补肾以治本，固流产所伤之冲任也。

【按】吾辨证论治的特点之一，是在望闻问的基础上，以脉定证，即平脉辨证。吾虽以脉定证，并非舍弃望闻问三诊独取于脉，而是在三诊基础上，尽可能掌握有关疾病的信息后，再诊脉以定证。

既然吾以脉为重，那么学员辨证有误，多因脉诊不准而错。初诊学员诊为脉弦细数右减，所以断为肝火内郁而脾虚，予健脾除湿加泻肝之品。但吾诊其脉弦，沉取阳减阴弦。脉以沉候为准，因沉为本，沉为根。阳减，即阳虚于上；阴弦，即阴盛于下，故断为脾虚，阴盛于下。

此脉于《金匮要略·胸痹》篇中已有精辟论述："师曰：夫脉当取太过与不及。阳微阴弦，即胸痹而痛，所以然者，责其极虚也。今阳虚知在上焦，所以胸痹心痛者，以其阴弦故也。"此真不愧为经典也，寓意深邃。

"脉当取太过与不及"，区区八个字，道出了诊脉大纲、大法。如何诊脉？首先当辨其太过与不及，太过者实也，不及者虚也。在这一经旨的指导下，形成了我辨证的另一特点，就是首分虚实。《内经》云："百病之生，皆有虚实。""其虚实也，以寸口知之。"景岳据经旨而阐述得更加清晰，曰："千病万病不外虚实，治病之法无逾攻补。欲察虚实，无逾脉息。"又云："虚实之要，莫逃乎脉。"

如何据脉以分虚实？《医宗金鉴》云："三因百病之脉，不论阴阳浮沉迟数滑涩大小，凡有力皆为实，无力皆为虚。"《医家四要》云："浮沉迟数各有虚实，无力为虚，有力为实。"诸家所言诚是，但我补充一点是，有力无力以沉候为准，以沉为根，沉为本。如革脉，浮取如鼓皮，肯定有力，但沉取则虚，故革为虚脉，而不以浮取有力作实看。脉诊纷纭繁杂，而仲景区区八字揭示了诊脉之纲要，伟哉！大哉！

"胸痹而痛"，胸痹是病名，是以病机命名的病名，痹者闭也，胸中气机不通。其描述的唯一症状就是胸痛。皆知胸痛的原因甚多，而本条之胸痛因何而作？病机为何？仲景云："阳微阴弦，故胸痹而痛。"阳微阴弦反映什么证？阳脉微，乃上焦阳虚；阴脉弦，弦为阳中之阴脉，弦则为减，弦则为寒，阳虚阴盛，温煦不及而脉弦。下焦阴寒上逆，窃踞阳位，痹阻胸阳，致胸痹而痛。这就是以脉定证，以脉解症，平脉辨证的典型案例，这就是仲景的辨证方法。如今对如何辨证众说纷纭，人人都在创新，于是新说层出不穷，良莠难分。如何办？是仲景创立了辨证论治体系，我们当然要溯本求源，认真深入地领悟仲景辨证的思辨方法，舍此皆为歧途。

本案亦是阳减阴弦之脉。所谓减者，乃介于常脉与弱脉、微脉之间，虽虚未甚，尚未至微者，称之为减，此与仲景所云之阳微意同。阴弦，即下焦阴寒盛，所以本案之证断为气虚于上，阴盛于下。

病机已明，如何解其舌症呢？

脾虚湿气下流而为带。

何以色黄？吾不以颜色定病机，如吐黄痰，未必属肺热，若以脾色黄，黄带为脾之色外现，似多牵强，当以脉断。

腰酸困，小腹不舒，足下怕凉，亦脾肾虚所致。

心烦者，固火热可烦，然阳虚而烦者并不鲜见。心主神，凡邪扰于心或正虚心失所养皆可烦，非独火热也。

搓足后经脉暂通，气血得行，心烦亦减。

舌嫩红齿痕，亦主虚。

以脉定证，且在中医理论指导下，诸症皆可依此病机得到合理解释。那么这个病就基本上看明白了，此即明医的应有素质，吾毕生以求索。

证既明，接下来就是论治的问题了。论治，包括治则、治法、方药、将息法等，哪个环节出错，都可能功亏一篑。

五、痰阻气滞（肝癌）

【学员诊治】唐某，男，74 岁，宁晋县人。2010 年 11 月 22 日初诊：心下不舒月余，食凉及硬物加重则疼痛，蜷身而坐则缓，纳呆食少，气自脐下上攻，向左胁窜，便两三日一行。查：肝内多个大小不等之结节，最大 1.4cm×1.5cm，考虑肝占位病变，转移瘤。

脉弦滑。舌略暗红，苔白。

证属：痰阻气滞。

方宗：黄连温胆汤。

黄连 8g   半夏 12g   瓜蒌 15g   枳实 10g   竹茹 10g

云苓 12g   陈皮 6g   香附 10g   赤芍 12g   内金 10g

焦三仙各 10g

【师傅批改】脉弦减。舌嫩红。唇暗。

其脉弦而减，弦主肝，减为正气虚馁，故诊为肝阳虚馁。

心下不舒或痛，纳呆食少，为木不疏土。

八脉皆附隶于肝肾，肝虚则冲气上逆而气上窜，引发胁痛。

予乌梅丸，附子、干姜、桂枝、细辛、川椒五味辛热之药温肝；乌梅、当归补肝体而益肝用，人参益肝气。何以用黄连、黄柏？因肝内寄相火，肝弱相火亦郁而化热，遂成寒热错杂之证，黄连、黄柏泄其郁热，与五味辛热药相伍，则调其寒热。

证属：肝阳馁弱，肝失疏泄。

方宗：乌梅丸。

乌梅 8g   桂枝 10g   炮附子 12g   干姜 6g   川椒 6g

细辛 6g   当归 12g   党参 12g   黄连 6g   桃仁 10g

郁金 9g   元胡 10g   内金 12g

7 剂，水煎服。

【学员诊治】服至 5 剂，胃痛未作，且便已下，但仍脐下有气向左胁窜之感，左下腹不适，纳呆食少，便已不干。脉弦减。

上方加柴胡 5g，生黄芪 12g。

【师傅批改】去柴胡、生黄芪，改桂枝 15g，7 剂，水煎服。

该患者初诊服乌梅丸后，胃竟未痛，起码见点小效，因未连续治疗，后情不得而知。

【按】吾诊为"肝阳馁弱，肝失疏泄"，学员何以诊为"痰阻气滞"？

盖因脉诊不同，学员诊为"脉弦滑"，弦主郁，滑主痰，属实证，故予黄连温胆汤主之。而我诊得的脉象为"弦而减"，减为虚。

由于脉诊不同，导致虚实判断相悖，其治亦有别。

究竟谁对？最终评判者是病人，药后得见小效（服乌梅丸后，胃竟未痛），说明论治尚无大谬。

吾行医前30年，偶有癌症患者来诊，当时总是想用什么办法把癌肿消下去，就千方百计搜寻秘方、验方、偏方等，用之无见效者。其他如半枝莲、白花舌蛇草、黄药子、守宫、蟾皮等对治癌有效，然亦未见其效。我同学李岩，自毕业后即从事肿瘤临床，我向其讨教，他说主要是顾护正气。我现在年龄已奔八旬，自是满头白发，被日月推至老中医的行列中。有些癌症病人手术、放化疗后，想用中药继续治疗，一般都愿找个老中医看看，我亦在此列，于是找来的病人渐多。我现在的思路是不考虑癌肿的问题，就是辨证论治，方无定方，法无定法，倒也有些见效，甚至肿瘤消退，益感中医辨证论治的巨大价值。本案虽未确诊肿瘤，但可能性较大，我不管确诊与否，就按中医辨证论治来治。

六、肝肾虚且痛

【学员诊治】赵某，女，44岁，宁晋人。2010年3月29日初诊：左目整日憋胀疼痛，已一年余，牵引左头痛，干哕欲吐，视物黑蚊飞舞，自觉口秽。食、寐、经可，夜尿3次/夜。

脉沉细数减，舌红少苔。

证属：肝肾阴阳两虚。

法宜：补益肝肾。

方宗：四物汤合吴茱萸汤。

| 当归12g | 川芎10g | 大枣5枚 | 生地12g | 熟地12g |
| 吴茱萸7g | 生姜7片 | 白芍10g | 党参12g | |

【师傅批改】经云："肝受血而能视。"

本案脉细乃肝血不足，减乃肝气亦虚。

脉细无力而数者，此数从虚不以热看，愈虚愈数，愈数愈虚。

肝血不足，目失濡养，目系急而胀痛，黑蚊飞舞。

肝血虚则肝用不及，土失疏泄而胃气逆，致干哕欲呕。

方以四物汤养肝血，补肝体而益肝用。

加党参益肝气，吴茱萸温肝阳；余更加白芍、山茱萸，益肝阴以明目。

学员上方改白芍18g，加山茱萸18g、炙甘草9g。

【学员诊治】2010年7月12日诊：上方曾加沙苑子、枸杞子等，共服77剂，除视物欠清晰外，他症均除，脉滑略小无力。

坚持服用，阴血渐充而症除。症虽除，然脉未复，乃未痊愈，故嘱其继服杞菊地黄丸，以固其本。

精血尚不足。宗杞菊地黄丸主之，14剂，以固疗效。

【按】中医判断疾病转归、疗效标准，很重要的一条就是脉象。脉贵和缓，脉从容和缓，是有神、有根的表现。有些病人症已除而脉未复，或太过或不及，尚不能言其痊愈。若症虽未已，而脉已和缓，料无大碍。有人说中医缺乏标准，非也，倘无标准，何以辨证论治，何以成方圆？只不过中医标准有别于西医，或隐或显，需发掘提炼而已。

七、痰热气滞（高血压）

【学员诊治】 王某，男，48岁。2010年10月25日初诊：一过性头晕欲冒半年，加重一周。欲冒瞬间闪现往事，随即头紧如箍、鼻酸，持续数秒，近1周每天出现1～3次，下午精神差，寐则多梦，偶胸闷。高血压，最高180/110mmHg，服降压0号，刻下血压140/90mmHg。

脉沉弦滑数，舌淡暗。

证属：痰热气滞。

法宜：清热化痰行气。

方宗：黄连温胆汤加减。

黄连10g	陈皮8g	半夏10g	茯苓15g	竹茹10g
枳壳10g	胆星10g	天竺黄10g	白芥子7g	蔓荆子9g
竹叶10g	泽泻12g	蒲黄12g		

7剂，水煎服。

【师傅批改】 因脉沉弦滑数，沉弦主郁，滑数为痰热，故诊为痰热气滞。

沉而数，属郁热，乃痰热互结使然。

郁热不得外达，则上攻于颠而头晕欲冒，内窜扰心而神不宁，往事易于浮现，阻滞胸中气机而胸闷。

郁热法当清透，故学员方（黄连温胆汤加减）中应改为：去黄连、白芥子、蒲黄，加栀子豉汤、连翘、菖蒲。

黄连虽亦清心泻火，然苦寒沉降，无透达郁热之功。

栀子豉汤乃辛开苦降之剂，辛以开郁，苦以降泄，清泄三焦之郁火。

连翘散心经之热结，使热达于外。

加菖蒲者，化痰宽胸开心窍，利其郁热之透达。

而白芥子性温，郁热者不宜，故去之。

上方加栀子12g、豆豉12g、连翘15g、菖蒲9g，去白芥子、黄连、蒲黄。

【师傅诊治】 2010年11月1日诊：欲冒未作，脉沉弦滑数，舌淡暗齿痕。

因脉弦，头晕、血压高，此弦亦主肝风，乃痰热生风，故加天麻、全虫、蜈蚣息风之品以息肝风。

上方加天麻 15g、全虫 10g、蜈蚣 15 条。7 剂,水煎服,嘱停服西药。

【学员诊治】2010 年 11 月 22 日诊:上方共服 21 剂,降压药已停,诸症未作,血压 138/90mmHg。上方继服 7 剂。

八、阴虚阳动，痰热内蕴（肺癌）

【学员诊治】杨某，男，78岁，沧州市人。2010年10月11日初诊：胸闷气短，不能平卧，走路加重。昨晚心中难受，出虚汗。纳尚可，手微抖，近日寐差，溲频，便不成形。2010年9月CT示：肺腺癌，已扩散到胸肺，肺积液。肺气肿30年。高血压，药控，刻下150/70mmHg。

脉弦滑数，舌红无苔。

证属：痰热蕴肺。

方宗：黄连温胆汤。

陈皮10g	茯苓15g	半夏12g	竹茹12g	天竺黄10g
浙贝12g	葶苈子7g	黄芩10g	瓜蒌15g	枳实10g
杏仁10g	白芥子10g	泽泻10g		

【师傅批改】脉弦滑数促而涌盛，舌绛裂无苔。

本案脉弦滑数，乃痰热气滞。

脉涌盛，且舌绛裂无苔，阴虚阳动。

故予白虎清热，瓜蒌、贝母、竹茹、葶苈以祛痰。

何以不用黄连、黄芩，而用石膏、知母清热？因其脉除滑数之外，尚有涌盛之感，此脉与洪脉相类，乃无形之热旺于气分，故予石膏、知母清之。观景岳之玉女煎，治阴虚而气分热盛者，亦用石膏、知母清之；而黄芩、黄连亦清热泻火，但用于实火。本案为气分无形热盛，二者有别。且石膏、知母寒而生津，宜于无形热盛津亏、阴液不足者；黄芩、黄连苦寒而能燥湿，适于实热而兼湿者，本案阴虚非其所宜。

有痰，何以不用二陈、白芥子？此皆温燥之品，宜于湿痰，而不宜于阴虚之燥痰，故从学员所开处方中删之。

本案除脉弦滑数"痰热气滞"这一病机之外，尚有脉涌盛，且舌绛裂无苔，"阴虚阳动"这一病机。

两个病机并存，而且两个病机又无主次之分，治疗就需两相兼顾，而且又要相得益彰，不能相互掣碍。

三甲咸寒之品，既能清热养阴，平肝潜阳，又能软坚化痰，与燥痰相宜；白芍、地黄、丹参、五味子等，既养阴清热，又敛其浮动之阳，对阴虚热盛者相辅为用，并行不悖。

证属：痰热内蕴兼阴虚阳动。

法宜：清热化痰，滋阴潜阳。

石膏 25g	知母 6g	瓜蒌 15g	竹茹 10g	大贝 12g
葶苈子 12g	五味子 6g	丹参 18g	生龟板 25g	生鳖甲 25g
生龙骨 25g	生牡蛎 25g	生白芍 15g	干地黄 15g	山茱萸 15g
丹皮 12g				

【学员诊治】 2010 年 10 月 18 日诊：上方共服 7 剂，精神、睡眠好转，未出现明显心悸汗出，晨起咳痰减轻，已可平卧。仍活动后胸闷气短，背觉沉。血压 135/70mmHg。

上方加薤白 10g、石菖蒲 10g。

【师傅批改】 脉弦数而劲，涌势已平。舌红裂少苔。

涌势见平，然脉转弦劲，乃肝风又萌，皆缘水亏而肝木失涵所致。

肝风萌当养阴息风，因前方已有滋潜之品，肺热则金囚，木失制而亢，加泻白散，取佐金平木之意。加黄芩清肺热，加桑皮、地骨皮泻肺气。

证：痰热未靖，水亏未复，肝风内旋。继予清热化痰，滋阴潜阳，合以佐金平木。

上方加黄芩 10g、炙桑白皮 12g、地骨皮 12g，水煎服，14 剂。

犀黄丸三盒，每服 3 粒，日 2 次。

2010 年 11 月 8 日诊：早 5 点尚有一阵心中难受，他症皆减。脉弦滑数，劲、涌之势已减，未促。舌红干裂少苔。

上方继服 14 剂。虽未再诊，难言癌症如何，但起码症状缓解，亦可减轻点痛苦。

【按】 已知确诊为肺癌转移，对中医认识疾病和判断预后都有极大的参考价值，但吾在辨证论治中，则不为西医诊断所囿，严格遵从中医的辨证论治体系。所以我治癌症，既没有什么经验方，也没有固定的套路，而是方无定方，法无定法。如此说来，我治癌症就没客观规律可循吗？那倒不是，亦有规律可循，这个客观规律，就是中医的辨证论治，当祛邪则祛邪，当扶正则扶正，不论祛邪扶正，皆着眼于人体正气。

对单一病机的病证，辨证论治尚易，而对复合病机，两个以上或三个、四个病机并存者，辨证论治皆难。仲景大部分方子皆为升降互用，寒热兼施，补泻并举，敛散相兼之方。即使尽人皆知之桂枝汤，亦桂枝甘草辛甘化阳，芍药甘草酸甘化阴，散中有收，泻中有补，奥妙无穷。若把单一病机的奇方比作下里巴人，而复合病机之偶方则为阳春白雪，天籁之音。欲登天堂，非仲景之梯莫属，仲景之学万岁。

九、脾不统血（过敏性紫癜）

【学员诊治】孙某，女，23 岁。2010 年 10 月 1 日初诊：患过敏性紫癜 1 年余，时轻时重，走路稍多即紫癜加重，近两个月反复 4 次。今年 6 月因感冒，紫癜突然加重而住院。检查时血沉 45mm/h，其余均正常。服芦丁、抗过敏药及清热解毒中药未效。食、寐、二便可。

脉沉弦无力。舌稍红，苔薄白。

证属：气虚湿阻，不能固摄。

党参 12g	生黄芪 12g	云苓 15g	白术 10g	炙甘草 6g
紫草 15g	地榆 10g	白茅根 15g	丹皮 10g	泽泻 10g
桃仁 10g	防风 7g			

【师傅批改】学员断为"气虚湿阻"，脉弦无力，诊为气虚尚可，可是湿阻见证何在？并无支持湿阻的证据，故诊为湿阻不确。

方中一半益气健脾，符合气虚的诊断，但又加入多味凉血散血之品，与证不合，所以该诊理法方药不能相贯，辨治差。

方证不相应，既然断为气虚不摄，以四君子汤加黄芪，益气健脾是正确的，但方中掺入紫草、地榆、白茅根、丹皮、桃仁等乃凉血散血之品，宜于热入血分迫血妄行者，故方证不相应。

吾诊其脉为沉细数无力。

乃气血两虚，脾不统血而发紫癜，方宗归脾汤主之。

| 生黄芪 12g | 党参 12g | 云苓 15g | 白术 10g | 当归 12g |
| 炙甘草 7g | 元肉 12g | 干地黄 12g | | |

【学员诊治】2010 年 11 月 22 日诊：上方共服 21 剂，症减，紫癜已少。近日发热后出现腹胀，食后甚，舌尖痛。

脉弦。舌红苔少。

上方加柴胡 9g、黄芩 9g、生麦芽 12g。7 剂，水煎服。

【按】何以本为"脾虚不能摄血"之证，学生反加入多味凉血散血之品？概因思维定式作怪，对斑疹治疗形成僵死、固定的套路，仿佛只要出现斑疹就应凉血散血，不能灵活辨证，以致如此。

辩证法的灵魂是具体问题具体分析，中医辨证论治的灵魂也是具体病人具体分析，方无定方，法无定法。一切都是通过具体分析、辨证来得出结论。可是这种僵死套路者比比皆是，以致严重影响后学者。欲真正掌握辨证论治的精髓，别无他法，唯一的道路就是深入领悟仲景是怎么辨证的，这才是中医的真经。

十、嗜睡（脑出血后遗症）

【学员诊治】白某，男，61岁。2010年11月27日初诊：倦怠嗜睡，每日睡11个小时左右，仍觉困倦，已1年半。有时头晕、右耳听力减退，小腿麻，尿频，夜尿4~6次，便干，余尚可。1年半前脑出血，接受引流术。高血压药控。前列腺增生。

脉沉弦迟减，舌可。证、法、方未写。

| 炮附子9g | 干姜7g | 茯苓15g | 白术10g | 泽泻20g |
| 白芍12g | 炙甘草6g | 天麻15g | | |

【师傅批改】脉沉弦迟减，舌可。

师傅与学员脉诊一致，沉迟无力乃阳虚之阴脉，故证为阳虚阴盛。

学员取真武汤加泽泻20g，重在温阳利水。

余诊为：脉迟无力，阳虚无疑。

脉沉弦，沉主气，弦主郁，皆气滞不得畅达之脉。气何以滞泣？阳虚者，阴寒盛，此内寒也。内寒亦可收引凝泣，气机收敛则脉沉弦，故以辛温汗法解其寒凝。

余用桂甘姜枣麻辛附汤，着眼于温振阳气，转一身之大气，发越阳气解寒凝。

证属：阳虚，阴寒凝泣。

法宜：温阳散寒凝。

方宗：桂甘姜枣麻辛附汤。

| 炮附子15g | 干姜8g | 桂枝12g | 麻黄8g | 细辛7g |
| 炙甘草9g | 红参12g | 大枣7枚 | | |

7剂，水煎服。加辅汗三法，取汗。汗透后，改每日1剂。

【师傅诊治】2010年12月4日诊：药后已汗，周身轻松，腿麻减半，头已不晕，次日又差。尚困、尿多、耳背。脉弦迟减，寸弱尺弦。舌可。

上方加茯苓15g、白术10g。

【学员诊治】上方共服7剂，困倦已轻，每日睡8个小时已足，头未晕，腿麻减，夜尿6次。便尚干，余尚可。

上方改麻黄5g，加当归15g、肉苁蓉18g。7剂，水煎服。

【按】余用桂甘姜枣麻辛附汤，着眼于温振阳气，转一身之大气。《金匮要略·水气病脉证并治》云："大气一转，其气乃散。"大气者，乃一身之阳气也，所散之气乃阴气也，阴霾也，此即离照当空，阴霾自散。大气转犹离照当空，红日高照，乾坤朗朗。阳气者，精则养神，阳衰则但欲寐，嗜睡困倦。阳气昌则思维敏捷，肢体矫健，耳目聪慧，生机盎然。

振奋阳气，何以用汗法？皆知汗法解在表之寒，此仅汗法功用之一斑。此案纯属阳虚的虚证，并无外寒所客，此处用汗法在于发越阳气解寒凝。脉迟无力，阳虚无疑，然寒凝何在？脉沉弦，沉主气，弦主郁，皆气滞不得畅达之脉。气何以滞泣？阳虚者，阴寒盛，此内寒也。内寒亦可收引凝泣，气机收敛则脉沉弦，故以辛温汗法解其寒凝。

何以为汗？经云："阳加于阴谓之汗。"阳气盛且能通达，方能蒸腾阴液而为汗。阳气虚，本方用附子补肾阳，干姜温脾阳，桂枝振心阳，红参补十二经之元气，在补阳的基础上用麻黄、细辛，则不虑其亡阳。麻黄发越阳气，细辛启肾阳，鼓舞阳气之升降出入，周身敷布，方能阳加于阴而汗出。

阳之敷布是一复杂过程。《灵枢·本脏》曰："肾合三焦膀胱，三焦膀胱者，腠理毫毛其应。"肾乃元阳所居，肾之气化，膀胱才能水精四布五经并行；肾中阳气通过三焦、腠理敷布于全身，直达于毫毛。河间称为玄府者，"谓气液出行之气道纹理也。玄府者，无物不有，人之脏腑、皮毛、肌肉、筋膜、骨髓、爪牙，至于世之万物，尽皆有之，乃气出入升降之道路门户也。"这一玄府通达，气得升降出入，自可阳加于阴。温阳发汗，自可使阳气周布，寒凝自解，故本案以汗法治之，目的不在于散寒，而在于通阳，此与白通汤、通脉四逆汤用葱以通阳理出一辙。

辅汗三法者，即桂枝汤将息法中之连服、啜粥、温服三法，既助汗，又护正，还可调节汗量。不用此三法，即使用辛散之品，也未必汗出。

汗之周身舒坦，乃阳气通也。阳气昌，精神振，嗜睡倦怠渐除。

十一、土虚火衰

【学员诊治】刘某，女，54岁，保定市人。2010年10月25日初诊：纳呆3年，加重5个月，每日进食不足1两，食后腹胀、腹热，饮食难以消化，嗳气频繁，便秘，必服通便灵、肠清茶方解。下肢凉，余尚可。

脉弦数。舌淡红，少苔。

证属：肝火犯胃，胃失和降。

代赭石 15g	旋覆花 10g	半夏 10g	柴胡 7g	黄芩 10g
龙胆草 6g	枳实 10g	白芍 10g	香附 12g	苏子 12g
瓜蒌 15g	焦三仙各 10g			

【师傅批改】右脉弦数减，尺弱；左脉弦无力，关浮虚，尺弱。舌淡，齿痕，苔白。

学员诊得脉弦数，且胃热、便干，故诊为"肝火犯胃"，予龙胆泻肝汤泻之。

吾诊其脉，虽弦数然按之减，且尺不足，故诊为"土虚火衰，厥气上逆"。

何以腹中热？乃土虚不能制下而阴火上冲。

何以左关浮？亦阴火上冲，引动肝中相火所致。

何以便秘？阳气不运而便秘。

何以嗳气？厥气上逆则嗳气。

何以不食、食不化？土无火也，犹釜下无火，锅中之米焉能熟。

诸症皆可以脉解，则温补之当无虞。予真武汤合苓桂术甘汤，健脾补火降冲逆。

证属：下焦阴寒，厥气上逆。法宜：温补下元，培土以制厥气上逆。方宗：真武汤合苓桂术甘汤主之。

炮附子 15g	茯苓 15g	白术 10g	白芍 15g	桂枝 15g
炙甘草 9g				

【师傅诊治】2010年11月19日诊：上方曾加生硫黄等，共服25剂，诸症皆减，食增。脉弦尺略差。

脉弦尺略差，命火未充。宗逍遥散佐温补命火之品。

柴胡 9g	当归 12g	白芍 12g	茯苓 15g	白术 10g
党参 12g	炙甘草 6g	肉桂 5g	木香 5g	蒲公英 30g

2011年1月10日诊：上方加减，共服35剂，期间因吃牛肉面病情一度反复。坚

持治疗，除偶嗳气外，他症均除，脉弦缓略减，舌淡红。上方继服 14 剂，停药。

【按】初诊学员泻肝火，吾予真武汤主之。何以寒热虚实相差悬殊？皆因脉诊不同。孰是孰非？迭服 25 剂，症大减且食增，看来温补为是。

病家言胃热者，未必胃中真有热，虚火浮动亦可热；病家言胃中寒者，未必真有寒，火热郁闭，阳不外达者亦可寒，其自述之寒热性质当以脉断。弦数有力为实热，弦数无力者乃虚寒，此即以脉定证。

十二、小便不利（前列腺增生）

【学员诊治】韩某，男，66岁。2011年1月20日初诊：排尿困难，尿细，轻微尿痛一年。伴腰痛，偶头晕，睡眠欠佳，睡时胸前出汗，余尚可。B超：前列腺增生，39 mm×48 mm×33mm。

脉弦缓滑，左减。舌稍暗，苔白。

证属：脾虚湿阻，清阳不升，浊阴不降。

法宜：健脾化湿，升发清阳。

方宗：补中益气汤。

生黄芪 12g	党参 12g	茯苓 15g	白术 10g	升麻 5g
柴胡 6g	泽泻 15g	黄芩 9g	桂枝 9g	栀子 9g
生甘草 6g				

【师傅批改】脉徐缓，阳弱阴弦。舌可，苔白。

余以阳弱阴弦，诊为阳虚气化不利。

证属：阳虚于上，阴寒上乘阳位。

法宜：温阳，解寒凝。

方宗：桂甘姜枣麻辛附汤。

麻黄 8g	杏仁 10g	桂枝 12g	细辛 7g	炮附子 15g
炙甘草 7g				

【学员诊治】2011年1月7日诊：上方4剂，药后口干，失眠，每天睡约4个小时，仍排尿不畅，尿细、尿痛，食可，便秘。

脉弦略数。舌略红，苔白少。

柴胡 9g	胆草 6g	栀子 7g	黄芩 7g	车前子 12g
生地 12g	当归 12g	泽泻 15g	木通 7g	甘草 6g

【师傅批改】脉迟无力寸弱，舌可。

脉迟无力寸弱，余意仍当温阳，然又有上诊药热的前车之鉴，故改温补之，取学员一诊之方，健脾益气升清，补上窍而通下窍。《金匮要略·肺痿肺痈咳嗽上气病脉证治》曰："必遗尿，小便数，所以然者，以上虚不能制下故也。"上虚下窍不利，可为遗尿小便数，亦可为下窍不开而小便难。正如脾虚可下利，亦可便难同理。故本案用补中益气汤，补上窍，开下窍。

证属：上虚，下窍不通。

宗补中益气汤主之。

| 生黄芪 15g | 党参 15g | 白术 9g | 茯苓 15g | 当归 12g |
| 桂枝 10g | 柴胡 8g | 升麻 6g | | |

7剂，水煎服。

【学员诊治】2011年1月14日诊：药后排尿不畅及尿痛均减轻，寐已可。上方继服7剂。

【按】一诊学员看得对，虽方药尚有可斟酌之处，仅微瑕而已。余以阳弱阴弦，诊为阳虚气化不利，予桂甘姜枣麻辛附汤，药后口干不寐，恐药偏热。

二诊学员可能接受我上方偏热的教训，一改而为龙胆泻肝汤清泻火热。毕竟脉迟无力寸弱，余意仍当温阳，然又有上诊药热的前车之鉴，故改温补之，取学员一诊之方，健脾益气升清，补上窍而通下窍。药后竟效。

随我共同临床的学员，都有二十年上下的资质，皆为各医院的主任、骨干，我治后疗效不佳，而改从学员意见者不乏其例。尤其关于西医的检查、用药，我常向各学员询问、请教，此教学相长也。

十三、火热亢盛（冠心病）

【学员诊治】 仲某，男，74 岁。2010 年 12 月 20 日初诊：冠心病史 7～8 年，加重 8 个月。稍活动辄胸闷、气短、胸痛，休息或含服速效救心丸 3～5 分钟可缓解。曾于省、市医院多次住院，均诊为不稳定心绞痛、高血压病，心衰。近半年双下肢中度水肿，食、眠可，二便调。血压一般在 160～170/55～70mmHg，即刻 130/50mmHg，服 6 种西药。

脉弦滑数大。舌稍红，少苔。唇暗。

脉滑数且大，乃热势盛也。

火热上迫而胸闷、气短、胸痛；肺失通调而为肿。

证属：火热亢盛。

法宜：清热泻火。

方宗：清瘟败毒饮。

生石膏 20g	知母 6g	黄芩 9g	黄连 9g	栀子 12g
大黄 5g	赤芍 12g	丹皮 12g	水牛角 30g	连翘 15g
生地 18g				

【师傅诊治】 2011 年 1 月 14 日诊：上方加减共服 18 剂，胸痛憋气较前减轻，无头晕，下肢轻微浮肿。脉弦大涌动，舌红少苔。

"脉大而涌动"，来盛去已见衰。何以去衰？乃热盛阴伤，阴不制阳，阳浮动而涌。

火热稍挫而未清，更增阴不制阳而阳浮动为涌，故清热泻火与滋阴潜阳并用，取清瘟败毒与三甲复脉加减。

证属：热盛阴虚，阳气浮动。

法宜：清热滋阴潜阳。

方宗：清瘟败毒合三甲复脉加减。

生龙骨 30g	生牡蛎 30g	生鳖甲 30g	生龟板 30g	怀牛膝 15g
干地黄 15g	生白芍 15g	麦冬 15g	山茱萸 15g	五味子 6g
生石膏 20g	知母 6g	生甘草 9g	丹皮 12g	赤芍 12g

【按】 清瘟败毒饮本为治瘟疫斑疹之方，用于治冠心病火热盛者，只要脉洪大而盛者即可用之，待热挫再观其脉证，知犯何逆，随证治之。

二诊"脉大而涌动"，与一诊之"滑数且大"有何差异？

滑数大者，来去皆盛大有力；大而涌者，来盛去已见衰。何以去衰？乃热盛阴伤，阴不制阳，阳浮动而涌。宜以三甲复脉滋阴潜阳。

十四、肝虚（返流性食管炎、慢性胃炎）

【学员诊治】申某，男，55岁，沧州泊头市人。2010年11月26日初诊：4年前出现烧心，饮热水则胃灼热，腹胀痛，便黏不爽。胃镜：返流性食管炎，慢性胃炎，肠化腺体形成。十二指肠球部炎。HP（++）。

脉沉弦迟。舌淡红，苔白。

证属：脾胃虚寒。

方宗：半夏泻心汤之。

半夏12g　　党参12g　　黄连8g　　干姜10g　　茯苓15g
炙甘草8g　　大枣5枚

【师傅批改】脉沉弦迟，左脉减。

脉沉迟，阳虚而寒；弦主肝，为减且寒，故诊为肝虚。

木不疏土，胃失和降而胀痛。

肝阳虚馁，肝之相火内郁而热，遂寒热错杂而烧心。

本案脉沉弦迟，乃"以寒为主"，而非湿热壅遏"以热为主"者，故乌梅丸较半夏泻心汤为长。

证属：肝虚，寒热错杂。

方宗：乌梅丸。

乌梅9g　　炮附子12g　　干姜8g　　川椒5g　　细辛6g
桂枝10g　　当归12g　　党参12g　　柴胡9g　　黄连10g
蒲公英30g

2010年12月27日诊：上方共服14剂，已无不适，惟食凉胃不舒。脉弦缓滑，舌淡红。继予上方14剂。

【按】半夏泻心治心下痞，乌梅丸治厥阴阳虚热郁，二方皆寒热并用，何以学员用半夏泻心汤，而余用乌梅丸？

痞乃阴阳不交所致。阴阳相交谓之泰，阴阳不交谓之否。脾居于中，升清降浊，斡旋一身之气机。若脾虚则升降失司，阳不降，积于上而为热；阴不升，积于下而为寒。阴阳不交，上热下寒，遂成痞证，心下痞满，呕而肠鸣。方以人参健脾为君，辅以草、枣益中气；芩、连清在上之热，干姜温在下之寒，半夏交通阴阳。升降枢机复，阴阳交而痞自除。

　　临床如何运用半夏泻心汤呢？我多年不解，因胃脘痞满原因甚多，气滞、食积、胃虚、脾寒、胃热、水停、痰阻、湿蕴、瘀血等，皆可痞满，岂能皆予半夏泻心汤？我理解是湿热壅遏于胃，湿为阴邪，热为阳邪，遂寒热错杂。舌苔当白腻而黄，脉当濡数，见此舌脉且胃不和者，即可予半夏泻心汤。

　　如何运用乌梅丸呢？多囿于治蛔厥与久利，此小视其用耳。由于卫生条件的改善，吾近几十年都未遇一蛔虫症者，更莫说蛔厥。乌梅丸乃厥阴篇之主方，其治甚广。厥阴乃阴尽阳生之脏，若阴寒未尽，阳升不及，或克伐阳气，或将养失宜，易致肝寒。然肝内又寄相火，肝寒相火内郁而为热，遂成寒热错杂之证。肝虚春令不行，则生机萧索；相火内伏，又可上窜、下迫、内攻；寒热又可相互转化，或寒化或热化，其为病甚广。

　　临床如何把握乌梅丸的应用呢？我掌握两个指征：一是脉弦而减，此乃肝虚之脉；二是可用肝虚解释的一两症，如胸满、胁痛、脘痞、寒热往来、懈怠等。方中乌梅、当归补肝之体，党参益肝之气，干姜、附子、川椒、桂枝、细辛温肝，黄连、黄柏泻郁伏之相火，在补肝的基础上调其寒热。

　　本案脉沉弦迟，乃"肝虚热郁，寒热错杂，以寒为主"的乌梅丸证，而非"湿热壅遏，寒热错杂，以热为主"者，故乌梅丸较半夏泻心汤为长。服药而减，说明与证尚符。

十五、肝胆郁热兼阴虚（胆囊炎）

【学员诊治】曹某，男，46岁。2010年4月26日初诊：间断右胁痛23年，食油腻则剧，无寒热，从臀至小腿间断痛麻20年。目困，怕热，盗汗，多梦，余尚可。胆囊炎史23年，胆囊泥沙样结石，高血脂5年。

脉沉弦细数。舌红，苔薄。

证属：肝胆郁热兼阴寒。

法宜：清泄肝胆郁热，佐以养血。

方宗：柴胡疏肝散合四物汤。

柴胡 9g	黄芩 6g	栀子 6g	川楝子 9g	郁金 10g
枳壳 9g	木香 6g	茵陈 18g	当归 10g	川芎 8g
赤芍 10g	白芍 10g	生地 12g	半夏 9g	

【师傅批改】脉弦数，肝胆热也。

脉细，肝阴不足也。

肝胆郁热，气机郁结则胁痛，下窜经络则腿痛，上熏则目锈多梦。

本案共有五个症状：胁痛、腿痛、目锈、盗汗、多梦。看似互不相关，但在中医看来，五症病机一也。

在中医整体观的理论指导下，风马牛不相及的五个症状得到统一的解释，治亦疏肝透热，养血通经，五症兼治。

学员所开之方，加金钱草30g、怀牛膝12g、海风藤18g、鸡内金15g。

2005年5月10日诊：上方共服7剂，胁痛、目锈减，余如前。

脉沉弦细滑数，左脉弦细数。舌红、面赤。

症减而面赤，此乃阳浮之征。实热上熏于面可面红，虚阳上浮于面亦可面红。

本案脉弦滑数，此为实热上熏于面。

又有脉细，此阴伤阳浮，又有虚阳上浮的一面。

实热当清泄，虚热当滋潜，二法并用，相辅相成。

证属：肝经湿热阴伤，肝风走窜经脉。

方宗：龙胆泻肝汤。

龙胆草 6g	栀子 9g	黄芩 9g	生地 12g	车前草 10g
泽泻 12g	夏枯草 6g	白芍 12g	山茱萸 12g	麦冬 10g

生龙骨 20　　　生牡蛎 20g　　　生鳖甲 20g　　　生龟板 20g　　　地龙 10g

全蝎 10g　　　　蜈蚣 7 条　　　　海风藤 15g

【师傅诊治】2010 年 7 月 16 日诊：上方 7 剂，右胁痛减未已，腿已不痛麻，盗汗止。脉弦数。舌偏红暗。面已不赤。

随热清阴复，诸症皆减。

柴胡 9g　　　　黄芩 9g　　　　栀子 9g　　　　干地黄 12g　　　郁金 12g

川楝子 12g　　　炒枳壳 9g　　　桃仁 12g　　　红花 12g　　　　丹参 15g

十六、阴寒咳嗽

【学员诊治】韩某，女，26 岁。2010 年 4 月 12 日初诊：外感两周仍咳不已，痰黄不易咳出。头痛，流涕，下午 7 点面红热。口糜 2 周，下肢凉，手足心汗多湿冷，二便可。脉弦细数无力。舌淡红苔白。

证属：少阳枢机不利。

方宗：小柴胡汤。

| 柴胡 9g | 半夏 9g | 黄芩 9g | 党参 10g | 前胡 10g |
| 桔梗 9g | 紫苑 15g | 炙甘草 6g | | |

【师傅批改】脉弦细数无力。

证属：阳虚饮邪凌肺而咳。

法宜：温阳化饮。

方宗：小青龙汤加附子。

| 麻黄 6g | 桂枝 9g | 细辛 5g | 半夏 9g | 白芍 9g |
| 五味子 5g | 干姜 6g | 炮附子 12g | 红参 12g | 炙甘草 6g |

3 剂，水煎服。

【师傅诊治】2010 年 4 月 23 日诊：药后咳减，仅偶咳，面红热已除，肢冷、手足心汗如前。脉弦细无力。舌淡苔白。

证属：阳虚。

法宜：温阳益肾。

| 炮附子 12g | 干姜 6g | 当归 12g | 细辛 6g | 白芍 12g |
| 桂枝 12g | 红参 12g | 巴戟天 12g | 肉苁蓉 12g | |

7 剂，水煎服。

另：鹿茸 15g，紫河车 15g，共为细面，分 14 次冲服，日 2 次。

【按】该学员以小柴胡汤治之，可能因其本人曾感冒后咳嗽经月未愈，吾予小柴胡汤治之，2 剂愈，故仿而用之。

小柴胡汤固可治咳，《伤寒论》第 96 条云："或咳者，小柴胡汤主之。"在小柴胡汤加减法中云："若咳者，去人参、大枣、生姜，加五味子半升，干姜二两。"何以本案用之不妥？

少阳证乃半虚半实、半阴半阳之证。

气尽血弱为其半虚半阴的一面。

邪气因入，结于胁下，为其半实、半阳的一面。

但少阳毕竟是阳经，为三阳经之枢，故仍以半实、半阳的一面占优势。正气虽弱未至衰，故其典型脉象为弦，弦乃阳中之阴脉。至春阳虽已升浮而阴寒未尽，故脉弦。枢机不利，肺失宣发而逆为咳，可予小柴胡加减治之。

而本案脉虽弦，然细而无力，乃少阴之脉，主阳虚。则此弦脉从阴寒而论，即仲景所云之"弦为减，减为寒"。

既然脉为阴寒之脉，则此咳就不能从少阳枢机不利来解，而是阳虚肺亦寒、饮邪上凌于肺而咳，当温阳化饮。

那么他症作何解？

下肢凉，肾阳虚也。

口糜者，阴火也。

涕多、手足汗多者，涕汗皆津液也，阳虚不摄而涕汗。

痰黄者，有热痰固可黄，然阳虚痰积久亦可黄，黄痰性质要依脉而断。

为何傍晚面红热？面红热无非两类原因，一是实火上熏于面，一是虚阳上浮。本案证属阴寒，日已落，阳当入于阴，然阴寒内盛，则阴盛格阳，阳不得入于阴而浮于外或于上，浮于上则日暮而面红热，理同戴阳。然特殊之处在于面红热的时间，从阴阳节律完全可以解释。（二诊时，予回阳之后面红热除，实践证实此判断基本正确）

方予小青龙加附子，温阳化饮，其法同于真武汤。《伤寒论》第316条："其人或咳，真武汤主之。"加减法云："若咳者，加五味子半升，细辛、干姜各一两。"

此案何不用真武汤而用小青龙汤加附子？

盖本案主症在肺，有别于真武汤之眩、悸、发热、身瞤、身沉痛、小便不利、自下利者，故取小青龙汤化肺之寒饮。

阳虚胡可再用麻黄、细辛、桂枝散之？此时用麻黄，既可宣肺止咳，又可发越阳气，鼓舞阳气之升腾；细辛启肾阳，桂枝通阳，皆着眼于阳气虚馁而设。——予辅汗三法发汗，则阳虚当禁。此方未用辅汗三法，其功用不在发汗解表，而是着眼于激发阳气以止咳，故可用之，这也就是为什么用此方而不用真武汤的思辨。

面已红，阳气浮动，当去麻黄，仲景于《金匮要略》痰饮篇小青龙加减法中云："青龙汤下已，以面翕热如醉状，与茯苓桂枝五味甘草汤，治其气冲。"何以服青龙汤而面红如醉？因阳虚易动，麻辛发越阳气，阳动而面红，故去麻辛，一变而为茯苓桂枝五味甘草汤，抑其冲气。又云："水去呕止，其人形肿者，加杏仁主之，其证应内麻黄，以其人遂痹，故不内之，若逆而内之者，必厥，所以然者，以其人血虚，麻黄发其阳故也。"一条是阳虚，虚阳易动而不用麻黄；一条是血虚，气失依恋而易动，亦不用麻黄，皆因麻黄发其阳故也。

本案何以仍用麻黄？

因本案之面红理同阴盛戴阳，此时用麻黄，既有姜附的扶阳，又有芍药、五味的酸收监制，虽用麻黄亦不至于大汗亡阳，目的在于解寒凝、鼓舞阳气且能通阳。皆知葱乃辛散之品，然白通汤、白通加猪胆汁汤用之，且一剂即用四茎，通脉四逆汤中面色赤者，加葱九茎。即使汉代葱不如现在的葱那么大，四茎、九茎也够多的，何以不惧葱之辛散而重用之？意在解寒凝、鼓舞阳气且能通阳，使表里之阳相通而不格拒。葱之辛可用，麻黄之辛不可用乎？实践证明，药后面红热即退，麻黄用之并未偾事，且麻黄宣肺化饮以治咳，故仍用之。

十七、心慌未愈

一诊:

【学员诊治】李某,女,40岁。2010年8月14日初诊:经常心慌、乏力5年,每次发作10分钟至数小时方缓解,活动、饥饿、生气后易犯。小腹压痛,有时起疱,寐易醒,多梦,怕冷。便秘,两三日一解,有排不净之感。曾查甲功(-),心电图大致正常。

脉弦无力。舌嫩偏红,苔少。

证属:阳虚。

法宜:温补心肾之阳。

方宗:苓桂术甘汤。

桂枝 12g	茯苓 15g	白术 10g	红参 12g	炮附子 12g
巴戟天 15g	肉苁蓉 15g			

【师傅批改】脉沉弦拘滞,舌左歪。

证属:寒痹心脉。

方宗:桂甘姜枣麻辛附汤。

桂枝 9g	炙甘草 9g	麻黄 5g	细辛 5g	白芍 10g
炮附子 12g	大枣 6枚			

【按】学员以其脉弦无力诊为阳虚,予苓桂术甘加附子等。

师傅诊脉弦而拘滞,诊为寒痹心脉,宗桂甘姜枣麻辛附汤主之。

学员重在阳虚,师傅认为有阳虚的一面,尚有寒痹的寒实一面,是虚实相兼。

孰是孰非,当以病人之反馈为据。(药后虽减,然减不足言,且增咽痛,或与辛热有关,但脉拘滞之象已除,可知寒邪已散,应属有效,辨治大致与客观不悖)

二诊:

【学员甲诊治】2010年8月21日诊:心慌次数减少,昨心慌发作1次。腹胀,咽痛,仍便秘,月经量少,延后3~5天。

脉右弦滑略数,左弦细数。舌嫩红苔白。

证属:郁热。

方宗:升降散。

| 僵蚕 10g | 蝉蜕 6g | 姜黄 6g | 大黄 5g | 瓜蒌仁 30g |

【学员乙诊治】脉沉弦滑数。

证属：肝火内郁。

方宗：小柴胡汤合升降散。

柴胡 9g	半夏 9g	党参 10g	黄芩 12g	炙甘草 6g
僵蚕 10g	蝉蜕 7g	姜黄 9g	大黄 5g	栀子 9g
豆豉 9g				

【学员丙诊治】易头痛、咽痛、易怒、心悸、便干。脉沉弦数促。舌可。唇暗。

证属：肝经郁热兼瘀。

方宗：泻青丸合新加升降散。

龙胆草 5g	栀子 12g	黄芩 9g	大黄 6g	川芎 7g
防风 7g	茵陈 9g	僵蚕 12g	蝉蜕 7g	姜黄 12g
连翘 12g	金银花 12g	桔梗 12g		

【师傅批改】左脉弦细数减，右沉弦滑数细，拘滞之象已除。

证属：气阴不足。

方宗：炙甘草汤。

炙甘草 10g	麦冬 15g	炙百合 15g	知母 6g	太子参 12g
干地黄 18g	生首乌 18g	阿胶 15g	桂枝 9g	火麻仁 30g
丹参 15g				

7 剂，水煎服。

【按】三位学员皆以火热实证论治，虽方有小异，然大法相同。

独师傅诊为气阴两虚，用炙甘草汤。因脉虽弦滑数，但有细减之象，细为阴虚，减为气虚，故从虚论治。对否？仍需以临床实践来判断。

三诊：

【学员甲诊治】2010 年 8 月 27 日诊：心慌未发作，咽已不痛。腹尚胀，便已不干，便有排不净之感。面起疹，痒。

| 瓜蒌 20g | 黄连 8g | 川木通 6g | 滑石 10g | 茯苓 15g |
| 槟榔 15g | 厚朴 10g | 生地 15g | | |

【学员乙诊治】脉右弦数，左弦细数减。

柴胡 9g	茯苓 15g	白术 10g	党参 12g	炙甘草 6g
当归 15g	白芍 12g	黄芩 9g	栀子 7g	豆豉 9g
砂仁 3g				

【师傅诊治】脉沉滑细数减。舌淡红苔薄白。

证仍属气阴两虚，方仍宗炙甘草汤。

四诊：

【师傅诊治】2010年9月18日诊：劳累后又见心慌、气短、胸闷。腹胀、便秘已除。脉弦无力。舌嫩绛苔少。

至四诊，上方连服14剂，咽不痛，腹胀除，便已调，脉已不细，说明阴液见复，然阳虚之本未复，致劳后心慌又作。劳则气耗，脉转弦无力，断为心阳不足，予桂枝加附子汤。

证属：心阳不足。

方宗：桂枝加附子汤。

桂枝10g　　　白芍10g　　　炙甘草9g　　　红参12g　　　炮附子12g

大枣7枚

7剂，水煎服。

【按】一个常见的心慌患者，诊治方法多样。究竟孰是孰非，孰优孰劣，为何不同，值得分析研究。

此案5年之疾，经1个月治疗虽有小效，未能大减。一个因素是治疗时间尚短，火候不到。但辨治是否有误？敬俟明者。

像这种临床疗效不佳的病例屡见不鲜，倘能明白原因，载入书中，可共同汲取教训，可惜糊里糊涂不明白。倘偶能吃一堑长一智，落个马后炮，自是庆幸不已。可惜余生性鲁钝，多是在碰壁后仍觉茫然。

十八、痰热夹瘀（心梗）

【学员甲诊治】冯某，男，41岁。2010年7月24日初诊：冠脉造影 LAD 散在斑块，LAD 近端不规则狭窄70%。诊为前后壁心梗，已8个月。溶栓后目前无明显不适。心电图 $V_1 \sim V_2$ 呈 QS 型，ST：$V_1 \sim V_3$ 抬高 1mv，aVL、T 波倒置。甘油三酯、血糖均高。服卡托普利、立善妥、氯吡格雷、阿托伐他汀、格列吡嗪等7种西药。

脉弦滑数。舌稍红，苔薄黄。唇暗红。

证属：痰热气滞夹瘀。

法宜：清化痰热佐以活血。

方宗：黄连温胆汤。

黄连 10g	半夏 12g	瓜蒌 15g	竹茹 10g	陈皮 7g
茯苓 15g	枳实 9g	菖蒲 10g	胆星 9g	苏子 10g
白芥子 10g	姜黄 9g	丹参 18g	炙甘草 6g	

【学员乙诊治】脉沉弦滑。舌稍红，苔略黄腻。

证属：气滞痰郁。

方宗：瓜蒌薤白剂。

瓜蒌 15g	薤白 9g	半夏 10g	桂枝 4g	陈皮 9g
石菖蒲 9g	郁金 9g	苍术 12g	白术 12g	丹参 20g

【学员丙诊治】同意学员甲方，去黄连、枳实、苏子，加白术 10g。

【师傅批改】本案虽无症状，然脉弦滑数，故诊为痰热气滞夹瘀，予黄连温胆汤加味。

疗效如何判断？需根据脉诊及西医检查来判断。（此案未再复查，难言疗效如何，之所以列举此案，意在对无症状疾病如何辨证论治的探讨）

同意学员甲的证治，加皂角子 7g。

上方共服28剂，脉弦滑略减，舌稍红，苔微黄。无不适。

【按】随着疾病谱的改变和西医检测手段的发展，出现很多无症状的疾病。而对这种情况，中医该如何辨证论治？大致出现了两类情况：一类是对号入座，按西医诊断进行治疗，如血脂高，就属中医的痰浊，就予化痰药；见冠心病无症状者，就活血化瘀等，中医的辨证论治逐渐被淡化、边缘化。一类是辨证论治，但辨证的方法各有不同，有的主张问诊为主，有的主张舌诊为主。而我主张仍需辨证论治，在辨证中以脉诊为主，因脉可定证，即平脉辨证。脉诊是比较灵敏的，很多脉象的变化先于症状出现。如我在河北中医学院任教，课余很多同学围着让我诊脉，约70％年青同学无任何不适，但脉不正常，除素体脉不同外，多是先于症状出现的脉象变化。经典中不乏类似记载。如《金匮要略》虚劳篇曰："夫男子平人，脉大为劳，脉极虚亦为劳。"所谓平人，盖指尚无不适感的人，虽无不适，然脉已成劳，可见脉的变化较灵敏，可先于症状出现。此与现代出现的无症状疾病颇似，此时辨证亦当以脉为重。

十九、湿阻阳明

【学员甲诊治】王某，男，16岁。2010年8月7日初诊：颈肩部疼痛近3年。近20天便溏，每日两三次，腹痛即泻，泻后痛缓，腹胀，脐周痛，疲乏，余尚可。

脉弦滑。舌可。面欠华。

证、治则、方名未写。

苍术 10g	白术 10g	陈皮 9g	半夏 12g	茯苓 15g
桂枝 9g	白芍 10g	厚朴 10g	葛根 12g	生姜 3 片
炙甘草 6g				

【学员乙诊治】脉濡缓滑，左寸沉。

证属湿阻，清阳不升。

陈皮 9g	半夏 12g	茯苓 15g	白术 9g	升麻 7g
柴胡 7g	防风 7g	羌活 9g	川芎 7g	当归 12g
炙甘草 6g	大枣 5 枚	生姜 7 片		

【师傅批改】脉沉缓滑，舌稍淡苔白。

证属：寒湿痹阻。

法宜：化湿散寒。

方宗：葛根汤。

葛根 18g	麻黄 8g	桂枝 12g	生苍术 12g	薏苡仁 30g

7 剂，水煎服。

【学员甲诊治】2010年8月14日诊：药后颈肩痛已减轻，腹痛腹泻已除，便日1次，仍感疲乏。脉弦滑。

上方加减 7 剂。

【按】一诊学员甲以平胃散加味，学员乙以化湿升清为主，两方皆有所长所短。

甲方化湿为长，但辛散通经不足。

乙方用风药，一可升阳除湿，一可辛散通经治痹痛，但化湿之力逊。

余以葛根汤散手阳明大肠经之风湿，以苍术、薏苡仁除肠胃之湿，亦除肢体之痹挛，逐风湿之力强于学员之方。药后经络之风湿散而痛减，肠胃之湿化而泻止腹痛除。

三方大法皆同，然侧重有别。这如同炒菜，皆用油盐酱醋，有的盐多，有的酱多，有的醋多，味道各异，效果相殊。治则治法正确的前提下，还要精雕细琢，方能丝丝入扣。欲恰到好处，丝丝入扣，需长期磨炼。余之方虽效，亦难言无瑕疵，但愿能天天向上。

二十、肝火上扰

【学员甲诊治】贾某，男，35 岁，曲阳县人。2010 年 8 月 23 日初诊：头顶及两太阳穴部憋胀疼痛，已三四年，于手腕处放血后疼痛缓解。近半年头懵，身躁热，体温不高，出汗，寐多，困倦乏力，时心烦，余尚可。血压 110/70mmHg。

脉弦数。舌稍红。

证属：肝火上扰。

法宜：清泄肝火。

方宗：龙胆泻肝汤。

龙胆草 6g	栀子 9g	豆豉 10g	黄芩 9g	生地 15g
白芍 12g	川芎 7g	怀牛膝 12g	生龙骨 18g	生牡蛎 18g
生石决明 18g	天麻 15g	生甘草 6g		

【学员乙诊治】脉弦数，左脉略细。

证属：肝阳上亢，伤及肝阴。

方宗：天麻钩藤饮，佐滋肝之品。

天麻 12g	钩藤 12g	怀牛膝 15g	杜仲 9g	桑寄生 10g
黄芩 9g	生地 12g	白芍 15g	夏枯草 9g	益母草 15g
络石藤 15g	菊花 9g			

【师傅批改】脉弦数。

证属：肝热上扰清空。

法宜：清泄肝热。

学员甲之方有清肝泻火之品，而学员乙之方清肝不足，故以甲学员为胜。

宗甲学员之方，加桑叶 9g、苦丁茶 8g。

【学员甲诊治】2010 年 9 月 24 日诊：上方共服 7 剂，头胀痛、身躁热、出汗均减，仍乏力嗜睡，一天可睡 12 个小时，余尚可。

脉弦数左减。舌稍红，苔白略厚。

证属：肝热湿遏，清阳不升。

上方加苍术 10g、白术 10g、滑石 15g、菖蒲 10g、半夏 9g。

【师傅批改】脉舌同上。

上方去桑叶、菊花、苦丁茶，加防风 9g、羌活 8g、蔓荆子 10g、柴胡 9g。

7 剂，水煎服。

【按】学员甲以其脉弦数，诊为肝火上扰清空，属肝经实热，予龙胆泻肝汤加减。

学员乙以其左脉细，认为是肝阴虚，肝阳上亢，属本虚标实证，予天麻钩藤饮加生地、白芍。

两证本质有别。

肝经实热者，当以清泄肝热为主。

肝阴虚肝阳亢者属本虚标实，其本是肝肾阴虚，但所呈现的是一派标实之象，这又与阴虚阳浮者有别。阴虚阳浮者是虚阳浮越，法当滋阴潜阳，以三甲复脉汤为其代表方；而肝阴虚肝阳亢者以标实为主，故以潜镇为务，如镇肝熄风汤等。

本案脉弦数，左脉并不细，可排除肝阴虚这一病机，故当以清泄肝热为主，所以我同意学员甲的辨治方案。

以肝热这一病机如何解释诸症？头晕痛、身躁热、心烦，皆肝经热扰所致；热盛津泄而汗多。何以多寐、乏力？热令神昏而多眠，热盛耗气而乏力。因脉为实脉，故不加补益之品。加桑叶、菊花、苦丁茶者，在于散肝经风热，清头目。

二诊，药后症减，说明方证尚应。然又苔厚，是在原证未除的情况下，又加湿浊这一病机，故学员又加苍白术、滑石、半夏、菖蒲以化浊。余又去菊花、桑叶、苦丁茶，加羌活、防风、柴胡、蔓荆子。以菊花、桑叶、苦丁茶长于清头目，疏肝经风热；而二诊夹湿，羌防柴长于升阳胜湿，故易之。

二十一、风痰

【学员甲诊治】程某，男，54岁，深泽县人。2010年8月9日初诊：胸闷6个月，安静及活动时均有发作，约1分钟缓解，无牵拉痛。时头晕，入睡难，余尚可。心电图（－），血压120/80mmHg。

脉濡滑减结。舌暗红，少苔。唇暗，面红。

证属：脾虚湿蕴，阴寒上逆。

方宗：人参汤合苓桂术甘汤。

党参12g	茯苓15g	白术10g	生黄芪12g	桂枝12g
白芍10g	炙甘草6g	陈皮9g	半夏12g	薤白10g
生蒲黄12g				

【学员乙诊治】脉弦滑略劲。舌同上。

证属：风痰。

方宗：瓜蒌薤白半夏汤合息风之品。

枳实9g	薤白12g	瓜蒌25g	半夏12g	厚朴9g
炙甘草6g	竹茹10g	丹参18g	僵蚕12g	地龙12g
天麻15g				

【师傅批改】脉弦滑略劲，舌同上。

同意学员乙的辨证与方药。

于乙方中加黄连10g、郁金10g、菖蒲10g、生蒲黄10g、胆南星10g、天竺黄12g。7剂，水煎服。

2010年8月20日诊：药后胸未再闷，头尚稍晕，口干，目涩。

上方继服14剂。

【按】学员甲辨为虚证，予人参汤合苓桂术甘汤。

学员乙辨为实证，为痰郁化风，予瓜蒌薤白半夏汤加息风之品。

同一病证，何以学员甲乙辨别有虚实之异？全在脉诊相殊。

甲为滑减，减则为虚；乙则弦滑而劲，滑为痰，弦劲为风。脉不同，证则不同，治法方药有别。

余诊其脉亦弦滑略劲，故证属痰蕴化风。风痰上扰则头晕，风痰痹阻胸阳则胸闷。乙之方证余皆同意，然化痰之力不足，故加胆南星、菖蒲、郁金诸药，重在痰。

二诊胸未闷，头晕轻，方证尚符，原方继服。

二十二、热后气虚

【学员诊治】胡某，女，45 岁。2010 年 7 月 26 日初诊：外感发热后咽痛，输液 5 日未愈，胸闷、腹胀，视物模糊，便偏干。

脉沉弦滑数。舌嫩红，少苔。

证属：气滞热郁，痰热内蕴。

法宜：解郁透热，佐以化痰。

方宗：升降散合黄连温胆汤主之。

僵蚕 10g	蝉蜕 6g	姜黄 9g	枳实 9g	瓜蒌 18g
陈皮 10g	半夏 10g	黄连 9g	云苓 15g	胆南星 10g
桔梗 10g	生甘草 6g	竹茹 10g		

7 剂，水煎服。

【师傅批改】脉沉弦滑数。

首诊脉沉弦滑数，乃外感后余热未靖而咽痛，气滞热郁而胸闷腹胀。

法当解郁透热，主以升降散即可。

脉虽滑，不以痰解，而以热解，故去黄连温胆汤之燥，加大黄、连翘以透热。

上方去黄连、陈皮、半夏、云苓、竹茹，加连翘 15g、大黄 4g

3 剂，水煎服。

【师傅诊治】2010 年 8 月 16 日诊：药后愈，相隔 20 日，现觉头痛头热，身热，溲热，舌尖热，身酸软无力，浑身怕冷。体温 36℃。

脉弦滑数减。舌淡润。

二诊已相隔 20 日，出现头热、身热、溲热、舌热等一派热象。究为实热还是虚热？

诊其脉，虽弦滑数但按之减，故断为虚热。此数乃正虚使然，愈虚愈数，愈数愈虚，不以热看，数而减乃虚也。

何以一诊为郁热，二诊变为虚热？或素体正虚，或外感发热后，壮火食气，致令气虚。

气虚，阴火浮动而出现诸热；气虚，卫阳不固而怕冷，清阳不实四肢而乏力身倦。法当甘温除热，主以补中益气汤。

此症，若脉滑数有力则为实热当清，脉无力则为虚热当补。此即《濒湖脉诀》所云，数脉"实宜凉泻虚温补。"由此可见脉诊在辨证中的价值。

证属：脾肺气虚，阴火浮动。

法宜：甘温除热。

方宗：补中益气汤。

| 生黄芪 12g | 党参 12g | 白术 10g | 当归 12g | 柴胡 9g |
| 升麻 6g | 炙甘草 6g | 川芎 6g | 羌活 7g | 肉桂 5g |

生姜 6 片

4 剂，水煎服。

2010 年 8 月 20 日诊：药后诸热、身冷除。昨嚏，目欠清。

脉沉弦滑数减。舌淡红，少苔。

仍宗上方 3 剂，水煎服。

二十三、阳明湿热

【学员诊治】张某，男，27岁。2010年6月11日初诊：1个多月以来，便不成形，腹胀肠鸣、腹坠，饮水及食后著。晨起咽痰，睡时流涎，上午困倦，1个月来体重减6斤。

脉弦滑数。舌稍红，苔少。

证属：阳明湿热。

法宜：清利阳明湿热。

方宗：葛根芩连汤。

葛根 15g   黄芩 10g   黄连 12g   滑石 15g   枳实 10g

2010年6月14日诊：上方共服3剂，腹胀肠鸣除，便已成形。口腔溃疡。

脉弦滑数减。舌稍红。

证属：少阳枢机不利，阳明湿热未靖。

法宜：疏解少阳，清利阳明。

方宗：小柴胡汤。

柴胡 9g   黄芩 9g   党参 10g   半夏 12g   黄连 6g

枳实 10g   赤芍 10g   白芍 10g   炙甘草 6g   升麻 6g

7剂，水煎服。

【师傅批改】一诊脉弦滑数，弦主郁，滑数为湿热。湿热内蕴而肠胃不和。予葛根芩连汤，清利湿热而升阳，加滑石以利湿热，加枳实行滞。此方本治太阳阳明合病下利者，本案并无太阳表证，此时用葛根不在解表，而在升阳。

二诊，脉已减，邪势已挫，不宜再用枳实破滞，赤芍活血、白芍酸柔、黄连寒泄，故去之，方成小柴胡汤。故上方小柴胡汤去枳实、黄连、赤芍、白芍。

二十四、痹证

【学员诊治】赵某，女，58岁。2010年4月23日初诊：右膝内侧痛凉已3年，加重半年，不能行走，活动后及阴天尤重，右手指麻。焦急则腹泻，小便频。X片：骨质增生。血沉（-），类风湿因子（-）。

脉沉弦细数拘急，舌可苔白。

证属：寒痹热郁。

方宗：桂枝芍药知母汤。

桂枝 12g	赤芍 15g	白芍 15g	麻黄 8g	白术 12g
细辛 7g	知母 8g	炮附子 15g	防风 9g	炙川乌 15g
蜈蚣 10 条	地龙 15g	生姜 12g		

3剂，水煎服。加辅汗三法，取汗。

2010年4月26日诊：药后汗出不彻，仅腿内侧有汗。

上方3剂，加葱白2茎，水煎服。继予辅汗三法，取汗。

2010后4月30日诊：药后汗透，腿痛凉减约40%，自己可站起来，手指麻亦减，已不抽筋。脉滑数，舌可。

证属：寒束已解，转为湿热蕴阻经络。

予薛生白《温热经纬·薛生白湿热病篇》第四条方。

地龙 15g	秦艽 12g	威灵仙 12g	滑石 15g	炒苍耳子 10g
生苍术 10g	丝瓜络 10g	黄连 10g	海风藤 18g	乌蛇 15g
羌活 9g	独活 9g			

【师傅诊治】2010年5月17日诊：上方共服21剂，腿又痛重，不能立，搀扶而来。上述学员之诊治我均同意，未予更改。看来汗后转予清利湿热通经法不效，痛反加重。脉沉弦细数，舌可。

证属：肝肾阴亏，筋骨失养而痛。

法宜：补肝肾，仿张锡纯重用山茱萸法治之。

| 山茱萸 40g | 生白芍 18g | 炙甘草 10g | 木瓜 15g | 怀牛膝 10g |

4剂，水煎服。

2010年5月21日诊：腿痛显著减轻，已能自行站立、行走、上厕所。脉细数无力。

上方加熟地 30g，7 剂。

【**按**】该案诊治大约分为三个阶段：第一阶段两次发汗，第二阶段清利湿热通经，第三阶段滋补肝肾。三个阶段中，一、三阶段见好，第二阶段加重。现分析三阶段中的得失正误。

第一阶段：因腿痛凉 3 年，脉沉弦细数拘急，断为寒痹热郁，予汗法散寒，一诊汗未彻，二诊再汗。汗透症减，脉弦拘除，说明寒痹已散。

第二阶段：寒散后，热已张，脉转滑数，诊为湿热阻滞经络。连服 21 剂，症状加重，事实说明此段诊治有误。何以误？度其原因，可能是脉诊有误，第一阶段脉细数急，第三阶段亦脉细数，第二阶段误诊为滑数。细数急本为阴虚之脉，脉虚则证虚，误为滑数是痰热，为实脉实证，本当补之反予泻之，故病增。

第三阶段汲取前段教训，脉细数当为肝肾阴虚，肝主筋，肾主骨，筋骨失濡而作痛。改用补肝肾法症著减。

山茱萸得木气最厚，补肝敛肝，兼具条畅之性，凡因肝虚不能调畅而作疼者，服之皆可奏效。张锡纯于《医学衷中参西录·山茱萸肉解》项下，治周某、甲升、丁某之腿痛不能行立，皆重用山茱萸而愈。余曾治蔡某腿痛如锤击，终夜呻吟，亦重予山茱萸而愈。（见《相濡医集》）本案改予补肝肾，亦获卓效。可见脉误致证亦误，方药随之而误，益知脉诊的重要性。

二十五、阴虚阳亢（高血压）

【学员诊治】乔某，女，53岁，内蒙八蒙人。2009年10月26日初诊：头晕，头皮痛，视物模糊，腿时肿，余尚可。高血压6年，160～170/90mmHg。

脉弦左寸涌，按之减，尺差。舌可。

左寸脉涌，为阳亢于上。阳浮涌动然按之减，为虚阳上浮；尺弱，乃肾之阴阳两虚，故方宗三甲潜阳，加巴戟天、肉苁蓉、沙苑子温肾填精。

证属：阴虚阳浮。

法宜：益肾潜阳。

方宗：三甲复脉汤。

生龙骨 18g	生牡蛎 30g	败龟板 18g	炙鳖甲 18g	怀牛膝 12g
生地 12g	熟地 12g	山茱萸 15g	白芍 15g	丹皮 10g
沙苑子 15g	巴戟天 15g	肉苁蓉 12g	炒枣仁 30g	天麻 15g
僵蚕 10g	草决明 12g			
白蒺藜 15g				

【师傅批改】同意上方。

【学员诊治】2010年3月15日诊：上方曾加蜈蚣10条、全蝎10g、地龙15g，共服81剂，诸症减或除。血压120/70mmHg（仍服降压药）。脉弦略数。舌嫩红，少苔。

上方30剂继服，嘱停西药。

本案患者连服80余剂，虽有改善，但因路远降压药未停，难以评价中药疗效。

【按】左寸脉涌，为阳亢于上，此脉当首分虚实。

按之有力者，乃火热上灼，数实者为实火，当苦寒泄之，如黄连阿胶鸡子黄汤，以黄连泻南方实火；若脉洪大，乃无形弥漫之热，当以石膏知母清之，如玉女煎。

若寸涌按之无力者，乃虚阳上浮。虚阳上浮，有阴虚而浮，以及阳虚、气虚、血虚而浮者。阴虚而浮者，当滋阴潜阳，如三甲复脉辈；阳虚而浮者，当引火归原，如四逆汤或白通加猪胆汤方；气虚阴火上冲者，以补中益气汤主之；血虚气浮者，以当归补血汤主之。

我临床中从不欣赏中西药物合用，相互干扰说不清，疗效评价也说不清，一般情况下，我尽可能嘱停或渐停西药。

二十六、肝虚腹痛

【学员诊治】杜某，男，45岁。2009年9月28日初诊：脘腹痛已3个月，时轻时重，多于晨起加重，排便或活动后减轻，食凉加重，痛甚伴腰痛，便时溏，余尚可。脉弦无力。舌淡红，苔染。

脉弦无力而腹痛，乃肝虚木不疏土。晨痛重者，晨本阳升之时，然肝虚木陷，清阳不升，致痛重。便后或活动后痛减者，气机稍疏而痛缓。

证属：肝阳虚。

方宗：乌梅丸。

乌梅10g	炮附子12g	桂枝10g	细辛6g	干姜8g
川椒6g	当归12g	党参12g	黄连6g	

【师傅批改】同意上方。

2009年10月9日诊：上方共服7剂，腹痛已轻，过节恣食又作。脉沉弦无力寸著，乃肝虚清阳不升。

上方加黄芪15g。

【师傅批改】虽加生黄芪补肝气而升清，应更加柴胡，补肝升清。肝虚清阳不升，柴胡助其升发，益肝之用即补肝，此即以辛补之。未加柴胡，是一疏忽。

【按】乌梅丸方中含大建中汤，大建中阳，桂枝、附子、川椒、干姜、细辛，温振肝阳，党参益肝气，乌梅、当归补肝体益肝用。积阴之下必有伏阳，肝虚相火郁而化热，以黄连、黄柏泻之。此方为治肝阳虚馁而寒热错杂之方，其用广矣。

二十七、阳虚饮泛而头晕

【学员诊治】刘某，女，29岁。2010年4月2日初诊：头晕、头痛半年多，时好时犯，发则呕吐，口干，目干，腰酸。

脉濡滑无力，舌可。

证属：脾虚清阳不升，风痰上扰。

方宗：半夏天麻白术汤。

半夏 15g	茯苓 15g	白术 15g	橘红 12g	黄芪 15g
党参 15g	当归 12g	天麻 12g	生龙骨 30g	生牡蛎 30g
生姜 3 片	大枣 5 枚			

【师傅批改】上症，脉濡滑无力。

脉濡滑无力，濡滑阴浊盛，无力阳气虚，故诊为阳虚饮泛。

其头晕呕吐乃阳虚水泛，清阳不能达于颠所致。其困倦乏力乃但欲寐之轻者，亦阳虚使然。

学员予半夏天麻白术汤，以二陈化痰，天麻息风，大法尚可。

然此痰非脾虚之痰，温化可也，而是阳虚水泛之痰，必温阳制水方可，恐二陈力弱不逮。

另：学员方中用龙骨、牡蛎潜降，乃套路用药，如一碗汤掉进一只苍蝇，特碍眼。此本正虚痰阻清阳不升，何用龙牡潜降？

证属：阳虚饮泛。

方宗：真武汤。

炮附子 15g	茯苓 15g	白术 15g	桂枝 10g	干姜 6g
白芍 10g	泽泻 15g			

【学员诊治】2010年4月19日诊：上方共服14剂，头未晕，睡眠好转，目干除，仍乏力，困倦，肩背痛。

上方继服 7 剂。

【按】何以同一"濡滑无力"之脉，而师生所断之病机有别？

盖因彼重在脉滑，而余重在无力，故病机治法及方药有别。

无力为虚，治病首重正气，若舍本逐末，恐纵使一时取效，难杜其源。

二十八、脾虚清阳不升（高血压）

【学员诊治】王某，女，66岁，平山人。2010年4月12日初诊：头晕目眩，晕则物旋呕吐，已3个月。平素胃痛嗳气，口苦，寐差，项紧，左小腿时冷时热，冷多于热。血压最高160/100mmHg，即刻155/80mmHg。

脉弦缓滑减。舌稍红，苔白。

证属：肝风内动。

方宗：天麻钩藤饮。

天麻 10g	钩藤 10g	石决明 30g	杜仲 10g	桑寄生 10g
夜交藤 15g	茯苓 15g	益母草 10g	生龙骨 30g	生牡蛎 30g
葛根 30g				

【师傅批改】脉弦缓滑减。

上方改葛根18g，加半夏12g、白术12g、泽泻30g。

脉弦缓滑减，此乃脾虚风痰上扰之证，法应予半夏天麻白术汤，方中二陈化痰，茯苓、白术、甘草健脾，天麻息风。

而学员所开天麻钩藤饮乃清肝平肝息风之剂，用于肝热而肝阳化风上扰者。

二方虽皆息风，但肝风之因不同，在师傅批改之时本应予纠正，然把关不严，加半夏、白术、泽泻化痰饮之品后竟同意予患者服用，幸栀子、黄芩、牛膝未用，方证虽未切合，然大体尚可。为师者，当时就应指明本证之病机及二方应用的不同。

【学员诊治】2010年4月19日诊：上方7剂，药后头晕项紧见轻，胃痛未作，小腿怕冷足心热，汗后冷，血压160/90mmHg。

予上方加鳖甲30g，7剂，水煎服。

【师傅批改】脉弦缓按之减，左寸弱。舌稍红，苔白。

以其脉弦缓按之减，诊为脾虚清阳不升。

以此病机来解诸症，则头晕物旋为清阳不升所致。其呕吐、嗳气、口苦者，胃虚而气逆也；寐差者，胃不和则卧不安。小腿时冷时热者，因脾主四肢，清阳实四肢，脾虚清阳不能实四肢而腿凉，谷气下流而腿热足心热也，正如《伤寒论》第110条曰："其人足心必热，谷气下流故也。"

头为诸阳之会，需清阳以奉养，若邪气阻遏或正气馁弱，皆可致清阳不升而头晕眩，然有虚实之别。本案脉缓且减，乃脾虚清阳不升使然。

诸症与病机相符，诊断明确，故予补中益气健脾升阳；加干姜、桂枝、附子补火生土。

证属：脾虚，清阳不升。

法宜：健脾升清。

方宗：补中益气汤。

党参 12g	生黄芪 15g	白术 10g	茯苓 15g	炙甘草 6g
升麻 5g	柴胡 8g	干姜 6g	肉桂 4g	炮附子 7g
葛根 12g				

【学员诊治】2010年4月26日诊：上方7剂，药后头晕、项紧、汗出、左下肢寒热、寐不实已除，嗳气偶作。两日来着凉干咳。血压150/85mmHg，降压药已停半月。

上诊药后诸症改善，且血压在停降压药的情况下并未反弹，反有所降。上方加紫菀15g。7剂，水煎服。

【按】对高血压病，晚清民初之三张，附合西医之脑充血，认为与《内经》的气之与血并菀于上相通，以平肝降冲法治之，著有《中风斠诠》一书，创镇肝息风汤等名方，仿佛高血压皆应潜降，对后世影响甚大。以平肝潜降法治高血压、中风，确为三张的创新，但又不能以偏概全。本案以补中益气治高血压，亦为治高血压之一法，要在辨证，切勿形成僵死套路。

二十九、痰热扰心转饮邪上干
（高血压、心肌缺血）

【学员诊治】常某，男，53 岁。2010 年 4 月 23 日初诊：阵心慌 20 余天，睡中醒后心悸，每夜两次。昨日心电图：心率 105 次 / 分。ST：Ⅱ、Ⅲ、aVF、$V_5 \sim V_6$ 压低。高血压史 1 年，最高 150/100mmHg。服施慧达、贝他乐克、欣康等 6 种药物。

脉沉弦滑数。舌暗红，苔黄。面油赤。

证属：痰热扰心。

法宜：清热涤痰。

方宗：黄连温胆汤。

黄连 9g	黄芩 9g	瓜蒌 18g	竹茹 9g	半夏 18g
云苓 15g	白术 6g	陈皮 6g	炙甘草 6g	枳实 10g
丹参 15g	生蒲黄 12g	生龙骨 30g	生牡蛎 30g	

7 剂，水煎服。嘱只服倍他乐克，其他药物全停。

【师傅批改】同意上述辨证施治。

心悸原因颇多，以其脉沉弦滑数，则断此心悸为痰热内扰，气机郁滞。滑主痰，数主热，沉弦主气滞。

寐不安、多梦易醒乃痰热内扰，治以黄连温胆汤。重用半夏祛痰，交通阴阳。

【师傅诊治】2010 年 4 月 30 日诊：上周心慌气短又发作 1 次，持续半个小时，寐欠安，余尚可。脉弦无力，舌稍淡红。

其脉弦而无力，无力为虚，弦则为减为寒，故诊为阳虚。

阳虚位在何处？因所现主症为心悸，故诊为心阳虚。

君火以明，相火以位。君火不明，不能下交于肾而水寒，遂水泛为饮，上凌于心而心悸。

方予苓桂术甘汤，桂枝、甘草化阳，以振心阳；茯苓、白术培土以制水泛；更加人参、黄芪培土，以增制水之力，加半夏蠲饮而降冲逆。

二诊何以由痰热气滞，一变而为心阳虚水饮上凌？盖痰热去而正虚显露也。

证属：心阳虚，水饮上凌。

法宜：温阳化饮，振奋心阳。

方宗：苓桂术甘汤。

桂枝 12g　　　炙甘草 9g　　　茯苓 15g　　　白术 10g　　　党参 12g

生黄芪 12g　　　半夏 9g

2010 年 5 月 14 日诊：上方共服 21 剂，降压药已停 21 日。已无不适，纳可寐安。血压 130/90mmHg。诸症已除，且在停降压药后，血压不仅未反弹，且保持平稳。

【按】本案给我们一重要启示：阳虚阴寒偏盛，阴寒盛则收引凝泣，血脉亦因内寒而收引凝泣，致外周血管痉挛，阻力升高而血压高。温阳后，阴寒除，血管得舒，血压自降。由此可见，内寒而使血脉蜷缩绌急者，可温阳，皆可使血脉舒缓而血压降。

三十、阳虚胸痹，咽痛

【学员诊治】郑某，女，23岁，韩国人。2010年3月20日初诊：胸憋闷、恶心，后背痛1周，手足冷，余尚可。

脉沉弦无力。舌嫩红。面欠华。

证属：心阳不振。

方宗：人参汤。

生晒参15g　　白术10g　　云苓15g　　桂枝10g　　炙甘草8g
干姜6g

【师傅批改】此案学员诊治正确，吾未予改动。

胸憋背痛，症符胸痹。

脉沉弦无力且肢凉，当属阳虚阴盛，痹阻胸阳而胸痹。

《金匮要略》胸痹，人参汤亦主之，本案与之相符。以人参汤合桂枝甘草汤振奋心脾之阳。

2010年5月31日诊：上药共服21剂，上症已除，近咽喉肿痛而干，寒热往来。

脉沉弦细减。舌嫩红。

证：阳虚，阴寒痹阻二阳。

上方加干姜6g、炙甘草6g、桔梗9g。

3剂，水煎服，药后咽痛除。

【师傅批改】此案学员诊治正确，吾未予改动。

二诊咽喉痛，因脉象弦细无力，仍属阳虚之咽干痛。

《伤寒论》第29条曰："咽中干，烦躁吐逆者，作甘草干姜汤主之，以复其阳。"火热上灼可致咽痛，然阴寒上痹而痛者，亦颇常见，故《伤寒论》少阴篇咽痛者多。

三十一、阴疽

【学员诊治】刘某，男，43 岁，雄县人。2010 年 5 月 17 日初诊：左膝以下皮肤黑，约 15 cm×10cm，有溃疡四块，如铜钱大，无明显分泌物，时疼痛，断续浮肿，尿频，时失禁，余尚可。Ⅱ型糖尿病四五年，现空腹血糖 5 ~ 8mmol/L。服格列齐特、二甲双胍。

脉弦滑，沉取无力。舌淡嫩，苔白。

以脉沉取无力，且溃疡局部暗黑，故诊为阴疽。

选阳和汤，温阳化痰，活血通经。

证属：阳虚血瘀之阴疽。

法宜：温阳活血解寒凝。

方宗：阳和汤。

麻黄 3g	熟地 18g	鹿角胶 15g	炮姜 6g	肉桂 5g
白芥子 10g	当归 15g	桃仁 12g	红花 12g	丹参 18g
生黄芪 30g				

【师傅批改】上方去丹参，加川芎 8g、桂枝 10g。

2010 年 6 月 7 日诊：上方共服 14 剂，疼痛减轻，局部溃疡变浅，面积未小，其余尚可。

上方加党参 15g，继服 14 剂。

【按】坏疽是糖尿病常见并发症之一，治疗较难，甚至截肢致残。中医治此症，首分阴阳，本案即为阴疽。

阳和汤为治阴性痈疡的要方，余常用之。凡痰核流注、瘰疬瘿瘤、深静脉炎、寒痰引起的肢麻疼痛痿废、痛经、梅核气、癥瘕等，只要符合寒痰凝结者，皆用之。

此方妙在熟地配麻黄，熟地得麻黄，滋阴而不腻；麻黄得熟地，解寒凝而不耗散阳气。余曾治一痰核流注（神经纤维瘤）用此方，因背方歌时只记住药味，未记住用量，致于伏天，麻黄用至 5g，竟亦未出汗增多，可见中药配伍之妙。

三十二、阳虚饮泛

【学员论治】程某，男，69岁，南宫县人。2010年5月7日初诊：阵发心慌已半月，重则浑身颤抖，半小时后方能缓解。平素乏力气短，寐不实，无头晕、胸痛、恶心等症。查心电图、心脏彩超、血糖、血压均正常。

脉右沉弦细涩，左滑寸减。舌淡暗，苔白滑满布。

证属：阳气虚，饮上犯。

法宜：健脾化湿。

方宗：苓桂术甘汤。

桂枝 9g   茯苓 15g   白术 10g   炙甘草 6g   党参 12g

黄芪 12g   川芎 9g

【师傅批改】脉沉弦细涩无力，左滑寸减。舌同上。

余诊其脉沉弦细涩而无力，以阳虚为著。

学员予苓桂术甘加味，方无大疵。故予上方加姜附以温阳。

本案乃阳虚饮凌于心而慌者，方以附子温命门火，桂枝甘草温振心阳，黄芪四君加干姜温脾阳以制水。

学员于方中加川芎者，可能因脉涩舌暗而予之，原无不可，且所虑周匝。我何以去之？

考虑有二：一是本案脉细而无力，且浑身颤抖，乃振振欲擗地也，以阳衰为急务，而川芎辛温，血中气药，升散走窜，易使气耗伤，故去之。二是阳虚血运不畅，温阳血当行，治病必求其本也，故去之。

【学员诊治】2010年6月7日诊：上方共服28剂，尚略气短、咯痰，其他无不适。脉沉弦涩减，舌淡苔白。

上方加白芍 10g。

【师傅批改】脉弦细数（无力已不著）。舌嫩晦，苔少。

二诊诸症大减，本当效不更方，继服之。然脉转细数，无力已不著，由阳气虚而转为气阴两虚，故予炙甘草汤，益气养阴以复脉。

上方去川芎、党参，加炮附子 12g、干姜 6g、红参 12g。

证属：气阴不足。

法宜：益气阴。

方宗：炙甘草汤。

炙甘草 10g　　党参 12g　　桂枝 9g　　麦冬 15g　　干地黄 15g

茯苓 15g　　大枣 7 枚

7 剂，水煎服。

【按】心慌一症，无非虚实两大类。

邪扰于心者，心神不宁，可心慌，此为实。

正气虚衰，心无所倚者，亦可心慌。

虚实相兼者亦可心慌。

从病位来讲，五脏六腑皆可令人心慌，非独心也。

三十三、湿热壅遏，误为阳虚寒湿盛
（前列腺炎）

这是在肃宁县医院工作的我校往届毕业生转来的一位病人，较详细地介绍了他的治疗经过，摘要如下：

2010 年 3 月 2 日初诊：病人患前列腺炎十余年，曾于此京某医院住院治疗无好转。现小腹部经常疼痛，重时引起全腹不适，继而心烦，周身发热汗出，不恶寒。脉沉无力，舌淡胖，中心薄腻苔。

诊为阳虚寒湿盛，予真武汤合五苓散治之。

炮附子 10g	桂枝 15g	白芍 15g	炒白术 30g	茯苓 30g
猪苓 15g	泽泻 30g	干姜 15g	炙甘草 10g	

2010 年 4 月 8 日诊：上方附子增至 60g、干姜 30g，加沉香、菖蒲、红参、磁石等，共服 25 剂，症未减，又增咳喘、痰，夜起小便时冷得打哆嗦，体温不高，亦无鼻塞流涕等，遂转来诊治。

【学员诊治】骆某，男，61 岁。2010 年 4 月 30 日初诊：小腹痛，重时全腹痛，尿等待分叉。食可，便调。

脉沉濡滑数按之减，舌绛苔黄。未处方。

【师傅批改】脉滑数且减。舌红苔糙厚。

证属：湿热壅遏。

法宜：清利湿热。

方宗：八正散。

瞿麦 30g	萹蓄 20g	车前子 12g	川牛膝 12g	川木通 7g
滑石 15g	海金砂 15g	败酱草 30g	栀子 12g	生甘草 7g
琥珀 3g（研，冲服）				

2010 年 6 月 7 日诊：上方栀子曾加至 18g，共服 21 剂，疼痛减轻，现仅小腹及鼠蹊部隐痛。脉沉濡滑数，舌苔稍厚。

上方加金钱草 30g，14 剂，水煎服。

【按】此案显然因脉诊的错误，把湿热壅盛的实证误为阳虚湿盛的阴寒证，导致证、法、方、药的一系列错误。

何以夜起寒战哆嗦？盖因热郁使然。本为湿热相合，湿遏热伏，热蒸湿横，又误用姜附之类，郁热更甚。湿热阻闭，阳不得外达而恶寒，甚则寒战。外寒里热恰是郁热的特征之一，必清利湿热，阳得敷布而寒自除。

三十四、阳虚饮泛（左心扩大）

【学员诊治】李某，女，58岁。2010年5月10日初诊：头晕胸闷痛、气短，吸气困难，后背沉凉，乏力，行走100米左右即胸闷痛加重，憋气不能再走，食差，余尚可。省二院诊为左心扩大，二尖瓣关闭不全，肺动脉高压。平均心率46次/分，服顾莎坦、654-2等。血压150/70mmHg。

脉弦细无力。舌稍暗苔白。

证属：阳虚饮邪上干。

方宗：苓桂术甘汤。

| 炮附子30g | 干姜10g | 桂枝12g | 生黄芪18g | 红参15g |
| 云苓18g | 白术10g | 炙甘草8g | 生蒲黄12g | |

【师傅批改】师傅同意学员诊治，未予改动。

脉细无力乃少阴脉，阳虚饮邪上干而头晕、胸闷痛、气短、背沉凉、乏力。

舌稍暗者，乃阳虚血运不畅。这种血行瘀泣，不以活血化瘀为重点，要分析其致瘀原因。古云见血休治血，不仅指出血症而言，亦包括瘀血症，除其因，血自行，瘀自解，此即"治病必求其本"。若稍用活血药，亦不为错，乃兼治其标也。本案加蒲黄，即寓此意。

此方称苓桂术甘汤，实是真武汤、人参汤合方，茯苓、桂枝、白术、甘草虽化饮，扶阳之力尚逊。

2010年6月14日诊：上方附子加至50g，共服35剂，上症已除，偶有乏力，可行1公里路，脉弦缓稍减，血压120/80mmHg，心率66次/分。

共服35剂，阳渐复，症渐减，血压、心率亦趋正常。然脉尚减，阳未尽复，尚需调理。上方加巴戟天12g、肉苁蓉12g，继服7剂。

【师傅批改】师傅同意学员诊治，未予改动。

三十五、心经气阴两虚

【学员诊治】边某，女，22 岁。2010 年 6 月 18 日初诊：心悸、怵惕 10 余日。发病前曾胃痞满，服痛泻要方缓解，继之出现上症，其余尚可。心电图正常，服心得安每晚 1 片。

脉沉弦细数减。舌稍红。

证属：火郁。

法宜：清透郁热。

方宗：升降散。

僵蚕 9g	蝉蜕 7g	姜黄 9g	栀子 7g	豆豉 9g
干地黄 12g	炙甘草 7g			

【师傅批改】脉同上，脉沉弦细数减。

若脉沉弦数，诊为郁火，予升降散当属正确。

然脉按之减，则非实证，而是虚证。本案虽数，然按之减，则非实证，乃为虚证。此脉虽数，不以实热看，反以虚证论。

细乃阴虚，减为气虚、阳虚、血虚？阳虚者，当有寒象；血虚者，欲补血必先补气，此无形生出有形来。所以此案之减诊为气虚，故诊为气阴不足。

病位如何确定？除脉诊按脏腑分部判断外，尚需结合脏腑辨证与经络辨证。本案见心悸、怵惕，乃心经之症，故诊为心经气阴两虚，而予炙甘草汤主之。

证属：心经气阴不足。

法宜：益气养阴安神。

方宗：炙甘草汤。

炙甘草 10g	党参 12g	桂枝 10g	麦冬 12g	干地黄 15g
阿胶 10g	大枣 6 枚			

【学员诊治】2010 年 6 月 21 日诊：上方服 3 剂，心悸、怵惕已轻，尚有轻微头晕、恶心，食欲差，余尚可。脉舌同上。

上诊药后症减，说明辨证施治基本与病相符，故效。上方加炙百合 15g、沙参 15g。7 剂，水煎服。

【按】《濒湖脉学》论数脉曰："实宜凉泻虚温补。"同一数脉，若沉取有力者，为实，当用寒凉清泄火热；若虽数然按之无力者，属虚，当用温热之品温补。究竟用寒凉还是用温热，全在脉之沉取有力无力以别之。

三十六、脾肾虚风痰萌（高血压）

【学员诊治】冯某，男，61岁，唐山人。2010年5月7日初诊：头晕痛，头皮发麻，左上肢酸麻胀。手凉，小便时失禁，腰痛，腿肿（++），记忆差，性功能于40岁时已衰。高血压十余年，服寿比山、卡托普利，血压控制在150～160/90～100mg。10年前CT示小脑萎缩。

脉弦濡滑无力，舌尚可。

证属：脾肾虚，风痰萌。

法宜：补肾化痰息风。

方宗：右归丸。

熟地15g	山药15g	山茱萸12g	枸杞12g	当归12g
菟丝子15g	炒杜仲15g	肉桂5g	炮附子12g	党参15g
茯苓15g	半夏12g	白术15g		

【师傅批改】脉弦濡滑无力，无力乃阳气虚，脾肾不足；濡滑主痰湿，弦主风，故证属脾肾虚而风痰萌。

何以诊为肾气虚？因症见阳事早衰，尿失禁，腰痛，手凉，腿肿，皆肾之见症，故诊为肾虚。

何以诊为脾亦虚？因脾为生痰之源，痰湿因脾虚而生，且头晕，乏力，肢凉，腿肿，小便不禁，与脾虚不摄相关联，故诊为脾虚。

何以知有痰湿？因脉濡滑，濡主湿，滑主痰，且头晕、腿肿，皆可见于痰湿盛者。

何以知有内风？头晕麻、肢麻、脉弦，皆风象，此弦以风解。

故诊为脾肾虚而风痰萌。上方去熟地、山茱萸、山药，加天麻15g、胆星10g、全蝎9g、蜈蚣10条，嘱停服西药。

何以去熟地、山药、山茱萸？因证偏阳虚气虚，治宜刚不宜柔，故去之。加息风之品，搜风剔络治其标。

【学员诊治】2010年6月28日诊：上方加减共服74剂，上症已不著，腿肿（±），尚感乏力。血压140/80mmHg。脉沉弦濡数，舌可。

上方加生黄芪15g，继服30剂。

连续服药74剂，在停服全部西药的情况下，症状基本消除，且血压维持在140/80mmHg左右，病情稳定、有效，惜未追访。

三十七、肝肾阴虚，肝风上扰
（高血压冠心病）

【学员诊治】杨某，女，48岁，唐山人。2010年4月16日初诊：心悸、胸痛已4年，静时缓解。头胀痛，服降压药控制。睡眠差，每日约4小时，左膝痛，双下肢浮肿（±），腰酸痛，便秘多年。高血压10年，血压120/80mmHg（药控）。心电图：ST-T改变。

脉沉弦滑稍数，寸减。舌可。

证属：风痰内扰。

法宜：涤痰息风。

方宗：半夏天麻白术汤。

半夏 12g	茯苓 12g	桂枝 12g	薤白 10g	炮附子 10g
白术 15g	陈皮 10g	生龙骨 30g	生牡蛎 30g	厚朴 12g
升麻 5g	天麻 15g	炙甘草 8g	瓜蒌 10g	菖蒲 10g
泽泻 10g				

【师傅批改】脉沉弦滑稍数，舌可。

脉沉弦滑数，乃痰热化风，法当清热化痰息风。

学员予桂枝、厚朴、白术、附子皆辛热温燥，与证不和，故去之。

加胆星、竹茹、天竺黄、黄连清热化痰。

去升麻者，因寸脉不弱，无须升之。本案为痰热阻滞，即使寸弱，亦以清化痰热为务，无须加升麻升提，更何况寸并不弱，故去升麻。

证属：痰热化风。

法宜：清热化痰息风。

上方去桂枝、附子、川朴、升麻。

改瓜蒌为18g、白术为10g。加胆星9g、天竺黄12g、竹茹9g、黄连9g、远志9g、夜交藤18g、郁金9g。

【学员诊治】2010年5月17日诊：上方共服30剂。症减，快走时胸口尚痛，时一过性头晕，睡眠好转，每日可睡6~7小时，便秘除。腰膝仍痛，下肢肿（++）。

彩超示：双侧椎动脉硬化伴供血不足，双颈动脉硬化。心电图 ST-T 改变，血压 140/90mmHg。脉同上。

上方加茯苓皮 30g、车前子 10g、杜仲 10g、川牛膝 10g。

【师傅批改】脉弦细数，舌可。

脉转弦细数，细数乃阴虚阳亢，阴不足，肝失柔而脉弦。

肝风萌动，肝风扰心则心悸胸痛，扰颠则阵晕眩。

故方改三甲复脉汤，滋水涵木，平肝潜阳息风。

证属：肝肾阴虚，肝风萌动。

法宜：滋肝肾，平肝息风。

方宗：三甲复脉汤。

生龙骨 25g	生牡蛎 25g	生鳖甲 15g	生龟板 25g	生白芍 15g
干地黄 15g	山茱萸 15g	五味子 6g	炒枣仁 30g	丹皮 12g
僵蚕 15g	地龙 15g	全蝎 10g	蜈蚣 10 条	丹参 18g

【学员诊治】2010 年 6 月 28 日诊：上方共服 30 剂，诸症皆减。现经间出血，10 日未净，量多。血压 144/84mmHg，心电图 ST-T 改变。脉弦濡滑数，舌可。

上方继服 30 剂，水煎服。

【师傅批改】经间出血，淋漓不净者，乃肝疏太过，血海不藏。

继予上方柔肝平肝，加乌贼、鱼鳔以止血，亦可加阿胶、炭药等止血。

上方去丹皮、丹参，加乌贼骨 12g、鱼鳔粉 4g（分冲）。

【按】寸为阳位，寸弱乃清阳不升。清阳之所以不升，原因可分两类，一类阳气虚馁，无力上升，此时可用益气升阳，升麻可用；一类是邪阻，遏阻气机，清阳不升，当祛邪而清阳自升。二者何以别之？脉实而寸弱者，为邪阻清阳不升；脉不及而寸弱者，为正虚而清阳不升。

三十八、阳气虚弱（冠心病）

【学员诊治】赵某，女，67 岁。2010 年 6 月 7 日初诊：一周前食后突感心中难受，说话无力，心慌，欲吐，头晕，服救心丸缓解。平素心慌、气短、太息、无力，余尚可。冠心病史 20 年，心电图 I、III、V$_4$～V$_6$ 呈 q 波，III q 波 >4mV。

脉弦濡缓无力，舌可。

证属：心阳不振。

法宜：温振心阳。

方宗：桂枝甘草汤。

桂枝 12g	炙甘草 10g	红参 10g	茯苓 15g	白术 10g
黄芪 15g	当归 10g	半夏 10g	薤白 10g	

【师傅批改】脉诊正确。

本案脉弦濡缓无力，乃心脾肾之阳皆不足，非独心阳虚。

学员桂枝甘草汤加味方，去薤白，加附子。

何以加附子？温心肾之阳。

何以去薤白？仲景用瓜蒌薤白治胸痹，是因痰阻阳郁气滞，用薤白除滞通阳；四逆散中加薤白治大肠气滞之后重。此药用于偏实者，而本案乃虚证，是阳虚而非气滞，药应分清虚实，不应混杂套用，故去之。

证属阳气虚。方中去薤白，加炮附子 12g。

【学员诊治】2010 年 6 月 28 日诊：上方共服 21 剂，全部症状消失。省一院体检，心电图正常。彩超示左室弛缓，功能减退。脉、舌同上。

上方继服 14 剂。

【按】冠心病乃西医病名，其主要症状为胸闷、胸痛、心慌、气短等。而中医学中对胸闷、胸痛、心慌、气短等症的病机有大量论述，凡外感内伤、虚实寒热皆可引发上述诸症，这些论述皆可作为中医治疗冠心病的借鉴，从中得到启悟。冠心病亦如《黄帝内经》之论咳，"五脏六腑皆能令人咳，非独肺也"。根据这一经旨来分析冠心病之胸痛诸症，也可以说五脏六腑皆能令胸痛、胸闷、心慌、气短，非独心也。心之病变，有外感内伤、虚实寒热之异；五脏六腑之病变，亦有外感内伤、虚实寒热之别；而且五脏六腑的病变，皆可上干于心，而引发类似冠心病的症状表现，《内经》称此为厥心痛。据这一分析，冠心病的原因甚繁，需灵活辨证，不能仅守几个僵死套路。

此案症虽除，心电图亦恢复，然脉未复，恐再复作。

按说心梗后病理性 Q 波是不会消除的，但确实遇到过几例消失者，以致西医不相信曾有过心梗史。

三十九、肝火犯肺而鼻塞

【学员诊治】唐某，男，40岁。2010年4月30日初诊：鼻塞20年，吸气时鼻凉，余尚可。

脉弦数。舌可。鼻红。

证属：肝火犯肺。

方宗：龙胆泻肝汤。

| 龙胆草6g | 栀子12g | 黄芩10g | 柴胡8g | 防风7g |

苍耳子10g　辛夷8g

【师傅批改】脉弦数兼细。

本案脉弦数，鼻塞20年，乃肝火犯肺而鼻窍失灵，治宜清泻肝火，主以龙胆泻肝汤。

上方加生地15g、当归12g、白芷7g。

【学员诊治】2010年5月8日诊：上方共服21剂，鼻塞、吸气鼻冷已除，余尚可。

脉弦舌淡，苔白。

予上方加茯苓15g、白术12g。

【师傅批改】脉弦缓而减。

二诊症减，学员以效不更方，继予前方服之，然脉按之弦缓而减，乃脾虚清阳不升，故转予益气温阳升清。

前后治法迥异，何也？因清泄之后火热消，气虚之象显露，此亦中医之恒动观。

证属：阳气不足，清阳不升。

方予：补中益气汤加减。

| 炮附子15g | 干姜8g | 生黄芪12g | 党参15g | 茯苓15g |
| 白术12g | 柴胡8g | 升麻6g | 白芷6g | 细辛6g |

炒苍耳子10g

14剂，水煎服。

【按】鼻为清窍，又为肺之窍，清窍之通灵需清阳以充养，津液以濡润，二者缺一不可。然津之敷、阳之布是一复杂过程，凡邪阻而不能敷布，或正虚无力敷布者，皆可致鼻窍失聪，二者一实一虚。

四十、心肾阳虚（高血压、病窦综合征）

【学员诊治】张某，男，58岁，南宫人。2010年7月19日初诊：心动过缓，心率43次/分，已20年，无胸闷心慌气短，平素乏力困倦。自觉有气自下上逆，至胃遂聚成一小球，按之则消，余尚可。血压180/80mmHg，服利血平。

脉弦缓减，寸弱。舌淡嫩，苔黑。

证属：心肾阳虚。

法宜：温补心肾之阳。

方宗：桂甘姜枣麻辛附汤。

炮附子20g	桂枝12g	麻黄6g	细辛6g	红参15g
茯苓15g	白术10g	炙甘草8g	干姜10g	

【师傅批改】脉为沉弦迟减，寸弱。

方证同意。

【师傅诊治】2010年8月16日诊：脉沉弦缓。舌同上。

上方共服28剂，精力较前增，无不适。心率60次/分，血压120/80mmHg。利血平已停1个月。上方继服14剂。

【按】脉沉弦迟减，寸弱，乃阴寒之脉。血压为何高？乃阳虚阴寒盛也。此阴寒盛，非外入之客寒，乃阳虚所生之内寒。外寒可收引凝泣，内寒亦可收引凝泣。诚如《素问·举痛论》所云，"寒气客于脉外则脉寒，脉寒则缩蜷，缩蜷则脉绌急，绌急则外引小络，故卒然而痛"。血脉收引凝泣、绌急，脉象即呈痉挛状态，为弦紧拘滞之脉，吾谓之痉脉。寒实者，脉痉有力；阳虚者，脉痉无力，以沉取有力无力别之。脉收引凝泣，则血行阻力必然增高，致血压升高，这与西医的机理是相通的。

由此可知，高血压病可由寒邪外客，脉收引凝泣而发；亦可因阳虚内寒而脉收引凝泣引发。本例以桂甘姜枣麻辛附汤温阳散寒，在停降压药的情况下，血压不仅没有反弹，反而因温阳散寒，而脉的"缩蜷、绌急"状态的解除，血压反可降下来。这一重要事实告诉我们，温阳散寒是治疗高血压的一个重要法则。但必须强调，中医治高血压必须辨证论治，并非所有的高血压一概温阳散寒。

通过本案，我们可以得到重要启悟。客寒或内寒可引发高血压，若因寒而引发心之血脉收引凝泣，则呈现胸痛牵背、胸闷憋气等症，此与冠心病等相吻合，予桂枝甘草汤、桂枝去芍药汤、桂枝去芍药加附子汤、真武汤、小青龙加附子汤、苓甘五味姜辛汤、人参汤及桂甘姜枣麻辛附汤等，皆可择而用之。

若寒客胃肠而脉缩蜷绌急，引发腹痛吐利者，可予温阳散寒法；若寒客肾脉而脉缩蜷绌急者，可引发肾血流量减少，出现肾的病变，亦可温阳散寒法治之；若寒客经脉而引起痹痛、胀麻、转筋、痿厥等，亦可温阳散寒以治之；若寒客脉缩蜷绌急，阴阳升降出入乖戾而九窍不利者，可予温阳散寒法治之；若寒客脑之血脉缩蜷绌急，可引发头晕、头痛、眩仆、昏厥等，皆可用温阳散寒法治之。明此理，触类旁通，其用广矣。难怪张子和独重汗吐下三法，曰"三法可以兼众法，无第四法也。"

四十一、肝风鸱张（高血压心脏病）

【学员诊治】李某，女，64岁。2010年6月7日初诊：心悸、气短、头胀痛，目涩，腰痛直不起腰，下肢酸痛，已3年。超声：高血压心脏病表现，左前壁心肌缺血，左室舒张功能减低，二尖瓣返流。心电图大致正常。血压最高200/110mmHg，现服消心痛、硝平地平、卡托普利、美西律等。

脉弦减。舌淡嫩，苔白。

证属：心阳不振，饮邪上凌。

方宗：苓桂术甘汤。

炮附子15g　　桂枝12g　　云苓15g　　白术10g　　炙甘草8g

生晒参15g　　山茱萸15g　　天麻15g

【师傅批改】脉弦滑且劲。

证属：肝风夹痰。

法宜：平肝息风，活血化痰。

生龙骨25g　　生牡蛎25g　　生鳖甲25g　　生龟板25g　　怀牛膝12g

夏枯草15g　　半夏10g　　胆星10g　　桃仁12g　　红花12g

赤芍12g　　水蛭10g　　地龙15g　　僵蚕15g　　全蝎10g

蜈蚣10条

【学员诊治】2010年6月1日诊：上方共服14剂。上症均明显减轻，腰尚痛。

血压125/80mmHg。

上方加炒杜仲15g、川断15g。14剂，水煎服。

【按】学员以阳虚饮凌治之，吾予平肝息风、活血化痰治之，虚实判然，区别在于脉诊不同，因而相差悬殊。

辩证法的灵魂是具体问题具体分析，中医辨证论治的灵魂也是具体病证具体分析。辨证论治的最高境界是方无定方，法无定法，一切都要依据每位患者所处的自然、社会环境，患者本身症状体征、既往史、家族史、疾病史，以及西医的诊断、治疗等，综合分析判断。这是一快速分析、排除、肯定的复杂过程，非僵死套路可以代替的。这一复杂的辨证论治过程，核心是脉诊，即平脉辨证，脉无误，证法方药才能无误，才能取得预期疗效。此案学员之误，即误在脉上，脉误，一切皆误。

四十二、阳虚发热

　　【学员诊治】张某，男，30岁。2010年5月31日初诊：昼热37.5℃±，已半月，至晚8点左右降至正常。发热时无恶寒，身觉乏力，不欲食，咽中窒塞，便可。血象（－）。

　　脉弦缓寸弱，按之阳弱阴弦。舌可苔白糙。

　　证属：阳虚发热，下焦阴寒。

　　法宜：益气升清，补火生土。

　　方宗：补中益气汤合四逆汤。

生黄芪15g　　党参15g　　白术10g　　云苓15g　　炙甘草8g

升麻6g　　柴胡9g　　干姜6g　　炮附子12g

　　【师傅批改】脉按之阳弱阴弦，此阳虚阴寒上乘阳位。

　　虚阳浮动而热。昼则阳行于外而热，夜则阳潜入阴而热消。阳虚阴盛，夹饮痹于二阳而咽塞，阳衰而倦怠无力。

　　予补中益气合四逆汤，益气温阳。

　　同意上述证治，改干姜8g，炮附子15g，加苍术10g。

　　【学员诊治】2010年6月7日诊：上方共服4剂，即刻体温36.6℃，咽塞减轻，尚腰痛。省二院诊为前列腺炎。脉弦濡滑，阳脉弱。舌淡红，苔薄白。

　　予上方加炒杜仲15g、巴戟天15g、鹿角霜15g。

　　【师傅批改】脉濡滑阳减。

　　脉濡滑且诊为前列腺炎，为湿热而改为八正散。

　　予八正散治之。

　　（根据后来患者的反馈，三诊又有微热，说明二诊学员仍予前方加益肾之品，处置恰当。吾以脉濡滑且诊为前列腺炎，误以为湿热而改为八正散，致三诊又有微热。脉见滑，本为阳乍复之象，且滑而阳减，仍属虚寒，乃吾落入治前列腺炎用八正散之俗套，致误治。三诊改从学员之诊治，渐安。）

　　【学员诊治】2010年6月14日诊：上方共服7剂，体温在37.1℃～37.2℃之间，食仍差，咽堵，腰痛。

改用 6 月 7 日之方。

【师傅批改】同意上方。

2010 年 6 月 25 日诊：未再热，胃欠和，咽尚欠利，予六君子汤调理。

【按】临床屡有久治不愈者，吾并非怕丑而不选，实是过后仍茫然不知，罗列出来意义不大，倘能吃一堑长一智，明白了误治的原因，尚可汲取教训，或于人有益。此案学员辨治正确，而师傅错了，故改从学员之方，服之得效。

四十三、阳气虚馁（冠心病、脑梗）

【学员诊治】何某，男，52 岁。2010 年 5 月 24 日初诊：左侧肢体欠灵，气短乏力，喑哑，寐差，4 小时 / 日，稍动则身出汗，晨起流涕，大便干。2005 年心脏安装支架 2 个，2009 年 4 月脑梗，2010 年 4 月颈动脉安装支架一个，服辛伐他丁、波立维、尼莫地平、汝南欣康、步长脑心通、阿司匹林等。

脉弦细缓无力寸弱，右无脉（心导管术后）。舌淡胖，苔薄白。

证属：阳气馁弱。

法宜：温阳益气。

| 炮附子 15g | 干姜 8g | 桂枝 12g | 生黄芪 30g | 党参 15g |
| 云苓 15g | 白术 10g | 当归 12g | 巴戟天 15g | 肉苁蓉 18g |

嘱西药每周减 1/3，步长脑心通即停。保留波立维及阿司匹林。

【师傅批改】同意上方，党参可改红参 15g。

何以知为阳气馁弱？以脉细无力可知之。

"阳气者，精则养神"，神昌则思维敏捷，肢体矫健。阳不实则四肢乏力懈怠欠遂，阳不上而气短，清窍不利而喑哑，阳不摄津而汗涕，阳不运而便干。

2009 年 7 月 26 日诊：上方追加至附子 50g、黄芪 90g，共服 56 剂。寐与大便已正常，气短乏力减轻，左食、中指较前灵活，仍喑哑语言欠利。血压 108/75mmHg。

脉弦迟无力。舌淡嫩。

阳虚未复，仍宗上法治之。

迭进温阳益气之剂，渐有起色，然脉未起，仍需坚持。

四十四、阳虚寒痹

【学员诊治】贾某，男，36 岁。2010 年 8 月 2 日初诊：1 年前受凉后颈、肩、背部发凉，以左肩为著，有时双下肢亦凉，足背痛，冬著，着冷著，自觉有凉气走窜，多汗。食、寐可，便调。

脉左沉弦紧减，右沉弦滑，舌稍红苔腻。

证属：阳虚寒痹。

法宜：温阳散寒。

方宗：桂枝加附子汤。

| 桂枝 12g | 白芍 9g | 生姜 6 片 | 炙甘草 6g | 大枣 6 枚 |
| 黄芪 12g | 葛根 15g | 防风 9g | 白术 10g | 炮附子 9g |

【师傅批改】上方改炮附子 15g，加麻黄 6g。3 剂，水煎服。加辅汗三法，取汗。汗透停后服。

【师傅诊治】2010 年 8 月 6 日诊：药后得汗，仍怕风怕凉，足跟胀，药后口干，余尚可。脉沉弦滑略数减。舌稍红，苔白腻。

证属：湿遏营卫不和。

| 当归 15g | 桂枝 12g | 白芍 12g | 细辛 6g | 炙甘草 8g |
| 通草 7g | 生黄芪 15g | 白术 12g | | |

2010 年 8 月 16 日诊：上方曾加草豆蔻 8g、苍术 12g、瞿麦 15g，共服 21 剂。

2010 年 10 月 8 日诊：肩背凉已轻，四肢已温，口干，小便欠利。右脉沉弦数，左弦细涩（按之不虚）。舌可，苔根腻。目赤，唇红。

右脉沉弦数，左弦细涩。沉弦乃气滞，数乃热郁于内。左弦细涩，然按之不虚，知此弦细涩乃邪遏所致。何邪所遏？弦细涩且症见身冷，苔根厚，当为寒湿所遏，故诊为寒湿外束，热痹大肠经脉，予葛根汤主之。方中麻桂葛苍逐其寒湿，芩军泻其郁热。

何以前为阳虚寒痹，后又热郁大肠经脉？缘于病证之不断运动也。伤寒六经尚有寒化热化两途，何况本证乎。脉变则证变，当谨守病机，不可坠入效不更方之窠臼。

证属：寒湿外束，热痹大肠经脉。法宜：宣透手阳明大肠经郁热。方宗：葛根汤加味。

| 葛根 15g | 麻黄 6g | 桂枝 9g | 白芍 12g | 炙甘草 8g |

　　黄芩 10g　　　大黄 6g　　　片姜黄 12g　　　苍术 10g

　　2010 年 10 月 15 日诊：上方 7 剂，曾加炙川乌 12g。肩背凉基本消除，现唯觉咽尚有痰，余尚可。

　　【按】受凉而身冷且汗出脉减，只着重阳虚寒痹，予温阳发汗。汗后效果不著，概因忽略了湿阻这一因素。寒痹者当无汗，而本案身凉的同时有多汗，湿邪阻遏气机，营卫不和而汗出，所以出现身凉汗出并见。

　　治湿痹《金匮要略·痉湿暍篇》云："汗之病不愈者，何也？盖发其汗，汗大出者，但风气去，湿气在，是故不愈也。若治风湿者，但微微似欲汗出者，风湿俱去也。"仲景所言为风湿，而本案乃寒湿。

　　汗后紧去寒除，然怕风怕凉未除，腻苔未化，湿尚在，故不愈。

　　分析原因，首方即当重用化湿之品。后诊才加苍术、草豆蔻，增其化湿之力，症渐减。

四十五、阳虚血弱（冠心病）

【学员诊治】王某，女，42岁。2010年9月17日初诊：心慌胸闷5年，缘于2005年流产后生气，出现胸闷心慌，后经常反复，每于生气、说话多时心慌、气短、胸闷、手麻，后头及颈部不适，活动多亦可发作。服安定后发作减轻，食、寐、经、便皆可。多次心电图：T波广泛低平。现服比索洛尔。

脉沉弦。舌淡红略暗，苔薄白。

证属：肝郁。

方宗：四逆散。

柴胡12g　　　　白芍15g　　　　枳实10g　　　　香附15g　　　　川楝子9g

桂枝10g　　　　炙甘草6g

【师傅批改】脉沉弦细拘减。舌同上。

学员以其脉弦，且有情志不遂史，遂诊为肝郁不舒而胸闷、心慌，予四逆散更加香附、川楝以疏肝解郁，作为气郁实证来治。

然师傅诊其脉，沉弦细拘减。沉为气滞；细为阴血弱；弦拘而无力，乃阳虚寒凝，故诊为阳虚血弱。此即本案之证，这就是以脉定证，亦即平脉辨证，这与仲景《伤寒论》每篇篇首之标题"脉证并治"的经旨是吻合的。脉在证之上，即平脉辨证，治由证立，理法方药相贯。

学员何以诊为肝郁？概因有突出的情志不遂史而发病。病因固然重要，但同一种病因又可引发许多不同的证，因而不能只着眼于诱因，而忽略了辨证。其脉按之减，已然昭示此为虚证，再予四逆散开破行散，致犯虚虚之戒，故予改之。

证属：阳虚血弱。

方宗：当归四逆汤。

桂枝12g　　　　炙甘草10g　　　白芍10g　　　　细辛6g　　　　当归12g

红参12g　　　　通草6g

【师傅诊治】2010年10月15日诊：上方共服28剂，胸闷、心慌减轻。头转动时觉头晕、手麻（未拍颈椎片）。血压偏高，服博苏、尼群地平控制，今血压110/75mmHg。脉沉弦缓滑，舌同前。

证属：风痰。

方宗：半夏天麻白术汤。

半夏 12g	天麻 15g	白术 10g	茯苓 15g	陈皮 9g
胆星 10g	菖蒲 9g	枳实 8g	泽泻 15g	全虫 10g
蜈蚣 5 条				

7 剂，水煎服。

二诊由当归四逆一改而为半夏天麻白术汤，何也？因脉已变，故证与治亦随之而变，此即恒动观。

【按】中医工作者水平之高低，取决于辨证论治水平之高下。皆云辨证论治，可是究竟怎么辨，却众说纷纭，良莠不分。这好比党领导全国人民，每个历史时期要制定一个总路线。路线错了，革命就受挫折。中医辨证论治也有个总路线，路线对了，事半功倍；路线错了，不仅事倍功半，还可能导致误诊误治。谁是中医总路线的正确代表？毫无疑问是张仲景。我们欲成为疗效高的明医，就要努力领悟仲景的辨证论治方法。其实仲景的总路线就写在《伤寒论》每篇的标题中，如"辨太阳病脉证并治"，核心就是脉证并治。我毕生就是在仲景这一总路线指引下努力践行着，本案即为例证。

中医的病因学当然要参考直接病因，但不是决定因素。中医更重视人的体质，正气。中医的病因是"审证求因"，是根据临床表现辨出来的，因直接致病因素对人体产生的作用，要因人的体质而异，如在同一环境下受寒了，甲可能表现为太阳病，乙可能是寒邪直入少阴，丙素体阳盛，受寒后就可表现为热盛等。若只着眼于致病诱因，而忽于辨证，就可能导致误诊误治，即如此例。

四十六、脾虚腹痛（胆结石，胆囊炎）

【学员诊治】李某，女，26岁。2010年9月12日初诊：脘腹痛已10多年，从日晡至夜痛，凌晨痛除，于阴天下雨痛著，痛重时腹鼓起硬疱，伴热胀感。痛与月经无关，无腹泻。2007年阑尾手术，发现胆囊息肉。2010年4月2日B超：胆结石，慢性胆囊炎。

脉沉弦细减。舌嫩齿痕，苔白。

证属：阴阳气血双亏。予黄芪建中汤主之。

黄芪15g　　　桂枝12g　　　白芍30g　　　炙甘草6g　　　饴糖30 mL
制香附7g

【师傅批改】脉沉弦缓滑减。

为何腹痛？脉沉弦缓滑减，沉取减，即为虚证。

本案沉缓而减，当属脾虚；滑为痰，弦为肝郁，故诊为肝郁脾虚夹痰。

脾虚而木郁，气机升降失司，致脘腹胀痛。

何以日晡胀痛凌晨即消？概本为脾虚，脾阳不振，日晡阳始敛，而阴渐盛，故阴盛之时而胀痛。至晨阳升之时，脾得时令之助，肝升，脾暂强而痛消。

阴雨胀痛重者，亦天气变化，阴湿重使然。

学员以黄芪建中汤治之，治无大疵，然该方阴柔酸敛居重，与证并未丝丝入扣。

脾虚夹痰，当以刚燥为主，以脾恶湿也，故加茯苓、白术，以矫芍药之阴柔酸收。

脉弦肝郁者，乃因土虚木不升而郁，非行气、理气所宜，故去香附，而以苓术健脾为主，加柴胡升发以补肝。柴胡入肝且升发，可助肝之升发，亦即补肝，以解肝郁，故加柴胡。

缘何言学员之方阴柔多呢？因学员断其证为阴阳气血双虚，既然有阴虚，故重用芍药甘草。何以知阴虚？因学员诊脉弦细，故曰阴虚。其实师傅所诊之脉缓而非细，并无阴血虚的指征，由于脉诊有误，致定证有误，导致治法方药有误，一连串错误的产生皆由脉误而引起。

证属：肝郁脾虚夹痰。上方去香附，加白术10g、茯苓15g、柴胡8g。

【师傅诊治】2010年9月24日诊：服上方7剂，近日腹未再痛，已无不适。要求治胆囊息肉及复发性口糜。脉弦细减，舌可。

二诊脉亦细，但此细并不伴有虚热之象，而是细而减，且伴气血不足的症状，故此细不诊为阴虚，而诊为血虚。

方取逍遥散，归芍补肝血，四君健脾益气，柴胡升清阳，半夏燥湿化痰。方中虽有白芍，然无阴柔之嫌，因方以刚燥为主，足可佐白芍之酸收，故不弃。

证属：肝郁脾虚。

方宗：逍遥散。

| 柴胡 8g | 茯苓 12g | 白术 8g | 党参 12g | 当归 12g |
| 白芍 12g | 半夏 8g | | | |

14 剂，水煎服。

【按】正虚，包括阴阳气血之虚，究为何虚？

阴虚者，脉当细数，且伴虚热之象。

减为虚，或虚重而无力者，当包括阳虚、气虚，以及血虚。三者脉相似，仅从脉上不易区分。如何分辨属阳虚、或气虚、或血虚？

阳虚者，兼有虚寒之象，如畏寒肢冷，或腹冷背冷等。

气虚者，寒象不著，主要见气虚不足而虚衰之象，如头昏无力、心慌气短、倦怠萎靡等。

血虚者，脉当细，症见头晕、心慌、面色不华、唇甲色淡等，因血虚常兼气虚，故脉细减，或兼阳虚之象。

肝有体用之分，补肝之法亦有体用之别。肝体虚者，当养血滋阴；肝用不足者，或益肝阳，或益肝气，或风药入通于肝，鼓舞肝之春生少阳之气的升发。治肝，逆其性曰泻，顺其性曰补。脾虚肝失升发疏泄而下陷者，风药能鼓舞肝之升发，即曰补。柴胡入肝且升发，可助肝之升发，亦即补肝，以解肝郁。

四十七、阴寒内盛（冠心病）

【学员诊治】刘某，女，60 岁，赞皇县人。2010 年 7 月 30 日初诊：胸闷，心慌，气短，呼吸困难，咳嗽多痰半年。右颈肩至手腕沿心经痛，痛重时有一红线自腕向上延伸至上臂，右上臂有三个较硬之小瘤（神经纤维瘤？），已两年余，需服止痛药及地塞美松疼痛方能缓解。寐差，纳可，便调。心电图 ST Ⅱ、Ⅲ、aVF 降低，T 双向。血压 100/70mmHg。双侧肺气肿，冠心病。

脉弦濡数。舌淡红，苔薄白。

证属：阴寒内盛，窃踞阳位。

方宗：瓜蒌薤白半夏汤合苓桂术甘汤。

| 茯苓 15g | 白术 12g | 瓜蒌 15g | 薤白 12g | 半夏 12g |
| 苍术 10g | 桂枝 12g | 丝瓜络 12g | | |

【师傅批改】脉沉阳弱阴弦。

本案主要有两组症状：一组是胸痹见症：胸闷，心慌，气短，呼吸困难，咳唾多痰；一组是右颈、肩、臂、腕沿心经痛，痛重时起一红线，臂内有 3 个硬结。这两组症状是相关联的病症，还是各自独立的两个病症？其病机如何？

吾诊得脉阳弱阴弦，此即《金匮要略》胸痹篇首条之脉。金匮称阳微，本案称阳弱，其义同。微为浮细无力，浮取而得，弱为沉细无力，沉取而得，皆阳虚之脉，仲景互用。

本案亦阳弱阴弦，其病机与胸痹首条之病机相同，法当温阳解寒凝。初诊，学员着重胸痹，兼顾臂痛，予瓜蒌薤白桂枝汤合苓桂术甘汤。予瓜蒌薤白半夏汤犯"虚虚"之戒，故去之。此概因未能深究仲景之原文，受人云亦云之僵死套路所囿，致犯虚虚之戒。

予加炮附子、党参，扶阳益气，以散上焦之阴寒，加甘草与桂枝相伍，以振心阳，离照当空，阴霾自散。改为苓桂术甘汤加参附汤主之。

上方去瓜蒌、薤白、半夏、苍术、丝瓜络，加炮附子 12g、党参 12g、炙甘草 7g。

（师傅所改是耶，非耶？最终还要以实践来检验。药后症减，说明方证基本相符。）

【学员诊治】2010 年 8 月 20 日诊：上方共服 21 剂，诸症已减，偶有胸闷、心慌气短。臂本已不痛，无须再服止痛药。昨因劳累右手腕及手背又肿痛，余尚可。

脉右弦濡滑数寸减，左弦细数。舌淡红，苔白。

证属：湿热浸淫经络兼胆虚，予薛生白《湿热论》第四条方：

海风藤 15g	丝瓜络 15g	滑石 15g	秦艽 12g	炒苍耳子 8g
黄连 8g	威灵仙 15g	干地黄 15g	瓜蒌 15g	地龙 15g
桂枝 10g	黄芪 12g			

【师傅批改】脉弦细数。舌可。

学员着眼臂痛，以薛生白《湿热论》第四条方治之。

余诊脉为弦细数，细为阴不足，数为阴虚阳偏盛，弦主肝风。

阴虚不能柔肝而生风，肝风走窜于臂而臂痛；阴不足不能养心而心慌气短，胸闷。

方予养阴柔肝，息风通经。

我把心经的一组症状与臂痛的一组症状看成是相关的症状，而不看成是两个病证。

《内经》中早已记载了心病与臂痛的关系，如《素问·脏气法时论》曰："心病者，胸中痛，胁支满，胁下痛，膺背肩胛间痛，两臂内痛。"《素问·气交变大论》亦云："甚则胸中痛，胁支满胁痛，膺痛肩胛间痛，两臂内痛。"西医的心绞痛亦可引起左侧颈肩痛、臂内痛。其痛在左臂，而本案左臂不痛，反痛在右臂内侧，此亦心经痛。肝风扰心窜于经络，可窜于两臂，可窜于左臂，亦可单独窜于右臂，因而把两组症状看成同一病机，皆以同法同方治之。

证属：阴血不足，肝风走窜。

生白芍 18g	炙甘草 9g	生地 12g	熟地 12g	山茱萸 12g
乌梅 7g	木瓜 12g	地龙 12g	首乌藤 18g	桂枝 9g
丹皮 10g	知母 5g			

2010年9月10日诊：上方加减，共服21剂。胸闷气短、呼吸困难、咳痰已不著，臂痛亦轻。上方加全虫、蜈蚣，继服7剂。

【按】阳微阴弦乃上焦阳虚，下焦之阴寒反窃踞阳位，致胸痹疼痛。此乃虚寒证，法当温阳解寒凝，反屡见云当以瓜蒌薤白白酒汤主之，我认为不妥。

瓜蒌薤白白酒汤之病机非阳虚阴寒上乘，乃是痰阻胸阳，而见"喘息咳唾，胸背痛，短气"等症，当属痰阻之证。瓜蒌甘寒，清热化痰，宽胸散结，润肠通便，可涤胸中之痰热，为君；薤白辛温，通阳散结，行气导滞，以散胸阳痹阻之郁结，为臣；白酒，辛以开痹，为佐使。此方之方义为涤痰宽胸通痹之剂，乃泻实之方，非补虚之剂，故此方与胸痹首条之病机不符。

瓜蒌薤白白酒汤之脉当作何解？首先"寸口脉沉而迟，关上小紧数"之迟数，俗皆以至数论，曰三至为迟，六至为数，余曰非也。皆知脉的搏动由心搏而起，心搏的次数在脉率上，寸关尺应一致，不可能寸口跳三次，关上跳六次。而且，中医诊脉讲的是脉"象"，而不是数脉率，脉之来去促急者即为数，来去徐慢者为迟。以脉象来解寸迟关数，就可以解释了。痰阻胸阳而胸痹，胸中气机郁滞而寸沉、脉迟。胸中郁滞，阳不得上达而郁于下，气郁化热，而热属阳，主动，故关脉迫急而为数；但又有气滞，气血不得畅达，故尔脉小紧数，遂成"寸口脉沉而迟，关上小紧数"之脉。此脉所反映的病机为痰阻而上焦气滞，热郁于中，与瓜蒌薤白白酒汤之方义相吻合。

何以一诊温阳，二诊转而益阴？或为素体使然，阳虚除而阴虚之本现；或首方药辛热而伤阴。不论因何而变，但医者应谨守病机，脉变则证变，证变则方药随之而变，不可不察病机，而盲目遵循效不更方之俗套，反功亏一篑。养阴对不对？仍依实践来检验，服后尚好，说明基本正确。这就是中医的恒动观，事物没有静止的，都是在不停地运动中，看病也是如此。

四十八、脾肾两虚，虚风内动

【学员诊治】陈某，女，62岁。2010年5月24日初诊：双手颤抖已半年，重时不能持物，左上臂内侧筋痛，活动受限，头昏心慌，心慌时面通红。血压120/65mmHg，服尼莫地平、心脑宁通、鱼肝油等。

脉缓无力，寸浮尺弦。舌尖稍左歪。

证属：肾虚阳浮。

方宗：右归饮。

熟地 15g	山茱萸 12g	枸杞 10g	当归 10g	菟丝子 10g
山药 15g	杜仲 12g	怀牛膝 9g	生龙骨 25g	生牡蛎 25g
肉桂 5g	炮附子 10g			

【师傅批改】脉缓无力，寸浮尺弱。

予上方加龟板 20g、鳖甲 20g、阿胶 15g、天麻 12g、全虫 7g、蜈蚣 7条。

【学员诊治】2010年6月11日诊：上方共服7剂，手抖、心慌、头昏沉、臂内侧痛减轻，伸展时臂外侧痛。后背每天发热1次，约1分钟即缓解。

上方加巴戟天 12g、肉苁蓉 12g、生黄芪 12g。7剂，水煎服。

【按】此案虽亦见效，但细想起来却有瑕疵。

脉缓无力，当为脾气虚。

尺弦，当为肾寒。《金匮要略》虚劳篇云：弦则为减，弦则为寒。弦为阳中之阴脉，阳失温煦而脉弦。

寸脉为什么浮？寸浮原因不外两端，一则火热上攻而浮，一则虚阳浮越而浮，二者一虚一实。此案脉浮且面红，阴脉弦，当为肾寒而虚阳上浮，主以右归饮，与病机尚属契合。

但还有脉缓无力脾气虚，这是与肾寒并见的另一病机。土虚不能制阴火，则阴火上冲而寸浮、面红、背热。

此案的治疗，当补肾的同时，尚应健脾益气以制阴火。然吾之处方重于肾而略于脾，此即本案之瑕疵。

二诊时虽加黄芪 12g，力显单薄，应予补中益气或四君子汤与右归合用，方较周匝。其手颤抖者乃虚风内旋，若此方改用可保立苏汤，当亦可。

四十九、肝经郁火（冠心病）

【学员诊治】王某，女，50岁，南皮县人。2010年4月2日初诊：头懵、胸闷，右耳重听，颈项不适，便溏，日四五次，余尚可。心电图T：Ⅱ、Ⅲ、aVF、$V_4 \sim V_6$ 低平，颈椎骨质增生。

脉右沉弦寸弱，左沉弦细。舌淡红，苔薄白。

证属：脾虚肝郁，清阳不升。

方宗：补中益气汤。

生黄芪 15g	党参 12g	茯苓 15g	柴胡 10g	升麻 6g
当归 15g	白芍 12g	葛根 20g	蔓荆子 15g	

【师傅批改】脉沉弦滑有力，舌红苔薄白。

本案脉实，断然诊为实证，予泻青丸透泄肝经郁火。

便溏日四五次，尚用大黄否？可用。因此便溏乃郁火下迫使然，泻其火便自调，用诸风药者，在辛以解郁，透达郁热。

证属：肝经郁火。

方宗：泻青丸。

龙胆草 6g	栀子 10g	黄芩 10g	大黄 4g	生地 12g
柴胡 9g	防风 7g	羌活 10g	川芎 7g	

14剂，水煎服。

【师傅诊治】2010年4月23日诊：头已不懵，胸微沉闷，精力不足，夜尿已少，便已成形，尚耳背，背沉。腹背及下肢散在数个痰核，已10余年，余尚可。

脉沉弦滑数，仍属肝经郁热。

上方去大黄，加连翘15g、僵蚕12g、姜黄10g、丹参15g。14剂，水煎服。

【按】师生诊脉不同。一虚一实，致证治方药皆不同。

虚实主要在于脉之沉取有力无力，似乎脉之有力无力那还不好摸吗？典型的，固然好摸，但不典型的，却难以遽断，需反复诊脉，并结合望闻问的蛛丝马迹，认真辨析，方能明白属实属虚。

也有最终没分清虚实者，不得已，亦可采用试验疗法，小剂多服，再观察反应，以证其虚实。这不是拿病人做试验吗？非也，从一定角度来说，中医的每次诊治都是在做实验，是从病人健康出发，与不顾病人健康的那种拿人做试验有本质的区别。纵使医圣仲景，也有试验疗法的先例，如该用大承气汤，怕判断不够确切，先用小承气汤试之，转矢气者才用大承气，这也是试验疗法。

五十、尿频遗精

【学员诊治】牛某，男，72 岁。2010 年 4 月 23 日初诊：尿频两年，无尿急淋沥；白天遗精 1 年，无感觉自遗；伴头昏、走路不稳，嗜睡，平素稍热即睁不开眼。纳可，便调。高血压，药控，即刻 130/90 mmHg。

脉右濡滑无力，左沉弦无力。舌红苔白。面红。

证属：阳虚湿阻，虚阳浮动。

方宗：桂枝加龙骨牡蛎汤合固肾之品。

生龙骨20g	生牡蛎20g	败龟板20g	桂枝12g	白芍12g
炙甘草10g	茯苓15g	白术10g	山茱萸12g	山药10g
芡实12g	炮附子10g			

【师傅诊治】诊其脉沉弦滑。

首诊，学员诊其脉沉而无力，以虚证治之，予桂枝加龙牡汤合以益肾固涩之品。

余诊其脉弦滑并不虚，故诊为肝胆湿热，属实证而非虚证，自然判若两途。虚实之要，在于脉之沉取有力无力。

以脉定证，证属肝胆湿热，则诸症如何解释？肾司二阴，肾虚不固可尿频遗精，肝胆湿热，疏泄太过，肾亦失封藏之职而尿频遗精。其头昏、目畏光热者，湿热上蒸也；走路不稳者，乃风动之象，因肝胆热盛，肝风欲萌也；嗜睡者，乃湿热蒙蔽也。其舌红苔白者，湿热上熏也。

据肝胆湿热这一病机，诸症及舌都可得到合理解释，则此病就算看懂了。

（且药后尿频遗精皆减，说明主观判断与客观实践基本相符）

证属：肝胆湿热，予龙胆泻肝汤，清利肝胆湿热。

| 龙胆草5g | 栀子10g | 黄芩10g | 川木通7g | 车前子12g |
| 泽泻10g | 云苓15g | 黄柏6g | 琥珀粉2g（分冲） | |

2010 年 6 月 11 日诊：上方共服 14 剂，曾加刺猬皮粉，每次 1 匙，日 2 次，遗精、尿频皆已减轻。尚头昏，困倦，目糊，走路欠稳。脉沉缓滑减，两寸弱。舌老红，苔白少。

脉减且寸弱，乃脾气虚清阳不升，则尿频遗精之病机，亦转为上虚不能制下所致。

此案缓滑减而寸弱，乃脾肺气虚，不能制下，故予补中益气主之。

证属：脾虚夹痰，清阳不升，上虚不能制下。

方宗：补中益气汤合二陈汤。

党参 12g	生黄芪 12g	茯苓 15g	白术 10g	半夏 10g
炙甘草 7g	当归 12g	升麻 6g	柴胡 8g	白果 10g

7 剂，水煎服。

另，鱼膘粉 28g，分 14 次冲服，日 2 次。

【按】上虚不能制下，见于《金匮要略》肺痿篇，"肺痿吐涎沫而不咳者，其人不渴，必遗尿小便数。所以然者，以上虚不能制下故也。"肺主气，治节出焉。本案今见脾虚清阳不升，肺气亦虚，制节无权，封藏不固而尿频遗精，法当补上固下。

上虚不能制下，当广其义，非独指肺而言。心亦为上，君火不明，相火不位，肾亦失封藏。脾虽居中，然对肾而言亦为上，脾虚则土不制水，不仅水泛，亦可相火妄动而肾失封藏。肝虽与肾乙癸同源，同居于下，然疏泄太过肾亦失封藏。可见尿频、遗精原因甚多，当以脉诊别之。脉变则证亦变，治亦变。

五十一、寒痹于上，阴亏于下（亚甲炎）

【学员诊治】马某，女，58岁。2010年6月21日初诊：间断发热、咽痛半个月，开始每天下午6点左右出现发热，伴恶寒，严重时寒战1次。当时测体温38.9℃，伴胸闷、呕吐、心悸。于和平医院诊为"亚甲炎"。曾服头孢、扶他林等，仍间断发热。Ⅱ型糖尿病史5年，目前用诺和灵、格列齐特等。

脉沉弦滑数略细。舌红，光剥。

证属：火郁阴虚。

法宜：透达郁热佐以养阴。

方宗：升降散。

僵蚕 10g	蝉蜕 7g	姜黄 9g	大黄 3g	连翘 15g
栀子 7g	豆豉 9g	黄芩 9g	生地 12g	甘草 6g

【师傅批改】脉弦拘尺弱。舌红绛而光。

初诊学员据脉沉弦滑细数，诊为热郁阴虚，予升降散加生地，本无大疵。

然吾诊其脉，阳拘尺弱，舌光绛。其脉阳拘，知为寒束于上；尺弱，乃真阴亏。若阴亏阳旺者，脉当细数或尺旺，见五心烦热、骨蒸潮热等症，当滋阴潜阳；此真阴亏，乃阴阳两虚，脉弱，故不现五心烦热、骨蒸潮热等象。

阳拘乃寒束于上，致恶寒发热。阴脉弱及舌光绛，真阴不足的诊断可成立，故予理阴煎，温补真阴。这一大法同于阴虚外感者，医者习用加减葳蕤汤等，而本案则用麻黄附子细辛汤合理阴煎，其意在于扶正散寒托邪外达。

何以多于傍晚6点而热？酉时阳气入阴，本阴不制阳，而酉时行于外之阳又入于阴，阳胜而热。何以恶寒？卫阳既已入里，外失阳护而恶寒，于是寒热并作。

证属：寒痹于上，阴亏于下。

法宜：散寒温补真阴。

方宗：麻黄附子细辛汤合理阴煎。

熟地 30g	山茱萸 18g	当归 12g	炮姜 5g	肉桂 5g
炮附子 12g	麻黄 6g	细辛 6g		

3剂，水煎服。

【学员诊治】2010年6月25日诊：药后热退，仍有咽痛，吞咽不利，晨起多痰，余尚可。脉弦细数减，舌红绛光。

寒散，真阴未复。上方去麻辛附，7剂，水煎服。

【按】理阴煎出于《景岳全书》，曰："此方通治真阴虚弱胀满，呕哕，痰饮，恶心，吐泻，腹痛，妇人经迟白带等症。凡真阴不足，素多劳倦之辈，因而忽感寒邪，不能解散，或者发热，或头身疼痛，或面赤舌焦，或虽渴而不喜冷饮，或背心肢体畏寒，但脉见无力者，悉是假热之证，若用寒凉攻之必死，宜速用此汤照后加减，以温补阴分，托散表邪，连进数服，使阴气渐充，则汗从阴达，而寒邪不攻自散，此最切于时用者也，神效不可尽述。"吾不避引文之冗长，在于引起同仁对此方的重视。温补真阴以托邪，使汗从阴达，乃开虚人外感又一法门。吾大约七十以后，才反复揣摩，渐用此方，确实取得意想不到的疗效。

麻黄附子细辛汤，乃少阴阳虚感寒；景岳之理阴煎，乃少阴真阴不足而感寒，故温补阴分托散表邪。方中重用熟地大补真阴，当归养血；干姜温补中阳，以振生化之源；加肉桂者，阳生阴长也。

五十二、阴寒上乘阳位

【学员诊治】焦某，男，44 岁。2010 年 7 月 26 日初诊：头懵已四五年，上午著，下午轻，睡多则懵重，后背如石压，凉则小腹胀，身窜痒，便溏，日两三次。

脉沉弦滑数。舌红少苔。唇暗，面暗。

证属：痰热内蕴。

方宗：黄连温胆汤。

黄连 10g	陈皮 10g	半夏 10g	云苓 15g	胆星 10g
枳实 10g	竹茹 10g	菖蒲 10g	丹参 30g	僵蚕 15g
白蒺藜 15g	天麻 15g	地龙 15g	荆芥 6g	白鲜皮 15g

【师傅批改】脉弦滑数，按之阳减阴弦。舌红少苔。

证属：阳虚阴寒上乘。

法宜：温阳以消阴翳。

方宗：四逆合苓桂术甘汤。

| 炮附子 12g | 干姜 7g | 桂枝 12g | 茯苓 15g | 白术 10g |
| 红参 12g | 葛根 15g |

【学员诊治】2010 年 8 月 16 日诊：迭经三诊，曾加川芎 8g、当归 12g、升麻 7g、柴胡 9g、生黄芪 15g、桃红各 12g，附子改 18g，共服 18 剂。头已不懵，身痒及背沉亦轻，便调。

上方继予 14 剂。

【按】同一病症，学员用清热化痰法，吾用温阳升清法，为何两方迥异？

关键在脉诊不同，脉确为弦滑数，用黄连温胆汤并无大疵。

然沉取脉阳减阴弦，这是阳虚而阴寒上乘之脉。《金匮要略》胸痹篇即有此脉，曰："阳微阴弦，即胸痹而痛。"属阳虚，阴寒上乘之虚寒证，予四逆温阳，理中与苓桂术甘培土以制厥气之上犯。

头为诸阳之会，阴盛阳不上达而头懵。睡多而重者，阳不运而懵重。上午重者，上午本阳旺升发之时，阳虚不能当令，阴寒上乘而重。何以下午轻？本属里之虚寒，午后阳渐入阴，阳既入，阴寒稍轻则头亦轻。

何以痒？学员以荆芥、白鲜皮疏风止痒。痒有虚实之分，外风客于肌肤可痒，当疏风止痒；然里虚营卫不行者亦可痒，当扶正，营卫通，痒自止。本案未用疏风之品，唯扶正而痒自消。

通过此案，再一次证实诊脉当以沉候为准，因沉为本，沉为根。

五十三、痰瘀互结化风（高血压）

【学员诊治】张某，女，46 岁。2010 年 7 月 26 日初诊：发现高血压 5 年，最高 160/120mmHg，目前服施慧达，即刻血压 130/95mmHg。颈背强酸，偶头晕痛乏力，余尚可。

脉沉弦数，尺略减。舌嫩红，齿痕，苔薄黄。

证治未写。

天麻 15g	钩藤 12g	石决明 18g	黄芩 9g	栀子 7g
杜仲 10g	怀牛膝 12g	益母草 10g	夏枯草 15g	葛根 12g
炙甘草 6g				

【师傅批改】脉沉弦滑数，尺涩减。

脉沉弦滑数，尺涩减。沉主气滞，滑主痰，数为热，故诊为痰热互结。

脉何以弦？弦有常脉病脉，病脉之弦有太过不及之分，又有兼夹之异，病位之殊，亦颇复杂。弦主肝胆、主郁、主惊、主疟、主饮、主风等。本案之弦究竟主什么？

症是头晕痛，项背强，见风的特征。但无外感病史及恶寒发热等象，知非外风，乃内风使然，且脉沉滑数，故此案之弦当属内风，乃痰热化风。尺涩减者，减为不及，涩缘精血虚（惜初诊未重视尺脉的变化，着重于清热化痰息风）。

上方加半夏 10g、胆星 12g、桃仁 12g、红花 12g、全蝎 10g、蜈蚣 10 条。

【师傅诊治】上药 7 剂，药后精力见增，项背强，其他无不适。脉沉涩，右寸如豆。舌嫩红，齿痕，苔少。

痰热见挫，而虚象显露，脉转沉涩寸如豆。涩为精血不足，寸如豆，乃阳升于上，有力者为实热，当清泄；无力者乃虚阳上浮。虚阳上浮，亦有阴阳气血虚之异，本案脉涩乃精血虚，是故寸之浮如豆，乃精血虚而阳浮。

故法当益肾潜阳。

证属：精血不足，虚阳浮动。

法宜：补肾益精血，潜敛浮阳。

方宗：地黄饮子合三甲复脉。

熟地 15g	山茱萸 15g	麦冬 12g	五味子 6g	远志 9g
茯苓 15g	肉苁蓉 12g	巴戟天 12g	鹿角胶 15g	生龙骨 25g

生牡蛎 25g   生龟板 25g   全蝎 10g   蜈蚣 10 条

2010 年 8 月 16 日诊：上方加减，共服 14 剂。项背强已轻，偶有头不适，余尚可。已停降压药 1 个月，即刻血压 110/80mmHg。脉右沉滑，左脉减，右寸已平，舌淡红苔白少。

上诊诊治对还是错？当以实践来检验。病人症已不著，尤其在停降压药 1 个月后，血压 110/80mmHg，应该说是临床显效。为什么不言痊愈？因高血压需终生服降压药，且无痊愈标准，我们也无长期追踪随访，不能称为痊愈。

本诊脉沉滑左减，沉滑痰郁，左减肝虚。

肝有阴阳气血，究为何虚？肝阴虚者，脉当细数，伴虚热或肝阳上亢之症；肝阳虚者，除见升发疏泄不及的表现外，尚伴寒象；肝气虚者，伴馁弱倦怠、升发疏泄不及之象；肝血虚者，因血虚常兼气虚、阳虚之象，脉当细而无力，以及不荣、不华之象。本案所云之肝虚，脉并不细，可排除肝阴、肝血虚；寒象不著，可排除肝阳虚，故诊为肝气虚。

肝虚夹痰，以逍遥散补肝实脾解郁，以二陈健脾化痰。

证属：肝虚夹痰。

方宗：逍遥散合二陈汤。

柴胡 8g   当归 12g   白芍 12g   茯苓 15g   白术 10g

党参 12g   生黄芪 12g   陈皮 9g   半夏 10g   天麻 15g

14 剂，水煎服。

【按】高血压乃西医诊断，但中医辨证则寒热虚实皆有，并无一定的证型。而且，病在不断地变，治疗后证也在不断地变，若想以一方包治高血压，或拟出三法五法来治高血压，无疑刻舟求剑。若不明中医临床这种整体思维和恒动观，就难以理解本案，三诊三变，仿佛东一榔头西一棒槌。是也？非也？判断标准有两条：一为是否有理有据，二为是否经得起实践检验。

长期以来，不少人所谓的"中医科研"，多数是订一个方子治西医的某一病，又是随机对照，又是动物实验、临床研究、统计分析等，几年下来，发表论文若干篇，成为科研成果或获奖，还可以桂冠满头，名利双收，可是我总觉得这无助于中医辨证论治水平的提高，但我带硕士、博士的时候，也不得不搞这一套，明知有些科研价值不大，却也在违心地搞，否则让学子们终生白丁，又于心不甘。中医科研，应遵循中医固有规律搞。

五十四、阴虚肝旺（心律不齐）

【学员诊治】麻某，女，21岁。2010年5月7日初诊：胸痛、胸闷、心慌5天，饥时加重，乏力，月经延后半月，量少。食、寐可，便调。心电图：窦性心律不齐。

脉沉弦细数结。舌嫩红，苔薄。

证属：肝郁血虚。

予逍遥散主之。

柴胡 12g　　　当归 15g　　　白芍 12g　　　茯苓 15g　　　白术 10g
党参 12g　　　生黄芪 15g　　麦冬 12g

【师傅批改】本案脉弦细数并无减象，此细数当为肝阴虚阳偏亢，弦者乃肝失柔而风萌动。肝体阴而用阳，肝阴虚而肝用亢，此即本虚标实，其本为虚，而所表现出来的症状却是亢盛之实象，故称本虚标实。

本虚标实者又与真虚假实者有别。本虚标实者，要扶本而兼顾其标实，如本案之阴虚肝亢，既要滋阴治其本，又要亢者抑之，以"三甲"潜镇以平之。

而真虚假实者，如精血亏而便结，当滋阴血以润肠，方如"济川煎"等，不可因便结而加硝黄枳朴。

当然，本虚标实与真虚假实又与虚实相兼者不同，辨识不清，则差之毫厘，失之千里。辨证论治当精细入微，丝丝入扣，切忌嬉戏，以为差不多而孟浪。且看仲景之辨证论治，药物相同，仅药量加减即成另一方证，后世能精细入微至此者，能有几人。

方改三甲复脉主之。

生龙骨 15g　　生牡蛎 15g　　生鳖甲 15g　　生龟板 15g　　生地黄 15g
生白芍 15g　　阿胶 10g　　　麦冬 12g　　　炙甘草 10g

【学员诊治】2010年5月21日诊：上方共服14剂，胸闷痛已除，偶有心慌，注意力不够集中，余尚可。脉沉弦细数。舌嫩红，苔薄白。

上方加黄连 6g。

【师傅批改】脉弦细数，沉取阳无力而尺动数。

脉弦细数，沉则阳减而尺动数，尺之动数，乃阴虚不能制阳而相火妄动，虽阴虚相火动，然相火仅旺于下，未至升浮于上而头汗、面如妆、心中憺憺大动、阳脉浮大等，故仍予三甲复脉汤主之。

阳脉细数而减，症见心慌，细为阴弱，减为气虚，故上为心之气阴两虚，予生脉散合百合地黄汤治之。

证属：肾水亏相火动于下，心之气阴两虚。

法宜：滋水潜阳，益心气养心阴。

方宗：生脉散合三甲复脉。

麦冬 12g　　生晒参 12g　　五味子 6g　　炙百合 15g　　生地 12g

熟地 12g　　生龙骨 15g　　生牡蛎 15g　　败龟板 15g　　炙鳖甲 15g

【师傅诊治】症已除，脉弦细数，沉取阳弱尺脉动。舌嫩红，苔少。

症虽除而脉未复，故加炙黄芪、炙甘草益心气，缓其急。

上方加炙黄芪 12g、炙甘草 9g。7 剂，水煎服。

【按】本非大症，且病仅 5 日，轻剂调理即可，何以用三甲复脉、生脉饮等治重症之方，且累治愈月未平？缘于脉象使然。症虽轻而脉不轻，亦应举轻若重，故治之颇费思量，不可因其轻而忽之。

初诊脉沉弦细数结，予逍遥散当亦可，何以改用三甲复脉加减？

逍遥散为治脾虚、血虚、肝郁之方，苍术健脾，不仅知肝传脾，当先实脾，且健脾以助生化，淫精于肝。归芍养血补肝之体，益肝之用，柴胡、薄荷升发补肝以解肝郁，其脉虽弦细当按之减。而本案脉弦细数并无减象。

五十五、肝肾阴虚，肝风内动
（腰椎退行性变）

【学员诊治】张某，女，75岁。2010年5月7日初诊：双下肢走路费力4年，加重伴语言不利4天。表情呆滞，反应迟钝，手颤。尿频遗尿4年，余尚可。2009年4月14日MRI：腰椎退行性变，椎间盘膨出，椎管狭窄，骶管囊肿。

脉沉弦滑，寸旺，舌淡苔白。

证属：阴虚阳浮夹痰。

方予：三甲复脉合温胆汤。

生龙骨18g	生牡蛎18g	生龟板18g	生鳖甲18g	生地黄15g
生白芍15g	山茱萸15g	阿胶10g	胆星12g	瓜蒌15g
竹茹10g	茯苓15g	全虫10g	蜈蚣10条	

【师傅批改】脉弦滑且劲，舌嫩红。

脉弦且劲，乃肝风萌动。滑者夹痰也。

手颤、言謇、肢体不遂，亦风动之象。

腰痛、尿频遗溺皆肾虚之象。

水不涵木而风动，故以三甲复脉加巴戟天、肉苁蓉以滋肝肾，加蜈蚣、全虫以平肝潜阳息风。

滑者夹痰也，故加竹茹、瓜蒌、胆星以化痰。

证属：肝肾虚而肝风内动。

方宗：三甲复脉汤佐以化痰。

上方加巴戟天12g、肉苁蓉12g、熟地15g，去生地。

【学员诊治】2010年6月11日诊：上方共服28剂，精神语言好转，且喜活动，遗尿已少，10多日未尿裤子。腰痛、手颤未减，夜间头痛，便略干。脉弦滑，舌淡红，苔白。

连服28剂，脉之劲象已缓，说明肝风渐息；遗尿已少，说明肾气渐充。原方加减继服，上方加炒杜仲15g、鹿角霜12g，14剂，水煎服。惜未再诊。

五十六、清阳不升鼻塞（鼻窦炎）

【学员诊治】张某，女，23岁。2010年5月14日初诊：间断鼻塞近10年，并时有鼻过度通气感，诊为鼻窦炎。咽干，时咽痛，流涕，头懵，眼胀，平素气短乏力，易感冒，时左胁痛，经前乳胀，经量少，排便无力，时便秘，其他正常。

脉沉弦略数。舌稍胖，齿痕。

证属：肝郁伏热，清阳不升。

法宜：疏肝泻火，升发清阳。

方宗：升降散合泻青丸。

柴胡 9g	胆草 7g	栀子 9g	白芍 10g	僵蚕 9g
蝉蜕 7g	姜黄 9g	大黄 3g	枳壳 7g	升麻 6g
白芷 7g	辛夷 10g	生甘草 6g		

【师傅批改】本案的症状可分两组：一组是气虚的表现，见气短、乏力、易感冒、排便无力、舌胖等。一组是肝郁清阳不升的表现，见时左胁痛、乳胀、经量少、脉沉弦；清阳不升见鼻塞、头懵、咽干痛等。脉沉弦数，为肝郁内夹伏热。

学员诊为肝郁伏热，清阳不升，辨证正确，但用药开破、清泄稍过。因本案毕竟有气短乏力等虚象，虽有肝郁伏热，宜轻不宜重，故吾改用小柴胡汤主之，疏肝升清泄热。

以小柴胡汤主之。

| 柴胡 12g | 党参 12g | 黄芩 9g | 半夏 10g | 生姜 3 片 |
| 大枣 6 枚 | 炙甘草 6g | 辛夷 10g | 白芷 7g | |

2010年5月21日诊：上方服7剂，药后咽干、鼻干痛、鼻塞均减。昨起风疹。

上诊药后诸症得减，说明方与证尚合。本诊起风疹，缘于平素气虚风邪易入，予荆芥，可去血分之伏风。

上方加荆芥6g。7剂，水煎服。

五十七、阴虚阳亢化风（高血压）

【学员诊治】杨某，女，59岁，唐山市人。2010年4月2日初诊：头懵头痛项强，心慌气短，动则著，眼痛，视物模糊，目如冒火，入睡难，每日约4小时，胃不适，腰痛，精力不济，腿沉，左小指及无名指经常麻，二便可。高血压10年，即刻血压190/100mmHg，服乐贝莎坦、卡托普利、寿比山、施慧达。心电图：多源性早搏，室早成对或三联率，ST-T改变。

脉滑尺沉。舌嫩红齿痕，苔薄白。

证属：痰饮内蕴化风。

方宗：半夏天麻白术汤合瓜蒌薤白白酒汤。

| 茯苓 15g | 泽泻 15g | 桂枝 12g | 半夏 10g | 天麻 15g |
| 白术 12g | 瓜蒌 15g | 薤白 12g | | |

【师傅批改】脉浮弦尺弱。舌嫩绛齿痕，苔少。

上症，学员诊脉滑尺沉，滑主痰，因而从痰论治，胸痹诸症用瓜蒌薤白剂；头颈强痛、手麻等风症，以半夏天麻白术汤主之。

然吾诊其脉，浮弦尺弱，舌嫩绛无苔，诊为阴虚阳亢化风。浮乃阳浮，弦为风动。阳为何浮？尺弱舌绛无苔，且目如冒火，当属阴虚不能制阳，阳亢而化风。证已明，然诸症应作何解？风阳扰上则头项强痛，目如火；风阳扰心则不寐，心中憺憺；风阳走窜经络而手麻。诸症以此病机都可得到合理的解释，可以说该病看明白了，故径予三甲复脉。

证属：阴虚阳亢化风。

法宜：滋阴潜阳，平肝息风。

方宗：三甲复脉汤。

生龙骨 20g	生牡蛎 20g	生龟板 20g	生鳖甲 20g	山茱萸 18g
生白芍 15g	五味子 6g	熟地 18g	阿胶 15g	炒枣仁 30g
怀牛膝 12g	地龙 15g	全蝎 10g	蜈蚣 15条	

【学员诊治】2010年6月28日诊：上方加减共服74剂。降压药仅偶服半片施慧达，其他已全停。眼冒火、疼痛、手麻除，睡眠可，精力皆增。血压高时偶头痛，尚有早搏。刷牙时牙龈出血，全牙松，本月始出虚汗，胃欠和，余尚可。即刻血压

160/90mmHg（坐夜车来诊）。脉弦缓滑。

上方加胆星 10g、半夏 10g、竹茹 10g、天麻 15g。

30 剂，水煎服。本案是在基本停用降压药的情况下，独用中药治疗，血压虽未降至正常，然已明显下降，且脉转缓滑，阴阳已渐和调，应说有效。

【按】三甲复脉汤为《温病条辨》之名方，治温病后期肝肾阴伤、痉厥并见，且心中憺憺大动者。加减复脉汤由《伤寒论》炙甘草汤（又名复脉汤）演化而来；三甲复脉汤又由加减复脉汤演化而来；大小定风珠方又由三甲复脉演化而来，吴瑭补仲景之未备，发展了仲景学说，这真正是"发皇古义出新说"的楷模，这才叫对中医学的发展。继承发扬中医学已提倡了几十年，但如何发扬，道路、方法问题并未彻底解决。中西医是两种不同的科学体系，以西医的方法来研究中医，很难说对中医发展有何裨益。吴瑭的道路是发展中医学的正确道路！

三甲复脉汤虽为温病之名方，余在杂病中屡用之。其脉是弦细数而痉者用之，阳脉浮弦而尺细数者用之，阳浮虚而尺细数者亦用之。若尺细无力或细数无力者，加温肾填精之品，如巴戟天、肉苁蓉，或仙茅、锁阳、鹿角胶、鹿茸、紫河车等；若兼寒象，桂附亦用，取阳生阴长之意。

五十八、痤痹，寒束热郁

【学员诊治】田某，女，20岁。2010年8月2日初诊：面背痤疮色红，已1年半，动易汗出，被风又冷，日晒则皮肤瘙痒，曾用粉刺露等无效。其他尚可。

脉沉拘细数减。舌稍红，苔薄白。

证属：阳虚寒束热郁。

方宗：防风通圣加温阳之品。

麻黄 7g	白芷 10g	当归 12g	白芍 12g	荆芥 7g
防风 7g	金银花 12g	连翘 12g	炮附子 9g	干姜 7g
细辛 3g	白芥子 9g	鹿角胶 12g	熟地 12g	

【师傅批改】本案脉沉而拘且细，乃寒凝之象；数为热；减为阳气不足，故诊为阳虚寒束热郁。

方用防风通圣，实为消风散合阳和汤。

消风散散其外寒之凝泣，金银花、连翘合梅花点舌丹清内郁之热，阳和汤温阳散其寒凝。

温阳之干姜、附子与清热解毒之金银花、连翘同用，究竟是温阳还是清热？二者并用，则既温阳，又清热，并行不悖。此案疹红，舌红，脉数，亦有热象，脉弦拘又减，又有寒象，属寒热错杂者，故温清并用。

上方改金银花30g，加白附子10g、花粉15g，另梅花点舌丹2盒，每服2粒，日2次。

【学员诊治】2010年8月20日诊：上方共服18剂，痤痹减未净，将开学，要求服成药，脉弦滑数。

予防风通圣丸合梅花点舌丹服之。

【按】我出诊的诊所地处高教区，青年学生患痤疮者多，女生患此颇在意。《素问·至真要大论·病机十九条》云："诸痛疮疡，皆属于心。"心主火，故痤疮亦由火而生。火有实火虚火之分。《素问·生气通天论》曰："劳汗当风，寒薄为皶，郁乃痤。"又云："汗出见湿，乃生痤痹。"《素问·至真要大论》曰："少阴之复……病痱疹疮疡，痈疽痤痔。"《素问·气交变大论》曰："病寒热，疮疡痱胗痈痤。"由此可见，痤痹可由火、风、湿、寒等外邪所客而发，亦可由脏腑失调而内生之邪所致，其证型分阴阳及阴阳相兼者三大类。

疮疡总的来说分阴阳两大类，但还有阴阳相兼错杂者，则需温清并举，相辅而成。如肠痈，仲景之薏苡附子败酱散即附子与败酱同用；瓜蒌瞿麦丸，附子与瞿麦并施。此案疹红，舌红，脉数，亦有热象，脉弦拘又减，又有寒象，属寒热错杂者，故温清并用，疗效尚可。

五十九、阳虚寒痹（椎间盘脱出）

【学员诊治】王某，男，60岁。2010年5月14日初诊：右侧大腿根部及臀部麻，一直延伸到足后根皆麻，双下肢冷，已两个月。便秘，两三天一行，小便不利、等待。CT：腰4～5、骶椎、椎间盘突出，椎管狭窄，腰3～4椎间盘膨出，腰椎骨质增生，退变。下肢静脉曲张。

脉沉弦无力。舌偏红，苔薄白。

证属：肾阳虚。

法宜：补肾温阳。

炮附子12g　　黄芪15g　　　党参12g　　　桂枝12g　　　细辛6g

杜仲15g　　　菟丝子12g　　巴戟天15g　　肉苁蓉15g　　怀牛膝15g

全虫15g

【师傅批改】脉沉弦缓无力。舌嫩绛，苔薄白。

脉弦缓无力，当属阳气不足，且病位见于股、骶、下肢，当属下焦肾所属，故予温阳补肾、散寒通经之法治之。

证属：阳虚寒痹经脉。

法宜：温阳散寒通经。

方宗：麻黄附子细辛汤。

麻黄8g　　　桂枝10g　　　炮附子15g　　生黄芪15g　　细辛7g

炙甘草8g　　蜈蚣10条

3剂，水煎服，加辅汗三法，取汗，汗透停后服。

【师傅诊治】2010年5月10日诊：药后已汗，腿凉已不著，腿麻如前，小便不利。脉弦减，舌同上。

证属：阳虚寒凝，经脉不通。

法宜：温阳解寒凝，通经脉。

方宗：桂枝附子汤。

桂枝12g　　　炮附子18g　　细辛6g　　　当归15g　　　生黄芪18g

党参15g　　　白术12g　　　炙甘草8g　　巴戟天15g　　肉苁蓉15g

地龙15g　　　蜈蚣7条

2010年5月31日诊：上方共服14剂，腿麻减轻愈半，仅乍立时觉麻，稍事活动则缓解。腿凉除，余尚可，上方继服。

【按】首诊用汗法对否？汗后虽凉轻，但麻未减，可见发汗并未起到预期的功效。何也？应用汗法，当以脉痉且寒痛为指征。此案脉不痉，且呈弦缓、无力，非寒之凝泣收引，当为阳气虚馁，法应温补，而不应发汗，故首诊治疗有误。5月10日二诊，用温阳益气、补肾通经法，腿麻渐轻。

可见，此病中药保守治疗，确可取得一定疗效。有些腰椎间盘脱出者经复位后，由于肾气未充，仍可屡复屡脱，予益肾法当可解决其屡脱的问题。

此例已明确诊为腰间盘脱出压迫坐骨神经而股、髀、腿麻。这属于骨科的病，理应牵引复位。现在腰椎病、颈椎病、骨关节退行性病变特多，吃中药能解决骨的病变吗？证之于临床，确有很多病人得到缓解，甚至症状消除，看来服中药对这些骨病治疗仍有很大价值。

腰椎为何脱出？这与腰椎两侧韧带张力不均有关。譬喻一根电线杆子，两边有铁丝牵拉，保持电杆不歪，倘一侧铁丝松了，电杆就歪向对侧。而腰间盘脱出亦如此理，肾虚了，韧带牵引无力，椎间盘即脱出。补腰肾壮筋骨，纠正其牵拉无力，两边保持平衡，椎间盘即可复位，症状消除。吾据取类比象的思维方法来治椎间盘脱出，亦取得较好疗效。

六十、肝虚夹痰生风（脑出血后遗症）

【学员诊治】刘某，女，37岁。2010年8月13日初诊：脑出血病史3年，曾于县医院诊治，留有右手乏力，做精细动作时欠灵活，生活可自理。头昏，上午困倦欲睡，下午缓解。焦急时语言欠利，无呛咳，入睡困难。饮食、二便可。血压120/80mmHg，目前服维生素 B_1、B_{12}、脑复康。

脉沉弦滑。舌稍淡，苔微黄。

证属：痰湿蕴阻化风。

法宜：涤痰息风。

方宗：半夏天麻白术汤。

半夏12g	白术10g	天麻15g	陈皮9g	茯苓15g
泽泻15g	炙甘草6g	菖蒲9g	全蝎10g	僵蚕9g

蜈蚣5条

【师傅批改】脉沉弦左减。

上症，若脉诊为弦滑，则断为风痰，方予半夏天麻白术汤，完全正确。

但吾诊脉左减，乃肝虚而风动夹痰。

既为肝虚风动，法宜补肝。肝有阴阳气血之虚，当补什么？

肝阴虚者，脉当弦细数；或阴虚阳亢化风而本虚标实，脉弦劲而数，兼有其他阴虚之象，如舌红绛、烦躁易怒、头晕痛、目赤面红、耳鸣、不寐等。若阳虚、气虚、血虚者，按之皆减。阳虚者伴寒象，气虚者伴气短、心悸、无力等气虚之象，而寒象不著。血虚者，伴不荣、不华，脉细而减。若阴阳气血虚甚而阳浮者，脉可呈浮大而虚，此虚究为何虚？亦需结合舌症加以仔细分辨，仅凭脉诊难以遽断。

本案脉沉弦滑左减，症无明显阳虚而寒及阴虚而热的表现，且舌淡，故诊为肝之气血两虚夹痰生风。

以此脉象确定的病机，能否合理地解释所呈现的诸症呢？可。

所具症状大体可分两组：一组肝风夹痰走窜经络的表现，风痰窜入右臂经脉而右手乏力，动作欠灵；风痰窜于舌本则语言欠利。二组是肝之清阳不升的见症。阳气者，精则养神，青少年阳气盛，思维敏捷，肢体矫健，此乃神昌；老年人阳气弱，思维迟钝健忘，怠惰倦卧，此乃神衰。阳之升发敷布赖肝的升发、舒启。本案上午困，上午正当阳气升发之时，但肝虚，升发不及，故上午困；清阳不达于颠而头昏；痰阻阴阳不交而入睡难；气血不荣而舌淡。看来，依脉所确定的病机，对诸症都可以作出合理的解释，故依证而确立的治法为补肝息风化痰。

证属：肝虚夹痰，虚风走窜。

法宜：补肝息风、化痰。

当归 15g	白芍 15g	熟地 15g	山茱萸 15g	巴戟天 15g
肉苁蓉 15g	肉桂 5g	生黄芪 15g	柴胡 8g	僵蚕 15g
天麻 15g	全虫 10g	蜈蚣 10 条	地龙 15g	茯苓 15g
半夏 12g	胆星 10g			

方中黄芪益肝气；柴胡助肝之升发调达，实为补肝之用；四物补肝之体，益肝之用；加山茱萸、巴戟天、肉苁蓉者，益肾填精，补肝之体，益肝之用；加茯苓、半夏、胆星涤痰；加天麻、僵蚕、全蝎、蜈蚣者，搜风剔络；加肉桂者，补肝之阳，亦助肝之升发疏泄。

皆知水能生木，木需水涵，此只水生木之一端。水涵盖了肾的全部功能，肾藏精，元阴元阳之所居。肝阴虚时，自当补肾水以涵肝木；肝血虚时，因精血同源，乙癸同源，故益肾精可补肝血，本案用巴戟天、肉苁蓉即是；肝阳虚者，亦需益肾阳以壮肝阳，本案加肉桂即此意。

【学员诊治】2010 年 8 月 20 日诊：上方共服 7 剂，右手较前灵活，上午困倦减轻，睡眠好转，精细动作尚难。脉弦滑左减。舌淡，苔微黄稍厚。

上方加减继服 7 剂。

【按】一个减字，则断为虚证，虚实迥异，治法、方药全变。虚实的判断在于脉之沉取有力无力，若典型者，断之不难；若不典型者，不易遽断。

六十一、阴虚阳浮，虚阳淫于血络而泛发痒疹
（食道癌术后）

【学员诊治】肖某，男，74岁。2010年8月16日初诊：周身红色丘疹，融合成片，此起彼伏，昼夜瘙痒，时痒甚彻夜难眠，久治未愈。左侧头沉，嗳腐吞酸，食少，腿软。14年前食道癌手术。血压最高160/90mmHg，服降压药控制。

脉浮弦按之无力，尺旺。舌淡暗，苔薄腻。面萎，唇暗。

证属：血虚风淫。

方宗：八珍汤合祛风之品。

党参12g	白术10g	茯苓15g	炙甘草6g	当归15g
赤芍10g	白芍	生地12g	川芎7g	防风7g
羌活7g	荆芥穗7g	土茯苓15g	白鲜皮12g	白花舌蛇草15g
地肤子10g	五味子6g	紫草15g		

【师傅批改】脉浮虚而尺旺。

首诊学员诊为血虚受风，以八珍汤扶正，荆芥、羌活、白鲜皮疏风，看起来倒也像个规矩的方子。但加紫草清热凉血，加土茯苓化湿解毒，加白花舌蛇草清热解毒，加生地养阴凉血，加五味子敛涩，使方子颇杂，显得究竟因何而痒，心中无数，故诸药杂砌，失去法度，属于大杂方类。类似大杂方者，屡见不鲜，总因理不明，辨证不精。

痒可分虚实两类，一类是邪客肌肤而痒，一类是正虚，肌肤失养而痒。

师诊其脉，阳浮虚尺旺。尺旺乃水亏而相火动；阳脉浮虚乃虚阳上浮，淫于血络，致发红疹而痒。法当滋阴潜阳，宗三甲复脉主之。

证属：水亏火旺，虚阳淫于血络。

法宜：滋水潜阳。

方宗：三甲复脉汤。

炙鳖甲15g	败龟板15g	生龙骨15g	生牡蛎15g	麦冬12g
生地12g	熟地12g	山茱萸12g	五味子6g	乌梅10g
白芍12g	丹皮12g	紫草15g		

【**学员诊治**】2010 年 8 月 20 日诊：上方共服 14 剂，痒已轻，疹色变暗，仍有新起之丘疹。尚嗳腐吞酸，腿软。

二诊阳脉虚者，脾气虚，故加六君子汤以培土，取土旺而阴火伏。

上方加党参 10g、茯苓 15g、白术 10g、半夏 12g、陈皮 9g。7 剂，水煎服。

六十二、气虚便血（痔疮术后）

【学员诊治】王某，男，46岁。2010年6月25日初诊：脱肛、内痔十余年，曾手术治疗。近半年断续便血，尤于酒后严重。双手关节晨僵，睡眠每日4～5小时，食少，便可。

脉右无力，左弦滑。舌淡齿痕，苔白。唇暗。

证、法未记。

党参 12g	黄芪 12g	白术 10g	茯苓 15g	当归 12g
升麻 6g	柴胡 6g	陈皮 7g	防风 7g	羌活 7g
独活 7g	赤芍 12g	生地 12g		

【师傅批改】脱肛、便血，右脉无力，乃脾虚不摄。左弦者，乃肝胆痰蕴，痰湿流注关节而晨僵，痰阻阴阳不交而寐差。

学员所开之方，用生地、赤芍宜于血热出血者，此为脾虚不摄而出血，故去之。加血竭、三七、地榆者，止血以治标。

上方去赤芍、生地，加葛根15g。另加三七粉20g、血竭20g、地榆炭30g，共为细面，共分35次冲服，日2次。

【学员诊治】2010年9月6日诊：上方共服14剂，便血、晨僵都明显减轻，睡眠尚差。脉弦滑，舌稍红。

上方加炒枣仁30g。7剂，水煎服。

【师傅批改】寐差学员用炒枣仁欠妥。酸枣仁甘酸而润，补肝肺之阴而收敛，治肝阴虚而神魂不宁者，并非治疗失眠之通剂。

本案脉滑属痰阻阴阳不交，当用化痰法以安神。半夏善燥湿化痰，交通阴阳，故以半夏易枣仁，法宗《内经》中之半夏秫米汤。

去枣仁，加半夏12g。

六十三、气血两虚，阳气馁弱
（肝破裂，肝切除术后）

【学员诊治】王某，男，36岁。2010年9月6日初诊：2010年4月因高空坠落肝破裂，肝右叶及胆囊切除。刀口处反复破溃，至今创口未封，引流反复感染发烧5次。现腹腔仍有少量积液，近一周未烧，纳呆口苦，进任何饮食皆苦，畏寒虚汗，肢冷乏力，余尚可。

脉沉细无力，舌可苔白。

证属：阳虚，气血不足。

法宜：温阳益气血，托里生肌。

方宗：托里十补汤。

生黄芪15g	党参12g	白术10g	云苓15g	当归12g
川芎7g	熟地12g	白芍12g	桂枝10g	炙甘草6g
生姜2片	大枣6枚	陈皮10g	苏子10g	焦三仙各10g

【师傅批改】肝破裂，行大手术，又反复感染发热，刀口反复破溃不愈，气血皆已耗伤。

脉沉细无力，且畏寒肢冷、乏力，显系虚象。

学员所开之方为托里十补汤，乃痈疡脉弱者宜之，扶正而托邪生肌，是中医的一大特色。

余改黄芪30g，重用益气生肌；加升麻者，因脾以升为健；加干姜者，温补中阳。（二诊加红参、柴胡者，亦同此意）

上方改生黄芪30g、陈皮6g，加升麻6g、干姜6g，去苏子。

【学员诊治】2010年9月13日诊：上方服7剂，纳食明显改善，已无苦味，虚汗畏寒均减，引流管口略痛。脉沉滑无力，舌可苔白。

上方7剂。

【师傅批改】上方加柴胡9g、红参15g，去党参。

【按】吾师胡希恕曾提出小柴胡汤的主要指征是口苦，我一直疑其提法欠当。此案口苦已甚，并未用小柴胡汤，而是宗十全大补之意，二诊口苦若失。且吾临证见少阳微结、枢机不利，虽无口苦一症，小柴胡汤照用。不可因无口苦，而束缚小柴胡的广泛应用；亦不可一见口苦就用小柴胡汤，尚需辨证。

六十四、脾虚火衰
（非特异性 ST–T 异常）

【学员诊治】卜某，女，70岁。2010年5月10日初诊：间断胃脘痞硬漾冷水10余年，食凉则著，不欲食，劳后心慌，常左下肢转筋，近2日口干微咳，余尚可。查胃镜（－）。心电图：非特异性 ST–T 异常。

脉弦细滑无力，尺弱。舌淡暗齿痕，苔白干。

证属：脾虚，命门火衰。

法宜：健脾益气，补火生土。

方宗：理中汤。

党参 12g	白术 10g	茯苓 12g	炙甘草 6g	黄芪 12g
干姜 7g	吴茱萸 5g	半夏 9g		

【师傅批改】脉弦细滑无力尺弱，乃脾虚命门火衰，故胃脘痞鞭，心慌不欲食。转筋者，因阳气虚馁，筋失温煦所致。

予理中汤补脾温中，加肉桂补火生土。

学员上方加肉桂 5g。

【学员诊治】2010年8月30日诊：上方加减，共服91剂，胃部症状已不著，余尚可。脉弦缓，左脉略细减。心电图好转，仅 T：$V_2 \sim V_4$ 低平。

幸得坚持服药，诸症渐消，脉尚未复，阳尚欠充。上方加桂枝 10g、鹿茸 3g、紫河车 4g、红参 10g，6剂为1料，共为细面，早晚各1匙，饭后服。原方加参茸、紫河车血肉有情之品以复本。阳复，血脉运行亦畅，缺血之心电图亦有改善。

【按】秦伯未老师曾云，中医欲达炉火纯青的地步，就要辨得活，守得住。辨得活，即药后已效，不能囿于效不更方而照服，脉变则证变，治法方药应随之而变；守得住，即一时未效，然脉未变，证亦未变，则治法方药亦不变，倘心无准的，变来变去，转去转远，乱了法度。辨得活与守得住，皆是谨守病机的表现。我临床遇到一时未效者，常喻为蒸馒头，已蒸了10分钟，馒头尚未熟，并非错了，乃火候未到，火候一到，馒头自然熟了。此案例约3月方愈，基本守方到底，终于等到"馒头熟了"。

六十五、肝郁脾虚，清阳不升

【学员诊治】孙某，男，27岁。2010年4月19日初诊：咳嗽1年余，痰不易咳，咳则右胁痛，耳鸣两三年，视物模糊四五个月，便稍干，余尚可。

脉弦缓减，沉取寸弱。舌可。

证属：脾虚肝郁，清阳不升。

法宜：健脾疏肝，升发清阳。

方宗：逍遥散。

柴胡 9g	当归 12g	白芍 10g	茯苓 15g	白术 10g
党参 15g	生黄芪 15g	防风 8g	桔梗 10g	紫苑 15g
冬瓜仁 15g				

【师傅批改】理法方药、脉舌症皆无误，同意上方。

本案之咳，已然年余，脉弦缓寸弱，缓为脾虚，弦为肝郁，寸弱乃清阳不升，且胁痛、耳鸣、目糊，亦皆肝经之症，故断为脾虚肝郁而咳。

予逍遥散健脾舒肝，升发清阳。

【学员诊治】2010年4月26日诊：上方共服7剂，现已不咳，痰少，胁已不痛，耳未鸣，目已清。近卧时胸憋，余尚可。脉弦减寸弱，舌可。

上方加桂枝10g。

【师傅批改】脉阳弱阴弦。

证属：阳虚，阴寒上乘阳位。

上方去冬瓜仁、紫苑，加升麻6g、细辛6g、炮附子15g、干姜6g。

7剂，水煎服。

【按】《内经》云："五脏六腑皆能令人咳，非独肺也。"这一理论揭示了两个重大问题：

一是整体观，人是一整体，生理时，五脏生克制化；病理时，五脏相互影响。所以医者在诊治疾病时要从整体观出发，既要了解自然、社会诸因素对人体的影响，还要从五脏相关理论分析五脏的相互影响，要胸有全局，此即整体观，这是中医理论体系的一大特色。

二是辨证论治从整体观这一理论出发，全面分析，辨证论治。《内经》是以咳为例，示人辨证论治必须胸有全局，全面分析，杜绝只见一斑、不见全豹的片面错误。咳固可因肺而发，仅就肺而言，肺的病变可分虚实两大类：实者，邪犯于肺，肺失宣降而气逆为咳，其邪包括六淫、七情、内生五邪等皆可犯肺；虚者，包括肺的阴阳气血津液的虚衰。致肺失宣降而咳，而且诸邪可相兼，虚实可夹杂。所以，仅就肺而言，致咳原因颇繁。人是一有机整体，除肺本身的诸多病变可令人咳以外，五脏六腑之病变皆可上干于肺而令人咳。而五脏六腑之病变亦可各分为虚实两大类，更何况可多个脏腑病变并见，虚实寒热错杂。由此可知，致咳的原因亦可数之可十，推之可百，数之可千，推之可万，岂是治咳的三法五法所能以偏概全者，更何况欲以一方而包打天下者。所有的病都是阴阳失调，而阴阳失调之类型不可胜数，需圆机活法，灵活辨证，具体病证具体分析，不可拘泥于僵死套路。咳如此，其他病症莫不如此。《内经》仅以咳为例，示人以规矩而已，非独咳也。

六十六、清阳不升头痛（脑血管痉挛）

【学员诊治】耿某，男，40岁。2010年8月16日初诊：头憷、头顶痛，时轻时重，一年余，其他尚可。多普勒示：双侧大脑中动脉血管痉挛。

脉弦滑，舌稍红。

证属：肝热上扰。方宗：龙胆泻肝汤主之。

柴胡 9g	黄芩 9g	胆草 7g	栀子 9g	生地 12g
当归 12g	木通 6g	滑石 12g	天麻 15g	钩藤 15g
生甘草 6g				

【师傅批改】脉弦。舌稍红，苔少。

吾诊其脉弦，弦则为减，弦则为寒，予川芎茶调散，辛温散寒升阳。

学员据何诊为肝热？脉、症看不出明显热征，盖因舌红，故予龙胆泻肝汤清泄之。

本案舌红，其他无明显热象，径予龙胆泻肝汤主之，恐蹈以舌诊为中心的覆辙。

证属：清阳不升。法宜：升发清阳。方宗：川芎茶调散主之。

川芎 8g	荆芥穗 7g	防风 8g	细辛 6g	白芷 8g
薄荷 5g	炙甘草 7g	羌活 8g	蔓荆子 10g	

【师傅诊治】2010年8月23日诊：上方共服7剂，头痛憷皆减，脉尚弦。

上方加僵蚕12g、天麻15g、生地12g，7剂继服。

【按】舌诊的诊断价值如何评价？舌诊基本上是在温病学的发展中兴起的，因此在温病学中应用较广，诊断意义较大。现在普遍把舌诊用于内伤杂病中，其诊断权重远不如在温病中。我行医的前二三十年颇重舌诊，因望舌可洞观五脏六腑，且舌诊直观，较易掌握，遂颇重舌诊。然临证既久，发现一些舌诊与证、与脉不符者，动摇了舌诊的权威性，逐渐形成了以脉诊为中心的辨证论治方法。仲景是辨证论治理论体系的创立者，观《伤寒论》《金匮要略》，关于舌诊的记载仅寥寥数条，可见舌诊在仲景的辨证论治体系中并不占有显赫的地位。当然，中医是不断发展的，辨证论治体系也是在不断丰富和完善的，把舌诊纳入仲景辨证论治体系中，丰富了这一体系的内容，是温病学的一大贡献，补充了仲景之不足。但舌诊毕竟是在温病学的发展中兴起完善的，直接引入杂病中，其符合率大大降低。我粗估，大约不超过40%，所以提倡以舌诊为主进行辨证论治者，恐带来系统性偏差。

舌诊包括舌态、舌体、舌质、舌苔几部分，其诊断价值依舌态、舌体、舌质、舌苔次序递减。

　　既然舌与证不符者逾半，难道舌有假乎？非也。舌无假，脉亦无假，症亦无假，从不存在什么舍脉、舍症、舍舌等，任何一个症、脉、舌的出现，都有其必然的生理病理基础，只存在如何认识的问题，而不存在什么舍弃的问题。

　　吾以脉定证，以脉解症，以脉解舌。

　　如阴寒内盛之人，舌光绛无苔，若仅从舌看，当属营热阴伤，然脉微细，乃阴寒盛也，此舌乃阳虚阴凝，血行瘀泣而绛；其干绛无津者，乃阳虚气化不利，阴液不能蒸腾敷布所致，予温阳解寒凝，血活津布，舌自转红活苔布。所以，我不赞成以舌诊为中心的辨证论治方法。

六十七、肝经郁热（高血压）

【学员诊治】李某，男，42岁，平山县人。2011年1月7日初诊：左胸憋痛已10年，活动后减轻，两臀怕冷，余尚可。心电图：左室高压，余未见异常。血压150/105mmHg。

脉沉弦数。舌可，苔白。面色晦黄。

证属：肝经郁热。

法宜：清透肝经郁热。

僵蚕 10g	蝉蜕 7g	姜黄 10g	黄芩 9g	栀子 7g
豆豉 9g	柴胡 9g	赤芍 9g	白芍 9g	当归 9g
炙甘草 6g	炒枳壳 9g			

【师傅批改】胸憋痛10年，以其脉沉弦数，沉主气滞，弦主肝郁，数乃火热内伏，故诊为肝经郁热。其臀部冷者，乃肝经郁火走窜经络，阳不外达而冷，与胸憋痛乃同一病机。方以新加升降散主之，透达郁热。

郁热能引起胸痛吗？可，且看经典。

《素问·至真要大论》曰："主胜则热反上行而客于心，心疼发热。""热所胜……肩背臂臑缺盆中痛，心痛肺膜。""热客于胃，则烦心心痛。""懊热内作，暴瘖心痛。""火气内郁，甚则痛热格。"《素问·刺热论》曰："热争则卒心痛。"

《伤寒论》栀子豉汤治"烦热而胸中窒"，"心中结痛。"水热互结之结胸证、热入血室等，皆可胸痛。

本案取新加升降散，即升降散合栀子豉汤、合小柴胡汤而成。郁热透而症遂减。

【学员诊治】2011年1月21日诊：上方曾加丹参15g、郁金9g、木通6g，共服14剂。胸憋痛、头发懵、急躁均较前明显减轻，臀部尚冷。血压150/100mmHg。脉沉弦数略拘，舌可。

予天麻钩藤饮主之。

天麻 15g	钩藤 12g	杜仲 15g	怀牛膝 12g	桑寄生 10g
益母草 15g	茯神 15g	夜交藤 12g	黄芩 9g	栀子 10g

【师傅批改】学员因脉弦拘而予天麻钩藤饮，此方补肝肾，平肝息风，清热活血，属虚证。

火郁属实证，用川芎茶调散疏肝郁，且透散郁热，更加息风解痉之品平息肝风。

方予川芎茶调散加味，疏风解痉。

川芎 8g	荆芥穗 7g	防风 9g	羌活 8g	细辛 6g
白芷 7g	天麻 15g	僵蚕 15g	蝉蜕 8g	全蝎 10g
蜈蚣 10 条				

【**学员诊治**】2011 年 1 月 28 日诊：头懵、臀部冷均已减轻，胸未再憋痛。血压 130/90mmHg。脉沉弦略劲，寸略差。舌可。

上方加柴胡 6g、生黄芪 12g。14 剂，水煎服。

六十八、痰热夹风（高血压）

【学员诊治】乔某，女，54岁，内蒙巴蒙人。2010年8月16日初诊：高血压病史五六年，血压在160/80mmHg上下，服降压药控制在130/80 mmHg左右。现头晕，颈强，入睡困难，每日睡五六个小时，余尚可。即刻血压140/70mmHg（坐夜车来诊）。降压药已停10个月。

脉弦滑略劲，舌可。

证属：肝阳化风。

方宗：三甲复脉汤。

败龟板 18g	炙鳖甲 18g	生龙骨 18g	生牡蛎 18g	白芍 12g
麦冬 10g	元参 12g	茵陈 12g	怀牛膝 12g	熟地 12g
全蝎 10g	蜈蚣 5 条	僵蚕 10g	地龙 10g	炙甘草 6g

【师傅批改】脉弦滑而劲。

学员重在脉弦劲，而断为肝阳化风，忽略了滑主痰这一因素。

余以脉滑且弦劲，断为痰热生风，所以改为清热化痰息风之剂。

乃痰热化风。法宜：清热涤痰息风。

陈皮 9g	半夏 12g	胆星 12g	天竺黄 12g	竹茹 10g
枳实 90g	菖蒲 9g	黄芩 9g	黄连 10g	地龙 15g
全蝎 10g	蜈蚣 10 条	僵蚕 15g	天麻 15g	生龙骨 25g
生牡蛎 25g	败龟板 25g	怀牛膝 12g		

30剂，水煎服。

期间患者滑已不著，脉转弦细数劲。细乃阴虚，弦劲乃风动，故诊为肝阴虚，肝阳化风，方改为滋肝肾，平肝潜阳息风。

【师傅诊治】2010年12月6日诊：症状已除，血压稳定在120～130/70～80mmHg之间。脉弦滑，舌可。

脉又现滑象，故加胆星、竹茹治风痰。

上方加胆星10g、竹茹10g。

30剂，水煎服。服后患者脉之劲象已除，说明肝风已平，且诸症亦除，故可停药。

六十九、阳虚夹饮（失眠）

【学员诊治】彭某，女，50岁，泊头市人。2010年11月12日初诊：失眠十余年，时轻时重，近半月加重，每日一般睡三四个小时。伴心悸，心烦，乏力，头昏，畏寒，腰酸，背累，咽干，食甜或咸易咳。

脉沉无力，尺弱。舌淡红，苔薄白。面青白光。

证属：阳虚夹饮。

方宗：真武汤。

炮附子 9g	茯苓 24g	白术 12g	白芍 12g	桂枝 12g
炙甘草 6g	炒杜仲 12g	生姜 4 片	大枣 6 枚	

【师傅批改】脉沉无力尺弱，两寸浮弦小减。

不寐乃阴阳不得相交所致。但导致阴阳不得相交的原因繁多，此案因何而不寐？

脉沉无力且尺弱，乃阳气不足之脉；余又诊得寸浮弦小减，乃上焦阳虚阴寒上乘之脉。学员取真武汤与桂枝甘草汤合用，我认为是正确的。

久病之躯，阳虚者精血亦不足，法宜温阳益精，化源不竭。

肾阳虚者，本少阴证，当但欲寐，此人何以失眠不寐？欲寐者，非寐也；不寐者，非不欲寐也。阳衰者，精力皆不济，睡着像醒着，醒着又像睡着，迷迷瞪瞪，昼不精，夜不寐，昏昏昧昧状，即但欲寐也。此人之头昏、心悸、乏力、畏寒、腰背沉，皆阳虚之象。其不寐，亦阳虚所致。仲景之干姜附子汤证、通脉四逆汤证皆阳虚，阴阳不交而不寐者。

于上方加肉桂 5g、山茱萸 12g、巴戟天 12g、生龙牡各 18g。

【师傅诊治】2010年12月20日诊：上方共服21剂，寐已改善，每日可睡6~7个小时，心悸气短、乏力畏寒均减。腰背尚觉累。脉寸滑阴弱，舌可。面色改善。

服上方诸症皆减，脉转寸滑阴弱。滑脉可断为阳复，亦可断为痰。

此处断为阳复还是断为痰呢？因阳虚可水泛为痰；二是其人素咳且背沉，可因痰伏所致，故断为痰，方予金水六君煎主之。景岳称金水六君煎"治肺肾虚寒，水泛为痰；或年迈阴虚，血气不足，外受风寒，咳嗽呕恶，多痰喘急等症，神效。"

余予原方加茯苓，增其化痰之力，成二陈汤；增巴戟天、杜仲、肉苁蓉、山茱萸、肉桂，增其益肾之功。

证属：肝肾虚，痰蕴于上。

法宜：补肝肾，佐以化痰。

方宗：金水六君煎。

| 陈皮 8g | 茯苓 15g | 半夏 10g | 炙甘草 7g | 熟地 15g |
| 山茱萸 15g | 巴戟天 12g | 肉苁蓉 12g | 炒杜仲 15g | 肉桂 4g |

因未再复诊，虽觉尚可，毕竟无病家反馈，疗效难断。

七十、土虚木陷（慢性直肠炎）

【学员诊治】张某，男，49岁，井陉市人。2010年10月22日初诊：胸闷脘痞，周身怕冷、怕风，下肢凉。怕进凉食，食则泻，不敢坐凉处，坐则亦腹泻，但饮冰啤则不泻，饮白酒无此作用。遇风则胸闷憋气，流泪流涕，已15年。缘于15年前进食不当而腹泻所致。肠镜诊为慢性直肠炎。

脉弦。舌淡暗，苔白。

证属：木郁土壅。

法宜：疏肝健脾升清。

方宗：逍遥散。

柴胡12g	白芍15g	当归15g	茯苓15g	白术15g
防风12g	升麻7g			

【师傅批改】脉弦有力。

吾同意学员的诊治，以脉弦有力，属木克土，予逍遥散，疏肝健脾升清。余更加青皮疏肝气，羌活舒肝郁（后经反馈，用之无效，知诊治有误）。

证属：木亢而克土。

法宜：疏肝升清。

上方加青皮10g、羌活9g。7剂，水煎服。

【师傅诊治】2010年11月1日诊：仍怕风怕冷，凉则脘痞腹泻，遇风则憋气、流泪、涕。脉弦减。

脉弦减，弦主肝，减为虚，此非实证，乃属肝虚。改予乌梅丸，温肝健中阳，方中附子、干姜、川椒、细辛、桂枝，五味辛热之品温肝阳；方中又有蜀椒、干姜、人参，乃大建中汤意，大建中阳。肝阳弱，中阳虚，致温煦不及而畏风怕冷，凉则泻。冰啤何以不泻？不知何故。方已中的，更加吴茱萸、附子、干姜温肝阳，加柴胡、葛根、防风升清阳。

证属：肝虚不能疏土。

方宗：乌梅丸。

乌梅8g	炮附子12g	干姜7g	川椒6g	桂枝10g
细辛6g	党参12g	当归12g	生黄芪15g	半夏10g
黄连9g				

2010 年 12 月 20 日诊：上方加柴胡 9g、葛根 15g、防风 9g、吴茱萸 6g，改炮附子 18g、干姜 8g，共服 21 剂，上症皆已不著，惟食不当时尚泻。

上方加益智仁 12g、肉豆蔻 10g，继服 14 剂。

【按】木克土者，即木乘土。木乘土者，木强而乘土，临床习称木克土，其脉当弦而有力，治当疏肝；若土虚木乘者，脉当弦缓无力，当培土以御肝侮，法宜培土舒肝升清，二者一实一虚。

本案一诊误为实证而不效，二诊从虚治而渐安。由于脉诊不同，诊治相殊，疗效迥异，可见脉诊的重要。

七十一、风痱(脑梗)

【学员诊治】庞某,男,62岁,曲阳县人。2010年9月13日初诊:自1998年始,已脑梗3次。右下肢无力,加重1周,自己不能挪动。每日睡十八九个小时,善悲泣,尿频急,失禁。高血压20年,药控,即刻血压150/85 mmHg。

脉弦硬滑数,舌暗。

证属:肝风夹痰夹瘀。

法宜:涤痰活血,平肝息风。

方宗:地黄饮子。

生龙骨20g	生牡蛎20g	败龟板20g	炙鳖甲20g	熟地15g
白芍15g	山茱萸15g	怀牛膝10g	桃红各12g	赤芍12g
丹参12g	云苓15g	胆星12g	竹茹10g	天竺黄12g
地龙15g	全蝎10g	蜈蚣15条		

【师傅批改】本案已三次脑梗,其症状可分为三组:一是肢体不遂;一是神志症状,善悲泣与嗜睡;一是尿频急失禁。何气使然?

脉滑舌暗,乃痰瘀互结;脉弦且硬,乃肝风鸱张,故方以涤痰活血、平肝息风为治。地黄饮子补肝肾,顾其本;涤痰活血息风治其标。

上方加生黄芪30g。

【师傅诊治】2010年12月3日诊:上方曾加锁阳、益智仁等,共服70剂。右下肢由自行挪动到扶杖跛行,此次已不拄拐自己步行来诊,每日睡8小时左右,善泣、尿失禁均有明显改善。血压140/90mmHg,降压药尚保留寿比山,每日1片。脉弦缓虚,舌红暗。

上诊迷服70剂,下肢竟能跛行,嗜睡亦除,悲泣亦少,均有明显改善。前阶段涤痰活血、平肝息风祛邪为主,学员诊治大体得当,故无大的改动。邪势挫而正虚显,故后阶段改予扶正为主,方以补阳还五合健步虎潜丸,益气补肾,佐以活血通经。

方改补阳还五汤合健步虎潜丸主之。

生黄芪40g	赤芍12g	当归12g	川芎8g	地龙15g
桃仁12g	红花12g	怀牛膝12g	熟地15g	锁阳15g
白芍15g	菟丝子18g	巴戟天12g	菖蒲9g	

14剂，水煎服。

【按】中风后遗症的治疗效果差，已是共识，许多患者寄希望于中医，有时我出诊时，五六辆轮椅推着中风瘫痪的病人来诊，只要坚持治疗，部分患者还可以取得一定疗效。

七十二、阳虚喉痹（心肌缺血、咽炎）

【学员诊治】张某，女，54 岁。2011 年 1 月 10 日初诊：3 年前于受凉后出现咽部不适，如有物阻，时有咽痛，曾诊为咽炎。服药效果欠佳，两年前出现阵心悸、背痛，如有物压，住院诊为室早、心肌缺血。白细胞减低。余尚可。

脉弦减。舌淡，齿痕，苔白。

证属：痰阻气郁。

方宗：半夏厚朴汤。

半夏 12g	厚朴 7g	苏叶 7g	桔梗 12g	炙甘草 6g
黄芪 12g	白术 10g	党参 12g	茯苓 15g	当归 15g
柴胡 7g	羌活 7g	独活 7g		

【师傅批改】脉弦无力，沉取尺弦。舌淡齿痕，苔白。

本案因脉弦无力，弦则为减、为寒；无力者阳虚，故此喉痹乃阳虚寒凝。

学员以半夏厚朴汤主之，乃套用《金匮要略》治妇人咽中如炙脔之方。此方宜于痰阻气结者，属实证；而本案脉弦无力属虚证，故余改用桂枝去芍药加附子汤。

证属：阳虚寒痹。

法宜：温阳散寒宣痹。

方宗：桂枝去芍药加附子汤。

桂枝 10g	生姜 6 片	炙甘草 7g	大枣 7 枚	炮附子 9g
干姜 6g				

【学员诊治】2011 年 1 月 24 日诊：上方共服 11 剂，咽部不适如有物阻症状减轻，尚有咽干，背痛背沉。脉弦减。

继予上方加白芍 12g、肉桂 5g。

【师傅批改】去白芍、肉桂，加麻黄 5g、细辛 5g。4 剂，水煎服。

更加麻黄、细辛，以激发阳气解寒凝，既治其心悸背沉，亦治其喉痹。

【按】咽炎，惯以火热论之，或清热泻火，或清热解毒，或养阴清热，西药多用抗生素消炎，屡治而不愈者有之，而以阳虚寒痹立论，以辛热之品治之者鲜。

《素问·阴阳别论》云："一阴一阳结谓之喉痹。"一阴者，谓厥阴心主及肝之脉也；一阳者，谓少阳胆及三焦之脉也。其结者，邪阻可结，正虚者亦可结，原因甚广，非必火热之一端。

七十三、阳虚不寐（心供血不足）

【学员诊治】王某，女，47岁。2010年12月24日初诊：寐差十余年。原困倦嗜睡、多梦，醒不解乏，近年转为入睡难，多梦，易醒，乏力，太息，舌糜。心电图：T波广泛低平。

脉沉细无力，舌绛。

证属：气血两虚。

方宗：归脾汤。

炙黄芪 10g	党参 10g	炒白术 9g	茯神 15g	炒枣仁 18g
远志 10g	木香 6g	当归 12g	炙甘草 6g	元肉 12g
巴戟天 12g	大枣 5 枚	生姜 5 片		

【师傅批改】脉阳弦拘，尺弱。舌淡晦。

本案脉弦拘尺弱，尺弱阳虚；阳弦拘，阴寒上乘阳位。故法应温下通上，宗金匮肾气丸合苓桂术甘汤治之。

证属：肾阳虚，阴凝于上。

法宜：温振心肾之阳，解寒凝。

炮附子 12g	肉桂 5g	熟地 15g	山茱萸 15g	巴戟天 12g
肉苁蓉 12g	桂枝 12g	炙甘草 8g	茯苓 15g	白术 9g

7 剂，水煎服。

【学员诊治】2010年12月31日诊：药后已能入睡，但易醒多梦，醒后不解乏，头沉，记忆力差，精力不济。脉阳弦减，尺弱。舌晦，苔少。

宗上方，加当归 15g、黄芪 12g、党参 15g、干姜 7g。7 剂，水煎服。

2011 年 1 月 10 日诊：诸症逐渐改善，睡眠好转，精力皆增。

守上方，继服 14 剂。

【按】不寐乃神志之病，心主神。阳入于阴则寐，阳出于阴则寤，昼精夜暝，倘阴阳不交则不得寐。阴阳何以不交？无非虚实两端，虚者正虚，无力奉养心神，神不安而不寐；实者邪气实，邪阻阴阳不交而不寐。正如景岳所云，"不寐者，虽病有不一，然惟知邪正二字则尽之矣。"

阳乃正气也，阳虚神无所倚，亦可不寐：仲景早有论述，如昼日烦躁不得眠之干姜附子汤证；阴盛已极而阳气外亡之通脉四逆汤证或白通加猪胆汁汤证等。本案亦取温阳之法治失眠，遵经旨而变通之。

七十四、咳喘（支气管哮喘）

【学员诊治】关某，女，51岁。2010年11月29日初诊：反复咳喘憋气4年余，9天前咳剧，浑身痛，背紧凉。平素胃痛，足干裂，其余尚可。西医诊为支气管哮喘，胆囊息肉，子宫肌瘤，子宫摘除术后。长期应用消炎、激素、气雾剂等。

脉沉细涩滞。舌淡暗，苔白腻。

证属：阳虚，阴寒凝痹。

方宗：小青龙汤加附子。

麻黄7g	桂枝9g	细辛6g	干姜6g	炮附子10g
白芍12g	五味子6g	生姜6片	炙甘草6g	大枣6枚

【师傅批改】同意上方。

咳喘、背凉、身痛，脉沉细涩滞，苔白腻，此阳虚寒凝夹饮，肺失宣降而咳喘。予小青龙汤加附子，温阳散寒化饮，与证契合。（此证本当用汗法，因未用辅汗三法，故无汗出。后累计服药18剂，症状已除）

本方实含麻黄附子细辛汤与桂枝汤，亦温阳散寒调和营卫。

【学员诊治】2010年12月27日诊：上方共服18剂，曾加红参、紫苑、半夏等，症状已不著。脉沉弦细数减，舌可。

上方去附子，加肉苁蓉15g。

【师傅批改】脉沉弦细数，舌可。

因脉转弦细数，涩滞之象已除，故诊为阴虚，转用百合固金汤主之，亦谨守病机之谓。何以转为阴虚？或原有阴虚，寒去而阴虚现，或温热过而伤阴。

证转阴虚。方宗百合固金汤。

炙百合15g	生地12g	熟地12g	玄参12g	川贝12g
桔梗8g	麦冬12g	海浮石12g	紫苑15g	知母5g
炙甘草8g				

7剂，水煎服。

七十五、咳嗽，土不生金（支气管肺炎）

【学员诊治】赵某，男，4岁半。2010年12月10日初诊：咳已两个半月，咳甚微喘，常为此而输液。10天前拍片诊为支气管肺炎，又住院输液八天，虽减未已，仍每日咳五六阵，有痰，喜揉目，余尚可。既往常腹痛，诊为肠系膜淋巴结肿大，现已不痛。曾查对花粉、螨虫过敏。

脉弦略数无力。舌尖红，苔薄白。

证属：土不生金。

方宗：四君子汤。

| 生黄芪 10g | 党参 10g | 白术 8g | 茯苓 10g | 炙甘草 6g |
| 杏仁 6g | 桔梗 4g | 前胡 6g | 神曲 6g | |

【师傅批改】本案脉弦数无力，乃脾肺气虚，土不生金。

予培土生金法，取四君子汤加黄芪；取杏仁、桔梗、前胡宣降肺气。

本可用六君子汤，揣度学员虑其温燥，去陈皮、半夏，思辨缜密，未尝不可。余增紫菀温润降肺，川贝性平化痰，较半夏更妥。

上方加紫菀 9g、川贝 7g。

【师傅诊治】上方共服 10 剂，已无何症状。脉数减，舌红无苔。

上方加元参 12g。7 剂，水煎服。

【按】外感后，咳嗽经月不愈者多见，消炎输液而不愈，中医治之颇觉应手。其辨证思路亦如《内经》所云，五脏六腑皆能令人咳，非独肺也。在诸多病因之中，吾首辨虚实，虚实之辨，以脉之有力无力为据。

本案方中并无清热、解毒、消炎之品，咳反愈，益证五脏六腑皆能令人咳的正确。倘不知中医理论，难免讥笑，噫，膀胱也咳嗽，小肠也咳嗽，只好不知者不怪罢。

七十六、懈怠困倦

【学员诊治】李某，女，24岁。2010年11月12日初诊：困倦、嗜睡已1年多，每日睡10~11个小时，仍觉困倦乏力，晨起尤著，中午睡不够，睡亦不解乏，劳累后更重。饮食、月经、二便正常。

脉弦细减。舌淡红，苔薄白。

证属：阳虚血弱。

方宗：乌梅丸。

乌梅 9g	炮附子 12g	桂枝 12g	干姜 8g	川椒 5g
细辛 6g	当归 15g	熟地 15g	巴戟天 15g	白芍 15g
生枣仁 15g				

【师傅批改】上方去白芍、生枣仁，加生黄芪15g、白术9g、茯苓15g。

【师傅诊治】2010年12月24日诊：上方加减，共服28剂，已不觉困乏无力，精力皆振，食稍差，余尚可，脉力尚逊。将放假回家。

上方去熟地，再予20剂，以固疗效。

【按】阳气者，精则养神。阳气在人身体现在哪儿？阳气旺者，人之思维敏捷，肢体矫健，脏腑组织功能旺盛，抵抗力强等。阳气不足，则生机萧索，但欲寐，一切功能皆低下。阳虽是一抽象名词，但阳的生理、病理表现在人体无处不在。

肝主升，人身阳气靠肝来升发，若春天阳气升，大地春回，生机勃发。只有春之阳升，才有夏长、秋收、冬藏。若肝阳馁弱，春阳不升，人则生机萧索委顿。故经云，肝为罢极之本。罢者疲也，困倦乏力由生。

肝为阴尽阳生之脏，肝阳始萌未盛；或春寒伤阳，或戕伐太过，或情志所伤，思虑劳累等，皆可伤肝，致阳虚而肝寒，春阳不升。

乌梅丸，附姜椒桂辛，五味辛热之品以温阳，党参益肝气，乌梅、当归补肝体且益肝用，连柏泻其伏郁之相火。肝阳复而春生阳升，精力委靡随之而除。

精力不济、倦怠无力的表现，属亚健康状态。如今提倡治未病，而亚健康从肝论治是一大法门，乌梅丸乃其主方。我出诊地处高教区，学生苦读，精力不济，头昏无力，记忆力差，睡不够、睡不解乏的现象较常见，若脉弦减者，吾皆以乌梅丸为主治之，疗效颇佳。

七十七、阴虚阳浮（冠心病，心包积液）

【学员诊治】黄某，女，78 岁。2011 年 1 月 7 日初诊：胸闷、气短、憋气已 4 个月。双下肢浮肿（++）。经常汗出，每晚 12 点到天亮一直出汗，可湿透衣衾。尿少，极度无力，伏桌而诊，抬头亦无力。1 个月前住院诊为冠心病，心功能不全，心包积液，超声脾大，血小板、白细胞、白蛋白均低。

脉弦滑数，舌暗苔白中厚。

证属：痰热内蕴。

方以瓜蒌薤白桂枝汤加减。

瓜蒌 20g	薤白 12g	半夏 12g	黄连 8g	枳实 12g
竹茹 12g	茯苓 15g	胆星 12g	天竺黄 12g	葶苈子 15g

【师傅批改】脉阳浮阴弱且慌，舌暗苔白中厚。

学员诊其脉为弦滑数，予瓜蒌薤白剂合黄连温胆汤加减，方证尚符。

然余诊得脉阳浮阴弱且慌，此为阴竭阳越之脉，真气欲脱，致脉慌。此非实证，而是大虚之脉，故急以山茱萸收敛真气，加熟地滋阴固本，龙骨、牡蛎、龟板潜镇浮阳。

证属：阴虚阳浮。

法宜：滋阴潜阳，收敛真气。

山茱萸 30g	熟地 15g	生龙骨 20g	生牡蛎 20g	龟板 20g

【师傅诊治】2011 年 1 月 10 日诊：上方共服 3 剂，胸闷、气短、心慌已明显减轻，周身轻松，下肢肿见消（+~++），现已抬头，咳减，尿利，便已不干。脉弦慌数，按之阳弱尺弦。

上诊药用 3 剂，气短、心慌诸症明显减轻，周身轻松，说明药已中的。本诊增生脉饮，益其扶正救脱之力。

上方加麦冬 12g、五味子 5g、生晒参 12g、炙甘草 7g。7 剂，水煎服。

【按】山茱萸肉救脱，张锡纯论之最精、最详，多有发明创见。张氏对脱证创立了"凡脱皆脱在肝"的理论。脱证，恒因肝疏泄太过，真气不藏而脱越于外。山茱萸秉木气最厚，补肝之体，泻肝之用，大能收敛真气，固涩滑脱，振奋精神。而且山茱萸利尿，敛正气而不敛邪，实乃救脱之圣药。余仿效用之，确可见突兀之疗效。

七十八、心脾两虚（更年期综合征）

【学员诊治】刘某，女，43 岁。2010 年 10 月 15 日初诊：心烦易怒，心慌气短，失眠多梦十余年，余尚可。右卵巢全切、左卵巢部分切除 19 年。1988 年患甲亢，已愈。2006 年车祸髌骨骨折。省某院诊为更年期综合征。

脉沉滑减，左沉细减。舌淡红，齿痕，苔薄白。

证属：阳虚饮停。

方宗：苓桂术甘汤加附子。

茯苓 15g	桂枝 12g	白术 10g	炙甘草 10g	半夏 12g
茯神 15g	炮附子 12g			

【师傅批改】脉沉缓滑减，左略细减。舌同上。

学员诊为脉沉滑减，左细；师傅诊为脉沉缓滑减，左细减，仅仅一缓字之差。

学员诊为阳虚饮停，首先应肾阳虚，气化不利，才出现饮停。但肾阳虚当有肾阳虚的寒象，而本案无。若饮停，也有三焦部位不同，饮干于下者，小便不利、水肿；干于中者，腹胀满、吐利、不食；干于上则胸闷喘憋吐清稀痰，心悸气短；干于颠而颠眩等，且脉当弦。所以本案不符阳虚饮停，故改之。

脉沉而减，证属虚无疑。何者虚？缓而减，缓乃脾虚，滑为脾虚夹痰；左细者，左血右气，主血虚。何不主阴虚？因左肝右肺，左细为肝之阴血不足，若阴虚，脉当细数，且伴虚热见症，而本案无，故诊为肝血虚，且细而减，故诊为心脾两虚，气血不足，予归脾汤加桂枝。

学员与师傅所采集的症状相同，都是心慌气短、失眠多梦、心烦易怒，学员诊为阳虚饮停，师傅诊为心脾两虚，其实二者都可出现上症，为何更改？二者所异在于脉诊。

证属：心脾两虚。

方宗：归脾汤加桂枝。

党参 12g	炙黄芪 12g	茯苓 15g	白术 10g	当归 12g
元肉 12g	炒枣仁 30g	川芎 7g	远志 9g	炙甘草 9g

【学员诊治】2010 年 10 月 22 日诊：上方共服 7 剂。失眠多梦、心慌气短、心烦易怒均明显减轻。头尚欠爽，膝痛，余尚可。脉沉缓滑减。舌淡红，齿痕，苔薄白。

上方加羌活 8g、防风 8g、柴胡 10g、半夏 12g。7 剂，水煎服。

【师傅批改】同意上方。

二诊学员在原方基础上加风药，妥否？一者，脾虚清阳不升而头懵，风药入通于肝，肝升则脾之清阳亦升，且脾以升为健，只有脾的清阳升，脾方能健运，源源不断地化生出气血来，故风药可用。再者，至颠之上，唯风可到，脾虚而清阳不升之头昏、头痛，风药乃要药，尤其对湿蒙清窍者尤佳，故可用。

【按】归脾汤中为何加桂枝？乃受我校友李敏增的启发。她曾喜而告曰，治一失眠病人，屡用归脾汤未效，后加桂枝一味，其效彰显。经云："营气者，泌其津液，注之于脉，化以为血。""心生血"。看来由脾胃所化生的饮食精微，转化为血脉中的赤色之血，是一个复杂的过程，而心阳是使注于脉中津液化为血的重要一环。而桂枝通血脉，振奋心阳，可促使血的化生，对心脾虚而心悸失眠者大有裨益，因而自此再用归脾汤时，恒加桂枝。

七十九、阳虚寒束咳嗽

【学员诊治】韩某，女，26岁。2010年4月12日初诊：外感咳嗽半月余，痰黄不易咳出，流涕，头痛，口糜，下午7点面红热。素肢凉，手足心汗，余尚可。

脉弦细数无力。舌淡红，苔白。

证属：少阳枢机不利。

方宗：小柴胡汤。

柴胡 9g	半夏 9g	炙甘草 6g	黄芩 9g	党参 10g
桔梗 9g	前胡 10g	紫苑 15g		

【师傅批改】脉弦细拘减。舌淡嫩红，苔薄白。

本案脉弦细拘减，乃阳虚寒束，是虚证，而非实证，亦非半实半虚证。弦为减，弦主寒、主饮；减为虚；拘为寒束而收引凝泣之象；细者，乃阳虚寒束收引乃细。以此脉可知，本案为阳虚寒束，肺气不宣而咳。

此案无寒热身痛，无太阳表证，用小青龙发越阳气以宣肺解寒凝。

证属：阳虚寒束。

方宗：小青龙汤加参附汤。

麻黄 6g	细辛 6g	桂枝 9g	白芍 9g	半夏 9g
五味子 6g	干姜 7g	炮附子 12g	生晒参 12g	炙甘草 6g

3剂，水煎服。

【师傅诊治】脉弦细无力，拘象除。咳大减，仅偶咳。面红热除，仍肢冷，手足心多汗。恰行经，小腹痛，无寒热及神志见症。

证属：阳虚血泣。

法宜：温阳活血通经。

方宗：四逆汤合当归四逆。

炮附子 12g	干姜 6g	红参 12g	当归 12g	白芍 12g
桂枝 12g	巴戟天 12g	肉苁蓉 12g		

7剂，水煎服。

另：鹿茸 15g、紫河车 15g，共为细面，分30次冲服，日2次。

【按】小青龙治外寒内饮者，此案无寒热身痛，无太阳表证，故此案用之非解太阳之外寒。其所解之寒，乃阳虚阴盛，是阳虚所产生的内寒。内寒入肺，肺为寒束，不得宣降而为咳。所以，此时用小青龙，在于发越阳气以宣肺解寒凝，非为太阳表实而设。

或问，你说是阳虚内寒束肺，我说是客寒未解伏肺，有何不可？曰：中医是"审证求因"，寒实者，脉当沉紧，虚寒者，脉当沉而无力，此案脉弦细拘而无力，当然属阳虚之内寒，而非外客之实寒。

或问，小青龙乃麻黄汤之衍生方，太阳表实可散，阳虚内寒束肺者亦可散，何师傅独曰治阳虚之内寒？曰：诚然，小青龙内外寒皆可用之，小青龙本治外寒，然桂甘姜枣麻辛附汤乃转大气之方，可看成小青龙汤去酸收之芍药、五味，加附子组成，此方则专治阳虚阴盛而非散外寒者。若确为寒实在表，小青龙当加辅汗三法；若客寒不在表，而伏郁于肺者，亦当加辅汗三法，使邪随汗解。而本案虽亦用小青龙，但不用辅汗三法，其作用在于激荡发越阳气，解寒凝而宣肺，且方中干姜、附子、人参、桂枝乃四逆之意，在温阳基础上用麻黄，又不加辅汗三法，何虑其亡阳。仲景所立之阳微不可汗，是指纯用汗法，而无回阳之品监之，故禁。

八十、热郁于肺

【学员诊治】梁某，男，30 岁，鹿泉市人。2011 年 1 月 7 日初诊：咳嗽两月余，痰白，量中等，无寒热胸痛，疲乏、腰酸，急躁易怒，早泄，余尚可。曾服龙胆泻肝丸、知柏地黄丸未效。

脉滑数，寸旺尺差。舌稍红。

证属：热郁于肺。

黄芩 9g	黄连 9g	麻黄 3g	石膏 15g	杏仁 9g
熟地 15g	生姜 7g	生甘草 6g		

【师傅批改】脉沉滑数，舌稍红。

学员诊为热郁于肺，正确，但用药欠当。

热郁于肺者当清透，以使郁伏之热透达于外而解。学员以芩连清此热，欠当。芩连苦寒降泄，无透热作用，宜于实火者；石膏辛甘寒，可达热出表，凉而不遏，宜于无形弥漫之热者。

然实热与无形弥漫之热如何分别？实热者，脉数实；无形弥漫之热者，脉洪大。然热盛极而脉数大又有力者，可苦寒甘寒并用如清瘟败毒饮，白虎汤与黄连解毒汤并用。

学员麻黄仅 3g，量太少，故改为麻黄 8g、石膏 20g，黄芩、黄连、熟地皆去之。

证属：热郁于肺。

方宗：麻杏石甘汤。

麻黄 8g	生石膏 20g	杏仁 9g	生甘草 6g

3 剂，水煎服。

【学员诊治】2011 年 1 月 10 日诊：咳嗽明显减轻，昨日一天未咳，今晨咳一两声。咽痒、咽干。合房可持续四五分钟。脉弦数，舌红暗，苔少。

证属：肝热。

法宜：清肝佐以生津。

龙胆草 5g	黄芩 10g	丹皮 10g	麦冬 12g	生地 15g
旋覆花 15g	代赭石 18g			

7 剂，水煎服。

【按】麻杏石甘汤为《伤寒论》治肺热咳喘之名方。原文为太阳病汗下之后，"汗出而喘无大热者"，可予麻杏石甘汤。无大热者，乃表无大热，热在肺，故喘。汗者，热迫津泄也。

用麻杏石甘汤清透肺中郁热，但要注意麻黄与石膏的比例，《伤寒论》中石膏比麻黄为2:1，《温病条辨》中为4:1。热重则重用石膏，郁重则重用麻黄。我这一辈子屡用麻杏石甘汤，但麻黄量轻，后加大麻黄用量（如8g）而效彰。

八十一、痰热咳嗽

【学员甲诊治】李某，男，33岁。2011年2月20日初诊：3周前外感，输液后好转，咳嗽未愈。自服养阴清肺等药未效，现仍咳，左胸痛，咳时痛重，痰少，余尚可。半年前发现高血压150/110mmHg，未服降压药，目前稳定在140/100mmHg。

脉沉弦滑数，舌晦。

证属：痰热结胸。

方宗：小陷胸汤合升降散。

僵蚕12g	蝉蜕7g	姜黄12g	大黄4g	黄连12g
瓜蒌18g	半夏12g	川楝子9g	元胡9g	

【学员乙诊治】

证属：痰热。

法宜：清化痰热。

方宗：瓜蒌薤白半夏汤。

瓜蒌15g	薤白10g	半夏10g	胆星12g	竹茹12g
五灵脂6g				

【学员丙诊治】

证属：痰热。

方宗：小陷胸汤。

黄连10g	半夏10g	瓜蒌18g	枳实10g

【学员丁诊治】脉滑数。

证属：痰热壅盛。

方宗：泻心汤合小陷胸汤。

黄芩10g	黄连10g	大黄4g	栀子12g	半夏12g
瓜蒌30g				

【学员戊诊治】脉沉滑数。

同意学员甲方，加菖蒲9g、郁金9g、竹茹12g。

【师傅批改】脉沉滑数。

此证以其脉滑数，属痰热互结。

病位何在？病位的确定除靠脉诊之外，尚需结合脏腑辨证及经络辨证综合分析。

本案症见咳嗽胸痛，所呈现的是肺经症状，因而判断此痰热是蕴结于肺，阻滞肺气，宣降失司而咳。

小陷汤治小结胸，曰："小结胸病，正在心下，按之则痛，脉浮滑者，小陷胸汤主之。"心下乃胃脘，与本案病位不同，且症状亦异，彼为心下痛，此为咳痰胸痛，小陷胸汤可用吗？可用。痰热结于胃者，此方可清化痰热；痰热在肺者，此方亦可清热化痰宽胸。

虑其透热之力不足，故加升降散，增其清透之力，亦佳。

因舌晦，有血行不畅之征，故加郁金、丹参佐之。

证属：热郁夹痰，阻滞气机。

学员甲方，去川楝子、元胡，加郁金10g、丹参15g。

7剂，水煎服。

【学员诊治】2011年3月6日诊：咳嗽、胸痛皆已轻微。目眵较多，鼻干，余尚可。血压135/88mmHg。脉沉滑数稍大。舌略红暗，苔少。

上方加栀子10g、豆豉12g。7剂，水煎服。

【按】此案各位学员诊断意见比较一致，都认为证属痰热，只是用药有差别，孰者更优？

学员甲用升降散合小陷胸汤，加金铃子散。金铃子散行气疏肝活血止痛，似可不必，因升降散合小陷胸汤，清热化痰透达之力已可，而金铃子散乃治肝郁化火者，病未涉肝，故治肝之药可删。

学员乙方用瓜蒌薤白半夏汤，该方治"胸痹不得卧，心痛彻背者，瓜蒌薤白半夏汤主之。"此为痰蕴而胸阳痹阻热不著，故无清热之品，而本案是痰热互结，法当清热涤痰，虽用竹茹，清热力逊。尤其加灵脂活瘀，可不必用，此案尚未致血瘀，可选气中血药兼之可也，如郁金。

学员丙以小陷胸加枳实，加得好，这与栀子豉汤加枳实同理，既化痰又破气滞，增其透散之力。瓜蒌薤白桂枝汤中即有枳实。丙加枳实，甲加升降散，何者为优？我更欣赏加升降散，不仅透邪，且通腑，使肺热从大肠而去，腑气通则肺气降。

学员丁苦寒太过，透达不足，不如甲方。

古代将医案称为脉案，即是以脉定证、立法、处方，夹述夹议，阐明医理，洞悉病机，纵横捭阖，妙笔生花，突显了脉诊在诊治全过程中的突出价值。其处方用药法度森严，君臣佐使主次分明，通过脉案的阅读，即可知晓医者的水平。仲圣乃医方之祖，仅93味药、113方，成就光辉千古的经典，真乃吾辈至圣先师。吾辈应努力向仲景学习，处方用药力求精练，谨守病机，切忌处方、药物庞杂堆砌。

八十二、痰热互结化风（高血压）

【学员诊治】张某，女，46 岁。2010 年 7 月 26 日初诊：发现高血压已 5 年，最高 160/120 mmHg，现服施慧达控制血压。多于劳累后血压升高，血压高时项强。平素疲乏无力，余尚可。即刻血压 130/95mmHg。

脉沉弦数，尺略减。舌嫩红，齿痕，苔薄黄。

天麻 15g	钩藤 12g	石决明 18g	黄芩 9g	栀子 7g
杜仲 10g	怀牛膝 12g	益母草 10g	夏枯草 15g	葛根 12g
生甘草 6g				

【师傅批改】脉沉弦滑数，舌略淡。

因脉沉弦滑数且尺略减，诊为痰热化风，于天麻钩藤饮方中加化痰息风之品。

证属：痰热互结生风。

法宜：清热化痰息风。

上方加半夏 10g、胆星 10g、蜈蚣 10 条、全虫 10g、桃红各 12g。

【师傅诊治】2010 年 8 月 2 日诊：上方共服 7 剂。降压药已停，精力见增，其他无不适。即刻血压 146/96mmHg。脉沉涩，右寸如豆。舌嫩红，齿痕，苔少。

涩乃精血虚，寸如豆乃阳浮动，故转而补益精血，潜敛浮阳，方用地黄饮子合三甲复脉。

方中又加全蝎、蜈蚣，阳已升浮之时，本不该用，因二药皆搜剔走窜，易助其阳动。幸方中大量滋潜之品，制二药走窜之弊端。

（后证明：忽略了尺减肾虚这一病机，致二诊痰热除后，脉转沉涩，右寸如豆）

证属：精血不足，虚阳浮动。

法宜：补益精血，潜敛浮阳。

方宗：地黄饮子合三甲复脉汤。

熟地 15g	山茱萸 15g	麦冬 12g	五味子 6g	远志 9g
茯苓 15g	肉苁蓉 12g	巴戟天 12g	鹿角胶 15g	生龙骨 25g
生牡蛎 25g	败龟板 25g	全蝎 10g	蜈蚣 10 条	

2010 年 8 月 16 日诊：上方加减，共服 14 剂。自服中药始即停降压药，已 3 周。除项部略感不适外，余尚可。即刻血压 110/80mmHg。脉沉滑，左减，寸脉已平。舌淡红，苔薄白。

寸已平，知浮阳已潜。脉右滑左减，左减肝虚，右滑痰蓄，故诊为肝虚夹痰，方宗逍遥散合二陈汤，益肝健脾化痰，以固疗效。

证属：肝虚夹痰。

方宗：逍遥散合二陈汤。

| 柴胡 8g | 当归 12g | 白芍 12g | 茯苓 15g | 白术 10g |
| 党参 12g | 陈皮 9g | 半夏 10g | 天麻 15g | |

14 剂，水煎服。

【按】停降压药后，脉上必然产生一定变化；用中药后，脉亦理应产生一定变化，但中药与西药各自对血脉产生什么变化，不得而知，只能观其脉证，知犯何逆，随证治之。

一诊清热化痰息风，为实证，二诊转而滋潜，为补虚，其变化何其大，究竟是停西药的反应，还是服中药的转化？尚难说清，只能脉变证变，方药亦变。三诊又转为肝虚夹痰，予逍遥散合二陈汤，是耶非耶？只能以实践为据，在停降压药后，血压一直稳定，且症状基本消除，脉亦趋正常，应说是有效或显效，实践证明还是基本正确的。

八十三、心悸

【学员诊治】李某，女，40岁。2010年8月14日初诊：心慌乏力，每次发作需10多分钟至数小时方能缓解，于活动、生气、饥饿后易发作。冬天怕冷，寐易醒多梦，便秘，两三天一解，余尚可。

脉弦无力。舌嫩红，少苔。

证属：阳虚。

桂枝 12g	茯苓 15g	白术 10g	红参 12g	炮附子 12g
肉苁蓉 20g	巴戟天 15g	炙甘草 10g		

【师傅批改】脉沉弦拘滞减。

一诊学员与师傅证治基本符合，学员诊为阳虚心悸，方用参附汤合苓桂术甘汤主之。

师傅以其脉沉弦拘减，减为阳虚，拘为寒凝，选用桂甘姜枣麻辛附汤主之，既可温阳，又可激发阳气解寒凝，故易之。

证属：阳虚寒痹心脉。

方宗：桂甘姜枣麻辛附汤。

桂枝 9g	炙甘草 9g	生姜 6片	麻黄 5g	细辛 5g
炮附子 12g	白芍 12g	大枣 6枚		

7剂，水煎服。

二诊：2010年8月21日诊。

【学员甲诊治】药后心慌减少，仅昨日心慌一次，咽喉痛，仍便秘，余同前。

脉：右弦滑略数，左弦细数。舌嫩红，苔白。

证属：热郁。

方宗：升降散。

僵蚕 10g	蝉蜕 6g	姜黄 6g	大黄 5g	瓜蒌仁 30g

【学员乙诊治】脉沉弦滑数。

证属：肝火内郁。

方宗：小柴胡汤合升降散。

柴胡 9g	半夏 9g	党参 10g	黄芩 12g	炙甘草 6g
僵蚕 10g	蝉蜕 7g	姜黄 9g	大黄 5g	栀子 9g

豆豉 9g

【学员丙诊治】头痛、咽痛、易怒、心悸、便干。脉沉弦数促。舌可。唇暗。

证属：肝胆郁热兼瘀。

方宗：泻青丸合新加升降散。

胆草 5g	栀子 12g	川芎 7g	防风 7g	茵陈 9g
僵蚕 12g	蝉蜕 7g	姜黄 12g	大黄 6g	黄芩 9g
连翘 12g	金银花 12g	桔梗 12g	生甘草 6g	

【师傅批改】脉弦细数减，拘滞之象已除。舌尚可。

二诊，三位学员都诊为热郁证，以升降散加减。

师傅诊其脉，拘滞之象已除，说明寒凝已解，转为弦细数减。细乃阴不足，减为气不足，故诊为气阴不足而心悸，予炙甘草汤主之。

证属：气阴不足。

方宗：炙甘草汤。

炙甘草 10g	太子参 12g	桂枝 9g	麦冬 15g	干地黄 18g
炙百合 15g	生首乌 18g	知母 6g	火麻仁 30g	阿胶 15g
丹参 15g				

三诊，2010 年 8 月 27 日诊。

【学员甲诊治】心慌未作，腹胀便秘已除，咽已不痛。面部生疹，痒。

脉弦濡滑数。舌暗苔白。

证属：湿热内蕴。

| 瓜蒌 20g | 黄连 8g | 川木通 6g | 滑石 10g | 茯苓 15g |
| 槟榔 15g | 厚朴 10g | 生地 15g | | |

【学员乙诊治】脉右弦数，左弦略细数而减。

| 柴胡 9g | 党参 12g | 茯苓 15g | 白术 10g | 当归 15g |
| 白芍 12g | 炙甘草 6g | 黄芩 9g | 砂仁 3g | 豆豉 9g |

【师傅批改】脉沉滑数减。舌淡红，苔薄白。

仍宗上方加瓜蒌 15g，去阿胶（因病人反映难咽）。

7 剂，水煎服。

【按】学员与师傅的诊断，一实（学员所诊郁热乃实证）一虚（师傅所诊气阴不足乃虚证），何以虚实迥异，相差悬殊？

因真正能分辨虚实并非易事，典型者易分，不典型者颇费琢磨。虚实之分，首要在脉。仲景云："脉当取太过与不及"。太过者实也，不及者虚也。何以分虚实？沉取有力者为实，沉取无力者为虚，以沉候为准，因沉为本，沉为根。

一般的虚实之脉尚易分，但有两种脉象分之颇难：

一种是弦长实大搏指者，究为邪气亢盛，还是真气脱越，难以遽断。若弦长实大搏指，毫无和缓之象者，乃无胃气，为真气脱越，大虚之脉，当急敛正气。

　　另一种是邪遏太甚，脉沉伏细小涩迟者，是断为虚脉，还是断为邪遏太甚，亦难遽断。若沉伏细小迟涩者，若中有躁扰不宁之象者，乃邪遏阳郁，当透邪外出，展布气机阳自外达。

　　本案二诊，学员皆诊为实，吾诊为虚。从理论上讲，邪去而正未复，可以转呈虚证，但实践上能否得到印证？药后心悸未作，他症亦除，实践证明养阴益气是基本正确的。

　　参加讨论的各位学员，有院长、有科主任，皆毕业后从事临床20来年，且已跟师两年，尚出现虚实判断的错误，可见虚实之分并非易事，需长期磨炼。

八十四、阳虚气化不利

【学员诊治】沈某，男，39岁，石家庄市人。2009年10月23日初诊：近两年来，腰酸痛、头晕、神疲、乏力、手心热出汗，小便时有尿频、尿急，并有阴囊潮湿，夜尿每夜4~5次，饮食、睡眠可，便调。

脉沉弦滑。舌淡苔白。

处方：

黄芩 9g	生地 15g	龙胆草 6g	车前子 15g	当归 15g
薏苡仁 30g	枳实 9g	木通 9g	柴胡 6g	甘草 6g
泽泻 15g				

【师傅批改】症如上。脉沉滞徐减，舌淡胖苔白。

学员原方予龙胆泻肝汤主之，可能着眼于尿频急、手心热汗出、阴湿等症，似湿热下注，故予龙胆泻肝汤。由此可见，仅据症状难以准确判断其证。

然脉沉滞徐减，且舌淡胖苔白，显系阳虚，气化不利。

脉沉主气。邪阻气滞，气血不能充盈、鼓荡于血脉则脉沉，此沉当沉而有力，为实。若阳气虚，无力帅血充盈鼓荡于血脉，亦脉沉，此沉当按之无力。沉而有力为实，沉而无力为虚。

脉滞指脉之振幅搏起小，其义同沉，以沉而有力、无力分虚实。

徐，即脉来去皆徐。何以称徐而不称缓？因缓脉亦来去徐缓，但缓脉却从容和缓，不似该脉之沉滞而减；至数虽徐，却无缓脉之从容和缓之象，故以徐称。

脉减乃介于脉力正常与无力之间，故曰减。减乃不足之脉。此脉沉滞徐减，乃阳气虚馁所致。

阳虚即为该患者的病机、证，此即以脉定证。既为阳虚，用龙胆泻肝汤清利湿热，乃犯虚其虚、实其实之误。

脉既明，则进而在中医理论指导下解其诸症。何以腰酸痛？腰为肾之府，肾阳虚，故腰酸痛。何以头晕？头为诸阳之会，必清阳以充，肾精以养，今肾阳虚，头失阳之充养，故尔晕。何以神疲乏力？阳气者，精则养神，阳虚神无所倚，故神疲乏力。何以溲频急？肾司二阴，阳主固摄，阳虚不固而溲频急。何以手心汗出？手心为手厥阴心包经所过，肾阳既虚，上乘于心，心包为心之宫城，心气不足而手心多汗。何以手心热？俗皆以手足心热为阴虚痨热解。固然，阴虚者有之，但湿热、瘀血、火郁、疳积、脾虚、阳虚肝郁、肝阳亢等皆可导致五心烦热。阳虚者当手足寒，何以手心热？乃积阴之下必有伏阳所致。阳气者，当游行于周身，以温煦激发各脏腑、组织的功能。若阳已虚，虽然已虚，然阳未亡、未尽，尚有余阳，则此已馁之阳无力敷布，必聚而化热、化火，此火走窜阴经，即可于阳虚诸症中见手心热，此即积阴之下必有伏阳。从手心热这一症来看，必须胸有全局，知道手心热的各种原因和病机，才能全面分析判断；也体现了辨证论治必须在中医理论指导下，才能正确辨证；也体现了辨证论治的主要依据是脉诊，脉异则证异，脉变则证变，此即平脉辨证。

此案证治对否？尚需实践检验。

证属：阳虚，气化不利。

法宜：温阳化饮。

方宗：五苓散加附子。

桂枝 12g	茯苓 15g	白术 10g	泽泻 15g	猪苓 12g
炮附子 12g	炙甘草 9g			

7 剂，水煎服。

2009 年 11 月 2 日复诊：药后腰酸痛、头晕、神疲乏力、手心热出汗已缓解，仍有尿频、尿急，阴湿。脉沉缓滑减。舌淡胖，苔白。

复诊时症状缓解，且手心热、汗除，说明辨治基本正确。溲尚频急者，乃肾虚未复，加益智仁温肾固涩，蛇床子益肾去湿。

上方加益智仁 10g、蛇床子 15g。

八十五、肝肾阴虚，虚风内动

【学员诊治】邵某，女，39 岁。2009 年 10 月 16 日诊：腰痛、腿痛、腿凉、腿软 1 年，近加重。自幼先天性双髋关节脱位。出生时发烧后小脑受损，遗留语言不清，面痉头摇，手足抽动，跛行。经期血块多，经前乳胀。食可。便干。

脉沉弦滑细数。舌绛红少苔。

证属：郁火伤阴，宗升降散合薛生白《湿热论》第四条方。

僵蚕 12g	蝉蜕 7g	姜黄 12g	大黄 4g	地龙 10g
滑石 10g	威灵仙 15g	秦艽 10g	炒苍耳子 15g	丝瓜络 15g
海风藤 15g	黄连 10g	怀牛膝 15g	川芎 9g	独活 9g
生地 12g

【师傅批改】症如上。脉沉弦细数减。

学员以脉沉弦滑细数且舌绛，诊为郁火伤阴。沉主气，弦主郁，滑数为热，细乃阴不足。若依此脉，诊为郁火伤阴，予升降散透达郁热是正确的。但合薛生白《湿热论》第四条之方，欠当。该方治湿热浸淫经络脉隧而引起的痉证，此案既诊为郁火伤阴，再用化湿通经之品欠当。

吾审阅时，舌症如上，唯脉有别，为沉弦细数减。此一减字，使该案的理法方药皆变。减为虚，此证当属肝肾阴虚，虚风内动。若无减字，则本案当属实证，诊为郁火伤阴是正确的，用升降散亦对症。一字之别，虚实判然，这就是脉变则证变，证变则理法方药皆变，可见脉诊在辨证中的重要价值。

吾辨证之法乃首分虚实。虚实之要，重在沉取有力无力以别之。本案沉取为减，则属虚证无疑。然何者虚？脉细数而减，乃阴虚使然。脉何以沉？乃脉失阴血充盈而为沉。脉何以弦？脉之柔缓，当气以煦之，血以濡之。今阴虚，则脉失濡而不柔，致脉弦。弦主风，故诊为肝肾阴虚，虚风内动。此即以脉定证。

证既明，则进而以脉解症，以脉解舌。言謇、面痉、头摇、肢搐，皆振掉之风症。风从何来？脉弦细数减，乃肝肾阴虚，筋脉失濡而拘，虚风内旋，走窜肢体筋脉则肢搐，窜于面部阳明经脉而面痉，窜于舌本而言謇。腿凉，非因阳虚，因脉为细数之脉，阴血失充，经脉不利，气血运行亦泣，阳不通则寒，阴不通则痛、则挛。故此腿凉，不用扶阳辛热之药治之，重在滋阴血，阴血足，血脉畅，阳气可运，其凉自除。

舌绛红者乃肝肾阴虚之象，此舌与脉一致。这番对脉舌症的解释，皆依中医理论而解，体现了吾以脉为中心的辨证思维特点。

证既明，则法应滋肝肾，平肝息风，故方取三甲复脉汤主之。

加地龙、蜈蚣，意在息风、解痉、通络，与法相符。再诊加熟地滋阴，加鹿角霜补督脉，与法不悖。

证属：肝肾阴虚，虚风内动。

法宜：滋养肝肾，平肝息风。

方宗：三甲复脉汤。

生龟板 15g	生鳖甲 15g	生龙骨 15g	生牡蛎 15g	干地黄 12g
赤芍 12g	白芍 12g	麦冬 10g	五味子 6g	山茱萸 12g
石斛 10g	川断 10g	地龙 10g	蜈蚣 5 条	

7 剂，水煎服。

【师傅诊治】2009 年 10 月 30 日二诊：因说话不利，患者自己打了个病情报告："喝了几天药，腿疼好多了，腰也不太难受了，但用劲或上楼，大腿根还是疼痛没劲，膝盖发软发凉。前几天突然右侧腰疼得直不起来，现在坐久了疼、难受。两三年了，到冬天腰就不舒服，后背疼，几个月一直不好。喝药前几天大便不成形，现在好了，不便秘了。谢谢大夫。"

脉弦细数。舌绛少苔。

上方加熟地 12g、鹿角霜 15g。7 剂，水煎服。

八十六、气血两虚，虚风内动

【学员病历】徐某，女，44岁。2009年11月20日初诊：头痛、头晕半年，两太阳穴胀痛明显，情绪波动时加重。右臂时酸胀痛、右手指麻、舌不利已月余，其他尚可。MRI正常，BP130/85mmHg。

脉沉弦滑。舌淡红，苔白。

证属：痰阻，清阳不升。

处方：

半夏12g	瓜蒌12g	陈皮6g	菖蒲9g	白术12g
黄连8g	葛根12g	蔓荆子8g	天麻12g	羌活6g
丝瓜络12g	忍冬藤12g			

【师傅批改】脉沉涩无力。

此案学员摸脉为脉沉弦滑，诊为痰阻气滞风动，予半夏天麻白术汤，辨证论治皆恰当。

然吾再诊其脉，脉沉涩无力，则整个方证皆变。脉沉无力乃属虚证；涩而无力，乃阳气精血皆虚。头晕、肢麻、舌强皆虚风萌动之象，当防其中风昏仆，故予补益精血、息风之剂治之。学员所开半夏天麻白术汤乃治风痰之属实者，用之于虚风，则犯虚其虚之戒。

证属：气血两虚，虚风内旋。

法宜：补益气血，息风解痉。

方宗：可保立苏汤。

川芎8g	当归12g	白芍12g	熟地12g	生黄芪12g
党参12g	白术10g	茯苓15g	巴戟天12g	肉苁蓉12g
防风8g	蔓荆子10g	天麻15g	蜈蚣10条	
全蝎10g	僵蚕12g			

7剂，水煎服。

【师傅诊治】2009年11月30日二诊：药后头晕痛、舌僵、肢麻皆减。左耳道疱疹引发左颊部阵痛，已3年，月经量少。脉：寸旺，阴脉沉涩无力。舌淡红，苔白。

药后症状减轻，可认为辨治基本与病情相符。然脉突转为寸旺，阴脉沉涩无力，当与首诊方药有关。虽气血两虚，当予益气，然精血亏者，阳易浮动，再予川芎、当归、人参、黄芪、防风等温而升浮之品，阴柔不足，阳刚有余，致阳浮而寸旺，故转用滋潜之品以治之，防其阴阳离决。

切不可囿于效不更方，继予首方服之。方证之变体现了中医的恒动观。如果想准确、及时地把握病情的变化就要谨守病机。而病机之变，主要依据脉象之变，脉变则证变，治法方药亦随之而变。

证属：肾精血虚，虚阳浮动。

法宜：益精血，潜阳息风。

方宗：三甲复脉汤。

生龙骨 20g	生牡蛎 20g	生鳖甲 20g	生龟板 20g	熟地 15g
山茱萸 15g	当归 15g	白芍 15g	五味子 6g	肉苁蓉 15g
巴戟天 12g	蜈蚣 10 条	全蝎 10g	僵蚕 15g	

2009 年 12 月 14 日三诊：上方共服 14 剂，头胀痛、舌强、肢麻等症已不著，然脉未复。

继予 7 剂，后未再诊。

【按】吾辨证特点之一是首分虚实。经云："百病之生，皆有虚实。""其虚实也，以气口知之"。景岳云："欲察虚实，无逾脉息。"所以，虚实之分首重于脉。脉诊虽纷纭繁杂，然首重沉取有力与无力，有力为实，无力为虚，此即脉诊之纲要。当然，典型的沉取有力无力好辨，若不典型者，则需仔细思忖，以免误判。此案首诊学员之误，全在沉取之有力无力之误，以致误将虚证断为实证。

八十七、气虚痰阻（房颤心衰）

【学员诊治】赵某，男，72 岁。2009 年 11 月 6 日初诊：发作性心悸、头晕、气短已两年。近半年来咳嗽痰少、纳少、寐易醒，二便可，下肢无浮肿。曾于 2007 年两次住院，诊为老年性瓣膜病、房颤、心力衰竭。2008 年肾癌，右肾切除。即刻血压 100/30mmHg。

脉弦无力寸著，参伍不调。舌红，苔腻。

证属：气虚痰阻。

法宜：益气化痰通阳。

方宗：补中益气合二陈汤。

人参 10g	炙黄芪 15g	白术 12g	当归 12g	陈皮 10g
炙甘草 6g	升麻 6g	柴胡 6g	炒枣仁 20g	远志 10g
半夏 15g	茯苓 15g	竹茹 6g		

【师傅批改】脉舌症如上，然尺脉旺。

头晕、心悸、气短可因多种原因而引发，仅凭上症，其病机难以遽断。

若依舌诊来断，舌红苔腻当为湿阻热伏所致，法当化湿清热。

然脉弦无力寸著，且参伍不调，当属气虚痰阻，清阳不升，故头晕、心悸、气短。其寸著者乃土不生金，脾肺气虚且痰阻，肺失肃降而咳。法当益气升清化痰，学员予补中益气合二陈汤，方证相应，尚属恰当。

余审之，脉舌证如上述，唯增尺旺，按之并不虚，此相火旺之脉，故予原方增大补阴丸以制相火。

尺脉何以旺？皆知土克水。五行与五脏相配，心火、肺金、脾土、肝木、肾水。土能克水之水，乃指肾而言。肾乃水火之脏，真阴真阳所居，乃人身阴阳之根。土能克水，皆知土可制水饮上泛，但言土尚能制相火者鲜，致对东垣以甘温除大热，主以补中益气汤者，多困惑不解，或曰阳虚，或曰阴虚，或曰湿阻，皆因对土能克水理解片面。

东垣于《脾胃论》中解释甘温除大热用补中益气汤之机理时曰："脾胃气虚，则下流于肾，阴火得以乘其土位。"何为阴火？曰："阴火者，起于下焦"，"相火，下焦包络之火，元气之贼也。火与元气不两立，一胜则一负。"这明确指出是由于脾胃气虚，导致相火动。所以土克水，不仅制水饮上泛，亦制肾中相火妄动。

本案之尺脉旺，亦因脾肺之虚，上虚不能制下，因而相火妄动。如何治之？按东垣所云，当径予益气升清即可制相火之妄动，但余却把握不好。土虚固宜健脾益气升阳，但相火妄动之时，升阳恐助其相火之升动，两相掣碍，故余健脾益气升阳之时恒加大补阴丸，防其相火更加升动。此即本案加大补阴丸之考虑。

若尺虽旺，按之无力者，则非大补阴丸所宜，当予引火归原。此种脉象虽少，但并不罕见，当进一步求索。

予原方中加熟地 15g、龟板 20g、知母 6g、黄柏 6g、丹皮 10g。7 剂，水煎服。

【师傅诊治】2009 年 11 月 16 日二诊：上症稍减。脉如上，尺旺按之减。舌已不红，腻苔退，舌根苔未净。

上诊服药之后症渐轻，且尺已平，可认为吾之证治与病情尚符，此所谓"临证之一得"乎？

上方去丹皮、知柏，加山茱萸 15g、五味子 6g、巴戟天 15g。7 剂，水煎服。

2009 年 12 月 14 日三诊：药后曾出汗一次，上症已不著。脉转弦濡缓，寸弱，尺已平。根苔已退。

曾云汗出，这值得引起注意。此汗当为不汗而汗之正汗，张锡纯云："发汗原无定法，当视其阴阳所虚之处而调补之，或因其病机而利导之，皆能出汗，非必发汗之药始能汗也。"何以为汗？经云："阳加于阴谓之汗。"必阴阳充、气机畅方能阳施阴布以为汗。据此汗，可推知阴阳已然调和，故症减尺平，此乃测汗法。

依上方去熟地、龟板、竹茹，改陈皮 6g。14 剂，水煎服。

【按】苔腻，乃湿气重，何以加大补阴丸，不虑其碍湿乎？吴鞠通于湿温篇中曾明确指出，有湿浊者，"润之则病深不解。"且曰："湿气弥漫，本无形质，以重浊厚味之药治之，愈治愈坏。"

湿禁养阴，亦不可一概而论。仲景之白头翁加阿胶法，开湿热加养阴之法门。龙胆泻肝治肝胆湿热，反加生地；局方甘露饮治胃中湿热，反用二冬、二地与石斛，可见湿热盛者，养阴之品未必皆禁。

何时加养阴之品，一是苔厚而干，湿未化而津已伤，当加养阴生津之品，湿方得化；二是白苔绛底者，乃湿未化，而热伏入阴者，当加清营养阴之品，以防窍闭。路志正老师提出"湿盛则燥"这一论点，真乃卓见。皆知湿与燥相互对立，而湿盛则燥则无人论及。何也？湿乃津液停蓄而化。水湿痰饮一类，皆津液停蓄所化。津液停蓄，既已化为水湿痰饮，则正常之津液必亏，津亏则燥化，此即"邪水盛一分，正水少一分"之理。湿既盛，津必亏，故化湿之时佐以养阴生津之品，不仅不禁，反切合医理。

此案苔腻反加大补阴丸，不仅未碍，腻苔反化，此即湿盛燥生之佐证。陆老这一卓见，独具慧眼，实为发皇古义出新说之典范，吾辈之楷模。

八十八、肝阴不足，风阳上扰（脑瘤）

【学员诊治】贾某，女，31 岁，定州人。2009 年 11 月 30 日初诊：头痛半年，以头顶痛为主。因中枢脑瘤，行切除术后 50 天。其他无不适。

脉沉弦数。舌可。

| 僵蚕 12g | 蝉蜕 6g | 姜黄 9g | 大黄 2g | 连翘 12g |
| 柴胡 6g | 胆草 6g | 栀子 9g | | |

【师傅修改】脉沉弦细数右寸旺。舌可。

脉沉弦数为肝热，学员予升降散加清泄肝热之胆草、栀子甚妥。

然审阅学员案时吾诊脉为沉弦细数，右寸旺，细乃阴不足，寸旺乃风阳上扰，故予镇肝息风汤加减。

证属：肝阴不足，风阳上扰。

法宜：滋水涵木，平肝息风。

方宗：镇肝息风汤主之。

生龙骨 10g	生牡蛎 20g	代赭石 18g	怀牛膝 12g	生白芍 18g
干地黄 15g	赤芍 12g	丹皮 12g	川楝子 9g	僵蚕 15g
蜈蚣 10 条	全虫 10g	水蛭 10g	土鳖虫 10g	

7 剂，水煎服。

【师傅诊治】2009 年 12 月 7 日二诊：头痛减轻，右头项略麻。服药 3 剂后经至，腰痛，大便色黑。脉沉弦数，右寸已平，尺略差。

头痛虽轻，然脉尚弦细数，右寸已平，为肝阳已敛。尺略差且腰痛，乃肾脉略虚，故守上方加杜仲、巴戟天、肉苁蓉，以壮腰肾。

上方去水蛭，加炒杜仲 12g、巴戟天 12g、肉苁蓉 12g。14 剂，水煎服。

据西医诊断，此病预后差，吾所治之十数例无愈者。此案仅从辨证角度论之。

八十九、肝火犯肺（肺心病）

【学员诊治】赵某，男，57岁，平山人。2009年11月23日初诊：心慌、气喘5年，喘甚则俯跪于床，痰凉，寐少，每日2～3小时，口渴欲饮，舌两侧溃疡痛。小便不畅，眼不肿。既往：慢性支气管炎、肺气肿、肺心病、心脏左室扩张、主静脉返流。心电图：低电压，肺形P波，顺时针方向转位。

脉：左反关，右弦滑数急。舌红少苔，舌下瘀点。

证属：肝火犯肺，夹痰夹瘀。

龙胆草 5g	栀子 10g	黄芩 10g	知母 5g	黄连 10g
丹皮 12g	赤芍 12g	枳实 10g	茯苓 15g	竹茹 10g
炙甘草 10g				

【师傅批改】脉弦滑数急。弦而数急者，肝热盛也。《伤寒论》曰："脉数急者为传也。"滑主痰。舌下瘀点，夹瘀。诊为肝火犯肺，夹痰夹瘀。学员处方用龙胆泻肝法泄肝火，加活血化痰之品，尚合病机。余加三子，降气涤痰，以畅利肺气。

上方加苏子10g、葶苈子12g、皂角8g。7剂，水煎服。

【学员诊治】2009年12月21日二诊：喘已轻，寐改善，痰已不凉，不能闻异味。脉弦滑数，尺弦细。舌红，尖溃疡。

上方加白芍15g、生龙骨15g、生牡蛎15g、白术10g。

【师傅修改】脉弦细减。

二诊，药后虽减，仍予原方加减则误。

因迭经清汗泄火涤痰后，脉之数急之象已除，知肝火已清；滑象亦无，知痰气已蠲。脉转弦细减，乃邪实去，虚象露，转而补肝肾，纳气归原，予济生肾气丸主之。

该案二诊时虽已效，然而机变，未能谨守病机，仍守原方，犯虚虚之戒。

证属：肝肾阴虚，肾不纳气。

法宜：补肝肾纳气。

方宗：济生肾气丸。

熟地 15g	山茱萸 15g	山药 12g	白芍 15g	云苓 15g
泽泻 10g	车前子 10g	怀牛膝 10g	丹皮 12g	五味子 6g
葶苈子 10g	肉桂 4g	磁石 15g		

7剂，水煎服。

另：蛤蚧3对，研粉，每服2g，日2次。

【按】中医辨证论治是恒动观，病机变，则治亦变，这就要求一个成熟的大夫要守得住，变得活。守得住，即病机未变，虽一时未效，仍要坚持原法治之，药力达到后自然可效。吾常喻之谓蒸馒头，馒头未熟，非方法不对，乃火候未到，火候到了，馒头自然熟了。但缺乏经验的大夫，往往二三诊不效心里就发毛，改弦更张，另换方子，换来换去，转去转远，心里没底，只能瞎碰，根子在于识证不真。然已经取效者，又易囿于效不更方的俗套，若虽效，病机已变，亦要随机而变。守得住与变得活，这是一个大夫逐渐成熟的表现。变与不变，皆当谨守病机，病机未变则治不变，病机已变则治亦变。

九十、痰瘀互阻（心肌缺血）

【学员诊治】高某，男，65 岁。2009 年 12 月 14 日初诊：气短、胸部不适、善太息半年，天冷及活动后加重。夜间平卧时咽痒、咳嗽，侧卧缓解。时腹胀、腹痛。余尚可。心电图：Ⅱ、Ⅲ、aVF 呈 qR 型，T 波：Ⅰ、aVL 低平。胃镜：浅表性胃炎，肝囊肿，HBsAg（+）。

脉沉弦滑略数。舌暗红，有瘀斑。

证属：痰瘀互阻。

黄连 9g	半夏 12g	瓜蒌 20g	枳实 9g	竹茹 10g
陈皮 7g	茯苓 15g	胆星 12g	菖蒲 12g	郁金 10g
丹参 15g	炙甘草 6g			

【师傅修改】症如上。脉沉弦而拘。

此案既有冠心病的表现，又有消化、呼吸系统的症状，然脉沉弦而拘，此即寒凉所致，并无表证，寒伏于里者，照样可用汗法。

此寒痹胸阳，法当散寒宣肺。方宗：小青龙汤。

| 麻黄 9g | 桂枝 12g | 细辛 7g | 干姜 7g | 半夏 12g |
| 白芍 12g | 五味子 7g | 炙甘草 7g | 生姜 10g | |

3 剂，水煎服。3 小时服一煎，啜粥温覆取汗，汗透停后服。

【学员诊治】2009 年 12 月 18 日二诊：服药后汗透，胸不适减半，胃亦未胀。尚活动后气短，进食后胃痛。偶有持物手颤，已 2 年。脉沉弦滑数略有涌动且劲。舌暗红，有瘀斑。血压 126/82mmHg。未予处方。

【师傅批改】脉弦滑数较有力。

复诊云，汗透，胸胃之症顿减，说明汗法对证。

汗后之变，当"观其脉证，知犯何逆，随症治之"。本案二诊，脉转弦滑数且有力，乃寒除热起，转而清热活血，涤痰息风。

证属：痰瘀互结，化热生风。

法宜：清热活血，涤痰息风。

方宗：黄连温胆汤。

| 黄连 12g | 半夏 12g | 瓜蒌 20g | 竹茹 10g | 枳实 9g |

茯苓 15g	胆星 10g	陈皮 7g	菖蒲 10g	炙甘草 6g
桃仁 12g	红花 12g	当归 15g	郁金 12g	薤白 12g
赤芍 15g	川牛膝 10g	蜈蚣 10 条		

7 剂，水煎服。

【学员诊治】2009 年 12 月 25 日三诊：胸闷、气短症状明显减轻，已能平卧，未出现腹胀腹痛，进食、睡眠可。有轻微头晕，晨起大便 3 次，为成形软便，小便正常。脉沉弦滑数略动。舌暗红，有瘀斑。

药后诸症皆已不著，然脉尚欠和缓，乃邪未尽，故予上方继服。

上方因便次多，去川牛膝、当归，加天麻 15g、钩藤 15g。7 剂，水煎服。

【按】发汗法是中医治病的大法之一。发汗法，当有广义与狭义之分。

广义的发汗法涵盖范围甚广，包括八法之汗、吐、下、温、清、补、和、消，凡能使阴阳调和而汗出者，皆可称谓广义的发汗法。《素问·评热论》曰："人之所以汗出者，皆生于谷，谷生于精。"王冰诠曰："精气胜，乃为汗。"张锡纯云："人身之有汗，如天地之有雨，天地阴阳和而后雨，人身亦阴阳和而后汗。"又曰："发汗原无定法，当视其阴阳所虚之处而调补之，或因其病机而利导之，皆能出汗，非必发汗之药始能汗也。""白虎汤与白虎加人参汤，皆非解表之药，而用之恰当，虽在下后，犹可须臾汗出。""不但此也，即承气汤，亦可为汗解之药，亦视其用之何如耳。""寒温之证，原忌用黏腻滋阴，而用之以为发汗之助，则转能逐邪外出，是药在人用耳。"这就是"调剂阴阳，听其自汗，非强发其汗。"张锡纯先生对汗法论述透彻，且深合经旨。这种法无定法的汗法，可称之为广义汗法。

狭义的汗法，是指确有客邪所犯，用辛味发散之品，令其发汗，使邪随汗出而解者。客邪包括寒、风、湿、燥、火、暑。这个先后排列顺序是依汗法应用的价值排列的。汗法主要针对风寒，其次是湿邪。当然，彼此多有相兼。

狭义的汗法主要治疗两大类疾病，一类是邪犯肌表、经络者，当汗而解之，如麻桂剂、葛根汤剂、青龙汤剂、麻杏苡甘汤类，或羌活胜湿汤、升阳除湿汤、九味羌活汤等。一类是邪陷于里之沉寒痼冷证。如寒邪客于三阴，可引起三阴的广泛病变，如现代医学的脑中风、高血压、冠心病、肾脏病、肺系病、肠胃病等，皆可施以汗法，非必局限于邪在肌表者，其应用范围远远比传统的汗法要广。

掌握汗法的应用指征，这是很关键的。关键的一点是脉痉。寒主收引、凝泣，反映在脉象的特征就是弦紧拘滞，这种脉象，余称之谓痉脉。这种脉象，可浮可沉。若邪客于表者，亦可脉沉。见这种寒痉之脉，若出现心绞痛，则解为寒痹心脉；若出现高血压之头晕头痛，则解为血脉蜷缩而血压高，并见头晕头痛等；若见憋气、呼吸不利，则解为寒伏于肺；若见消化系统症状，则解为寒犯胃肠；若见水肿、小便不利，则解为寒伏三焦等。凡此皆可汗而解之。至于舌诊，可正常，可舌淡胖，可舌红暗绛紫，此等红暗绛紫之舌皆寒凝血瘀所致，不以热看。

服辛散之药，余皆加用辅汗三法，即连续服药，两三个小时服一煎，使药力相继；二是啜热粥；三是温覆，以助药力。服后务求汗透。汗透的标准是遍身漐漐微似汗出，当持续汗出三四个小时。若局部出汗或阵汗，皆非汗透。不予辅汗三法，虽服麻桂，亦未必汗出。

汗之出，并非简单的水液渗出于肌肤，而是一个非常复杂的机制。经云："阳加于阴谓之汗"，必阴阳充盛，且输布通畅，方能阳气蒸腾，阴液敷布而为汗。阳气之生根于先天，生于后天。阴精之生亦根于先天，生于后天。阴阳的敷布赖肾水之升、脾之运化、肺之宣降、肝之疏泄、三焦之通畅，各脏腑组织之升降出入正常，方可阳加于阴汗乃出。经云："肾合三焦膀胱，三焦膀胱者，腠理毫毛其应。"三焦乃水液之通道，原气之别使；理者，脏腑肌肉之纹理也。这种纹理乃密密麻麻布满全身，且至细至微，致肉眼不可见，从脏腑直至在外的肌肤毫毛，皆需阳气充塞，阴精敷布，此即阴阳调和。据此汗出，则可推知已然阴阳调和矣，此即测汗法。

九十一、热伏肺胃

【学员诊治】刘某，男，4岁。2009年11月11日诊：两周前外感发热，烧退咳不止，经输液效差。食可，便调。

脉弦滑数稍减，舌可。

证属：气虚痰热。

方宗：六君子汤合银翘散。

金银花 10g	连翘 6g	荆芥 6g	牛蒡子 6g	竹叶 6g
薄荷 6g	太子参 10g	半夏 9g	茯苓 12g	白术 6g
陈皮 6g	炙甘草 6g	鱼腥草 15g	紫苑 12g	

【师傅批改】脉滑数。

脉滑数乃痰热内蕴，若脉减，则为虚证，学员诊为气虚痰热，当无大疵。

然吾审阅时，见脉滑数不减，则非虚证，亦非虚实相兼，故诊为外感余热蕴伏肺胃，予竹叶石膏汤治之。

此外感后，余热蕴伏肺胃。

法宜：清肃肺胃。

方宗：竹叶石膏汤。

生石膏 15g	知母 4g	麦夏 6g	麦冬 12g	党参 10g
竹叶 6g	鱼腥草 12g	紫苑 10g	云苓 9g	

7剂。水煎服。

2009年12月18日二诊：咳止，尚有痰。脉滑数，热未靖。

药后咳止，然脉尚滑数，知痰热未清，故予原方继服。

上方加大贝 9g。4剂，水煎服。

【按】可见，虚实之判，重在脉之有力无力，但能准确判断，亦非易事。

九十二、阳虚寒痹经脉

【学员诊治】田某，男，32岁。2009年12月18日初诊：头懵如裹半年，下午明显。因工作关系睡眠较晚，余尚可。

脉弦拘。舌可。

证属：寒痹血脉。

方宗：麻黄汤。

麻黄10g　　　桂枝12g　　　杏仁10g　　　炙甘草6g　　　细辛5g

苍术10g　　　羌活5g　　　僵蚕10g

【师傅批改】症如上。脉弦拘减，舌淡嫩红齿痕，苔薄白少。

患者主要症状为头懵如裹，俗皆以伤于湿解此症。湿脉当濡，即软也，然学员诊得此脉弦拘，乃寒主收引凝涩之脉，故诊为寒痹血脉，予麻黄汤主之。

余审阅时，诊其脉弦拘且减，弦拘为寒，减则阳虚，故此证当为阳虚寒痹，属虚寒证。此寒并非客寒凝痹，乃因阳虚，阴相对偏盛之寒，此时用麻黄附子细辛汤，目的在于鼓荡阳气解寒凝，使阳气升腾，大气一转，离照当空，阴霾乃散之意。

法当温阳散寒，方宗麻黄附子细辛汤主之。

何以还用辅汗三法以发汗呢？此法是使阳气蒸腾敷布，充塞周身脏腑内外，直达毫毛孔窍，自然汗出之正汗。

证属：阳虚寒痹经脉。

法宜：温阳散寒。

方宗：麻黄附子细辛汤。

上方加炮附子12g、川芎8g。3剂，水煎报，配辅汗三法，取汗。

【学员诊治】2009年12月21日二诊：药后汗已透，头懵未作，现口干，血压130/90mmHg。脉弦，拘象已除，舌淡红。

桂枝12g　　　白芍12g　　　炙甘草8g　　　生姜2片　　　大枣6枚

柴胡7g

【师傅批改】脉弦缓。

二诊脉由弦拘而转弦缓，此邪去正复之象。予逍遥散加川芎茶调散，实是在益气血的基础上升发清阳。风药入通于肝，肝用不及以辛补之；肝体不足，以酸补之。归芍补肝体，黄芪益肝气，柴防助肝之升发舒启乃补肝之用。

证属：脾虚肝郁，清阳不升。

方宗：逍遥散合川芎茶调散。

柴胡 8g	当归 10g	白芍 10g	茯苓 12g	白术 10g
黄芪 10g	薄荷 5g	川芎 7g	防风 7g	羌活 7g
炙甘草 7g				

7剂，水煎服。

2009年12月28日三诊：已无何不适。脉弦数。

药后已无不适，然脉见数象，恐肝热起，故去黄芪之温补，加黄芩以清肝。

上方去黄芪，加黄芩 9g。7剂，水煎服。

前后三变皆依脉为转归，脉变则证变，治亦变。学习中医，不在于知道几个方子，重在掌握思辨方法。

【按】麻黄附子细辛汤乃温阳散寒之祖方，有重大临床价值，且由此方衍生出众多温阳散寒之方。此方的使用有三种情况：

一是少阴病初起，太少两感者，此方主之。内则温少阴之阳，外则散太阳之寒，故为太少两感之主方。

二是无太阳表寒证，寒邪已然传入少阴或因阳虚而寒邪直入少阴者，此方亦主之，以附子温少阴之阳，细辛入少阴经，引领麻黄入少阴，散少阴在里之寒。此亦有逆流挽舟之意。

三是纯为阳虚者，因阳虚而阴寒内盛，出现收引凝涩诸症者，此方亦可用。此时方义已变，附子温少阴之阳；细辛入肾经而启肾阳；麻黄因细辛之引领而入肾经。此时麻黄的功用已非散客寒，而是发越阳气，鼓舞少阴的阳气升腾；另一作用就是解少阴阳虚之阴凝。有据否？试观桂甘姜枣麻辛附汤即是由桂枝汤去芍药，治下后阳虚而脉促胸满者；合麻黄附子细辛汤乃治少阴阳虚阴盛而寒凝者。此方不在散寒，义在鼓荡手足少阴之阳气，使"大气一转，其气乃散"。大气乃人身之阳气，阳气得以转环，犹离照当空，阴霾自散。据此可知，少阴病纯为阳虚而无客寒者，麻附辛汤仍然可用，只是此时用麻黄细辛量应少。

阳虚阴盛之时，虚阳易动，而为格阳戴阳，此时再用细辛麻黄之辛散之品，不虑其阳脱乎？这要视其情况而定，若脉微细欲绝，纯为阳气馁弱不起者，此时可用麻黄、细辛；若脉微细，已有浮动之象，或两颧微泛浮艳之色，身有微热者，此时不宜再用，恐助阳升。若欲用之，需加龙牡、山茱萸以潜敛之，防阳脱于外。

九十三、阳虚不固

【学员诊治】耿某，男，40 岁。2009 年 12 月 14 日初诊：多汗，动辄汗出，腰痛，无恶风寒，便溏，余尚可。

脉弦细无力，舌晦。

证属：阳虚不固，营血不足。

方宗：玉屏风合四神丸加补肾之品。

破故纸 6g	吴茱萸 6g	熟地 12g	黄芪 15g	防风 10g
白术 12g	桂枝 10g	白芍 10g	五味子 10g	浮小麦 30g
肉苁蓉 12g	巴戟天 12g	炙甘草 6g	生姜 5 片	大枣 5 枚

【师傅批改】脉弦细缓无力。

脉弦细无力乃阳虚，营卫不足之脉。虽已隆冬，依然汗出，乃阳虚不固使然。桂枝加附子汤，正是为发汗太过、阳虚不固而汗漏不止者设。

此阳虚不固而汗。方宗：桂枝加附子汤。

桂枝 12g	白芍 12g	党参 12g	炮附子 15g	炙甘草 6g
大枣 5 枚				

7 剂，水煎服

【学员诊治】2009 年 12 月 21 日二诊：药后汗止腰痛减，便已不溏。食后嗳气，略恶心，泛酸十余日。近四天入睡难，约两小时方能入睡。

上方加减继服 7 剂。

【按】学员处方玉屏风散和我所处方桂枝加附子汤，区别何在？

玉屏风散益气固表止汗，宜于脾肺气虚而汗出者。方中防风多云散风，实则非也。黄芪得防风，其力更雄。何也？风药入通于肝，补肝之用。肝之一阳升，脾之清阳亦升，佐黄芪之益气固表，佐白术之健脾。原方防风、黄芪等量，余意防风量应少。

桂枝汤治自汗，意在调和营卫；桂枝加附子汤，则一改而为温阳固表。

三方虽皆治自汗，然病机有别。

九十四、风痰（中风后遗症）

【学员诊治】彭某，男，59岁。2009年9月7日初诊：舌僵、语言謇涩、呛咳，双下肢痿软，行走困难已10个月。脾气急躁，气短无力，余尚可。脑CT：小脑出血已吸收。陈旧脑梗，脑白质脱髓鞘改变，顶叶额叶软化灶。血压130/90mmHg。血脂、血糖高。

脉弦缓滑。舌左偏，苔黄腻。

未开方。

【师傅批改】脉弦滑盛，左寸沉。舌歪，苔黄腻。

脉滑数而盛，痰热之盛甚矣。

证属：痰热化风。

法宜：涤痰息风。

黄连12g	瓜蒌30g	枳实9g	茯苓15g	竹沥水40mL（分冲）
郁金10g	菖蒲12g	白术10g	半夏10g	胆星12g
天竺黄12g	陈皮9g	皂角子8g	白芥子10g	僵蚕12g
全蝎5g	蜈蚣5条			

礞石滚痰丸每次3g，每日2次。

【学员诊治】2009年10月10日诊：上方共服14剂。呛咳减轻，其他同前。曾有两次发现便中有痰样物约3mL。脉舌同前。

上方去礞石滚痰丸，原方7剂。

【师傅诊治】2011年3月26日诊：历经1年余，坚守上方加减，共服161剂，仅腿尚感无力，其他已不著，但脉仍滑数较盛，舌已不歪。

【按】中风后遗症治疗较困难。倘能坚持治疗，可有一定程度好转。此案脉一直滑数而盛，治疗始终以清热涤痰息风为主，脉始终未能缓下来，痰热之盛甚矣。

对痰热盛者，吾屡用礞石滚痰丸，能下痰涎者不足三分之一，有的连便稀亦无。每日6g，其量已不轻，不是想象的逐痰力量那么强。个别病人能够下黏痰每次约半碗，约150mL，随痰下，下肢如绳捆铅坠之感随之缓解，然能取得如此疗效者不逾十之一二。当然，非痰热盛者，不在此例。

九十五、肝火扰心（抑郁症）

【学员诊治】牟某，女，30岁。2010年5月8日初诊：原失眠3个月余，每夜仅睡2~3小时，醒后头晕、焦躁，心绪烦乱，反应迟钝。诊为抑郁症，服奥氮平、丙戊酸镁缓释片，每夜可睡8~9小时，焦躁已轻，手抖，纳可便调，月经两月未行。

脉沉弦细数。舌可。

证属：肝血不足，虚风内动而手抖。

方宗：三甲复脉汤。

生龙骨 19g	生牡蛎 19g	败龟板 18g	炙鳖甲 18g	干地黄 12g
熟地黄 12g	山茱萸 12g	麦冬 10g	五味子 6g	炒枣仁 30g
白芍 10g	赤芍 6g	当归 12g		

【师傅批改】脉沉弦数，舌可。

一诊学员因脉弦细，诊为阴血虚而肝风内动，予三甲复脉汤。

余诊其脉为左弦数，诊为肝经郁火扰心，宗新加升降散清透郁热。

二者一虚一实，区别在于脉之细否，真是"微妙在脉，不可不察。察之有纪，从阴阳始"。

证属：郁火扰心。

方宗：新加升降散。

僵蚕 12g	蝉蜕 7g	姜黄 9g	大黄 2g	连翘 12g
栀子 12g	豆豉 12g	丹参 12g		

【学员诊治】2010年6月5日诊：上方共服28剂，精神已好转，无焦虑、思维纷乱，睡眠正常，每日7~8个小时，梦较多，头略懵，其他尚可。奥氮平已停9日，丙戊酸镁每4日服1片，加阿立哌唑睡前服半片。脉沉弦滑，右寸细，左脉按之减。

上方加当归 12g。

【师傅批改】脉同学员。寸细左减。

迭服28剂，热清虚象显，改从益气血舒肝法治之。

热已退而气血已虚，予逍遥散加味，益气血，佐以升清。

柴胡 8g	当归 15g	白芍 12g	党参 12g	白术 10g
茯苓 15g	炙甘草 9g	柏子仁 12g	天麻 15g	白蒺藜 12g

川芎 7g　　　　蔓荆子 9g

【师傅诊治】 2011 年 3 月 26 日诊：上方加减，已服 91 剂。精神可，睡眠可，已无不适，月经正常，西药已停。脉弦缓略减。

断续服药 90 余剂，抗抑郁药渐停，精神已完全正常。春节前即已恢复工作，完全胜任，为人交往亦无障碍，继予人参养荣汤益气血安神调理之。

【按】 患抑郁症，因西药副作用较大，因而转诊于中医者屡见，中医归之于神志病。中医五脏皆参与神志，因而神志病与五脏皆相关。中医治此病，就是调理五脏的阴阳气血，无固定套路，亦无专方。

九十六、肝风内动

【学员诊治】魏某，女，76 岁，枣强县人。2010 年 11 月 27 日初诊：身颤，以右下肢为重，卧时左下肢抽动、痉挛，凌晨两三点方能入睡，每日仅能睡三四个小时。头晕耳鸣，重则物旋，穿衣少于常人而不觉冷，余尚可。血压 158/85mmHg。

脉弦滑减。舌淡，齿痕，苔白。

证属：痰蕴化风。

方宗：半夏天麻白术汤。

半夏 15g	白术 15g	天麻 15g	茯苓 15g	黄芪 30g
党参 12g	泽泻 20g	全蝎 15g	蜈蚣 5 条	

【师傅批改】脉弦数，两寸旺。

身颤腿抖皆风振掉动摇之象。风何以动？虚实寒热皆可生风，因而有实风与虚风之别。

本案何以生风？学员以弦滑减，诊为风痰，予半夏天麻白术汤主之。

吾诊其脉为弦数而寸旺，乃肝热生风且上扰，故予清肝息风治之。

脉诊有别，治亦相异。

证属：肝热化风。

法宜：清肝息风。

龙胆草 5g	黄芩 9g	黄连 9g	天麻 15g	钩藤 15g
地龙 15g	全蝎 8g	蜈蚣 6 条		

【师傅诊治】2010 年 12 月 4 日诊：上方共服 7 剂，腿抽、头晕已不著，身颤抖，耳背未减。脉弦略细，右尺弱。舌嫩红，苔薄腻。

药后头晕、腿抽动已不著，证明已然取效。

脉弦略细，右尺弱，概热清后，虚象露，又转虚风。当谨守病机，脉变则证变，治亦变。

证属：肾虚，肝风内旋。

方宗：地黄饮子合三甲复脉汤。

熟地 12g	山茱萸 12g	麦冬 12g	五味子 5g	菖蒲 8g
远志 8g	茯苓 15g	肉苁蓉 12g	巴戟天 12g	肉桂 5g
地龙 12g	全蝎 9g	蜈蚣 7 条	生龙牡各 25g	败龟板 25g

炙鳖甲 25g

2011 年 3 月 5 日诊：上方加减共服 14 剂。身颤、腿抖、手颤、失眠等本已不著，但春节停药又作，然较初诊时亦轻，约剩 1/3，每夜可睡 5 小时。头已不晕。脉右寸弦旺，阴弱，左弦缓减。舌淡嫩红，苔薄白。

药后症已不著，可见上诊"转以虚风"治之，亦取得疗效。

上方加炒枣仁 30g。7 剂，水煎服。

九十七、肝火刑金犯胃

【学员甲诊治】武某，女，59 岁。2011 年 2 月 19 日初诊：心悸 20 天来诊。20 天前因咳嗽输液，咳未愈，反引发心悸，胃脘痞满，不欲食，便干。

脉沉缓滑。舌淡苔白。

证属：气虚痰阻。

法宜：健脾益气化痰。

| 黄芪 12g | 白术 9g | 党参 12g | 茯苓 15g | 陈皮 6g |
| 半夏 9g | 升麻 6g | 柴胡 9g | 防风 6g | 炒白芍 12g |

【学员乙诊治】脉弦缓。

证属：脾胃气虚兼湿。

法宜：健脾益气化湿。

上方加白蔻。

【师傅批改】脉弦数而滑，舌可。

证属：肝火刑肺、克土。

法宜：疏肝清热，佐金平木。

方宗：四逆散合泻白散。

| 柴胡 9g | 枳实 8g | 白芍 9g | 炙甘草 7g | 黄芩 9g |
| 炙桑白皮 12g | 地骨皮 12g | | | |

4 剂，水煎服。

【学员诊治】2011 年 2 月 26 日诊：药后心悸、纳谷不馨皆减，尚微咳，觉有气上攻。脉略弦滑数，舌尚可。

| 半夏 10g | 黄芩 9g | 黄连 9g | 干姜 7g | 党参 12g |
| 炙甘草 6g | | | | |

【师傅批改】上方加桂枝 12g、茯苓 15g、白术 10g。7 剂，水煎服。

【按】两位学员皆诊为"脉缓"，吾诊为"脉数"。若四至为缓，六至为数，难道学员连数个数都数不准吗，一呼一吸竟相差两次，这是不可能的。既然不可能，为什么又相差悬殊？

概因对迟、缓、数、疾诸脉的理解不同。上述诸脉，皆以脉率相区分，三至为迟，四至为缓，五至为平，六至为数，七至为疾，八至为极，二至为败等，这都是数脉率者。中医的脉诊固亦重脉率，但中医的脉诊诊的是脉象，所重在象。若心率虽不及六至，但来去薄急者，即为数；脉率虽大于五至，然来去徐缓或泣滞，亦不以数相称，而或曰缓，或曰迟。若以脉率搏动的次数来分，那么"寸数咽喉口舌疮"，独寸数，关尺数不数？独关数，寸尺数不数？尽人皆知脉的传动是由心脏搏动而引起，寸关尺皆随心脏而动。若用脉率来解脉象，那么胸痹之瓜蒌薤白白酒汤的"寸口脉沉迟，关上小紧数"就无法解释，不可能寸口跳三下，关脉跳六下。因中医脉诊脉的是脉象，故有缓与数的差别。由于脉诊有别，故治法方药皆异。

九十八、胃热盛

【学员甲诊治】马某，女，77岁。胃痛四年余，烧心、泛酸、乏力。阵烧热头胸汗出，手心热，耳鸣耳聋。双下肢痒，搔破痒方止。右下肢肌肉紧。大便或秘或溏，余尚可。消化道造影未见异常。

脉弦滑数略涌。舌稍红，苔白。

证属：肝火犯胃。

方宗：泻青丸。

黄芩 10g	龙胆草 6g	栀子 9g	柴胡 9g	当归 12g
白芍 10g	生地 12g	佛手 10g	枳壳 7g	羌活 7g
独活 7g	炙甘草 6g			

【学员乙诊治】脉弦滑数涌。

证属：痰热内蕴化风。

法宜：清化痰热息风。

方宗：黄连温胆汤。

黄连 10g	胆星 12g	竹茹 12g	枳实 10g	茯苓 15g
半夏 12g	天竺黄 12g	石菖蒲 9g	生龟板 20g	生鳖甲 20g
海螵蛸 20g	蒲公英 30g	全蝎 10g		

【学员丙诊治】脉左弦数，右弦滑数略涌。

证属：痰热气滞。

方宗：四逆散合黄连温胆汤。

柴胡 6g	白芍 10g	枳实 10g	炙甘草 6g	黄连 10g
竹茹 10g	陈皮 10g	半夏 10g	云苓 10g	胆星 10g
石菖蒲 10g	郁金 10g			

【学员丁诊治】脉弦滑数，舌红少苔。

证属：肝火犯胃。

方宗：龙胆泻肝汤。

| 龙胆草 5g | 栀子 9g | 黄芩 10g | 黄连 10g | 生地 12g |
| 车前子 8g | 泽泻 8g | 川木通 9g | 吴茱萸 6g | |

【师傅批改】脉滑数而盛。

脉滑数而盛，且呈现胃经的症状，乃胃热盛，宗泻心汤主之。

《伤寒论》第154条曰："心下痞，按之濡，其脉关上浮者，大黄黄连泻心汤主之。"乃太阳病误下，热陷入里而成痞者，热壅中焦而关上浮。热既壅胃，不仅可成痞，亦可胃痛、吐利、嗳呕不食等，此例即是。

《金匮要略》惊悸吐衄篇亦有泻心汤方，曰："心气不足，吐血衄血，泻心汤主之。"心气不足者，心主阴气不足也。阴不足则阳独盛，血为热迫而妄行，致吐血、衄血。

大黄黄连泻心汤与泻心汤药味组成相同，所治有别，然病机一也，皆胃热使然。煎服法不同，大黄黄连泻心汤是以麻沸汤渍之，须臾绞去滓，分温再服；而《金匮要略》之泻心汤是煎服，顿服之。概开水渍者，取其气，煎煮者取其味。气为阳，味为阴。阳胜者，升浮而散，利于胃中热邪之透散；阴胜者，沉降而泄，利于热之下趋。顿服之，取其急；分服者，取其缓。用药之细微若此，非圣人之心，孰能为之。

证属：胃热盛。

方宗：泻心汤。

黄芩10g   黄连10g   栀子10g   大黄5g   蒲公英30g

【学员诊治】2011年3月12日诊：上方共服11剂。烘热、头胸汗出、耳痒、牙痛均减。身较前轻松，精力增，愿干活。仍有食后胃痛、打呃、烧心。

脉弦滑数而盛。舌红少苔。

上方加瓜蒌18g。7剂，水煎服。

【按】本案脉滑数而盛，且呈现胃经的症状，故诊为胃热盛，取泻心汤主之。

学员甲与丁重在肝火，学员乙重在痰，学员丙重在痰热气滞，大方向不错，但仔细分辨尚有欠缺。因脉滑数而盛，以热盛为主，且病位在胃，与诸学员尚有差别。予泻心汤降泄后，诸症皆减，说明大致与症相符。

九十九、木亢横侮脾土（肠梗阻）

【学员诊治】王某，女，45岁。2011年1月28日初诊：于2010年12月14日行子宫肌瘤剥离术。于2011年1月1日下午出现腹胀腹痛，呕吐，入院诊为肠梗阻，予胃肠减压及灌肠术后症状消失，之后一直吃流食。1周前试食面汤后，又出现腹胀、呕吐，吐酸水，又进行中药灌肠后缓解，至今一直吃流食，只能饮少量米汤，靠输液维持，已消瘦十余斤。现咽略干，寐可，小便可。

脉弦数减，右关稍旺。舌淡红，苔薄白。

证属：脾虚，气机不畅。

法宜：健脾理气。

方宗：四逆散合四君子汤。

| 柴胡12g | 白芍10g | 党参10g | 白术10g | 茯苓12g |
| 炙甘草10g | 枳实10g | 厚朴6g | 桃仁10g | 半夏10g |

【师傅批改】脉弦细而劲，舌暗红，少苔。

脉弦细而劲，细乃阴虚；弦劲者，肝木失柔而亢。腹胀痛呕吐不能食，只靠输液及流食维持，此木亢横侮脾胃，法宜柔肝制木之亢。方用芍药甘草以泻肝，龙牡、赭石平肝逆。

证属：肝阴虚，肝阳亢，横侮脾土。

法宜：滋阴平肝潜阳。

| 生白芍18g | 炙甘草8g | 生龙骨18g | 生牡蛎18g | 代赭石15g |

2剂，日3服。

2011年1月29日诊：药后肠鸣，下稀便2次，不恶心腹痛，已思食，仍不敢吃，继续吃流食。现正值经期，经尚可。脉寸关浮弦细数不任重按，尺沉弦细劲数。舌偏暗，苔薄白。面黄瘦无华。

证属：肾水亏，肝木失涵，克侮脾土。

法宜：滋水涵木平肝。

| 熟地15g | 山茱萸15g | 山药15g | 生白芍15g | 炙甘草8g |
| 生龙骨18g | 生牡蛎18g | 代赭石15g | | |

2011年3月5日诊：上方曾加龟板、乌梅，共服35剂。无何不适，已吃普食。坚持治疗月余，终可进普食，症消，人渐胖，色渐润，劲象亦消。

予逍遥散加乌梅调理善后。

　　【按】肠梗阻通常以通下法治之。然本例脉弦细而劲，细乃阴虚；弦劲者，肝木失柔而亢。腹胀痛呕吐不能食，只靠输液及流食维持，此木亢横侮脾胃，法宜柔肝制木之亢。

　　学员以健脾理气治之，且方多温燥，不宜阴虚；药用升补，不宜木亢。

一〇〇、外感发热，气虚真阴亏
（外感发热）

【学员诊治】刘某，男，38 岁。2011 年 1 月 28 日初诊：发热三天，体温持续在 39℃左右，服退热药后汗出、热退、复热。伴恶寒，周身酸痛，纳呆，偶咳。

脉浮弦数。舌红，苔白。

证属：寒束热郁。

方宗：白虎加桂枝汤。

桂枝 12g	石膏 15g	知母 5g	炙甘草 5g	山药 10g

【师傅批改】脉浮弦数，沉取寸弱，尺躁动。

此案独尺躁动，乃真阴亏，故取景岳理阴煎大补真阴。

证属：脾肺气虚，肾水亏而相火旺。

法宜：益气，滋补真阴。

方宗：理阴煎加生黄芪。

熟地 50g	山茱萸 30g	当归 12g	丹皮 10g	炮姜 4g
肉桂 4g	生黄芪 12g			

2 剂，水煎服，分 4 次服，1 日夜服完。

【师傅诊治】2011 年 1 月 29 日诊：今晨体温 38℃～37.2℃，未服退热药。热时身寒，药后见汗。肠鸣，未腹胀。脉浮弦数，按之无力，尺躁动已缓。舌偏红，苔灰厚。

二诊，热减，苔厚，乃滋补太过而湿化，故加茯苓、白术以祛湿，合黄芪、党参亦培土以制阴火。

熟地 30g	山茱萸 20g	当归 12g	肉桂 4g	炮姜 4g
生黄芪 12g	党参 12g	白术 10g	茯苓 15g	

3 剂，日 3 服。

2011 年 2 月 19 日诊：春节后第 1 次出诊，药后汗出热退，现咳，盗汗，精力不足，余尚可。脉弦细数，舌偏红少苔。

证属：肝阴不足，肝气郁结。

方宗：一贯煎。

麦冬 18g	沙参 15g	干地黄 15g	生白芍 12g	川楝子 9g

丹皮 10g　　　　栀子 8g　　　　旋覆花 15g　　　代赭石 18g

4剂，水煎服。因临近春节停诊，故二诊后未再连续治疗。节后询及，汗出热退，知景岳所云不讹。

【按】一个普通外感发热，何以用理阴煎加黄芪，熟地用至 50g？因其尺脉躁动。

关于躁脉，《内经》中有精辟论述，曰："汗出而脉尚躁盛者死"，"有病温者，汗出辄复热，而脉躁疾，不为汗衰，狂言不能食，名阴阳交，交者死也。"《伤寒论》曰："脉数急者为传也。"数急同于躁。躁乃独阳无阴也，故死。

李士懋田淑霄
——医学全集——
下　卷

平脉辨证相濡医案

李士懋　田淑霄　著

前 言

中医是实践医学，中医的生命力在于临床。只有不断临床，才能真正理解中医理论的博大精深，才能更好地继承发扬。

中医有独立的理论体系，有完整的诊治方法，欲提高临床疗效，就必须坚持在中医理论指导下的辨证论治。我们临床，始终严格按照中医辨证论治的理论体系，现代医学的化验、检查，对病情的认识、判断、预后，确有帮助，但不以西医的理论、检查结果来指导用中药。

在辨证论治中，我们尤重于脉。脉诊可定病性、定病位、定病的程度，判断疾病的转归、预后。在长年的临床实践中，逐渐形成了以脉诊为重心的辨证论治体系。我们临床，没有固定的套路，方无定方，法无定法，孜孜以求者，乃谨守病机，努力提高辨证论治水平。

辨证论治的实质是个体化治疗。对个案的分析、总结，是提高辨证论治水平的重要途径。所以，学习中医，就必须学医案，从大量的医案中总结其辨证论治的规律。

本书所集个案，皆为我们老两口从医以来亲手所治者，不论效与不效、误治乃至死亡者，凡窃有所悟处，皆详于按语中。我们同毕业于北京中医学院（现北京中医药大学），同在一个诊室看病，同在一所大学教书，故取名为《平脉辨证相濡医案》。

需要特别说明的是，本书有小部分医案亦被其他书所摘用分析，但思辨角度不同、侧重点有异，恰可突出"越辨越明"之辨证论治精髓。

医案体裁有详有略，有门诊或病房的记录，亦有追忆的医话形式，其真实性毋庸置疑。我们都已届七旬，职称亦已到顶，虽未至清高得隐居山林，但对名利确已淡了许多，无须再造什么砖去敲什么门。所以写这本书，仅是一生中的学术总结，启悟后人自不敢奢望，权作心灵之慰藉而已。

李士懋　田淑霄

2013 年 5 月 15 日

1. 脱证（一）
（心梗、心源性休克）

尹某，女，67 岁，家属。

1977 年 5 月 12 日患心肌梗死并心源性休克，心电图示后侧壁广泛心肌梗死，经西医全力抢救 3 日，血压仍在 20 ~ 40/0 ~ 20mmHg 之间，为保证液体及药物输入的静脉通路，两侧踝静脉先后剖开，均有血栓形成而且粘连。因静脉给药困难，抢救难以继续，仅间断肌注中枢兴奋剂，家属亦觉无望，亲人齐聚，寿衣备于床头，以待时日。此时请中医会诊：病者喘促，气难接续，倚被端坐，张口抬肩，大汗淋漓，头面如洗，面赤如妆浮艳无根，阳脉大而尺欲绝，舌光绛无苔且干敛。

此乃阴竭于下，阳越于上。

急用山茱萸 45g，去净核，浓煎频服。下午 3 点开始进药，当日晚 9 点，血压升至 90/40mmHg，喘势见敛。连续两日，共进山萸肉 150g，阳脉见敛，尺脉略复，喘促大减，血压 110/70mmHg。至第 5 日，两关脉转弦劲而数，并发胸水、心包积液，胸脘疼痛憋气，改用瓜蒌薤白加丹参、赤芍、白芍，化痰化瘀宣痹，至第 8 日拍胸片，诊为心包积液并胸水。两寸脉弦，中医诊为饮邪犯肺，上方加葶苈子 10g，大枣 7 枚。一剂胸中豁然，再剂症消。后用养阴佐以化瘀之品，调理月余，病性平稳。两踝剖开处溃烂，骨膜暴露，转外科治疗 4 个月方愈。出院时心电图仅留有病理性 Q 波。

【按】脱证乃真气虚极而脱越于外，乃危笃之证。张锡纯认为："凡人元气之脱，皆脱在肝。""因人虚极者，其肝风必先动。肝风动，即元气欲脱之兆也。"症多表现为大汗不止，寒热往来，甚则目睛上窜，怔忡，或气短不足以息，或兼喘促，脉搏微细或欲绝等。对脱证的治疗，张氏主张从肝论治，运用收敛补肝之法，重用山茱萸。肝虚极而元气将脱者，服之最效。张氏曰："人之元气将脱者，恒因肝脏疏泄太过，重用萸肉以收敛之，则其疏泄之机关可使之顿停，即元气可以不脱，此愚从临床实验而得，知山萸肉救脱之力十倍于参芪也。"肝主脱，是张氏首倡，也是张氏对中医理论的发展。《医学衷中参西录》一书，附列大量山萸肉救脱的验例，对我颇有启迪。临床按张氏理论，用山茱萸救脱，确有卓效。

2. 脱证（二）

（心源性休克、心房纤颤合并脑梗死）

匡某，女，84岁，市郊农民。1981年3月15日诊。

心源性休克、心房纤颤合并脑梗死。喘喝欲脱，面赤如妆，喘愈重则面色愈娇艳，独头动摇，汗出如珠，背部自觉灼热如焚，心中摇摇不支，烦躁欲死，触电自戕被家属阻止，左侧肢体不遂，两侧瞳孔缩小如小米粒大小。血压50/30mmHg，心电图示心房纤颤。

脉参伍不调，尺微而关弦劲，舌绛苔少。

此为阴竭阳越，肝风陡涨。

予山萸肉60g，浓煎频服。夜较安静，次日喘已减，面红见敛，脉亦稍缓，脉律已整，血压升至80/50mmHg。于8日夜间两点扶坐吃药时，突然两目上吊，牙关紧闭，口唇青紫，四肢厥逆，冷汗淋漓，脉转沉微。此阴阳俱衰，肝风内动。急予培补元气，镇潜固脱。

方用山茱萸30g、人参15g、龙骨18g、牡蛎18g，浓煎频服。因惜人参价贵，上药煎服二日，参渣亦嚼食，诸症渐平，饮食倍增，但肢体仍不遂。

【按】脱证，即正气脱越之谓。盖人之生也，负阴抱阳。阴在内，阳之守也；阳在外，阴之使也。阴平阳秘，精神乃治；阴阳离决，精气乃绝。二者须臾不能离。凡人之病，无非阴阳偏盛偏衰，迫衰弱至极，阴阳相互不能维系，势将离决者，即谓脱。

统而言之，脱证不越阴阳二端，曰阴脱与阳脱。阴脱又有血脱、阴脱、精脱之别；阳脱又有气脱、阳脱之异。依其病位而言，脱证又有五脏之殊，如肺气衰、胃液枯、脾气败、心阳亡、心阴消、肝气脱等。肾乃一身阴阳之总司，诸脏之脱，无不关乎于肾，故救阴不离肾水，回阳不离命火。张氏用山茱萸救脱，无论阴脱阳脱，皆用之。阴脱者，阴不制阳而阴竭阳越，真气脱越于外；阳脱者，阴寒内盛，格阳于外，亦成真气外越。真气脱越之时，必以敛其耗散之真气为务。

张锡纯先生认为，脱证乃肝虚极而疏泄太过，真气不藏所致，故凡脱必伴肝风内涨、痉搐、头摇、目睛上吊等象，故张氏云："因人虚极者，其肝风必先动。肝风动，即元气欲脱之兆也。"凡脱皆脱在肝，是张氏对中医理论的一大贡献。肝虚极，本当不能升发疏泄，何以张氏云"肝虚极，疏泄太过，真气不藏"？盖肝有体用二端，肝体阴而用阳。肝阴血虚极，则不能制阳，反见肝阳亢而疏泄太过。肝体虚，山茱萸强阴补肝之体；肝苦急，以酸泻之。山茱萸之酸收，恰能泻肝之用。张氏以山茱萸救脱，确为一大发现，对中医的理论与实践，都有重大贡献。此案之头动摇、目上窜、牙关紧、肝脉弦劲，正是张氏所说的肝风动，愈知先生所云极是，值得后人学习、继承。

辨识阴竭阳越的要点，首重于脉。阳脉大而阴欲绝，此即阴竭阳越之脉。阳脉之大，可三四倍于尺脉，此为关格之脉。若脉难遽断，可进而查舌，其舌光绛乃其特征。颧红如妆，亦为阳越之特征。其红，色艳无根；其红的部位主要表现在两颧，面部其他部位可暗滞、青黄、青白。愈红艳阳愈脱，阳愈脱愈红艳娇嫩。

对于脱证的治疗，张锡纯主张用酸敛补肝之法，"使肝不疏泄，即能杜塞元气将脱之路"，"重用山萸肉以收敛之，则其疏泄之机关可使之顿停，即元气可以不脱，此愚从临床实验而得，知山萸肉救脱之力，十倍于参芪也。"

山茱萸救脱的功效，很多古代医籍都有记载。《神农本草经》："山萸肉味酸平，主心下邪气，寒热。"此寒热乃肝虚厥热胜复之寒热；此心下邪气，即肝虚肝风内旋，气上撞心之心下邪气。《别录》："强阴益精，安五脏，通九窍。"《雷公炮炙论》曰："壮元气，秘精。"《本草备要》："补肝肾，健精气，强阴助阳，安五脏，通九窍。"《中药大辞典》曰："补肝肾，涩精气，固虚脱。"《衷中参西录》曰："大能收敛元气，振作精神，固涩滑脱。"

上述二例，即单用山茱萸一味，浓煎频服而救脱，对休克的血压恢复和稳定、病理状态的改善都较理想。基于此，我们将山萸肉抗休克列为科研课题，经实验研究，取得了令人鼓舞的结果，展示了山萸肉具有良好开发前景。

3. 关格
（慢性心衰，合并肾衰）

张某，男，58岁，行唐县农民。因病重医治无效而出院回家中。2001年6月9日诊。

风心病合并心衰、肾衰，胸水、腹水，呼吸困难，喘不能卧；心中怔忡，慌乱不支；饮食不下，食则吐；腹大如鼓，阴囊肿如拳，下肢肿甚，无尿。每日注射呋塞米2支，尿量不足30mL。神识朦胧，面色黧黑而颧红，势已岌岌可危。

阳脉虚大不整，尺脉欲绝。舌光绛如镜面。

此阴竭阳浮越。

予山茱萸40g，浓煎频服。次日尿量达300mL，逐日增加；5日后尿量1200mL；一周后复诊尿量达1600mL，肿遂渐消，诸症渐平。舌已布少许苔，阳脉已敛，尺渐复。予济生肾气，重用山茱萸，去附子。因相距150余里，出诊不便，未再继续诊治。

【按】舌光绛如镜，尺亦微细欲绝，此真阴耗尽，化源已竭，无作尿之资，故尔无尿。真水枯而邪水盛，泛溢于脏腑肌肤，周身浮肿。邪水上逆于肺而喘不得卧，凌于心而怔忡。阴竭阳越而阳脉虚大、颧红，重用山茱萸滋肝肾以救真阴，酸而敛以收耗散之浮阳。令人奇者，竟不利尿而尿自出。忆闫某，肝硬化腹水，亦真阴竭，予养阴之品，反尿增腹水消，此二者皆滋其化源，津液足，气化而出，不利尿而反尿自利。

4. 痹证（一）

蔡某，男，58岁，邻居岳丈，市郊赵陵铺农民，素腰病。

1982年6月3日，冒小雨关鸡窝，渐腿痛日重，服保泰松等罔效。强挨旬余，步履维艰，至夜尤剧，卧则骨如锤击，终夜扶炕沿呻吟。6月27日用车推至家中求诊。诊其脉弦大有力，又因冒雨而发，故予疏风散寒、除湿通痹之剂治之。四诊共服15剂，疼痛如故。冥思苦索，忽悟及从阴求阳、从阳求阴之训。此脉之弦大强劲，乃阳盛有余之象。阳盛者，必阴不能制也。且平素腰痛，知为肝肾不足，骨失养、筋失柔而剧痛。忆张锡纯先生有山茱萸治腿痛之先例，余仿效之，宗曲直汤加味。方用：

山茱萸30g	白芍15g	山药20g	知母6g	乳香9g
没药9g	当归10g	丹参15g	怀牛膝9g	

2剂而痛减可忍，5剂痛竟大减，可自己骑车来诊。共服9剂，痛除。嘱服六味地黄1个月，至今劳作如常。

【按】痹者闭也，气血经脉不通而痛。何以不通？不外虚实两大类。实者乃邪阻经脉，气血不通，其邪当包括六淫、气血痰食；虚者，包括气血阴阳之虚，运行无力而不通。欲分清痹证之病机，首要在于分其虚实。欲分虚实，首重于脉。脉之沉取有力者为实，沉而无力者为虚，此乃脉诊最吃紧处。若脉过大强劲搏指，反是胃气衰、真气外泄之象，是大虚之脉，而非实脉，此等脉象最易误人。如脉如刀刃、弹石、薏苡子等真脏脉，皆因胃气败，失其冲和调达之象而弹指，不可误为邪实之脉。诊脉之道，不仅要正看，且要反看，从阳求阴，从阴求阳。弦大搏指为阳有余，反面恰为阴不足，故据此断为肝肾虚，重用补肝肾、收敛真气之山茱萸而愈。

山茱萸，《神农本草经》谓其"逐寒湿痹"。因功擅收敛元气、补肝肾，正复而邪去，故痹得通。张锡纯谓其"得木气最厚，收涩之中兼具条畅之性"。张氏治周某腿痛案，卧床不能转侧。投以曲直汤，10剂而痛止，步履如常。此与本案雷同，唯脉有异也。

5. 痹证（二）

李某，女，38岁，工人。1995年7月25日诊。

自去年春节后，两手 2～5 指遇冷则胀痛、凉、红紫，西医诊为雷诺症，服药半年不见缓解反增重。食可经调。

脉弦细按之不足，舌略淡。

此阳虚血弱血行凝泣，予当归四逆汤。

| 当归 12g | 桂枝 10g | 细辛 9g | 赤芍 10g | 白芍 10g |

| 通草 8g | 炙黄芪 10g | 炮附子 10g | 王不留行 30g | |

共服药 120 余剂，曾先后加鸡血藤 18g、巴戟天 10g、仙灵脾 10g，手痛渐愈。

【按】阳虚血弱者当养血通阳，主以当归四逆汤。不以辛热回阳者，恐伤阴血，顾此失彼。此案因寒凝较重，故亦于当归四逆汤中加附子温阳，后方所加之巴戟天、仙灵脾等，温阳兼益精血。此案奇者，双手每个指甲前端都有一红线，手痛时愈显。余认为此乃瘀血所致，待手痛愈，红线亦消。

6. 恶心腹痛
（盆腔炎）

刘某，女，30 岁，职员。2002 年 6 月 22 日初诊。

右侧小腹胀痛，牵及右髋、腰、股皆痛。2001 年 9 月诊为盆腔炎。腹痛重时恶心欲便，月经尚可。

脉弦而拘紧。

此乃肝寒经脉不通而痛，厥气上干而恶心。宗乌梅丸加减。

| 乌梅 5g | 桂枝 9g | 炮附子 12g | 川椒 5g | 干姜 5g |

| 细辛 5g | 党参 12g | 当归 12g | 黄连 8g | 黄柏 4g |

香附 12g

6 月 26 日二诊：服药 4 剂，痛已大减，痛欲登圊亦除，尚有恶心如故。恶心一症已有 8 年之久，每于紧张、情志不遂、休息不好时易作。脉拘紧之象已解，呈弦细无力。肝虚之象未复，于上方加山茱萸 30g。

7 月 3 日三诊：恶心显著减轻，疼痛亦除，唯眼有些胀，上方加茺蔚子 10g，7 剂以固疗效。

【按】山茱萸治恶心呕吐，医药中未尝见载。山茱萸所治之恶心呕吐，当属肝虚冲气上逆，上干于胃，胃逆而吐者。

八脉皆附隶于肝肾。肝虚，不能制约冲脉，冲气逆而上干。冲气既逆而上干，胃则首当其冲，腹痛吐逆，此即《难经》所云："冲脉为病，逆气里急。"东垣《兰室秘藏》云："凡逆气上冲，或兼里急，或作躁热，皆冲脉逆也。"此案乃肝虚不能制约冲脉而逆气里急。山茱萸补肝肾，肝强则冲安，逆气即止，呕恶何由而作。

此案乃肝虚经脉不通而小腹痛，髀股痛。此恶心，亦为肝虚所致，故予山茱萸加于乌梅丸中，补肝之虚，痛蠲呕止。据此可知，山茱萸治肝虚之呕吐，既符合经旨，亦得到临床验证。

7. 水臌（一）
（肝硬化腹水合并胸水）

徐某，男，35岁，汽车司机。

肝炎病史12年，1976年底加重。常发热38℃上下，反复鼻衄、恶心、食欲低下，腹胀，肝区疼痛，皮肤及巩膜黄染（++），胸部及颈部有多个蜘蛛痣，腹水征（+），肝大肋下1.5cm，脾大2cm，中等硬，压痛，下肢凹陷性浮肿（+）。诊为肝硬化腹水。

入院化验：谷丙转氨酶670u，麝浊16u，麝絮（++++），锌浊32.4u。总蛋白6.6g，白蛋白与球蛋白比为2.7∶3.9。

治疗：除保肝疗法外，并用能量合剂、激素、蛋白、血浆或全血等，利尿剂用螺内酯、氨苯蝶啶、呋塞米等。中药除健脾利尿、清热解毒法外，曾用十枣散等峻下剂。经中西医结合治疗半年，病情日渐恶化，腹水进行性增加，腹围达110cm，横膈平第7胸椎，阴囊肿如孩头大。因腹压大而出现腹股沟斜疝，每日尿量200mL左右，卧床不能翻身。

化验：白蛋白6g，白蛋白与球蛋白之比为1.5∶4.5，血小板2.2万。钡餐：食道中下段及胃底静脉曲张。于1977年7月13日邀中医会诊。

患者面色黯滞，身目皆黄，恶心呕吐，肌肤甲错，烦热无汗，渴喜冷饮，入夜尤甚，腹如鼓，脐突，囊肿大如孩头。

舌绛苔少，脉弦数。

予活血软坚法。

桃仁9g	红花9g	五灵脂15g	赤芍9g	丹参15g
丹皮12g	青蒿12g	郁金6g	生地12g	银柴胡6g
生牡蛎30g	海藻15g	元参12g		

服药23剂，腹围减至84cm，24小时尿量增至1800mL。改用养阴益气软坚法。10月中旬，腹水消退后，右胸腔出现大量积液，为悬饮停留胸胁，改用泻肺化瘀法。至11月14日，胸水全部消失。1978年1月，黄染消退，自觉症状消失，肝功能多次化验正常，钡餐未见食道及胃底静脉曲张，1978年3月12日出院。又配活血软坚丸药一料继服。随访二年，情况良好，一直全日工作。

【按】肝硬化腹水，当属鼓胀、癥瘕范畴，中医治疗当辨证论治。余经治的此类病人，肝热炽盛者有之，脾虚水泛者有之，阳虚不能制水者有之，阴虚肿甚者有之，血瘀水停者亦有之。本案曾因水势泛滥而用十枣散逐水，初服 0.4g，魄门如烙，并未泻。再服加至 0.6g、1g，皆未泄水。后用活血软坚法而效。此法对缓解门脉高压、改善肝功能，确起到一定积极作用。虽然患者血小板仅 2.2 万，但持续使用活血药，并未见促进出血倾向。只要属瘀血为患，用活血化瘀法，就不必顾忌出血，常可因瘀血去而血可循经，新血得生，出血者反倒可止，此亦通因通用。

8. 水臌（二）
（肝硬化腹水）

严某，女，56 岁，家庭妇女。

患肝硬化腹水，已 5 个多月，经西医治疗，病情未见好转，于 1976 年 10 月 14 日邀中医会诊。腹大肢瘦，脉细数，舌光绛无苔。检阅前方，利水、健脾、活血、逐水俱不效。

脉细数，舌光绛无苔，呈镜面舌。

显系一派阴虚之象，急当滋阴以救化源。方予：

生地 30g　　元参 30g　　麦冬 15g　　丹皮 10g　　山茱萸 15g
赤芍 12g　　白芍 12g　　生牡蛎 30g　　炙鳖甲 30g　　知母 6g
败龟板 30g

服 3 剂尿量开始增多，经 1 个月治疗，腹水全消，给予济生肾气丸常服，以巩固疗效。

【按】水臌，本为水势泛滥，法当利水逐水，反而养阴，不增其水势乎？事实证明，只要辨证符合病机，径予滋阴，反可利水。盖邪水盛一分，真阴亏一分，真阴已被耗竭，化源告罄，水道何以通利？滋其阴，水道得通，反可利水消臌。

9. 热毒炽盛
（肝硬化腹水）

刘某，女，52 岁，本院家属。

患肝硬化已 7 年，腹壁静脉怒张，状似爬满蚯蚓，反复鼻衄，齿衄，曾大呕血 3

次，自觉躁热，食少消瘦。

脉弦数大而有力，舌红苔少。

此热毒炽盛，迫血妄行，予清瘟败毒饮加减。

大青叶 10g	生石膏 30g	丹皮 12g	知母 6g	水牛角 30g（先煎）
赤芍 12g	连翘 15g	芦荟 10g	焦栀子 10g	羚羊角 3g（先煎）
龙胆草 6g	生地 15g	竹叶 6g	元参 15g	炙鳖甲 30g（先煎）
黄连 10g	生甘草 6g	生牡蛎 30g（先煎）		

上方加减，服药 36 剂，血止，热退，脉和缓。后改用活血软坚、养阴柔肝法。

丹皮 10g	莪术 10g	生地 15g	姜黄 10g	炙鳖甲 30g（先煎）
白芍 15g	海藻 12g	夏枯草 12g	赤芍 12g	败龟板 30g（先煎）
地龙 10g	海藻 15g	三棱 10g	水蛭 5g	生牡蛎 30g（先煎）

上方加减，迭经 9 个月，症状消除，腹壁静脉怒张消失。

【按】年过五旬，且已久病，不可概以虚论，此案即呈一派热毒炽盛表现，以清热凉血而获效。近年大凡中风、高血压、糖尿病等，因属中老年病，常见有些文献动辄曰本虚标实，非也。老年病实者并不占少数，不能以概念推论代替具体的辨证论治，不能想当然地作结论。虚实之辨，固应四诊合参，然四诊之中，以脉为准，脉沉取有力为实，沉取无力为虚。此诊脉之要，亦为辨证之要。千病万病，无非虚实；千药万药，不外补泻。倘能辨明虚实，诚乃名医也。脉之有力无力，典型者，固易分辨，但多有疑似之脉，难以明断，深感虚实之辨，亦非易事。

10. 浊热蒙蔽心窍

（肝硬化腹水，肝性脑病前期）

刘某，男，67 岁，鞋厂退休工人。1977 年 2 月 18 日诊。

患肝硬化腹水，肝性脑病前期，经某空军医院住院治疗数月，无效回家。嗜睡朦胧，呕吐不食，发热 38℃左右，身目皆黄，口中秽臭，腹水中等。

脉濡数，苔黄厚腻。

证属湿热蕴阻，蒙蔽心窍。治以清热化浊，方用甘露消毒丹合藿朴夏苓汤加减。

茵陈 18g	白蔻仁 6g	藿香 12g	黄芩 9g	滑石 12g
通草 6g	石菖蒲 8g	连翘 12g	川厚朴 9g	牛黄 9g
茯苓 12g	泽泻 12g	猪苓 12g		

经上方治疗 3 周，黄退呕止，腹水渐消，精神如平昔，可外出晒太阳。后予健脾化湿利尿药善其后。

【按】此案虽已属肝性脑病前期，然依其脉濡数、苔黄腻，遂诊为湿热蕴阻。湿热蕴蒸而身目黄，湿阻三焦而肿，湿热蒙蔽清窍而昏朦，胃为湿热壅塞而上逆，致呕吐不食，口中臭秽，予清化湿热，竟得缓解，岂清化湿热可降低血氨乎？

忆当时尚有一例青光眼呕吐，一例下肢痿软不能站立，一例男子龟头被虫咬后肿如灯泡，皆因其脉濡数、苔黄腻而都予服甘露消毒丹加减而愈。此数案本风马牛不相及，然依中医辨证来看，其病机皆属湿热，因而异病同治，一方皆效。当然，甘露消毒丹所治之湿热诸证，远不止此数端，要在辨证论治，谨守病机。若执一僵死套路，只能瞎猫碰死老鼠，难以机圆法活，丝丝入扣。

11. 脾虚水泛
（肝硬化腹水）

王某，男，43岁，工人。

患肝硬化腹水，腹围96cm。症见倦怠无力，精神不振，食少便溏，尿少身肿。

脉缓无力，舌淡胖苔白。

此脾虚水泛，宗六君子汤合五苓散加减。

| 陈皮 10g | 半夏 12g | 连皮苓 30g | 白术 12g | 党参 12g |
| 泽泻 30g | 桂枝 12g | 猪苓 15g | 炮附子 12g | |

历二月后，腹水消失，诸症好转。

【按】《金匮·水气病篇》云："大气一转，其气乃散。"脉微而涩迟，乃阴阳俱虚，荣卫无源而大气不转，寒饮不散，聚而为肿。脾为后天之本，脾主运化，脾主斡旋一身之气机。欲得大气转运，必自健脾入手，脾气足，方得阴阳升降，荣卫化源不竭。故此案之治，主以六君子汤治其本，伍以五苓散利其浊。然虚则补其母，加附子补火生土，亦助阳气化以泄浊。

12. 水肿

赵某，女，21岁，学生。1994年12月20日初诊。

下肢肿，抚之热，入夜身热如蒸汗出。

脉濡数，关弦尺弱，舌尚可，苔白。

此肾虚肝郁，水饮不化。下注为肿，蕴而化热，入夜阳入于阴更助其热，故身热如蒸，迫津外泄而汗出，治宜温肾疏肝，清利湿热。

炮附子 10g	柴胡 8g	橘红 8g	苏叶 6g	吴茱萸 6g
木瓜 12g	槟榔 15g	桔梗 8g	防己 9g	薏苡仁 15g
晚蚕砂 15g	通草 6g			

共服 8 剂，诸症皆除，两关弦细，加白芍 12g，再服 3 剂以固疗效。

【按】 下肢肿热且脉濡数，本当清利湿热即可，方如《温病条辨》之宣痹汤。湿热何来？以其尺弱关弦，知为肾虚肝郁，水饮不化，下注而肿，蕴久而热。予清利湿热之时，尚需温肾疏肝，故加附子温肾阳，柴胡疏肝郁。水湿性阴，化热又兼阳，故以鸡鸣散逐其寒湿，又以宣痹汤清利湿热，二方相合，亦可谓寒热并用分消之法。

鸡鸣散为《证治准绳》治脚气的一张方子，《汤头歌诀》称其为"绝奇方"，此方的组成、服法及疗效，都很独特，值得很好揣摩。1961 年冬，我伯父高度浮肿，自山东老家来京看病，请余冠吾先生诊治。余先生疏鸡鸣散，于凌晨空腹冷服两大碗，天明泻黑水半脸盆，自此水肿遂消。当时我大学尚未毕业，此乃亲眼所见，颇感惊奇。我临床四十多年来，虽曾多次应用该方，均无此奇效，叹自己学业不精。此案鸡鸣散与宣痹汤合用，虽未泻黑水，但肿亦消。记之以俟明者。

13. 误攻正亡

刘某，男，58 岁，会计。1977 年 5 月 14 日初诊。

患肝硬化腹水，腹大如鼓，喘而气短不能卧。脉沉弦，面黧黑。予十枣散 4 分，先逐其水，后再治本。服十枣散后，扶床而便，泻黑水半盆，泻后即无力上床。后虽予健脾益气温阳，终未效，1 周后亡。

【按】 此案之亡，与峻下逐水耗伤元气有关，余深愧疚。治病必先顾护正气，倘孟浪从事，邪虽去而正亦竭，不亡何待。余终生引以为戒。

曾治疗四例肝硬化出现急性或亚急性肝萎缩者，皆呈一派热毒燔灼之象，予大剂清瘟败毒饮合安宫牛黄丸治之皆亡，深感此病之险恶。

14. 肝虚

（慢性肝炎）

赵某，男，28 岁，工人。1976 年 5 月 28 日初诊。

患肝炎一年来，始终不愈。头晕无力，食欲不振，脘腹胀满，午后为甚，口苦黏腻，口渴咽干，右胁胀痛，劳则加剧。精神负担较重，忧郁寡欢，面色萎黄。肝胁下2.5cm，脾肋下2.0cm，GPT850u（正常值为100u以下），TTT（+++），ZnTT（++），HBsAg阳性。

脉弦滑沉取濡软。舌质正常，苔白薄腻，中心微黄。

属肝阳不足，清阳不升，脾郁湿困。法宜温肝化湿，升发清阳。

僵蚕 8g	柴胡 6g	升麻 4g	炮附子 7g	生麦芽 15g
生黄芪 9g	茯苓 9g	苍术 7g	陈皮 8g	苏梗 10g
仙灵脾 8g	党参 8g			

服上药12剂后，头晕、腹胀、胁痛均减。复查肝功：GPT300u，TTT（+），ZnTT（+）。原方加减，35剂后，症状基本消失，惟劳累后右胁尚觉胀痛，无力。肝功两次复查均正常，肝肋下1.0cm，脾肋下0.5cm。予逍遥丸善后，两个月后，恢复正常工作，至今情况良好。

【按】慢性肝炎，以清热解毒法治之者多，屡用虎杖、板蓝根、白花蛇舌草等，论其意，以抗病毒为务。但以温补法益肝之用者鲜。肝为阴尽阳生之脏，其政舒启，其德敷和，其用为动，敷和荣泽。自然的生长化收藏，赖春生之气的温煦升发；人体的生长壮老已，亦赖肝的春生之气的温煦升发。肝木的条达疏泄，一是阳气的温煦；一是阴血的涵养，缺一不可。肝应春，为阴尽阳生，阳始萌而未盛，易受戕伐而阳伤，致肝阳馁弱，肝用不及，郁而不达，治之当益肝气、温肝阳，令其升发。

肝阳虚者，余常掌握如下指征：①脉弦，弦则为减，或兼滑、兼缓、兼数、兼细等，沉取必无力；②舌淡胖有痕；③面色萎黄，㿠白，晦滞；④症见头晕倦怠，精力不济，脘腹胀满，胁肋胀痛等，上述诸症未必具备，主要是脉弦按之不足，舌较淡，又有头晕无力、脘满胁胀等，即可断为肝气虚，若兼畏寒肢冷等寒象者，即可断为肝阳虚，温肝之法即可用之。

常用药物有炮附子、桂枝、巴戟天、仙灵脾、黄芪、党参、茯苓、白术、升麻、柴胡、当归、川芎等，用附子其意有四：①附子辛热，补命门壮心阳，通行十二经，走而不守，肝得阳之温煦乃能升发条达；②附子味辛，辛者可行可散，"肝欲散，急食辛以散之，用辛补之。"从风木之性，助其升发条达，故曰补肝；③清阳不升，浊阴用事，用附子使离照当空，阴霾自散，阳气可伸，复肝用之职，升降之序；④补火以生土，土旺以制寒水之上侮。胃纳脾输，方能散精于五脏六腑，肝得其荫而用强。附子一味，功莫大矣。阳虚者，可用至30～60g，久煎即可无碍。

15. 寒热错杂（一）

冀某，女，54 岁，工人。1993 年 9 月 17 日初诊。

寒热往来五年余，昼则如冰水浸，自心中冷，寒栗不能禁；夜则周身如焚，虽隆冬亦必裸卧，盗汗如洗。情志稍有不遂，则心下起包块如球，痞塞不通，胸中憋闷，头痛，左胁下及背痛。能食，便可。年初经绝。曾住院 11 次，或诊为更年期综合征，或诊为内分泌失调，或诊为自主神经功能紊乱、神经症等。曾服中药数百剂，罔效。

脉沉弦寸滑。

此寒热错杂，厥气上冲，乃乌梅丸证。方予乌梅丸。

| 乌梅 6g | 细辛 4g | 干姜 5g | 川椒 5g | 桂枝 10g |
| 黄连 10g | 黄柏 6g | 党参 12g | 当归 12g | 炮附子 15g（先煎） |

2 剂寒热除，汗顿止，心下痞结大减。4 剂而愈。5 年后得知生活正常，未再发作。

【按】厥阴篇，是由于肝虚而形成的寒热错杂证，以厥热胜复判断阴阳进退、寒热之多寡。此案昼夜寒热往复，同于厥阴病之寒热胜复。心下痞结者，乃厥气上逆；汗泄者，以阳弱不能固护其外，致津泄为汗。脉弦者，以弦则为减，乃阳弱不能温煦，经脉失柔而脉弦。寸滑者，伏阳化热上逆，致上热下寒，寒热错杂。张锡纯曾论肝虚证见寒热往来。乌梅丸用桂、辛、附、椒、姜温发肝阳，当归补肝体，人参益肝气，连柏折其伏热，乌梅敛肺益肝，敛肝虚耗散之真气。方与病机相合，疗效显著。

16. 寒热错杂（二）

李某，女，35 岁，农民。1995 年 7 月 26 日诊。

周身皆麻，阴部亦麻且抽痛，阵阵寒战，时虽盛夏犹须着棉，继之又躁热汗出，须臾缓解，每日数作，颠顶及两侧头痛，牵及目系痛，已半年余，月经尚正常。

脉沉细涩，舌淡苔白。

予乌梅丸合吴茱萸治之。

乌梅 6g	桂枝 9g	当归 10g	党参 10g	附子 10g
干姜 6g	川椒 5g	细辛 4g	吴茱萸 6g	黄连 9g
黄柏 5g				

4 剂。

据引荐的同村学生述，服两剂即大减，4 剂服完基本正常，因路远未再复诊。

17. 寒热错杂（三）
（更年期综合征）

张某，女，47 岁，1976 年 11 月 3 日初诊。

寒热交作，日数十次，热则欲入水中，寒则覆衾亦不解，已十余年。头昏痛，自汗，项强，胃脘痞满，嗳气，寐差，一昼夜睡眠不足 1 小时，时轻时重，浮肿。

脉沉弦细软，两尺弱，舌可苔白。

| 乌梅 6g | 黄连 8g | 川椒 6g | 炮附子 9g | 干姜 7g |
| 细辛 4g | 党参 12g | 桂枝 9g | 当归 10g | 黄柏 4g |

3 剂。

11 月 6 日二诊：服乌梅汤 3 剂，寒热著减，浮肿亦消，心下尚满，嗳气，头昏，心悸、寐差。此升降失司，痰饮内阻，阴阳不交而为痞，心肾不交而不寐，予子龙丹 4 粒（每粒 0.3g），每服 2 粒，得快利止后服。未利，24 小时后再服 2 粒。利后，继服上方加茯苓 30g、半夏 15g、旋覆花 15g，3 剂。

11 月 9 日三诊：服子龙丹 2 粒，即泻 6 次，隔日开始服汤药 3 剂，痞满，嗳气除，寐亦转安。

18. 寒热错杂（四）
（更年期综合征）

高某，女，48 岁，家属。1994 年 11 月 29 日初诊。

身重躁热，约二三分钟后汗湿衣衫，继之身凉寒战，背部冰冷而紧，两手臂先呈苍白憋胀疼痛，继转紫黑，春节后尤重。头痛心悸，胸痞咽塞，咳唾善嚏，月经淋漓，一月方净，今已半年未行。

脉沉弦紧数而促，按之不实，左关稍旺，两尺不足。舌淡嫩，苔微黄。

乌梅 7g	黄连 8g	巴戟天 10g	黄柏 4g	当归 12g
红参 12g	半夏 10g	细辛 5g	川椒 5g	炮附子 12g
干姜 6g	桂枝 10g	五味子 6g		

4 剂。

12月4日二诊：上药服后，寒热心悸、胸痛皆除，汗少未止，手未显苍白紫暗。上方加浮小麦30g，继服5剂以巩固疗效。

【按】上述3案，皆有寒热交作表现。厥阴证，厥热胜复，亦即寒热交作。夫寒热往来，原因甚多，少阳证、邪伏募原、伤寒小汗法固可寒热往来；其他如大气下陷、肝阳虚馁、肾阳衰惫等亦可寒热往来。

少阳证之寒热往来，皆云邪正交争，诚然。少阳证之半表半里，本非部位概念，而是半阴半阳证。出则三阳，入则三阴，少阳居阴阳之交界处。表为阳，里为阴，故称半表半里。君不见《伤寒》少阳篇位居阳明之后、太阴之前乎。阳为邪盛，阴乃正虚。半阴半阳者，邪气尚存，正气已虚。正无力驱邪，故邪留不去；正虽虚尚可蓄而与邪一搏，故邪虽存亦不得深入，致邪正交争。正气奋与邪争则热，正虚而馁却则寒，邪正进退，胜复往来，故有寒热交作。所以，小柴胡汤的组成，一方面要扶正，一方面要祛邪。人参、甘草、生姜、大枣益气健中，扶正以祛邪；柴胡、黄芩清透邪热；半夏非为燥湿化痰而设，乃交通阴阳之品，《内经》之半夏秫米汤，即意在交通阴阳，使阴阳相交而安泰。从方义角度亦不难理解少阳证的半阴半阳之属性。再者，少阳证解之以"蒸蒸而振"，此战汗之轻者。战汗形成，无非两类，一是邪气阻隔，正气郁伏而不得与邪争，必溃其伏邪，正气奋与邪争而战汗，此即"温病解之以战"。若正气虚馁者，无力与邪相争，必待扶胃气，正蓄而强，方奋与邪争而战，小柴胡之战汗，即属后者。以汗解之方式，亦不难理解少阳证半阴半阳之属性。

厥阴证何以寒热往复？乃肝之阳气虚惫使然。肝属木主春，其政舒启，其德敷和，喜升发、条达、疏泄；肝又为风木之脏，内寄相火。春乃阳升之时，阳气始萌而未盛，易为阳升不及。肝气通于春，乃阴尽阳生之脏，其阳亦始萌而未盛，最易为阳气不足而肝气不升，致生机萧索。厥阴阳气虚馁而为寒，故乌梅丸以众多辛热之品，共扶肝阳，以使肝得以升发舒启。

肝寒何以又热？肝者内寄相火。肝阳虚馁，不得升发疏泄，肝中之阳气亦不得舒达敷布，则虽弱之阳，郁而为热，此即尤在泾所云"积阴之下必有伏阳"之理。郁伏之火热上冲，则消渴，气上撞心，心中疼热，善饥，复时烦；郁火外泛则肢热；肝阳虚馁而不疏土，则饥而不欲食，得食而呕，食则吐蛔，下之利不止；阳虚不敷而肢厥、肤冷、躁无暂安时。阳虚阴寒内盛之际，同时可存在虚阳不布而郁伏化热之机，致成寒热错杂，阴阳交争，出现厥热胜复的表现。此厥热胜复，可表现为四肢之厥热，亦可表现为周身之寒热交作，或上下之寒热交作。表现尽可不同，其理一辙，悟明此理，则对乌梅法的理解，大有豁然开朗、别有一番天地之感。

乌梅丸乃厥阴篇之主方，若仅以其驱蛔、治利，乃小视其用耳。厥阴病之表现，纷纭繁杂。阳弱不升，郁火上冲，可头晕、头痛、目痛、耳鸣、口渴、心中热疼；经络不通而胁肋胀痛，胸痛，腹痛，肢痛；木不疏土而脘痞不食、呕吐、嗳气、下利；肝为罢极之本，肝虚则懈怠、困倦、委靡不振、阴缩、抽痛、拘挛转筋；寒热错杂，则厥热胜复或往来寒热，诸般表现，不一而足。

在纷纭繁杂诸证中，如何辨识为肝之阳气虚呢？我们掌握的辨证要点为脉弦按之无力。弦为阳中之阴脉，为血脉拘急、欠冲和舒达之象，故弦为阳中伏阴之脉。经脉之柔和条达，赖阳气之温煦，阴血之濡养。当阳虚不足时，血脉失于温养而拘急，致成弦象。故仲景称："弦则为减"，减乃不足也，阴也。《诊家枢要》曰："弦为血气收敛，为阳中伏阴，或经络间为寒所入。"脉弦按之无力，乃里虚之象；弦主肝，故辨为肝之阳气虚惫。若弦而按之无力兼有数滑之象，乃阳虚阴盛之中兼有伏阳化热，此即乌梅丸寒热错杂之典型脉象。厥阴亦有阴阳之进退转化，寒化则阴霾充塞，肢厥，畏寒，躁无暂安，吐利，汗出，内拘急，四肢痛，脉则转微，弦中更显细微无力之象；若热化，则口渴咽干，口伤烂赤，心中热痛，便脓血等，脉则弦数。阴阳之进退，亦依脉象之变化为重要依据。

临床见弦而无力之脉，又有厥阴证中一二症状，即可辨为厥阴证，主以乌梅丸。乌梅丸中桂枝、细辛、川椒、干姜、附子等温煦肝阳，以助升发，黄连、黄柏化其阳郁之热，寒热并用，燮理阴阳，人参补肝之气，当归补肝之体，乌梅敛肝之真气，此方恰合厥阴证之病机。此方寓意深邃，若能悟透机理，应用极广，仅以其驱蛔下利，过于偏狭。《方解别录·序》云："元明以来，清逐淆乱，而用药者专尚偏寒、偏热、偏攻、偏补之剂，不知寒热并进，攻补兼投，正是无上神妙之处。后世医家未解其所以然，反谓繁杂而不足取法。"偶方的应用，恰似天上神妙的交响乐，阳春白雪；较之奇方，别有一番境地。

19. 懈怠（一）

孙某，男，26岁，进修生。

唯觉疲乏无力，精力不足，眼睑瞤动，便溏。

脉弦缓无力。舌嫩红，苔少。

此肝阳虚，予乌梅丸加减：

乌梅 5g	细辛 4g	干姜 5g	黄连 9g	当归 12g
生黄芪 12g	川椒 5g	桂枝 9g	党参 12g	炮附子 12g（先煎）
黄柏 5g				

4剂而倦怠除，精神振作。

【按】疲乏无力，精力不足，这类病证颇多，尤其脑力劳动者，冥思苦读，伏案少动，久之易感疲乏无力，精力不济，现称之为亚健康状态。因此，研究此类病证的治疗，颇有意义，中医对此有较大优势。

此类病证，一般多用补益和化湿两法。脉证表现符合气虚证，故多以补中益气汤、归脾汤、人参养荣丸、十全大补丸、参茸卫生丸等治之；亦有因湿阻，清阳不能实四肢而现此证，多以升阳除湿法治之，方用升阳除湿汤、藿朴夏苓汤、升阳益胃汤、甘露消毒饮等治之。然从肝论治者鲜见。

肝为罢极之本。罢，义同疲。罢极，即劳困、倦怠、乏力的意思。吴昆云："动作劳甚，谓之罢极。肝主筋，筋主运动，故为罢极之本。"

阳主动，阳气旺，则轻捷矫健。肝应春，主春生之气，肝之少阳之气升，则脾之清阳升，全身气机调畅，方有春生、夏长、秋收、冬藏。若肝阳馁弱，则懈惰嗜卧，疲乏无力，精力不济。

何以知为肝之阳馁弱？以脉弦无力。弦为肝脉。脉乃血脉，必血以充盈，气以鼓荡，脉方调畅，徐缓悠扬。肝为阴尽阳生之脏，阳气始萌而未盛，若气运至而不及，或六淫七情戕伐阳气，易致肝寒气馁，脉弦无力而懈惰。据此脉，当知为肝之阳气不足。肝之阳乏馁弱，必表现一派虚寒之象。然乌梅丸所主之者，乃寒热错杂之证，热从何来？尤在泾云："积阴之下必有伏阳。"馁弱之阳伏而不布，必郁而化热，其热上冲而消渴，心中疼热，烦、咽痛为痹；外趋则手足热，身热，痈脓，脉数；下迫则下利，便脓血。肝阳虚为寒，又伏阳化热，此即厥阴证寒热错杂之由来。乌梅丸，五个热药、两个寒药，寒热并用，调其寒热。然以热药居多，加当归补肝之体，党参益肝气，治肝之阳气馁弱为主，苦寒清热为次。主以乌梅者，敛肺以抑金对木之克伐，实则助肝。仲景云："夫肝之病，补用酸，助用焦苦，益用甘味之药调之……肝虚则用此法，实则不在用之"。

本案以乌梅丸治之，意在强肝助阳，以使春升之气得以升发，加黄芪者益肝气。余临床用此方治罢极者，疗效颇为满意。余恒以脉弦无力作为使用乌梅丸的主要指征。

20. 懈怠（二）

李某，女，学生。2002年6月14日初诊。

疲乏，腰痛。

脉弦细无力，舌红，苔稍黄。

此肝体不足，肝用不及。予乌梅丸加减。

乌梅 5g	桂枝 9g	炮附子 10g	干姜 5g	细辛 4g
当归 12g	党参 12g	黄连 9g	黄柏 5g	生黄芪 12g
白芍 10g	丹参 15g			

4剂，水煎服。

6月18日二诊：乏力懈怠已除，腰尚痛，脉力增。上方加菟丝子15g、川断18g，4剂，水煎服。

【按】弦脉主肝。弦则为减，乃不足之意。弦而无力，乃肝阳、肝气不足，故肝用不及。弦而细者，乃肝之阴血不足，肝体虚也。其舌红苔微黄者，因积阴之下必有伏阳，肝失升发条达，肝中相火亦郁而不敷。气有余便是火，相火郁而化热，火上而舌红苔黄。肝为罢极之本，体用皆不足，故尔疲怠懈怠。

乌梅丸，补肝用，益肝体，寒热并用，调其阴阳。加生黄芪者，益肝气，强肝之用；加白芍、丹参者，补肝之体，阴生阳长。乌梅丸寒热并用，乃复方，偶之制也。奇方，较易掌握，犹下里巴人；而偶方，相反相成，并行不悖，诚有制之师，制乃化，此类方剂较难掌握，这是一种更高层次，犹阳春白雪。仲景方多为相反相成，相制乃化，如桂枝汤，即阴阳两兼、散敛并用之复方，难怪后人尊其为医圣、方药之祖。欲达辨证论治的高层境界，舍仲景别无他求。

21. 小腹痛坠

杨某，男，31岁，公务员。2002年6月18日初诊。

小腹痛坠胀，溲后热痛如淋，头晕痛，两肋偶痛，口苦，已有月余。

脉弦无力，舌稍红。

此肝虚不达，相火内郁。予乌梅丸治之。

乌梅 5g	干姜 4g	桂枝 9g	炮附子 10g	细辛 4g
川椒 4g	当归 12g	党参 12g	黄连 9g	黄柏 5g
郁金 9g	川楝子 9g			

4剂。

6月25日二诊：症状明显好转，会阴部稍有坠胀感，溲后热痛显著减轻，口尚苦，他症均除，脉力见增尚弦。上方加赤芍12g、白芍12g，4剂，水煎服。

6月28日三诊：诸症已除，无所苦。

【按】脉弦无力，故诊为肝之阳气虚寒。小腹、两肋痛胀、头晕痛等，皆肝经循行之处，肝虚不能疏泄，经络不通故胀痛。溲后热痛及口苦等，乃相火内郁，上攻下迫所致。肝藏相火，肝虚失去舒启、敷和之性，则内藏之相火，必郁而化火，少火变为贼火，此亦成寒热错杂之证。乌梅丸温肝助其疏达，补肝体复其舒启之功，相火得以敷布，何寒热之有。此方恰切病机，故能取效。

22. 奔豚

（吞气症）

杨某，男，63 岁，教师。1995 年 10 月 18 日初诊。

病奔豚三十余年，自觉有气从小腹上攻，攻至腹则腹胀痛，攻至胸则胸中窒塞疼痛欲死，连及头颈后背两臂皆胀痛。痛苦殊甚，全身无力，继则大口频频嗳气，气喷涌如山崩，气出则稍缓，须臾复作，一日发作二三次或十余次，逐年趋重，情志波动时更重。

脉弦大按之减，两尺沉。

西医诊断为冠心病、胃肠神经症、吞气症等。中医诊断为奔豚，乃肝肾阳虚，厥气上逆。予乌梅丸加减。

乌梅 6g	茯苓 15g	白术 10g	干姜 5g	炮附子 15g（先煎）
川椒 5g	细辛 4g	沉香 4g	桂枝 12g	当归 12g
党参 12g	黄连 8g	黄柏 4g		

此方加减，共服 24 剂，诸症渐愈，至今已 10 年未发。

【按】此案虽曰奔豚，但无奔豚鼓起之形，然亦属厥气上冲腹、至胸乃至颈背，故亦诊为奔豚。厥气上冲，缘于下焦阴寒，肝肾阳虚而冲气逆上。冲脉为病，逆气里急。冲脉隶于肝肾，肝肾虚，则气上逆。所奇者，患者频频大口大口地嗳气之多，乃余所罕见。以其脉弦大持之减且尺沉，故断下焦肝阳虚。乌梅丸温肝，加茯苓、白术培土以制水。多年之痼疾竟得痊愈。

23. 胃脘痛（一）

钟某，男，37 岁，干部。1998 年 6 月 27 日初诊。

患者自述胃脘部不适 1 年有余，胃中嘈杂，两肋及背部疼痛，后头亦痛，伴头晕、恶心、食差、便初硬后溏。

左脉沉缓而软，右脉沉弦滑濡。

此肝脾两虚，木不疏土。予乌梅丸加减。

乌梅 4g	干姜 4g	炮附子 6g	川椒 4g	桂枝 8g
细辛 3g	吴茱萸 4g	党参 12g	当归 10g	半夏 12g

黄连 9g　　　　黄柏 4g　　　　鸡内金 12g

共服 14 剂，诸症皆除。

【按】脾胃属土，土性壅滞。土必得木之疏泄，方能升降而不壅滞。然木虚不能疏土，于是土壅，脘腹痞塞不通、胀满、疼痛、吐利、纳呆相继而发。肝虚经气不通而胁肋胀痛，此因虚而木不达。温肝，复其升发疏达之性，木达土疏而诸症瘳。

乌梅丸乃厥阴篇之主方，包括手足厥阴病，远不止驱蛔之一端。厥阴乃阴尽阳生之脏，阳气始萌而未盛，最易受邪气戕伐而损其始萌之阳，造成肝阳虚弱，失其敷和舒启条达之性。肝之疏泄，与人的情志、消化、气血津液运行、筋的柔和、女子月经胎产等皆密切相关。若肝阳馁弱而失升发疏泄之性，上述诸方面均可出现病变，精神不振、焦虑躁烦、头痛头晕、昏厥、懒惰；津液运行不利而消渴；厥气上逆而胸闷胸痛、嗳气呕吐、气上撞心；木不疏土而脘腹痛、吐利不食；气血不畅而见经脉所过部位的疼痛、月经不调；肝阳弱而筋失温煦而拘急，可见转筋、痉证、筋挛、疼痛等象。肝主风，凡眩晕、昏厥、抽搐、振掉、痉挛等症皆为肝所主。肝内寄相火，肝阳馁弱，木失疏达，相火郁而为热、为火，形成寒热错杂之证，表现为厥热胜复、寒热往来等。此即尤在泾所云："积阴之下必有伏阳。"其热，可在上，表现为心中疼热、躁烦、消渴、咽痛、吐脓血、发痈脓、身热等；在下表现为便脓血。其热亦可表现于局部如背热、手足心热、腹热等。总之，厥阴病临床表现广泛，凡西医诊断为冠心病、糖尿病、肝病、胃肠病、更年期综合征、内分泌失调、精神神经系统的一些病，符合乌梅丸证者，余皆用之。

对乌梅丸应用指征，我主要掌握两点：一是脉弦不任重按或弦而无力。肝脉弦，无力乃阳气不足。二是出现肝病的症状，两胁胀痛，肝经所循部位的胀痛，如胸闷、少腹痛、腿痛、头痛、冠心病心绞痛的心前区痛，寒热错杂，精神不振、懒怠无力、转筋、痉挛、头痛、吐利、胃脘痛、经行腹痛等等，见一二症，又有脉弦无力，即可用乌梅丸加减治之。

24. 胃脘痛（二）

王某，女，34 岁，理发员。1995 年 4 月 17 日初诊。

胃脘疼痛已 5 年，时轻时重，剧则呕吐不食，喜暖喜按，伴胁胀，曾服西药及健胃疏肝等方，未见大功。

脉弦按之不实，舌淡暗。

此肝寒木不疏土，予乌梅丸。

乌梅 6g　　　　干姜 5g　　　　川椒 5g　　　　细辛 4g　　　　炮附子 12g（先煎）

桂枝 10g　　　白芍 10g　　　党参 12g　　　当归 10g　　　黄连 8g

| 黄柏 4g | 炙甘草 7g | 生黄芪 12g | 柴胡 8g |

4 剂。

4 月 23 日二诊：药后疼痛、呕吐、胁胀均止，食欲好转，已如常人，继予上方 4 剂，以巩固疗效。

【按】脉弦而不实，脘痛胁胀，乃肝经虚寒，不能疏土，厥气干格于胃，胃失和降，因而疼痛呕吐。肝主春，乃阳气始萌而未盛，最易因阳气不充而失舒启之性。脉弦乃肝失温煦而拘急之象；按之不实乃阳气不充而呈虚寒之征。乌梅丸中附、姜、椒、辛、桂等皆益阳之品，阳气盛，肝得温煦而升发疏达；参芪补肝之气，归为补肝之体，芩连泻其伏郁之火；乌梅敛肝之真气。肝苦急以辛补之，柴胡味辛入肝，升发清阳补肝之用。此等病证，若误以为肝郁而破气伐肝，则肝之生气益加馁弱，肝木何由升发舒启，乃虚其虚也。

25. 亡阳（一）
（中毒菌痢）

关某，男，1.3 岁，1963 年 7 月 3 日晚 11 点入院。

当日下午 5 点出现寒战、发热、呕吐。体温迅速升高至 40℃左右，抽搐 2 次。入院后周身已厥冷，手足之脉皆无，对外界刺激毫无反应，已看不到呼吸运动，心音极模糊，似有似无，瞳孔对光反射消失，血压无。体温 35℃以下。只有将棉球撕成纤维置鼻孔下时，见纤维尚有摆动，知呼吸尚存。肛指查便，诊为中毒菌痢。当即给正肾 1∶100 静点，由每分钟 10 滴增至 30 滴（当时抢救休克主要还是用正肾），血压仍测不到，又不能鼻饲给药。急切之时，姑用艾卷 3 个捆于一起，灸关元、气海（其实也分不清穴位，整个腹部都灸了）。于夜间 1 点开始灸，一直持续到凌晨 4 点，面色由土灰到微见红润，呼吸、血压皆恢复，心跳亦增强，手足之脉亦可诊及，体温逐渐升至 38.3℃。后按中毒菌痢治疗，此儿竟获痊愈。

【按】中毒菌痢本为暑湿阳证，但由于邪气过亢，正气不支而衰竭，可很快转成阴证，此即重阳必阴。此时当急予扶正回阳。无奈之际，姑且以艾灸试之，竟获痊愈。艾灸回阳救逆，确有殊功，颇多惊诧，信矣。

26. 亡阳（二）
（急性多发性神经根炎）

孙某，女，24 岁，教师。1992 年 7 月 13 日初诊。

诊为急性多发性神经根炎，呼吸已停 5 日，心跳尚存，靠人工呼吸维持生命。会诊时，面赤、舌红、苔干黄起刺，脉洪大，腹软。

此属阳明热盛，予白虎加人参汤，鼻饲共服 3 剂，脉症依然如上，加安宫丸 1 粒。至 18 日死亡。

【按】脉洪，面赤，苔黄，予人参白虎汤尚属对症。后悟及，面赤乃大量使用激素所致，脉洪大乃血管活性药物反应。设若无西药，或现一派亡阳之象，当为人参白虎汤所宜。所以，中医辨证时，尚须考虑因用西药所产生的影响，否则易为假象所惑。忆在医院会诊时，常会遇到中西医见解不同而治疗相互干扰的情况。如治疗麻疹，用解热镇痛药，必使疹没，使疹毒内攻。而中药表疹，又往往是些辛散之品，与治外感之方无大差异。治下利时，西医防脱水而输液，中医则利尿，不利小便非其治也。治神昏者，中医醒神开窍，西医往往用冬眠、亚冬眠以保护脑细胞。治中暑高热时，西医物理降温，冰袋冷敷，而中医则"暑当与汗俱出，勿止"。总之，中西医见解不同，治疗相互干扰的情形常常遇到，须中西医沟通、协商，相互多些了解方妥。

27. 亡阳（三）
（中毒性消化不良）

靳某，男，6 岁。1964 年 2 月 18 日初诊。

吐泻 5 日，身冷如冰，呼之不应，呼吸微弱，肛门如洞，断续有暗红色粪水渗出，面色如土。全家围于床前，号啕大哭，呼天抢地。诊之寸口脉无，跗阳脉微，知一丝胃气尚存。急予参附汤救之。

红参 15g　　　炮附子 10g　　　干姜 5g

浓煎，不断地一滴一滴捵入口中，经半日两煎服尽，阳气竟回，身温睁目，肢体亦可移动，寸口脉虽微弱，然已可触知。继予上方加赤石脂 10g，回阳救逆，固涩下元。

1 剂后洞泄亦止。三诊上方又加山萸肉 15g，两剂，阴阳两兼，药尽而愈。

【按】急症亡阳者，尚易治，久病亡阳者难治，参附、四逆辈可回阳救逆，起死回生，已屡用不爽。

亡阳证，俗皆称大汗淋漓，其实非必皆然。固可阳亡不固而汗泄，然亦可因阳亡津液不得气化敷布而无汗。此例即亡阳无汗，可为佐证。

28. 亡阳（四）
（中毒性消化不良）

李某，男，2.5 岁。1964 年 3 月 12 日初诊。

麻疹已退，下利十余日，日趋加重，水泻无度，渐肛门不收，视之如洞，粪水外淫，难分便次，味腥色青，手足厥逆，周身欠温，闭目不睁，呼之不应。寸口脉已无，跗阳脉时隐时现，证已极危，阖家抱头痛哭。

急予附子理中汤，回其垂绝之阳。

炮姜 3g　　　　人参 6g　　　　肉蔻 4.5g　　　　炮附子 4.5g　　炙甘草 6g

浓煎频喂。

半日许，跗阳脉已出，手足转温，但有粉红色血水从肛门流出。此阳虚不能摄血，仍当回阳。宗前法加阿胶 6g。次日精神好转，已能睁眼，再依前法加茯苓 6g、生黄芪 6g，3 剂而愈。

【按】疹后本宜养阴清余热，然下利无度，导致亡阳，故不拘常法，急以附子理中汤挽其垂绝之阳。下粉红色血水者，乃阳不摄阴，脾不统血，仍当回阳摄阴。检讨原方，若加赤石脂，不仅能止泻固脱，尚能止血，更为妥帖。

凡重症当诊跗阳脉。跗阳主胃气，虽寸口脉已绝，只要跗阳未绝，说明胃气尚存，尚有生机，有挽救之希望。若跗阳已绝，难以复生。

29. 咯血
（空洞性肺结核咯血）

朴某，女，34 岁，朝鲜族人。1978 年 5 月 12 日初诊。

患肺结核已 13 年，两肺共有 3 处空洞，咯血盈碗而入院，入院已 5 日。先后予维生素 K、卡巴克洛、止血纤溶芳酸、垂体后叶素等，出血仍不断，1 日数次咯血或成口咯血，或 1 次半碗余。

中医会诊：大便 7 日未解，腹硬满按之痛，舌苔黄燥，脉沉数实。予调胃承气汤：

生大黄 10g　　　芒硝 15g　　　　炙甘草 6g

仅服 1 煎，大便即下，咯血立止。后予清热、通腑、养阴之剂，痰中血丝亦无。

【按】此例咯血因阳明腑实所致。肺与大肠相表里，气化相通。腑气不通，浊热上蒸于肺，肺气不降，气逆帅血而上，故咯血。予调胃承气通其腑，泄其浊热，肺之肃降之令行，气降则血降，故血立止。

30. 鼻衄

田某，女，37 岁，医生。1978 年 7 月 3 日初诊。

鼻干数日，上午 10 点许突然鼻衄盈掬，急予局部冷敷不止，又予充填压迫止血，血竟倒流入口而出。

诊其脉数，予桑白皮 50g 煎服，服 1 次后血止，后未再出血。

【按】鼻衄乃常见症，原因甚多。热邪迫血妄行、阴虚火旺、气虚不摄、阳虚不固等皆可致衄，然独以桑白皮治衄，尚属罕见。

余大学毕业实习时，在北京同仁医院中医科从师陆石如老师。同科有北京四大名医孔伯华之子孔嗣伯老师。孔先生曾给我讲一病例：原北京有一药店掌柜，鼻衄断续百余日，曾延京城名医多人诊治，犀角、羚羊角、牛黄、三七、安宫、紫雪等屡用，皆无起色。因衄血日久，身体渐渐不支，已卧床不起。后邀名医孔伯华诊治，诊毕仅开桑白皮一味煎服。该掌柜以为药贱，不以为然，强允服之，竟 1 剂衄止。

盖肺开窍于鼻。气帅血行，气有余便是火。肺失肃降，气逆则血逆，故上出鼻窍而为衄。桑白皮色白入肺经气分，擅降泄肺气。气降则血降，气顺则火消，鼻衄何患不平。方虽平平，却深合医理，令吾印象颇深。毕业后临床实践中，凡遇实证之鼻衄者，皆一律重用桑白皮泻肺。或伍以清热，或伍以凉血，或伍以养阴等等，疗效卓著。即使虚证，于补益培本剂中，亦常少加桑白皮等以降气止衄，其效亦佳。此法吾用甚多，诚可信矣。

余慨然叹谓曰，不明医理，何以为医。只有深谙医理，才能得心应手，出神入化，取得突兀疗效。设若拘于一隅之见，只知几个僵死的套路，只晓得几个死方，难应万变。无非盲人瞎马，难成大医。有人妄称中医是经验医学，仿佛没有理论，此乃无知之谈，本不足论。设无理论，焉能出此妙着。经验本是知识的结晶，任何科学实践都离不开经验。经验诚可贵，经验升华为理论，又指导实践，其价更高。中医应称为实践医学，是由实践升华为理论，反过来又指导实践。几千年来，不断往复，不断升华，方形成今日之伟大宝库。后人应倍加珍惜，努力继承发扬。

31. 呕血
（十二指肠球部溃疡）

方某，男，26岁，教师。1987年6月23日初诊。

连日来胃脘不适，因工作劳累强忍，突然胃脘痛剧呕血。入院后予止血、输血等法治疗。呕血未止，已下病危。西医议用冰水灌胃，腹部冷敷，令血管收缩以止血。刻诊：面色苍白，胃脘痞塞，气短微喘，精神委靡，便褐而溏。

脉濡数，舌苔黄腻。

予半夏泻心汤加减。

半夏10g　　　党参12g　　　炮姜6g　　　黄连6g　　　黄芩8g
生大黄5g

2剂血止，后继宗原法调理而愈。

【按】半夏泻心汤之主症为心下痞。《伤寒论》中用于治心下痞，《金匮要略》中用于治"呕而肠鸣，心下痞者"。痞，即否塞不通也。阴阳相交谓之泰，阴阳不交谓之否。

阴阳为何不交？缘于脾虚也。上为阳，下为阴。脾居中焦，界于阴阳之间，为阴阳交通之要道。脾主斡旋一身之气机，使阴升阳降，水火既济。若脾虚不得斡旋，则阴阳不得相交，痞则由兹而生。阳积于上而为热，阴积于下而为寒，致成上热下寒之征。升降失司，则痞塞、吐利、肠鸣等症随之而起。脾主运化，主湿，运化失职，湿浊中生。

余临床掌握半夏泻心汤的使用指征为：脉濡滑数或濡滑、濡数，舌苔黄腻，症见心下痞塞，或伴吐利、肠鸣、嗳呃、不食等。即予半夏泻心汤治之。

半夏泻心汤关键在于脾虚不能斡旋，故以参草枣，健脾益气，复其斡旋之机。中焦痞塞，上热下寒，以芩连苦降清热，以干姜辛热祛寒。辛开苦降，调其寒热。半夏交通阴阳，且化浊降逆。其出血者，因脾不统血所致。更加大黄者，合芩连，成大黄黄连泻心汤意，苦以坚阴。

32. 脾虚清阳不升耳鸣

靳某，男，13岁，中学生。1988年3月7日初诊。

耳鸣 4 个月，听力渐下降，虽坐第一排，亦听不清教师讲课，不得已而辍学。伴头昏，精力不济。西医诊为神经性耳聋，曾多方求治，终未见效。

脉弦缓寸沉，舌可。

诊为清阳不升，予益气聪明汤。

蔓荆子 10g	升麻 4g	葛根 10g	柴胡 6g	生黄芪 12g
党参 10g	当归 9g	白芍 6g	黄柏 3g	炙甘草 5g

服此方约两个月，耳鸣止，听力正常而复学。

【按】耳乃清窍，为清阳所充养。中气不足，九窍不利，耳鸣耳背由兹而生。寸口之脉，寸为阳位，尺为阴位。寸沉无力乃清阳不升；弦而缓，乃脾虚，肝郁而不升。升、葛、柴、荆皆轻宣升浮，助清阳之上达。参芪草益气升清。归芍补肝之体，益肝之用，且白芍酸敛，以防升发太过。升中有收，以成有制之师。加黄柏者，以气虚之时，贼火易炽，且甘温升散多能动阳，故予黄柏监之。

33. 阳虚浊邪上干耳鸣

程某，女，53 岁，职员。2002 年 6 月 18 日初诊。

耳鸣如蝉已两月余，伴头晕、恶心、寐不安，魄门下坠。

脉弦不任重按，舌稍淡苔白。

此中阳馁弱，清阳不举，浊气上干。予吴茱萸汤合泽泻汤加减。

吴茱萸 6g	党参 12g	泽泻 18g	白术 12g	干姜 5g
薤白 9g				

服药 6 剂，耳鸣及头晕、恶心皆除，寐尚欠安，魄门下坠。脉弦缓，舌稍淡。此心脾两虚，予归脾汤加桂枝治之而安。

【按】头为清净之府，耳为清窍，皆赖清阳奉养。气虚清阳不升而耳鸣者，东垣有益气聪明汤，益气升清。此浊阴阻碍清阳升发，故以泽泻汤泻浊。吴茱萸汤温肝暖胃化浊，方虽与益气聪明有别，然皆令清阳上达则同。举一反三，凡正虚而清阳不升者，固当益气升清，然邪阻而清阳不升者，皆当先祛其邪，清阳得升，耳鸣头昏自除。

34. 暴聋

王某，男，48 岁，干部。1998 年 3 月 28 日初诊。

外感愈后左耳暴聋。脉弦数而濡，寸脉沉。

此湿热蕴于肝胆，清阳不升，予清利肝胆湿热，佐以升清，宗泻青丸加减。

龙胆草 6g　　　炒栀子 12g　　　黄芩 10g　　　柴胡 8g　　　茵陈 15g

防风 7g　　　羌活 7g　　　川芎 8g　　　归尾 10g　　　升麻 5g

葛根 12g

上方服 3 剂而愈。

【按】本方治肝经郁火所致之病证。辛味升散解郁，苦寒降泻火热，亦辛开苦降之法。此案乃外感后，余邪伏于肝胆，而脉弦濡数，阻遏清阳上达而寸沉，此方恰合此证。故热退清升而愈，此方亦治肝经郁热头痛、目赤，及热盛抽搐。亦治肝火下迫作泻者。

35. 厥阴头痛

张某，女，47 岁，会计。1977 年 7 月 23 日初诊。

颠顶痛已 13 年，时好时犯，屡治不效。夏夜于室外乘凉，感受风寒，头剧痛，颠顶尤甚，痛欲撞墙，面色青，手足冷，恶心，吐清水，无臭味。

脉沉弦紧。舌质略紫暗，苔白润。

诊为厥阴头痛，予吴茱萸汤。

吴茱萸 12g　　　党参 12g　　　生姜 15g　　　炙甘草 6g　　　大枣 4 枚

配合针刺上星透百会、合谷、太冲。2 剂而痛缓，6 剂痛止。后予逍遥散加吴茱萸，至今未发。

【按】吴茱萸汤暖肝散寒，温胃降逆，治厥阴头痛，余屡用屡效。概肝阳虚衰，阴寒内盛，或肝阳虚，外寒直中厥阴者，吴茱萸汤皆可用之。厥阴寒逆，干于颠顶则头痛，乘于胃则下利吐涎沫，逆于胸胁则胸满胁痛，淫于下则阴缩少腹痛。肝属厥阴风木，其政舒启，其德敷和，主春生升发之气，春生之气得以升发，周身之气机才能生机勃发。肝阳一衰，五脏六腑之气机升降出入皆可乖戾，由兹引发广泛病变，如筋挛瘛疭、痹痛、胸痹、脘腹痛、吐利、肢厥、躁烦等。

余运用吴茱萸汤治疗头痛的指征有四：

（1）疼痛部位主要在颠顶，旁及他处。这种头痛或剧或缓，时轻时重。重者可面色发青，有的可绵延十余年，每次生气或受风寒时易发。

（2）呕吐涎沫。其呕，多呈干呕或恶心，或呕吐，其吐涎沫，多为吐清水，无酸腐食臭味，有的僻僻多唾，有的是舌下及两颊时时涌出清水。

（3）手足凉。其程度有轻有重。

（4）脉常是弦、弦紧、弦迟。

凡具此四条，均可诊为厥阴头痛，以吴茱萸汤治之，常可取得突兀之疗效。

36. 头痛
（结节性动脉炎）

李某，男，47岁，医生。1978年8月23日初诊。

头痛一周，如电击样痛，疼痛时间短暂，瞬间即过，如击如割，痛时呲牙咧嘴，一日不断阵作。服止痛药、麦角胺等不能控制。头部起红疱，质硬，摸之成串，大如蚕豆或黄豆，抚之热。西医诊为结节性动脉炎。

脉数，舌质红。

此乃火毒上攻，聚而成结。予黄连解毒汤泻火解毒。

黄芩12g　　黄连12g　　栀子15g　　龙胆草6g　　大黄6g
生甘草7g

3剂，水煎服

8月26日二诊：药后得泻，痛去大半，肿结已消大半，小的肿结已无，又服上方3剂，结消痛止而愈。

【按】结节性动脉炎乃结缔组织炎变，且可累及各个系统。中医依其疱块红肿热痛，且脉数舌红，断为火毒。黄连解毒汤乃泻火重剂。火热去，则痛止结消而愈。

37. 尿道抽痛

张某，男，31岁，消防队员。1959年6月3日初诊。

余大学实习时，随名医孙华士老师学习。一男体壮，中午合房，窗牖未闭，房事后风寒乘虚袭入少阴，尿道抽痛甚牵引小腹。来诊时两腿分开很宽，蹑踽而行，对阴器不敢稍碰。脉弦细拘紧。余予小建中汤，不效。孙华士老师改用麻黄附子细辛汤，竟一剂而愈。

【按】房事后，肾气乍虚，精窍开，外邪乘虚而客。寒主收引，致尿道抽痛。初诊误以为房事后阴精亏，筋脉失柔而拘急，故予小建中汤，治其“虚劳里急，腹中痛”。孙华士老师以其脉拘紧有力，乃客寒所袭，故取麻黄附子细辛汤，温经散寒。辨证切当，竟一剂而瘳。

38. 寒疝

王某，男，43岁，干部。1978年8月12日诊。

18年前做脾摘除手术，体质较差，胁常隐痛。值雨后蹚水，又于水管下冲脚，回家后即觉前阴痛，迅速加剧，小腹痛甚，阴器已缩成皮状，不能活动，围被而坐，以热水袋外敷不缓。

诊其脉弦紧，为寒客厥阴。予吴茱萸汤温散之。

吴茱萸9g　　　生姜12g　　　细辛4g　　　麻黄4g　　　炙甘草6g

1剂缓，再剂已。

【按】厥阴经过阴器抵小腹。正气虚，寒邪直中厥阴，致小腹痛囊缩。此方乃麻黄附子细辛汤，以吴茱萸易附子，使其温肝散寒，法仿孙华士老师治尿道抽痛案例。

39. 妊娠呕吐

赵某，女，27岁，家属。1972年3月12日初诊。

禀赋素弱，妊娠3月，呕吐不止，吐出皆为清水，饮食难进，肢冷无力。

脉沉弦细无力，舌淡苔白。

予吴茱萸汤散厥阴寒逆，温中下气。

吴茱萸7g　　　生姜10g　　　党参9g　　　白术8g　　　半夏8g

2剂吐止，饮食得进，足月分娩。

【按】妊娠呕吐，胎热固多，然亦有因于寒者。《金匮要略》即以干姜人参半夏丸治妊娠呕吐不止，为中虚而有寒饮者设。此患者肢冷而吐，且脉呈弦象，中阳不足，肝亦寒逆，故予吴茱萸暖肝散寒，温中下气。东垣云："浊阴不降，厥气上逆，膈塞痞胀满，非吴茱萸不可治也。"

40. 痃癖

梁某，男，53岁，司机。1981年2月11日初诊。

身魁伟，两胁至少腹抽痛已数年。发则两侧肌肉板硬，凹一深沟，自胁下至小腹有硬棱状物突起，剧痛难忍，不能转侧，阴茎抽缩为蛹，小便余沥。每次发作须二三日方能缓解，每于劳累或生气后易发。曾几次到医院急诊治疗，认为是肌肉痉挛。

两脉沉弦紧而搏指，诊为疝癖，此肝肾寒逆所致，予吴茱萸汤加减。

吴茱萸 10g　　党参 10g　　生姜 12g　　炮附子 10g　　细辛 4g

乌药 9g

2月14日二诊：服药2剂，发作1次，然不剧，原方再进2剂。

2月17日三诊：欲发未作，微痛即缓。前方进退，10剂而安。

【按】脉弦紧搏指，此阴寒内盛。寒主收引，故筋挛囊缩。筋脉必赖阳气之温煦方能柔和。方以吴萸、附子温肝肾散寒逆，细辛散寒，乌药辛温香窜，疏邪逆之气滞。阴寒去，阳复而达，筋挛即止。仲景以干姜甘草汤治阴寒盛之脚挛急，此亦以辛热之吴茱萸附子温经散寒，治肝肾经之寒逆筋挛急，方虽异而法则同。

41. 真寒假热（一）

刘某，男，79岁，铁路退休工人。1982年1月3日初诊。

两个月前，因高热39℃以上，持续不退而住院。初以为外感，治疗未效；继之胸片发现肺部阴影，以肺炎治疗未效；又经9次查痰，7次发现癌细胞，并经气管镜检查确诊为肺癌。因治疗无望而转回家中。诊时仍高热39.3℃~39.8℃，身热而畏寒肢冷，蜷卧，口中干热如开水烫，渴喜冷饮，且一次食冰糕两支，觉得心中舒服，咳嗽痰多，呕吐，胸闷气短，大便干结，神识尚清，面色黧黑而两颧浮红。

舌淡暗无苔且润，脉数大持之虚。

此阴盛格阳，真寒假热证。予参附汤。

红参 10g　　炮附子 12g　　干姜 5g　　白术 10g　　山茱萸 15g

另用吴茱萸面，醋调敷足心。

1月5日二诊：服上方2剂，身热竟退，尚肢冷畏寒蜷卧，口已不热，且畏食冰糕；仍咳嗽多痰，便干。两颧红色已消，脉尚数已不大，持之无力。此浮阳已敛，虚寒本象显露。仍予温阳救逆，引火归原。

红参 10g　　炮附子 12g　　肉桂 6g　　干姜 6g　　山茱萸 15g

肉苁蓉 15g　　炙甘草 6g

此方进退连服15剂，春节后已可背上马扎，自行到大街上晒太阳。

【按】真寒假热，乃阴阳行将离决，缘于阳气虚衰，阴寒内盛，虚阳不能固于其位而浮越。浮于外者谓之格阳，浮于上者谓之戴阳。其临床特点为外呈一派热象，内显一派寒象。景岳曾细致描述其临床特征，谓"假热亦发热，其证则亦为面赤躁烦，亦为大便不通，小便赤涩，或为气促咽喉肿痛，或为发热脉见紧数等症"。"其内证则口虽干渴必不喜冷，即喜冷者饮亦不多……或气短懒言，或色黯神倦，或起倒如狂而禁之则止，自与登高骂詈者不同，此虚狂也"。"凡假热之脉，必沉细迟弱，或虽浮大紧数而无力无神。"此热，自觉躁热殊甚，欲卧泥地，欲入井中。经此案，始知假热体温亦可高。

寒热真假，务在辨清孰真孰假。辨别关键在于脉，正如景岳所云："察此之法，当专以脉之虚实强弱为主。"脉之强弱，以沉候为准，虽身热如火，脉洪大数疾，若沉取无力，即为假热。虽身冷肢厥，昏愦息微，脉沉小细迟紧，若沉取有力而见躁者，即为假寒。若脉症尚难判明，则当进而察舌。舌淡胖嫩滑，必是阳虚阴盛，真寒假热；舌红绛苍老坚敛、干燥少津，必是热结于内，真热假寒。然亦有阴寒盛而舌红者，此阳虚寒凝，气血运行不畅，致血凝泣而舌红，此红多兼嫩暗，必不干敛、苍老。此乃吃紧之处，医者望留意于此。

本案以参附汤益气回阳。阳越于外，施之辛热，防其阳未复而浮越之阳更行脱越，故加山茱萸敛其耗散之真气，且固其本元。吴茱萸敷足心者，引热下行之意。

42. 真寒假热（二）

孙某，男，57 岁，工程师。1985 年 5 月 13 日诊。

肝癌术后，胁部留一引流管，终日流黄绿色液体，云绿脓杆菌感染，高热 39℃～40℃，持续一月不退，已用多种进口抗生素，高热不见稍减。人已瘦弱不堪，备受折磨，痛不欲生，遂请中医诊治。

阳脉大按之虚，尺脉沉细拘紧而涩。

此阴盛格阳，予桂附八味丸加减。

炮附子 12g　　肉桂 6g　　　熟地 12g　　　山茱萸 12g　　山药 12g

泽泻 10g　　　丹皮 10g　　　茯苓 12g

上方共服 6 剂，热退身凉，阳脉敛而阴脉复。

【按】阴盛格阳者，赵献可《医贯》称龙雷火动，此火得湿则焌，遇水则燔。每当浓云骤雨之时，火焰愈炽。不可水灭，不可直折，当引火归原，唯八味丸，桂附与相火同气，直入肾水，据其宅窟而招之，同气相求，相火安得不引之而归原。

龙雷火动之真寒假热证，其脉之特点为阳脉大而尺脉沉细。此种阳强阴弱之脉，可见于三种情况：

一是心火旺而肾水亏，水亏不能上济心火，心火独亢而不下交，呈现水火不济、心肾不交。其阳脉之大也，必按之有力；其尺脉之细也，按之必细数。治之当泻南补北，代表方为黄连阿胶鸡子黄汤。

一是阴虚不能制阳，阳浮而大按之虚，其阴脉当细数躁急。治当滋阴潜阳，方如三甲复脉之类。

一是阴盛格阳，由于阳气虚衰，阴寒内盛，虚阳浮越于外，成为格阳、戴阳。尺脉当沉细无力，或沉细拘紧无力；阳脉浮大按之虚。治当引火归原，使浮游于外之阳得以下归宅窟。方如白通汤、白通加猪胆汁汤、桂附八味之类。

此三者脉象，皆阳旺而阴弱，然病机、治则迥异，差之毫厘，谬以千里。若脉象难以遽断，当进而察舌。水亏火旺者，舌红而坚敛苍老；阴虚阳浮者，舌当嫩而光绛无苔；阴盛格阳者，舌当淡嫩而润，或淡嫩而黯。

43. 真寒假热（三）

赵某，男，17个月。1965年2月4日初诊。

发热3日，体温高达41.7℃，体胖面白，喘促肢冷，烦躁哭闹不得稍安，疹淡稀隐隐。

舌淡苔滑，脉疾无力。

此阳虚不能托疹，予参附汤加味，以回阳益气托疹。

方予：

炮附子6g　　　　人参6g　　　　鹿茸4.5g　　　　当归6g

浓煎频服。2剂服尽，面色由青白转红，肢冷亦除，麻疹1日即布满全身，热亦降。

【按】余1963年至1971年，8年多任大庆油田总院儿科专职中医师，负责儿科全科会诊。8年里，全部看的是急症、危症。当时大庆油田几十万人会战，地处北大荒，自然条件恶劣，生活条件也非常艰苦，儿科发病率甚高。当时尚无麻疹疫苗，每至冬春麻疹流行，儿科180张病床爆满，常走廊、大厅都加满了床，患儿每年病死者达500余名。有一类白胖的患儿，都是高热41℃以上，面色㿠白，舌淡肢冷，麻疹出不来，喘憋，呼吸困难，脉搏可达200次/分以上，但按之无力。余初不识此证，套用通常的表疹方法，7例皆亡。后读《中医杂志》的一篇报道，始知此为阳虚之体，当予温补回阳以托疹，余仿效之，之后11例皆活。此案乃其中一例耳。

高热41℃以上，因儿科大夫都知道不能用物理降温及退烧药，否则麻疹立刻收敛，造成疹毒内攻，故都仰仗中医表疹。此类患儿诊为阳虚，以其面色㿠白，舌淡，脉疾无力，故予回阳托疹。由此可见，阳虚发热，照样可高达40℃以上，不可见体温升高辄云热盛，妄用寒凉。属阳虚寒胜者有之，莫重蹈余之覆辙。前车之鉴，当谨记。

44. 真热假寒（四）

武某，女，32 岁，家属。1963 年 12 月 7 日初诊。

产后愤怒，致头痛心悸，肢冷畏寒，厚被热炕犹觉周身凉彻，面色青白，舌质略红，脉沉弦躁数。余以为产后多虚，四肢冷畏寒，证属阳虚，遂选进四逆、参附之剂。附子由三钱渐增至一两半，经旬肢冷畏寒不解，反增神识昏昧。百思不解，束手无策，病人遂住院治疗，4 个月方愈。

【按】此案肢厥、畏寒，颇似寒象，然舌红脉沉而躁，当为火郁证。火郁于内，闭阻气机，阳气不得外达，外失阳之温煦而肢冷畏寒。惜当时未识火郁证也。

火郁证的临床表现很复杂，由于致郁原因不同，所郁部位有异，郁闭程度不等，正气强弱之别，兼杂邪气之殊，因而表现得纷纭繁杂。尽管千差万别，但因皆具"火郁于内"这一共同病机，故临床表现有其共性可循。总的来说，火郁证的特点是外呈一派寒象、内现一派热象。其判断关键在于脉。典型的火郁之脉沉而躁数，或沉弦数、沉滑数。《四言举要》曰："火郁多沉。"《医家心法》曰："怫郁之脉，大抵多弦涩凝滞，其来也必不能缓，其去也必不肯迟，先有一种似数非数躁动之象。"若郁闭重者，脉亦可见迟、细、涩乃至脉厥。

"火郁发之"。当祛其壅塞，展布气机，使郁伏于里之火热透达于外而解。此案之误，在于误把假寒作真寒，妄予温补，教训深刻。

45. 真热假寒（五）

杨某，女，23 岁，农民。1987 年 7 月 23 日初诊。

时值暑伏，酷热难耐，余正袒胸读书，汗流浃背，突来一农妇，身着花布棉衣裤，头裹头巾，裤腿怕透风以绳系之，俨然一身冬装。诉产后患痢，周身寒彻肢冷，厚衣不解，虽汗出亦不敢减衣。腹满不食，恶心呕吐，溲涩少，便垢不爽。曾服多种抗生素，输液打针，中药曾予补益气血、健脾止泻、温补脾肾、温阳固涩等剂，终未见效，羔已一月半矣。

脉沉滑数，舌红苔黄厚腻，面垢。

此湿热郁遏，气机不畅，热伏于内。湿热郁遏，气机不畅而腹满、呕吐、便垢不爽；阳郁不达而肢厥身冷，予升降散合葛根芩连汤加减。

| 僵蚕 12g | 蝉蜕 4g | 姜黄 9g | 大黄 4g | 葛根 12g |

| 黄芩 10g | 黄连 10g | 茵陈 15g | 菖蒲 8g | 藿香 12g |
| 苍术 12g | 川朴 9g | 半夏 9g | | |

3 剂。

7 月 27 日二诊：服上药 1 剂即脱棉衣，又 2 剂腹胀、呕吐皆止。尚觉倦怠，纳谷不馨。予清化和胃之剂善后而愈。

【按】涩痢留邪，湿热蕴阻，阳气被遏而身寒肢冷。沉脉主气，气血被郁而脉沉，沉而有力。脉滑数为热郁，且苔黄腻舌红，据舌脉不难诊断为湿热蕴阻、阳遏不达之证。清化湿热，宣畅气机，透热外达，恶寒随之而解。

肢冷、腹冷，周身冷等，乃临床常见之症。阴盛或阳虚固可冷，然阳郁而冷者亦不少见。若脉沉而躁数舌红者，不论何处冷，甚至冷如冰，皆为阳郁所致，不可误用热药温阳。若脉虽沉数，然持之无力，当属虚寒。凡脉沉而无力者皆虚，且愈虚愈数，愈数愈虚，当予温补，不可误作火郁，犯虚虚实实戒。

46. 郁热下利

姚某，男，21 岁，学生。1982 年 6 月 4 日初诊。

下利半月，日五六度，小腹冷如冰。曾以寒利而服理中丸、四神丸等方无效。

脉沉而躁数。

此火郁迫津下泄而为利，予四逆散合葛根芩连汤，2 剂而愈。

【按】恶寒一症，寒袭者有之，法当辛温散寒；阳虚者有之，法当温阳；然火郁者亦有之。气机内闭，火热内伏，阳遏不达，亦必寒凉。凡此，不可不辨，切不可一见腹冷辄予热药，乃实其实也。肢厥身寒，或局部觉寒，皆可因火郁而致，如痛经之小腹冷，胃脘痛之脘腹冷，肢体痹寒之肢冷等等，皆可因火郁阳气不达所致。其脉当沉而躁数，或沉而滑数。郁遏重者，脉亦可沉伏细小迟涩，然必有奔冲躁扰不肯宁静之象，此是辨识火郁之关键。

47. 自汗盗汗

谢某，男，34 岁，农民。1984 年 4 月 28 日初诊。

自汗兼盗汗年余，夜间因盗汗湿衾褥，常晾晒于院中，犹尿床般。昼则自汗，尤于劳累、进餐或情绪激动时，则汗从腋下如水流。脉洪大，无身热，烦躁，口渴，舌质红苔微黄。

予白虎汤清其气分热邪。

生石膏 40g　　　知母 6g　　　　浮小麦 30g　　　生甘草 7g

4 剂汗止脉缓，烦渴亦除。

【按】汗出之因甚多，虚实寒热皆有。俗云，阳虚自汗，阴虚盗汗。阳虚卫阳不固，固可自汗；阴虚者阳亢，迫津外泄，亦可盗汗。然不可囿于此言，尚须辨证论治。此案自汗盗汗兼有，以其脉洪大，知为气分热盛，热迫津泄而多汗，故予白虎汤治之获愈。

48. 自汗（一）

张某，男，37 岁，针灸医师。1965 年 7 月 23 日初诊。

患肝硬化十余年，脾大平脐。1964 年夏，烦躁不宁，口渴喜饮，大汗不止。

脉洪大，苔白干。

诊为阳明气分热盛，迫津外泄，予白虎汤。

生石膏 40g　　　知母 6g　　　　浮小麦 30g　　　生甘草 7g

4 剂汗止烦除，脉亦和缓敛静。

【按】阳加于阴谓之汗。阳气盛，迫津外泄，故尔口渴喜饮、大汗。此案体温不高，然脉洪大、大汗、烦渴，白虎证具，故予白虎汤治之。撤其热，则汗止脉静。汗为心之液，以浮小麦代粳米，取凉心止汗，兼顾其标。

49. 自汗（二）

赵某，男，42 岁，火车司机，本校学生之叔父。1995 年 4 月 2 日初诊。

汗出畏风，腰膝酸冷，尤于情绪激动、活动及吃饭时汗更多。无论冬夏，夜寐亦汗出，体力渐衰，常感困倦疲惫。四肢酸懒，饮食二便尚可。脉濡滑，舌苔白腻而滑。予曾以益气固表、养阴敛汗、清热泻火、退蒸止汗，诸法均不效。后读石氏刊于《中医杂志》一篇关于湿阻汗出的文章，颇受启悟。患者原为烧煤的火车司机，驾驶室内炉热烘烤，汗出浃背，但司机又要经常探身窗外瞭望，汗出当风，汗闭郁于肌腠为湿，反复如此，湿邪蕴蓄，阻遏三焦，营卫不调，致汗出畏风。

予化湿之剂治之。

炒苍术 15g　　　川朴 9g　　　　陈皮 9g　　　　半夏 12g　　　茯苓皮 15g

泽泻 15g　　　　薏苡仁 30g　　　滑石 12g　　　　萆薢 9g　　　　草果 9g

菖蒲 9g　　　　藿香 12g　　　　白蔻仁 7g　　　　杏仁 9g

上方共服4剂，未再复诊，后其侄告曰已愈。

【按】湿性黏滞，闭阻气机。汗出当风，汗液被郁而为湿，阻碍三焦，升降出入失其度，营卫不和，故自汗。经云："三焦者，原气之别使也，主通行三气，经历五脏六腑。"三气乃指宗气、营气、卫气。营卫皆经三焦通行于全身。卫气者，卫外而为固，司开阖之职。三焦不利，卫气不行，开合不利，故尔汗出。因湿而致汗者，关键在于化湿，祛其壅塞，畅利三焦。气机宣畅，开合有节，汗出自愈，此法开治汗出又一法门。举一反三，推而广之，湿可阻遏三焦而汗出，他邪阻遏三焦当亦可汗出；邪实者可三焦不通而汗出，正虚者亦可致三焦不通而汗出耳。由此可悟及，汗出一症，无论自汗、盗汗，皆可分虚实两大类，查明症结所在，谨守病机，当可预期，治之非难。回顾此案初治之时，因不明湿郁致汗的机理，清补敛涩，心无准的，辨证不明，囿于俗套，终难一效。

50. 怪汗

霍某，女，39岁，工人。1991年6月22日初诊。

汗出，立则上半身汗出，侧卧则在上一侧偏汗，已有半年。汗多时心慌而烦，头昏，腰酸痛，白带多，月经不调，便尚可。

脉沉濡滑数。舌尖稍红，苔薄腻。

此湿热熏蒸而汗出。

黄芩 9g	黄连 9g	苍术 15g	白术 15g	茯苓 15g
薏苡仁 30g	陈皮 10g	半夏 10g	泽泻 12g	生黄芪 12g
防风 5g				

7月27日二诊：上方加减共服32剂，汗止，白带净。

【按】汗出见于在上一侧，盖因湿热向上熏蒸，故在上一侧汗出，以其脉沉濡滑数，亦为湿热之脉，予清热化湿法治之而愈。

湿热致汗，石氏云可自汗，亦可盗汗，似阳虚汗出，亦可似阴虚汗出，或为脱汗，不一而足。要在脉当濡滑，苔应滑腻，此为辨证要点。

51. 血热迫血妄行
（再生障碍性贫血）

张某，男，21岁。1970年3月22日初诊。

1969 年因食蓖麻油炸的油条而中毒，继发再生障碍性贫血。血色素在 4g 左右，红细胞 200 万上下。经常衄血、发热、烦躁、自汗，身有瘀斑多处，此起彼落。每周输血 400mL 维持，住院治疗 4 月余，未见起色，请中医会诊。

舌淡红，苔薄黄。脉洪大而数。

此气分热盛，淫于血分，迫血妄行。予化斑汤。无犀角以白茅根代之。

生石膏 60g　　知母 10g　　生地 30g　　元参 30g　　生甘草 9g

白茅根 40g　　粳米 1 把

上方出入，经两旬热不再发，血止脉敛，血色素增至 6g。后石膏减量至 45g，加阿胶继服。两月后血色素稳定在 10g 以上。

【按】此案为气分热盛，淫热入血，迫血妄行而衄血发斑。因其脉洪大，仍以气分之热为主，故重用石膏知母清气分热。虽长期服用寒凉清热之品，未见伤胃寒滑，盖有故无殒也。

52. 哮喘

张某，男，53 岁，干部。1972 年 12 月 8 日初诊。

哮喘夙根十年有余。1972 年冬，因感冒引起哮喘急性发作，予抗生素、激素、肾上腺素等，症状未能缓解。端坐呼吸不能平卧，汗出以头部为甚，烦躁不安，身无热，亦不渴，大便干。

脉洪大，苔白微黄。

此阳明热盛，蒸迫于肺而作喘。予白虎汤。

生石膏 40g　　知母 9g　　生甘草 7g　　粳米 1 把

3 剂汗止，喘轻，已能平卧，大便已通，脉亦敛缓。

【按】白虎汤乃《伤寒论》阳明热盛之主方。温病用于气分无形热盛。余于外感热病中用之，内伤杂病中亦用之。

《伤寒论》中白虎汤共三条，脉见浮滑、滑。症见表有热、里有寒（热）、腹满身重、难以转侧、口不仁、面垢、谵语、遗尿、自汗出、厥等。后世概括为四大症：大热、大汗、大烦渴、脉洪大。这个概括很有见地，已为后世医家之共识。余以为，以此四大作为白虎汤的主症，较《伤寒论》条文中所述脉症易于把握。

临证中，若四大俱备者，断然用白虎汤，鲜有不效者。然四大俱备的典型白虎汤证并不多见，尤于杂症中如是。若四大未备，仅具其一二或二三症，可否用呢？后世医家见解不一。吴鞠通于《温病条辨》中指出的白虎四禁，曰："白虎本为达热出表，若其人脉浮弦而细者，不可与也；脉沉者，不可与也；不渴者，不可与也；汗不出者，不可与也。常须识此，勿令误也。"张锡纯对此提出异议，曰："吴氏谓脉浮弦而细者，此诚不可用也。至其谓脉沉者、汗不出者、不渴者皆禁用白虎，则非是。"这就把吴氏的白虎四禁打破了三禁。刘渡舟老师于《伤寒论十四讲》中提出：四大之中"尤以烦渴和汗出而为使用本方主要之依据"。余临证管见，四大之中以脉洪大为必备之主症，其他三大或有或无，或见其他症状如头昏头痛、心悸惊怵、不寐、胸闷、憋气、喘咳、咯血、烦躁、恶心、衄等，只要是脉洪大，皆予白虎汤主之。

本案之喘而汗出、脉洪大，并无大热、大烦渴，因脉洪大，断为阳旺热盛，蒸迫于肺而作喘，迫津外泄而为汗，故予白虎而获效。

53. 大气下陷

尚某，男，40岁，工人。1965年2月12日初诊。

咳喘气短3年余，至冬则重。十几日前，因抬重物而喘剧，胸痛窒闷，时感恶寒，不欲饮食，口中流涎如涌泉，动辄气短心悸，呼吸浅促甚急，犹跑百米之后状。

脉弦细无力。舌尖稍红，苔白。

余以恶寒无汗而喘急，为外寒引发伏饮，予小青龙汤2剂，病有增无减，反喘急欲脱，脉沉细而弱。忆张锡纯先生升陷汤，治大气下陷，脉虚胸窒，喘促气短难续，颇似此证，改用升陷汤。

| 人参6g | 生黄芪15g | 知母6g | 桔梗6g | 升麻6g |
| 柴胡6g | 当归9g | 甘草6g | | |

2剂。

2月17日二诊：昨夜服药后，寒战烦躁。盖被出汗后，顿觉胸中豁然，气短显著减轻，继予升陷汤3剂而安。因遗有胸痛，舌苔黄腻，改用升阳益胃汤加减，方中有陈皮、川朴，又觉气短难续似喘。知其大气未复，不耐行气破散，又改从前方6剂，诸症皆除。

【按】此案素有哮喘夙根，元气本衰，兼以抬重物努责伤气，致大气下陷，气短难续，气不摄津而涎如泉。小青龙汤为外寒内饮，喘憋胸闷，呼吸困难，脉当弦紧，大气下陷者脉当虚。本已气虚而陷，复用青龙汤散之，其气更虚，故病转剧。

服升陷汤后，战而后汗者，乃战汗也。战汗多见于温病，谓温病解之以战，而内伤杂病见战汗者，实属罕见。余学识浅薄，读过的医书、医案中，未曾见过。战汗亦有虚实两类，邪伏募原，阻隔表里之气而寒热头身痛者，溃其伏邪，表里之气通，奋而驱邪外出，可战而汗解。正虚者，待正气来复，奋与邪战，亦多可战汗。小柴胡汤之汗出，乃蒸蒸而振，此乃战汗之轻者。小柴胡证本为半阴半阳证，出则三阳，入则三阴。本已正虚，无力驱邪，邪正交争而寒热往来。服小柴胡汤，人参、姜、草、枣助胃气，扶正以祛邪，正气奋与邪争乃蒸蒸而振。此案服升陷汤而战汗者，当为大气复，表里气通，奋与邪争而作战汗。

三诊因苔腻加陈皮、厚朴行气化浊，因大气始复未盛，不堪行散，故又气短。健壮之人，橘皮尚且泡水饮，而正气馁弱之人，虽陈皮之平亦足以伤气。吁，重病之人，用药必丝丝入扣，来不得半点差池。

54. 瘫痪

王某，女，54岁，退休工人。

瘫软屡发，头不能支，四肢不能动，咀嚼亦无力。以手扶头，乍松手头即垂下，抬其肢，手一离即掉下，常须半月后方缓解。经北京、省内多家医院西医检查，终未明确诊断，排除周期性瘫痪、癔病性瘫痪、格林巴综合征等。经余调理经年，已近20年未再发作。2002年6月5日突又发作，周身瘫软如泥，头晕畏寒，口多涎唾，不渴微利。乘出租车来诊，因不能动，故在车内诊脉。

脉沉而紧涩，苔厚水滑。

此寒湿阻遏，阳气不运。予五积散加减。

麻黄 4g	苍术 10g	白芷 6g	白芍 9g	当归 10g
川芎 7g	枳壳 6g	桔梗 9g	桂枝 9g	茯苓 12g
川朴 9g	半夏 9g	薏苡仁 18g	萆薢 15g	生姜片 4 片

葱白 1 茎

2 剂水煎服，服后啜热粥，温覆取汗，汗后避风。

隔日自行来诊，云汗后周身轻爽，已活动如常。

【按】此种病状虽然罕见，但依其脉舌断为寒湿阻遏，阳气不能敷布。阳主动，阳气旺盛，则身轻矫健。寒湿阻遏，阳气不实四肢，不周行敷布，故身重难于转侧，甚或瘫软如泥。五积散内外同治，温散寒湿，汗出邪祛，阳气得布，自然可身轻，活动如常，果如所期，二剂而瘳。忆大青龙汤之身重，《金匮要略》湿病之身重，不能自转侧，概理亦同此。

55. 刚痉

孙某，男，2.5岁。1978年3月5日诊。

昨因玩耍汗出感受风寒，于晨即恶寒发热，喷嚏流涕，体温39.8℃，灼热无汗，头痛烦躁，手足发凉，突然目睛上吊，口噤手紧，抽搐约3分钟。今晨来诊，见面色滞，舌苔白，脉弦紧数。

诊为刚痉。予荆防败毒散加僵蚕2剂，3小时服1煎。翌日晨，周身汗出热退，抽搐未作。

【按】痉证的基本病理改变是筋脉拘急。正如《内经》所云："筋脉相引而急，病名曰瘛。"尤在泾云："痉者强也，其病在筋。"吴鞠通于《温病条辨·解儿难》论痉篇中更明确指出："痉者，筋病也。知痉之为筋病，思过半矣"，真是一语破的。抓住痉为筋之病这一本质，就掌握了理解痉证的关键。痉证勿论寒热虚实，轻重缓急，各种不同原因所诱发，皆因筋脉拘挛所致。没有筋的拘挛牵引，就不会发生痉病。

筋脉的柔和，须阳气的温煦、阴血的濡润，二者缺一不可。造成阳气不得温、阴血不得濡的原因，不外虚实两大类。实者，或为六淫、痰湿瘀血阻于经脉，或因惊吓、恚怒、忧思、虫积、食滞等扰乱气机，使阳气不布，阴血不敷，筋脉失养而拘急为痉；虚者，可因正气素虚，或邪气所耗，或汗、吐、下、失血，或因误治伤阴亡阳，使阴阳气血虚弱，无力温煦濡养筋脉，致筋急而痉。

治痉之法，要在祛除致痉之因，此"治病必求其本"之谓。诚如吴鞠通所言："只治致痉之因而痉自止，不必沾沾但于痉中求之。若执痉以求痉，吾不知痉为何物。"

此案之痉，乃汗出腠理开疏，风寒袭于肌表，致腠理闭郁，邪壅经络，阴阳气血不能畅达，致筋失温煦濡养而痉。治当宣散表邪，祛其壅塞，气血调达，其痉自止。方用荆防败毒散而未用葛根汤者，二者机理相通，唯败毒散较和缓些，少些偏弊，于稚嫩之体更相宜。

56. 热极生风

周某，男，1岁。1964年5月12日诊。

一周前发热出疹，疹没已3日，身热不退，体温39℃～40℃以上，昨日抽搐3次，予抗生素、镇静剂、输液、降温等未效，昨夜今晨又抽4次，乃邀会诊。诊见灼热无汗，头项后屈，哭闹烦躁，时目睛上吊，口紧。

舌红苔黄少津，脉数疾。

诊为热极生风，津液已伤，予泻青丸加减。

龙胆草2g　　栀子4.5g　　川芎1.5g　　生地7g　　僵蚕6g
钩藤6g　　全蝎3个
1剂。

次日仍抽，上方改栀子为6g，加生石膏12g、羚羊角1.5g（先煎）。1剂减，2剂止。后予养阴清热、平肝息风之剂调理而愈。

【按】以其脉数疾、舌红、身灼热，断为热极生风。当清热息风，热清则风息。转以养阴清热，因热盛阴伤，热退后阴伤显露。

57. 慢脾风（一）

童某，女，1岁。

1965年5月22日以麻疹肺炎入院。疹退后又复发热，精神不振，轻微气喘，吐泻时作时止，体温波动在38℃～39℃之间。5月22日又增抽搐，每日五六次，目睛上吊，手足瘈疭无力，每次发作约5分钟至半小时。面色青而㿠白。

趺阳脉弱。

此因久病吐泻，元气衰败，诱致慢脾风。予王清任之可保立苏汤加减。

补骨脂3g	炒枣仁6g	白芍6g	当归6g	生黄芪15g
党参6g	枸杞6g	山茱萸6g	肉豆蔻6g	白术6g
茯苓9g	炙甘草3g			

核桃1个（连皮捣）

6月10日二诊：服上药2剂，抽搐少减，但趺阳脉参伍不调，胃气将败，极危。前方改生黄芪为30g，连服5剂，抽搐已止。但仍摇头揉目，虚风未息，下利当日十余次，面色仍青白，脉弱。改诃子散止泻，利仍未止，仍宗前方，生黄芪改为60g。又服6剂，泻止热清，再服12剂，虚风平，精神振，面色亦转红润。

【按】可保立苏汤出自《医林改错》，治疗小儿因伤寒瘟疫，或痘疹吐泻等症，病久气虚，四肢抽搐，项背后反，两目天吊，口流涎沫，昏沉不省人事皆效。方中黄芪二两三钱，约折今量70g，此分量指4岁小儿而言，黄芪用量独重，以黄芪有息大风之功。

此案大病之后吐泻频作，脾胃大伤，生化之源竭，不能"散精于肝，淫气于筋"，筋失所养而拘挛。王清任以此病缘于气虚，"项目反张，四肢抽搐，手足握固，乃气虚不达肢体也；两目天吊，口噤不开，乃气虚不上升也；口流涎沫，乃气虚不固津液也；咽喉往来痰声，非痰也，乃气虚不归原也。"此方余屡用，确有卓效。

58. 慢脾风（二）

王某，男，10月。1964年6月15日初诊。

10日前出麻疹，疹前曾吐泻多日，昨日晨开始抽搐，四肢搐搦不止，无力，痰声如锯，昏迷不醒，面色青黄，舌淡苔白，趺阳脉虚大而数。急刺人中、百合，犹无知觉，不哭不醒。予可保立苏汤 2 剂，生黄芪用至 30g。药后足搐已止，手仍颤抖，已会哭，脉亦见敛。后继服 14 剂，症除，已会自坐玩耍，饮食亦正常。

【按】趺阳脉乃胃脉，诊胃气之存亡。有的病重小儿，寸口脉已无，只要趺阳脉仍有，则知胃气尚存，仍然可救，若趺阳脉无，则胃气已绝。此案趺阳虚大，乃元气欲脱，亦危笃之象。可保立苏汤中虽重用黄芪补而升，恐助真气脱越，方中有山茱萸、白芍等，可以监之，补而不散。

59. 阴虚风动

胡某，男，1.5 岁。1965 年 4 月 7 日诊。

一月前患麻疹肺炎，愈后又下利十余日。利止身热不退。半月来，体温波动在 37.8℃ ~ 40.2℃ 之间，西医诊为败血症。自 3 月 27 日出现抽搐，日三四次至十余次频抽不止，虽用钙剂及镇静剂，发作日频，醒后即目窜视，手足蠕动或抽搐。诊时患儿形体极瘦削，皮肤松弛皱折，精神委靡，两颧微赤，身热干燥无汗，面及前胸有小出血点十余个。

脉数疾而无力，舌干绛瘦敛无苔。

此温邪久羁，耗伤真阴，筋失濡润而瘛疭。当填补真阴，柔肝息风。

| 广犀角 6g | 鳖甲 6g | 龟板 6g | 生地 6g | 牡蛎 6g（先煎） |
| 元参 6g | 白芍 6g | 山茱萸 7g | 丹皮 4.5g | 生麦芽 10g |

2 剂，煎后少量频服

药后颧红见敛，瘛疭稍轻。再增羚羊角 3g（先煎）。再 3 剂，热退痉止，神志清爽，舌苔渐布。后予养阴益胃调理 20 余日，渐可坐起玩耍。

【按】中医临床，必须遵从中医理论体系去辨证论治，切不可以西医理论来指导中医治疗。此案是败血症，若按西医观点用药，大概只能选清热解毒的有抑菌抗病毒作用的药物，而龟板、鳖甲之类，根本无抗菌作用，熬出来只能作细菌的培养基。但征之于临床，却不大一样，滋阴息风，真阴复，热即消退。中医着眼于人的正气，调动机体的抗病能力，而不是只见细菌不见人，这正是中医以人为本的整体观念，具有超前的科学内涵，如能很好地加以继承发扬，将改变那种见病不见人的机械唯物论的观念。

此案之瘛疭，显系温邪久羁耗伤真阴，筋脉失润而痉。方宗三甲复脉，阴复而痉止热退。

60. 外感发热（一）

马某，男，5 岁。1995 年 1 月 28 日傍晚初诊。

上午开始发热，傍晚烧至 39.5℃，须臾再测，复升至 39.7℃，手足凉、无汗、头痛、恶心、流涕，舌略红，苔白，脉沉而躁数。两代单传，举家惊慌，急欲住院，又届春节，亦颇踌躇。余告勿虞，不必住院，及时服药即可。因其脉虽沉数而躁，但躁急未甚，中有和缓之象，料不致有大变，予新加升降散。

| 僵蚕 8g | 蝉蜕 3g | 姜黄 5g | 大黄 4g | 豆豉 10g |
| 焦栀子 6g | 连翘 12g | 薄荷 5g | 竹叶 4g | |

2 剂。嘱 4 小时服 1 煎，温覆，避风寒。翌晨再诊，前半夜服两煎后已通身见汗，身热渐降，肢端转温。后半夜汗出不断，今晨身热已退，脉亦趋静，已思食。因脉未全静，余热未靖，嘱把所剩一剂服完。次日已外出玩耍，一如往昔。

【按】判断外感发热的病势、转归，主要有两项指征，一是测汗，一是测脉。测脉法，《内经》《伤寒论》论述甚多，以脉贵和缓，"脉若静者为不传"。测汗法为叶天士所创，首载于《吴医汇讲·温证论治》，曰"救阴不在补血，而在养津与测汗"。后该篇收入《温热经纬》中，王孟英据种福堂本改为"救阴不在血，而在津与汗"。将测字删除，不仅湮没了叶氏测汗法这一重要学术思想，而且使原文晦涩难明。

汗有正汗与邪汗之分，据以测病之汗，是指正汗。所谓正汗，标准有四：微微汗出、遍身皆见、持续不断、随汗出而热减脉静，四者相关，缺一不可，此即正汗。所谓邪汗，恰与正汗相对：大汗或无汗、仅头部汗出而非遍身皆见，阵汗而非持续不断、汗出热不衰脉不静，或汗止又作寒热。测汗法，理论肇源于《伤寒论》。太阳中风本自汗出，然于桂枝汤将息法中，5 次以汗出作为判断病情转归的唯一指征，曰不汗，后服小促其间；不汗昼夜服之；又不汗乃服到二三剂云云。孜孜以求者正汗也，只要此正汗出，标志营卫已然调和，纵有发热、头痛等症，必将随之而解，已不足虑。此即以汗测证，亦即测汗法。

测汗法广泛适用于外感热病的各个阶段，邪入气分时，热与糟粕相结，阻于肠腑，气机不通，可灼热无汗或仅手足濈然汗出。通下之后，热结一开，气机畅达，阳可布，津可敷，反可见遍体津津汗出，此即正汗，孰能谓大承气汤为发汗剂？此乃里解表和、阳施阴布的结果，诚不汗而汗者也。甚至气分无形热盛之白虎汤证，虽有大汗出，此乃邪热炽盛迫津外泄之邪汗，予辛凉重剂之白虎汤后邪热渐衰而大汗渐敛，转而可见遍体持续微汗，此即正汗。营血证时，热闭更深，热灼阴伤，见灼热无汗，透其营热或凉血散血，滋其阴液，亦可转见遍身津津汗出。正如章虚谷所云："测汗者，测之以审津液之存亡，气机之通塞也。"

61. 外感发热（二）

邵某，男，3 岁。1977 年 4 月 24 日初诊。

因外感发热入院，经输抗生素、注射退热剂后，体温已降至正常，精神亦可，准备出院。恰值其父准备出差，其母恐孩子再烧，一人无法照应，故请余相商。余诊其脉仍然沉而躁数。余告其母，郁热未透，虽用退烧药热暂降，恐至午后复热，且脉躁数较甚，可能将发热较高，其母慌慌，严拒其夫出差，夫妻争执一番。至日晡，果热至 39.7℃，后予新加升降散。

僵蚕 7g	大黄 3g	豆豉 9g	蝉蜕 3g	连翘 9g
薄荷 4g	姜黄 6g	栀子皮 6g	羚羊角 2g（先煎）	

2 剂，6 小时服 1 煎。

次日上午再诊，2 剂已服完，昨日通体汗出，至后半夜身热渐降，今晨已正常，诊其脉已静。嘱其饮水，饮食清淡，勿滋腻，恐食复，曰其夫可安心出差矣。

【按】典型的郁热脉象为沉而躁数。《四言举要》云："火郁多沉"。火郁何以脉沉？沉主气，沉乃气血不能外达以充盈鼓荡血脉，故沉。气血不得外达的原因，可分为两大类，一类是正气虚，气血无力外达，此沉当无力；一类是邪阻，凡是六淫、七情、气血痰食等，皆可阻遏气机，使气血不得外达而脉沉，此沉必按之有力。

脉躁乃正不胜邪，阳邪独亢，有阳无阴也，故主邪盛，主病进，主死。临床依其躁数与否及躁数程度，可判断邪退正复否，也可判断是否复热或热势大致能达多少度。脉越躁，热势越重；躁中见缓，热势已挫；脉由躁转静，邪退正复。即使用退热剂后体温已平，若脉仍躁，必将半日许复热；若体温虽高达 40℃ 左右，但脉已和缓，则此热必将渐降；若虽有发热，然脉已静，则此热可于半日许降至正常且不复热。以躁数程度判断体温消长，邪气进退，多是应验。

62. 发颐神昏

（腮腺炎合并脑膜炎）

刘某，男，11 岁。1993 年 5 月 12 日初诊。

5 日前患腮腺炎，右颊部肿大，高热不退，已住院 3 日，体温仍 40.5℃。昨晚出现惊搐、谵语、神识昏昧。其父母与余相识，异常焦急，恳请往院诊视。碍于情急，姑以探视身份赴院诊治。脉沉数躁急,舌暗红,苔薄黄而干。大便二日未解,睾丸无肿大。

此少阳郁热内传心包,予新加升降散加减。

僵蚕 9g	蝉蜕 3g	姜黄 5g	大黄 4g	豆豉 10g
焦栀子 7g	黄芩 8g	连翘 12g	薄荷 5g	马勃 1.5g
板蓝根 10g	青蒿 12g			

2剂,神清热退,颐肿渐消。

【按】此为热郁少阳,少阳郁火循经上行而发颐。少阳枢机不利,郁热不得透达,逼热内陷心营而见谵语、悸搐、神识昏昧。经云"火郁发之",王冰以汗训发,过于偏狭。发乃使郁火得以透发而解之意。景岳喻为开窗揭被,赵绍琴老师喻为吃热面,须抖搂开热才可散。火郁的治则,赵绍琴老师总括为"祛其壅塞,展布气机",气机畅达,热自易透达于外而解。

为何"祛其壅塞,展布气机?"视其阻遏气机之邪不同、部位之异、程度之别而祛之。寒邪者当辛温散之,湿邪者当化之,气滞者当疏之,热结者当下之,瘀血者当活血祛瘀。邪去气机畅透,郁火自易透于外而解。

透邪固为其要,然既有火热内郁,亦当清之,故余治郁火,概括为"清透"二字。透者,即祛其壅塞展布气机,清者即清泄郁伏之火热。郁火之清,不同火热燔灼者,不能过于寒凉,以防冰伏气机,使热更加遏伏,必以透为先,佐以清之。

此案是少阳郁火内逼入心,故以透散少阳郁火为主,热得透达,神自清。王孟英曰:"凡视温证,必察胸脘,如拒按者,必先开泄。""虽舌绛神昏,但胸下拒按,即不可率投凉润,必参以辛开之品,始有效也。"柳宝诒亦云:"凡遇此等重症,第一为热邪寻出路。"邪虽入营,以其郁热未解,不可率用凉开,亦必求其透转,疏利气机,透发郁火。

63. 麻疹喘痢
(麻疹肺炎合并菌痢)

司马某,女,1.3岁。1964年4月7日诊。

发热已6日,颈项及耳后疹密而紫黯,身躯疹稀少。咳喘气粗,烦热渴饮,下痢赤白,日十余行。

脉数大,舌红苔黄腻。

此热毒夹滞壅结于内,疹出不透。急当清泄热毒,畅达气机,佐以消导。予增损双解散加减。

僵蚕 7g	蝉蜕 3g	姜黄 4g	熟大黄 3g	桔梗 3g
防风 3g	薄荷 3g	葛根 6g	黄芩 4.5g	黄连 4.5g
栀子 4g	石膏 8g	紫草 10g	槟榔 4.5g	

1 剂，疹即出透，喘、痢、热皆减。

【按】《医宗金鉴》云："疹宜发表透为先，最忌寒凉毒内含。"麻疹贵在出齐，疹色红活，使郁伏于内之疹毒尽达于表而解。若过用寒凉，必冰伏气机，表气郁闭，疹不能透达。或疹乍出，受风寒，服药过凉，或用解热镇痛药，或输液使体凉，均可使疹没，疹毒转而内攻，喘闷痉厥，变证丛生。然热毒盛者，又当断然清透，不可因循踟蹰。此例疹甫露即暗紫，热毒内盛明矣。郁热上攻于肺而为喘，夹滞下迫大肠而为痢。热毒壅盛，气机不畅，疹不能透发。予双解散，内清外透，使热分消，加紫草活血散瘀。毒热得透，疹即出齐，喘利顿减。

64. 喘痢

（腺病毒肺炎）

董某，女，10 个月。1965 年 4 月 1 日会诊。

患腺病毒肺炎，高热 7 日不退，现体温 39.7℃，咳喘痰鸣，呼吸气憋，烦躁惊怵，腹微胀满，便稀而黏，日五六行。

脉浮数有力，舌红苔白少津，唇干紫暗。

属温邪闭肺，肺热下移大肠。予升降散合葛根芩连汤加减。

僵蚕 6g	蝉蜕 2g	姜黄 3g	大黄 2g	葛根 4g
黄芩 3g	黄连 3g	连翘 7g	杏仁 2g	桔梗 3g
羚羊角 1g（先煎）				

2 剂，不拘次数频服。

4 月 2 日二诊：药已服尽，昨夜身见微汗，今晨体温 38.4℃，咳喘稍平。原方加芦根 10g，再进 2 剂。

4 月 3 日三诊：遍身汗出，手足皆见。身热 37.3℃，呼吸已不憋气，咳喘大减，尚有痰鸣，已思食，喜睡。脉虽尚数已见缓，舌红苔少。拟养阴清热以善后。

| 芦根 10g | 前胡 4g | 冬瓜仁 10g | 石斛 6g | 炙杷叶 4g |
| 瓜蒌皮 5g | 石膏 5g | 杏仁 3g | 麦冬 4g | 竹叶 3g |

3 剂药尽而愈。

【按】腺病毒肺炎，属中医咳喘、肺胀范畴，虚实寒热皆有之。此例为温邪闭肺，表气不通，咳喘无汗，肺热下移大肠而作利。方取辛凉宣达肺郁，苦寒清泄里热。俟遍身蛰蛰汗出，则邪热透达，里解表和矣。

腺病毒肺炎，主要症结在于肺闭，多伴有高热、咳喘、痉厥、肺实变，并心衰、胸腔积液、心包积液等。究其病机，乃虚实寒热、表里阴阳皆有，不可概以温病论之。余治此证，辛温散寒者有之，益气扶正者有之，温阳化饮者有之，表里双解者有之，荡涤热结者有之，清解肺胃者有之，方无定方，法无定法，要在辨证，谨守病机。不论何法调理，若是遍身持续微微汗出者，则知表解里和，大功成矣。

65. 郁火头痛

史某，女，62 岁，家属。

患三叉神经痛两年余，右侧头痛如锥刺，痛不可忍。愈发愈剧愈频。服止痛药、麦角胺、奴夫卡因封闭等，初尚能缓，久之效微。

脉沉弦细数，舌红，苔薄黄。

此乃肝胆郁火上冲，予升降散加减。

僵蚕 7g	蝉蜕 3g	姜黄 6g	大黄 3g	苦丁茶 7g
桑叶 6g	栀子 6g			

共服 6 剂痛止，多年未再发作。

【按】火郁于内，必上下攻冲。攻于上者可头痛、耳鸣、齿痛、龈肿、口糜、咽痛、心烦、惊悸、不寐、狂躁、胸闷、咳喘、咯血、衄血等；攻于下者可腹痛、下利或便结、小便淋痛、溲血、便血、崩漏等等，临床表现纷纭繁杂。判断火郁证的关键指征是脉沉而躁数。脉何以沉？因气血不能外达以鼓荡充盈血脉，故尔脉沉。

气血何以不得外达？无非两类原因：一是邪气阻遏，气机郁滞，气血外达之路窒塞不畅，故尔脉沉。此沉必按之有力，此属实。一类是正气虚衰，气血无力外达以鼓荡充盈血脉，致脉沉。此沉必按之无力，此属虚。

脉何以躁数？气机郁闭，火热内郁，不得外达而散解。火热为阳邪，阳主动，火热内郁，必不肯宁静，而奔冲激荡于内，致气血沸腾，脉数且不宁静而躁动，此种脉乃火郁的典型脉象。若邪郁气滞重者，脉可沉细小、迟涩，但沉而细小、迟涩之中，必有躁动不宁之象。至重者可以脉厥身亦厥。

若脉尚难以遽断，则当进而查舌，舌质必红，甚而红绛干敛。据脉舌的特征，火郁证当不难判断。

此案之头痛，因脉沉弦细数而舌红，故断为郁火上攻所致。

凡火郁者，必给邪以出路，使郁火透达于外而解。治疗原则为祛其壅塞，展布气机，清透郁火。栀子豉汤、四逆散，皆治疗郁火之祖方。升降散乃升清降浊、透泄郁热，为治郁火之佳方。此方出自杨栗山《寒温条辨》，为温病 15 方之首方，所列病证计70余条。症虽繁杂，然病机则一，皆为郁火，故统以升降散治之。蒲辅周先生擅用升降散，赵绍琴老师用升降散更是出神入化。我受赵绍琴老师的影响，亦屡用升降散，常有卓效，医者当谨记。

[附] 论躁脉

躁脉与静脉相互对峙，躁脉之象为奔冲激荡不肯宁静貌。

关于躁脉，《内经》中有多处精辟的论述，如《素问·评热病论篇》曰："汗出而脉尚躁盛者死"；"有病温者，汗出辄复热，而脉躁疾，不为汗衰，狂言不能食……病名阴阳交，交者死也。"《灵枢·五禁》曰："热病脉静，汗已出；脉盛躁，是一逆也。"《灵枢·热病》曰："热病已得汗，而脉尚躁盛，此阳脉之极也，死；其得汗而脉静者生"；"热病者脉尚盛躁而不得汗者，此阳脉之极也，死；脉盛躁得汗静者，生"；"热病已得汗出，而脉尚躁，喘且复热，勿刺肤，喘甚者死"；《灵枢·论疾诊尺》曰："尺肤热甚，脉盛躁者，病温也"等等。

仲景以脉数急与静相对待而言。曰："伤寒一日，太阳受之，脉若静者为不传。颇欲吐，若躁烦，脉数急者，为传也。"躁为阳盛，为正不胜邪，阴不制阳，或独阳无阴，故为病进，为传或主死。

沉而躁数者，乃火郁的典型脉象。《四言举要》云"火郁多沉"。火郁何以脉沉？沉主气，沉乃气血不能外达以充盈鼓荡血脉故沉。气血不得外达的原因可分两大类：一类是正气虚，气血无力外达，此沉当无力；一类是邪阻，凡六淫、七情、气血痰食等，皆可阻遏气机，使气血不得外达而脉沉，此沉必按之有力。

火郁脉何以躁数？因气机郁闭，气血遏伏于里，五志化火，或六气化火，或气血痰食蕴久化热。待化火之后，则为阳邪。以阳主动，火热内郁则必不肯宁静，奔冲激荡，躁动不宁，迫激气血，故脉躁数急迫。恰如《医家心法·诊法》所云："怫郁之脉，大抵多弦涩凝滞，其来也必不能缓，其去也必不肯迟，先有一种似数非数躁动之象。火郁之脉虽沉而躁数，但由于郁闭程度不同，脉可由沉而躁数转为沉伏细小迟涩乃至厥。如《伤寒论》第208条曰："阳明病，脉迟……大承气汤主之。"《温病条辨·卷二》曰："脉沉数有力，甚则脉体反小而实者，大承气汤主之。""阳明温病……并脉亦厥……大承气汤主之。"脉迟、脉小、脉厥，皆以大承气汤主之，当知乃郁闭之甚也。虽沉而小细迟涩，然按之必有一种奔迫不宁之感，此皆火郁之脉。恰如杨栗山所云："凡温病内外有热，其脉沉伏，不洪不数，但指下沉涩而小急，断不可误为虚寒。"

火热郁伏于内不得外达，必上下攻冲，攻于上则头晕头痛、目赤目痛、耳聋耳鸣、牙痛龈肿、口舌生疮、鼻衄齿衄、咽痛音暗哑、咳喘胸痛、心烦心悸、不寐狂躁、谵语神昏、恶心呕吐，攻于下则腹痛、下利、淋痛、便血、溲血、崩漏等等；迫于血分而发斑疹、出血。杨栗山对火郁见证共列举72种，亦仅列举而已。

火郁证虽繁杂，但有其特征：火热内郁则里热，阳郁不达而外寒，舌红面赤，脉为沉而躁数。四者之中，尤以脉为重。

66. 失眠

孙某，女，58 岁，退休干部。1998 年 11 月 8 日诊。

心烦意乱，恶与人言，每日服 4 片艾司唑仑，只能睡 2 ~ 4 小时，头痛、健忘，已半载有余。

脉沉而躁数，两寸盛。舌红、唇暗红。

此郁热扰心，心神不宁。予新加升降散加减。

僵蚕 9g	蝉蜕 4g	姜黄 6g	大黄 3g	豆豉 10g
焦栀子 8g	连翘 7g	生甘草 6g		

6 剂后，已可不服艾司唑仑而睡 5 ~ 6 小时，心烦大减。上方去大黄，加柏子仁 15g、麦冬 9g、丹参 15g。又服 8 剂，症除，脉已静。嘱服天王补心丹善后。1 年后相遇告曰，睡眠正常。

【按】脉沉躁数而寸盛，心烦不寐者，显系郁火上扰所致。心烦不寐而有热者，必先泻心火，火除心自安宁。清心火时，当加透泄之品，使热有出路。若火未清而骤予安神宁心之品，则火更郁伏难愈。

栀子豉汤，为辛开苦降之祖方，该方既治火扰于心的心烦懊恼不得眠、剧则反复颠倒，更伍以升降散者，升清降浊；加连翘者，清心散其热结，诸药相合清透之力更雄。

67. 不寐

刘某，女，27 岁，家属。1978 年 1 月 17 日初诊。

4 月前生一死胎后，出现心中热，入夜益甚，夜不成寐，至多一夜可朦胧两小时，头昏，视物不清。检其前方，除西药安眠类外，中药养血安神、温胆汤、天王补心、朱砂安神等，久服无效。

脉滑数，舌质正常，无紫纹瘀斑。

余断为瘀血阻遏心窍，神不归而夜不寐。予血府逐瘀汤加减。

桔梗 9g	柴胡 7g	生甘草 6g	桃仁 12g	红花 12g
川芎 7g	归尾 12g	生地 15g	赤芍 12g	怀牛膝 9g
炒枳壳 8g	蒲黄 9g	丹皮 12g		

6 剂。

1 月 24 日二诊：上药服后，心中热大减，诸症悉轻，每夜可睡五六小时。再服 6 剂愈。

【按】王清任曰："夜不能睡，用安神养血药治之不效者，此方若神。"心中热者，王氏称"灯笼热"，内有瘀血，血活则退。此案益证王氏所云无讹。

关于瘀血不寐的诊断，典型的固易。而有的并无脉涩、舌暗、痛处不移、夜剧、肌肤甲错、癥瘕等典型征象，而与常法治之不愈，应考虑瘀血所致。此案脉滑数，本当以痰热论治，然以病于死胎，瘀血归心，且有心急心热，即灯笼热，故予血府逐瘀汤治之。中医四版统编教材《内科学》瘀血章，为我大学老师董建华教授所撰。在该章中，对瘀血的诊断，董老师即提出有些瘀血病人未必有明确的瘀血特征，常法不效时，应考虑为瘀血，此话确为经验之谈。

68. 梦魇

孙某，女，38岁，工人。2002年7月3日初诊。

患梦魇已6年，睡眠中常觉心胸憋闷不能呼吸，行将窒息，呻吟呼喊，把家人吵醒。将其唤醒后，身出冷汗，惊魂未定，方知是梦。如是者愈发愈频，常二三日一作。昼日活动、工作皆可，微觉气短、胸闷，心悸乏力。多年求治，皆云神经症。予安定、谷维素、维生素 B_1 等，未能取效。亲友劝其祈神驱鬼。

脉弦缓。

此心气不足，胸阳不振，入夜阴盛之时，故尔胸闷憋气，予桂枝加附子汤加减。

| 炮附子 12g | 桂枝 12g | 炒白芍 12g | 炙甘草 7g | 大枣 4 枚 |
| 茯苓 15g | 浮小麦 30g |

7剂。

7月10日二诊：自服药后，未再出现梦魇，精力较前为佳。继服上方14剂。症除，脉力增。告其已愈，可停药。

【按】魇出自《肘后方》，属魂魄不守，亦有虚实之分。此素脉缓，平日气短、胸闷、心悸、乏力，故诊为心气不足，胸阳不振，予桂枝加附子汤壮其心阳，心阳足则梦魇自除。

69. 躁狂
（精神分裂症）

王某，女，31岁，教师。1998年4月12日初诊。

因长期夫妻不和，忿而成疾已 4 个月。烦躁不寐，异常暴躁，骂詈毁物，新生幼儿亦弃之不顾。尤恶与夫见，见则恶语相向，撕打毁物。其夫避之犹恐不及，长期躲藏在外，唯靠其母苦予周旋。曾多处求医，服用大量镇静药，效不著，请余诊治。

脉沉滑数，舌红苔白。

此郁火夹痰，扰乱心神。予新加升降散合涤痰之品治之。

僵蚕 12g	蝉蜕 4g	姜黄 9g	大黄 5g	栀子 12g
豆豉 12g	连翘 15g	瓜蒌 30g	枳实 9g	菖蒲 8g
天竺黄 12g				

上方加减共服三十余剂，狂躁已平，夜能入寐，暑假后已恢复工作。

【按】重阳则狂，火热重，神失守，则狂躁不羁，夜难成寐。以脉沉滑数，乃郁火夹痰扰心，故予新加升降散中佐以清化痰热之品。

70. 肝风（一）
（共济失调）

王某，女，36 岁，某厂卫生所司药。

其夫为厂长，争去外埠进修，因有近水楼台之嫌，群众颇有微词，反强拗要去。因进修考试落第，未被录取，又遭讥讽，遂郁闷成疾。初始头眩手颤，不能持物，取药片时，洒落满桌；向暖瓶倒开水时洒得满地，倒不进暖瓶中；以后吃饭不仅不能用筷，用勺亦送不到嘴中；走路蹒跚，欲左反右，欲前反后，常撞墙碰人，几成废人。曾数次到北京某医院检查，未能确诊，只云共济失调。曾服镇静药甚多，始终罔效。恙已半载，异常焦虑。于 1978 年 4 月 15 日来诊，症如上述，脉弦细。

经云："诸风掉眩，皆属于肝。"此因恚怒伤肝，肝风内旋。予平肝息风之剂治之。药用：

蜈蚣 10 条	全虫 9g	生黄芪 15g	僵蚕 9g	川芎 6g
当归 10g	白芍 12g	甘草 6g		

3 剂后，蜈蚣增至 20 条，共服 20 余剂，复如常人。

【按】蜈蚣为搜风舒挛、祛瘀解毒之佳品，人多畏其有毒，弃而不用，实为可惜。张锡纯谓其"走窜之力最速，内而脏腑，外而经络，凡气血凝聚之处，皆能开之。其性尤善搜风，内治肝风萌动，癫痫眩晕，抽掣瘈疭，小儿脐风，外治经络中风，口眼㖞斜，手足麻木"。朱良春先生盛赞张氏所论。北京余伯龄先生乃善用且敢用蜈蚣者，常一剂用数十条乃至数百条。家母高血压头晕，此亦肝风，伯龄之弟余冠吾先生诊治，1剂蜈蚣40条，4剂血压正常，之后 40 年血压未高。余敬而仿之，于此案用蜈蚣 20 条，皆不去头足，其效果颇彰。余曾将蜈蚣轧细面，一次吞服 10 条，服后头异常清爽，仿佛睡一大觉醒后之感，始知张锡纯谓其"善理脑髓神经"不诬。凡高血压之眩晕、痉搐震颤、喎斜，余皆用之，疗效颇著。最多用过 80 条，未见不良反应。此案之肝风内动，全赖蜈蚣息风之功。

71. 肝风（二）

高某，男，72 岁，乡中老中医。1981 年 5 月 24 日初诊。

两手抖动已半年余，不能诊脉写字，不能进餐穿衣。静时稍缓，越强忍别抖反抖得更重。余予以诊脉时，其子强捺其手，仍然抖动。

脉弦劲而滑，舌稍暗苔白。

症属痰瘀互结，肝风鸱张。予活血涤痰，平肝息风。

蜈蚣 20 条	全蝎 10g	僵蚕 12g	生石决明 30g	地龙 12g
怀牛膝 10g	水蛭 6g	赤芍 12g	白芍 12g	龟板 18g
胆南星 9g	天竺黄 12g	天麻 12g		

上方共服 12 剂，颤抖停止，写字进餐均可。

【按】振掉颤抖，当属肝风。蜈蚣息风之效甚佳。患者往往畏惧有毒而不敢服用，余用蜈蚣多至 80 条，未见任何副作用；亦有蜈蚣 40 条，连服 30 余剂者，亦未见任何副作用。

72. 虚肝风
（脑外伤出血后遗症）

范某，男，8 岁，2000 年 7 月 11 日初诊。

于年初脑外伤，枕骨骨折，左颞枕部硬膜外血肿。手术后，现遗留左面瘫，左眼无泪，左眼小，嘴右歪，左鼻无涕，左耳聋，走路蹒跚欲仆。

脉沉无力。

此乃虚风所致。拟扶正息风，宗可保立苏汤合补阳还五汤加减治之。

生黄芪 60g	当归 12g	巴戟天 10g	补骨脂 4g	川芎 7g
全虫 9g	僵蚕 10g	党参 12g	白术 8g	炒枣仁 15g
肉苁蓉 10g	赤芍 10g	白芍 10g	桃仁 8g	红花 8g

蜈蚣 10 条

10 月 10 日：共服上方两个月，蜈蚣加至 20 条。行走已正常，嘴歪已除。左眉低，左眼裂小，左耳尚聋，脉较和缓。

12 月 1 日：上方加减又服 1 个半月，他症均除，唯耳聋如故。后改用益气聪明汤及通窍活血汤，耳聋终未改善。

【按】王清仁之可保立苏汤，本为吐泻后气虚而风动者。王清任云："元气既虚，必不能达于血管，血管无气，必停留而瘀。"补阳还五汤为气虚血瘀之中风而设。而可保立苏汤则重于补，益气之外，尚有补肾养血之功。此案外伤术后，气血大伤，故予补阳还五汤补气活血通经。行走蹒跚欲仆，乃肾虚所至，又当补肾壮骨，故予可保立苏汤。二方相合方较周匝。加虫类药者，以病久入络，虫蚁搜剔之。遗有左耳聋未愈，颇感内疚。

73. 眩晕（一）
（高血压）

吾母患高血压，头晕耳堵，颈以上憋胀如绳捆，血压 180/110mmHg。北京余冠吾先生诊治：

蜈蚣 40 条　　全蝎 10g　　乳香 9g　　赤芍 12g
防风 9g　　桃仁 12g　　红花 12g　　生黄芪 60g

共服 4 剂，血压数十年来一直平稳。

【按】余伯龄先生乃吾父之友，原北大文学教授，日寇侵占北平后，愤然辞职，闭门学医。光复后悬壶前门外，因其用药奇特，擅起沉疴，蜈蚣可用至数百条，附子用至斤许，遂有余疯子之绰号。其弟冠吾先生，从其兄习医，然技不如伯龄先生。为我母治高血压，其效亦令人惊叹。高血压病，西药降压固快捷有效，然须终生服药，而中药可治愈，令其数十年血压平稳。余临床数十年来，仿效余先生的治法，亦用大量蜈蚣，确实效佳。用黄芪者，冠吾先生云可托药达于颠顶，且黄芪息大风。但我曾用于一人，服后头痛欲裂，心跳欲蹦出，血压升至 220/120mmHg，自此不敢再用大量黄芪，除非确为脉弱无力者。用乳香者，先生云可软化血管。

74. 眩晕（二）

（高血压）

徐某，女，44 岁，职工。1998 年 5 月 28 日诊。

高血压已 20 年，血压波动在 200 ~ 140/160 ~ 110mmHg 之间。心悸、胸闷、烦挠、头昏痛、胃痛、腰酸痛无力、膝软。心电图示心肌缺血。

脉沉弦拘急而涩滞有力，舌红暗。

此肝肾阴虚，经脉失濡而拘急，肝风内旋而头昏痛。予滋养肝肾，平肝息风。

怀牛膝 12g	干地黄 15g	山茱萸 15g	蜈蚣 30 条	炙鳖甲 30g（先煎）
全虫 10g	僵蚕 12g	天麻 12g	乳香 9g	败龟板 30g（先煎）
钩藤 15g	赤芍 12g	白芍 15g	丹皮 10g	生石决明 30g（先煎）
夏枯草 15g	羚羊角粉 3g（吞服）			

6 月 9 日二诊：降压药全停，服上方 10 剂，血压 140/98mmHg，诸症皆减，因住外地来诊不便，予以面药。

怀牛膝 100g	蜈蚣 100 条	全虫 40g	僵蚕 40g	地龙 40g
天麻 40g	乳香 30g	赤芍 40g	钩藤 50g	夏枯草 50g
丹皮 40g	白芍 60g	干地黄 90g	山茱萸 90g	何首乌 90g
巴戟天 40g	炙鳖甲 100g	牡蛎 100g	石决明 100g	败龟板 100g
红花 40g	水蛭 30g	珍珠粉 30g	炒枣仁 60g	羚羊角粉 30g

1 料，轧细面，每服 5g，日 3 次。

10 月 8 日诊：上药共服近 4 个月，血压维持在 140 ~ 120/ 90 ~ 80 之间，心电图已恢复正常，诸症皆消，嘱服六味地黄丸两个月，以巩固疗效。

【按】临床有些高血压病人，并非如一般书中所云，脉弦大有力，而是表现为沉细拘急涩滞之象。这是由于阴虚失柔，血脉拘急所致。当滋肝肾，平肝息风。平肝息风当用虫类药，尤其是蜈蚣、全虫、地龙、僵蚕、蝉蜕等。蜈蚣重用，并未见毒性。吾曾生吞大蜈蚣粉 10 条，头脑竟异常清爽，毫无毒副作用。诸君莫恐其有毒而弃之，良药竟成敝屣，惜哉。

75. 眩晕（三）
（高血压）

麻某，女，60 岁，退休职工。1996 年 2 月 1 日诊。

素血压低，近半月来，头昏足软，血压 170/90mmHg。

脉阳弦尺涩。舌可，苔薄腻。

予补肾息风。

蜈蚣 30 条	全虫 9g	僵蚕 12g	赤芍 10g	怀牛膝 9g
山茱萸 15g	地鳖虫 9g	天麻 12g	乳香 8g	生黄芪 15g
肉桂 5g	生石决明 30g			

2 月 7 日二诊：上方共服 5 剂，血压 140/75mmhg，头昏膝软减轻，阳脉弦无力，尺涩。肝风见敛，肾虚未复，重于补肾。

肉桂 5g	巴戟天 10g	肉苁蓉 12g	山茱萸 12g	鹿角胶 15g
怀牛膝 9g	炒杜仲 12	天麻 12g	僵蚕 12g	茯苓 12g
生黄芪 12g	生龙骨 18g	生牡蛎 18g		

2 月 24 日，西药降压药全停，血压稳定在 135 ~ 140/75 ~ 80mmHg 之间，唯睡起时稍许头昏，膝软，因其脉尚涩，原方加白蒺藜 12g，上方共约 20 剂停药，至 1996 年 12 月 11 日，血压 130/70mmHg，一直稳定。

【按】此案重用虫类药搜剔息风，在停用西药降压药情况下，血压不仅未反弹，仍能下降且保持平稳，待肝风敛戢后，当滋肝肾，以防肝风再犯。此案因尺脉涩，故宗地黄饮子，取阴阳双补之法，佐以息风。后因带他人来诊，知其血压平稳。

76. 眩晕（四）

王某，女，67 岁，农民，1981 年 6 月 13 日初诊。

眩晕呕吐，闭目而卧，每年发作数次，每作必呕数日。西医诊为青光眼。

脉弦滑，苔白微腻。

此饮邪阻隔，清阳不升，胃气不降，故呕而眩。予降逆化饮。

泽泻 15g	半夏 8g	白术 10g

2 剂而止，3 年未发。

【按】《金匮要略》云："心下有支饮，其人苦冒眩，泽泻汤主之。"此案脉弦滑且苔滑腻，知为饮阻所致，遵经而用，其效彰彰。

77. 中风

穆某，男，65岁，退休干部。2002年6月19日诊。

患肌萎缩侧索硬化症30余年。甲状腺增生，高血压200～180/120mmHg，药物控制在140/80mmHg。2001年9月基底节脑梗。11月左基底节腔隙性梗死约10mm×11mm大小，边界模糊，脑沟裂宽深，脑室系统对称扩大，脑萎缩。现头晕膝软，左目斜视，因两眼不能聚光而视物模糊，不能看书。左上肢凉，肌肉萎缩，不能书写，颤抖，左脉弦滑，右弦涩，苔白滑。

此痰瘀互结，肝风萌动。拟活血化瘀，平肝息风。

生黄芪15g	陈皮9g	半夏12g	胆南星10g	菖蒲9g
枳实9g	天竺黄12g	丹参18g	桃仁12g	红花12g
赤芍12g	地龙15g	水蛭7g	蜈蚣20条	全虫12g
僵蚕12g				

7剂。

6月22日二诊：左眼斜视、头昏均减，降压药已停。上方加怀牛膝12g、炮山甲15g、天麻15g，改蜈蚣为40条。

7月17日三诊：上方共服21剂，斜视头昏手颤均除。血压130/85mmHg，上方加炙鳖甲30g、海藻30g，以兼治瘿。

8月24日四诊：上方服35剂，血压平稳，瘿见小变软，肌萎如前。

【按】脉弦主风，滑主痰，涩主瘀，且头晕、斜视、振掉，皆为风象，故诊为痰瘀互结，肝风萌动，予活血化瘀息风。中风一年，已属后遗症期，症状仍可改善，且血压已然平稳，无须终生服药，此当为蜈蚣息风之功。

78. 邪伏募原（一）

曹某，女，22岁，学生。2001年8月17日上午初诊。

高烧40℃，持续不退已9日，血象偏低，已排除伤寒病、肺部感染、泌尿系感染、肝胆疾病，未能明确诊断，仍是高热待查。已用多种抗生素，包括进口的昂贵抗生素，均未控制发热，诊时见高热阵汗出，汗后恶寒发热，头身痛，恶心不食，日下利二三次。

脉濡数，苔厚腻微黄。

此湿热遏伏募原，予达原饮治之。

| 川朴 6g | 常山 6g | 草果 8g | 焦槟榔 10g | 青蒿 15g |
| 青皮 10g | 黄芩 9g | 知母 6g | 菖蒲 9g | 藿香 12g |

两剂，水煎服，嘱 8 小时服 1 煎。

8 月 18 日上午二诊：服完 1 剂即遍身漐漐汗出，一夜持续未断。今晨药已服完，体温已然正常，舌苔未净，继予六和定中丸加消导之品用之而愈。

【按】达原饮出自吴又可《瘟疫论》，秦伯未老师增补的汪昂《汤头歌诀正续集》与吴氏之达原饮有出入，余临床所用者为秦伯未老师改辑之达原饮。

邪伏募原，表里阻隔，高热恶寒，汗出，头身痛等，非一般芳香化湿所能胜任。达原饮中常山、草果、厚朴、槟榔等，溃其募原伏邪，菖蒲、青皮开痰下气，黄芩、知母和阴清热，甘草和之。对于湿热蕴阻高热不退者，达原饮疗效非常显著。常可1 ~ 2 剂即退烧。该方较之藿香正气、三仁汤、六合定中等方雄烈。

余掌握此方的应用指征有二：一是脉濡数，或濡滑数大，必见濡象。濡即软也，主湿，非浮而濡细之濡；二是苔厚腻而黄，或厚如积粉。见此二征，不论高热多少度，恶寒多重，头身痛多剧，或吐泻腹胀等症，皆以达原饮加减治之，每获卓效。此案住院 8 日，已耗资 6000 元未果，而服两剂达原饮，尚不足 10 元，病家深感中医之卓效。

79. 邪伏募原（二）

王某，男，27 岁，教师，2002 年 1 月 4 日初诊。

恶寒发热一周，体温波动在 39℃上下，经输多种抗生药未效，近二日腰痛膝痛如刀割。

脉弦滑数大兼濡。舌稍红，苔薄腻而黄。

此湿热遏伏募原，宗达原饮治之。

| 川朴 10g | 槟榔 12g | 黄芩 12g | 菖蒲 9g | 常山 8g |
| 知母 8g | 青蒿 30g | 草果 9g | 青皮 10g | 炙甘草 6g |

3 剂水煎服。嘱 6 小时服 1 煎。

1 月 8 日二诊：服完 1 剂药后，通身汗出，一夜未止，晨起烧已退。因方药有效，把药服尽，寒热未作，但腰膝仍痛。脉弦滑，苔尚薄黄，此湿热未靖，闭阻经络。仿吴鞠通宣痹汤加减。

| 草薢 18g | 防己 10g | 黄芩 10g | 独活 8g | 薏苡仁 30g |
| 木通 7g | 黄柏 9g | 苍术 12g | 晚蚕砂 15g | 怀牛膝 12g |

桑寄生 18g　　　茵陈 15g　　　滑石 12g

上方共服 6 剂，腰膝痛除而愈。

【按】达原饮治湿热遏伏募原而寒热不退、头痛身痛者，确有卓效。余屡试不爽。据张瑞士大夫称，河北定州地区有 3 位医生皆以擅用达原饮而于当地负盛名。寒热退而腰膝痛者乃湿热痹阻经络，予吴鞠通宣痹汤亦颇有效。

80. 高烧

张某，男，53 岁，干部。1977 年 4 月 22 日诊。

高热 40℃，入院后又持续 10 天。曾做了各种检查，未明确诊断，依然是高热待查，用过多种高级抗生素，热依然不退，请余会诊。灼热无汗，头痛肢凉，口舌干燥，腹胀满疼痛拒按，大便已 7 日未解。

舌红苔躁黄，脉沉实数。

此典型的阳明腑实，予调胃承气汤加减。

生大黄 12g　　　芒硝 30g　　　元参 30g　　　生甘草 6g

两剂，6 小时服 1 煎。

下午开始服药，仅服 1 剂即便解，初为便硬，后为溏便，共便 3 次。腹胀痛顿轻，周身微微汗出，身热渐降。至夜半体温已降至正常，翌晨病若失，嘱余剂停服，糜粥调养，勿油腻厚味，恐食复。

【按】阳明热结，身热燔灼，必逐其热结。腑气通，气机畅，津液乃布，反见津津汗出，此乃正汗，标志里解表和，故身热渐退。热退之后，疲乏无力，乃壮火食气所致。此时切忌厚味滋补，恐为食复。

81. 湿热呕吐

刘某，男，10 岁，2002 年 6 月 18 日下午 4 点初诊。

因天气酷热，饮食不当，微热汗出，呕吐频频。

脉弦滑数，舌苔薄腻微黄。

此湿热呕吐，予连苏饮。

黄连 2g　　　苏叶 3g

共捣碎，开水冲泡代茶饮。

6 月 19 日二诊：昨回家即频服连苏饮，当夜安睡，晨起已不吐。尚无力，食差，脉弦软，苔白，予健胃消食。

　　炒枳壳 6g　　　焦槟榔 6g　　　鸡内金 7g　　　党参 10g　　　焦三仙各 10g

　　茯苓 10g　　　玉竹 10g　　　半夏 7g　　　陈皮 6g

4 剂，水煎服。

后未再来诊。

　　【按】连苏饮出自薛生白《湿热病篇》："湿热证，呕恶不止，昼夜不差，欲死者，肺胃不和，胃热移肺，肺不受邪也。宜用川连三四分，苏叶二三分，两味煎汤，呷下即止。"

　　薛氏只列药物，未出方名，余称其为连苏饮。亦有医家称之为苏连饮者。此方药量甚轻，总计不足一钱。王孟英曰："此方药止两味，分不及钱，不但治上焦宜小剂，而轻药竟可以愈重病，所谓轻可去实也。"

　　此方治湿热或胃热呕吐，疗效确切而迅速，余临证用之甚多。开始作煎剂，后改为散剂冲服，后又改茶袋包装开水浸泡。因其味苦，又改为胶囊剂。效果甚为显著，药味用量均甚小，颇符合中药现代化的"三小""三效"要求，故将其立为中药新药开发项目，已获临床批件，正进行三期临床验证，主治定为急性胃炎呕吐。我的博士张再康，又以此方治疗放化疗呕吐，亦获殊效。

　　何谓"肺胃不和，胃热移肺，肺不受邪"？欲领悟此中机理，必须了解薛氏所提出的湿热证的正局与变局的传变规律。

　　薛氏云："湿热证属阳明太阴经者居多，中气实则病在阳明，中气虚则病在太阴。病在二经之表者，多兼少阳三焦；病在二经里者，每多兼厥阴风木。以少阳厥阴同司相火，阳明太阴湿热内郁，郁甚则少火皆成壮火，而表里上下充斥肆逆，故是证最易耳聋、干呕、发痉、发厥。而提纲中不言及者，因以上诸证皆湿热证兼见之变局，而非湿热证必见之正局也。"薛氏所说的正局，是以脾胃为重心的湿热证；所谓变局，是湿热蕴久化为壮火，外达少阳三焦，内窜厥阴风木。

　　胃中湿热化火，郁火欲解，必由里达其表乃得透解。何谓胃之表？薛氏曰："太阴之表四肢也；阳明之表肌肉也，胸中也。"肺主气居于胸，胃热透达，必假道于胸而解，所以胃热移肺。然肺气不宣，外达之路不通，故火热之邪仍返还于胃，胃热不得透达，于是胃气逆而呕吐不止。

　　连苏饮，乃辛开苦降之方，辛以开郁，苦以降上逆之火。王孟英曰："川连不但治湿热，乃苦以降胃火之上冲；苏叶味甘辛而气芳香，通降顺气，独善其长……余用以治胎前恶阻甚妙。"

82. 火郁呕吐

赵某，男，5 岁。1999 年 6 月 12 日晚 8 时初诊。

患儿呕吐不止，不能饮食，腹胀痛，便艰。西医诊断为不全肠梗阻。因不愿手术，采用保守治疗未效。登门求诊时，其父携一铁罐，防止吐于屋地。

脉沉而滑数，舌红苔薄黄。

此胃中郁火，胃逆而吐，予连苏饮加减。

黄连 2g　　　苏叶 2g　　　大黄 3g

2 剂，捣碎，开水浸泡，代茶频饮。

次日电告，回家即频服此药，1 剂尚未服完，夜半即便通呕止，今晨已基本正常。嘱将所剩之药服完，霍然痊愈。

【按】此为胃中郁火，兼腑气不通，表里同病，故胃气逆而呕吐甚。连苏饮辛开苦降，更加大黄泻火通腑，豁然而解。

83. 妊娠呕吐

孙某，女，27 岁，老师。2000 年 3 月 22 日初诊。

妊娠 3 个月余，呕吐晨剧，恶闻食臭，饮食锐减，人渐消瘦，输液已达半月，呕吐未减。

脉滑数，舌红苔白少。

此胎热上攻，胃气上逆而呕吐，予连苏饮主之。

黄连 3g　　　苏叶 2g

3 剂，捣碎，开水冲泡代茶饮。因其闻药亦吐，嘱其小口频服。若服后吐，勿碍，吐后继服。

3 月 26 日二诊：初服时，服后即吐，按法吐后继服，渐渐或吐或不吐。至第 2 日，呕吐已减少一半。3 剂已尽，尚有恶心、呕吐，食欲尚差。诊其脉滑数，舌偏红苔少。予上方加花粉 3g，以顾护胃津。又服 3 剂而愈，足月分娩，母婴健康。

【按】开水冲泡之法，乃取"治上焦如羽，非轻不举"之意。所谓"轻"者，有三层含义：一是药量需轻。薛氏云："分数轻者，以轻剂恰治上焦之病耳。"此即"轻可去实"。二是药之性味轻，气为阳，味为阴。气胜升浮，味主沉降。气薄者阳中之阳，气厚者阳中之阴。治上焦病，当取其气，令其升浮以达于上。苏叶芳香气胜，故取苏叶以通肺胃。薛氏云："以肺胃之气，非苏叶不能通也"。三是不能久煎，久煎则气散留味，开水浸泡，乃取其气，令其升浮上达。此法仿《伤寒论》大黄黄连泻心汤以麻沸汤渍之之法。《温病条辨》银翘散煎法云："香气大出即取服，勿过煮。"亦在取其气，以升浮达于上焦耳。

84. 胃热呕吐

郭某，女，21 岁，学生。2001 年 6 月 7 日初诊。

感冒寒热，服药寒热不止，然恶心呕吐未愈，吐物酸苦，吐剧则呕黄汁，饮食少进，口干欲饮，畏吐不敢多饮，大便稀，日二三次。

脉沉而数，舌尚可，苔薄腻微黄。

此外感余邪未尽，入胃化热。予连苏饮治之。

黄连 3g　　　苏叶 3g

2 剂，捣碎开水冲泡代茶饮。仅服 1 剂而呕恶止。

【按】外感寒热已除，余邪未尽，入胃化热而吐。火上攻则呕，下迫则利。以其脉沉而数且吐利，知为热郁阳明，故予连苏饮治之。

85. 呕吐

冯某，女，35 岁，职员。1995 年 1 月 11 日初诊。

经前目痛，呕吐，眼不痛不呕。吐尽食物后，继则吐涎沫，吐时手足凉。心悸不能主，心中热，喝些许凉水反觉舒服。寒热交作，一阵冷得发抖，一阵又热如火烤，一日发作两三次，经行如烂肉，腹痛。脉沉弦涩无力，舌淡尖有瘀点，苔白。

此肝虚寒热错杂，肝虚目失养，目系拘急而作痛；厥气上逆而心悸心热，干于胃而呕吐；阴阳胜负则寒热交作；肝主冲脉，肝失疏达而血不行，致痛经，瘀血杂下如烂肉。诸症皆因肝虚所致，故予乌梅丸主之。

乌梅 7g　　　桂枝 9g　　　炮附子 8g　　　细辛 4g　　　川椒 5g

干姜 6g　　　党参 10g　　　当归 12g　　　黄连 9g　　　黄柏 5g

3 剂，水煎服，羚羊角 3g，另煎兑服。

1 月 15 日二诊：目已舒适，寒热未作，诸症皆减。自病以来无汗，药后已见汗出。上方加吴茱萸 5g，3 剂，水煎服，诸症皆除，嘱再次行经可加蒲黄、五灵脂。

【按】肝主筋，开窍于目，目系亦属筋，肝虚目系失于温养，则目系急而目痛。肝主冲，冲脉为病，逆气里急。肝虚，冲失镇摄，冲气上逆，干于胃而呕，扰于心而悸。乌梅丸温肝，复其固冲之职，冲气之逆自然敛降而呕止矣。

86.痰核流注

孙某，女，38 岁，技术员。1979 年 7 月 28 日诊。

遍身痰核，大者如核桃，小者如小豆，密密麻麻，不痛不痒，按之较硬，诊为神经纤维瘤，久治不愈，已然 3 年，见之令人粟起，众人躲之犹恐不及，年趋四十，婚姻无望，精神异常苦闷。

脉见弦滑，舌可，他无所苦。

此痰核流注，乃寒痰凝于皮里膜外。当温化寒痰，予阳和汤治之。

熟地 15g　　麻黄 5g　　白芥子 9g　　肉桂 4g　　鹿角胶 15g（烊化）
生甘草 6g　　炮姜炭 3g

此方共服 38 剂。至七八剂后，硬核开始变软变小，顶部皮皱缩塌陷，小的结核开始消退。20 剂左右，黄豆大小以下的结核全消。30 剂左右，核桃大小之结核缩至黄豆、小豆大小，且顶部皮皱，质地变软，大部分皮肤已恢复正常。患者喜不自胜。后因工作调转，未彻底治愈，嘱其继服此方。

【按】阳和汤出自《外科全生集》。主治"骨槽风、流注、阴疽、脱骨疽、鹤膝风、乳癌、结核、石疽、贴骨疽及漫肿无头，平塌白陷，一切阴凝等症"。此证因其皮色不变，不热不痛，脉弦滑，故断为阴证。

阳和汤妙在麻黄配熟地，"麻黄得熟地不发表，熟地添麻黄不凝滞"。麻黄除发汗宣肺平喘利尿之外，尚可解寒凝。原方熟地一两，麻黄五分，二者比例为 20∶1。余重用麻黄，增其解寒凝之功，熟地与麻黄比为 3∶1。服药期间，正值酷暑，然服上方，并未见多汗，益信"麻黄得熟地不发表"。再者，麻黄配石膏，宣肺而不发表；麻黄配白术，祛湿而不发汗；麻黄配附子，振奋阳气而不发汗，皆中药配伍之妙用。

87.流注

（静脉炎）

李某，女，24 岁，护士。1977 年 4 月 1 日诊。

有一条索状硬物自左腰达腹，疼痛而硬，不红不热，已 3 月有余，西医诊为静脉炎。

以其脉弦缓，舌正常，不红不热，视同阴疽，予阳和汤治之。

熟地 20g	麻黄 4g	白芥子 9g	肉桂 5g	鹿角胶 15g（烊化）
炮姜 3g	生甘草 6g	桃仁 10g	红花 10g	当归 12g
川芎 8g	姜黄 9g			

上方加减，共服 18 剂，硬物全消。

【按】此证以其硬痛，肤色不变，不红不热，视为阴盛痰凝，予阳和汤祛皮里膜外之痰，佐以活血散结，硬物全消，痛止而愈。

88. 瘰疬
（淋巴结核）

汪某，男，27 岁，农民。1987 年 9 月 12 日诊。

患瘰疬 3 年，颈项两侧有蚕豆至黄豆大小硬核 7 个。皮色不变，不热，按之稍痛，无溃破流脓。西医诊为淋巴结核，经服抗结核药年余，未见好转。

脉弦，舌可。

此乃寒痰凝结。予阳和汤主之，前后加减，服药约 3 月，硬核全消。

【按】瘰疬多因气郁痰凝所致。阳和汤温阳化痰，解其痰凝，对瘰疬确有良效。瘰疬破溃后，不易收口，脓液清稀，淋漓不断。1964 年曾有一病人，瘰疬溃后，脓水淋漓，项肿与头一样粗，人已不能站立，被担架抬来就诊。时内科姚老大夫给予鲫鱼一尾，剖肚去内脏，塞入芫花、月季花煮食汤与鱼。服后泻黑水，很快肿消脓止，溃口渐收，其效甚著。余犹记之。

89. 鹤膝风

赵某，男，13 岁，2000 年 3 月 5 日诊。

右膝关节肿大且痛，皮色不变，右大腿小腿肌肉全消，其状恰如鹤膝。恙已四载，行走困难，久治未愈，辍学在家。

脉沉弦，按之减，舌稍淡。

此寒痰凝聚关节而膝肿大，阻滞气血而肌肉消。予阳和汤加减。

熟地 15g	麻黄 2g	白芥子 6g	肉桂 4g	鹿角胶 10g（烊化）
生甘草 4g	炮姜炭 6g	怀牛膝 6g	当归 10g	炮山甲 5g
乳香 3g	没药 3g			

此方加减，共服药达 1 年之久，膝肿渐消，右腿之肌肉日趋恢复，已能离拐行走，慢跑几步。又以上方为基础，加巴戟天、生黄芪、桂枝、山茱萸、紫河车、鹿茸为丸，服药半年，右腿已完全正常，行如常人。

【按】鹤膝风乃肾虚寒痰凝结于关节，故益肾温阳，化痰散结。此非一朝一夕之功。必坚持治疗，方可获功。

90. 淋痛（一）

杨某，男，22 岁，学生。2002 年 6 月 18 日初诊。

溲后热痛如淋，小腹痛坠胀，两胁偶痛，已有月余，服抗生素、中药清热利尿均未效。

脉弦无力，舌暗红。

诊为肝虚相火窜于小肠，予乌梅丸加减。

乌梅 5g	炮附子 10g	干姜 4g	桂枝 9g	细辛 4g
川椒 4g	当归 12g	党参 12g	黄连 9g	黄柏 5g
郁金 9g	川楝子 9g			

3 剂。

6 月 25 日二诊：脉力稍增，舌暗红苔少，诸症皆减，溲后尚有轻微热痛，会阴部略有坠胀感，腰有些痛，口苦，他无不适。上方加赤芍 12g、白芍 12g、川断 18g，4 剂，水煎服。

7 月 2 日三诊：已无任何不适，以其脉力尚欠，嘱继服，6 剂。

【按】乌梅丸乃厥阴篇主方，治疗因肝虚寒相火内伏的寒热错杂证。主要指征为脉弦无力或不任重按。其热，因肝阳虚馁，阳气不得敷布，肝中相火内郁而为热，此即尤在泾所云："积阴之下，必有伏阳。"其热可表现为厥热胜复，寒热交作，上热下寒。若郁伏之相火走窜心包则心中热痛，五心烦热，郁火上灼，头痛、目赤痛、咽痛、消渴；郁火下窜则溲淋痛。此案以其脉弦无力，兼有小腹坠胀、胁痛而断为肝虚，以其溲后痛热如淋而断为相火走窜前阴。亦为寒热错杂之象，故予乌梅丸解其寒热，燮理阴阳而热淋之象竟除。

其舌暗红者，若果为脉数有力者，此舌之暗红，当为热盛血瘀，当凉血散血。若脉呈阴象者，此舌当为寒凝血瘀而暗红，当予温阳通经络，不可以热治之。临床屡见舌红、舌赤、舌暗红而脉见阴脉者，余皆以温阳活血治之，舌红可渐退。此时勿以舌红为热而寒之，切切。

91. 淋痛（二）

佘某，女，24岁，学生。1986年5月6日初诊。

溲频数热痛，腰酸痛，小腹坠胀，下肢凉。西医诊为泌尿系感染，曾用抗菌消炎药输液及服用清热通淋中药未效，已2个月余。

脉弦尺不足，舌淡红苔白少润。

诊为肾阳不足，气化不利，予真武汤加减。

| 茯苓 12g | 白术 10g | 白芍 12g | 生姜 5 片 | 炮附子 12g（先煎） |
| 桂枝 10g |

4剂。

5月10日复诊：诸症皆除，继予肾气丸以善后。

【按】小便淋痛，常以小肠有火，或湿热下注膀胱论之，予导赤散、八正散之类治之。若果为脉数有力属热或脉濡数舌红苔黄腻者，用之固可取效，但并非小便淋痛者概用此类方法，临床遇此等证候，亦有屡用而不效者。此案以其尺脉弱，断为肾阳虚、气化不利而淋痛。概肾阳虚，肾中相火妄动，偏积膀胱而淋痛，俗皆知肾阴虚阴不制阳而相火妄动，然肾阳虚者相火亦妄动，二者迥异，不可不别。温其肾阳，游行之相火得归水中，则气化畅，水道通，淋痛自止。《金匮要略》瓜蒌瞿麦丸即以附子治小便不利，尤在泾云："此下焦阳弱气冷，而水气不行之证。"下焦寒，则虚阳游行于外，浮于上则渴，窜入膀胱则淋痛，总缘下焦阴寒，相火不得安居其宅窟，以附子温阳，亦当属引火归原之法。

92. 咽痛（一）

封某，女，27岁，教师。1996年5月7日诊。

咽干、咽痛、咽塞两周。

脉弦细紧，舌红齿痕。

此阴寒内盛，痹结于咽喉。予苓甘五味姜辛半夏汤主之。

| 炮附子 8g | 桂枝 8g | 细辛 4g | 干姜 4g | 五味子 4g |
| 茯苓 10g | 半夏 9g |

2剂。

数日后相遇，云药后咽痛、咽干、咽塞已除。

【按】咽痛咽干之症乃常见病，多以火热或阴虚火旺论之，然屡服西药抗菌消炎、中药清热解毒利咽之剂不效者，亦非罕见。咽痛火热者固多，然阴寒者亦不乏其例。《伤寒论》咽痛者，以少阴篇居多。《伤寒论》第283条曰："病人脉阴阳俱紧，反汗出者，亡阳也，此属少阴，法当咽痛而复吐利。"《伤寒论》第317条通脉四逆汤之咽痛，及《伤寒论》第313条之半夏散证等，皆阴盛所致。此案以其脉弦细紧，乃为阴脉，故予辛温通阳开痹治咽痛。其舌红者，亦因寒凝血泣而红，不以热看。余在临床诊治时，脉诊权重高于舌诊。若脉舌不一致时，舍舌而从脉。

93. 咽痛（二）

芦某，女，21岁，学生。1995年10月16日诊。

咽痛半年，心烦有痰，后头及两侧头痛。

阳脉数，不任重按，尺脉弱。

此肾虚阳浮于上。宗济生肾气丸加减。

肉桂5g	山茱萸12g	干地黄12g	茯苓12g	炮附子9g（先煎）
泽泻10g	丹皮10g	怀牛膝9g	五味子6g	

10月24日二诊：上方共服4剂，咽痛头痛皆缓。以其尺脉尚弱，于上方加巴戟天10g、肉苁蓉10g，再服4剂而愈。

【按】肾之经脉循咽喉。肾阳虚，虚阳循经上浮而咽痛。阳脉虽数，然不任重按，知为虚火而非实热，故当以济生肾气补其下元，引火下行。阳旺阴弱之脉，大致有三种：一是阳脉数大有力，尺脉细数，此为肾水不足，心火独亢，当予泻南补北，黄连阿胶鸡子黄汤、玉女煎之类主之；二是阳旺按之减，尺脉细数且舌光绛者，此为阴不制阳，水亏阳浮，当滋阴潜阳，方如三甲复脉；三是阳旺不任重按，尺沉弱且舌淡者，此阴盛格阳，当温补下元，引火归原，方如济生肾气、右归饮之类。此例虽咽痛心烦，寸数然尺弱，知为下焦阴盛，虚阳上浮，故予济生肾气引火归原。此种阳浮，赵养葵称之为龙雷之火，此火不可水灭，不可直折，必以热药引火归原。

94. 紫癜
（过敏性紫癜）

王某，女，10岁，1983年4月1日诊。

躯干四肢密集斑疹，已3月余。血小板18万，嗜酸性细胞7%，诊为过敏性紫癜。予泼尼松口服，部分控制，稍减复起，转中医治疗。斑疹色红，有的较紫暗，不痒，偶有鼻衄，便干。

脉数大，舌红苔少。

此血热迫血妄行。予清瘟败毒饮加减。

生石膏 15g	知母 4g	黄芩 6g	栀子 7g	羚羊角 1g（先煎）
黄连 6g	丹皮 7g	金银花 10g	连翘 10g	水牛角 15g（先煎）
元参 10g	生地 10g	赤芍 6g	炙桑皮 17g	大黄 2g
紫草 15g	槐花 15g	白茅根 15g	茜草 7g	竹叶 5g

5剂。

服药期禁服辛辣及发物，并渐停泼尼松。

4月11日二诊：上方共服10剂，泼尼松亦停，斑疹已全部消退，因脉尚略数，上方继服10剂，改每日服1煎，1煎匀2次服，又服20日，未再出斑疹。

【按】以斑疹红紫、脉数、舌红，故断为血热迫血妄行，予清瘟败毒饮治之。因与病家相识，时有往来，2002年8月20日因他病来诊，询知愈后未再出现斑疹，且婚后生一女孩，均健康。

95. 斑疹
（再生障碍性贫血）

赵某，男，22岁，大学生。1989年11月18日初诊。

患再障住院已半年，鼻衄、齿衄、斑疹，屡发高热。每周须输血1～2次，家中告债累累。由我校在该院实习学生介绍请余诊治。鼻衄不止，以药棉充填压迫，鼻如蒜头，血从后鼻腔溢于口中，高热39℃上下，躯干四肢斑疹甚多，口渴，面色㿠白。检前方，除西药外，中药多为温补，或清热凉血中杂以温补，化验血色素3～4g，红细胞100万左右，白细胞1～2000左右，血小板2万左右。

舌淡，脉洪大躁数。

此血热炽盛，迫血妄行，予清瘟败毒饮主之。

生石膏 40g	知母 9g	黄连 10g	黄芩 10g	栀子 12g
大青叶 10g	元参 15g	生地 15g	丹皮 12g	赤芍 12g
槐花 30g	紫草 30g	小蓟 30g	蒲公英 30g	水牛角 30g（先煎）

1990年1月23日二诊：上方加减共服60余剂，已不须输血，鼻衄止，牙龈萎缩，刷牙时有出血，未再发热。四肢尚有散在之小出血点，腰酸。脉已见敛，尚滑数，按

之较软。血色素 12.5g，白细胞 3900，中性 52，淋巴 48，血小板 5.3 万，红细胞 380 万，此血热未靖，虚象初露。

知母 6g	黄连 9g	黄芩 9g	生石膏 30g	栀子 9g
大青叶 10g	元参 15g	生地 15g	丹皮 12g	赤芍 12g
槐花 30g	紫草 30g	小蓟 30g	山萸萸 12g	狗脊 15g
水牛角 30g（先煎）				

6 月 2 日三诊：上方加减服约 4 个月，脉舌正常，面亦红润，无任何症状，长跑六七百米后觉腿酸，检查其他均已正常，惟血小板较低，6.5 万。

生石膏 30g	知母 6g	丹皮 10g	赤芍 10g	紫草 30g
槐花 30g	太子参 12g	山萸萸 12g	熟地 12g	山药 12g
枸杞子 10g	鹿角胶 15g	狗脊 18g	川断 15g	

8 月 28 日四诊：血色素 12.1g，红细胞 470 万，白细胞 4700，血小板 13 万，骨髓报告正常，停药。大学毕业后分配本市某厂工作，至今正常。已成婚生一子，其子已上小学，健康。

【按】此案出血不止，虽面色㿠白，舌淡，指甲淡，然脉洪大躁数，乃阳热亢盛之极。其衄血斑疹，乃血热迫血妄行，急宜凉血散血，予清瘟败毒饮。虽屡用寒凉之剂近一年，未见不良反应，概亦有故无殒。此证赵绍琴老师称其为热邪深入骨髓。恩师所论，确为精当。据文献报导，多为益气养血、补肾填精之类。余在 1970 年前，屡用此类补益之方，无一效者。后以白虎汤治寇某再生障碍性贫血而效，又受赵老师热入骨髓的论断启发，不论面色惨白舌淡，只要脉属阳脉，径予清热凉血治之，待脉已敛，显现虚象之后，再稍加补益之品，亦不可骤用，恐余热复燃。此法对急性、亚急性再障确有肯定疗效，但慢性再障，病情复杂，非单纯凉血散血所能取效。

再障出现的红色斑疹与血小板减少、过敏性紫癜、急性泛发性牛皮癣之红色皮损，只要脉属阳脉，余皆认为是血热迫血妄行，径予清瘟败毒饮加减治之，皆可获愈。对血小板减少或过敏性紫癜，大约服药半月即可正常，急性泛发性牛皮癣大约 30～60 日剂皮疹可消，但须忌发物。对急性再障，大约 30～60 日剂可脱离输血，半年左右可恢复正常。以上乃余经验估计而已。

96. 牛皮癣

1975 年阴历初二，大庆油田总院书记前来看望我，我乘兴饮酒 1 盅，不过 3 钱，因素不饮酒，不耐酒力，竟醉卧，次日全身遍起红疹。初以为饮酒过敏，用抗过敏药无效。到北京某医院诊为牛皮癣，恰我大学同学在北京市中医院任牛皮癣研究组长，诊后告我牛皮癣极易复发反跳，大治不如小治，小治不如不治。该病虽无甚痛苦，且不甚痒，但心中甚是腻歪。遂与我老伴田淑霄教授相商，决心自己治疗。

因遍身红疹，脉沉滑数，当属血热所致，用清瘟败毒饮加减。

丹皮 12g	赤芍 12g	黄芩 12g	黄连 10g	水牛角 30g（先煎）
栀子 10g	生石膏 30g	知母 6g	生地 18g	玳瑁 15g（先煎）
元参 15g	槐花 30g	紫草 30g	连翘 15g	竹叶 6g
生甘草 7g				

以此方加减，共服 50 余剂，皮损逐渐变小，直至全消，至今未复发。

【按】余用此方治疗自己的牛皮癣，虽服药较多，但疗效稳固，未反复。此后十余年未曾饮酒，后因应酬偶饮之，惟觉肢体某处有痒感，但亦未复发。现酒量有增，连偶有痒感亦无。此后我们以此法治疗泛发性牛皮癣十余例，除一例尚在治疗中外，余皆服药 20 ~ 60 剂而愈，皆稳定未复发。对局部皮损厚的老牛皮癣，效果差。

97. 胸痹

（冠心病心绞痛）

魏某，女，56 岁，军属。1985 年 3 月 27 日初诊。

患冠心病已五六年，逐渐加重，胸闷憋气，胸背疼痛牵左臂，一日发作三五次至十几次不等，行走不足 200 米，即痛不能行，穿衣脱衣亦痛，嗳气不畅，觉气上冲胸咽，常于睡中憋醒，服异山梨酯等药，痛时加服硝酸甘油片，服后头胀痛不舒。面色暗，唇青紫，指甲亦暗。心电图广泛 T 波倒置。

脉沉弦拘紧滞涩，舌淡滑而暗。

此寒凝血瘀，拟温阳活血。

干姜 5g	当归 12g	川芎 8g	细辛 6g	炮附子 18g（先煎）
赤芍 12g	元胡 12g	桂枝 10g	川椒 5g	制川乌 12g（先煎）
桃仁 12g	红花 12g			
干地黄 15g				

6 月 4 日二诊：上方曾加水蛭 7g、红参 12g，附子加至 30g，共服 65 剂，症状已明显减轻，疼痛多于晚间出现，心电图 T 波已直立。已能行走二三里，脉已起，尚弦，略拘急。再依上方加减，又服 50 余剂。症状全消，面色红润，唇亦转红。异山梨酯等药全停。已能行走十余里，操持家务。已 4 次检查心电图，均正常。

【按】冠心病心绞痛，属寒凝血瘀者较多。余常用附子汤、乌梅丸、苓甘五味姜辛汤加减。重用附子，重者加制川乌等，能较快地缓解疼痛。加干地黄者，监辛热伤阴，且通心痹。

98. 心悸 (一)

(心肌炎)

裴某，男，23岁，学生。2001年9月18日初诊。

今年5月份患心肌炎，尚有心律不齐、心肌供血不足表现，易疲乏，活动后累，胸略闷，心悸，不任袭压。

脉弦细缓，舌嫩且暗红。

此乃心阳不振，阴霾痹阻清阳。

桂枝 10g	党参 12g	生黄芪 15g	当归 12g	炮附子 12g（先煎）
茯苓 12g	白术 10g	巴戟天 12g	仙灵脾 10g	细辛 4g
炙甘草 6g	白芍 10g			

2002年1月5日二诊：上方共服64剂，疲劳、胸闷已不著，因放寒假，配面药携归。

红参 30g	炮附子 30g	干姜 10g	肉桂 15g	桂枝 30g
茯苓 40g	白术 30g	黄芪 30g	当归 30g	川芎 20g
巴戟天 30g	仙灵脾 30g	鹿茸 10g	紫河车 30g	远志 30g

1料，共为细面，每服1匙，日2次。

2002年3月4日，开学后复诊，症状已除，精力旺盛，活动亦不感胸闷、劳累，面色较红润，心电图正常，可停药。半年来生活学习正常。

【按】心肌炎以年轻人多发，本门诊处于高教区，所以此病较多。其病机属火郁、湿热、气阴不足、阳虚阴盛水饮上凌、心血瘀阻、痰瘀互结者皆有。然以阳虚阴盛者居多。调治又难于速效，须坚持治疗，方能渐见功效。

99. 心悸 (二)

(室性心律不齐，二联律)

韩某，女，29岁，职员。1990年10月9日初诊。

心悸，胸闷，无力，咽干，喑哑，肢冷，心电图示室性心律不齐，阵发二联率。服普罗帕酮、ATP效不著，已2月余。

脉沉弦细拘紧无力，舌淡，苔白滑满布。

此阳虚阴盛，饮邪上凌，予散寒凝，温阳化饮。宗小青龙汤加减。

麻黄 4g	炮附子 9g	干姜 5g	桂枝 9g	细辛 3g
半夏 10g	白芍 10g	炙甘草 6g		

10 月 13 日二诊：3 剂后，心悸、胸闷、咽干减轻，脉转沉细无力，舌淡苔白。因脉拘紧已除，知为阴凝之象已缓，尚阳虚饮盛。改温阳化饮，宗苓甘五味姜辛半夏汤加减。

茯苓 18g	白术 10g	桂枝 10g	干姜 6g	细辛 5g
甘草 6g	川芎 8g	当归 10g	半夏 10g	

12 月 9 日三诊：上方共服 30 剂，心律已整，心悸、胸闷等症皆除。舌转红润，脉缓滑，力尚不足。改用苓桂术甘汤再服 20 剂以善后。

【按】小青龙汤为治外寒内饮而咳嗽，或热、呕哕、渴、利、噎、小便不利、少腹满、溢饮、吐涎沫等病证。咳喘为饮邪犯肺，呕哕、下利、吐涎沫为饮邪干于胃，小便不利、浮肿、渴乃三焦不利水饮不化。饮邪泛溢，内干脏腑，外溢肌肤经络，为祸广矣。仲景所列，仅饮邪所致病证的一部分，饮邪凌心而引起的心悸、惊怵、胸闷、胸痛等虽未言及，然意已寓于中。举一反三可知之。余治心脏的心肌炎、心律不齐、冠心病等，脉见弦紧者，惯以小青龙汤治之。以弦紧乃寒凝之脉，故以小青龙汤温散之。方中麻黄，虽无外寒亦可用之，以麻黄可发越阳气解寒凝。脉之紧象除，知寒凝已散，故不再用麻黄，而改用苓甘五味姜辛半夏汤加附子，温阳化饮。末诊以阳气得复，故去附子、干姜等辛热复阳之品，改用苓桂术甘汤，以温药和之。

100. 胸痹

晁某，男，37 岁，技术人员。1983 年 4 月 3 日诊。

胸闷痛短气，常太息，前医以瓜蒌薤白桂枝汤治之。经月不愈，又加郁金、菖蒲等开破，胸闷气短愈重，常觉气欲断，行将憋死，急大口吸气深深呻吟一声才觉气能接续，此状愈发愈频。

脉弦而不任重按，两寸脉沉。

此气虚也，予补中益气汤加减。

陈皮 6g	白术 10g	生黄芪 12g	党参 12g	茯苓 12g
当归 12g	炙甘草 6g	升麻 5g	干姜 5g	柴胡 7g
防风 6g				

上方共服 38 剂，胸闷、气短诸症渐除而愈，

【按】胸闷、胸痛、短气、太息，确属胸痹。然胸痹有虚实之分，邪塞清旷之野可胸闷痛憋气，气虚不能上达者，亦胸闷痛憋气，《金匮要略》胸痹篇即云瓜蒌薤白桂枝汤主之，人参汤亦主之，即明列虚实两类不同病机。经云：勿实实，勿虚虚。虚实之

要，在于脉沉取有力无力，沉而有力者为实，沉而无力者为虚。此例脉弦，按之无力，其为虚可知，故予补中益气汤而愈。

101. 肉痿
（脊髓性肌萎缩）

方某，男，58 岁，公务员，我校学生家长。1997 年 3 月 16 日初诊。

两上肢肌萎缩，酸痛无力，不能举，左甚于右。诊脉时，双手一起费力将手托于脉枕上，不能拿筷子端碗吃饭，解手时提裤子系裤子都很费力，颈、背、下肢肌肉亦均萎缩，尚可行走，颈不能抬起，吞咽困难，音嘶，语言謇涩。自汗，头晕，生活不能自理，睡眠、二便尚可。经省二院专家诊为脊髓性肌萎缩，脊髓前角神经坏死。

脉细数而软，舌暗红。

此气阴不足，肌肉失养。宗"虚劳诸不足，取之于中"的经旨，予黄芪建中汤加减。

生黄芪 15g　　桂枝 10g　　白芍 30g　　炙甘草 6g　　大枣 4 枚
葛根 15g　　木瓜 18g　　桑枝 18g　　巴戟天 12g　　饴糖 30g（烊化）

5 月 6 日二诊：因家住唐山，相距千里，故一直服上方 50 余剂，肌肉见长，吞咽声音均好转，颈部已能抬起，转动灵活，已可自己吃饭、解手，左手握力 500g，上方加浮小麦 30g、肉苁蓉 12g，继服。另马钱子 100g 炮制后轧细面，每服 0.2g，日 2 次。

9 月 2 日三诊：开学后，随女儿一起前来，肌肉基本恢复，生活已可自理，嘱其原量继服，后未再来。

【按】肌萎缩治疗甚难，依《内经》之旨，脾主肌肉，脾主四肢，肉有软痿，责之于脾。与黄芪建中汤补其中，益其生化之源，加马钱子强其肌力。然有毒，不可多服。若能长期坚持，可获得一定疗效，并非持续恶化不可逆转。

102. 麻木
（末梢神经炎）

马某，男，57 岁，公务员。1991 年 10 月 27 日初诊。
手足麻木，走路足软，已 3 年。

脉沉濡缓，舌淡胖苔白。

此寒湿阻痹经络。

桂枝 10g	赤芍 12g	当归 12g	威灵仙 10g	炮附子 30g（先煎）
海风藤 18g	茯苓 12g	羌活 9g	独活 9g	薏苡仁 30g
细辛 9g	川芎 9g	炙川乌 10g	炙草乌 10g	苍术 10g
白术 10g				

11 月 16 日二诊：上方共服 20 剂，手足麻木皆减轻愈半。上方加白芥子 10g、制南星 10g、半夏 12g、鸡血藤 18g、蜈蚣 4 条。

11 月 30 日三诊：上方服 14 剂，手足麻木已不著，脉沉缓滑，舌尚淡，苔白。寒湿未尽，阳未全复，配面药以固疗效。

桂枝 50g	细辛 40g	炮附子 60g	炙川乌 40g	炙草乌 40g
川芎 50g	赤芍 50g	桃仁 50g	红花 50g	乳香 40g
没药 40g	当归 60g	麻黄 30g	白芥子 30g	皂刺 40g
半夏 40g	制南星 30g	全虫 40g	白花蛇 4 条	蜈蚣 30 条
马钱子 30g	鸡血藤 50g	羌活 30g	独活 30g	海风藤 50g
苍术 40g	白术 40g			

1 料共为细面，早晚各 1 匙。

1992 年 4 月 23 日三诊：日药面共服约 3 个月，麻木全消，行走正常，脉舌亦已正常，嘱其停药。

【按】手足麻木，概属气血不通，不外两类，一类是邪阻气血不通，属实；一类是正气虚衰而不通，属虚。属实者，当据其所阻之因，祛其壅塞，通其气血；属虚者，当据其何者虚而补之，令气血相继而麻木自消。这种病证，有的较快治愈，而有些则须长期坚持治疗方能显效，此例即历时约半年方愈。

103. 鼻衄

石某，男，27 岁，职工。1994 年 4 月 5 日初诊。

鼻衄，每日 1 ~ 4 次，血量不甚多，午后发热，约 38.5℃左右。自汗，头昏，复视，耳鸣，心慌无力，少食，便溏。

脉细数，舌光无苔。

此阴虚阳亢而衄，予滋阴潜阳。

白芍 12g	生地 12g	元参 12g	炙百合 15g	龟板 15g（先煎）
五味子 4g	地骨皮 12g	炙桑皮 10g	白薇 10g	鳖甲 15g（先煎）
茱萸 12g	炒枣仁 15g	夜交藤 15g	牡蛎 18g（先煎）	阿胶 18g（烊化）

4月15日二诊：上方共服8剂，仍有鼻衄，但已轻，三四日一次，每晚之阵热，已由38.5℃减至37.5℃，持续时间缩短，每次约热40分钟，他症亦减。因食少，便溏，更方如下：

生山药 15g	炙百合 15g	生地 12g	女贞子 12g	龟板 12g（先煎）
旱莲草 12g	丹皮 10g	白薇 10g	生麦芽 12g	鳖甲 12g（先煎）
西洋参 10g	生牡蛎	生龙骨 12g（先煎）		

4月26日三诊：上方约8剂，发热已退，本周未衄，脉细无力，舌稍红，苔白，阴气已复，虚热已敛，气虚之象显露，头晕无力汗出，寐可便调。

西洋参 10g	生黄芪 12g	茯苓 12g	玉竹 12g	山药 12g
浮小麦 30g	山茱萸 12g	生龙骨 15g	生牡蛎 15g	炙甘草 6g

5月3日四诊：两腓转筋二次，他症已不著。脉略细缓，总是气阴未复，上方加木瓜12g、白芍12g，5剂，未来再诊。

【按】此案之衄，虽症状较多，但辨证不难，脉细数，舌红少苔，显系阴虚阳亢而衄。予滋阴清热潜阳，纵一时未效，只要病机认识得确切，则坚持治疗，火候到了，自会取效。

上大学时，秦伯未老师讲座时说，一个中医大夫的功底是否深厚，在于"守得住，变得活"。所谓守得住，就是有些病，一时未效，只要病机未变，就要坚持原法原方，切忌心无准的，东一榔头西一棒槌，盲目瞎碰，不仅难以取效，且足以偾事。所谓变得活，就是药后病机已变，当随病机而变，不可效不更方，继续服用。守得住与变得活，实质是谨守病机，还是在于辨证识证的功夫。

余之辨证，因受大学陈慎吾、赵绍琴等名师的影响，独重于脉。在长期临床实践中，许多老先生都形成了自己的特色，有的重问诊，有的重舌诊，有的重腹诊，见仁见智。我主张中医临床，还得严格按中医理论指导去辨证论治。若只是几个僵死的套路，就失去了辨证的灵活，无异于守株待兔。还有的以西医病名来用药，吾曾见一位先生，兜里总是有一叠卡片，如患高血压，就查卡片上有几篇报道，哪个疗效最高，就抄一张疗效高的方子给病人。不可否认也能碰对几个，我戏称此为卡片大夫。这种大夫，不须上学，更不须上大学，两元钱买堆卡片就可以了，当个大夫何其容易，吾竟羞于其间。

104. 中风（一）
（基底节出血破入脑室）

杨某，男，16岁，学生。1995年9月14日初诊。

于 1994 年 12 月 7 日夜间睡眠中，突然呕吐，昏迷两天，右侧肢体不能动，脑 CT 示左基底节区出血，破入脑室。两年前曾突然嘴歪，短暂意识不清。现右侧肢体萎软无力且凉，行走不便，时左头痛，口稍向左歪。食、眠、二便均可。

脉缓而软，舌淡苔白滑。

此气虚中风，予补阳还五汤加减。

生黄芪 150g	赤芍 12g	川芎 8g	当归 12g	地龙 10g
桃仁 12g	红花 12g	桂枝 9g	知母 6g	炮附子 12g（先煎）
巴戟天 12g	蜈蚣 10 条			

10 月 1 日二诊：因住外地，上方连服 20 剂，除精神好些外，他症如前。上方改黄芪为 180g。

11 月 7 日三诊：上药共服 30 剂。走路较前有力，可步行二里多，上肢抬举无力，手不能伸，但呵欠时手指可张开。近日头未痛。上方改黄芪为 250g，加肉桂 5g、肉苁蓉 12g。

12 月 26 日四诊：上方服 40 剂，下肢基本恢复，走路如常人。上肢进步较慢，已可举过顶，脉转缓滑。上方改蜈蚣为 30 条，加全虫 12g。

1996 年 1 月 8 日五诊：上方服约 40 剂，除手伸展欠灵外，他症已瘥。上方加鸡血藤 30g、桑枝 30g。未再来诊。

【按】补阳还五汤是以四两黄芪为主药，主治因气虚而导致中风半身不遂者。中风的病机有多种，不可概用补阳还五汤。使用补阳还五汤的主要指征是脉虚无力。确为脉虚者，补阳还五汤可放胆使用，亦可在此方基础上加益肾温阳之品。此例属中风后遗症期，虽恢复较难，亦可取得一定疗效。

105. 中风（二）
（脑出血）

孙某，女，72 岁，家属。1984 年 5 月 6 日诊。

于 4 月 12 日突患头痛、呕吐、昏迷。左半身肢体不遂、高热，诊为脑出血，住院治疗 20 多天，病情稳定出院。诊时神识昏昧，口舌㖞斜，左侧肢体不遂，不能言语，二便不能自禁。

脉弦，尺沉细无力，舌绛而嫩。

此肾水亏，肝风内旋。予地黄饮子加减。

熟地 12g	麦冬 9g	五味子 5g	山茱萸 12g	败龟板 18g（先煎）
菖蒲 8g	远志 9g	茯苓 12g	肉苁蓉 12g	巴戟天 12g

肉桂 5g　　　炮附子 6g　　怀牛膝 8g　　　生白芍 12g　　生龙骨 18g（先煎）
生牡蛎 18g（先煎）

此方加减，共服 40 余剂，神志语言、肢体活动均恢复正常，可从 4 楼自己上下，到院中散步。为表谢意，老太太亲手用塑料绳给我编了两个网兜。

【按】此例用中药治疗较早，恢复得也好。对水亏肝风内动者，我皆用地黄饮子加减，应用要点是尺脉不足，无论出血性中风或缺血性中风，确为尺弱肾亏者皆用之，疗效肯定。

106. 中风（三）
（脑梗）

郭某，女，56 岁，家属。1986 年 4 月 18 日诊。

患脑梗已 4 个月。左侧肢体不遂，酸痛且肿，抬臂不及肩，屈伸不利，下肢软无力，不能行走。头有些昏沉，语言尚清，他可。

脉弦滑濡数，舌苔黄腻。

此湿热侵入经络脉隧，致肢体痿废。法当宣化经络湿热，予薛生白《湿热条辨·第四条》方。

地龙 12g　　　秦艽 10g　　威灵仙 10g　　滑石 12g　　丝瓜络 10g
海风藤 18g　　黄连 9g　　炒苍耳子 12g　　防己 10g　　晚蚕砂 12g

上方共服约 30 剂，苔退，肢体已可正常活动。

【按】该方所治的症状当为："湿热证，三四日即口噤，四肢牵引拘急，甚则角弓反张。"这是典型的痉证表现。这种痉证的原因，是湿热侵入经络脉隧中，阻遏气血的运行，使筋脉失去气血的温煦濡养而拘挛为痉。举一反三，湿热侵入经络脉隧中，阻遏气血运行而成痉，亦可成痹、痿、麻木、肿胀、肢挛不伸、肌肉消烁、肌僵等。尽管表现各异，然病机相通，故可异病同治而共之。此案是中风后的肢体痿废，湿热病位不在肌表，不在脏腑，而在经络脉隧之中，故方用地龙、诸藤以宣通络脉，秦艽、灵仙胜湿疏风，黄连、滑石清热利湿。方用苍耳子者，以散风湿，上而脑顶，下而足膝，内而骨髓，外而皮肤，为祛风疗湿之圣药。加防己、晚蚕砂者，取吴鞠通之宣痹汤，以防己急走经络之湿，蚕砂化经络中浊气而生清。凡湿热侵入经络脉隧引起的痉、痹、痿、肿、僵、肢挛、麻木等，此方皆可用之。

107. 痴呆

李某，男，54 岁，司机。1999 年 9 月 14 日初诊。

脑腔隙性梗死两次，恢复尚可，1 年来智力下降，健忘，不识路径，不辨红绿灯，不能继续开车。继之言语减少，答非所问。常呆坐，看电视后不知看的是什么，后来电视也不看。

脉弦滑有力，舌红暗。

此痰瘀互结，痹阻心窍。予活血涤痰开窍。

陈皮 100g	半夏 100g	胆南星 100g	枳实 100g	菖蒲 100g
郁金 100g	白矾 30g	天竺黄 100g	茯苓 100g	川芎 90g
赤芍 100g	桃仁 30g	红花 30g	当归 100g	土鳖虫 100g
水蛭 100g	蜈蚣 60 条	全虫 90g	怀牛膝 100g	天麻 100g
乳香 80g	地龙 100g	银杏叶 90g	丹参 120g	珍珠粉 50g
炙鳖甲 120g	炮山甲 100g	生牡蛎 120g	夏枯草 100g	海藻 100g

1 料，共为细面，早晚各 1 匙。

2000 年 1 月 17 日二诊：上药共服 4 个月，精神状况明显好转，能简单计数，看电视后故事情节可大致复述，可帮助料理家务。脉转缓滑，尺较差。当增扶正之品。

菟丝子 120g	巴戟天 100g	仙灵脾 90g	肉苁蓉 100g	何首乌 100g
鹿茸 30g	红参 60g	生黄芪 100g	茯苓 120g	半夏 100g
胆南星 90g	天竺黄 100g	枳实 80g	菖蒲 80g	郁金 80g
川芎 70g	归尾 90g	赤芍 100g	桃仁 100g	红花 100g
土鳖虫 70g	水蛭 60g	蜈蚣 40g	全虫 80g	天麻 100g
怀牛膝 120g	地龙 100g	珍珠粉 30g	银杏叶 90g	丹参 120g
炙鳖甲 120g	白矾 20g	海藻 100g	炮山甲 100g	

1 料，共为细面，服如上法。

2001 年 3 月 2 日三诊：上药共服二料。现精神、智力与常人无明显差异。其妻诉曰，常与我吵架。吾笑曰："这是好事，话茬能赶上吗？"其妻曰："话来得挺快，一点不饶人。"嘱其继服 1 料，以固疗效。

【按】关于痴呆，薛生白于《湿热病篇》34 条曾有生动的描述，曰："湿热证，七八日，口不渴，声不出，与饮食亦不却，默默不语，神识昏迷，进辛开凉泄，芳香逐秽，俱不效，此邪入厥阴，主客浑受，宜仿吴又可三甲散。"薛生白注云，此为"阴阳交困，气钝血滞而致，湿不得外泄，遂深入厥阴，络脉凝瘀，使一阳不能萌动，生气有降无升。心主阻遏，灵气不通，所以神不清而昏迷默默也。破滞破瘀，斯络通而邪得解矣"。

此脑络被阻，灵机不运。脉弦滑有力，舌红暗，乃痰瘀互阻脑络，故宗薛生白所云，破滞破瘀，通其脑络，大队涤痰化瘀开窍。1料后脉较缓滑，且尺脉较差，乃痰瘀挫后，虚象渐显。故增益脾肾之品与涤痰破瘀开窍之品同用。历经1年半坚持治疗，竟获殊功。

108. 㖞僻（一）

王某，男，37岁，农民。1982年7月13日诊。

酒后卧露受风，翌日口眼㖞斜，左颊微热，微肿不仁。

脉弦滑濡数，舌苔黄腻。

此湿热夹风侵入经络脉隧，致左颊麻痹不仁而㖞斜，予薛生白方。

地龙 12g	白芷 7g	海风藤 15g	威灵仙 10g	滑石 10g
黄连 9g	蝉蜕 6g	秦艽 10g	僵蚕 12g	防风 7g
丝瓜络 10g	全虫 10g	蜈蚣 5条	炒苍耳子 10g	

嘱药后热饮令汗出避风。上方加减共服 12 剂，配合针灸，已恢复正常。

【按】此风夹湿热中于经络，于薛氏原方基础上，加疏风化湿之品而愈。

109. 㖞僻（二）

王某，女，27岁，工人。1998年2月23日诊。

左面瘫 1 周，左太阳穴处痛，左颊及左半舌麻木，口向右歪，饮水时流水，左眼闭不紧，眉低眼小。

脉沉濡而迟，舌嫩红苔少。

属寒湿痹阻阳明经脉而㖞僻。宗薛生白《湿热条辨》方。

地龙 12g	秦艽 9g	威灵仙 9g	滑石 10g	炒苍耳子 9g
丝瓜络 12g	海风藤 18g	防风 7g	羌活 7g	白芷 8g
白附子 10g	僵蚕 12g	蝉蜕 5g	蜈蚣 6g	全虫 10g

4 剂症减，又加葛根 15g，再服 12 剂痊愈。

【按】此因脉濡而迟，乃寒湿侵入经络脉隧，故予薛生白方中加辛温之白芷、羌、防以及辛热之白附子，增其温散之力，方义有别，亦薛氏方之变通应用。

110. 便秘

史某，女，21 岁，学生。1996 年 4 月 25 日初诊。

自幼择食，不吃蔬菜，6 年前出现便虽不干，然涩秘难解，腹胀。但每行经时，便转通利。

脉滑不实，两尺显涩。

此因择食，脾肾两虚。滑而不实乃脾虚内生痰湿，尺涩乃肾气不足。予脾肾双补之，主以补中益气汤加减。

升麻 4g　　　柴胡 5g　　　陈皮 6g　　　白术 9g　　　生黄芪 10g
党参 10g　　　肉苁蓉 12g　　肉桂 4g　　　半夏 8g　　　当归 10g

5 月 1 日二诊：上方服 6 剂，脉症如前，上方改白术为 30g，加薤白 9g。

6 月 6 日三诊：按上方服药 1 个月，脉转缓滑，尺已不涩，大便已畅，依前方再服半月，以固疗效。

【按】便秘者，大便干结难下者有之，亦有大便不干或溏而艰涩难下者，概因腑气不通，传导失司。传导失司之因，大致分为虚实两类。实者乃邪阻不通，其邪以湿为多，或湿热蕴阻；虚者，阳气、精血、津液虚皆可。其病位，可因脾虚升降失司，或肺气不得肃降，或肝虚不得疏泄，或肾虚不能气化，其病机颇为繁杂，有的病人亦颇棘手，多方调理，总难尽人意。有位大学老师，每登圊必两小时以上，常腹胀欲便，便亦不干。为惜时，专门做了个小桌放于厕前，边解手边写作，戏称其为厕所教授，余屡治未效，总觉遗憾。

111. 肾虚血瘀
（尿蛋白）

邢某，男，56 岁，干部。1991 年 7 月 13 日初诊。

患肾小球肾炎两年，经治他症已除，惟尿蛋白（++）始终不消，他无所苦。

脉沉涩，舌胖淡而暗。

此肾虚血瘀，予益肾固精活血。

巴戟天 10g　　菟丝子 15g　　覆盆子 15g　　芡实 18g　　金樱子 9g
肉桂 5g　　　益母草 15g　　桃仁 10g　　　红花 10g　　狗脊 18g

8月3日二诊：上方服20剂，脉较前见起，他如前。上方加生黄芪20g、鹿角胶15g。

11月16日三诊：上方连服3月余，多次查尿，蛋白阴性。脉缓滑，舌嫩红苔白，配面药以固疗效。

生黄芪 120g	红参 30g	茯苓 60g	白术 50g	菟丝子 60g
覆盆子 60g	芡实 60g	金樱子 50g	山茱萸 80g	锁阳 50g
益智仁 50g	核桃 10g	鹿角胶 60g	熟地 80g	丹皮 50g
益母草 100g	赤芍 60g	巴戟天 60g	炒杜仲 60g	栀子 60g
砂仁 40g	生龙骨 80g	生牡蛎 80g		

【按】慢性肾病，多以脾肾虚论治，临床也确有一定疗效。赵绍琴老师独具慧眼，提出"慢性肾病无不与邪入营血脉络瘀阻相关。"其病属实非虚，多热多瘀。治疗大忌温补，当以"凉血化瘀"为基本治则。赵老师的这一见解，阐譬了慢性肾病的又一法门。但不可否认，临床也确有一些慢性肾病属脾肾虚者。此案在益肾固精的基础上，吸取了赵绍琴老师的观点，加益母草、桃红以化瘀，坚持治疗，取得了肯定的疗效。

112. 血尿

王某，女，36岁，干部。2000年10月24日初诊。

因肾病住院治疗两个月，已出院。现化验血尿，变形红细胞180个，腰背痛，午后恶寒，体温37℃左右，白带多，足跟痛。

脉细小滑无力，舌淡嫩而暗。

此脾肾两虚，不能固摄。

党参 12g	炙黄芪 12g	茯苓 12g	白术 10g	当归 12g
菟丝子 15g	巴戟天 12g	肉苁蓉 12g	山茱萸 12g	炒杜仲 15g
鹿角胶 15g	补骨脂 6g	五味子 4g	棕榈炭 12g	

12月1日二诊：上方共服35剂，血尿及变形红细胞已无。劳累时尚感腰痛，足眼痛，予以配面药，以固疗效。

红参 30g	生黄芪 40g	茯苓 40g	白术 30g	当归 30g
菟丝子 40g	巴戟天 30g	沙苑子 40g	肉苁蓉 30g	山茱萸 40g
鹿角胶 40g	炒杜仲 40g	狗脊 40g	补骨脂 20g	肉桂 10g
紫河车 30g	益母草 60g	五味子 10g		

1料，共为细面，早晚各服1匙，白水下。

2001年2月6日三诊：尿检3次均正常，唯手足常冷，午后常头痛，脉缓滑不任重按。上方1料，加白蒺藜40g、鹿角霜40g，服如上法。同年6月，因介绍他人来诊而来，询之生活工作正常，检查亦正常，已痊愈。

【按】血尿可因血热迫血妄行，亦可因虚而不能固摄，精华外泄而为血尿。此例即属虚者，因其脉小滑无力，乃不足之虚脉，故始终以补脾肾而收全功。此类虚证，贵在坚持，日久乃效。

113. 紫癜
（血小板减少性紫癜）

张某，男，10 岁。1998 年 5 月 15 日初诊。

四肢躯干密集出血点，常鼻衄，齿衄，无力，他尚可。曾服激素，血小板服药时可升，停药又降，现血小板计数 2 万，恙已 3 月余。

脉滑数，舌红苔少。

此血热迫血妄行，予清热凉血散血，宗清瘟败毒饮加减，并嘱渐减激素。

水牛角 15g	黄芩 8g	黄连 7g	栀子 7g	生石膏 15g
知母 4g	连翘 12g	干地黄 8g	赤芍 10g	丹皮 10g
紫草 15g	槐花 15g	仙鹤草 12g	茜草 10g	生甘草 6g
羚羊角粉 2g（分冲）				

7 剂。

5 月 22 日二诊：血小板升至 7 万，衄血已止，激素已停，皮肤出血点散在，未见新出血点。上方继服 7 剂。

5 月 29 日三诊：血小板已升至 17 万，出血点消失，脉亦趋缓。依上方再服 7 剂。诸症消除，血小板在 15 万左右。

【按】皮肤斑疹色红，衄血且脉数，此热邪深入血分，迫血妄行，叶天士倡血分证，治则当凉血散血。凉血，即清血分之热。散血，有两层意思，一是活血，一是散血中伏火。此种病证，以小儿居多。凡出血明显，血小板在 3～5 万之间，予清瘟败毒饮，多于半个月即可使血小板恢复正常。出血现象停止。对过敏性紫癜患儿，亦取同法皆效。余临证以来，治此病已数十例，效果甚佳。但对慢性血小板减少者，病机已不属血热，此方效差。余经治的几例，皆效差。

114. 骨折不愈

靳某，男，28 岁，农民，我校某学生之兄。1986 年 4 月 5 日初诊。

去年春节因友人骑摩托车至家中，靳某强骑摩托车兜风，撞树后股骨骨折。住院手术穿钢钉固定。因用力过猛致钢钉折，再次手术复位固定。第3次因不慎，固定之钢钉又折，复又第3次手术。术后已8个月，骨不愈合，由学生介绍来诊。因骨折未愈，仍石膏固定，拄拐行走困难，疼痛，下肢肿。

脉弦不任重按，两尺弱。

此肾虚骨不愈，予补肾壮骨。

三七 20g	骨碎补 60g	土鳖虫 50g	血竭 30g	乳香 30g
末药 30g	自然铜 30g	鹿角霜 50g	巴戟天 60g	肉苁蓉 60g
菟丝子 60g	川断 60g	炒杜仲 60g	狗脊 60g	怀牛膝 50g
炮山甲 50g	枸杞子 60g	熟地 60g	黄瓜籽 80g	补骨脂 50g

1料，共为细面，早晚各1匙，淡盐汤送下。

6月12日二诊：1料服完，X线片示骨已愈合。为固疗效，上药再服1料，药尽行走如常。

【按】肾主骨生髓，骨的发育、强壮，皆肾所主。余本非骨科大夫，无治疗该病的经验。然依中医理论施治，竟获痊愈，益知称中医为经验医学之谬妄。中医治疗骨折，本是一颇具优势领域，在人们中信誉颇高，应努力继承发扬，中医必辉煌。

西医治骨折，大半是复位固定，待其形成骨痂，愈合。而中医可消肿、止痛、活血，促进骨折愈合，如彼此的优势能融合，则可形成有中国特色的骨伤学，独树一帜于世上。

115. 转筋（一）

王某，女，71岁，2002年6月22日初诊。

双腓憋胀转筋，筋痛，碍于行走，已五六年，近加重。左手指节处有两小硬结，推之稍移，痛不能屈伸。

脉沉弦细涩。

此阴血不足，筋失柔润，挛而转筋，聚而为筋瘤。宗酸甘化阴法治之。

炒白芍 30g	炙甘草 7g	木瓜 15g	怀牛膝 9g

7月6日二诊：上方共服14剂，药后汗出，诸症除，乃愈。

【按】转筋乃筋之病。筋之柔，须阳气温煦、阴血濡润，二者缺一不可。筋挛亦分虚实两大类。虚者，阳气阴血不足而筋失温煦濡润；实者，因邪阻气血不畅而筋失温煦濡润。虚者补之，实者祛其壅塞，疏达气血经脉。《伤寒论》治脚挛急，一为芍药甘草汤，酸甘化阴，治阴血虚之挛急；一为干姜甘草汤，辛甘化阳，治阳虚之挛急，皆示人以大法规矩。此素宗芍药甘草汤法，加酸温之木瓜，舒筋缓急，加牛膝而下达。

116. 转筋（二）

刘某，男，34岁，干部。1985年4月28日诊。

四肢抽筋频发已3月余，早起穿衣则手抽，穿袜子脚抽、腿抽，一日抽数十度，苦不堪言。

脉弦细而软。

此阳气阴血皆虚，筋不得温煦濡养而拘挛，予黄芪建中汤，两剂抽止。

【按】抽搐、转筋，皆筋之病也。经云：气主煦之，血主濡之。筋之柔，必赖阳气之温煦，阴血之濡润，二者缺一不可。邪阻经脉，气血不能畅达者，筋失气血之温煦濡养而拘挛，致为抽搐、转筋；正虚者，无力温煦濡养筋脉，筋亦可拘挛而为抽搐转筋，二者一实一虚。此案脉弦细无力，细乃阴血不足，无力乃阳气绥弱，弦为筋脉拘急之象，故诊为阴阳两虚之转筋。黄芪建中汤，气血阴阳双补，建中州而益生化之源。3月之疾，竟两剂而愈，经方之奇，令人赞叹。

117. 窜囊痈

胡某，女，32岁，护士。1982年4月6日初诊。

因左乳痈，高热住院手术。术后又肿痛化脓，此起彼伏，已手术6次。因手术斑痕收缩，乳房似核桃状。体温波动在37.2℃～39.7℃之间，或高或低未停。已用多种抗生素，均未奏效，改请中医治疗。

脉滑数，苔黄。

此乃火毒攻窜成窜囊痈，予黄连解毒汤加减。

黄连 12g	栀子 12g	黄芩 12g	大黄 5g	瓜蒌 30g
橘叶 10g	蒲公英 30g	青皮 10g	连翘 15g	

4月12日二诊：上方服6剂，热退，乳痈红肿疼痛减其大半，又服6剂，痈消，未再新起。

【按】中医重视整体调节，火毒内窜，脏腑头身皆可发为疮疡，此即"诸痛疮疡，皆属于火"。手术可解决局部，此乃治标之法。必釜底抽薪，清泻火毒，方可杜其再起。

118. 血灌瞳仁（一）

（眼底出血）

于某，男，31岁，大庆油田工人。病例号36442。1966年2月7日16时40分初诊。

左眼于今日上午10点左右，在劳动时，用力刨冰，崩起一石块，击中左眼眶外侧，当时眼痛难忍，立刻到卫生所求治，未治即转来我院治疗。

刻诊：左眼疼痛剧烈，视物不清，仅有光感，已7～8小时，意识清醒，语言流利，既往健康，舌正常，苔薄白，脉弦有力。外观未见异常改变，左眼眶外角压痛，左眼眼底镜看不进去，视力左眼前光感，右眼1.2，眼科诊为眼底出血。中医诊为石子击伤眼内血络，血溢络外，以致血灌瞳神而暴盲。治以止血为主，佐以活血，方以犀角地黄汤加减：

| 犀角10g | 生地黄30g | 丹皮10g | 赤芍10g | 藕节炭30g |
| 菊花10g | 仙鹤草15g | 白茅根15g | | |

3剂。

2月10日二诊：药后眼痛明显减轻，但左眼视物不清，头脑发涨，舌正常，苔薄白，脉弦。检查左眼外观未见异常改变，指示眼压不高，视力眼前手动，眼底镜检查仍看不进去，上方不变继续服用。

2月24日三诊：症状全部消失，眼底检查可见血管走行清楚，眼底出血全部吸收，双眼视力均达1.5。

【按】本证正是《证治准绳·七窍门》所说之"平日无他病，外不伤轮廓，内不伤瞳神，悠然盲而见也"的暴盲证。本患原因简单，即外伤所致的眼底出血，治以凉血止血为主。方中犀角、生地炭、赤芍、丹皮、白茅根、仙鹤草等均凉血止血；而赤芍、丹皮又活血，以取止血不留瘀之意；菊花清肝明目，引药达目。连服17日，出血全部吸收而愈。

119. 血灌瞳仁（二）

（眼底出血）

邓某，男，26岁，大庆油田工人。病例号22154，1966年3月10日就诊。

左眼底反复出血已 3 次，每次视力都明显减退，由昨天开始，左眼视物又模糊不清，如有雾状，时而自感左眼红光满目。素有头晕心悸，疲乏无力，睡眠欠佳。舌正常，苔薄白，脉细无力。

眼科检查：外观未见异常，视力 0.3，镜检眼底，左鼻侧网膜有新鲜血块，玻璃体混浊，诊为左眼底出血。

中医诊为脾虚，脾不统血所致。治以健脾补气，止血明目，方用归脾汤加减。

黄芪 15g	党参 15g	桂圆肉 20g	当归身 8g	血余炭 10g
茜草 12g	白及 10g	炒枣仁 10g	棕榈炭 10g	仙鹤草 15g
远志 8g	菊花 10g	生地炭 30g	藕节炭 30g	木香 6g
生石决明 30g				

连服 20 天，眼前雾状及红光满目已消失。头晕心悸气短也愈。眼科检查：左眼视力 0.5，视神经乳突清楚，中心凹反射可见，鼻侧网膜出血吸收，玻璃体仍混浊。

【按】该患诊为血灌瞳神（又叫血灌瞳人，或血灌瞳仁）。在《证治准绳》及《银海精微》中均有描述。如《证治准绳·七窍门》曰："谓视瞳神不见黑管但见其一点鲜红，甚则紫浊色也。"《银海精微》曰："血灌瞳人者，因毒血灌入金井瞳人水内也，犹如水入井中之状。清浊相混时痛涩，红光满目，视物朦朦如隔绢看物，若烟雾中。"该患症状正如上述。瞳仁为水轮，系肾所属，眼为肝窍，眼疾多为肝肾之病。该患虽为眼疾，但其临床表现多为脾虚之证，其眼底出血乃脾不统血之故，故治当补脾，脾健气足，统血有力，血自归经而病愈。

120. 血灌瞳仁（三）
（前房积血）

梁某，男，32 岁，大庆油田职工。病历号 37466。1966 年 3 月 6 日初诊。

1 个月前曾住院行左眼白内障术，愈后出院。近日头晕头痛，口苦耳鸣，左眼视物不清，且胀痛，舌正常，苔薄黄，脉弦数。眼科检查：眼外观未见异常，视力手动 1 米，左眼球结膜及巩膜切口均生长良好，前房部有出血浮动。诊为左眼白内障术后，前房积血。

中医以其脉弦数，舌红少苔，诊为肝火炽盛，迫血妄行，以致血溢脉外。治以清肝明目，凉血止血，方用龙胆泻肝汤加减。

龙胆草 3g	栀子 10g	柴胡 8g	当归 10g	白茅根 15g
生地炭 30g	槐花 10g	黄芩 10g	仙鹤草 15g	三七粉 6g（冲服）
茜草炭 10g	草决明 12g			

连服 9 剂。

3 月 14 日二诊：药后自觉症状消失，舌脉正常。左眼视力 0.04。检查左眼前房出血全部吸收，症愈。上方去三七粉，再进 3 剂以巩固疗效。

【按】头晕头痛，耳鸣口苦，脉弦数，为肝经热盛。肝火炽盛，迫血妄行以致前房积血（风轮内出血）。用龙胆泻肝汤加减，以泻肝火，加生地炭、仙鹤草、茜草、槐花、白茅根以凉血止血；三七活血止血，止血不留瘀；草决明清肝明目，连服 9 剂而愈。

121. 云雾移睛
（中心视网膜炎）

张某，男，30 岁，大庆油田干部。病历号 38628。1966 年 2 月 18 日就诊。

近两个月来，右眼视力逐渐下降，视物变小，并感到眼前发黑，影物移动感，曾在门诊治疗，服用 10% 碘化钾及一般用药无效。素有头晕耳鸣脑涨、腰酸痛、遗精等症，舌正常，苔薄白，脉无力，尺尤甚。眼科检查：眼外观正常，视力右眼 0.4，左眼 1.5。眼底镜检：右眼底神经乳头边缘略模糊，黄斑部水肿，呈灰白色混浊，光反射不清楚，诊为右眼中心性网膜炎。

中医诊为肝肾不足，精亏血少不能养目所致的云雾移睛。治以补肝肾，益精血，方用明目地黄汤加减（《审视瑶函》）。

熟地 10g	生地 12g	山茱萸 20g	枸杞子 20g	当归 15g
山药 15g	茯苓 10g	五味子 8g	女贞子 20g	菊花 10g
丹皮 15g	泽泻 10g	柴胡 6g		

连服 22 剂，症状均消失，双眼视力均 1.5，眼底检查：中心凹反射恢复正常，渗出物吸收。

【按】眼中心性视网膜炎，属中医的云雾移睛范畴，云雾移睛《银海精微》又称蝇翅黑花。在《审视瑶函》及《银海精微》中均有记载。如《审视瑶函》说"自视目外，有物舒张，或如蝇蛇飞伏，或如旗饰飘扬，有如粉蝶。"《银海精微》曰："问曰人之患眼目黑花茫茫如蝇翅者，何也？答曰此肾水衰。"《银海精微》不仅对症状进行了描述，又道出病是因肾水衰所致。该患正是肾水不足，肝血亏少，不能养目所致。用方中的杞菊地黄汤，补肝肾明目，当归、五味子、女贞子益精补血，柴胡升散疏肝解郁，菊花清肝明目，全方共奏补肝肾、益精血、清肝明目之功。

122. 眼涩痛

李某，女，33 岁，已婚。2002 年 7 月 23 日初诊。

有两个子宫，近两年连续做人工流产 4 次。现眼干涩痛，看书用目则痛加重，伴有足跟痛，口干喜冷饮，大便干燥，4 日 1 次，眼外观不红肿，无异常。

舌正常，苔薄白，脉细无力。

诊为肝肾亏，阴血不足，以致眼干涩痛。治以补肝肾，益精血，清肝明目，方用杞菊地黄汤加减。

熟地 12g	山萸肉 20g	枸杞子 20g	草决明 12g	山药 15g
茯苓 10g	女贞子 20g	青葙子 10g	丹皮 15g	黄芪 15g
泽泻 10g	生石决明 30g	菊花 10g		

7 剂。

7 月 30 日二诊：眼干涩痛及足跟痛均减轻，大便仍干燥，3 ~ 4 天 1 次，舌正常，苔薄白，脉细数。上方加当归身 15g，7 剂。

8 月 13 日三诊：足跟已不痛，眼干涩痛明显减轻，大便干燥也好转，日 1 ~ 2 次，舌正常，苔微黄，脉右细弦，左脉滑数。

熟地 12g	山萸肉 20g	山药 15g	茯苓 10g	龙胆草 4g
泽泻 10g	枸杞子 20g	菊花 10g	女贞子 20g	黄芪 15g
丹皮 15g	青葙子 10g	当归身 15g	生石决明 30g	

7 剂后愈。

【按】多次流产，损伤肝肾，肝肾不足，以致足跟痛。肝开窍于目，瞳仁属肾，肝藏血，肾藏精，肝肾不足，精血亏少，不能养目，以致眼干涩痛。阴血亏少，不能润肠滋脾，以致便燥。血少则脉细。《素问·五脏生成篇》曰："肝受血而能视"，故用杞菊地黄汤加女贞子、当归身补肝肾，益精血而明目；菊花、草决明、青葙子、生石决明清肝明目；黄芪、当归为当归补血汤，补血养肝明目；草决明且有润肠之功。三诊脉见滑数，为肝经有火，故加龙胆草以泻肝火而愈。

123. 风热外感

翟某，男，19 岁，大学生。2002 年 11 月 21 日就诊。

发热已 10 余天，曾服中西药、打针输液均无效而前来就医，体温持续 38℃左右，已 10 余天，同时伴有发热恶寒，头晕头痛，口苦咽干，腰痛身楚，动辄汗出，疲乏无力。

舌正常，苔薄白。脉浮数。

病已 10 余天，但邪仍在表，诊为风热外感表证。治以辛凉解表，方用银翘散加减。

金银花 20g	连翘 15g	桔梗 10g	青蒿 30g	苏叶 10g
牛蒡子 8g	黄芩 10g	菊花 10g	桑叶 10g	芦根 20g
生石膏 30g	荆芥 8g			

两剂而愈。

【按】该患为风热外感日久未愈。观其前用药，不外银翘散、桑菊饮之类，但无效，我在此基础上，重用生石膏、青蒿，两剂而愈。

生石膏味辛，性寒，辛能散，寒能清热，石膏具有透散风热之功。如《医学衷中参西录》曰："而石膏之退热，逐热外出也，是以将石膏煎服之后，能使内蕴之热息息自毛孔透出。"并曰："而果有外感实热，石膏且为必须之药……外感实热者，放胆用之直胜金丹。"青蒿味辛发散，性寒气芳香，能透散风热之邪外出。故也有解表之功。《本草正义》曰："青蒿能散风火。"两剂而愈，不能说不是石膏青蒿之功。

124. 阴虚发热

李某，女，37 岁，西医大夫。2001 年 8 月 25 日就诊。

体温 38℃左右，持续不退已月余，曾用西药无效，前来求治。体温早上 37.3℃、下午 38℃左右已月余，伴有五心烦热，由胸至咽喉发热，口腔舌热难忍，舌伸出口外方觉好受，鼻腔热，自觉呼出之气也是很热，周身肌肤也觉灼热，睡眠欠佳，纳呆，二便正常。

舌红少苔，脉细数。

诊为阴虚发热，治以滋阴清热，方用秦艽鳖甲散加减。

秦艽 10g	地骨皮 15g	柴胡 8g	青蒿 30g	当归 10g
石斛 15g	麦冬 10g	生牡蛎 30g	丹皮 15g	乌梅 10g
知母 8g	鳖甲 15g（先煎）			

2 剂。

9 月 1 日二诊：药后睡眠好转，纳增，便溏，他症如前，舌红，苔薄白，脉细数。上方加生龙骨 30g、生牡蛎 30g，4 剂。

9 月 5 日三诊：药后腹泻，日 3 次，口舌鼻咽喉热以及肌肤热均减，但五心仍烦热，舌红减，舌苔薄白，脉细数，体温已降至 37.4℃左右。

| 秦艽 10g | 鳖甲 20g | 地骨皮 20g | 柴胡 8g | 青蒿 30g |
| 丹皮 10g | 山药 15g | 生牡蛎 30g | | |

3 剂。

9 月 10 日四诊：五心烦热及周身各处之热均明显减轻，大便正常，舌尖红，苔薄白，脉细无力。上方再进 7 剂。

9 月 22 日五诊：症状均已消失，体温恢复正常已 7 天。

【按】该患为阴虚内热，虚火上炎则咽鼻口舌发热；虚热蒸于外，则肌肤热，体温升高；热扰心神则睡眠欠佳，阴虚内热则五心烦热，舌红少苔，脉细数。治用青蒿鳖甲散治之，方中秦艽辛散苦泄，散风除湿，去骨蒸劳热；地骨皮清热凉血，散表邪，清里热，去汗除蒸；秦艽、地骨皮合用，能散内热而除蒸；青蒿苦寒清热，芳香透散，可使阴分伏热由阴分透出阳分，《本草图经》曰："青蒿治骨蒸劳热为最。"柴胡透表泄热，可解肌热而升阳；丹皮清热凉血，除蒸退热，《本草纲目》说丹皮"治血中伏火，除烦热"；麦冬、生地养阴，清心除烦；石斛生津养阴，除虚热；知母滋阴降火，当归和血；鳖甲与生牡蛎，育阴潜阳，治阴虚发热，骨蒸劳热，潜降上炎之火，而疗口舌咽鼻之热，牡蛎并能安神；乌梅味酸，能生津，引诸药入骨，涩肠止泻。全方共奏滋阴退热、除蒸之功。服药过程中，出现腹泻症状，系因当归、知母、麦冬等均有润肠通便之功，虽有乌梅止泻，但力薄难当，故下方去掉这些药，而加山药，因山药甘平且有涩性，能补气养阴，健脾止泻，药后大便即正常。

125. 气虚发热

韩某，女，31 岁，棉纺厂工人。1994 年 12 月 2 日初诊。

反复发热已 3 年余，近 1 个月来又烧，身热不恶寒，体温持续 37.1℃ ~ 37.8℃ 之间，上午较重，劳则热张，伴有头晕、心悸、气短、胃脘向腔内抽痛，心空有饥饿感，疲乏无力，动则汗出，纳少便溏，面色萎黄，语言低微，唇舌淡红。

苔薄白，脉无力。

证属气虚发热，治用甘温除热法，方用补中益气汤加减。

| 炙黄芪 15g | 党参 15g | 白术 10g | 陈皮 8g | 升麻 6g |
| 当归身 12g | 柴胡 8g | 葛根 15g | 甘草 6g | |

3 剂。

12 月 19 日二诊：药后未见变化，昨日有一阵心慌，气短，有气接不上之感，大汗出，欲虚脱状，卧床休息片刻，方觉好转，舌淡，苔薄白，脉无力，上方加山茱萸 20g，7 剂。

1995 年 1 月 15 日三诊：药后头晕、心悸、气短均减，胃脘病愈。纳增，二便正常。体温在 37.1℃ ~ 37.3℃ 之间，面色转红润，舌正常，苔薄白，脉无力。上方再进 7 剂。

1 月 24 日四诊：稍感头晕气短，体温仍在 37.1℃ ~ 37.3℃ 之间，其他尚好，舌正常，苔薄白，脉较前有力。月经 12 月 28 日来潮，量少色淡，无块，10 余日方净，本月 20 日又来潮，色淡量很少，现仍未净。证为气虚统摄无力，以致月经提前，经期延长，上方加仙鹤草 15g、荆芥炭 10g、阿胶 15g（烊化），5 剂。

2 月 4 日五诊：上药服 3 剂血即止。身已不热，体温 36.7℃ 左右，舌正常。

【按】纳少便溏，胃脘向内抽痛，并有饥饿感，为脾虚之证，脾为气血生化之源，脾虚气亏，不能充养头脑则头晕，气虚则气短乏力，面色萎黄，语言低微；气血不足则心悸，唇舌淡，脉无力，总之一派气虚之象。气衰则阴火旺，故身热体温升高。《脾胃论》曰："脾胃气衰，元气不足，而心火独盛，心火者，阴火也。起于下焦。"《兰室秘藏》曰："有所劳倦，形气衰少，谷气不盛，上焦不行，下脘不通，而胃气热，热气蒸胸中，故内热。"

劳倦伤脾，以致气虚发热。《内经》曰："劳者温之""损者温之。"盖甘温能除大热，故用补中益气汤，以补气泻阴火、除大热。方中芪、参、术、草甘温补气除热，甘草泻心火，升麻、柴胡、葛根升提清阳之气，当归和血，陈皮理气散滞，助阳气上升。病中出现虚脱之象，加山萸肉以收敛元气，后因气虚不能统血，而出现月经频至且不断，故加止血药。

126. 督脉汗出

石某，男，22 岁，晋县农民。1991 年 8 月 8 日初诊。

由骶部至颈部，沿脊柱出汗，量多，疲乏无力，纳呆，腰痛，尿有余沥，大便正常，已 1 年余。

舌正常，苔薄白。脉无力，尺脉尤甚。

证为气虚表不固所致汗出。治以补气固表止汗，方用玉屏风散加减。

| 黄芪 15g | 炒白术 10g | 麻黄根 10g | 甘草 6g | 防风 10g |
| 茯苓 10g | 鸡内金 10g | 党参 10g | 小麦 20g | 焦三仙各 10g |

5 剂。

8 月 15 日二诊：药后病未见变化，舌脉如前，上方加鹿角霜 10g、狗脊 10g、益智仁 10g，5 剂。

8 月 22 日三诊：药后汗出大减，尿已正常，但仍腰痛，纳增，舌正常，苔薄白，脉沉无力。上方去鸡内金、焦三仙，连服 19 剂而愈。

【按】自汗出，乃气虚表不固，故用玉屏风散治之，服药无效，方考虑脊柱为督脉所过，尾骶部属督脉管辖，此病系督脉为病，督脉是阳经经脉的总纲，统摄全身之阳脉，维系人身的元气。《素问·骨空论》谓：督脉"贯脊属肾"，肾虚则督脉虚，故见腰痛，尿有余沥，尺脉无力，故方中加鹿角霜、狗脊补督脉益肾气，益智仁补肾缩尿，黄芪、白术补气固表止汗，党参、茯苓、白术、甘草为四君子汤，健脾益气，麻黄根、浮小麦收敛止汗，防风祛风，鼓舞脾胃之气，鸡内金、焦三仙助消化，以增进食欲。

自汗出，补气固表，固然正确，但汗出见于督脉所辖部位，乃督脉虚，不能固摄而汗出，故于固表方中加补督脉药则效著。

127. 发不长

杨某，男，11岁，学生，藁城市人。2002年3月23日初诊。

头痛，时流黄浊涕，曾拍X光片，诊为额窦炎，已3年，头发生下来时长得很好，病后即不长发。现头发稀少成团状，紧贴头皮，头皮稍痒，因发不长，故很少理发。

舌正常，苔薄白，脉滑数。

诊为风热所致鼻渊，治以清热解毒，宣通鼻窍。方用苍耳子散加减。

苍耳子 8g	生石膏 15g	土茯苓 15g	黄芩 10g	藿香 6g
辛夷 8g	白芷 8g	金银花 15g	蒲公英 20g	桃仁 10g
红花 10g	菊花 10g	川芎 8g	薄荷 5g	

4剂。

3月27日二诊：药后头痛减轻，鼻通未流涕，头发如前，舌正常，苔薄白，脉滑数。上方加熟地8g、何首乌8g，3剂。

3月23日三诊：头痛明显减轻（上午已不头痛，下午痛也轻），但头发仍未变化，舌淡，苔薄白，脉数。

苍耳子 8g	山茱萸 10g	菊花 10g	桃仁 10g	红花 10g
熟地 8g	辛夷 8g	白芷 8g	生石膏 15g	何首乌 8g
黄芩 10g	土茯苓 15g	川芎 8g	薄荷 5g	藿香 8g

11剂，内服。

艾叶 50g	藁本 30g	菊花 30g	百部 50g
侧柏叶 50g			

6剂，煎水洗头。

4月13日四诊：头已不痛，头枕部头发见长，发色变黑，头发已全部伸展，已不成团，但发细而软，头皮痒也减，舌正常，苔薄白，脉数。上方再进7剂，外洗药照洗，并嘱其母，回家后给他剃头。

4月20日五诊：已剃头1周，头部已布满小黑发，仍细软，头皮已不痒，舌正常，苔薄白，脉无力。上方加当归尾10g，16剂，外洗药不变，仍洗头，嘱再剃头。

5月11日六诊：又剃头两次，头发明显增多，色黑且粗，与正常人发已无区别，舌正常，苔薄白，脉无力。

菊花 10g	藁本 8g	鸡血藤 12g	当归尾 10g	丹参 10g
熟地 10g	木香 6g	何首乌 10g	侧柏叶 8g	桃仁 10g
红花 10g				

嘱7剂后，不用再治疗。

【按】风热所致鼻渊，用清热解毒、祛风宣通鼻窍而愈。《素问·上古天真论》曰："丈夫八岁，肾气实，发长齿更。"发是肾之华，血之余。发的生机在肾，营养来源于血，故治用熟地、当归、山萸肉、何首乌以补肾养血。《灵枢·经脉》曰："脉不通则血不流，血不流则髦色不泽"，故方中加桃红、川芎、鸡血藤、当归尾、丹参等，以活血养血，川芎、菊花可引药达头部。患者刚生下时，头发尚好，而后不长，头皮且痒，考虑农村孩子卫生条件差些，故用杀虫止痒剂外洗，再加剃头促使头发生长。开始用清热解毒、祛风之品，对头发生长有益处，所以经内服、外洗、剃头综合治疗而愈。

128. 脾虚下利

刘某，女，1岁。1991年11月10日就诊。

腹胀，腹泻，日6～8次，时时哭闹，食欲不振，面黄肌瘦，手心热，已两个月余，曾服中药及西药无效，前来就诊。

舌淡，苔薄白。脉无力。

诊为脾胃弱，脾不健运所致泄泻。治以健脾止泻，方用参苓白术散加减。

党参 5g	茯苓 5g	鸡内金 6g	陈皮 3g
山药 8g	白术 4g	扁豆 6g	莲子肉 8g
砂仁 3g	薏苡仁 8g	焦三仙各 8g	

连服18剂，诸症愈。

【按】小儿的特点是脏腑娇嫩，正如《诸病源候论》说："小儿脏腑娇弱。"《育婴家秘》说："气血未充……肠胃脆弱。"小儿寒热饮食不能自调，在喂养中，饮食不节，易伤脾胃，胃虚腐熟水谷功能低下。脾虚运化失常，以致纳呆腹泻，腹胀，手心热，即常说的消化不良；小儿哭闹，似因腹痛不适之故；脾为气血化生之源，脾虚气血不足，肌体失养，故面黄肌瘦，脉弱，舌淡，指纹淡。治用参苓白术散加减而愈。

129. 风热犯肺
（肺炎）

高某，女，2岁。2002年5月22日初诊。

发热咳嗽，喉有痰鸣音，气促，咽干口渴，已5天，听诊两肺部有散在的细小啰音，X光片诊为肺炎。

舌红，苔薄黄。脉数。

此为风热犯肺，肺气不宣所致咳喘。治以清热宣肺，止咳平喘，方用麻杏石甘汤加减。

炙麻黄4g	生石膏15g	杏仁6g	甘草4g	牛蒡子4g
大贝母5g	鱼腥草15g	黄芩5g	山药6g	

3剂。

5月25日二诊：药后咳减，已不发热及喘，但仍有咽干、口渴、喉中有痰鸣声，舌红，苔黄，脉数。上方加芦根10g，4剂。

5月29日三诊：前天即已不咳，精神好，纳增。听诊，肺部啰音消失，X片肺部正常，病愈，嘱不要再服药。

【按】西医的肺炎，属中医的咳喘范畴。肺为娇脏，主气，司呼吸，外合皮毛。小儿形气未充，肌肤柔弱，卫外力薄，气候变化无常，风热外束，肺气失宣，以致咳喘；热壅于肺，热伤津液，故口渴咽干。芦根既可生津止渴，又可清泄肺胃之热；麻杏石甘汤加黄芩、鱼腥草、牛蒡子、大贝母清肺热，宣肺化痰，止咳平喘；牛蒡子并能疏散风热而解表退热；山药能补脾肺肾，有补中益气之功。

小儿生机蓬勃，活力充沛，脏气清灵，反应敏捷，治疗及护理得当，病情较成人痊愈快，故该患7天而愈。

130. 高热痉厥
（散发性脑炎）

王某，男，5岁。1991年4月28日初诊。

1990年3月30日发高热，头痛恶心，喷射性呕吐，在省二院检查，腰穿正常。

脑电图基本波动 3 ~ 4HZS 波动高幅对称，广泛伴有 5 ~ 7HEO 波动，低波对称，为广泛中度异常，诊为散发性脑炎，收入院治疗。4月27日脑电图正常，症状消失出院。1991年1月25日，又发烧，头痛抽风，未吐，检查脑电图，头后部中度异常，后又连续发作几次，脑电图均不正常。曾服中药及吡拉西坦无效，前来就医。

刻诊：腹痛、腹泻，日3次，食欲不振，有时头痛，面色萎黄，精神好，左侧颈部有小枣大之疙瘩，不痛不痒，表面光滑移动，无压痛，舌淡，苔薄白，脉滑。诊为脾虚泄泻，颈部为瘰疬。脑电图检查，基本波动 6 ~ 8HE 节律低幅中幅对称，头后部经常可见 3 ~ 4HE 波及 5 ~ 7HE 波中幅对称，睁眼波不消失，诊为头后部明显异常。

治以健脾止泻，软坚散结，方用四君子汤加减。

党参 6g	茯苓 6g	炒白术 6g	甘草 4g	车前子 10g
鳖甲 10g	山萸肉 8g	薏苡仁 15g	诃子 6g	夏枯草 10g
肉蔻 6g	枸杞子 6g			

6剂。

5月4日二诊：药后头痛腹痛止，大便已成形，日 1 ~ 2 次，仍纳差，瘰疬未见变化，舌正常，苔薄白，脉滑无力。上方去甘草，加海藻 10g、鹿角霜 10g、鸡内金 10g，6剂。

5月11日三诊：上药服两剂，大便即正常，因服娃哈哈饮料，又开始腹泻，日 4 ~ 5 次，仍纳呆，瘰疬见小，已如枣核大，舌正常，苔薄白，脉无。改用参苓白术散加减。

党参 6g	山茱萸 10g	扁豆 10g	莲子肉 10g	鹿角霜 10g
山药 10g	海藻 10g	砂仁 4g	鸡内金 8g	鳖甲 10g
枸杞子 10g	夏枯草 10g	白术 6g	陈皮 4g	焦三仙各 10g
薏苡仁 10g				

7剂。

5月19日四诊：药后腹泻愈，纳增，面色好转，现无明显不适，瘰疬如黄豆粒大，舌脉正常。

5月15日做脑电图，基本波动 6 ~ 8HE 中幅对称，伴散在 4 ~ 5HE 波动低幅，头后部多见过度换气后慢波，诊为头后部轻度异常，上方再进7剂。

5月25日五诊：瘰疬已消失，昨日检查脑电图基本波动 6 ~ 8HE 波动，主幅对称，广泛散在 3 ~ 5HE 的波，中幅对称，睁眼诸波受抑制，诊为正常脑电图。

【按】患儿有瘰疬病史（淋巴结核），其脑炎似为结核性脑膜炎。脑电图不正常，就诊时的表现为脾虚泄泻。四君子汤及参苓白术散加味，均为健脾止泻之品，故泄泻愈；脾健，气血足，脑得养，对脑电图恢复正常有益。《医学入门》曰："脑者髓之海。诸髓皆属于脑。"肾主骨而生髓，要使脑健康，必补肾生髓。故方中用山萸肉、枸杞子、鹿角霜等补肾生髓，又加夏枯草、海藻、鳖甲等以软坚散结，治瘰疬，全方共奏健脾止泻、补肾生髓、软坚散结之功。

131. 头痛

（脑膜炎后头痛）

刘某，男，10岁。2002年9月24日初诊。

脑膜炎愈后，一直头痛已3个多月。曾经西医、中医治疗无效，前来就医。胃痛时作，近日口腔又溃疡而影响进食，大便溏，日2次。

舌胖色淡，苔薄白，脉细无力。

证为脾虚，肝风未靖，以致头痛。治以健脾息风，缓急止痛，方用四君子汤合芍药甘草汤加减。

白芍 15g	甘草 10g	僵蚕 10g	桂枝 8g	鸡内金 10g
丹皮 10g	山药 10g	党参 8g	钩藤 10g	炒白术 8g
茯苓 8g	蜈蚣 3 条	焦三仙各 10g	全蝎 5g	青皮 6g
陈皮 6g				

3剂。

9月27日二诊：药后口腔溃疡愈，头痛减，但感头热，今日胃脘痛，大便溏，纳增，舌正常，苔薄白，脉细数。

白芍 15g	甘草 10g	僵蚕 12g	蝉蜕 6g	鸡内金 15g
川芎 10g	丹皮 10g	山药 10g	白芷 10g	菊花 10g
桂枝 10g	蜈蚣 3 条	焦三仙各 10g	全蝎 5g	蔓荆子 10g

7剂。

10月4日三诊：头已不痛，但有时头晕不适，纳差，大便稀，日3次，舌红，苔薄白，脉无力。用9月24日方，加栀子8g，连服14剂而愈。

【按】素有脾虚，复患脑膜炎，抽风头痛，系中医的肝风内动。脑膜炎虽愈，但肝风未靖，故头痛未止。治用健脾息风、缓急止痛药而愈。

132. 遗尿

常某，男，9岁，小学生。2001年11月9日初诊。

其母代诉：自小遗尿，至今未愈，经治无效，现每夜尿床3～4次，疲乏无力，手足不温，食欲不振，大便溏薄，小便清长，面黄。

舌胖色淡，苔薄白。脉无力。

诊为肺肾两虚，膀胱失约。治以培土生金、益肾缩尿，方用补中益气汤合补肾之品。

黄芪 10g	陈皮 5g	益智仁 12g	升麻 6g	山茱萸 10g
柴胡 8g	党参 12g	葛根 12g	当归 10g	炒白术 8g
甘草 6g	五味子 6g	巴戟天 10g	桑螵蛸 20g	

7 剂。

11 月 16 日二诊：在服药中，夜尿渐减，由一夜 3～4 次减至 1 次，近两夜未再遗尿。纳增，但仍疲乏无力，手足不温，大便溏，日 1 次，舌胖淡，苔薄白，脉无力，上方再进 7 剂。月余后随访，愈后一直未犯。

【按】患者自幼至今一直遗尿，经久未愈，乃属先天不足。肾为先天之本，主水，具有气化功能，膀胱为尿液汇聚之处，有排泄小便功能，肾与膀胱气化无权，膀胱失约，则遗尿。舌胖色淡，肢冷便溏，疲乏无力，脉无力，乃脾虚气弱，脾土为肺金之母，治以补脾，取培土生金之意。肺为水之上源，可通调水道，下输膀胱，肺得补，气足则尿正常，故用补中益气汤加减而愈。

133. 癃闭（一）

杜某，女，40 岁，已婚，石市玉村小学教师。2002 年 8 月 21 日初诊。

排尿困难已 9 年余，近月加重。现排尿困难，用力方能尿出点滴，尿完又有尿不尽的感觉，夜间相对尿多，无尿热痛之感，伴有小腹憋胀、腰痛等症，大便正常。

舌红，苔薄白，脉滑数。

证为气化无力，兼有湿热所致癃证。治用苓桂术甘汤合八正散加减。

茯苓 15g	金银花 20g	白术 10g	甘草 6g	桂枝 10g
萹蓄 15g	瞿麦 15g	车前子 10g	狗脊 20g	川断 12g
滑石 15g	土茯苓 30g			

4 剂。

8 月 24 日二诊：排尿仍困难，现尿频而不畅，腹憋胀已愈，腰已不痛，大便正常，舌尖红，苔薄白，脉滑数。上方再进 4 剂。

8 月 28 日三诊：排尿困难减轻，小便次数也减，但大便干，2 日 1 次，自感身力增进，舌正常，苔薄白，脉数。

瞿麦 15g	萹蓄 15g	通草 6g	滑石 15g	车前子 10g
桂枝 10g	茯苓 15g	竹叶 4g	茵陈 15g	白术 10g
甘草 6g	土茯苓 30g	大黄 3g	鱼腥草 30g	败酱草 30g

3剂而愈。

【按】癃闭是指小便量少,点滴而出,甚则小便闭塞不通为主症的一种疾病。其中小便不利,点滴而少,小腹隆起者为癃;小便闭塞点滴不通,病势较急者为闭。本患即是癃闭。《素问·宣明五气篇》曰:"膀胱不利为癃。"《诸病源候论》曰:"小便不通,由膀胱与肾俱有热故也。"该患舌红,脉滑数,即为热象。腰为肾之府,腰痛是肾虚之故,肾虚气化无力,湿热下注膀胱以致成癃。治疗原则应"腑以通为用",故重在通,以八正散通利小便,苓桂术甘汤助肾与膀胱的气化;土茯苓、金银花、鱼腥草、败酱草等清热解毒,有助于湿热排出;狗脊、川断补肾。

134. 癃闭(二)

柳某,女,51岁,已婚,银行干部。1999年3月20日初诊。

近半年来,月经周期正常,但经期长,10～15天方净,血量多,色淡无块。每逢经间期,有3～4天无尿,癃闭不通,必导尿方可,已半年,平时尿正常。现正值经期第7天,血量多,色淡,伴有心悸气短,疲乏无力,面色苍白。

舌淡,苔薄白。脉沉无力。

证为脾虚不能摄血所致经期延长,血多,脾虚升降失调以致癃闭。治以健脾益气,方用补中益气汤加减。

黄芪 15g	白术 10g	当归身 10g	仙鹤草 15g	生地炭 30g
陈皮 8g	柴胡 8g	党参 15g	阿胶 15g	藕节炭 30g
茜草炭 12g	升麻 6g	甘草 6g		

7剂。

3月29日二诊:上药服两剂血即止,但仍有心悸、气短、无力,舌淡,苔薄白,脉无力。

| 黄芪 15g | 党参 15g | 茯苓 15g | 陈皮 8g | 升麻 6g |
| 甘草 6g | 当归身 15g | 柴胡 8g | 桂枝 10g | 白术 10g |

14剂。

4月15日三诊:本次月经期中间,尿路通畅,未再尿闭,心悸气短好转。月经4月10日来潮,血量不多,色淡,尚未净,舌淡,苔薄白,脉无力。

黄芪 15g	仙鹤草 15g	生地炭 30g	白术 10g	陈皮 8g
阿胶 15g	当归身 10g	藕节炭 30g	党参 15g	升麻 6g
甘草 6g	柴胡 8g			

7剂。

4月22日四诊:本次月经7天净,现无明显症状,舌正常,苔薄白,脉无力。用

2 月 29 日方连服月余。

2002 年 9 月 25 日来访，病愈后一直未犯。

【按】心悸气短，面色苍白，疲乏无力，舌淡，脉无力，均为脾虚之征。脾虚不统血，以致月经量多，经期延长；脾虚运化失职，不能升清降浊，可成癃闭。癃闭发生在经间期，经间期，即絪缊期，是肾气生理消长变化的充盛阶段，阳气易动，阴精易泄。本患脾虚血化生不足，加之月经量多，消耗阴血，在絪缊期肾阴更虚，肾阴肾阳失于平衡，肾的气化功能降低，以致经间期出现尿闭。所以治疗在健脾补气的基础上，加苓桂术甘汤以助肾的气化功能。

135. 产后癃闭

杨某，女，24 岁，已婚，大庆职工医院住院病人。

1996 年夏，初产妇，因产程过长，产后已 3 天，一直不能自己排尿，诊为尿潴留。小腹胀急，急于小便，但闭而不通，曾用流水诱导法、针灸等无效，只好每日导尿。因反复导尿，又感尿路热痛，恐发生尿路感染，改服中药。

舌正常，苔薄白。脉无力。

瞿麦 15g	萹蓄 15g	蒲黄 10g	五灵脂 10g	山楂炭 30g
桂枝 10g	猪苓 10g	泽泻 10g	茯苓 15g	炒白术 8g
甘草梢 6g				

1 剂后尿即能排出，但不畅，2 剂而愈。

【按】产程过长，压迫尿路，导致尿潴留，中医认为产程过长，损伤肾气，以致气化无力，而成癃闭。治疗以通利为原则，故用瞿麦、萹蓄、茯苓、泽泻之品。而病之关键是气化不利，故用五苓散加减，以化气利水。考虑产程过长，以致血瘀，方中加蒲黄、五灵脂、山楂炭活血化瘀、止痛，蒲黄又有利尿之功。对于急证，一般采取急者治其标的原则，本证是标本兼治。

136. 淋证

丁某，女，38 岁，已婚。2002 年 6 月 18 日初诊。

由 1992 年患附件炎及尿路感染，反复发作，近日加重。现尿频尿急并有热痛感，坐时加重，大便秘结，7 ~ 8 日 1 次，月经正常，带量不多，色黄稠，无异味。

舌淡，苔薄黄。脉沉无力。

证属湿热下注所致淋、带，治以清热利湿，方用八正散加减。

瞿麦 15g	萹蓄 15g	车前子 10g	川楝子 10g	大黄 6g
黄柏 10g	竹叶 5g	紫草 20g	滑石 15g	败酱草 30g
鱼腥草 30g	通草 4g	金银花 20g	蒲公英 20g	茵陈 15g

7 剂。

6 月 25 日二诊：带色正常，量不多，小便仍频数，而热痛及尿急则减，但头晕，心烦，嗜睡，大便仍干，1 周 1 次，舌淡，苔薄白，脉沉数。

瞿麦 15g	萹蓄 20g	车前子 10g	火麻仁 16g	大黄 6g
滑石 15g	茵陈 15g	川楝子 10g	淡豆豉 10g	竹叶 4g
丹皮 10g	栀子 10g	郁李仁 15g		

7 剂。

7 月 2 日三诊：药后已不头晕，心烦及嗜睡好转，大便已不干，2 日 1 次，尿频数热也减轻，舌胖淡，苔薄白，脉滑无力。

| 瞿麦 15g | 萹蓄 15g | 车前子 10g | 大黄 6g | 茵陈 15g |
| 薏苡仁 20g | 栀子 10g | 淡豆豉 10g | 滑石 15g | 败酱草 30g |

7 剂。

7 月 10 日四诊：药后病愈，上方再进 7 剂，以巩固疗效。

【按】带下黄稠、小便频数、热痛均为湿热下注所致。心与小肠相表里，心火盛，热扰心神则心烦，热灼津液则大便干。湿性重浊，在上焦则头晕沉重、嗜睡，在下焦则带下、淋浊。用八正散加减，以清热利湿，竹叶、栀子、淡豆豉清心火以除烦，治疗半月愈。

137. 肾虚尿频

杨某，女，27 岁，干部，已婚。2000 年 12 月 9 日初诊。

尿频数，10 分钟 1 次，无尿热痛感，劳累及受凉后加重，夜间尿数尤甚，以致不能睡眠，腰酸楚，疲乏无力，已 5 年余。

舌正常，苔薄白。脉沉无力，尺脉尤甚。

诊为肾亏，封藏无力，以致尿频，治以补肾缩尿。

菟丝子 12g	五味子 8g	巴戟天 10g	淫羊藿 10g	覆盆子 10g
桑螵蛸 20g	鹿角霜 30g	山茱萸 20g	益智仁 15g	仙茅 10g
党参 15g	锁阳 10g	木香 6g		

14 剂。

12 月 30 日二诊：尿频好转，但腰仍酸楚，疲乏无力，舌正常，苔薄白，脉无力。

上方去木香，加黄芪 15g，7 剂。

2001 年 1 月 6 日三诊：尿频已愈，但仍腰酸，4 日月经来潮，少腹痛，以左侧痛重，血量正常，色暗红，素有经前乳房胀痛，舌正常，苔薄白，脉滑。素有肝郁气滞，正值经期，予以疏肝理气，活血调经，方用桃红四物汤加减。

当归 12g	川芎 10g	生地 10g	白芍 10g	桃仁 10g
红花 10g	肉桂 6g	蒲黄 10g	元胡 15g	乌药 15g
香附 12g	柴胡 8g	益母草 15g	川断 12g	狗脊 20g
益智仁 15g	桑螵蛸 20g	五灵脂 10g		

4 剂。

【按】观症察脉，该证为肾虚，封藏失职，膀胱失约，以致尿频数。《张氏医通》曰："小便多者，乃下元虚冷，肾不摄水，以致渗泄"；又曰："小便频数，劳而甚者属脾虚气虚弱。"故治以补肾缩尿为主，加党参、黄芪补脾益气。

138. 口糜（一）
（复发性口腔炎）

赵某，女，23 岁，未婚，大学生。2003 年 3 月 12 日初诊。

口腔溃疡，反复发作已 3 年余，近日头晕，左上牙痛引至左侧头痛，牙龈及舌等多处溃烂，疼痛影响吃饭，大便干，日 1 次，小便黄。

舌红，苔薄白，脉滑数。

胃火上炎致口腔溃疡及牙痛，治以清胃火，方用清胃散加减。

| 升麻 6g | 黄连 10g | 当归 10g | 生地 10g | 生石膏 30g |
| 竹叶 4g | 丹皮 15g | | | |

7 剂。

3 月 19 日二诊：口腔溃疡及牙痛均愈，唇舌红，苔薄白，脉数。上方 4 剂。

【按】胃经入上齿龈，回出环绕口唇，胃火炽盛，上攻口齿，以致口腔溃疡与牙痛，用清胃散以清胃火，加竹叶去心火，利小便，使热从小便出。

139. 口糜（二）
（复发性口腔炎）

石某，女，33 岁，已婚，教师。2003 年 5 月 30 日初诊。

口腔溃疡，反复发作，每逢经前经期加重，已 5 年，经治无效，经熟人领来就医。月经到期未至，舌及口腔、牙龈均布满溃疡，溃疡面上覆盖一层白膜，疼痛甚，流口水，不能说话，影响吃饭及睡眠。

舌红少苔，脉细数。

证为心火亢盛，血分郁热所致口疮。治以清心泻火，清热凉血，方用犀角地黄汤加减。

当归 10g	川芎 7g	丹皮 15g	黄连 10g	水牛角 30g
通草 6g	桃仁 10g	红花 10g	生地 12g	竹叶 4g
牛膝 15g	玄参 10g	赤芍 10g	白芍 10g	

7 剂。

另：羚羊角 10g，煎水频服。

6 月 6 日二诊：月经 6 月 1 日来潮，现已净。口疮减轻，仍痛甚，流口水，能说话，进食仍难，大便正常，小便黄，舌红，苔白，脉细数。上方 7 剂，另：羚羊角 10g，煎水频服。

6 月 26 日三诊：服上药后，口疮基本痊愈，未再服药。月经又快来潮，牙龈与舌又有少量溃疡，稍痛，本次为得此病以来最轻一次，饮食正常，小便黄，舌正常，苔薄白，脉细数。

当归 10g	水牛角 30g	生地 10g	丹皮 12g	黄连 6g
玄参 12g	益母草 15g	牛膝 15g	竹叶 6g	川芎 8g
桃仁 10g	红花 10g	赤芍 10g	白芍 10g	

5 剂。

7 月 1 日四诊：口疮减轻，月经今日来潮，舌正常，苔薄白，脉细数。

当归 10g	生地 10g	丹皮 12g	川芎 10g	益母草 15g
玄参 10g	牛膝 15g	水牛角 30g	黄连 8g	生石膏 30g
升麻 6g	赤芍 10g	白芍 10g		

5 剂。

7 月 9 日月经已净，口疮已愈，大便正常，小便黄，舌正常，苔薄白，脉滑。

升麻 6g	黄连 10g	当归 10g	川芎 10g	竹叶 4g

| 玄参 10g | 丹皮 15g | 赤芍 10g | 白芍 10g | 牛膝 15g |
| 生地 10g | 党参 15g | 生石膏 15g | 炒白术 10g | 水牛角 30g |

7剂。

经访 8 月 9 月行经时均未生口疮。

【按】舌为心之窍，心火上炎，则口舌生疮，舌红少苔，脉细数，为阴虚内热之象，经前经期阴血下注，致使阴虚，虚火上炎也可致口疮，该患为虚实夹杂，虚火实火并存。用黄连、竹叶、通草去心火，使火由小便出；犀角地黄汤清热凉血，水牛角代犀角；桃红四物汤加玄参活血补血，养阴调经；牛膝活血引热下行，降上炎之火；羚羊角性寒入心经，能清心火，散血解毒，可用于血热毒盛之证。愈后又用清胃散，清心胃之火，加党参、白术健脾补气，以巩固疗效。

140. 胃火阴虚

李某，女，20岁，未婚，本院学生。1999年4月3日初诊。

头痛牙痛，时好时坏，已年余，近半月来，头痛，牙痛，影响纳食，学习及精神紧张时加重，大便秘结，9日1次，小便黄。

舌胖有齿痕红，苔薄黄。脉滑数。

证为心胃火盛，致牙痛，便燥。治以清胃心火，养阴润燥，方用清胃散合导赤散加减。

升麻 6g	黄连 10g	当归 15g	火麻仁 15g	生石膏 30g
木通 6g	丹皮 10g	生地 10g	肉苁蓉 12g	何首乌 15g
牛膝 15g	竹叶 4g	甘草 6g	大黄 4g	玄参 10g

7剂。

4月10日二诊：大便已不干，1～2日1次，但仍头昏脑涨，牙痛，舌正常，苔薄白，脉数。

升麻 6g	当归 10g	生地 10g	丹皮 10g	生石膏 30g
竹叶 6g	牛膝 15g	黄连 10g	菊花 10g	蔓荆子 10g
木通 6g	甘草 6g	玄参 12g	桑叶 10g	

7剂。

5月1日三诊：头晕牙痛减，大便正常，舌暗，苔薄白，脉滑数。

升麻 6g	黄连 10g	生地 20g	丹皮 10g	生石膏 30g
竹叶 6g	当归 15g	牛膝 15g	玄参 15g	木通 8g
甘草 6g	大黄 4g			

连服21剂，证愈。

【按】本案为心胃火盛，热灼津阴，致便燥；心胃之火上炎，以致头痛牙痛。用清胃散祛胃火，心与小肠相表里，用导赤散祛心火，使热由小便排出；大黄、牛膝引热下行；肉苁蓉、何首乌、玄参补阴润燥，火麻仁润肠通便。二诊又有头昏脑涨，加菊花、桑叶、蔓荆子清头目止头痛，心胃火清不再伤津阴，则便正常。

141. 久利（一）
（结肠炎）

李某，男，50岁，已婚，辛集市干部。1996年10月25日初诊。

结肠炎已5年，现大便溏，无脓血，日7次，伴有嗳气反酸，纳呆，心悸气短，疲乏汗出。

舌正常，苔薄白。反关脉弦。

诊为脾虚泄泻，治以健脾止泻，方用香砂六君子汤加减。

炙黄芪15g	党参15g	茯苓15g	炒白术10g	山药15g
赤石脂10g	砂仁6g	吴茱萸6g	黄连10g	木香6g
禹余粮10g	诃子10g	鸡内金15g	香附10g	肉蔻10g

9剂。

11月5日二诊：大便溏，日4次，纳增，心悸气短、出汗均好转，但腹胀，嗳气反酸，舌正常，苔薄白，脉如前。上方加厚朴10g，10剂。

11月24日三诊：大便日3次，已成型，仍腹胀，嗳气反酸，有时恶心，纳呆，舌脉如前。

旋覆花10g	代赭石20g	人参10g	半夏6g	黄芪15g
禹余粮15g	赤石脂15g	吴茱萸8g	黄连10g	肉蔻10g
瓦楞子30g	诃子10g	砂仁6g	木香8g	大枣5枚

生姜5片

5剂。

11月26日四诊：恶心、烧心、反酸愈，纳增，大便日1~2次，已不稀，腹稍胀。上方又进5剂而愈。

【按】结肠炎，属中医泄泻与五更泻的范畴，该患即是脾虚泄泻。因泻日久，已成滑脱，故在健脾的基础上，加赤石脂、禹余粮、诃子、肉蔻等固涩之品；嗳气反酸，为肝脾不和，故方中加左金丸、瓦楞子，以平肝和胃制酸。四诊时出现恶心，为胃气上逆之征，改用旋覆花代赭石汤加减，以降逆止呕，5剂而愈。

142.久利（二）

（结肠炎）

林某，女，24 岁，未婚，干部。1998 年 3 月 3 日初诊。

结肠炎已 3 年。现大便溏，无脓血，每早必便 1～2 次，伴有牙痛及口腔溃疡，以致影响进食。

舌红，苔黄。脉数。

证为脾虚，胃火上炎，以致牙痛、口腔溃疡及五更泻，治以健脾止泻，清热泻火，方用四君子汤加减。

党参 10g	茯苓 15g	山药 12g	马齿苋 30g	黄连 10g
甘草 6g	诃子 10g	肉蔻 8g	牛膝 8g	鸡内金 15g
炒白术 10g				

3 剂。

3 月 7 日二诊：牙痛愈，但口腔多处溃疡，痛影响进食，大便已成形，每早便一次，舌正常，苔薄白，脉弦细。上方加通草 6g，5 剂。

3 月 12 日三诊：大便已正常，但口腔溃疡未愈，饮食正常，舌正常，苔薄白，脉弦。

黄芪 10g	黄连 10g	升麻 6g	当归 8g	生地 8g
车前子 10g	丹皮 10g	竹叶 4g	木通 6g	白术 10g
甘草 6g	生石膏 20g	牛膝 15g	薏苡仁 15g	

5 剂愈。

两年后追访，病愈后，结肠炎及口腔溃疡一直未犯。

【按】一般认为五更泻是脾肾阳虚，从本证看，并不尽然。本证即为脾虚，运化失职。舌为心之苗，心胃火盛，胃火上炎则口舌生疮。一诊用四君子汤加山药以健脾止泻，诃子、肉蔻涩肠止泻；黄连、马齿苋清热解毒止泻。三诊时，口腔溃疡仍不愈，改用清胃散合导赤散加减治之，以清心胃之火，使热由小便排出。因原有脾虚，故加黄芪、白术、薏苡仁、车前子，防止再犯泄泻。牛膝引热下行。愈后一直未犯。

143. 久利（三）
（结肠炎）

周某，女，57岁，已婚，本市市民。2001年9月5日初诊。

结肠炎已年余，现每早腹痛必泻，便稀，便中带血色黏液，日便3～4次，有时脘腹痛，喜按喜暖，出虚汗，常年畏寒，用冷水洗手后，则感由手向上以至全身发凉。饮食尚可。

舌淡，苔薄白。脉沉细无力。

证为脾肾阳虚所致五更泻。治以补脾肾之阳，健脾止泻，方用四神丸合参苓白术散加减。

五味子 8g	补骨脂 8g	肉蔻 10g	党参 15g	陈皮 6g
炒白术 10g	莲子肉 15g	薏苡仁 15g	砂仁 6g	诃子 10g
车前子 10g	茯苓 15g	肉桂 8g	甘草 6g	米壳 8g

10剂。

11月17日二诊：大便仍稀，每早1次，日3次，便中已无黏液。但腰、腿、脘腹均觉发凉，有时腹痛，舌正常，苔薄白，脉沉无力。

黄芪 15g	党参 15g	补骨脂 10g	吴茱萸 6g	肉蔻 10g
诃子 10g	茯苓 10g	五味子 8g	巴戟天 10g	肉桂 8g
甘草 6g	狗脊 20g	炒白术 10g		

连服月余，症愈。

【按】该案为脾肾阳虚所致五更泻，以四神丸合健脾止泻之品而愈。以上3例，均系西医的结肠炎，中医有虚实寒热之分。结肠炎的主症是泻，中医有"泄泻之本，无不由脾胃"之说。《罗氏会约医镜·泄泻》云："泻由脾湿，湿由脾虚。"《医宗必读》说："脾土强者，自能治湿，无湿则不泄。"泄泻的主要病理因素，是脾虚湿盛。所以以上3例的治疗，都没有离开健脾利湿。

144. 便秘（一）

胡某，女，22岁，未婚，师院学生。1998年10月24日初诊。

大便燥结已两年余，近1年来，大便燥结成球，难以排出，服三黄片或果导片方能排出。现腹胀，大便已 6 天未解，服上药已无效，伴有心烦、失眠。

舌暗，苔白厚而干。脉无力。

证为脾虚血少，以致便燥。予补心脾，润肠通便，方用归脾汤加减。

当归 20g	远志 10g	火麻仁 15g	茯苓 15g	桂圆肉 20g
党参 15g	榔片 10g	肉苁蓉 20g	枳实 10g	柏子仁 15g
枣仁 20g	黄芪 15g	何首乌 15g	木香 6g	

连服月余。

11 月 28 日二诊：心烦失眠愈，大便已不成球状，但仍干，2 日 1 次，腰部自感舒适，饮食正常，舌红，苔薄白，脉弦。上方加大黄 6g，7 剂。

12 月 12 日三诊：腹已不胀，大便已易排出，但有排不尽感，1 日 1 次，近日又失眠。舌正常，苔薄白，脉滑。上方去大黄，枣仁改为 30g，又连服月余。

1999 年 1 月 16 日四诊：大便已正常，1 日 1 次，腹稍胀，饮食正常，舌正常，苔薄白，脉较前有力。补中益气汤 5 剂。

2002 年患者来访，告知病愈后，一直未犯。

【按】素有心脾虚，脾为气血化生之源，脾虚，气血不足，不能润肠，排便则难。长期泻药，津阴随便而出，更伤津阴，而成恶性循环，大便更干而成燥屎。血虚不能养心神，以致失眠。治病必求其本，故治以补心脾，益津阴，佐以榔片、枳实消导之品。

145. 便秘（二）

洪某，女，20 岁，本院学生。2000 年 12 月 9 日初诊。

大便燥结，排便难，3 ~ 5 日 1 次，已 8 年。现脘腹胀满，疼痛拒按，纳呆，大便已 3 天未解。

舌正常，苔白稍厚。脉弦滑。

证为阴血虚，积滞留内，以致便燥。治以补阴血，消积导滞，方用小承气汤加减。

枳实 10g	大黄 4g	厚朴 10g	焦榔片 10g	何首乌 20g
熟地 12g	玉竹 15g	当归 15g	玄参 10g	肉苁蓉 20g
火麻仁 15g	郁李仁 15g			

7 剂。

12 月 16 日二诊：药后大便干减，2 日 1 次，但仍便难，腹已不胀痛，舌红，苔薄白，脉弦。

| 熟地 12g | 何首乌 20g | 肉苁蓉 20g | 玉竹 15g | 焦榔片 10g |
| 玄参 15g | 火麻仁 15g | 郁李仁 15g | 当归 15g | 枳实 10g |

12月25日三诊：大便已正常，日1次，饮食尚好，舌正常，苔薄白，脉无力。上方去枳实，配成丸药长期服用，以巩固疗效。

【按】该患阴血不足，兼有积滞，为虚实夹杂，治以攻补兼施而愈。

146. 牛皮癣

平某，女，10岁，高邑县人。2002年4月14日初诊。

周身泛发性牛皮癣，头发中夹杂着很多大块的白皮，面部散在，去掉皮屑后有红色皮损，痒，已3月余，经中西医治疗无效，饮食正常，大便稍干，日1次。

舌唇红，苔白。脉数。

证为血热有风所致银屑病，治以凉血祛风止痒。

玳瑁 15g	紫草 30g	蛇床子 8g	生地 12g	蝉衣 6g
蜂房 8g	赤芍 10g	丹皮 15g	地肤子 10g	槐花 30g
僵蚕 10g	乌蛇 8g	白鲜皮 10g		

14剂。

4月27日二诊：痒减，皮屑去后皮肤红也变浅，大便稀，日1次，唇舌红，苔薄白，脉数。

黄芪 10g	玳瑁 20g	地肤子 10g	蛇床子 10g	槐花 30g
生地 10g	赤芍 10g	白鲜皮 10g	炒白术 10g	丹皮 15g
僵蚕 10g	蝉衣 6g	白蒺藜 10g	紫草 30g	蜂房 8g

7剂。

5月4日三诊：皮损面积减小，痒轻，大便干燥，舌红，苔白，脉数。

黄芪 10g	玳瑁 20g	紫草 30g	地肤子 10g	蛇床子 10g
丹皮 15g	槐花 30g	赤芍 10g	蜂房 8g	僵蚕 10g
生地 10g	炒白术 10g	蝉衣 6g	大黄 3g	白蒺藜 10g
白鲜皮 10g	羚羊角 10g			

7剂，水频服。

5月11日四诊：旧的皮损逐渐减少，尤其头部已不见癣，也未见新生癣，大便稀，日6次，唇舌仍红，苔薄白，脉数。上方去大黄，加山药10g，7剂。羚羊角10g，煎水频服。

5月18日五诊：癣的面积又见减少，稍痒，饮食二便正常，舌红，苔薄白，脉数。

羚羊角 10g	水牛角 30g	玳瑁 20g	土茯苓 20g	丹皮 12g
白鲜皮 10g	地肤子 10g	生地 12g	白茅根 30g	紫草 30g
赤芍 12g	槐花 30g	地榆 12g	连翘 15g	竹叶 6g

蛇衣 6g。

连服到 7 月 27 日，癣全部消失，舌红，苔薄白，脉数。

水牛角 30g	玳瑁 20g	羚羊角 10g	土茯苓 20g	蜂房 10g
蛇衣 8g	白鲜皮 12g	赤芍 20g	桃仁 10g	红花 10g
丹皮 20g	生地 12g	连翘 20g	白芍 10g	牛膝 15g
槐花 30g	紫草 40g			

3 剂，共为细末，装胶囊，每日 3 次，每日 5g，以巩固疗效。一年后经访未犯。

【按】 泛发性牛皮癣，属中医的银屑病，顽固难愈，该患系血热有风所致，故一直用凉血祛风止痒药而愈。

147. 斑疹

吴某，女，54 岁，已婚，藁城农民。2002 年 1 月 26 日初诊。

周身起大小不等的疙瘩，高出皮肤，色鲜红，热痒难忍，无渗出液，以下肢为甚，尤其双大腿内侧，已连成大片，色红深浅不一，如锦纹，热痒尤甚，饮食二便正常，已月余，唇红。

舌绛，苔薄黄。脉滑数。

证为血分毒热炽盛，复感风邪，以致斑疹，治以清热解毒，凉血化斑，祛风止痒。

紫草 30g	白鲜皮 10g	白蒺藜 10g	元参 15g	生地 10g
槐花 30g	蝉衣 6g	防风 10g	地肤子 10g	蛇床子 10g
丹皮 20g	赤芍 20g	僵蚕 12g		

4 剂。

1 月 30 日二诊：病情未见变化，唇舌红，苔黄厚，脉滑数。

紫草 30g	丹皮 20g	赤芍 20g	元参 15g	生地 15g
薏苡仁 20g	黄连 10g	黄柏 10g	苍术 8g	槐花 30g
僵蚕 12g	蝉衣 6g	乌蛇 10g	羚羊角 8g	

3 剂。

2 月 2 日三诊：大腿内侧疙瘩已不连成片，周身疙瘩色红见浅，但仍热痒，双乳房上又有新起的小疙瘩，红肿热痒，舌红，苔黄厚，脉滑数。

紫草 30g	丹皮 20g	赤芍 12g	元参 15g	生地 15g
羚羊角 10g	黄柏 10g	槐花 30g	僵蚕 12g	乌梢蛇 10g
黄连 10g	蛇床子 10g	苍术 8g	薏苡仁 15g	地肤子 10g

4 剂。

2 月 6 日四诊：周身疙瘩基本消失，只有大腿内侧见星星点点的小疙瘩，舌正常，苔黄稍厚，脉滑数。

紫草 30g	丹皮 20g	地肤子 10g	元参 15g	生地 15g
乌梢蛇 10g	薏苡仁 15g	黄柏 10g	蛇床子 10g	槐花 30g
僵蚕 12g	蝉衣 6g	黄连 10g	赤芍 10g	白芍 10g
苍术 8g				

7剂。

2月24日五诊：周身疙瘩均退，已不热痒，饮食二便正常，症愈，嘱停药。

【按】唇红舌绛，苔黄脉数，为血分热毒内郁，热毒迫及营血，复感风邪，以致斑疮从肌肤而发。用清热解毒、凉血消斑之品，佐以祛风止痒之药治之。二诊时见苔黄厚，脉滑数，考虑湿热并存，故方中加薏苡仁、黄柏、苍术等而愈。

148. 丹毒

王某，女，11岁，藁城学生。2002年1月12日初诊。

双膝下对称的约有 15cm×10cm 大的皮肤灼热，肿痛，色鲜红如丹，与正常皮肤界限分明，伴有发热恶寒，体温 38℃ 左右，已40多天。曾到藁城中医院、藁城县医院及赵县医院诊治无效。

舌红，苔黄厚，脉数。

诊为热毒所致丹毒，治以清热解毒、凉血退热，方用五味消毒饮加减。

紫草 20g	金银花 20g	连翘 15g	丹皮 10g	蒲公英 20g
黄连 10g	黄芩 8g	紫花地丁 15g	大黄 4g	生地 10g
赤芍 10g	野菊花 15g	羚羊角 4g（另煎兑服）		

4剂。

1月16日二诊：药后下肢红肿热痛均减，体温仍高，37.8℃，舌红，苔黄，脉数。上方加皂刺 10g、竹叶 4g，3剂。

1月19日三诊：皮色正常，已无肿热痛，但下肢又布满新起的粟粒大的皮疹，突出皮肤，热痒痛，体温恢复正常，纳呆，大便正常，舌红，苔黄厚，脉数。

紫草 30g	丹皮 15g	生地 10g	野菊花 20g	金银花 20g
赤芍 10g	连翘 20g	蒲公英 20g	地肤子 10g	蛇床子 10g
僵蚕 10g	紫花地丁 20g	蝉衣 6g	羚羊角 5g	

4剂。

1月23日，上方连服21剂而愈。

【按】毒火内炽，发于肌肤，而成丹毒，正如《诸病源候论》曰："丹候，风热毒气，客于腠理，热毒搏于血气，蒸发于外，其皮上热而赤，如丹之涂，故谓之丹也。"

用三黄泻火解毒，五味消毒饮清热解毒，金银花、连翘又使邪向外透发，7剂丹愈。但血分热未净，以致又发斑疹，故在原方中加凉血消斑之品。疮疡肿毒皆属于心火，羚羊角入肝、肺、心经，能清心肺之热，泻肝火，并能凉血解毒，故方中加羚羊角。因其有痒，加僵蚕、蝉衣以祛风止痒，且能透疹。

149. 风疹（一）

卢某，女，20岁，学生，未婚。2002年5月8日初诊。

两天前，月经将尽未尽之时洗澡，洗澡后回到宿舍，周身即起粟粒样疹，痒甚，遇风加重，曾用氯苯那敏无效，饮食二便正常。

舌正常，苔薄白。脉数。

诊为血虚受风，发为风疹。治以补血祛风止痒，方用四物汤加减。

当归 12g	熟地 10g	蛇床子 10g	鸡血藤 20g	白芍 10g
蝉衣 6g	乌梢蛇 8g	防风 10g	僵蚕 10g	丹参 15g
地肤子 10g	白鲜皮 10g	白蒺藜 10g		

2剂而愈。

【按】《素问·评热病论》曰："邪之所凑，其气必虚。"该患恰值经期，以致正气不足，风邪乘虚而入，发为风疹。古云：治风先治血，血行风自灭。故方中用四物汤加丹参、鸡血藤养血、活血，再佐以祛风止痒之品而愈。

150. 风疹（二）

杨某，女，14岁，学生。

面部及周身起大片红色斑块，热痒，夜间尤甚，心烦难以入眠，曾用抗过敏药反而加重，已4天。

脉沉数。

证为血热，复感风热以致斑块。治以凉血化斑，祛风止痒，方用犀角地黄汤加减。

金银花 20g	蒲公英 20g	赤芍 10g	地肤子 8g	生地 10g
栀子 8g	紫草 20g	紫花地丁 20g	丹皮 10g	白蒺藜 10g
蛇床子 8g	僵蚕 10g	水牛角 30g		

4剂。

另：羚羊角 10g，煎水频服。

3月6日二诊：药后症减，斑块仍在，但色红减，纳呆，舌红，苔黄厚，脉数。上方去栀子，加鸡内金10g，3剂。羚羊角10g煎水频服。

3月9日三诊：症愈，但仍纳呆，舌红，苔白，脉数。上方去白鲜皮，加焦三仙各12g、莱菔子10g，4剂。

【按】素有血热，复感风邪，热郁阴分，迫及营血，从肌肉向外而发，以致成斑。治以清热解毒，凉血消斑。犀角地黄汤，现无犀角，用水牛角代之。羚羊角可清心肝肺之热，又能透邪外出；金银花、僵蚕能透散风热之邪，共奏凉血消斑之功，佐以祛风止痒之品而愈。

151. 软疣

赵某，女，21岁，本院学生。2002年4月13日初诊。

胸背及面部布满粟粒黄豆粒大之疙瘩，头尖平扁呈脐凹状，可挤出白色硬物，痒，皮科诊为传染性软疣，已3个月余，经治无效。大便秘结，现已两天未解，小便黄。

舌尖红，苔薄白。脉滑数。

诊为血热所致疣。治以凉血，软坚散结，祛风止痒。

紫草30g	丹皮15g	赤芍15g	大贝母12g	紫贝齿30g
生地10g	昆布15g	鳖甲15g	生牡蛎30g	夏枯草15g
海藻15g	僵蚕12g	大黄6g	地肤子10g	蛇床子10g
蝉衣6g				

4剂。

4月17日二诊：症减，已不痒，但药后恶心未吐。大便正常，舌尖红，苔薄白，脉滑数。上方去大黄，3剂。

4月20日三诊：症愈，舌尖红，苔白，脉滑。上方再进4剂，以巩固疗效。患者为我学院学生，半年后告知病愈，后未再犯。

【按】传染性软疣，是由病毒引起的，根据症状表现，属中医的血热受风所致，故用凉血祛风止痒药治之。因疙瘩能挤出白色硬物（即白色干酪样物质），故方中加软坚散结之品。

152. 手指皲裂

周某，男，22岁，河北师大学生。2002年12月25日初诊。

双手指脱皮，手指肉嫩，干裂痛，稍痒，无渗出物，左手食指与中指红肿尤重，已6年，一直未愈。

舌红，苔薄白，脉滑。

证为血虚，热郁于内，复感风邪所致，治以养血凉血祛风止痒。

当归 15g	白芍 15g	地肤子 10g	紫草 30g	蛇床子 10g
桑枝 15g	丹皮 15g	白鲜皮 10g		

连服 30 剂。

川椒 30g	艾叶 50g	玄参 30g	百部 30g

煎水洗手。坚持每日洗 2 次以上。内服外洗月余而愈。

2003 年 2 月 12 日二诊：过春节吃海鲜后，双手及双臂出现大面积的粟粒大的疙瘩，红肿热痒，并有渗出液，唇舌红，苔白，脉滑数。此由过敏引起的湿疹，治以清热燥湿，祛风止痒。

薏苡仁 20g	黄柏 10g	白鲜皮 10g	苍术 10g	白术 10g
当归尾 15g	乌梢蛇 10g	蜂房 10g	蝉衣 6g	紫草 30g
僵蚕 12g	地肤子 10g	赤芍 10g	白芍 10g	蛇床子 10g

3 剂。

2 月 25 日三诊：手及臂部湿疹已退，也无渗出液，但仍痒，唇舌红，苔薄白，脉滑数。上方 7 剂。

3 月 5 日四诊：药后病愈。因打篮球，手指又起小疙瘩，出水且痒，舌正常，苔薄白，脉滑数。湿疹又犯，仍用上方服 14 剂而愈。

【按】病患原为阴血不足，不能濡养肌肤以致干裂，养血润肤而愈。但过春节食海鲜过敏引起湿疹，中医认为海鲜乃发物，使湿热外浸以致皮肤起疙瘩，红肿热痒，渗出浸润，治用清热燥湿之品。因原系血不足，恐燥湿伤阴，故在方中加当归、赤白芍以补血；当归尾、赤芍又能活血，取其血行风自灭，佐祛风止痒之品而愈。

153. 足皲裂

杨某，女，54 岁，农民，我院学生之母。2000 年 3 月 12 日初诊。

手足干燥，裂口出血，成年不愈，冬季加重，手持物难，走路时裂口出血，痛如刀割，已 20 余年，影响劳动，十分苦恼。

舌淡，苔薄白，脉沉细无力。

证为阴血不足，不能养肤，以致皲裂。治以补阴血，方用四物汤加减。

当归 15g	川芎 10g	丹参 15g	鸡血藤 15g	山茱萸 20g
桑枝 10g	熟地 15g	白芍 10g	何首乌 15g	女贞子 20g

连服 3 个月而愈。

2002 年 6 月 8 日来诊，告知愈后未犯过。

【按】阴虚血少，不能濡养四末，以致皲裂出血，治以滋阴养血。阴血足，肌肤滋润，何裂之有。

154. 睾丸痛

张某，男，23 岁，未婚，师大学生。2003 年 1 月 4 日初诊。

体育运动时出大汗，而后左睾丸向上抽痛，并有紧感，已 4 天。

诊为汗后肾经感受风寒之邪所致睾丸痛。治以温肾散寒，方用麻黄附子细辛汤加减。

麻黄 10g　　　附子 8g　　　细辛 4g　　　橘核 15g　　　荔枝核 15g

连服 10 剂而愈，患者顾虑有隐患，我又请男大夫予以检查，一切正常。

【按】汗后，腠理开，风寒邪气乘之而入，侵犯少阴肾经。附子温阳散寒，鼓舞邪气外出，麻黄发散风寒邪气，细辛善祛少阴经寒邪，使邪由里达表，又作少阴经的引经药，三药共奏助阳散寒、发汗解表之功。橘核、荔核能理气散结止痛，为睾丸肿胀疼痛的专用药。

155. 阴缩

王某，男，14 岁，学生。2000 年 9 月 2 日初诊。

半年前上山游玩，尿急迎风而尿，自感阴部与小腹有凉风吹，恰好游人迎面而来，心中十分惊恐，当即尿似净非净。由此后，阴茎有向上缩感，不痛不痒，小腹发凉，小便正常，大便日 1~2 次，饮食正常。

舌正常，苔薄白。脉无力。

证为少阴肾经受风寒所致。治以温阳散寒，方用麻黄附子细辛汤加减。

麻黄 6g　　　细辛 3g　　　吴茱萸 6g　　　炮附子 10g（先煎）

因路远患者服之自觉好转，即自作主张，连服 1 个月。

10 月 2 日二诊：药后逐渐好转，现阴茎已不上缩，小腹仍凉，有时恶心，纳可，大便正常，舌正常，苔薄白，脉无力。

麻黄 3g　　　细辛 3g　　　半夏 4g　　　生姜片 5 片　　　炮附子 8g（先煎）

5 剂。

10 月 8 日三诊：阴茎未再向上缩，恶心愈，小腹凉减，舌正常，证已愈。

| 麻黄 5g | 细辛 3g | 附子 6g | 僵蚕 10g | 蝉衣 6g |

7 剂。

愈后调理，嘱不用再服药。

【按】当风而溺，风寒直中少阴肾经，恰在此时受惊恐。《素问·阴阳应象大论》曰："恐伤肾。"《素问·举痛论》曰："惊则心无所倚，神无所归，故气乱矣。"因惊恐伤肾，气乱，肾气当降不降则阴茎上缩。治用麻黄细辛发散风寒，附子温阳散寒，细辛可使在阴经寒邪由里外达，入肾经，善祛肾经之寒邪；肝经过阴器，肝肾同源，加吴茱萸开郁化滞，消阴寒之气，入肝肾经，散肝肾之寒邪，并有引经之功；又加僵蚕、蝉衣一升一降，使气机通畅，气机正常，风寒祛，则病愈。

156. 便意频

王某，女，23 岁，未婚，我院学生。2002 年 6 月 26 日初诊。

大便不稀不干，但总有便意，登厕则不易便出，即使便出，又有大便不畅及不尽感，有时蹲而不便，一天数十次，治疗无效，已两年余，伴有脘腹胀满，并有气窜动，左肋不适，素有浅表性胃炎。

舌正常，苔白厚，脉细无力。

证为肺气不足，肃降失调所致便意频频。治以补肺养阴，调畅气机，方用百合固金汤加减。

百合 15g	生地 10g	熟地 10g	炒白术 12g	大贝母 10g
桔梗 12g	黄芪 20g	党参 20g	当归身 10g	山茱萸 20g
玄参 10g	薤白 10g	葛根 10g	焦槟片 10g	

20 剂。

8 月 7 日二诊：便减少，1 日有 3 次登圊，便 1～2 次，大便变软，便畅，已无便不尽感，但肛门有麻及跳动感。便中有少量鲜血，矢气较多，嗳气纳可，舌正常，苔薄白，脉细无力。

百合 20g	生地 12g	熟地 10g	玄参 10g	大贝母 12g
桔梗 10g	当归 10g	山药 15g	黄芪 18g	焦槟片 10g
槐角 12g	薤白 10g			

7 剂。

8 月 21 日三诊：1 日有 1～2 次便意，大便日 1 次，嗳气减，1 日 1～2 次，胃脘堵满，矢气多，气臭，舌红，苔薄白，脉细数。

| 百合 20g | 生地 10g | 熟地 10g | 焦槟片 10g | 大贝母 10g |

| 桔梗 10g | 当归 10g | 知母 6g | 鸡内金 15g | 炒枳壳 10g |
| 山药 15g | 玄参 10g | 薤白 10g | 厚朴 10g | |

7 剂。

8 月 28 日四诊：大便已正常，有便意即能解出大便，日 1 次，胃脘堵满减，无嗳气与矢气，舌正常，苔薄白，脉细无力。

| 黄芪 15g | 炒白术 10g | 青皮 8g | 陈皮 8g | 升麻 6g |
| 柴胡 8g | 黄芩 10g | 当归身 10g | 党参 15g | |

7 剂。

【按】肺与大肠相表里，肺主一身之气，大肠的传导排泄，有赖于肺气的推动，以及阴液的下行。肺气虚，肃降无权，气机不畅，气滞于上，则胸膈阻塞；气滞于中焦，则脘腹胀满；气滞于下焦，则便意频，大便不畅。该患即肺气虚，肃降无权，气机不畅所致。用百合、山药、黄芪、党参补肺气。《神农本草经》说百合能"补中益气"。《本草纲目拾遗》说百合"补虚损"，实则百合既能补肺阴，又能益肺气。《本草纲目拾遗》说党参"治肺虚，能益肺气"。《珍珠囊》说黄芪"补肺气……实皮毛，益胃气"。山药补脾肺肾，尤能补脾肺。黄芪、党参、山药、白术均能健脾补气，脾土为肺之母，又有培土生金之意，肺气足，肃降正常，气机通畅，大肠传导排泄随之正常。桔梗轻浮上升，有舟楫之称，能引药上行，入肺经，能宣通肺气；生熟地、当归、玄参、百合养阴益血，润肠通便；山萸肉固敛元气；葛根生津液，鼓舞胃气上行，升阳举陷；薤白行气导滞，榔片消积导滞，上药均入大肠经，善除大肠气滞。后又出现便血及消化不良症状，故在方中加知母，以清热通便，槐角止血。愈后又予补中益气汤，以补脾肺之气巩固疗效。

157. 脱肛

杨某，女，19 岁，本院学生，未婚。1992 年 10 月 26 日初诊。

脱肛已两年余，肛门脱出部分大便后不能自回。神疲乏力，纳呆，大便稍干，日 1 次。

舌淡，苔白，脉沉无力。

证为中气下陷所致脱肛。治以补中益气，方用补中益气汤加减。

| 黄芪 12g | 白术 10g | 陈皮 6g | 升麻 6g | 柴胡 8g |
| 党参 10g | 甘草 6g | 当归 10g | 葛根 10g | 山茱萸 10g |

3 剂。

10 月 29 日二诊：脱肛减轻，便后能自己收回，纳增，仍觉无力，舌正常，苔薄白，脉无力。上方继服 7 剂。

11月18日三诊：脱肛已愈，纳增，大便正常，体力增进，每早晚能坚持跑步，停服中药。

【按】证为脾虚，中气下陷所致脱肛，用补中益气汤，方中柴胡、升麻、葛根升阳举陷，加山萸肉以收敛元气。《医学衷中参西录》说山萸肉"大能收敛元气，振作精神，固涩滑脱"。此病为常见病、多发病，确属中气下陷者，此方疗效确切。

158. 失眠

齐某，女，26岁，未婚，农民，石家庄市玉村人。1991年8月22日初诊。

患者自小由祖母养大，相依为命，祖母去世后，日夜思念，悲伤不能自拔，以致失眠多梦，已半年余。近3个月以来，日益加重，已彻夜不眠，头昏脑涨，精神不振，健忘，心悸气短，疲乏无力，食欲不振，二便正常。

舌淡，苔薄白。脉沉无力。

证为心脾虚所致失眠，治以补心脾，佐以清心火，方用归脾汤加减。

黄芪15g	党参10g	柏子仁12g	白术10g	石菖蒲10g
合欢花12g	当归10g	黄连10g	桂圆肉18g	木香6g
莲子心10g	枣仁12g	茯神15g	五味子6g	远志8g
生龙骨30g	生牡蛎30g			

6剂。

另：朱砂12g、琥珀12g，共为细末，每晚睡前服2g冲服。

9月5日二诊：睡眠好转，1夜能睡3～4小时，健忘好转，他症如前，舌正常，苔薄白，脉沉细无力。上方去莲子心，加连翘15g，6剂。

9月12日三诊：1夜能睡6～7小时，白天也能睡会儿，头脑较前清醒，并能干点家务活，饮食增进，二便正常，舌正常，苔薄白，脉沉细无力。

将上方配成丸剂，每丸10g，每日3次，每次2丸，连服月余而愈。

【按】思虑过度伤心脾，心伤则心血暗耗，心火内生，热扰心神，神不守舍，以致失眠；脾伤则无以生化精微，营血亏虚，不能养心神，心神不安以致失眠。用归脾汤补心脾，加黄连、莲子心、连翘清心火，火去不再扰心神则能眠。加合欢花养心安神，生龙牡、琥珀、朱砂重镇安神。

159. 右肋痛

郑某，男，22岁，未婚，师大学生。2002年5月22日初诊。

右肋热痛，并有硬物压撞感，衣物贴近处热痛难忍，遇热加重，饮食二便正常。检查右肋无肿，色正常，肝脾未能及，肝功正常。

舌红，苔薄白，脉弦细。

证为肝郁气滞，郁久化热所致。治以清肝泻火，疏肝理气，方用丹栀逍遥散加减。

当归 10g	白芍 20g	柴胡 8g	茯苓 10g	炒白术 8g
甘草 10g	香附 12g	栀子 10g	丹皮 10g	木蝴蝶 10g
薄荷 4g	青皮 8g	陈皮 8g		

7剂。

5月29日二诊：肋热痛减，已无压撞感，但有时右肋热痒，舌红，苔薄白，脉弦细。上方加龙胆草4g、僵蚕12g、蝉衣6g，去香附。7剂。

6月5日三诊：药后病愈，嘱停药。

【按】肋为肝位，肝郁化热，郁热熏蒸于右肋，故肋热痛，并压撞热痒感。用丹栀逍遥散疏肝理气清热，加龙胆草泻肝火，香附、青皮、木蝴蝶疏肝理气，僵蚕、蝉衣祛风止痒。《辨证录》说："肋痛不平肝，总非治法。"又曰："夫平肝之药，舍白芍实无第二味可代。"故方中重用白芍、甘草养血敛阴，平抑肝阳，柔肝止痛，合甘草缓急止痛，即芍药甘草汤。

160. 矢气频作

王某，女，20岁，本院学生。1994年10月16日初诊。

矢气过多，频频发作，已两年余。因畏人知，每逢上课，均坐教室最后，但又看不清黑板之字，也不与同学来往，自感无地自容，非常痛苦，其家长也为之着急，曾带其到北京大医院及部队医院检查治疗，检查未见异常，治疗也无效，故特求师医治。

主诉：矢气频作，无计其数，且有臭味，自感肛门松弛，关闭不严，纳少便溏，便日1~2次。

舌正常，苔薄白。脉沉无力。

诊为带脉不固，中气下陷，肛门失约所致矢气过多。治以固带脉，补中气，止矢气。方用补中益气汤加减。

黄芪 10g	人参 10g	炒白术 10g	陈皮 8g	升麻 6g
柴胡 8g	当归 10g	川断 12g	菟丝子 12g	葛根 10g
芡实 20g	甘草 6g			

3 剂。

10 月 19 日二诊：服完 2 剂时，症未见减轻，服完第 3 剂时，矢气明显减少，大便减，日 1 次，纳也增进，舌正常，苔薄白，脉沉无力。上方加黄芪 20g，5 剂。

10 月 25 日三诊：矢气逐减，臭味也减，纳可，大便正常，舌脉如前，仍用上方。连服两个多月，病愈。

【按】《难经·第二十八难》里说："带脉起于季肋，围身一周。"因带脉围身一周，固能总束诸脉。带脉气虚，提系乏力，弛缓下垂，脾胃经脉失约，中气下陷，肛门失约，则矢气不断，而频作矣。治当固带脉、补中气，方中黄芪、升麻、人参、白术、当归、川断均能固带脉。带脉不固可使中气下陷，而中气不足又可致带脉不固而互成因果，故用补中益气汤治疗，补气则能巩固带脉提系之力。加葛根升阳举陷，芡实补脾止泻，益气固肾，闭矢气。全方共奏固带益气、升提举陷、闭矢气之功。

161. 恶露不尽（一）

董某，女，27 岁，已婚，省外贸职工。1999 年 6 月 12 日初诊。

产后两个多月，恶露至今未净，量少，色淡，又伴有腰背及足跟痛，饮食二便正常。

舌红，苔薄白。脉滑数。

证为肾亏血热所致恶露不尽，治以补肾凉血止血。

女贞子 20g	旱莲草 15g	枸杞子 20g	山茱萸 20g	地榆 10g
白茅根 15g	仙鹤草 15g	生地炭 30g	藕节炭 30g	槐花 10g
熟地 10g	何首乌 15g			

7 剂。

6 月 19 日二诊：恶露见少，腰及足跟痛减轻，舌稍红，苔薄白，脉滑。上方加升麻炭 6g，7 剂。

6 月 26 日三诊：恶露已净，腰背足跟痛也愈，但感无力，苔薄白，脉无力。六味地黄 20 丸，早晚各 1 丸。

162. 恶露不尽（二）

王某，女，31 岁，已婚。2001 年 6 月 6 日初诊。

产后 48 天，恶露未尽，量少，色淡红，疲乏无力，动则气短，腰酸腿软，乳汁稀少，乳房软，不胀硬，婴儿不够吃。

舌暗，胖大，有齿痕，苔薄白。脉沉无力。

证为脾虚，统血无力，以致恶露不尽。治以健脾益气止血，方用归脾汤加减。

黄芪 15g	党参 15g	桂圆肉 15g	当归身 10g	茜草炭 10g
生地炭 30g	藕节炭 30g	阿胶 15g	木香 6g	仙鹤草 15g
血余炭 10g	棕榈炭 10g			

3 剂。

6 月 9 日二诊：上药服 1 剂血即止，他症如前，舌正常，苔薄白稍厚，脉无力。患者要求下奶。

黄芪 20g	党参 20g	当归身 10g	鸡血藤 20g	山茱萸 20g
漏芦 10g	瓜蒌 10g	橘叶 15g	川断 12g	狗脊 20g
炮山甲 15g	王不留行 20g	路路通 20g		

7 剂。

6 月 16 日三诊：乳汁增多，基本够吃，体力增进。上方再进 5 剂。

163. 恶露不尽（三）

王某，女，24 岁，已婚，教师。1998 年 5 月 31 日初诊。

妊娠第 2 胎，于孕后 40 天，行药物流产，开始恶露量少，色红，第 4 天突然血量增多，色深红，有少量血块，小腹刺痛已 10 天，伴有腰腿疼痛。

舌暗有瘀点，苔薄白。脉弦。

证为瘀血阻滞，血不归经，以致恶露不尽。治以活血止血，方用生化汤加减。

当归 15g	山楂炭 30g	川芎 10g	桃仁 8g	炮姜 4g
甘草 6g	蒲黄炭 10g	三七粉 6g（冲服）		

3 剂。

6 月 3 日二诊：血已止，腹痛减，腰仍痛，舌脉如前。上方去三七粉，加川断 12g、狗脊 20g，5 剂。

【按】产后恶露，一般两周左右即排尽，如果超过 3 周仍淋漓不断，或继续流血，称为"恶露不尽""恶露不止""恶露不绝"，若迁延日久，可导致液竭血少，而发生其他病变。

《沈氏女科辑要笺正》曰："新产恶露过多，而鲜红无瘀者，是肝之疏泄无度，肾之闭藏无权，冲任不能约束，关闸尽废。"《医宗金鉴·妇科心法要诀》强调"冲任虚损，血不收摄"的同时，再创"因瘀行不尽，停留腹内，随化随行"的病理。《景岳全书·妇人规》分析恶露不绝除因伤冲任之络为起病之由外，更言肝脾气虚、气血俱虚、怒火伤肝、风热在肝等原因。历代医家多有论述，但临床常见的有产后伤冲任，虚不能固摄；瘀血阻滞，新血不得归经；热扰冲任，迫血妄行下溢等几种。如 160 案就是肾虚，闭藏失司，冲任不固，兼有血热，热扰冲任，迫血妄行，致恶露不绝。方中用女贞子、枸杞子、山萸肉、熟地、何首乌等补肝脾，以助闭藏之职；地榆、白茅根、槐花、生地炭、藕节炭清热凉血止血；仙鹤草收涩止血。脾虚气血化生不足，故乳汁稀少。脾虚摄血无力，冲任不固，以致恶露不尽。治以归脾汤加止血之品。脾气足则乳汁增多，统血有力则恶露止。本例表现恶露有块，舌暗有瘀点，小腹刺痛，均为血瘀之征。瘀血阻滞，血不归经，以致恶露不尽。因药物流产，恶露不尽，有胎盘胎膜剥落不全之虑。方用生化汤加山楂炭、蒲黄炭、三七粉等，活血止血；当归、川芎、桃仁补血活血祛瘀，以止血不留瘀；炮姜温经止血，活血祛瘀，有助于残留之胎盘胎膜的排出及子宫复旧。

《胎产新法》说："产后恶露不止，非如崩漏暴下多也。"恶露的特点是血少，但若"关闸尽废，则有暴脱之变"。因此必须重视，治疗当以止血为重。

164. 产后身痛（一）

张某，女，35 岁，石家庄市农民。1989 年 12 月 11 日初诊。

第 2 胎，产后 16 天。产前双足痛，至今未愈，近 10 日腰腿痛，日益加重，曾请中医、西医大夫诊治无效，今请余到家诊治。

刻诊：由腰至双下肢，沿太阳经剧痛，深呼吸及咳嗽则痛加重。虽卧热炕，仍觉痛处发凉，有冷风吹感，不能翻身及下地站立。恶露未尽，饮食二便正常。

舌正常，苔薄白。脉沉迟紧。

证为产后身痛。治以补血养血，祛风散寒，佐以补肾，方用独活寄生汤加减。

独活 10g	桑寄生 12g	秦艽 10g	防风 10g	细辛 6g
姜黄 10g	附子 10g	当归 10g	鸡血藤 15g	熟地 10g
杜仲 12g	党参 15g	白芍 10g	肉桂 10g	黄芪 15g
茯苓 10g				

5 剂。

二诊：药后痛减，已能坐起，但仍不能下地，凉感如前，舌正常，苔薄白，脉迟。治宗上法，上方去白芍加炙川乌 8g、狗脊 15g，7 剂。

三诊：疼痛及凉感明显减轻，已能下地走动，但足跟痛尤存，舌脉如前。上方加何首乌 10g、骨碎补 10g，连服两周病愈。1995 年患者到我院任养花工，述病后一直未犯。

165. 产后身痛（二）

何某，女，30 岁，已婚，本院职工。2001 年 4 月 7 日初诊。

4 月 5 日行人工流产，不慎受凉，腰背痛甚，不能转侧及弯腰，左小腹痛。

舌胖大色淡，苔薄白。脉沉无力。

证为产后身痛。治以补气血益肝肾、祛风湿，方用独活寄生汤加减。

当归 10g	山茱萸 20g	炒杜仲 12g	黄芪 15g	党参 15g
熟地 10g	羌活 10g	独活 10g	细辛 3g	防风 10g
桑寄生 10g	鸡血藤 20g	狗脊 20g	姜黄 10g	

7 剂。

4 月 25 日二诊：腰背痛减，恶露少许，舌脉如前。

当归身 12g	茜草 10g	姜黄 10g	仙鹤草 15g	鸡血藤 20g
细辛 3g	桑寄生 10g	狗脊 20g	川断 12g	防风 10g
羌活 10g	独活 10g			

7 剂。

5 月 3 日告知病愈。

【按】产后身痛，是产后常见病，迁延日久，常影响健康，不容忽视。产后身痛的发生，多与产褥期的生理有关。产时失血伤气，以致气血不足，四肢百骸空虚，经络关节失于濡养，产后又失于调摄，风寒湿邪，乘虚而入，正虚又无力托出，故郁滞于经络关节，以致周身关节疼痛。胞宫系于肾，产时伤胞损肾，腰为肾之府，故又多见腰痛。所以治疗时，定要扶正祛邪，在补肾益气养血的基础上，佐以祛风湿之品。历代医家虽有气虚、血瘀、外感之说，但重视因产失血多虚为发病之根本，所以吾治此证，多以独活寄生汤临床加减。如 163 案寒邪偏重，症见疼痛剧烈，痛处发凉，脉迟紧，在方中加附子、川乌、肉桂等助阳散寒止痛之品。本例怀孕月份小，又是人工流产，失血伤气。人工流产，为机械性损伤，伤胞损肾则重，故见腰痛，又有小腹痛。所以治病，重在补肾，在方中重用补肾之品。

本证虽也感有风寒湿邪，但与常人患痹证不同，常人患痹证，可重用祛风寒湿之品，但本证不可峻投风寒湿之药，只要在补肾益气养血的基础上，稍佐祛风湿之品，即可奏效。

166. 产后发热（一）

魏某之儿媳，26岁，教师，本院家属。1989年春节上午初诊。

现产后4天，产后第2天即开始发烧，在医院曾用西药无效，急于回家过年。昨日回家后，病情加重，发热恶寒，寒战无汗，咳嗽，鼻塞流清涕，周身关节痛，纳呆便干，体温39.5℃，曾服西药与羚羊感冒片等无效。

舌淡，苔薄白。脉浮，沉取无力。

证为产后发热（风寒外感表证），治以扶正祛邪，方用补中益气汤加减。

黄芪10g	白术8g	陈皮6g	升麻4g	柴胡6g
党参10g	桔梗12g	荆芥穗6g	苏叶6g	甘草6g
杏仁10g	当归身10g			

3剂，4小时服1次。

次日复诊：3剂药已服尽，诸症均愈。

167. 产后发热（二）

武某，女，28岁，已婚，市房管所职工。1995年5月13日初诊。

因剖宫产后，导尿感染，尿频数，尿道热涩痛，已半月，产后7天拆线时又受凉，因而感冒。曾用感冒通、青霉素、醒脑注射液，并输液（患者不知药名）连用7天无效，又请中医治疗，服小柴胡汤3剂，仍无效，而前来就医。

现产后20天，小便频数，尿黄少，热涩痛，发热微恶风寒，体温38.8℃。周身酸软，关节疼痛，心悸气短，动则尤甚，面色苍白，食欲不振，大便干燥，2~3日1次，恶露未尽，色淡，量少。

舌紫暗，有瘀点，苔薄白，脉数无力。化验血象正常。

诊为产后发热（体虚外感，兼有湿热下注），治以扶正祛邪，兼以清利湿热，方用补中益气汤加减。

黄芪10g	白术10g	陈皮6g	升麻6g	柴胡6g
郁李仁10g	党参12g	滑石15g	甘草6g	苏叶6g
荆芥8g	当归身8g	青蒿20g	茵陈15g	瞿麦15g
萹蓄15g	火麻仁15g			

5 剂。

5 月 17 日二诊：上药服 3 剂后热退，体温恢复正常；4 剂后尿频热涩痛亦愈。但仍心悸气短，关节痛，纳呆便干，恶露如前，舌紫暗，有瘀点，苔薄白，脉无力。治宗前法，佐以祛风湿、消食之品。

黄芪 15g	白术 10g	鸡内金 15g	柴胡 6g	忍冬藤 20g
升麻 6g	甘草 6g	党参 15g	狗脊 20g	当归身 10g
陈皮 6g	山楂炭 12g	羌活 10g	独活 10g	

5 剂。

5 月 22 日三诊：周身痛减，体力增进，心悸气短大减，纳增，二便正常，舌紫暗有瘀点减轻，苔薄白，脉较前有力。但恶露仍未净。

黄芪 15g	党参 15g	升麻炭 6g	血余炭 10g	生地炭 30g
阿胶 15g	蒲黄炭 10g	白术 10g	茯苓 12g	藕节炭 30g
棕榈炭 10g	山楂炭 30g			

4 剂。

5 月 31 日四诊：上药服完 2 剂，恶露即净，其他尚好，舌紫暗大减，瘀点消失，脉缓有力，停药。

【按】以上产后发热两例，均为产后感受风寒所致外感发热。分娩时耗气伤血，故产后气血俱虚，即古人所说"产后百节空虚"。经云："邪之所凑，其气必虚"，故产后气血不足，阳不能卫外，气虚表不固，风寒邪气乘虚而入，以致营卫不和，正邪交争而发热恶寒；风寒袭肺，肺气失宣而咳嗽，鼻塞流涕；风寒阻络则身痛。例 1 病情简单，即风寒外感表证，因在产后，故用补中益气汤加解表药治疗而愈。例 166 病情较复杂，除风寒外感表现外，尚有尿路感染和恶露不尽。急则治标，缓则治其本，目前发热及尿路症状突出，故首先治外感及尿路感染，方用补中益气汤加解表药、利水药。又因产后阴血亏虚，常见便干，故方加火麻仁、郁李仁以润肠通便。当上症愈后，又来治恶露不尽。恶露不尽是脾气虚，脾虚不能统血；舌紫暗有瘀点，又有瘀滞，瘀血阻滞，血不归经，也可血不止。补中益气汤健脾补血，加血余炭、生地炭、藕节炭、棕榈炭、阿胶以止血；山楂炭、蒲黄炭活血止血，使全身止血不留瘀。瘀血祛则血归经，恶露自止。

168. 子嗽

邵某，女，36 岁，已婚，家庭妇女。2002 年 7 月 3 日初诊。

妊娠 3 个月，10 天前患感冒，发热恶风，稍畏寒，鼻塞流涕，咽喉干痛，口舌生疮，咳嗽无痰。3 天后感冒症减，但咽喉肿痛、口舌生疮如旧，咳嗽加重，阵咳不已，咳振胸背痛，有黄稠痰，不易吐出。

舌红，苔黄。脉滑数。

证为外感风热束肺，肺失肃降，以致咳嗽，恰值孕期故为子嗽。治以疏散风热，清肺止咳，佐以保胎。

金银花20g　牛蒡子8g　苏叶6g　板蓝根20g　黄芩14g
炒杜仲12g　杏仁10g　大贝母10g　芦根20g　炒白术10g
山药15g

7月6日二诊：药后感冒愈，咽喉干痛减，但感咽紧，咳嗽有加，以致影响睡眠，咳紧则遗溺，咳吐黄稠痰，大便初头硬，后便溏，日1次，舌正常，苔薄白，脉滑数。治宗上法。

杏仁10g　牛蒡子8g　桔梗12g　大贝母12g　黄芩15g
金银花30g　山药15g　砂仁6g　前胡10g　炒白术10g
瓜蒌10g　炒杜仲12g　芦根20g

4剂。

7月12日来门诊告知，4剂药服完当晚即止，诸症皆消。

【按】外感风热，以致感冒，金银花、牛蒡子疏散风热，苏叶散风解表，性虽温，但温性很弱，性平和，风寒风热均能使用。风热袭肺，肺失肃降，以致咳吐黄稠痰，肺气不宣，痰不易咳出，用桔梗、牛蒡子宣肺祛痰止咳，前胡宣肺散风，清热祛痰，善治外感风热之咳嗽。该患为肺热炽盛兼有胃火上炎，故咳兼口舌生疮，用金银花、瓜蒌、芦根等清肺胃之火；咽喉为肺之门户，肺热盛，则咽喉肿痛，故用黄芩、金银花、板蓝根清热解毒疗咽喉；黄芩一味，称清金散，专治肺热咳嗽，故方中重用15g；方中杏仁、大贝母为化痰止咳之品；本案系咳在孕期，要兼顾胎儿，故用炒白术补脾安胎，山药补脾肺肾，以助健脾之力；炒杜仲补肾安胎，苏叶、砂仁行气安胎，在止咳之时，使胎无忧。

169. 子肿

边某，女，28岁，已婚，本院家属。2000年4月2日初诊。

妊娠6个多月，因妊高征，住院引产已7天，血压及尿检已恢复正常，但仍严重浮肿，出院在家治疗，请余到家诊治。

刻诊：头面浮肿，腹部肿胀，大如妊娠足月，四肢浮肿，足肿大，不能穿自己之鞋，按处凹陷久而不起，心悸气短，疲乏无力，卧床不起，纳呆便溏，小便少。

舌淡，苔薄白。脉沉无力，尺脉尤甚。

证为脾肾阳虚，气化无力，以致水肿。治以健脾补肾，利水消肿，方用四君子汤合五苓散加减。

黄芪 20g	人参 10g	白术 10g	桂枝 10g	大腹皮 12g
甘草 6g	泽泻 10g	猪苓 10g	茯苓 20g	滑石 15g
山茱萸 30g				

连服 7 剂，肿消病愈。

【按】妊高征，又称妊娠高血压综合征，是孕妇特有而又常见的疾病，多发生在妊娠 24 周以后。临床表现为高血压、浮肿、蛋白尿。严重时出现抽搐、昏迷、心肾功能衰竭，甚至发生母婴死亡。因临床表现浮肿，中医学称为妊娠肿胀，古人又称子肿、子气、皱脚、脆脚等。《医宗金鉴·妇科心法要诀》云："头面遍身浮肿，小便短少者，属水气为病，故名子肿。"本病的发病机理主要是脾胃阳虚，本案即如此。因妊娠期间，阴血聚下养胎，有碍胃阳温化行水、脾阳的健运，以致水湿泛滥，而成肿胀；脾虚不能治水，水湿停留，溢于头面、皮肤、四肢等处则均浮肿；留于腹中，则腹大肿胀。正如《产宝》说："妊娠肿，脏气本虚，因妊重虚，土不克水。"《圣济总录》说："妊娠脾胃之虚，经血壅闭，则水气不化。"《沈氏女科辑要笺正》说："妊娠发肿，良由真阴凝聚，以养胎元，肾家阳气不能敷布，则水道泛滥莫制。"总之是脾肾不足所致。该患治时虽在产后，但得病是在产前，故仍属妊娠肿胀，治疗用四君子汤加黄芪健脾补气，五苓散温阳化气，加大腹皮、滑石共奏利水消肿之功，山萸肉补肾，10 剂而愈。

170. 妊娠血虚

李某，女，31 岁，已婚，干部。2002 年 12 月 9 日初诊。

妊娠 33 周，血色素 6g，诊断为缺铁性贫血。下肢轻度浮肿，头晕心悸，气短疲乏无力，曾用补血药无数，准备收入院输血治疗，患者不愿意，想服中药治疗。面色㿠白，唇甲淡，无血色。

舌胖大色淡，苔薄白。脉沉细无力。

诊为妊娠血虚。治以补气养血，归脾汤加减。

黄芪 15g	人参 10g	当归 12g	桂圆肉 20g	山茱萸 20g
木香 6g	茯苓 10g	熟地 15g	白芍 10g	枸杞子 20g
炒枣仁 10g	砂仁 6g	阿胶 20g	炒白术 10g	鹿角胶 20g

7 剂。

11 月 16 日二诊：药后头晕心悸减，自感力气增进。纳呆，大便干燥，舌脉如前，唇甲如故。

黄芪 15g	人参 10g	当归身 12g	何首乌 20g	桂圆肉 20g
砂仁 6g	阿胶 20g	白芍 15g	枸杞子 20g	炒白术 10g

肉苁蓉 20g　　　熟地 20g　　　木香 6g　　　鸡内金 15g　　　炒枣仁 10g
茯苓 10g

连服半月，血色素已达 9g，仍服上药 10 剂后，血色素达 10g，未输血，足月产一健康男婴。

【按】妊娠后，血聚于下以养胎，相对血不足；随胎儿月份增大，胎儿所需血量增多，以致血更虚。治以补气养血，方用归脾汤加减。归脾汤有补心脾、益气养血之功。气为血之帅，血为气之母，气为阳，血为阴，气与血有阴阳相随、互为资生、互为依存的关系。气之于血，气虚无以化生，血因之而虚少，而气血又为脾所化生，治以健脾益气养血同行。故方中用黄芪、人参、茯苓、白术健脾补气，以助气血之源；当归、桂圆肉、熟地、白芍、阿胶补血；气、血、精三者又可相互滋生，相互为用，故方中加何首乌、枸杞子补肝肾，益精血；肉苁蓉补肾助阳、益精血，而何首乌、肉苁蓉又有润燥滑肠功效，可制其大便干燥；砂仁、木香行气，防止滋腻。

171. 妊娠恶阻（一）

董某，女，24 岁，已婚，工人。1998 年 10 月 2 日初诊。

妊娠 70 多天，恶心呕吐，吐出食物中夹有少量鲜血，进食则吐，疲乏无力，精神不振，面色苍白，二便正常。

舌淡，苔薄白。脉滑数。

脾虚胃热，胃气上逆所致妊娠恶阻。治以清胃热，降逆止呕，方用连苏饮加减。

黄连 10g　　　苏叶 8g　　　竹茹 8g　　　山药 15g　　　生姜片 5 片
5 剂，少量频服。

10 月 4 日二诊：药难以服下，恶心呕吐如前，舌淡，苔薄白，脉滑无力。上药改用吸药气法，将药煎后，药汁放入罐中，口鼻对罐口吸其药气，1 日反复多吸。

10 月 7 日三诊：恶心呕吐明显好转，能进少量食物，舌淡，苔薄白，脉滑无力。上方 4 剂，嘱尽量口服。

10 月 12 日四诊：上药均已吃进，已不恶心呕吐，饮食增进，精神体力均有好转，舌正常，苔薄白，脉滑，上方 5 剂。

172. 妊娠恶阻（二）

王某，女，26 岁，保险公司职工。2002 年 12 月 3 日初诊。

妊娠50多天，恶心呕吐，闻到某种气味则加重，食欲不振，食后即吐，胃及食道有灼热感，已周余。大便正常，面色苍白，语言无力，气短乏力。

舌淡，苔薄白。脉滑稍弦。

证为脾虚，肝胃不和，治以疏肝健脾，和中降逆，方用四君子汤合左金丸加减。

党参 15g	茯苓 10g	白术 10g	甘草 6g	竹茹 10g
苏梗 10g	陈皮 8g	吴茱萸 8g	黄连 8g	生姜 5 片
伏龙肝 25g				

连服两周愈。

【按】妊娠早期出现恶心呕吐，头晕厌食，甚或食入即吐，称为恶阻，又称妊娠呕，即常说的妊娠反应，古人也称"子病""病儿""食病""阻病"等。《胎产心法》说："恶阻者，谓有胎气，恶心阻其饮食也。"恶阻是妊娠早期常见的疾病，轻者不须治疗，经过一段时间，即可自愈。本病发病机理主要是胃气不降，冲气上逆。"冲为血海""任主胞胎"，妊娠与冲任密切相关。妊娠后，血聚于下，月经停闭，血海之血专供养胎，血分遂感不足，相对气分有余，冲脉随之偏旺。冲脉隶属阳明，冲气不得下降，循经上逆，犯胃，胃气以降为顺，胃失和降以致恶心呕吐。常见的有脾胃虚弱、痰湿阻滞、肝胃不和等几种，其中有兼寒者，也有兼热者，临证再辨证治疗。个人认为脾胃虚弱是发病关键，因脾虚，运化水湿失职方能生痰，脾胃虚肝木才能克之，而成肝胃不和，如脾胃不虚即能抑制冲气的上逆，所以脾胃虚弱为本。治以健脾和胃、降逆止呕为主，临证再加减。

170案为脾胃虚弱，胃热，热伤血络，冲气上逆，以致恶心呕吐，吐出物中带鲜血。治用黄连、竹茹清胃热降逆止呕，苏叶行气宽中安胎，生姜降逆止呕，山药健脾和胃。因病情较重不能服进，故改用吸蒸气法，见效后仍用内服治疗而愈。本例也是脾胃虚弱，孕后阴血聚下养胎，肝血相对不足，肝血失常，以致肝偏亢盛，肝木克脾土，中土受累，怀孕初期，冲气上逆，冲气并肝犯胃，以致胃气失降，气机上逆而恶心呕吐。治疗以四君子汤健脾和胃，竹茹、陈皮、伏龙肝、生姜降逆止呕；苏梗宽胸行气，助止呕之力；黄连、吴茱萸为左金丸，能清泻肝火，降逆止呕，对呕吐、吞酸嘈杂烧心，效佳。我师秦伯未曾说："本方从效果研究，治吞酸嘈杂，最为明显，其主要作用应在胃。"我每遇吞酸、嘈杂、烧心时，屡用屡见卓效。

173. 滑胎

李某，女，27岁，已婚，平山县人，教师。1991年6月22日初诊。

连续流产4次，均在妊娠50天左右流掉，末次流产系今年1月份。月经正常，腰酸腿软。

舌淡，苔薄白。脉沉无力，尺脉尤甚。

诊为肾虚，冲任不固系胎无力所致，治以补肾益脾。

黄芪 12g	党参 10g	菟丝子 12g	川断 10g	桑寄生 15g
苏梗 10g	山药 15g	阿胶 10g	黄芩 10g	炒杜仲 12g
女贞子 15g	旱莲草 15g	炒白术 10g		

6 剂。

8 月 10 日二诊：月经两个月未来潮，今日在和平医院妊娠试验阳性，现阴道有少量出血，腰酸痛，疲乏无力，饮食尚好，二便正常，舌正常，苔薄白，脉无力。保胎治疗。

| 黄芪 12g | 党参 10g | 菟丝子 12g | 桑寄生 10g | 炒白术 10g |
| 阿胶 15g | 川断 10g | 苏梗 10g | 杜仲炭 12g | 仙鹤草 15g |

10 剂，每 4 小时服 1 次。

8 月 15 日家属代述，服药 3 天后即止，现稍恶心，上方加竹茹 10g、陈皮 8g，再进 10 剂，后足月生一健康女婴。

174. 胎元不固（一）

张某，女，25 岁，已婚，教师。1997 年 10 月 15 日初诊。

妊娠 55 天，阴道有少量出血，色暗红，已 3 天，腰痛，腹坠痛，气短乏力，胃不适，夙有慢性浅表性胃炎，纳呆食少，大便日 2 次。

舌淡，苔薄白。脉沉无力。

诊为脾虚，统血无力，胎元不固。治以健脾补气，补肾安胎，佐以止血。

炙黄芪 15g	党参 10g	生地炭 30g	藕节炭 30g	杜仲炭 12g
黄芩 6g	血余炭 10g	白术 10g	棕榈炭 10g	仙鹤草 12g
升麻炭 5g	白芍 10g	桂圆肉 20g	川断 10g	枸杞子 20g
菟丝子 12g	阿胶 15g	砂仁 6g		

5 剂。

10 月 19 日二诊：药后血减，有时腰腹痛，大便稀，日 2 次，舌淡，苔薄白，脉无力。

炙黄芪 15g	党参 15g	生地炭 30g	藕节炭 30g	升麻炭 5g
阿胶 15g	血余炭 10g	白术 10g	棕榈炭 10g	仙鹤草 12g
桂圆肉 20g	枸杞子 20g	桑寄生 10g	杜仲炭 12g	菟丝子 12g
鹿角胶 15g	砂仁 6g			

7 剂。

10月27日三诊：上药服2剂血即止。现恶心未吐，纳可，大便正常，舌正常，苔薄白，脉滑。

黄芪 15g	党参 15g	当归身 10g	桑寄生 10g	山茱萸 20g
陈皮 6g	砂仁 6g	黄芩 10g	川断 12g	炒白术 10g
杜仲炭 12g	菟丝子 12g			

10剂。

12月7日四诊：一直很好，想再服巩固。舌正常，苔薄白，脉滑无力。上方再进10剂，足月产一健康女婴。

175. 胎元不固（二）

魏某，女，30岁，已婚，工程师。1998年9月19日初诊。

最近坚持连续测基础体温4个月，均呈单相，又经妇科多方检查，确诊为无排卵。去年妊娠3个月，停育流产。阴道出血，淋漓不断，曾用止血药，血止，相隔14天又出血，淋漓不断已半月余，量不多，色暗红，无血块，伴有心悸气短，疲乏无力，腰酸痛，下肢凉，小腹两侧痛，面色苍白。素患附件炎多年。

舌暗，苔薄白。脉缓无力。

证属脾肾不足，脾统血无权，肾封藏失司，冲任不固所致漏，兼继发不孕症。治以补脾益肾，固冲止血，方用归脾汤加减。

黄芪 15g	党参 15g	桂圆肉 20g	炒枣仁 10g	菟丝子 12g
升麻 6g	茯苓 10g	木香 6g	茜草 10g	仙鹤草 15g
巴戟天 10g	藕节炭 30g	山茱萸 20g	生地炭 30g	

7剂。

9月26日二诊：上药服两剂后血止，相隔两日血又复来，量少，色淡，4天净。现小腹左侧痛，下肢发凉，腰酸痛，足跟痛，纳可，大便日1次，舌正常，苔薄白，脉缓迟无力。血已止，治重在补肾健脾，佐以清热解毒兼治妇科炎症。

黄芪 15g	紫石英 30g	鹿角霜 30g	党参 15g	生地 10g
蒲公英 20g	川芎 10g	菟丝子 12g	巴戟天 10g	白芍 10g
益母草 15g	细辛 3g	败酱草 30g	山茱萸 15g	金银花 30g

7剂。

10月5日三诊：9月25日月经来潮，量多，色红无血块，5天净。现仍心悸气短，腰背酸痛，大便日1次，舌正常，苔薄白，脉滑。上方再进7剂。

10月12日四诊：仍腰背酸痛，便溏，舌正常，苔薄白，脉滑，基础体温正常（已成双相）。

黄芪 15g	党参 15g	山药 15g	巴戟天 10g	山萸肉 20g
当归 10g	木香 6g	狗脊 30g	川断 12g	白术 10g
鹿角霜 30g	淫羊藿 10g			

连服月余。

11月21日五诊：月经过期未至，妊娠试验呈阳性。现仍有轻微腰酸及足跟痛，舌正常，苔薄白，脉滑。因有流产史，治以补肾安胎，寿胎丸加减。

菟丝子 12g	桑寄生 10g	苏叶 8g	川断 10g	炒白术 10g
阿胶 15g	山萸肉 20g	枸杞子 20g	黄芩 10g	砂仁 6g
杜仲炭 10g				

连服28剂，情况良好。患者怀疑是否妊娠，又去医院化验，仍为阳性，继续保胎治疗。妊娠3个月后，情况良好，停药，其夫告知足月产一健康男婴。

【按】冲为血海，任主胞胎。脾肾亏损，脾虚不能载胎，肾虚不能系胎，气血不足，冲任空虚，胎元失养，以致停育流产。

怀孕后，阴道不时少量下血，或时下时止，或淋漓不断，但无腰酸腹痛、小腹坠胀者称为"胎漏"，也称"胞漏"或"漏胎"。如先感胎动下坠，继而有腰酸腹胀，或阴道出血者，称为"胎动不安"。胎漏、胎动不安均属现代医学的先兆流产。如屡孕屡流产，达3次以上者，称为滑胎，现代医学称为习惯性流产。先兆流产或习惯性流产，主要是冲任不固，不能摄血养胎所致。以上所举3例，均为脾肾不足。《本草备要》曰："胎气系于脾，脾虚则蒂无所附，故易落。"脾为气血之源，脾虚气血不足，胎元失养，则易堕胎。冲为血海，任主胞胎，肾虚则冲任不固，故易堕胎和滑胎。172案为滑胎（习惯性流产），由于反复流产，致使肾益虚，更易流产。《妇科正宗》曰："凡妇人之怀孕，如钟悬于梁，梁软则钟堕。"古人又将脾比喻系胎之梁，脾虚系胎无力则流产。例173即先兆流产，也是由脾肾虚所致。所以以上两例，治疗均是补脾肾，因有出血，故加止血之品。例174是肾虚，生育能力低下，故不排卵，又有脾不统血的崩漏。急则治其标，缓则治其本，所以先治其病，健脾补气，止血调经；后补肾助孕，虽无先兆流产之征，但因有停育流产史，所以也保胎治疗。

176. 不孕（一）

刘某，女，30岁，已婚，工程师。1999年5月25日初诊。

结婚5年未孕，月经后期，经前少腹坠痛，经血量少，有脱落的子宫内膜，色深红，5～7天净。经间期乳房胀痛，平时怕冷，手足不温，舌正常，苔薄白，脉沉无力。妇科检查及B超检查诊为子宫浆膜下有 53.3mm×50mm 大的肌瘤。

诊为寒凝血瘀，宫寒不孕。治以温经散寒，活血调经，方用少腹逐瘀汤加减。

当归 15g	川芎 10g	桃仁 10g	红花 10g	菟丝子 12g
五灵脂 10g	蒲黄 10g	熟地 10g	元胡 15g	肉桂 8g
巴戟天 10g	益母草 15g	赤芍 10g	白芍 10g	乌药 15g

14 剂。

6月10日二诊：6月2日月经来潮，开始色淡，继而变红，无血块，至今未净。舌正常，苔薄白，脉细。

当归身 10g	女贞子 20g	旱莲草 15g	巴戟天 10g	熟地 10g
仙鹤草 15g	菟丝子 12g	五味子 6g	益母草 15g	白芍 10g
覆盆子 12g	黄芪 10g	紫石英 30g	香附 12g	川芎 10g

7 剂。

6月14日三诊：上药服完第1剂，月经即净，舌正常，苔薄白，脉细较前有力。

当归 10g	菟丝子 12g	川芎 10g	熟地 10g	益母草 15g
川断 10g	狗脊 20g	巴戟天 10g	鳖甲 15g	白术 10g
夏枯草 15g	赤芍 10g	白芍 10g	海藻 15g	紫石英 30g
昆布 15g	山药 15g			

7 剂。

6月22日四诊：大便仍日2次，舌正常，苔薄白，脉沉无力。

当归 10g	益母草 15g	巴戟天 10g	夏枯草 15g	生牡蛎 40g
川芎 8g	赤芍 10g	白芍 10g	生地 8g	

连服半月，过月余来诊，妊娠试验阳性，又予以保胎治疗两月，足月产一健康男婴。

177. 不孕（二）

白某，女，30岁，已婚，工人。1996年6月11日初诊。

1990年行人工流产，由此后再未孕。今年4月做输卵管通液检查，诊为双输卵管不通。平时腰腹痛，活动时两侧少腹痛加重，带不多，月经周期正常，经期4～5天，血量可，色暗有血块，经前经期乳房胀痛不能触衣。

舌正常，苔薄黄。脉沉无力。

证为气滞血瘀，致不孕（输卵管不通所致不孕）。治以疏肝理气，活血化瘀，方用逍遥散加减。

当归 12g	茯苓 10g	白术 10g	益母草 15g	甘草 10g
砂仁 6g	香附 12g	赤芍 10g	白芍 10g	焦榔片 10g
柴胡 6g	木香 6g	薄荷 3g		

7 剂。

另：大黄䗪虫丸 20 丸，晚 1 丸；艾附暖宫丸 20 丸，早 1 丸。

6 月 18 日二诊：腰腹痛减轻，乳房胀痛，前天早上阴道流出大量液体，无任何痛苦，舌正常，苔薄白，脉细滑。上方加橘叶 15g、鳖甲 15g，7 剂。

6 月 25 日三诊：腰腹痛减，带多色白稠，乳房仍胀痛，舌正常，苔薄白，脉沉无力。上方加三棱 10g、莪术 10g，14 剂，坚持服大黄䗪虫丸及艾附暖宫丸。

9 月 17 日四诊：月经已过，本次经期小腹坠痛，腰酸痛，其他尚好，舌正常，苔薄白，脉弦细。昨日去医院 B 超检查，子宫 6.8cm×6.4cm×4.5cm，子宫大小正常，内部回声欠均匀，内膜增厚，双侧输卵管可见液性暗区，左侧 0.7cm，右侧 0.5cm，双侧卵巢未见异常。诊断：双侧输卵管积液。

当归 12g	川芎 10g	熟地 10g	小茴香 10g	五灵脂 10g
元胡 15g	香附 15g	肉桂 10g	蒲黄 10g	巴戟天 12g
山萸肉 15g	赤芍 10g	白芍 10g	乌药 12g	仙茅 10g
泽兰 12g	淫羊藿 10g	益母草 15g		

连服两月。平时坚持服大黄䗪虫丸及艾附暖宫丸。于 1997 年 6 月妊娠，后足月产一男婴。

178. 不孕（三）

甄某，女，34 岁，已婚，大夫。1991 年 5 月 18 日初诊。结婚 6 年未孕，月经 50 多天至 4 个多月一次，血量少，色暗有块，两天净，伴有腰酸下坠感，坚持测基础体温，呈单相。经妇科多方检查，诊为不排卵。末次月经 3 月 2 日。

舌有齿痕与瘀点，苔薄白。脉沉无力，双尺尤甚。

证为肾虚所致不孕，治以补肾活血助孕。

女贞子 15g	旱莲草 15g	五味子 6g	丹参 12g	香附 12g
紫石英 25g	山茱萸 12g	熟地 10g	黄芪 10g	丹皮 10g
巴戟天 10g	淫羊藿 10g	仙茅 10g		

5 剂。

6 月 5 日二诊：5 月 22 日，月经来潮，血量仍少，1 天净，腰痛，舌胖嫩，有瘀点及齿痕，苔薄白，脉沉无力，左脉尤甚。上方加肉苁蓉 15g，连服 15 剂。

6 月 27 日三诊：6 月 25 日月经来潮，血量较前增多，色红，有块，现尚未净，舌脉如前。

当归 12g	黄芪 12g	川芎 8g	五灵脂 10g	元胡 15g
生地 10g	蒲黄 10g	香附 10g	桃仁 10g	红花 10g

| 肉桂 6g | 炮姜 4g | 赤芍 10g | 白芍 10g |

5 剂。

7 月 2 日四诊：本次月经 5 天净，经前经期无不适，舌有齿痕及瘀点，苔薄白，脉无力。

黄芪 15g	当归 12g	菟丝子 12g	五味子 6g	女贞子 15g
香附 10g	牛膝 15g	旱莲草 15g	巴戟天 10g	淫羊藿 10g
紫石英 15g	白芍 10g	桃仁 10g	红花 10g	山茱萸 12g
枸杞子 10g				

10 剂。

7 月 21 日五诊：基础体温仍为单相，现腰酸痛，小腹胀，舌暗，苔薄白，脉无力。

五味子 6g	菟丝子 12g	山茱萸 12g	枸杞子 10g	金樱子 10g
淫羊藿 10g	巴戟天 10g	覆盆子 12g	鹿角胶 12g	紫石英 20g
熟地 10g	泽泻 10g	香附 12g		

21 剂。

9 月 20 日六诊：月经已正常，但基础体温仍单相。舌胖，苔薄白，脉无力，改服丸药。

（1）

当归 15g	川芎 10g	熟地 12g	蒲黄 10g	五灵脂 10g
乌药 15g	元胡 15g	肉桂 10g	炮姜 10g	小茴香 10g
丹参 15g	赤芍 10g	白芍 10g	益母草 15g	

7 剂。

上方共为细末，以蜜为丸，每丸 10g 重，每逢经前经期服，每日 3 次，每次 1 丸。

（2）

黄芪 15g	桃仁 10g	红花 10g	巴戟天 10g	淫羊藿 10g
香附 15g	狗脊 20g	当归 15g	山茱萸 15g	五味子 8g
菟丝子 12g	泽泻 10g	牛膝 15g	川断 12g	枸杞子 15g
女贞子 15g	旱莲草 15g	丹参 20g	熟地 10g	山药 20g
小茴香 10g	鹿角霜 20g	益母草 15g	仙茅 10g	

10 剂。

上方共为细末，以蜜为丸，每丸 10g 重，平时服，每日 3 次，每次 1 丸。所配丸药未服完即已怀孕，足月生一健康女婴。

【按】凡婚后，夫妇同居 3 年以上，未避孕而不受孕者，为原发性不孕症，《千金要方》称"全不产"，《脉经》称"无子"；如曾生育或流产后，3 年以上未避孕而未孕者，称"继发性不孕。"《千金要方》称"断绪"。

不孕症的病机，可分为两大类，一是先天性生理缺陷，如螺、纹、鼓、角、脉五种，古称"五不女"。"螺"指阴户中有螺纹，妨碍性交者；"纹"即纹阴，指阴门细小，属现代医学的阴道狭窄;"鼓"即鼓花,阴户如蒙鼓皮,无窍可通,属现代医学的处女膜闭锁,或称无孔处女膜,现在可手术切开,仍有受孕的可能;"角"即角花,状如阴中有角,即阴蒂肥大,现代医学中说的女性假两性人,也称女性半阴阳人;"脉"是终身不行经,也不受孕者。另一类不孕症,是由于病理变化引起的不孕症,以上3例均属病理改变引起的。如例1,是寒凝血瘀,宫寒引起的不孕,西医诊为子宫肌瘤,所以治疗是活血化瘀,暖宫散寒;肾是生殖的根本,故方中加补肾之品;又因有子宫肌瘤,又加软坚散解之品。例2是肝郁气滞,气滞则血瘀,故以疏肝理气,活血化瘀,西医诊为输卵管不通,加服大黄䗪虫丸及艾附暖宫丸,以加强活血化瘀、疏通输卵管的作用。例3是肾虚不孕,肾虚精亏血少,以致月经后期,经量少,精亏血少,不能养冲任胞脉,故胞宫不能摄精成孕(西医诊为不排卵)。肾阴肾阳为生殖的物质基础,所以治疗肾亏不孕症,定要肾阴肾阳同补。《景岳全书》说"善治阳者,必于阴中求阳,则阳得阴助而生化无穷;善补阴者,必于阳中求阴,则阴得阳升而泉源不竭。"古人又云"孤阳不生,独阴不长"。所以治肾虚不孕症,是肾阴肾阳同补,阴阳协调,其病自愈。

179. 不育症(一)

程某,男,34岁,已婚,工程师。1999年5月25日初诊。

结婚5年未避孕,同居未孕,曾多处治疗无效。平时腰酸,尿频有余沥,疲乏无力,动则汗出,昨日去医院化验精液,液化不良,白细胞(++),精子成活率5%。

舌胖大,苔薄白,脉沉无力。

证为肾阴虚,热盛灼精,以致精液液化不良,兼有热毒伤精,而致不育。治以滋阴泻火,清热解毒,活血化瘀。

女贞子 30g	枸杞子 20g	山茱萸 20g	牛膝 15g	黄柏 6g
蒲公英 20g	败酱草 30g	鱼腥草 30g	王不留行 15g	

7剂。

6月1日二诊:药后未见变化,舌正常,苔薄白,脉沉无力。上方加菟丝子12g、熟地10g、玉竹12g,7剂。

6月6日三诊:现已无明显症状,舌正常,苔薄微黄,脉沉无力。上方加巴戟天10g,7剂。

6月14日四诊:较前有力,精力充沛,舌正常,苔薄白,脉较前有力。

菟丝子 12g	覆盆子 12g	石斛 15g	枸杞子 20g	牛膝 15g
何首乌 12g	巴戟天 10g	玉竹 15g		

连服月余,其爱人怀孕,足月生一健康男婴。

180. 不育症（二）

高某，男，26 岁，已婚，工人。1994 年 11 月 4 日初诊。

结婚 3 年同居未避孕，身体一直健康，无明显症状。本年 9 月 15 日精液化验结果：乳白色 4 千万 /m1，液化 1h，PH7.0，果糖（＋），密度 0.5×10^8/M，活率 70％，活力低，abca 畸形 20％，肿泡 20％，卷尾 20％，弓形体（＋），解脲支原体（＋）。

舌正常，苔薄白。脉滑。

诊为肾阴虚，热灼阴精以致精液液化不良，毒邪内侵，以致不孕。治以补肾，清热解毒，方用六味地黄汤加减。

熟地 10g	山茱萸 15g	茯苓 12g	泽泻 10g	炮山甲 15g
丹皮 10g	路路通 20g			

7 剂。

11 月 11 日二诊：药后无不良反应，舌脉如前。

熟地 12g	山茱萸 20g	女贞子 15g	覆盆子 12g	金银花 20g
路路通 15g	丹参 15g	菟丝子 12g	五味子 8g	车前子 10g
枸杞子 15g	蒲公英 20g	败酱草 20g	王不留行 15g	炮山甲 12g

7 剂。

11 月 21 日三诊：药后烧心，其他尚好，舌正常，苔薄白，脉滑。上方去丹参、炮山甲加吴茱萸 10g、黄连 10g、瓦楞子 30g，7 剂。

12 月 7 日四诊：现已不烧心，舌正常，苔薄白，脉滑数。上方去吴茱萸、黄连、瓦楞子，10 剂。

12 月 20 日五诊：无不适，舌脉如前。

山茱萸 20g	覆盆子 12g	菟丝子 12g	熟地 12g	山药 15g
败酱草 30g	鹿角胶 20g	枸杞子 15g	五味子 8g	车前子 10g
金银花 30g	蒲公英 30g			

连服月余，特来告知，爱人已怀孕，足月生一健康男婴。

【按】夫妇结婚 3 年以上，经检查系由男方因素引起的不育症，称为男性不育症。中医学很早即有"五不男"的记载。"五不男"指天、漏、犍、怯、变五种不育症。天即"天宦"，泛指男子先天外生殖器官或睾丸缺损，及第二性征发育不全；漏指精液不固遗泄之类；犍指阴茎及睾丸切除；怯即阳痿；变即两性畸形，俗称"阴阳人"。祖国医籍中，有关男性不育的理论，方药记载甚少。《素问·上古天真论》说"丈夫……二八肾气盛，天癸至，精气溢泻，阴阳和，故能有子。"说明男性生育与肾气有密切关系。所以治男性不育多从肾论治。故以上两例均用五子衍宗丸加补肾药治疗。男子不孕往往是精液不正常或有感染，所以治疗时定要结合临床检验，以提供中医参考。例1例2化验精子均不正常，液化均不良，并有感染。故治疗在补肾的基础上，佐以活血化瘀、清热解毒之品。

男性不育，很多貌似非常强壮，从症状上无法辨证，所以只能根据肾为生殖的根本，以肾论治，或参考化验结果加减治疗。精子数少，或精子死的多，或畸形等，要以补肾为主。如液化不良，治以滋阴养液、活血化瘀为主。兼有感染，多用清热解毒之品。

男性不育，只要有精子，哪怕是死精子，也能治疗。无精子者，实难治愈。

181. 乳癖
（乳腺增生）

李某，23岁，未婚，河北师大学生。2000年6月3日初诊。

双侧乳房胀痛，并且发紧，以右侧为重，经乳透，诊为双侧乳腺增生，已两年余。饮食二便均正常。

舌正常，苔薄白。脉弦。

证属肝郁气滞。治以疏肝理气，软坚散结，方用逍遥散加减。

当归 15g	柴胡 6g	茯苓 10g	炒白术 10g	炮山甲 15g
鳖甲 15g	昆布 20g	赤芍 10g	白芍 10g	橘叶 15g
夏枯草 15g	生牡蛎 30g	甘草 6g		

7剂。

6月10日二诊：乳房已不痛，但仍胀紧，舌红，苔黄，脉弦细，以逍遥散加减。

当归 15g	柴胡 6g	茯苓 10g	夏枯草 15g	炒白术 10g
橘叶 15g	丹皮 12g	赤芍 10g	白芍 10g	昆布 20g
炮山甲 15g	生牡蛎 30g	栀子 10g	玄参 10g	鳖甲 15g
甘草 6g				

7剂。

6月24日三诊：乳房仍胀紧，面部起痤疮痒，舌有齿痕，苔薄白，脉弦细。

当归 15g	柴胡 8g	炒白术 10g	益母草 15g	炮山甲 15g
皂刺 10g	橘叶 15g	鳖甲 15g	金银花 20g	夏枯草 15g
蒲公英 30g	甘草 6g	紫花地丁 20g	昆布 20g	生牡蛎 30g
赤芍 10g	白芍 10g	茯苓 10g		

7剂。

7月1日四诊：前天月经来潮，量可，色红，有少量血块，本次经前经期双侧乳房均胀痛发紧，舌正常，苔薄白，脉弦。

当归 10g	柴胡 8g	茯苓 10g	炮山甲 15g	路路通 15g
薄荷 4g	昆布 20g	鳖甲 15g	甘草 6g	橘叶 15g
夏枯草 15g	生牡蛎 30g	白术 10g	玄参 8g	党参 15g
赤芍 10g				
白芍 10g				

连服半月余。

7月29日五诊：双侧乳房已无胀紧痛感，舌有齿痕，苔薄白，脉弦细。上方再服月余。

9月2日六诊：昨日去医院做乳透检查，乳腺增生已愈，面部痤疮也愈，嘱停药。

【按】乳腺增生为妇科常见病，多发病，属于中医乳癖范畴。中医所说的乳癖主要表现是乳房部发生大小不一的肿块，多数表面光滑，边界清楚，推之移动，可单侧发生，也可双侧发生，局部皮色不变，患侧腋下无肿大的淋巴结，局部有胀痛或刺痛感，多在经前或经期加重。因乳头属厥阴肝，乳房属足阳明胃，冲脉隶属阳明，冲任脉又系于肝肾，本病的发生，与肝气郁结、冲任失调有关，故临床常见乳房肿块，胀痛，每遇经期加重。治疗以疏肝理气为主，因是肿块，故在方中加软坚散结之品。

182. 乳核
（乳房纤维瘤）

王某，女，30岁，已婚。1997年10月12日初诊。

左侧左乳房上方皮下深处有蚕豆大疙瘩，质硬，表面光滑，能移动，按之不痛，经前经期有胀痛感，已半年余。外科诊断为纤维瘤，嘱其手术切除，本人不愿手术，前来就医。

舌正常，苔薄白。脉弦。

诊为肝郁痰结所致。治以疏肝理气，软坚散结，方用逍遥散加减。

当归 12g	柴胡 6g	茯苓 10g	夏枯草 15g	白术 10g
甘草 6g	橘叶 15g	玄参 10g	生牡蛎 30g	海藻 15g
昆布 15g	紫贝齿 30g	赤芍 10g	白芍 10g	

7剂。

1998年2月17日二诊：药后乳房已不痛不胀，故停药。近日乳房又痛。舌正常，苔薄白，脉弦。

| 当归 12g | 夏枯草 20g | 生牡蛎 30g | 路路通 15g | 鳖甲 15g |

海藻 15g	紫贝齿 30g	海浮石 20g	穿山甲 15g	半夏 10g
柴胡 6g	大贝母 10g	橘叶 15g	皂刺 10g	玄参 10g
赤芍 10g	白芍 10g	天竺黄 8g	昆布 15g	

连服月余，纤维瘤消失。

【按】纤维瘤属中医的痰核之类，多由肝郁气滞，气滞血瘀，使气凝血聚日久成瘤，或由湿痰聚而不散，日久成瘤。该患既有郁结又有痰，痰郁日久而成瘤，故治以疏肝解郁、化痰软坚散结而愈。

183. 乳泣（一）

李某，女，20岁，未婚，河北师大学生。1999年4月17日初诊。

双侧乳房流出少量白色而稀的液体，已5天，乳房无红肿热痛及肿块，无压痛，月经既往正常。现月经来潮已2天，色暗红，无块，量可，小腹微痛，同时伴有头晕头痛，耳鸣脑涨，大便干燥，6日1次。

舌暗红，苔薄白。脉弦细。

证为肝经郁热，疏泄太过，以致乳泣。治以养血调经，活血泄热，方用桃红四物汤加减。

当归 15g	川芎 10g	熟地 10g	桃仁 10g	红花 10g
牛膝 15g	赤芍 15g	白芍 10g	益母草 15g	玄参 12g
何首乌 20g	龙胆草 6g	肉苁蓉 15g	五灵脂 10g	橘叶 10g
蒲黄 10g	大黄 6g			

12剂。

5月1日二诊：月经5天净，乳头出水已止，大便正常，但现牙痛，舌红暗，苔薄白，脉滑。肝火已泻，但胃火上升，治以清胃热，方用清胃散。

升麻 6g	黄连 10g	当归 15g	生地 20g	丹皮 10g
大黄 4g	生石膏 30g	竹叶 6g	木通 8g	甘草 6g
牛膝 15g	玄参 15g			

7剂愈

184. 乳泣（二）

崔某，女，32岁，已婚，已产，教师。1999年6月19日初诊。

产后已 6 年，由去年双侧乳头自溢乳汁，色淡，量少，乳房不痛痒，无肿块，乳房抚之很软，无压痛，月经量少，色淡无块，5～6 天净。15～20 天 1 次。伴有心悸气短，疲乏无力。

舌淡有裂纹但不痛，苔薄白。脉沉细无力。

诊为脾胃虚弱，中气不足以致乳泣。治以健脾补气，升阳举陷，佐以疏肝理气，方用补中益气汤加减。

黄芪 15g	党参 15g	白术 10g	陈皮 8g	山茱萸 20g
柴胡 8g	当归 12g	香附 12g	青皮 6g	龙胆草 3g
葛根 15g	升麻 6g	甘草 6g		

连服 50 余剂。

8 月 7 日二诊：乳头已不出水，月经量增多，色红，周期正常，心悸气短愈，病愈停药。

【按】例 1 为肝郁化热，致使疏泄太过而成乳泣。肝藏血主疏泄，肝气郁滞，郁久化热，肝火亢盛，以致头晕耳鸣，脑涨脉弦。治以养血活血，柔肝，兼泻肝火，以制其疏泄太过而愈。

例 2 为脾虚气不足，乳房隶属阳明，脾胃相表里，脾虚胃气不固，不能摄纳，以致乳泣。治用补中益气汤加葛根、山萸肉补中益气，升阳举陷，敛气摄纳而愈。

乳泣：胎前或未有怀孕，而乳汁自出者，称乳泣。

185. 乳汁自出

孟某，女，28 岁，已婚。2002 年 4 月 9 日初诊。

产后半月，乳汁稀少，乳汁不断自溢，奶少孩子吃不饱。

舌淡，苔薄白。脉无力。

诊为气虚，摄纳无力，以致乳汁自出。治以补中益气，方用补中益气汤加减。

黄芪 15g	白术 10g	陈皮 8g	当归身 10g	丝瓜络 10g
升麻 6g	柴胡 8g	防风 10g	甘草 6g	葛根 15g
山茱萸 20g	鸡血藤 20g			

7 剂后，乳汁已不自溢，奶水增多，孩子已能吃饱。

【按】产时气随血下，气虚摄纳无力，乳汁不固以致乳汁自出。用补中益气汤健脾补气，升麻、柴胡、葛根升阳举陷，山萸肉摄敛元气，丝瓜络、鸡血藤通乳络，助下乳，防风鼓舞脾胃之气。产后乳汁不经婴儿吸吮，自然流出者，称为"乳汁自出"。产后乳汁虽多，但总流出，自然乳汁就不足了，用补气摄纳法，使乳汁不自流出，奶水也就够吃了。

186. 乳衄

王某，女，34 岁，已婚，农民。1994 年春初诊。

双乳头流出少量血，乳房胀而不痛，无红肿热痛，无硬块，已 2 个月。恐患癌症，曾到省二院、和平医院等检查，确诊非癌，前来求治。自述多年夫妻不和，心情不畅。月经后期，量少色暗有块，5 ~ 7 天净。经前经期乳房胀痛，乳头出血增多。

舌暗红，有瘀点，苔薄白。脉弦。

诊为肝郁气滞，郁久化热，热伤乳络以致出血。治以疏肝理气，凉血止血，方用丹栀逍遥汤加减。

当归 10g	柴胡 8g	茯苓 10g	仙鹤草 15g	炒白术 10g
橘叶 15g	甘草 6g	茜草 12g	生地炭 30g	藕节炭 30g
栀子 10g	薄荷 4g	丹皮 8g	白茅根 15g	赤芍 10g
白芍 10g				

连服月余而愈。

【按】夫妻不和，长期抑郁，郁久化热，热伤血络以致出血，治以清热凉血止血。肝郁气滞，气滞则血瘀，故月经期乳房胀痛，月经后期有块，舌暗有瘀点。治疗以疏肝理气为主，佐以活血之品，治疗月余而愈。

187. 乳痈（一）

魏某，女，27 岁，已婚，工人。

产后 3 个月，正值哺乳期，乳汁充足。昨日上班，半日未喂奶，乳汁正多，搬运重物而挤压乳房，下班时即感乳房胀而不适，夜间开始双侧乳房肿痛，发热恶寒，今日加重，双侧乳房红肿热痛，发热恶寒，头痛身痛，面红气粗，体温 39.3℃，口唇干红。检查，双侧乳房红热肿硬，胀痛引及双腋下胀痛，无局限性硬块，无波动。

舌红，苔黄，脉数。

证为乳痈，治以清热解毒，通络散结。

蒲公英 30g	金银花 20g	紫花地丁 20g	连翘 15g	黄连 10g
瓜蒌 12g	丝瓜络 15g	炮山甲 10g	青皮 6g	橘叶 15g
郁金 12g	大黄 6g	路路通 15g		

4 小时服 1 次，连服 6 剂而愈。

188. 乳痈（二）

蔡某，女，27 岁，已婚，工人。1984 年 12 月 7 日初诊。

产后 10 天，由前天右乳房胀痛，发热恶寒，周身痛，体温 39.5℃，曾服解热镇痛药不解，反而加重，又用青链霉素仍无效，故前来就医。检查，双乳房红肿热痛，无波动，双乳头凹陷，均有多处裂口出血，孩子不能吸吮。口渴纳呆，小便黄，大便干，面赤。

舌红，苔薄黄。脉弦数。

诊为乳痈，治以清热解毒、消痈，方用五味消毒饮加减。

金银花 15g	蒲公英 20g	芥穗 6g	紫花地丁 18g	苏叶 6g
连翘 12g	玄参 15g	野菊花 15g	鸡血藤 15g	瓜蒌 18g
白芷 6g	橘叶 10g			

2 剂，4 小时服 1 次。

12 月 8 日二诊：昨日中午开始服药，晚上烧即退，现体温 37℃左右，无发热恶寒及身痛，乳房红肿热痛也减，仍口渴便干，舌红，苔薄黄，脉数。上方去芥穗、苏叶，加夏枯草 15g、大贝母 10g，3 剂，仍 4 小时服 1 次。

12 月 11 日三诊：乳房红肿热痛已消，乳头破裂亦愈。

189. 乳痈（三）

王某，女，26 岁，已婚，护士。1980 年 7 月 20 初诊。

产后 20 多天时，右侧乳房患乳腺炎，在省医院外科住院手术。术后好转出院，但至今刀口未愈合，流少量脓水，局部已无红肿热痛，已 7 月余，已停止哺乳。

舌淡，苔薄白。脉无力。

诊为正气不足，以致刀口不愈合。治以补气托毒生肌。方用补中益气汤加减。

黄芪 20g	党参 20g	当归 15g	鸡血藤 30g	白术 10g
甘草 6g	蒲公英 20g	陈皮 8g	升麻 6g	柴胡 8g
金银花 20g	连翘 15g			

连服月余而愈。

【按】乳房部红肿热痛，甚至化脓溃烂，伴有发热恶寒者，称为乳痈，即常说的乳腺炎。发生在哺乳期中的叫外吹乳痈，发生在妊娠期中的名内吹乳痈。以上 3 例均为外吹乳痈，引起的原因多是乳汁蓄积，致使气血壅滞，化热而成，或肝胃毒热而致。前两例均在急性期，尚未化脓，用大量清热解毒之品，佐以通乳散结之药而愈。例3是化脓后开刀排脓，引流，由于体虚，托毒生肌无力，故7个多月未愈合，用补气托毒生肌药而愈。

外吹乳痈，为妇科常见病，多发生于初产妇女产后第3～4周。乳痈的发生主要是乳汁的蓄积，使乳络不通，所以治重在通。治疗方法是在清热解毒的基础上，加疏通乳络之品，4小时服一次，使药力接续，疗效更佳。

190. 缺乳症

李某，女，32岁，已婚，干部。2002年3月22日就诊。

顺产一男婴已20天，母子健康，但乳汁缺少，婴儿吃不饱，故前来就医。

患者素体虚弱，产后更感疲乏无力，虚汗不止，食少纳呆，大便干，2日1次，乳汁稀少，乳房柔软无胀感，面色㿠白。

舌淡，苔薄白。脉沉细无力。

证为气血不足，以致乳汁稀少。治以补气养血，通经下乳。方用自拟方。

党参15g	黄芪15g	炒白术10g	莲子肉20g	丝瓜络15g
甘草6g	漏芦30g	鸡血藤20g	当归身12g	橘叶15g
通草6g	瓜蒌10g	炮山甲20g	王不留行20g	

7剂。

2002年6月，因婴儿发烧前来就医。告知服药3剂后乳汁明显增多；7剂服完乳汁变稠增多，婴儿即能食饱。

【按】气血为乳汁之源，平素体虚，产时气随血下，气血更虚，乳汁无以化生，故乳汁稀少，乳房无胀感。《妇人大全良方》曰："妇人乳汁不行，皆由气血虚弱，经络不调所致。"故治用黄芪、党参、白术、莲子肉、甘草补气健脾，盖气血足，化源生，乳汁自增；王不留行、穿山甲、漏芦、丝瓜络通经下乳；橘叶、路路通均能疏肝理气，下乳；橘叶专散肝胃滞气，长于行肝气散结，乳房为肝经所过之处，橘叶引药达乳房，又作引经药之用；瓜蒌利气宽胸通乳，润肠通便，借此治大便干燥；通草入胃经，乳头又是胃经所过之处，通草能通气上达而下乳，7剂而愈。

个人体会，缺乳之症，必须在补气血的基础上，加通经下乳药，只用下乳药无济于事，因气血为乳汁之源也。

191. 癥瘕（一）
（卵巢囊肿）

吴某，女，41岁，已婚，铁路干部。2002年10月26日初诊。

右侧卵巢囊肿，去年10月切除，相继左侧又发现囊肿，3.2cm×4.5cm 大小，无明显症状，不愿再手术，故前来就诊。

舌正常，苔薄白。脉滑尺无力。

证为血瘀水积所致癥瘕。治以活血化瘀，利水散结，方用桂枝茯苓丸加减。

桂枝 10g	茯苓 20g	赤芍 10g	桃仁 10g	红花 10g
大腹皮 12g	鳖甲 15g	猪苓 12g	泽泻 10g	丹皮 12g
大贝母 10g	生牡蛎 30g	昆布 20g	玄参 10g	海藻 15g
甘草 6g				

14剂。

11月9日二诊：月经11月6日来潮，量可，左小腹隐痛，舌暗红，苔薄白，脉滑。

桂枝 10g	茯苓 10g	赤芍 12g	丹皮 15g	桃仁 10g
红花 10g	甘草 6g	当归 15g	川芎 10g	熟地 10g
白芍 10g	生牡蛎 30g	海藻 15g	元胡 15g	乌药 15g
昆布 20g	鳖甲 15g			

14剂。

11月30日三诊：药后感气短，舌胖大，尖红，苔薄白，脉滑。

桂枝 10g	茯苓 15g	赤芍 10g	桃仁 10g	红花 10g
夏枯草 15g	海藻 15g	鳖甲 15g	参 10g	丹皮 12g
生牡蛎 30g	大贝母 10g	黄芪 15g	党参 15g	昆布 20g
猪苓 15g	甘草 6g			

上方再连服到2003年1月24日。

2003年1月25日四诊：1月20日在铁路医院做B超检查，左侧卵巢有1.9cm×1.84cm 大的囊肿。舌红，苔薄白，脉滑，仍用上方连服到3月8日。3月6日又去铁路医院做B超检查，卵巢囊肿已消失，4月5日又去省三院B超检查，结果附件未见异常，嘱停药。

192. 癥瘕（二）

（卵巢囊肿）

曹某，女，53 岁，已婚，教师。2003 年 3 月 4 日初诊。

素有乳腺增生，子宫肌瘤及左侧卵巢囊肿去年均已切除。2003 年 2 月 28 日在和平医院检查，右侧附件区见 57.4cm×35.7cm 液性暗区，诊为卵巢囊肿。现胃脘堵满，恶心未呕，纳呆且厌油腻，小腹坠痛，尿热频数，已年余，近 10 日加重。

舌胖大，苔黄厚。脉弦滑数。

诊为湿热中阻以致脘满恶心纳呆，湿热下注以致淋证。卵巢囊肿属中医的癥瘕。治以清热化湿，活血散结消癥，方用桂枝茯苓丸加减。

瞿麦 15g	萹蓄 15g	茵陈 15g	藿香 10g	鸡内金 15g
黄芪 15g	砂仁 8g	桂枝 10g	茯苓 20g	赤芍 10g
桃仁 10g	炒白术 10g	石菖蒲 10g	鳖甲 15g	厚朴 10g
海藻 15g	昆布 20g	夏枯草 15g		

7 剂。

3 月 11 日二诊：小便已正常，脘腹胀满、烧心均减轻，大便正常，舌正常，苔薄白，脉滑。

党参 10g	茯苓 20g	炒白术 10g	黄连 10g	吴茱萸 8g
瞿麦 15g	萹蓄 15g	青皮 8g	陈皮 8g	夏枯草 15g
滑石 15g	通草 8g	桃仁 10g	桂枝 10g	赤芍 10g
大贝母 10g	甲 15g	竹叶 4g		

7 剂。

3 月 25 日三诊：上方共服半月，现无明显症状，舌正常，苔薄白，脉滑数。

桂枝 10g	茯苓 20g	赤芍 15g	桃仁 10g	丹皮 15g
大贝母 10g	猪苓 20g	泽泻 15g	滑石 15g	大腹皮 15g
海藻 15g	甘草 6g	昆布 20g	玄参 10g	夏枯草 15g

21 剂。

4 月 5 日四诊：4 月 14 日去和平医院 B 超检查，双侧附件未见异常，卵巢囊肿已愈。停药。

【按】卵巢囊肿属中医的癥瘕范畴。例 1 病情单纯，无明显症状，有时气短，说明兼有气虚，在桂枝茯苓丸加减方中加补气药而愈。例 2 病情复杂，除卵巢囊肿外，还有尿路感染、乳腺增生，兼有消化系疾病，治时各种病均治，当只剩卵巢囊肿时，用桂枝茯苓丸加减而愈。

卵巢囊肿是妇科常见病，多发病，属于癥瘕范畴，是由正气虚，邪气乘虚而入，使营卫气血失调，导致气血流通不畅，以致气血瘀滞，水湿积聚，气血水湿互结而成。治疗原则，活血化瘀，软坚散结，利水渗湿。方在桂枝茯苓丸中加大量的利水渗湿及软坚散结药，我用此方治疗卵巢囊肿每获良效。

凡是癥瘕之类疾病，我多海藻与甘草同用，二者为相反之品，但用之多年，未见不良反应，软坚散结效更佳。

193. 癥瘕（三）
（子宫肌瘤）

张某，女，32岁，已婚，无极县人。1989年4月20日初诊。

月经10～15天一次，血量多，色淡无块，一般7～10天净，已3月余。现月经来潮已5天，血量多，色淡无块，今日量稍减，伴有心悸气短，疲乏无力，面色苍白。3月3日到县医院做B超检查，子宫约8cm×5cm×4cm，宫底后方内可见3cm×2cm增强光团，超声提示，子宫肌瘤，左侧输卵管积液。

舌淡，苔薄白。脉沉细无力。

证为脾虚，气血无力，以致月经先期量多，子宫肌瘤属中医的癥瘕。治以健脾益气，软坚散结，消癥，方用归脾汤加减。正值经期先予止血。

黄芪 15g	党参 15g	仙鹤草 15g	生地炭 30g	藕节炭 30g
木香 6g	阿胶 15g	茯神 10g	茜草 10g	炒白术 8g
升麻炭 6g	桂圆肉 20g			

7剂。

4月28日二诊：经血已净，但身体仍感无力，面色好转，舌淡，苔薄白，脉无力。

黄芪 15g	党参 15g	夏枯草 15g	玄参 10g	生牡蛎 30g
三棱 8g	昆布 20g	海藻 20g	大贝母 10g	莪术 8g
甘草 6g				

14剂。

5月8日三诊：无明显症状，舌脉如前，因月经快来潮，为防出血多，先健脾止血。

黄芪 15g	党参 15g	茯苓 10g	炒白术 8g	桂圆肉 20g
阿胶 15g	甘草 6g	鳖甲 15g	昆布 20g	茜草 10g
生牡蛎 30g	仙鹤草 15g	木香 6g	炒枣仁 10g	藕节炭 30g

7 剂。

5 月 23 日四诊：月经 5 天净，舌正常，苔薄白，脉无力。

黄芪 15g	党参 15g	夏枯草 15g	生牡蛎 30g	昆布 20g
桃仁 10g	桂枝 10g	茯苓 20g	大贝母 10g	大腹皮 15g
泽泻 15g	猪苓 12g	鳖甲 15g	玄参 10g	丹皮 10g
甘草 6g				

15 剂。

6 月 9 日五诊：6 月 3 日又到县医院 B 超检查，子宫正常，宫内回声均匀，内膜线可见，左侧可见约 2cm×2cm 暗区，边界清晰，内部回声均匀，超声提示：子宫正常，左侧输卵管积液。舌正常，苔薄白，脉无力。上方再进 10 剂。

6 月 19 日六诊：月经 15 日来潮，血量不多，色红，无块，舌正常，苔薄白，脉较前有力，面色见红润，上方再连服月余。

7 月 20 日七诊：昨日又到县医院检查，B 超提示，子宫附件未见异常，说明子宫肌瘤及输卵管积液均愈，嘱停药。

194. 癥瘕（四）
（子宫肌瘤）

许某，女，28 岁，已婚，本院职工。

1994 年春，妇科检查，子宫有 1.8cm×2cm 的肌瘤，无明显症状，体质好。舌正常，苔薄白。脉弦。

治以活血消癥，软坚散结，方用桂枝茯苓丸加减。

桂枝 10g	茯苓 10g	丹皮 10g	赤芍 10g	生牡蛎 30g
玄参 10g	大贝母 10g	桃仁 10g	鳖甲 15g	昆布 20g
海藻 20g	夏枯草 15g			

连服月余。复查子宫正常。

【按】两例均为子宫肌瘤，例 1 较复杂，系子宫肌瘤兼有脾虚的出血，所以治疗先健脾止血，防止出血多影响健康。当血少后或月经正常后则软坚散结消癥为主治疗。子宫肌瘤消失了，但还有输卵管积液，仍按癥瘕治疗，因有积液故加利水渗湿之品。例 2 是单纯的子宫肌瘤，未有症状，普查时发现，肌瘤也小，故很快治愈。

子宫肌瘤是妇科常见的良性肌瘤，多发生于 30 岁以后生育年龄的妇女，属中医的癥瘕范畴，本病在《内经》中被称为肠覃、石瘕或瘤。如《灵枢·水胀篇》曰："肠覃如何？岐伯曰：寒气客于肠外，与气相搏，气不得荣，因有所系，癖而内著，恶气乃起，息肉乃生，其始起也，大如鸡卵，稍以益大，至其成如怀子之状，久者离岁，按之则坚，推之则移，月事以时下，此其候也。"又曰："石瘕者，生于胞中，寒气客于子门，子门闭塞，气不得通，恶血当泻不泻，衃以留止，日以益大，状如怀子，月事不以时下。"本病的主要原因是血行阻滞，如气滞血瘀，或气虚血瘀等可导致本病的发生。如《景岳全书》说："瘀阻留滞作瘕，唯妇人有之。"所以治疗是以活血化瘀、软坚散结、消癥为主。子宫肌瘤与卵巢囊肿，均是妇人之癥瘕，治法基本相同，不同之处是卵巢囊肿加大量的利水渗湿之品，因囊肿有液体，所以加利水药效果好。

195. 癥瘕（五）
（宫外孕）

赵某，女，25岁，已婚，本院职工。1997年2月21日初诊。

宫外孕住院保守治疗。2月12日B超检查提示，子宫大小正常，于左上方可探及不均匀团块2.9cm×3.7cm，内似胎芽1.8cm×1.1cm，诊为左侧陈旧性宫外孕，出院保守治疗。刻诊无明显症状。

舌正常，苔薄白，脉无力。

证属癥瘕。治以活血化瘀，软坚消癥，方用桂枝茯苓丸加减。

桂枝 10g	茯苓 15g	赤芍 10g	丹皮 10g	夏枯草 15g
鳖甲 15g	玄参 10g	海藻 15g	昆布 15g	炮山甲 15g
桃仁 10g	黄芪 15g	当归 15g	生牡蛎 30g	

14剂。

3月5日二诊：3月3日又做B超检查，提示：子宫大小正常，子宫外形存在，内部回声较均匀，子宫左侧可见直径1.9cm×1.7cm大小的液性暗区，其形较规整，内可见小的强光点回声。仍无明显症状，饮食二便正常，舌正常，苔薄白，脉较前有力。

桂枝 10g	茯苓 20g	白术 10g	益母草 20g	大腹皮 12g
赤芍 10g	桃仁 10g	猪苓 15g	炮山甲 15g	夏枯草 15g
鳖甲 15g	丹皮 10g	海藻 20g	生牡蛎 30g	泽泻 15g
昆布 20g	泽兰 15g			

连服1个半月。

4月10日B超检查，提示子宫大小正常，双附件未见异常，病愈停药。

6月12日妊娠试验阳性，诊断早孕，后告知足月生一健康女婴。

【按】受精卵在子宫腔以外任何部位着床发育时，称为"宫外孕"，也称"异位妊娠"。祖国医籍中并无本病的记载，从症状及体征上来看，可散在于"堕胎""痛经""经漏""癥痕"等记载中。宫外孕按着床部位的不同，可分为"输卵管妊娠""腹腔妊娠""卵巢妊娠"3种。以输卵管妊娠最为多见，约占95％以上。本例患者即是输卵管妊娠，属癥痕范畴。所以用活血化瘀，软坚消癥，方用桂枝茯苓丸加味治疗。治疗半月后，从B超检查结果看，宫外孕好转，但又有液性暗区，考虑有积液，故在上方的基础上加入利水渗湿药。口服40多天后，经B超检查子宫附件均正常，病愈。

宫外孕是妇产科常见的急腹症之一，严重危害着妇女的健康，因此临床遇有本病，要特别注意，要及早作出正确诊断，采取适当治疗。过去，手术是本病的唯一根治方法，近年来经中西医共同研究，采取中西医结合非手术疗法，用中药为主，已取得了显著成效。

196. 阴吹（一）

韩某，女，36岁，已婚。2002年12月20日初诊。

阴吹频作如矢气有声，坐时加重，伴有乳房、腋下以及胸肋胀痛，喜太息，经前乳房胀痛加重，双膝以下冰凉，气短无力，出虚汗。

舌正常，苔薄白。脉略弦滑。

诊为肝郁气滞，兼有气虚。治以疏肝理气，方用逍遥散加减。

当归15g	柴胡8g	白芍10g	黄芪15g	甘草6g
炮姜3g	炒白术10g	橘叶15g	党参15g	香附12g
郁金15g	薄荷6g			

连服14剂而愈。

【按】证为肝郁气滞，气机不畅，气积于内，阴器属厥阴部位，精窍通冲任之脉，积气攻注于下，使气陷于胞宫，直走精窍而出，阴器隐隐有声。气短无力，出虚汗，兼有气不足，提摄无力，也可致阴吹发作。治以疏肝理气，兼补气而愈。

197. 阴吹（二）

张某，女，30岁，已婚，本院职工。1992年1月5日初诊。

从产后，阴吹频作如矢气有声，坐卧时少，动则多，簌簌作响，旁人听后，奇怪为何矢气如此多，患者总假说消化不良之故，以盖阴吹之羞，由此心理压力很大，总是不愿见人，已4年有余。近半年多，阴道出血，淋沥不断，时多时少，色淡红，无块，伴有心悸气短，失眠，疲乏无力，纳呆，面色苍白。

舌正常，苔薄白。脉细无力。

证属心脾虚，脾不统血以致漏下，气陷不升而致阴吹。治以补心脾，方用归脾汤加减：

黄芪 12g	党参 10g	茯苓 10g	桂圆肉 15g	血余炭 10g
白术 10g	阿胶 10g	香附 10g	生地炭 30g	藕节炭 30g
枣仁 10g	茜草 10g	远志 6g	仙鹤草 10g	

10 剂。

1 月 16 日二诊：药后阴吹及漏下均愈，现无明显症状，舌正常，苔薄白，脉无力，治宗上法，上方再进 5 剂。

1992 年 3 月 20 日，患者告知，愈后未再犯。

2002 年相遇，一直很好，病未复发。

198. 阴吹（三）

常某，女，19 岁，未婚，本院学生。1997 年 11 月 6 日初诊。

该生为我院 94 级学生，近月余阴吹频作，如矢气籁籁有声，甚是羞涩，故前来求医。

刻诊：胸闷气短，疲乏无力，每早恶心，纳呆，同时伴有阴吹频作已月余，带多，色黄质稀，阴痒难忍，已 3 年余。

舌正常，苔薄白，脉滑无力。

证为脾虚湿盛，治以补中益气汤合完带汤加减。

黄芪 15g	党参 15g	升麻 6g	柴胡 6g	当归 10g
甘草 6g	芡实 15g	苍术 10g	白术 10g	黄柏 10g
白果 8g	芥穗炭 10g			

7 剂。

11 月 19 日二诊：药后症减，但仍有阴吹，胸闷气短，疲乏无力，舌正常，苔薄白，脉无力。治宗上法。

黄芪 15g	陈皮 6g	升麻 6g	柴胡 8g	龙胆草 3g
党参 15g	当归 10g	山药 12g	甘草 6g	白芍 10g
芡实 15g	苍术 10g	白术 10g	黄柏 10g	

7 剂。

11 月 26 日三诊：药后阴吹愈，带下仍多，色黄质稀，胃脘饱满，不欲饮食，舌正常，苔薄白，脉沉无力。上方加薏苡仁 15g、佩兰 10g，7 剂。

12 月 4 日四诊：药后胃脘饱满愈，纳增，带减，但色仍黄，二便正常，舌正常，苔薄白，脉较前有力。治以健脾祛湿，清热解毒，方用完带汤加减。

白芍 10g	山药 15g	柴胡 8g	车前子 10g	党参 15g
黄芪 15g	葛根 10g	芡实 15g	败酱草 30g	苍术 10g
白术 10g				

7剂。

【按】 例2例3，均为中气不足，气虚下陷所致。例2为心脾虚，统摄无权，而致阴吹，又因脾虚统血无力而致漏证，用归脾汤加减而愈。例3亦为脾虚，脾虚中气下陷，以致阴吹，脾虚运化失职，湿邪下注，而成带下，兼有湿阻中焦，用补中益气汤合完带汤加减而愈。例1系肝郁气滞所致阴吹，也兼有气虚之证。

阴吹系妇女阴道有气排出，并带有声响的一种疾病，是妇科常见病，病人多因羞于启齿，而不就诊。

本病始见于《金匮要略·妇人杂病脉证并治篇》，如曰："胃气下泄，阴吹而正喧，此谷气之实也，猪膏发煎导之。"说明该病是由谷气实，胃气下泄所致，后世各家均有论述，治疗方法也不一。《张氏医通》所载系由瘀血所致，用失笑散而愈。多数医家认为中气下陷者多，所以用补中益气汤。

关于阴吹的形成，各种原因均可引起，如气滞、血瘀、谷气实、胃气下泄等等。但我认为是体虚，正气不足，尤其气虚，统摄无力，阴道松弛，气从阴道穹窿部而入，尤其在收腹时，阴道穹窿部形成腹压，故治疗多予补中益气。

199. 同房阴痛（一）

崔某，女，33岁，已婚。2002年7月22日初诊。

同房时阴痛，伴有小腹胀痛，已3月余，平素带多，色白稠，腰酸胀，舌干，心烦，大便正常。

舌稍淡，苔白稍厚，脉无力。

证为湿邪下注，治以健脾利湿，佐以补肾，方用完带汤加减。

白芍 10g	山药 15g	柴胡 8g	党参 15g	车前子 10g
陈皮 8g	甘草 6g	芡实 20g	薏苡仁 20g	土茯苓 20g
狗脊 20g	川断 12g	芥穗炭 10g	苍术 10g	白术 10g

7剂。

7月30日二诊：药后同房时阴痒及小腹胀痛减轻，平时腰酸胀也减。但累后腰痛，带不多，色白而不稠。舌正常，苔薄白，脉无力。上方加鱼腥草30g、败酱草30g，7剂。

8月6日三诊：现同房时已不阴痛，他症也愈。但近日胃脘胀满，大便稀，日5

次，舌淡，苔微黄，脉无力。

厚朴 10g	茯苓 10g	干姜 3g	草蔻 10g	青皮 8g
陈皮 8g	鸡内金 15g	木香 6g	党参 15g	甘草 6g
炒白术 8g				

7剂。

8月13日四诊：症愈。

200. 同房阴痛（二）

邬某，女，34岁，已婚。2002年6月25日初诊。

同房时阴痛，同房后阴肿痛，伴有低热，37.2℃~37.5℃，已3年余，近2月尿频，阴痒，同房后加重，带不多，色黄，小腹痛。西医诊为尿路感染、阴道炎、急性盆腔炎，输液及口服消炎药无效，前来就医。

舌正常，苔薄白。脉细无力。

诊为湿热下注。治以健脾，清利湿热，方用四君子汤合苓桂术甘汤加减。

党参 15g	炒白术 10g	益母草 15g	鱼腥草 30g	桂枝 10g
金银花 20g	大腹皮 15g	车前子 10g	败酱草 30g	茯苓 20g
泽兰 5g	甘草 6g			

连服14剂。

艾叶 50g	川椒 20g	石榴皮 30g	黄连 30g

6剂，外洗阴部。

7月23日二诊：药后同房后阴肿感减轻，已不低热，小腹也不痛，但近日阴痒加重，尿后段排尿费力，舌正常，苔稍黄，脉细数。

金银花 20g	蒲公英 20g	败酱草 30g	鱼腥草 30g	土茯苓 30g
薏苡仁 20g	丹皮 20g	紫草 30g	车前子 10g	

7剂。

9月3日三诊：现同房阴已不痛，阴肿痒也减，带也不多，色白，无异味，舌正常，苔薄白，脉无力。上方加地肤子10g、蛇床子10g、蜂房10g，连服28剂而愈。

【按】同房阴痛，从现代医学讲，多是炎症所致，治疗两例，均为湿热下注，湿热伤及阴部所致肿痛，脾主运化水湿，脾虚运化水湿失常，湿下注，湿郁化热，湿热灼伤阴部以致溃烂，阴痛或痒，故治疗主要以健脾利湿、清热解毒为主。阴痒者，加清热解毒、杀虫止痒之品外洗之。

201. 梦交

甄某，女，25岁，已婚，平山农民。1998年3月28日初诊。

素体虚弱，心悸心烦，气短乏力，失眠多梦，梦交频作，白日则感筋疲力尽，头晕耳鸣，腰酸腿软，记忆力减退，已两年余。月经先后不定期，量多，色淡红，10天方净，大便干，2日1次。

舌正常，苔薄白。脉沉无力，尺脉尤甚。

证为肾水不足，相火妄动，兼有心脾虚。治以滋肾水泻相火，兼补心脾，方用知柏地黄汤合归脾汤加减。

当归 10g	远志 8g	熟地 10g	山茱萸 20g	生牡蛎 30g
茯神 15g	泽泻 10g	丹皮 10g	炒枣仁 18g	桂圆肉 20g
党参 15g	黄芪 15g	知母 8g	山药 15g	黄柏 8g

7剂。

4月4日二诊：药后心、梦交愈，睡眠、心悸好转，月经来已6天，量多色淡，现未净，腰痛肢软，大便干，舌正常，苔白厚，脉沉无力。治宗上法。

熟地 10g	炙黄芪 15g	党参 15g	桂圆肉 20g	山药 15g
丹皮 10g	山茱萸 20g	泽泻 10g	茯神 15g	知母 10g
仙鹤草 15g	生龙骨 30g	生牡蛎 30g	黄柏 10g	当归身 10g
茜草 12g	石菖蒲 10g			

14剂。

4月28日三诊：药后上症均愈，但近日带多，色黄稠，舌正常，苔薄白，脉沉滑。此为脾虚，湿热下注，治以健脾祛湿热，佐以补肾泻相火。

黄芪 15g	党参 15g	茯神 10g	炒枣仁 20g	桂圆肉 20g
熟地 10g	芡实 15g	薏苡仁 15g	山茱萸 20g	龙骨 30g
牡蛎 30g	茜草 12g	黄柏 6g	山药 15g	丹皮 10g
知母 6g				

7剂。

【按】头晕耳鸣，腰酸肢软，尺脉无力，此乃肾水不足，水亏不能制火，相火妄动，发为梦交。心悸气短，疲乏无力，失眠多梦，经期长，色淡红，量多，脉无力，皆由心脾虚所致。脾虚气血化生不足，故而气血亦虚。心藏神，心血亏则神无所依，肝血虚则魂无所附，气血虚神魂不能守舍，脾肾虚则意与志恍惚不能自主，故而发生梦交。知柏地黄汤滋肾泻相火，肾水足，相火宁，则精神安定，梦交自愈。用归脾汤加减，补心脾，益气血，则神安其宅，神魂内守，则无梦交之虞。气足帅血有力，月经自愈。方中远志能交通心肾，使水火既济，神志安定，梦交得除。治疗月余，诸病皆除。

202. 阴挺（一）
（子宫脱垂）

张某，女，30岁，已婚，医学院班主任。1998年12月7日初诊。

产后4个多月，阴道壁膨垂已3个月，伴有疲乏无力，动则气短，乳汁稀少。

舌正常，苔薄白。脉无力。

诊为气虚下陷所致子宫脱垂。治以补中益气，升阳举陷，方用补中益气汤加减。

黄芪 20g	白术 10g	陈皮 6g	升麻 6g	柴胡 8g
党参 20g	葛根 12g	王不留行 15g	山药 15g	当归身 15g
甘草 6g	橘叶 15g	通草 6g	漏芦 10g	炮山甲 15g

7剂。

12月13日二诊：药后乳汁增多，疲乏气短好转，但站时间长以及累时，阴道有下坠感，舌脉如前。

黄芪 20g	白术 10g	陈皮 6g	升麻 6g	柴胡 8g
甘草 6g	党参 20g	王不留行 15g	防风 10g	当归身 15g
葛根 20g	橘叶 15g	通草 6g	漏芦 18g	炮山甲 15g

5剂。

12月21日三诊：昨日去妇产科检查，阴道壁已无脱垂，站立时间及累后也无下坠感。乳汁增多，孩子已能吃饱，舌脉如前。

黄芪 15g	白术 10g	陈皮 6g	升麻 6g	山茱萸 20g
党参 15g	甘草 6g	葛根 15g	柴胡 8g	当归身 10g

10剂。

1999年元旦来电话，病愈，一直很好。

203. 阴挺（二）
（子宫脱垂）

白某，女，31岁，已婚，工人。1998年10月24日初诊。

子宫脱垂已6年，时好时坏，累后加重，休息则轻，每遇经期第1天，腹痛下坠严重。现小腹下坠，阴道有物脱出感，坠胀不适，卧则舒，伴有疲乏无力，四肢不温，精力不足，腰酸痛，面色萎黄。近日妇科检查，诊为子宫脱垂Ⅰ度。

舌暗有齿痕，苔薄白。脉细无力。

证为中气下陷，带脉失约，致子宫脱垂。治以补中益气，升阳举陷，补肾固带，方用补中益气汤加减。

黄芪 15g	党参 15g	柴胡 8g	升麻 6g	当归身 15g
白术 10g	甘草 6g	陈皮 8g	肉桂 10g	狗脊 20g
川断 12g	煅龙骨 30g	煅牡蛎 30g	炮姜 5g	

连服两个多月而愈。

【按】 子宫从正常位置沿阴道下降至坐骨棘水平以下，甚至脱出阴道口外者，称为"子宫脱垂"。古称"阴挺""阴痔""阴脱""阴菌""阴挺下脱"等。因本病多发生在产后，又称"产肠不收""子肠不收"。本病的发生多与气虚下陷、肾虚、冲任不固、带脉失约有关，亦有因湿热下注者。以上两例均为中气不足，气虚下陷，系胞无力所致。例1因脾气虚，脾为气血化生之源，乳汁又为气血所化生，因此在补中益气汤的基础上，加通经下乳之品，乳汁自然增多，子宫脱垂也愈。例2除中气不足外，尚有肾虚、冲任不固、带脉失约。肾为冲任之本，肾虚则冲任不固；胞系于肾，肾虚则系胞无力；带脉总约束诸脉，尤其腰以下诸脉，带脉失约，无力维系胞宫等，以致子宫脱垂。故治疗仍在补中益气的基础上，加补肾及固带脉之药。如：加狗脊、川断补肾固带及冲任；龙骨、牡蛎固涩带脉；炮姜、肉桂温阳祛带脉之寒；方中升麻、黄芪、党参、当归共奏补中气、固带脉，使下陷者上升之功，气足带固，则子宫下垂自愈。

204. 月经过少（一）

魏某，女，27岁，已婚，工人。2000年8月6日初诊。

1998年、1999年、2000年连续3年做人工流产。平素月经正常，2000年1月人流后，月经周期正常，但经量逐渐减少，发展到每天换卫生巾一次且纸未透，两天净，已半年余。月经今日来潮，色淡红，无块，血量尚未多。腰酸，有时少腹痛。

舌胖大，有齿痕，苔薄白。脉细无力，尺脉尤甚。

证为脾肾两虚，气血不足，治以补肾健脾，养血调经。方用圣愈汤加减。

黄芪 15g	党参 15g	当归 12g	白芍 10g	川芎 10g
熟地 10g	桃仁 10g	益母草 15g	巴戟天 10g	菟丝子 12g
山茱萸 20g	五味子 8g			

3剂。

8月9日二诊：月经两日净，量仍不多，但较前略有增加。脐周硬并刺痛，纳呆，大便正常，舌胖有齿痕，苔薄白，脉细无力。脐周硬并刺痛，为瘀血所致。故改用茯苓桂枝汤合圣愈汤加减治疗。

桂枝 10g	茯苓 10g	丹皮 10g	赤芍 12g	桃仁 10g
红花 10g	川芎 10g	熟地 10g	白芍 10g	当归 15g
黄芪 15g	党参 15g	焦三仙 10g	鸡内金 15g	益母草 15g
狗脊 20g				

7剂。

8月23日三诊：药后纳增，但感疲乏无力。舌脉如前。治以补脾，益气养血，方用八珍益母汤加减。

黄芪 15g	党参 15g	炒白术 10g	当归 12g	白芍 10g
川芎 10g	熟地 10g	益母草 15g		

7剂。

9月10日四诊：9月4日月经来潮，血量明显增加，已恢复到正常量，色暗红，无块，4天净，精神体力均佳。苔薄白，脉虽无力，但较前好转。上方再进7剂。

【按】多次流产，屡伤肾与气血。肾虚则腰酸，尺无力。舌胖大有齿痕为脾虚之征。肾藏精，脾为气血化生之源，精血又可相互转化，脾肾亏，血必亏少。血是月经的物质基础，血少则血海空虚，无血可下，故月经量少。用黄芪、党参补气健脾，滋后天之本，化生之源；巴戟天、菟丝子、山萸肉、五味子补先天之本；桃红四物汤加益母草，养血活血调经。二诊、三诊出现脐周围硬刺痛，乃系瘀血作祟，瘀血阻滞，血流不畅，以致月经量少，故改用桂枝茯苓丸加圣愈汤，以补气养血，活血化瘀；加焦三仙、鸡内金，消食增进食欲；狗脊补肾。四诊、五诊病愈，用八珍益母汤补气养血以善其后。

205. 月经过少（二）

王某，女，39岁，已婚，干部。2001年6月18日初诊。

1999年曾有月经后期4个月（40～50多天一次），经服中药愈。近5个月来，经量特别少，只见点滴，色黑红，两天净。末次月经5月12日。现心悸失眠，腰酸尿频，夜尿2～3次，双耳有堵胀感，口干渴，喜冷饮。

舌红，苔薄白。脉数，尺脉无力。

证属血虚有热，兼肾气不足。治以清热凉血，佐以补脾肾，方用芩连四物汤加减。

黄芪 15g	党参 15g	当归 10g	赤芍 10g	白芍 10g
川芎 10g	生地 10g	黄芩 10g	黄连 10g	丹参 15g

丹皮 12g　　　狗脊 20g　　　山茱萸 20g　　　龙胆草 3g　　　益智仁 12g
7 剂。

5 月 25 日二诊：药后耳堵胀愈，口干渴减，仍心悸失眠，腰酸尿频，舌红苔薄白，脉沉无力。上方去龙胆草、黄芩，加炒枣仁 20g、桑螵蛸 15g，7 剂。

7 月 4 日三诊：月经 6 月 15 日来潮，血量已正常，色淡红，4 日净。尿频好转，夜尿 1 次，睡眠也见好转，舌正常，苔薄白，脉无力。改用八珍益母汤加减。

当归身 15g　　　熟地 10g　　　白芍 10g　　　川芎 10g　　　黄芪 15g

党参 15g　　　茯苓 10g　　　炒白术 10g　　　甘草 6g　　　生龙 30g（先煎）

益母草 15g　　　炒枣仁 20g　　　生牡蛎 30g（先煎）

7 剂。

【按】肾虚则腰酸尿频，夜尿增多，尺脉无力；热盛则舌红脉数。肾虚精亏血少，热灼伤阴血，以致血更虚。血虚不能养心神，故心悸失眠。血亏血海不盈，致使月水过少。热灼津液，而口干渴喜冷饮。热犯肝胆，则耳堵胀。治用当归、川芎、白芍、丹参、生地养血调经，赤芍、生地、丹皮清热凉血。芩连、龙胆草清热泻火，火去血凉则病愈。狗脊、山萸肉、益智仁补肾益精，黄芪、党参滋气血化生之源，精血足，血海充盈，月经量自然正常。加桑螵蛸、益智仁补肾缩尿，炒枣仁养心安神，生龙牡重镇安神，黄连清心火，心火去，不再扰心神，则神安，失眠愈，益母草活血调经。

206. 月经过少（三）

陶某，女，32 岁，已婚，晋州农民。1999 年 11 月 21 日初诊。

既往健康，月经正常。今年 1 月份，妊娠两个多月，行药物流产后，出血量多，淋漓不断月余，用中药西药止血无效，经清宫后血方止。3 ~ 4 月份，月经闭止未来潮，由 5 月份至今，每次经来量很少，整个经期只用 1 块卫生巾，1 天血即净。经色淡红，无血块，同时伴有头晕耳鸣，心悸气短，腰酸，动则眼黑。末次月经 11 月 16 日。现面色苍白，唇甲舌淡。

苔薄白，脉沉细无力。

证为气血虚所致月经过少，治以补气养血，活血调经，方用八珍益母汤加减。

当归 10g　　　熟地 10g　　　白芍 10g　　　川芎 10g　　　黄芪 15g

党参 15g　　　茯苓 10g　　　炒白术 10g　　　甘草 6g　　　益母草 15g

炒枣仁 20g　　　桃仁 10g　　　红花 10g　　　山茱萸 20g　　　菟丝子 12g

7 剂。

11 月 29 日二诊：药后头晕耳鸣、心悸气短、腰酸均减轻，唇甲舌淡，苔薄白，脉沉细无力，上方再进 7 剂。

12月10日三诊：药后面色红润，指甲唇舌色均正常，脉细，余症亦见好转。上方加肉桂10g，7剂。

12月20日四诊：药后头晕耳鸣，心悸气短已愈。12月14日月经来潮，血量增多，色淡无块，4天净。经期后两天，小腹隐痛，喜暖喜按，腰酸。舌正常，苔薄白，脉细较前有力。

当归10g	熟地10g	白芍10g	川芎10g	黄芪15g
党参15g	茯苓10g	炒白术10g	甘草6g	益母草15g
山茱萸20g	菟丝子12g	肉桂10g	枸杞子20g	

连服月余。

2000年2月份追访，月经正常，未再服药。

【按】药物流产造成病理状态，致使胚胎组织排出，排出不净，则出血不止，出血过多，则气随血下，以致气血不足，故闭经两月。经体质恢复，月经来潮，但血量很少。头晕眼黑，心悸气短，面色苍白，唇甲舌淡，苔薄白，脉沉细无力，均为气血不足所致；耳鸣、腰酸系肾虚所致。治用四君子汤补气健脾，益气血之源；四物汤加益母草、桃红，补血活血调经，桃红又能祛瘀生新，配肉桂以鼓舞气血生长；山茱萸、菟丝子、枸杞子，补肝肾，益精血。全方共奏补气养血、补肝肾精之功。气血足，血海充盈，有血可下，故经血量正常。治疗过程处方未变，系遵谨守病机，效不更方。

207. 月经过多（一）

王某，女，27岁，已婚，职工。2001年5月22日初诊。

平素体弱，畏寒肢冷，失眠多梦，心悸气短，记忆力差。近两年月经周期正常，经量增多，色淡红，无块，7～8天净。今日月经来潮，色暗红，量多，伴有失眠多梦，心悸气短，脑涨不清醒，怕冷纳呆，大便初头干，后便溏，日1次。

舌瘦淡，苔薄白。脉沉迟细无力。

证为阳虚，心脾失其温煦，以致脾不统血而月经过多。治以壮阳益气，兼补心脾，方用四逆汤合归脾汤加减。

干姜5g	甘草6g	黄芪15g	当归身10g	炮附子8g（先煎）
茯神15g	桂圆肉20g	木香6g	炒枣仁20g	党参10g
茜草12g	夜交藤20g	仙鹤草15g	合欢花20g	生地炭30g
藕节炭30g				

7剂。

5月29日二诊：服第2剂时，血量明显减少，第5剂服完血止。药后畏寒肢冷、大便溏均减轻，但仍心悸气短，失眠多梦，纳呆，舌瘦淡，苔薄白，脉沉迟细无力。

干姜 5g	甘草 6g	黄芪 15g	当归身 10g	炮附子 8g（先煎）
茯神 15g	桂圆肉 20g	炒枣仁 20g	木香 6g	党参 10g
夜交藤 20g	合欢花 20g	生龙骨 30g	生牡蛎 30g	

14 剂。

7 月 15 日三诊：6 月 20 日月经来潮，血量正常，色红，4～5 天净，心悸气短、睡眠均明显好转，头脑较前清醒，且好用，随之心情也舒畅，饮食增加，大便正常，舌正常，苔薄白，脉无力。上方再进 7 剂，其后用归脾丸巩固疗效。

【按】阳虚，心脾失其温煦，气血化生无权，以致气血不足，故舌瘦舌淡，脉细无力；气血虚，心失所养，故心悸失眠多梦，记忆力差；血不能充养脑，则头脑不清醒。阳虚则寒，故畏寒肢冷，脉沉迟，月经错后；脾阳不振，则纳呆便溏；脾不统血，冲任不固，则月经量多。用附子、干姜大热之品，补助阳气，配黄芪、党参、甘草以助阳益气；当归身、桂圆肉补血，茯神、枣仁、夜交藤、合欢花养心安神，生龙牡镇静安神；佐以生地炭、茜草、仙鹤草、藕节以防经量过多。本案用两方化裁，共奏壮阳益气、兼补心脾之功。

208. 月经过多（二）

张某，女，38 岁，已婚，教师。1991 年 11 月 21 日初诊。

素有经前乳房胀痛，腰酸痛，但月经正常，由 9 月 7 日做避孕埋藏疗法后，即阴道出血，量多如注，曾用止血药口服及注射，于 10 月 29 日血方止。11 月 16 日月经来潮，开始量少，色暗红，有块；20 日血量突然大下不止，色鲜红，伴有心悸气短，头晕无力，面色㿠白。

唇舌淡，苔薄白。脉细无力。

证属肾虚肝郁，兼气血不足。治以补肾，益气养血，佐以理气止血，方用圣愈汤加减。

黄芪 12g	党参 10g	当归身 10g	生地炭 30g	川芎 6g
白芍 10g	山茱萸 15g	枸杞子 10g	川断 15g	狗脊 21g
仙鹤草 10g	藕节炭 30g	香附 12g		

6 剂。

11 月 2 日二诊：血未净，但量少，近日烧心反酸，舌尖红，苔薄白，脉沉无力。上方加吴茱萸 6g、黄连 10g、瓦楞子 15g、血余炭 10g，6 剂。

12 月 5 日三诊：服药过程中，血渐减，于 11 月 29 日血净。现仍腰痛，舌红，苔黄薄，脉沉滑。治宗前法。

| 黄芪 15g | 当归 12g | 熟地 10g | 川芎 6g | 白芍 10g |

党参 10g　　　山茱萸 15g　　枸杞 10g　　　狗脊 15g　　　川断 15g

炒杜仲 12g　　栀子 10g

7 剂。

12 月 20 日四诊：12 月 18 日月经来潮，血量较前明显减少，色鲜红，但仍腰酸痛，疲乏无力。舌正常，苔薄白，脉细无力。正在经期，治宗前法，多加止血之药。

黄芪 15g　　　生地炭 30g　　藕节炭 30g　　升麻炭 4g　　　川断 21g

炒杜仲 12g　　桂圆肉 15g　　茜草炭 10g　　白芍 10g　　　艾叶炭 10g

血余炭 10g　　阿胶 10g（烊化）

3 剂。

12 月 25 日五诊：药后血止。本次月经量基本正常，腰酸痛亦减。舌正常，苔薄白，脉无力。治以补肾，佐以健脾，方用六味地黄汤加减：

熟地 10g　　　山药 15g　　　山茱萸 20g　　丹皮 10g　　　黄芪 15g

党参 15g　　　茯苓 10g　　　泽泻 10g　　　狗脊 20g　　　川断 12g

菟丝子 12g

7 剂。

【按】由埋藏疗法引起子宫大出血，气随血下，以致气血不足，故心悸气短，头晕乏力，面色㿠白，舌淡，脉细无力。但素有肾虚，肝郁，治以补肾理气，益气养血，方用圣愈汤加味。方中圣愈汤补气养血调经，山茱萸、枸杞子、川断、狗脊补肾养肝，仙鹤草、藕节炭止血，香附理气。二诊血虽减少，但未净，又添烧心反酸、肝胃不和之证与舌尖红之热象。故在原方中加黄连、吴茱萸、瓦楞子以制酸，黄连又能泻心火，使火不克金，金能制木，木平则不再克土而肝胃和。加血余炭以加强止血之功。三诊，血虽止，但仍腰酸，舌红，苔黄，热象未减，在方中又加杜仲补肾，栀子祛火。四诊正值经期，血虽较经期量少，但治疗仍需止血，所以全用炭类与阿胶。五诊，月经量基本正常，仍有肾虚之征，故全在补肾，用六味地黄汤化裁治疗。本人体会，补肾应着重于脾，因脾为后天之本，气血生化之源，肾为先天之本，先天需后天之补养。血与精又可互相转化。血足肾精则盛，故补肾应着手于脾。

209. 月经过多（三）

杨某，女，29 岁，已婚，职工。2002 年 6 月 18 日初诊。

素有头晕失眠，每次月经提前 1 周而至。经期第 2 天血下如注（自述血下如小便样多），色红，有时有血块，第 3 天血量逐渐减少，1 周净，伴有心悸气短，腰酸已年余。末次月经 5 月 14 日。面色㿠白。

舌尖红，苔薄白。脉细数。

证为心脾虚，兼血分有热，脾不统血，热迫血行，而引起月经过多。治以补心脾，兼以清热凉血，方用归脾汤加减。

当归身 10g	生地炭 30g	藕节炭 30g	赤芍 10g	白芍 10g
升麻炭 6g	桂圆肉 20g	炒白术 10g	甘草 6g	茯神 10g
仙鹤草 15g	炒枣仁 10g	川芎 10g	黄芪 15g	阿胶 15g（烊化）
党参 15g				

7剂。

6月25日二诊：6月20日月经来潮。经量已不多，色红，有血块，现点滴未净。失眠腰酸乏力，口苦，纳可，大便正常，舌正常，苔薄白，脉细数。

黄芪 15g	党参 15g	茯神 20g	炒白术 10g	桂圆肉 20g
远志 6g	炒枣仁 20g	合欢花 20g	夜交藤 20g	柏子仁 12g
仙鹤草 5g	生龙骨 30g	生牡蛎 30g	柏子仁 10g	

7剂。

7月2日三诊：药后经血6月26日净。睡眠好转，但头晕，精神不振，腰酸。舌正常，苔黄薄，脉细数。

黄芪 15g	党参 15g	茯神 20g	炒白术 10g	桂圆肉 20g
黄连 10g	丹皮 10g	远志 6g	炒枣仁 15g	合欢花 20g
夜交藤 20g	柏子仁 12g	当归身 12g	狗脊 20g	川断 12g
木香 6g				

7剂。

【按】心主血，脾统血，心脾为气血之源，心脾虚，则气血生化不足，气血不养心神则心悸，失眠多梦；血不能上养头脑，故头晕；脾虚则气短，脾不统血而致月经过多。舌尖红，脉细数，为血分有热，热迫血行以致月经量多如注，色红有血块，腰酸乏力，乃肾虚尔。用归脾汤补心脾，养血安神，益气血之源；加柏子仁、合欢花、夜交藤养心安神，赤芍、丹皮、生地、黄连清热凉血止血；升麻炭升提下行之血，仙鹤草止各种出血，阿胶补血止血，全方共奏补心脾肾、养心安神、清血止血之功。

210. 月经先期（一）

王某，女，21岁，未婚，学生。2000年9月14日初诊。

每次月经提前10天左右，已6年余。本月9日来潮，血量少，色深红，有血块，5天经净。经前、经期除口干渴、喜冷饮外，尚无其他不适。

舌红，苔薄白，脉滑数。

证属血热，热迫血行，以致月经先期。治以清热凉血，补血调经，方用芩连四物汤加减。

当归 10g	生地 12g	赤芍 10g	白芍 10g	川芎 10g
黄芩 10g	黄连 10g	丹皮 12g	益母草 15g	

7剂。

9月30日二诊：月经未来潮，亦无明显症状，舌正常，苔薄白，脉细稍数。看来热象已减，宗上方治疗，上方再进7剂。

10月7日三诊：月经10月10日来潮，经血量仍少，色红，无块，少腹稍有不适，饮食二便均正常，舌正常，苔薄白，脉缓有力。

经治疗月经周期正常，热象已消。原方再服半月，以巩固疗效。

【按】本患纯属实热之证，热扰冲任，迫血妄行，以致月经先期而至；热灼阴血，经量少、色深红，有血块；热伤津液，以致口干喜冷饮。舌红脉数为血热之象，故治以清热凉血为主，兼以调经。方中赤芍、生地、丹皮能清热凉血，芩连清热泻火，火热清则血净；方中四物汤合益母草、丹皮，又能补血、活血调经，连服月余，而月经周期恢复正常。

211. 月经先期（二）

陈某，女，31岁，已婚，本院职工。1991年10月31日初诊。

主诉：月经20～22天一次，血量多，色淡，无块，10天左右方净，已半年余。现有心悸气短，疲乏无力，手足心热，午后潮热，腰酸、腿软。有肺结核史。末次月经1991年10月18日。

舌红，苔薄白。脉细数无力。

证属脾虚，统血无力，以致月经提前而至，兼有阴虚内热，热迫血妄行。治以健脾补气，养阴退虚热，方用归脾汤并二至丸加减。

黄芪 15g	当归 10g	远志 6g	党参 12g	桂圆肉 15g
茯苓 10g	枣仁 10g	煅龙骨 30g	煅牡蛎 30g	木香 6g
五味子 6g	女贞子 15g	旱莲草 15g	玉竹 10g	麦冬 10g
阿胶 10g（烊化）				

6剂。

11月7日二诊：药后心悸气短、疲乏无力明显减轻，但余症如前，舌淡，苔薄白，脉细无力。

黄芪 15g	当归 10g	女贞子 15g	旱莲草 15g	丹皮 10g
地骨皮 15g	五味子 6g	桂圆肉 15g	茯苓 10g	甘草 6g
木香 6g	炒白术 10g			

6 剂。

11 月 14 日三诊：月经 11 月 12 日来潮，量多、色淡无块，同时药后五心烦热，伴有腰痛，小腹空坠微痛。心悸气短，疲乏无力，舌淡，苔白，脉无力。正值经期，以补气养血调经，佐以补肾止血。

当归身 10g	生地炭 30g	白芍 10g	川芎 8g	黄芪 15g
川断 12g	杜仲炭 12g	党参 15g	山茱萸 20g	煅龙骨 30g
狗脊 20g	仙鹤草 15g			

5 剂。

12 月 5 日四诊：药后血渐减，12 月 8 日血净。现仍心悸、气短，乏力。但五心烦热明显好转，饮食，二便正常，舌正常，苔薄白，脉较前有力。

证仍以脾虚为主，兼有阴虚内热，故仍用归脾汤加减。

黄芪 15g	党参 15g	茯苓 10g	炒白术 8g	甘草 6g
桂圆肉 20g	枣仁 10g	木香 6g	女贞子 15g	旱莲草 15g
丹皮 10g	地骨皮 15g			

7 剂。

2000 年 2 月患者告之，月经已正常，其他症状明显好转。

【按】该患者为本院职工，较为熟悉。她素体虚弱，曾患肺结核治愈。心悸气短乃为气血不足之象，疲乏无力、气短，血量多、色淡为脾气不足，统血无力，故血量多，经期长（10 天左右完）周期短（20 ~ 22 天一次）。肝肾阴虚，阴虚生内热，故五心热，午后潮热；肾精不充致腰酸腿软，肝肾阴亏，相火失藏，冲任不固，以致月经先期。治以补气健脾，以助气血生化之源，兼以补肝肾之阴，以滋阴降火，退虚热。方用归脾汤加减，方中黄芪、麦冬、茯苓、白术、甘草补气健脾，脾气足则统血有力；黄芪、当归乃当归补血汤，加桂圆肉，乃补血益气，龙牡重镇安神，枣仁养心安神；阿胶、女贞子、旱莲草加五味子补肝肾阴，配麦冬、玉竹以养阴退虚热，阿胶又能养血、止血；木香理气醒脾，使本方补而不滞。药后脾气得补，所以气短心悸、疲乏无力明显减轻。二诊加强清退虚热药，如丹皮、地骨皮之类，故药后五心烦热明显减轻。但值经期，经血量多、色淡，小腹空坠微痛，心悸、气短，疲乏无力，均为脾虚之象，治疗补气养血调理，改圣愈汤加味治疗。圣愈汤即四物加黄芪、党参，用以调经补气血；方中加山茱肉、狗脊、川断、杜仲补肾气以固本；生地炭、藕节炭、仙鹤草、杜仲炭以止血。四诊，月经净后，仍宗原意，以归脾汤加减补气养血。《医方集解》说："气壮则能摄血，血自归脾，而诸症悉除矣。"

212. 月经先期（三）

徐某，女，42 岁，已婚，市政府干部。1998 年 8 月 12 日初诊。

主诉：月经半月一次，量少，色淡质稀，2 ~ 4 天干净，已年余。末次月经 7 月 28 日。

现病史：素有胃痛病，经常胃胀痛，便溏，日 2 ~ 3 次，食油腻之物加重。平时心悸气短，疲乏无力，动则加重，失眠多梦，面色㿠白。

舌淡、苔薄白。脉沉无力。

证系心脾虚，腰痛，统血无力，冲任不固，以致月经先期。治以补益心脾，养血调经，方用归脾汤加减。

黄芪 12g	党参 15g	茯苓 10g	白术 10g	甘草 6g
远志 6g	枣仁 20g	木香 6g	桂圆肉 20g	当归 10g
升麻 6g	防风 10g	莲子肉 15g	山药 15g	

7 剂。

8 月 20 日二诊：药后失眠多梦、心悸、气短、便溏均见减轻，面色也好转。舌正常，苔薄白，脉无力。效不更方，上方再进 7 剂。

8 月 28 日三诊：药后诸症均减。月经 8 月 24 日来潮，血色淡红，量少，无块，少腹隐隐作痛，大便溏加重，日 3 次，今日血已净，舌正常，苔薄白，脉无力，面色苍白。经期基本正常，仍用原方再进半月，巩固疗效。后经访，月经周期正常。

【按】患者素有脾胃虚弱，脾为气血化生之源，脾虚气血化生不足，血虚不能养心神，故心悸失眠多梦，面色㿠白；气虚则气短疲乏无力，动则加重，便溏，舌淡，脉无力。用归脾汤加减治疗，方中黄芪、党参、茯苓、白术、甘草、莲子肉、山药健脾补气，摄血，兼以止泻；远志、枣仁、桂圆肉养心安神，当归、桂圆肉补血，升麻升提阳气，防风鼓舞阳气，使脾阳得升，加强脾统血之力，连服数剂，月经周期正常。

月经先期，系月经周期提前，引起本病的主要原因有两种，一是血热，热迫血行，而致周期提前。血热又有实热与虚热之分，实热辨证要点：月经先期，量多或少，质稠有块，色深红，口渴喜冷饮，心中烦热，面赤，舌红，苔黄脉数。认为血热迫血妄行而经量多，易于理解；但有热，量也可少，例 1 便是。血少是因热灼血液，使血浓缩故血量少。虚热辨证要点：月经先期，色鲜红，量也可多可少，理同实热。主要兼有阴虚内热象，如两颊潮红，低热不退，五心烦热，午后潮热，盗汗，舌红少苔，脉细数。二是脾虚，临床以脾虚者多见。而脾虚多兼有心虚的，即心脾两虚，如例 3；也有脾虚兼肝肾阴虚的。脾虚的辨证要点：月经先期，血多或少，色淡，疲乏无力，舌胖大有痕，苔薄白，脉无力。脾不统血则血多，脾化生不足则血少，所以脾虚的经血可多可少。肝肾阴虚辨证要点：月经先期，量少，色红，兼有阴虚内热之症状，如五心烦热、午后潮热、舌红少苔、脉细数。

213. 月经先期（四）

孙荣娟，女，28岁，已婚，财政学院教师。1993年6月24日初诊。

主诉：月经6月12日来潮，量多如注，色淡红，有块，现来潮10余天，仍多，伴有头晕、心悸气短、疲乏无力、面部及四肢肿胀、面色苍白、唇舌指甲均色淡、苔薄白、脉沉无力，已年余。去年上节育环后，出血10余日未净，用止血药方止，继而即月经隔十天半月1次，量多，10多天才完，经中西医治疗无效，而来就医。

该患开始是因上节育环时，损伤冲任，冲任不固而致出血不止；后为经血过多，气随血泄，以致气血不足，气虚日甚，冲任不固，不能摄血，以致出血过多，月经不期而至。治以补气养血，固养冲任，方用归脾汤加减。

当归 10g	白芍 10g	茯苓 12g	白术 10g	炙黄芪 15g
党参 15g	桂圆肉 20g	枣仁 15g	木香 6g	生地炭 30g
藕节炭 30g	茜草 10g	仙鹤草 75g	甘草 16g	

7剂。

7月15二诊：上药服3剂血净，7月10日月经又来潮，量较前明显减少，色鲜红，无块，4天完。头晕、心悸、气短、无力也明显减轻，但四肢仍肿胀，纳可，二便正常，面已有血色，舌仍淡，苍白，脉沉无力。仍宗上法治疗，方用归脾汤加减。

黄芪 15g	党参 15g	当归 10g	茯苓 15g	白术 10g
甘草 6g	桂圆肉 20g	枣仁 12g	木香 6g	枸杞子 15g
柏子仁 10g				

7剂。

7月22日三诊：药后诸症均减，上方再进7剂，以观后效。后经追访，从服上药后一切正常。

【按】此患开始系上节育环引起的创伤，损伤血络，血不归经，而出血不止。治应按创伤治疗，原则是活血止血，少佐扶正之品。后因失血，气随血泄，血不能养冲任，气虚不能摄血，冲任不固，以致月经先期而至，血量多。

《血证论》认为"血乃中州脾土所统摄"，故用归脾汤加减治疗。方中黄芪加四君子汤，健脾补气，脾气壮则生化有源，气血得生，脾健气充能统血摄血。当归、白芍、桂圆肉补血，枣仁养心安神；仙鹤草及炭类止血；当归、茜草又有活血之力，以防止血留瘀；木香行气，醒脾，善调中宣滞，在方中使补而不滞，又能助黄芪而补气。汪机曰："木香与补药为佐则补。"全方共奏健脾益气、补血养心安神止血之效。连服半月余，彻底痊愈。

214. 月经后期（一）

王某，女，22岁，未婚，大学生。2002年6月19日初诊。

月经12岁初潮，一直正常。近7年未患有痛经症，经期第1天，腹胀甚时则腹痛，血色正常，量不多，5~6天干净。近4个月来，经期延后20多天，现脘腹膨胀，大如鼓，胀甚咳气，矢气多，大便正常，带多色白质稀，有异味，上午精神不振，疲乏无力。末次月经2002年5月29日。

舌正常，苔薄白。脉沉无力。

证属脾胃虚弱，血化生不足，脾气郁滞，血行不畅。冲脉隶属阳明，气滞血虚，冲脉亏虚，血液不能按时充盈，故月事错后。治以健脾行气，消导积滞，方用厚朴温中汤加减。

厚朴 10g	甘草 6g	茯苓 12g	青皮 8g	陈皮 8g
干姜 3g	木香 6g	泽泻 20g	槟榔片 15g	荷叶 15g
桃仁 12g	红花 12g	火麻仁 15g	莲子肉 10g	草蔻 10g

3剂。

6月22日二诊：药后腹胀、咳气、矢气均明显减轻，腹胀如鼓亦消，带减，大便量多，纳可，舌正常，苔薄白，脉无力。宗前法治疗。

厚朴 10g	甘草 6g	茯苓 12g	青皮 8g	陈皮 8g
干姜 3g	木香 6g	党参 15g	槟榔片 10g	荷叶 15g
炒白术 10g	砂仁 6g			

4剂。

6月26日三诊：月经6月24日来潮，月经已正常，未有痛经、腹胀等症，已如常人，停药观察下次月经情况。

7月24日复诊，月经7月18日来，经期及平时无不适，嘱不用再服药。

【按】月经后期，多见肝郁气滞，而该患脾胃气滞。脾主升，胃主降，脾胃气滞，升降失常，故腹胀嗳气，矢气多。经期腹胀甚时则腹痛，气滞则血滞，不通则痛，因而痛经。冲脉隶属阳明，脾胃虚弱（精神不振、疲乏无力、带下多属脾虚之症），化生不足，冲任不能按期满盈，故月经后期。治以温中健脾行气，方用厚朴温中汤加减。本方着重在理脾胃之气，方中木香、陈皮、砂仁、厚朴均为理脾胃气滞之要药；荷叶裨助脾胃而升发阳气，使其气机升降正常；厚朴行气除胀，下气除满；槟榔行气消积导滞；佐以火麻仁润便，以消除脘腹之气滞及阴浊之气，3剂便通，腹大如鼓消。方中桃仁、红花活血调经，莲子肉、党参、茯苓、甘草健脾补气，莲子肉兼以固涩。脾健运化正常，血足经按期而下，脾气足白带止。《别录》曰：泽泻"补虚五劳，除五脏痞满"。故加泽泻以除痞满胀痛，7 剂诸症均愈。

215. 月经后期（二）

李某，女，21 岁，未婚，学生。1997 年 10 月 28 日初诊。

患者自述，平时好生闷气，有事存心，长期抑郁，以致经前、经期乳房胁腹胀痛，胀甚于痛，已 5 年余。去年又月经 45 天 1 次，血量少，有血块，色暗红，5 天净。现正值月经期第 3 天，乳房两胁脘腹胀痛，以第 1～2 天重，今已减轻，血量也见少。纳可，二便正常。

舌正常，苔薄白。脉弦滑。

证属肝郁气滞，气滞血不畅，以致月经后期。治以疏肝理气，方用逍遥散加减：

当归 10g	川芎 10g	柴胡 8g	炒白术 10g	甘草 6g
橘叶 5g	川芎 10g	生地 10g	益母草 15g	薄荷 5g（后下）
桃仁 10g	红花 10g	炒牛膝 15g		

连服半月。

11 月 28 日二诊：月经今日来潮，经前未感乳房及胁胀腹痛，少腹仍胀痛，但较前减轻，血量尚少，色暗稠，腰酸痛，舌正常，苔薄白，脉弦滑。腰酸痛为肾不足，治宗上方，加山茱萸 15g 以补肾，炮姜 4g 温经散寒止痛。再进 7 剂。

12 月 5 日三诊：药后第 4 天血净，本次月经量较前增多，色淡红无块。现感疲乏无力，动则气短，纳可，二便正常，舌正常，苔薄白，脉无力。经期血量较多，气虚未复，故在原方加黄芪 15g、党参 15g，又服 7 剂。

1998 年 1 月 2 日四诊：月经 12 月 31 日来潮，经前经期均无不适，舌正常，苔薄白，脉滑。月经已正常，嘱服逍遥丸 1 个月以巩固疗效。

【按】该患由于长期郁闷，致使肝郁气滞，气滞血也滞，故冲任不能按期满盈，以致月经后期。本证纯属肝郁气滞，稍兼气虚与肾虚，故佐以山萸肉补肾固本，加参芪以健脾补气，以滋化生之源，服药两月诸症痊愈。

216. 月经后期（三）

刘某，女，18 岁，未婚，学生。2002 年 6 月 19 日初诊。

12 岁月经初潮，近年余，月经 1 个半月到 2 个月 1 次，血量少，色暗红有块，5

天净。末次月经6月14日，今日月经基本净。面部痤疮长年不愈，口干渴喜冷饮，纳可，大便正常。

舌红，苔薄白。脉数。

证为热灼津血所致的月经后期。治以清热凉血，活血调经，方用桃红四物汤加减。

当归 15g	川芎 12g	生地 10g	赤芍 16g	白芍 16g
丹皮 15g	党参 15g	益母草 15g	栀子 10g	牛膝 15g
桃仁 10g	红花 10g			

3剂。

6月22日二诊：药后面部痤疮少，但仍口渴喜冷饮，带少色黄稠，纳可，大便正常。舌红，苔薄黄，脉数。治宗上法，佐以止带之品。

| 当归 15g | 川芎 10g | 生地 10g | 赤芍 10g | 白芍 10g |
| 丹皮 15g | 益母草 15g | 栀子 10g | 芡实 20g | 败酱草 30g |

7剂。

6月29日三诊：药后口渴喜冷饮及面部痤疮明显减轻，带不多，但仍黄，大便溏，日1～2次，舌红，苔薄白，脉滑数。仍宗上法。

当归 15g	川芎 10g	生地 10g	赤芍 10g	白芍 10g
丹皮 12g	栀子 10g	牛膝 15g	益母草 15g	桃仁 10g
红花 10g	败酱草 30g	鱼腥草 30g		

10剂。

7月13日四诊：今日月经来潮，血量尚不多，色暗红，腹微痛，大便稀，日3次，舌尖红，苔薄白，脉滑数。正值经期，仍活血调经，佐以行气止痛。

当归 15g	川芎 10g	生地 10g	赤芍 10g	白芍 10g
桃仁 10g	红花 10g	丹皮 10g	元胡 15g	益母草 15g
栀子 12g	香附 10g			

7剂。

【按】月经后期多是气郁血滞而成，而本案为热灼津血，血行不畅而致。热伤津液则口渴喜冷饮；热在血分，热灼阴血，见舌红，脉数，面部生痤疮；热灼血则血滞不畅，冲任不能及时充盈，以致月经后期。湿热下注，则见带黄稠。总之均为热邪所致，故治以清热凉血，活血调经。方中生地、赤芍、党参、丹皮、栀子、丹参均能清热凉血，黄芩清热燥湿，泻火解毒，败酱草、鱼腥草清热解毒疗疮，芡实补脾气而涩带，与败酱草、鱼腥草相伍，止带力尤胜。方中桃红四物汤加牛膝、丹参能养血、活血调经。月经周期恢复正常，他症均明显减轻。

217. 月经先后无定期（一）

陈某，女，20岁，未婚，学生。2001年5月15日初诊。

月经有时20天左右一次，或50天到2个月1次，已两年余。月经第1天色暗红，第2天后淡红，无块，量少，5天净。经期第3天开始腹痛，喜按喜暖，伴有吐泻，经过后吐泻止。末次月经4月1日。

舌薄白，脉无力。

证属脾胃虚寒，致月经先后无定期。治以温中散寒，健脾止泻，佐以降逆止呕，方用参苓白术散加减。

党参15g	茯苓10g	炒白术10g	山药15g	陈皮8g
扁豆10g	莲子肉15g	砂仁15g	半夏6g	生姜5片

7剂。

5月23日二诊：月经5月19日来潮，量少，色淡，无块，现血已净。本次经期未见腹痛及吐泻，但大便干，两月一次，舌淡，苔薄白，脉细无力。治宗上方，少佐润便之品，上方加火麻仁15g。

6月29日三诊：月经6月15日来潮，血色正常，量也少无块，经期无不适，舌正常，苔薄白，脉无力。月经基本正常，上方去半夏、生姜，再进半月。

7月29日四诊：月经7月14日来潮，一切正常。嘱其停药。

【按】此证属脾胃虚寒，脾虚血化源不足，致使血海不能按时满溢，故而后期。脾虚统血无力，故而月经提前。经期气随血下，中焦不固以致经期腹泻。经期冲气较盛，冲气夹胃气上逆，而致经期呕吐。其经色淡，量少，腹痛喜按喜暖，此为脾胃虚寒之象。因此治疗原则为健脾补气、渗湿止泻、降逆止呕，方用参苓白术散加减。方中党参、茯苓、白术、山药、扁豆、莲子肉均为健脾之品，而茯苓、白术、薏苡仁又能利湿止泻；莲子、山药兼涩性，砂仁又能温脾止泻；加半夏、生姜降逆止呕，陈皮和胃，全方共奏健脾补气、和胃渗湿、降逆止呕等功效。本病为月经病，但未用调经之品而病皆愈，关键在治病求本。

218. 月经先后无定期（二）

路某，女，21岁，未婚，学生。2002年5月16日初诊。

月经初潮12岁，近3年来，月经有时20多天一次，有时50～60多天1次。月经第 1 天色紫红，第 2 天开始变成红色，有块，量不多，5～6 天净。经期少腹空坠冷痛，喜按喜暖，伴有呕吐泄泻。末次月经 4 月 1 日。

月经今日来潮，血量尚不多，但小腹冷痛，呕吐。素有腹泻，日 2～3 次，已 5 年余。今日经期腹泻加重，日 4～5 次。

舌淡，有齿痕。苔薄白，脉沉无力。

证属脾气虚有寒，寒凝血瘀所致月经先后无定期。正值经期，先活血调经，佐以健脾止泻止呕之品，方用桃红四物汤加减。

当归 10g	白芍 10g	熟地 10g	川芎 10g	桃仁 10g
红花 10g	肉桂 18g	吴茱萸 6g	半夏 6g	炮姜 4g
炒白术 10g	山药 15g	莲子肉 15g	元胡 15g	牛膝 15g
乌药 12g				

7 剂。

6 月 12 日二诊：月经 6 月 6 日来潮，经血量少，色紫红，3 天净，少腹痛，但未吐，腹泻减轻。现脘腹痛，喜按喜暖，大便日 2 次，纳可。舌正常，苔薄白，脉沉无力。治疗健脾止泻，温中止痛，方用四君子汤合良附丸加减。

党参 10g	茯苓 10g	炒白术 10g	甘草 6g	青皮 8g
陈皮 8g	良姜 6g	香附 10g	鸡内金 15g	

3 剂。

6 月 29 日三诊：药后诸症愈，但大便仍溏，日 1 次，纳可，舌正常，苔薄白，脉无力。经前应调经，治以温通血脉，活血调经，方用少腹逐瘀汤加减。

黄芪 15g	党参 15g	当归 10g	川芎 10g	熟地 10g
白芍 10g	桃仁 10g	红花 10g	炮姜 4g	蒲黄 10g（包煎）
小茴香 6g	元胡 15g	乌药 15g	益母草 15g	五灵脂 10g（包煎）

5 剂。

7 月 6 日四诊：7 月 4 日月经来潮，血量较前多，色红无块，经期未吐泻，但少腹稍痛（痛经较前明显好转），舌正常，苔薄白，脉无力。月经周期已正常，尚有轻微的痛经，用上方配成丸药，长期服用，慢慢治疗。

【按】该患经期腹空坠，伴吐泻，腹痛喜按，均为脾虚之征。脾虚统血失司，则月经先至。腹冷痛喜暖，为有寒，寒凝血滞，经血不畅，而致月经迟来，因而形成先后无定期。经行气血下，中气不足，故而腹泻加重；经期冲气旺，冲气夹胃气上逆则恶心呕吐。用肉桂、吴茱萸、炮姜温中散寒止痛止泻，吴茱萸苦降，与半夏降逆止呕，元胡、乌药行气止痛，桃红四物汤加牛膝活血调经，白术、山药、莲子肉健脾补气，以益气血化生之源、统血之力。脾健则气调血顺，经水自然应期，故 7 剂后诸症愈，唯有腹泻未止。二诊治疗着重健脾止泻，温中行气止痛，方用四君子汤合良附丸加味。三诊正在经前，重在温通血脉，活血调经，用少腹逐瘀汤加减治疗。四诊时，病已痊愈，配丸药巩固疗效。

219. 经期延长（一）

崔某，女，34 岁，已婚，职工。2000 年 5 月 22 日初诊。

月经周期正常，经期 10 天至半月方净，经血量少，色淡红，无块，已年余。素有失眠多梦，心悸气短，怕冷，头脑发胀，记忆力差，已 5 年余。近日大便初头干，后便溏，纳可，末次月经 5 月 15 日。

舌淡体瘦，苔薄白。脉细无力。

证属心脾虚所致，经期延长。治以补心脾，养血调经，方用归脾汤加减。

黄芪 15g	党参 10g	当归身 12g	五味子 8g	炒枣仁 15g
远志 6g	茯神 10g	桂圆肉 10g	木香 6g	炒白术 10g
柏子仁 12g	合欢花 20g			

7 剂。

5 月 28 日二诊：药后心悸、气短、睡眠均有好转，他症如前，舌淡而瘦，苔薄白，脉无力。治宗上法，上方加莲子肉 15g，7 剂。

6 月 6 日三诊：药后心悸、气短、失眠、头胀均明显好转，但记忆仍差，大便正常，纳可，舌淡苔薄白，脉无力。上方加鸡内金 15g，7 剂。

6 月 14 日四诊：月经 6 月 13 日来潮，血量较前多些，色红，无块。现有心悸、失眠之症，纳可，大便正常，舌淡，苔薄白，脉较前有力。治仍宗上方，7 剂。汤药服完后，嘱服归脾丸，日 3 次，每次 2 丸。

7 月 26 日五诊：服归脾丸月余，两次月经均 6 天净。现诸症痊愈，停药观察。

【按】归脾汤为健脾与养心并重的方剂。功能益气养血。心主血，脾统血，心脾又是血之化生之源。《医方集解》曰："心藏神而生血，心伤则不能生血而血少，故怔忡健忘。脾主思而藏血，脾伤则血不归脾，故不眠……脾不健运故食少，脾不能统血则妄行。"方中党参、白术、黄芪、甘草健脾益气；当归养神，桂圆肉、枣仁、远志、合欢花等养心安神；木香理气醒脾，使补而不滞；后加鸡内金以消食增进食欲，莲子肉健脾养胃，补心益神。连服两个多月，诸症痊愈。

中医治月经病原则之一是治病求源，如先有他病，而后引起月经病者，应先治他病，他病愈，经则自调。本案即循此理而治，疗效显著。

220. 经期延长（二）

王某，女，23 岁，未婚，学生。2001 年 6 月 15 日初诊。

月经周期正常，经期 10 ~ 18 天，血少，色深红有块，经前 1 ~ 2 天及经期第 1 ~ 2 天少腹刺痛，拒按，喜冷饮，已 5 月余。末次月经 5 月 30 日。

舌红有瘀斑，苔薄黄。脉滑数。

证属热盛血瘀，血不归经所致经期延长。治以清热凉血，活血调经，方用桃红四物合失笑散加减。

当归 15g	生地 10g	川芎 10g	赤芍 10g	白芍 10g
栀子 10g	丹皮 15g	桃仁 10g	红花 10g	益母草 15g
香附 12g	柴胡 15g	乌药 15g	丹参 15g	蒲黄 10g
五灵脂 10g				

连服 14 剂。

6 月 29 日二诊：月经昨日来潮，本次经前经期腹痛均减，血色深红，今日量稍增。舌红有瘀斑，苔薄白，脉滑数，上剂再进 7 剂。

7 月 7 日三诊：月经昨日净（经期 9 天），现无明显症状，舌瘀斑变淡且减少，苔薄白，脉无力稍数。经期仍长，宗上法，方用芩连四物汤加减。

当归 15g	川芎 10g	生地 10g	赤芍 10g	白芍 10g
益母草 15g	栀子 10g	黄芩 10g	黄连 10g	丹参 15g
桃仁 10g	红花 10g	丹皮 15g	牛膝 15g	

连服月余。

8 月 10 日四诊：月经 7 月 30 日来潮，血红，量可，有少量小血块，6 天净。经期未见腹痛，舌正常，苔薄白，脉滑稍数。用上方配成丸剂，长期服用。

【按】本案病情简单，即热邪炽盛，热灼阴血，阴津亏少，血流不畅，日久成瘀，瘀血阻滞，血不归经，以致经期延长。药用黄芩、黄连、栀子，清热泻火，赤芍、生地、栀子、丹参、丹皮清热凉血，血凉则静，则血止。瘀血化开，血脉通畅，血可归经，故经自调，治疗两月余而病愈。

221. 经间期出血（一）

胡某，女，35 岁，已婚，干部。1992 年 6 月 10 日初诊。

主诉：月经正常，但每遇月经期中间，阴道出血，量少，色鲜红，无块，2~3天净，同时伴有心中烦热，手足心热，午后潮热，已半年。末次月经6月4日，现血已净。

舌红少苔，脉细数。

证属阴虚血热，以致经间期出血。治以滋阴退虚热，方用青蒿鳖甲汤（《温病条辨》）加减。

秦艽 10g	鳖甲 15g	地骨皮 20g	银柴胡 10g	青蒿 20g
当归 10g	知母 6g	旱莲草 15g		

7剂。

6月17日二诊：药后手足心热减，仍心烦口渴，午后潮热，睡眠欠佳，舌红少苔，脉细数。治宗上法，上方加五味子6g、炒枣仁15g、芦根15g，连服半月余。

6月25日三诊：6月19日阴道又有少量出血，色红，3日净。睡眠好转，手足心热、心烦口渴、午后潮热均减轻，舌红减，苔薄白，脉细稍数。症见减轻，效不更方，上方连服7日。诸症痊愈。

222. 经间期出血（二）

马某，女，23岁，未婚，学生。2001年4月21日初诊。

主诉：月经正常，但经间期出血，量少，色红而稠，3~4天净，偶有经期腹痛，已年余。

唇舌红，苔薄白。脉数。

证为血热所致经间期出血。治以清热凉血，止血调经，方用芩连四物汤加减。

当归 10g	川芎 10g	生地炭 30g	赤芍 10g	白芍 10g
丹皮 10g	黄芩 10g	黄连 10g	茜草 10g	藕节炭 30g
仙鹤草 15g				

4剂。

4月25日二诊：4月22日在经间期，又有少量出血，色红不稠，两天净。现咽干痛，口渴喜冷饮，腹胀纳呆，大便正常，唇舌红，苔薄白，脉数。治以清热解毒，佐健脾消食之品。

金银花 20g	连翘 15g	板蓝根 20g	山豆根 15g	茜草 10g
白茅根 15g	仙鹤草 15g	鸡内金 15g	焦槟片 10g	黄芪 15g
党参 15g	芦根 15g			

5剂。

6月18日三诊：药后诸症愈，本次经间期未见出血，舌淡，苔薄白，脉无力。舌脉见本象，证为气血不足。治以补气养血，活血调经，方用八珍益母汤加减。

| 黄芪 15g | 党参 15g | 炒白术 10g | 当归 10g | 白芍 10g |
| 川芎 8g | 熟地 10g | 甘草 6g | 益母草 15g | 茯苓 10g |

7剂。

【按】在经间期出现周期性的少量阴道出血，称为经间期出血，相当于现代医学的排卵期出血。本病发生经间期，即絪蕴期，此时的生理状态为月经期间，肾气生理处于充盛阶段，阳气易动，阴精易泄，冲任气血亦由经后暂虚渐至充盛，如若素体阴阳偏盛，或阴不足或阳偏旺，热邪内扰，则引动血海而发生出血。絪蕴期过，肾的阴阳复趋平衡，气血调和，血自止。

两例均在絪蕴之期，阳气易动，例1为阴虚生内热，例2为实热，二者均为有热，热扰引动血海，而发出血。

例1为阴虚生虚热，故用青蒿鳖甲汤加减，滋阴除虚热而愈。例2为血分实热，热扰血海，迫血妄行，故用清热凉血止血治疗。二诊时又发咽干痛，腹胀、纳呆，用金银花、连翘、板蓝根、山豆根清热解毒疗咽痛，芦根生津止渴，黄芪、党参、焦槟片、鸡内金健脾消积除胀，茜草、白茅根、仙鹤草止血，以防经间出血。三诊症愈，但现虚象，用八珍益母汤加黄芪补气养血，调经以固本。

223. 痛经（一）

高某，女，38岁，已婚已产，干部。2002年3月23日初诊。

素有腰痛，肛门至小腹憋胀疼痛，经期加重，甚者小腹剧痛，月经20天1至，血量不多，色暗红，有块，5～6天净。西医诊为子宫内膜异位症。末次月经3月11日。大便溏，量少不畅，日1次，大便时自感直肠部位不适，已3年余。

舌红，苔白厚。脉沉滑。

诊为气滞血瘀，治以活血行气。方用桃红四物汤加减。

当归 12g	生地 10g	丹皮 10g	赤芍 10g	白芍 10g
丹参 20g	川芎 10g	益母草 15g	牛膝 15g	槟榔片 10g
厚朴 10g	石菖蒲 10g	桃仁 10g	红花 10g	三七粉 6g（冲服）
路路通 20g

连服11剂。

4月17日二诊：药后肛门坠胀减轻，腰不适时轻时重，小腹窜痛。气短，有烘热，小便不畅，大便溏而不畅减，日1次，舌正常，苔薄黄，脉无力。

| 当归 12g | 白菊 10g | 生地 10g | 丹参 15g | 川芎 10g |
| 益母草 15g | 牛膝 15g | 薤白 12g | 厚朴 10g | 槟榔片 10g |

桂枝 10g	葛根 15g	川断 12g	狗脊 20g	三七粉 6g（冲服）
山茱萸 15g	元胡 15g			

3 剂。

4 月 20 日三诊：药后，肛门少腹坠胀感愈，但腰仍不适，大便已通畅，日 1 次。月经快来潮，先予调经。

当归 12g	白芍 10g	生地 10g	丹参 15g	川芎 10g
桃仁 10g	红花 10g	牛膝 15g	肉桂 6g	蒲黄 10g（包煎）
薤白 12g	厚朴 10g	槟榔片 10g	元胡 15g	三七粉 6g（分冲）
狗脊 20g	五灵脂 10g（包煎）			

7 剂。

4 月 27 日四诊：月经 4 月 22 日来潮，经期小腹痛及肛门下坠胀明显减轻。血色暗红，量不多，5 日净。现仍腰不适，肠鸣便溏，日 1 次。舌正常，苔薄白，脉无力。

当归 12g	白芍 10g	生地 10g	丹参 15g	川芎 10g
桃仁 10g	红花 10g	牛膝 15g	肉桂 10g	薤白 12g
厚朴 10g	槟榔片 10g	元胡 15g	乌药 15g	蒲黄 10g（包煎）
川断 12g	狗脊 20g	炒白术 10g	三七粉 6g（分冲）	

连服月余。

5 月 25 日五诊：5 月 15 日月经来潮，血量正常，色暗红，5 天净。本次经期小腹痛及肛门坠感均明显减轻，大便仍溏，日 1 次，舌正常，苔白厚，脉无力。

当归 15g	白芍 10g	川芎 10g	生地 10g	桃仁 10g
红花 10g	益母草 15g	牛膝 15g	槟榔片 10g	五灵脂 10g（包煎）
炮姜 4g	小茴香 6g	厚朴 10g	薤白 10g	蒲黄 10g（包煎）
元胡 15g	乌药 15g	薏苡仁 16g	三七粉 12g（分冲）	

连服月余。

6 月 15 日六诊：6 月 6 日月经来潮，血量可，色红，5 天净。经期腹稍痛，腰骶肛门处有不适感，肠鸣，便溏，日 1 次，舌正常，苔薄白，脉无力。仍用上方化裁再进半月。

7 月 17 日七诊：7 月 10 日月经来潮，本次经期未见腹痛及下坠感，血量正常，色红无块，5 天净，舌正常，苔薄白，脉稍数。病已愈，仍用前方化裁，再进 7 剂后可停药。

【按】腰骶部及肛门至少腹坠胀，疼痛为大肠气滞。气帅血行，气滞则血涩，以致血瘀。气血不畅，不通则痛，以致腹痛。用槟榔片、薤白、厚朴行大肠气滞，消胀除满，气通坠胀自除；路路通、元胡、乌药行气，气行则血行；用当归、赤芍、丹参、丹皮、川芎、益母草、牛膝、桃仁、红花活血化瘀调经，气血通畅，通则不痛；再用三七粉、蒲黄、五灵脂活血止痛，连服 3 个月，痛经愈。腰不适为肾虚，加川断、狗脊、山萸肉补肾以固本。

224. 痛经（二）

王某，女，17 岁，未婚，本市高中 3 年级学生。1994 年 1 月 20 日初诊。

12 岁月经初潮，15 岁之前，月经一直正常，15 岁时父母不和，经常吵架而致患者长期郁闷，开始经前、经期乳房、胸肋及小腹胀痛，由去年 6 月加重，腹痛甚则昏厥。

主诉：月经周期、经期均正常，但每次经前四五日以及经期第 1 天至第 3 天，胸胁乳房胀痛，甚时乳房胀痛不能触衣，小腹胀而剧痛，拒按，痛甚时引起昏厥。每逢经前便服止痛药，近半年服止痛药也无济于事，故每次经期必误课 3 天。经血量少，色紫暗，有血块，经行量多时，痛减，经净则痛止。

舌紫暗，有瘀斑，苔薄白。脉弦。

证为肝郁气滞，血行迟滞，以致经行绞痛。治以疏肝理气，活血化瘀，方用桃红四物汤合柴胡疏肝散加减。

当归 12g	赤芍 10g	白芍 10g	川芎 10g	生地 10g
桃仁 10g	红花 10g	益母草 15g	柴胡 6g	枳壳 10g
甘草 6g	香附 15g	元胡 15g	乌药 15g	五灵脂 10g（包煎）
蒲黄 10g（包煎）				

7 剂。

1 月 26 日二诊：昨日月经来潮，胸肋乳房胀痛较前减轻，尤其腹痛大减，经期能坚持上课，经血量仍少，色紫暗，有血块，舌脉如前，上方再进 7 剂。

2 月 2 日三诊：月经已净，药后诸症均减，舌紫暗及瘀斑均减轻，苔薄白，脉弦。患者面临高考，唯恐考时经来腹痛重，影响成绩，要求尽快治愈，故以前方化裁，连服 4 个月，症状消失。由 5 月份改为经前四五日到经净期服药。高考后，患者特来告诉，病愈，高考顺利通过。

【按】本案病情表现严重，但病机却简单，是长期的郁怒所致。如《张氏医通》曰："经行之际，若郁怒则气逆，气逆则滞于腰腿心腹背肋之间，遇经行时，则痛而重。"经前、经期胸胁乳房胀痛，甚则乳房痛不触衣，小腹胀，脉弦，是由于心情长期抑郁所致的肝郁气滞。经期小腹胀痛，经量少，色紫暗，有血块，舌紫暗，有瘀斑，为血瘀之征。气与血如影随形，气滞则血瘀，气血不畅，不通则痛，故经期小腹胀痛，痛甚则晕厥。治以柴胡疏肝散加乌药疏肝解郁止痛，桃红四物汤加益母草活血化瘀调经，失笑散加元胡活血止痛，连服半年而愈。

225. 痛经（三）

张某，女，14岁，未婚，中学生。1976年6月10日初诊。

13岁月经初潮，由初潮开始即每遇经期小腹疼痛，逐渐加重，近半年来每次经期小腹痛剧，以致昏厥，面色苍白，四肢冰凉。今日月经来潮，又因小腹剧痛而昏厥，由同学背来就诊。

月经后期，40～50天1次，量少，色紫暗，有血块，经期小腹冷痛，得温则缓，拒按，经血流畅则痛减，月经5～6天净，纳可，二便正常。

舌暗苔白，脉沉迟而紧。

证为寒凝血瘀所致痛经。治以温经散寒，活血止痛，方用少腹逐瘀汤加减。

当归 10g	白芍 10g	熟地 10g	干姜 4g	乳香 6g
没药 6g	肉桂 10g	小茴香 8g	元胡 15g	蒲黄 10g（包煎）
川芎 10g	五灵脂 10g（包煎）			

5剂。

6月14日二诊：药后小腹痛减，月经已净，现无明显症状，舌暗，苔薄白，脉沉迟，上方再进5剂。其后每月到经前或经期来诊，以少腹逐瘀汤化裁治疗半年而愈。

【按】由寒邪引起痛经者甚多，本案经期小腹冷痛，脉沉迟，周期延长，为寒邪所致，寒邪凝滞，阻滞气机，血行不畅，形成寒凝血瘀，不通则痛，以致经期腹痛。《素问·举痛论》曰："寒气入经而稽迟，泣而不行，客于脉外则血少，客于脉中则气不通，故卒然而痛。"寒为阴邪，易伤阳气，阳气受损，温煦作用失常，则少腹冷，四肢冰凉，面色苍白。用干姜、肉桂温胃散寒，干姜且回阳救逆，肉桂并温通血脉，温煦气血，温肾助阳；小茴香温中散寒，暖肝止痛，共散阴寒痼冷，温经止痛，助阳逐瘀；当归、白芍、熟地补血活血调经；乳香、没药、元胡、蒲黄、五灵脂活血祛瘀止痛，全方共奏疏肝理气、活血化瘀、调经止痛之功。

226. 闭经（一）

贺某，女，29岁，已婚，宁夏电台播音员。2001年5月8日初诊。

结婚4年未孕。月经13岁初潮，由1995年开始闭经，性欲低下，阴道干涩无分泌物，无法同房，伴烘热汗出阵作，手足心热。曾用激素做人工周期，开始月经尚来潮，1999年用激素也不来潮，宁夏各大医院以及北京协和医院均诊为卵巢早衰。因夫妻生活不和谐，经常生气，谈至于此即泪流满面，曾多处治疗无效，经熟人介绍，来此就诊。

舌淡红，有齿痕，苔薄白。脉缓有力。

诊为肾阴虚，血流不畅，以致闭经。治以补阴养血，活血调理，方用桃红四物汤合二至丸加减。

当归15g	白芍10g	川芎10g	熟地12g	卷柏10g
桃仁10g	红花10g	益母草15g	香附12g	山茱萸20g
女贞子30g	旱莲草20g	丹皮15g	地骨皮15g	紫河车10g
巴戟天10g	土鳖虫10g	牛膝15g	鹿角胶15g（烊化）	

4剂。

5月12日二诊：药后腰酸愈，手足心热减，他症如前，舌正常，苔薄白，脉滑，治宗前法。

当归15g	女贞子30g	旱莲草15g	生地12g	丹皮15g
地骨皮18g	川芎10g	熟地10g	白芍10g	桃仁10g
红花10g	巴戟天10g	淫羊藿10g	山茱萸20g	栀子10g
紫河车10g	益母草15g	土鳖虫10g	牛膝15g	鹿角胶15g（烊化）

7剂。

5月19日三诊：药后阴道已有少量分泌物，烘热汗出及手足心热减轻，但胃胀恶心，纳可，大便正常，舌淡，苔白稍厚，脉滑有力。

女贞子20g	旱莲草15g	玉竹12g	五味子6g	何首乌15g
熟地15g	山茱萸20g	赤芍10g	白芍10g	当归15g
丹皮10g	川芎10g	巴戟天10g	牛膝15g	鹿角胶15g（烊化）
土鳖虫10g	桃仁10g	红花10g	龟板胶15g（烊化）	

7剂。

5月26日四诊：药后阴道分泌物增多，已无烘热汗出，手足心仍热，也较前轻，已不恶心，胃仍胀，大便溏，日2次，舌正常，苔薄白，脉滑。

女贞子20g	旱莲草15g	玉竹12g	五味子6g	何首乌15g
熟地15g	山茱萸20g	当归15g	白芍10g	鹿角胶15g（烊化）
丹皮10g	川芎10g	巴戟天10g	牛膝15g	龟板胶15g（烊化）
土鳖虫10g	桃仁10g	红花10g	海马3条（研末冲服）	

7剂。

6月1日五诊：精神好转，已无明显症状，但月经仍未来潮。舌正常，苔薄白，脉滑有力，急于上班，嘱用上方回家治疗。

6月10日来电话告知，6月9日月经来潮，量多，然暗红，7天净。全家人都很高兴，表示感谢，吾又嘱仍服前方，有事电话联系。

2002年春节来电话拜年，告知月经一直正常。

【按】阳根于阴,阴根于阳,相互依存,相互促进,或共同衰退。患者烘热汗出,手足心热,为阴虚之征,阴虚日久,必损及阳,致使阴阳共虚,肾气亏损。《素问·上古天真论》曰:"女子七岁,肾气盛,齿更发长,二七而天癸至,任脉通,太冲脉盛,月事以时下,故有子……七七任脉虚,太冲脉衰少,天癸竭,地道不通,故形坏而无子也。"患者虽20多岁,但肾气早衰,天癸早竭,以致任脉不通,太冲脉不盛,血海空虚无余可下,故经闭不孕。治用女贞子、旱莲草、熟地养肾阴,鹿角胶补肾阳、益精血,紫河车补肾益精、补气养血,山萸肉平补阴阳,巴戟天补肾壮阳,桃红四物汤加牛膝、卷柏活血补血调经,丹皮、地骨皮配二至丸养阴退虚热,除烘热汗出、手足心热。

二诊加淫羊藿补肾壮阳,土鳖虫活血通经,栀子清热凉血。三诊加五味子、玉竹、何首乌、龟板胶加强补阴之力。四诊加海马补肾壮阳,调气活血,海马、鹿角胶、紫河车均为血肉有情之品,补力俱佳。总的治疗是根据阴阳互根的理论,在补阴的基础上补阳,使阴生阳长,阴阳平衡,天癸至;同时养血活血调经,使气血充盛,血海由满而溢,月事以时下。

227. 闭经(二)

(子宫发育不良)

付某,女,20岁,未婚,学生。2002年5月15日初诊。

平素性情急躁,动则生气,月经既往正常,惟有痛经。由2000年初服减肥药,并控制饮食,日见消瘦,体质下降,继而月经两月一潮,后则闭止不来。曾用激素,开始尚好,后用也不来潮,多方求医,中药西药无效,方来我处就诊。

主诉:月经12岁初潮,经前乳房胀痛,经期第1~2天腹剧痛,血暗红,有血块,7天净。从服减肥药即月经闭而不来,至今两年,B超检查诊为子宫小。大便秘结,六七日1次。

舌暗红,苔薄灰有津。脉细。

证为服减肥药伤及肾,控制饮食,血无来源,以致血虚,血海不能按时满盈,以致闭经。治以补血调经,佐以补肾。

当归 15g	丹参 15g	桃仁 10g	红花 10g	赤芍 10g
白芍 10g	益母草 15g	牛膝 15g	香附 12g	土鳖虫 10g
巴戟天 12g	何首乌 20g	紫河车 10g	三棱 10g	鹿角胶 20g(烊化)
莪术 10g	黄芪 15g	肉苁蓉 20g	木香 6g	

7剂。

5月22日二诊：药后大便秘结减轻，他症如前，舌正常，苔薄黄，脉滑无力。

当归15g	川芎10g	熟地20g	赤芍10g	白芍10g
桃仁10g	红花10g	丹参15g	益母草15g	牛膝15g
香附12g	土鳖虫10g	巴戟天12g	何首乌20g	鹿角霜30g
紫河车20g	三棱10g	莪术10g	黄芪15g	肉苁蓉20g
木香6g	龟板胶15g（烊化）			

7剂。

5月29日三诊：药后鼻衄1次，血不多。双耳下方痛，乳房胀痛，少腹不适，有时尿痛，舌正常，苔薄白，脉滑无力。

当归15g	川芎10g	生地12g	赤芍10g	白芍10g
丹皮15g	丹参15g	益母草15g	牛膝15g	桃仁10g
红花10g	栀子12g	土鳖虫10g	何首乌20g	鹿角霜30g
紫河车15g	竹叶4g	龟板胶15g（烊化）		

7剂。

6月5日四诊：6月1日月经来潮，量不多，色暗红，腰痛，疲乏欲睡，舌正常，苔薄白，脉无力。

当归15g	赤芍10g	白芍10g	川芎10g	生地10g
丹皮15g	丹参15g	益母草15g	川断12g	狗脊20g
何首乌20g	鹿角霜30g	紫河车15g	栀子12g	龟板胶15g（烊化）

7剂。

6月12日五诊：6月7日月经净，现唇干脱皮，大便已不干，但不畅，舌正常，苔薄白，脉滑。

黄芪15g	当归15g	川芎10g	白芍10g	熟地10g
桃仁10g	红花10g	丹皮10g	栀子10g	丹参15g
益母草15g	巴戟天10g	牛膝15g	何首乌20g	紫河车15g
玄参12g	薤白12g	槟榔片12g	鹿角霜30g	龟板胶15g（烊化）

20剂。

7月3日六诊：6月30日月经来潮，血不多，色暗红，有血块，经前乳房胀痛较前见轻，大便已正常，舌尖红，苔薄白，脉无力。

黄芪15g	山茱萸20g	葛根15g	防风10g	当归身15g
川芎10g	白芍10g	熟地10g	桃仁10g	红花10g
香附12g	益母草15g	巴戟天10g	何首乌10g	紫河车15g
鹿角霜30g	龟板胶15g（烊化）			

连服半月。

7月31日七诊：7月28日月经来潮，血量正常，色红，有少量血块，舌正常，苔薄白，脉细。月经连续3个月按期来潮，经前乳房胀痛及痛经均愈，大便也已正常，病者痊愈。

【按】饮食水谷首先入胃，经胃腐熟水谷，变成水谷精微，由脾将水谷精微输送到全身各个器官，以供营养。正如《素问·五脏别论》曰："胃者水谷之海，六腑之大源者，五味入口，藏于胃，以养五脏气。"气血又依赖水谷精微而化生，水谷精微即是气血的物质基础。该患者减肥，控制水谷的纳入，水谷精微之源缺乏，气血物质基础不足，血虚精少，血海不能满溢，故而经闭；阴虚血少，肠道欠润，因此大便秘结；水谷精微不足，不能营养子宫，故子宫小；肝郁气滞，则经前乳房胀痛；气滞血瘀，则经期腹痛。治用当归、赤白芍、丹参、何首乌、鹿角霜补阴养血；黄芪配当归为当归补血汤，在方中以加强养血之力；巴戟天、何首乌、鹿角胶、紫河车、肉苁蓉补肾益精，促进发育；桃仁、红花、益母草活血调经。三诊加莪术行气活血，木香行气防腻膈。二诊在原方中加入巴戟天、鹿角霜，在补阴血的基础上补肾阳，使阴阳互长，加龟板胶加强补肾阴抑虚火的作用。三诊鼻血，耳下方痛，考虑有热，故加栀子清热泻火，加竹叶通淋，使火热由小便排出。四诊加丹皮以清热凉血，川断、狗脊补肝肾，强筋骨，治腰疼痛。五诊唇干脱皮，说明热仍存，且津阴不足，加玄参补阴津。大便不畅为大肠气机不畅，加薤白、槟榔，以使大肠气机通畅，故药后大便即已正常，六诊后症愈。总之在补气养血的基础上，佐以补肾，治疗近两月而痊愈。

228. 闭经（三）

向某，女，22岁，未婚，学生。2002年6月8日初诊。

右肋及右背胀而不适，口苦，头晕，恶心纳呆，厌油腻，已7年余（西医诊断胆囊炎）。月经13岁初潮，月经已1年余未来潮。

舌暗红，苔薄白。脉滑数无力。

证为肝胆热，气机不畅所致闭经。治以疏肝解郁，清利湿热利胆，方用丹栀逍遥散加减。

当归 10g	白芍 10g	柴胡 6g	茯苓 10g	白术 8g
甘草 6g	茵陈 15g	香附 12g	桃仁 10g	红花 10g
丹皮 15g	栀子 16g	牛膝 15g	半夏 6g	薄荷 4g（后下）
生姜 5 片				

7剂。

7月10日二诊：药后肋背胀减轻，时胀时不胀，口已不苦，厌油腻亦减。6月11日月经来潮，色红量少，有块，5日净。7月9日（昨日）月经又来潮，色红，量尚不多，有小血块，由昨日右肋及背又胀，头晕，纳呆，疲乏无力，大便正常，舌胖大，尖红，苔薄白，脉滑。治宗前法。

当归 15g	白芍 10g	柴胡 8g	茯苓 10g	炒白术 10g
甘草 6g	茵陈 15g	香附 12g	金钱草 20g	薄荷 4g（后下）
栀子 10g	鸡内金 10g			

7 剂。

9 月 21 日三诊：9 月 8 日月经来潮，血量少，色红有块，5 天净。现仍有右肋胀，恶心，睡眠不实，多梦，记忆力减退，纳可，大便正常，舌胖有齿痕，苔薄白，脉无力，面色黄，少光泽。

当归 12g	白芍 10g	柴胡 8g	茯苓 10g	炒白术 10g
甘草 6g	香附 12g	茵陈 15g	金钱草 15g	薄荷 4g（后下）
党参 15g	鸡内金 15g	半夏 6g	桃仁 12g	生龙骨 30g（先煎）
合欢花 20g	交藤 20g	炒枣仁 30g	生姜 5 片	生牡蛎 30g（先煎）

7 剂。

【按】该患者为湿热犯肝胆，肝胆湿热则口苦头晕，厌油腻，脉滑数；肝主疏泄，喜条达，湿热阻滞，肝胆郁结，气机不畅，则头晕，肋背胀；肝郁日久，则气滞血瘀，月经闭而不至。用逍遥散加香附疏肝解郁，茵陈清利湿热而利胆。二诊加金钱草即加强利胆之功，半夏配生姜降逆止呕，鸡内金以助消食之力，桃红、牛膝活血通经。三诊又增睡眠不实多梦之症，故在原方中加炒枣仁、柏子仁、合欢花、夜交藤养心安神，生龙牡重镇安神；党参、白术、茯苓、甘草为四君子汤，以健脾补气，滋气血生化之源，3 剂月经来潮，7 剂而愈。月经病的治疗原则是由他病引起月经病者，先治他病，他病愈，月经则自调，本案即遵此原则。因本病为肝胆先病而后引起的闭经，着手肝胆病，肝胆病好转，闭经自愈。

229. 闭经（四）

陈某，女，21 岁，未婚，学生。2002 年 3 月 9 日初诊。

闭经半年余，素有五心烦热，午后潮热。末次月经 2001 年 9 月，血量不多，色暗红，有血块，6 天净。

舌红苔薄白。脉细数，尺无力。

证为阴虚内热所致的闭经。治以滋阴退虚热，活血调经，方用二至丸合桃红四物汤加减。

当归 15g	女贞子 20g	旱莲草 15g	熟地 10g	桃仁 10g
红花 10g	川芎 10g	牛膝 15g	赤芍 10g	白芍 10g
丹皮 12g	地骨皮 15g	巴戟天 10g	益母草 15g	五味子 8g
山茱萸 15g	三棱 10g	莪术 10g	土鳖虫 10g	

7剂。

3月17日二诊：3月14日月经来潮，量正常，有血块，色暗红，手足心热，舌正常，苔薄白，脉无力。

当归10g	白芍16g	川芎16g	熟地10g	女贞子20g
旱莲草15g	丹皮10g	地骨皮15g	黄芪12g	巴戟天10g

6剂。

4月17日三诊：药后手心热减，无心烦，午后潮热愈，月经尚未来潮，舌尖红，苔薄白，脉数。

黄芪15g	当归15g	白芍10g	川芎10g	熟地10g
丹皮15g	桃仁10g	红花10g	益母草15g	牛膝15g
三棱10g	莪术10g			

14剂。

5月4日四诊：5月1日月经来潮，色暗红，有血块，6天净，经期腰困，手足心热减，舌红，苔薄白，脉细数。

当归15g	白芍10g	川芎10g	生地10g	丹皮12g
地骨皮12g	女贞子20g	旱莲草15g	桃仁10g	红花10g
巴戟天16g				

连服15剂。

6月22日五诊：6月20日月经来潮，现正值经期，少腹微痛阵作，经色暗红，有血块，量可，手心尚热，舌红，苔薄白，脉细数。

当归15g	川芎10g	生地10g	赤芍10g	白芍10g
丹皮15g	地骨皮10g	女贞子20g	旱莲草15g	桃仁10g
红花10g	黄芪15g			
党参15g				

再进15剂，经追访月经按期而至。

【按】五心烦热，午后潮热，舌红，脉细数，均为阴虚内热所致。热灼阴血，津亏液少，血流不畅，则经血量少，色暗有块，继而经闭不来。治用女贞子、旱莲草、丹皮、地骨皮滋阴退虚热；桃红四物汤加益母草、牛膝、土鳖虫活血调经，三棱、莪术行气破瘀，通经下血；五味子、山萸肉补阴，因阴阳互根，独阳不生，孤阴不长。正如《医贯砭·阴阳论》说："无阳则阴无以生，无阴则阳无以长。"所以配以巴戟天补阳，使阴阳互长。黄芪、党参补气健脾，滋气血化生之源。黄芪补气为阳，当归补血为阴，二者相伍亦是使阴阳互长之理。连服3个月而病愈。

230. 闭经（五）

张某，女，26岁，已婚，安平县农民。2000年4月29日初诊。

结婚5年未孕，闭经3年，患肺结核5年，长年低烧，37℃~37.8℃。午后潮热，五心烦热，盗汗，两颧潮红，手足肿胀，头晕，面黄消瘦。

舌暗红，苔薄白。脉细弦。

证为阴虚所致闭经。治以滋阴退虚热，活血调经，方用秦艽鳖甲汤加减。

秦艽 10g	地骨皮 15g	青蒿 15g	当归 10g	鳖甲 15g（先煎）
川芎 10g	生地 10g	益母草 15g	丹皮 10g	泽兰 10g
茯苓 15g	桂枝 10g	赤芍 10g	夏枯草 15g	

17剂。

7月22日二诊：服药后低烧已退，体温正常，午后潮热、五心烦热、盗汗均减，体力有增，但感疲劳无力，四肢肿胀，面色好转，舌正常，苔薄白，脉滑。

黄芪 15g	党参 15g	当归 10g	地骨皮 15g	丹皮 10g
青蒿 20g	川芎 10g	生地 10g	桃仁 10g	红花 10g
益母草 15g	百部 15g	赤芍 10g	白芍 10g	茯苓 15g
桂枝 10g	白术 10g	十大功劳叶 10g		

连服20剂。

8月19日三诊：药后纳增，手足心仍热，近日胸闷气短，便溏，日2次。体质明显好转，已能干家务活，面如常人，舌正常，苔薄白，脉滑。

当归 10g	益母草 15g	川芎 10g	白芍 10g	黄芪 15g
熟地 10g	丹皮 10g	地骨皮 20g	青蒿 20g	秦艽 10g
党参 15g	十大功劳叶 10g		菟丝子 12g	女贞子 20g
旱莲草 15g				

20剂。

9月16日四诊：月经昨日来潮，血量多，色红无块，伴有经前小腹、乳房胀，仍胸闷，五心烦热，纳可，大便正常，舌正常，苔薄白，脉滑。

当归 15g	川芎 10g	生地 10g	赤芍 10g	白芍 10g
瓜蒌 10g	薤白 10g	地骨皮 20g	丹皮 15g	青蒿 30g
香附 10g	桃仁 10g	红花 10g	元胡 15g	

7剂。

9月25日五诊：药后胸闷已愈，手足心稍热，已能下地干点体力活，精神好，自感无病，舌正常，苔薄白，药后脉滑。

当归 10g	白芍 10g	川芎 10g	熟地 10g	女贞子 15g
旱莲草 15g	丹皮 12g	地骨皮 20g	青蒿 20g	党参 15g
十大功劳叶 10g				

15 剂，嘱拍胸片看肺结核情况。

10月4日五诊：9月18日到县医院拍胸片，肺结核已愈，停药观察。2001年2月患者来家告知，病愈后，月经按时来潮，身体健康，农忙时下地劳动，闲时跳舞，异常高兴。

【按】又是一例先患他病，后引起月经病的，所以治疗原则是先治他病，他病愈月经自调。本例结核病的表现，发热（低烧），午后潮热，五心烦热，盗汗，两颧潮红，属阴虚内热，所以本案的治疗，始终是以滋阴退虚热为主。如方中的秦艽、鳖甲、地骨皮、青蒿、丹皮、女贞子、旱莲草等均能养阴退虚热，百部、十大功劳叶又有抗结核作用，生地、赤芍清热凉血，协助除血分热，退虚热，其他药是随症加减，如当归、川芎、益母草、桂枝、桃仁、黄芪、党参共奏补气养血活血调经之功。因四肢肿胀，则用茯苓、桂枝、白术、甘草，以温阳化气，健脾利水；胸闷为胸阳不畅，用瓜蒌、薤白通胸阳之痹塞；乳房胀为肝气郁滞，用香附以疏肝理气，治疗半年而病愈。

231. 闭经（六）

杨某，女，18岁，未婚，中学生。2002年12月20日初诊。

月经12岁初潮，由开始来潮即不正常，有时3个月一次，近年余闭止不来，量多色白如涕，疲乏无力，总觉困倦，欲睡，精力不足，形体肥胖，面色苍白。

舌胖大，苔薄白多津。脉滑。

证为脾虚运化失职，痰湿内生，肥多脂，痰脂阻滞，以致经闭。治以化痰消脂，活血调经，方用二陈汤合四物汤加减。

半夏 6g	茯苓 10g	陈皮 8g	苍术 10g	白术 10g
甘草 6g	泽泻 12g	荷叶 15g	炒山楂 10g	当归 15g
川芎 12g	白芍 10g	生地 10g	川牛膝 12g	

7 剂。

12月27日二诊：病未变化，舌脉如前，上方加天南星8g，连服21剂。

2003年2月7日三诊：2月6日月经来潮，血量可，色淡红，无块，腹痛，舌胖大，苔薄白，脉滑。

当归 15g	川芎 10g	桃仁 10g	红花 10g	赤芍 10g
白芍 10g	元胡 15g	益母草 15g	乌药 15g	蒲黄 10g（包煎）
半夏 8g	陈皮 8g	茯苓 10g	何首乌 20g	五灵脂 10g（包煎）

荷叶 15g   甘草 6g

7 剂。

2 月 14 日三诊：经血 5 天净，但带多色黄，困倦无力好转，舌淡胖大，苔薄白，脉滑数。

当归尾 15g   川牛膝 15g   丹参 15g   苍术 10g   白术 10g

甘草 6g   薏苡仁 20g   败酱草 30g   半夏 18g   茯苓 15g

陈皮 8g   荷叶 20g   何首乌 20g

连服 21 剂。

3 月 11 日四诊：3 月 8 日月经来潮，血量正常，无块，色淡红，其他症状均愈。舌淡胖大，苔薄白，脉滑。

当归 15g   熟地 10g   川芎 10g   赤芍 10g   白芍 10g

半夏 8g   茯苓 10g   陈皮 8g   甘草 6g   蒲黄 10g（包煎）

丹参 15g   山茱萸 20g   巴戟天 10g   五灵脂 10g（包煎）

7 剂。

【按】该患者脾阳不振，脾阳虚则见面色苍白，疲倦无力，好困嗜睡，舌胖大，色淡。脾虚失运，水湿内停而成痰，痰湿阻滞经隧，冲任不通，以致月经闭止不来，肥胖多湿多痰，故脉见滑象。肥人多脂，躯脂满溢，痰浊壅塞胞宫，经络受阻，冲任不通，经水闭塞不至。《女科切要》说："肥人经闭必是痰湿与脂膜壅塞之故。"《女科经论·月经门》引朱丹溪云："经不行者，非无血也，为痰所碍而不行也。"该患正是痰湿脂多为患，故治以健脾燥湿、化痰消脂，以治其本，活血化瘀调经治其标。二陈汤加苍白术、天南星燥湿祛痰健脾；泽泻、荷叶、山楂、何首乌均能祛脂减肥；四物汤加丹参、牛膝、益母草活血补血调经；在经期加失笑散、元胡、乌药，行气活血止痛。服药两个多月，月经正常。又因脾虚，湿热下注，带多色黄，仍在原有基础上加苍白术健脾燥湿，薏苡仁健脾利湿，败酱草清热解毒。《傅青主女科》在经水后期提出"夫经本于肾"。又在年末老经不断中提出："且经原非血也，乃天一之水，出自肾中。"《妇人大全良方》云："女子二七而天癸至，肾气全盛，冲任流通，经血渐盈，应时而下，否则不通也。"说明月经与肾关系密切，故在病愈后，为巩固疗效，方中又加山茱肉、巴戟天以补肾。

232. 老年血崩

陈某，女，57 岁，某银行退休处长。患者月经由 1993 年闭止，停经 18 个月后复来不断，时多时少。近 3 个月血量增多，怀疑肿瘤，曾到省二院、省人民医院、北京妇产医院多方检查，诊为功能性子宫出血，治疗无效，日益加重，由 1997 年 10 月 8

日来我家求治。

主诉：阴道出血不止，量多、色淡、无块，近日血量猛增，血流如注，曾服西药止血，并服中药汤剂、云南白药等，同时注射仙鹤草素、维生素K等，血反而增多，血色淡红，有块，尤其早上起床血块更多，伴有心悸气短，头晕耳鸣，失眠多梦，健忘，疲乏无力，动则血流加剧，面色暗白，唇舌淡红，苔薄白，脉沉细无力。

证属心脾虚，气血不足，脾虚下陷，统血失权，肾虚不固，封藏失司，冲任不固，气血不得维系，血随气下，而成崩中。治以健脾补气，养血安神，佐以补肾，因崩中血多，急于塞流。

炙黄芪 15g	党参 15g	茯苓 12g	桂圆肉 20g	生地炭 30g
茜草炭 10g	木香 6g	藕节炭 30g	仙鹤草 15g	阿胶 15g（烊化）
血余炭 10g	枣仁 25g	棕榈炭 10g	煅龙骨 30g	鹿角胶 15g（烊化）
煅牡蛎 30g				

7剂。

10月15日二诊：服前4剂药后血渐减少，心悸气短无力、睡眠均有好转，但近3日血量又增多，动则血顺腿下流，心悸气短、头晕加重，并觉脑涨，脑中有咚咚的响声，他症如前，舌脉如前。随上方加减。

黄芪 15g	党参 15g	茯苓 10g	桂圆肉 20g	生地炭 30g
藕节炭 10g	茜草炭 10g	升麻炭 6g	血余炭 10g	阿胶 15g（烊化）
棕榈炭 10g	枣仁 10g	木香 6g	鹿角胶 15g（烊化）	

7剂。

10月22日三诊：药后血量大减，诸症均见好转，纳增，二便正常，面唇已有血色，舌淡，苔薄白，脉细较前有力。仍遵前方加减。

黄芪 15g	党参 15g	茯苓 10g	桂圆肉 20g	生地炭 30g
茜草 10g	枣仁 20g	木香 6g	升麻炭 6g	阿胶 15g（烊化）
血余炭 10g	仙鹤草 15g	枣仁 12g	棕榈炭 10g	鹿角胶 15g（烊化）
煅龙骨 30g	煅牡蛎 30g			

7剂。

11月5日四诊：药后血止，诸症大减，体力渐增，面唇色如常人，舌正常，苔薄白，脉细。血止症减，治应澄源，仍宗健脾补气，养血安神，方仍用归脾汤加减。

黄芪 15g	党参 15g	当归身 10g	茯苓 12g	白术 10g
枣仁 20g	熟地 10g	桂圆肉 20g	木香 6g	生龙骨 30g
鹿角胶 15g（烊化）				

连服半月，诸症痊愈。治该复旧固本，调理善后。方用归脾丸每日3次，每次1丸。

1998年10月追访，病愈后一直健康。

【按】该证为心脾虚统摄无力，冲任不固而致崩中，血不能养心神而致心悸、失眠多梦、健忘；长期的失血，以致阴血亏耗，而伤及肾，肾亏则头晕耳鸣、腰酸腿软。治疗补脾养心，佐以补肾，方中党参、黄芪、白术、茯苓健脾益气，脾气强，则生化有源，血可统摄；当归、茯苓、枣仁、桂圆肉补血养心安神；生龙骨镇静安神，当归、熟地补血，以充失血之不足；山萸肉、菟丝子、鹿角胶补肝肾；方中所用仙鹤草及炭药加强止血之功，以防出血过多，气随血脱而成危证，阿胶、鹿角胶均有养血止血之功，全方共奏健脾补气、养心安神、补肾固冲任之功。

233. 崩漏（一）

马某，女，19 岁，未婚，安新县务农。1991 年 8 月 8 日初诊。

13 岁月经初潮。月经开始来潮即 2 ~ 3 个月 1 行，量正常，色红无血块，5 ~ 6 天净。15 岁时，阴道大量出血，继发贫血，经治疗而愈。近半年来，阴道又出血，量不多，但淋漓不断，开始用药可止，但近 3 个月来，中药、西药皆无效，方来就医。血色淡红，血多时有血块，血少时则无血块，伴有头晕失眠，心悸气短，少腹空坠，疲乏无力，面色苍白，唇甲无血色。化验血，血色素 5g，西医诊为子宫功能性出血，贫血。

舌淡，苔薄白。脉细无力。

诊为气虚血少所致"漏"证。治以补气养血止血，方用胶艾四物汤加减。

黄芪 15g	党参 10g	当归 10g	生地炭 30g	藕节炭 30g
白芍 10g	艾炭 10g	升麻炭 10g	仙鹤草 15g	阿胶 10g（烊化）
血余炭 10g	棕榈炭 10g			

3 剂。

8 月 15 日二诊：上方服 1 剂血减，2 剂血止。现仍头晕，心悸气短，纳增，二便正常，面色㿠白，唇甲舌淡，苔薄白，脉细无力。

黄芪 15g	党参 15g	当归身 10g	白芍 10g	阿胶 15g（烊化）
熟地 10g	艾炭 10g			

25 剂。

9 月 15 日三诊：药后已不头晕眼黑。心悸气短，精神振作，体力增强，化验血色素 11g，月经 9 月 7 日来潮，血量少，色淡，无血块，5 天净，经后两日，少腹不适，舌淡，苔薄白，脉细，面色如常人。上方再进月余，巩固疗效。

【按】因失血过多，气随血下，形成气血双亏，气虚摄血无权而致漏下，漏必失血，且又伤气，气更虚，形成恶性循环，以致崩漏日久不愈。崩漏的治疗原则是：一塞流，二澄源，三复旧。个人体会，只塞流，而不澄源固本，虽血很快止住，但易复发。所以本案采取塞流、澄源并举之策，一诊即用黄芪、党参、当归、白芍补气养血，扶助正气；用生地炭、升麻炭、藕节炭、仙鹤草、血余炭、棕榈炭、阿胶等止血塞流，2剂血止。二诊以后，因血已止，去大量止血药，仍用胶艾四物汤加减，补气养血复旧固本而愈。

234. 崩漏（二）

张某，女，12岁，未婚，小学生。1998年1月8日初诊。

去年2月月经初潮，停经5个月，复来后即淋漓不断，色淡红，无血块，但有周期性的血量增多四五日，已半年余，近日自感头晕气短，心悸无力，学习精神不集中。

舌淡，胖大有齿痕，苔薄白。脉沉无力。

证为中气不足，摄血无力，冲任不固所致的漏下。治以补中益气，摄血止漏，方用补中益气汤加减。

黄芪 10g	党参 10g	陈皮 6g	升麻 6g	茯苓 10g
柴胡 8g	炒白术 10g	甘草 6g	当归身 10g	茜草 10g
生地炭 30g	藕节炭 30g	血余炭 10g	棕榈炭 10g	仙鹤草 15g

3剂。

1月31日二诊：服上2剂血即止，现无明显症状，舌淡，苔薄白，脉无力。

| 黄芪 10g | 党参 10g | 白术 8g | 陈皮 6g | 升麻 6g |
| 柴胡 8g | 当归 10g | 甘草 6g | | |

7剂。

2月5日三诊：2月2日月经来潮，血量正常，色红无血块，但感疲乏无力，舌淡，苔薄白，脉滑，上方再进3剂。

【按】该患为室女漏下。女子以血为本，但血赖气行，气为血之帅，血为气之母，气血平和则月经正常，气虚不能摄血，故成漏下。如《胎产指南》曰："妇人崩中之病，皆因中气虚，不能摄血。"用补中益气汤加减，以补中益气，固摄止血，加止血药以塞流。《素问》曰："二七天癸至，任脉通，太冲脉盛，月事以时下。"本患者11岁初潮，肾气初盛，冲任尚未充盈，故初潮后，停经5个月，此属正常。

235. 崩漏（三）

武某，女，30岁，已婚，职工。2001年11月14日初诊。

结婚5年未孕，曾闭经年余，经治而愈，近半年月经15～20天1次，血量多，色淡，无血块，15～30天净。现阴道出血近两月，血不多，但淋漓不断，色淡红，无血块，伴有头晕，疲乏无力，少腹凉，四肢不温，腰腿酸痛且沉重。

舌胖大，色淡，苔薄白。脉迟细。

证为肾阳不足兼脾虚所致崩漏。治以温补肾阳，健脾补气，方用右归丸加减。

熟地 10g	山药 15g	山茱萸 20g	枸杞子 20g	菟丝子 12g
杜仲炭 12g	炮姜 4g	巴戟天 10g	黄芪 15g	党参 15g
白术 10g	仙鹤草 15g	血余炭 10g	棕榈炭 10g	阿胶 15g（烊化）

7剂。

11月21日二诊：药后血减，仍腰痛无力，舌淡，苔薄白，脉无力，上方加鹿角霜20g，7剂。

11月25日三诊：药后血止，有时腰酸，舌淡，苔薄白，脉无力。

熟地 10g	山茱萸 20g	菟丝子 12g	杜仲炭 12g	炮姜 4g
川断 12g	巴戟天 10g	黄芪 15g	党参 15g	鹿角霜 30g

7剂。

【按】肾阳亏损，命门火衰，失其封藏固摄之权，以致漏下。肾阳虚，不能温煦少腹、胞宫，故少腹凉，宫寒不孕。阳虚则寒，则四肢不温，脉迟。腰为肾之府，肾阳虚，则腰腿酸痛沉重。舌胖为脾虚之征，脾虚，气血化生不足，气血虚不能充养头脑而头晕，血少则经血色淡，舌质淡红而脉细。孤阴不生，独阳不长，所以善补阳者，必于阴中求阳，故方中用熟地、山药、山茱萸、阿胶补肝肾之阴，以填精生血；用巴戟天、杜仲、菟丝子、鹿角霜补肾阳；川断补肝肾，止血；用党参、黄芪、白术健脾补气，益气血之源，固冲任而摄血；用仙鹤草、血余炭、棕榈炭止血塞流。补肝肾助阳为治本，温经止血为治标，标本兼顾，则经血自调。

236. 经漏

王某，女，21岁，未婚，本院学生。1998年12月11日初诊。

主诉：阴道出血，色暗红，质稠，无块，时多时少，淋漓不断，已月余，伴有恶心呕吐，心烦纳呆，口渴喜饮，大便干，3日1次。以往体壮无病，月经正常。

舌红，苔黄。脉滑数。

证属热盛于内，迫血妄行而致漏证，胃热气逆则恶心。治以凉血止血，清热降逆。

生地炭 30g	黄芩 10g	黄连 10g	茜草 10g	仙鹤草 15g
棕榈炭 10g	升麻炭 6g	黄芪 15g	半夏 6g	生姜 10g
香附 10g				

7剂。

12月26日二诊：上药服完5剂血即止，心烦恶心随之也愈。现纳可，二便正常，舌正常，苔薄白，脉沉无力。漏虽愈，但出血月余，气自然也伤，故治以健脾益气，方用补中益气汤加减。

黄芪 15g   党参 15g   当归 10g   茯苓 10g   炒白术 10g

桂圆肉 15g   木香 6g   甘草 6g   升麻 6g

7剂。

追访：病愈未复发。

【按】体壮热盛，热扰血海，血海热而不固，脉热则血沸，故妄行成漏；胃热上逆而恶心，扰心神而烦；热灼津阴则口干便干。治以清热凉血，除烦止呕，故方中用芩连清热泻火，凉血止血，黄连善清心除烦；茜草、生地炭、棕榈炭性偏凉，既能凉血又能活血止血，使血止不留瘀；仙鹤草、升麻炭均为止血之品；黄芪配升麻能补气提陷，以摄下漏之血；半夏、生姜、黄连降胃气，香附理肝气，7剂而愈。

《血证论》认为："血乃中州脾土所统摄。"漏之月余，气随血泄，漏虽止，但气血均伤，须补气血，重在调理脾胃，脾为气血化生之源，故用补中益气汤加减固本善后，本固血充，经自调。

237. 经行吐衄

赵某，女，21岁，未婚，学生。2000年3月2日初诊。

患者长期胁肋闷胀不适，心情抑郁，月经3～4个月1行，但每月有规律性的鼻咽干燥，衄血，血量多，色红，已年余。2月29日月经来潮，现刚完，经血量可，色深红，有块，同时伴有衄血，1～2天衄自止。

舌齿痕，苔薄白，脉弦数。

证为肝郁气滞，郁久化火，火炎气逆，迫血上溢以致衄血。治以疏肝理气，清热凉血，方用丹栀逍遥散加减。

当归 15g   白芍 10g   柴胡 6g   茯苓 10g   炒白术 10g

甘草 6g   郁金 15g   栀子 12g   丹皮 15g   薄荷 3g（后下）

牛膝 15g   桑白皮 15g

7剂。

3月29日二诊：月经未来潮，但口苦咽干，鼻子干燥，口渴喜冷饮，今日有少量衄血，胸胁胀痛，纳可，二便正常，舌红，苔薄黄，脉弦数。正值月经周期，治以清热凉血，养血活血调经，方用桃红四物汤加减。

当归 10g   生地 10g   川芎 10g   赤芍 10g   白芍 10g

桃仁 10g   红花 10g   益母草 15g   桑白皮 25g   白茅根 20g

| 藕节 30g | 香附 10g | 郁金 15g | 天冬 10g | 麦冬 10g |

7剂。

6月8日三诊：4月28日、5月29日月经均来潮，经血量较前增多，色红，无块，胸痛减，心情仍感郁闷或有压抑感，这两个月均未衄血。治以疏肝理气，佐以活血调经，方乃用丹栀逍遥散加减：

当归 15g	白芍 10g	柴胡 6g	茯苓 10g	炒白术 10g
甘草 6g	郁金 15g	牛膝 15g	益母草 15g	薄荷 3g（后下）
桃仁 10g	红花 10g	丹皮 15g	栀子 12g	

7剂。

【按】肝郁日久化火，致成肝气横逆，肝火犯肺（木火刑金）。经期冲气较盛，冲气夹肝气与肺气上逆，使经血不从冲脉下行而上溢，以致经行衄血。治疗原则为"热者清之，逆者平之"，因势利导，使月经通畅，血不上溢而衄自止。初诊时，主要表现为肝郁气滞、郁久化火之征，故用逍遥散加郁金疏肝理气调经，栀子、丹皮清热凉血，牛膝引血下行与引热下行，桑白皮泻肺降逆，止鼻衄（即佐金平木），二者合用，即"逆者平之意"。二诊正在衄血（经期）的周期，所以重在调经凉血止血，方用桃红四物汤加减，方中桃仁四物汤加益母草养血活血调经，赤白芍、生地、白茅根凉血止血；藕节性平，收敛止血，又能消瘀生新，止中有行，涩中有散，止血不留瘀；天冬、麦冬均能清肺热，养阴润燥，生津止渴；香附疏肝解郁，使气血通利，疏泄调达，则月经自调；郁金清心凉血，疏肝解郁，善治肝郁化火、血热妄行之吐血、妇女倒经，连续治疗3个月病愈。

238. 倒行吐衄

张某，女，20岁，未婚，本院学生。1998年2月8日初诊。

近年来断续的在经期鼻衄，近4个月每次经期衄血1～2次，血多、色红。月经如期而至，色红，无块，量少，同时伴有腹痛，腰痛，末次月经1月25日，现口干喜冷饮，面部红热，大便干燥，2日1次，小便黄。

舌红，苔薄黄。脉弦细稍数。

证属血分实热，迫血妄行，又遇经期冲气较盛，血随冲气上逆而上溢，以致经期衄血。治以清热凉血，降逆止衄，方用四物汤加减。

当归 15g	大黄 6g	牛膝 15g	赤芍 10g	
白芍 10g	香附 10g	桑白皮 20g	白及 15g	肉桂 3g
川芎 8g	生地 12g	丹皮 12g	栀子 10g	

5剂。

2月15日二诊：药后，口干喜冷饮及面红热均减轻，二便已正常，舌红，苔薄白，脉数，治宗上法，上方又进14剂。

3月2日追访，月经2月27日来潮，月经正常，也未有鼻衄。病已愈，病人不愿再服药，故未再就诊。

【按】本证为血分实热，血热则动，迫血妄行，正在经期，血随上逆之冲气而上溢，故经期衄血。血凉则静，出血自止，故用赤芍、丹皮、栀子、生地凉血止血，大黄清热泻火，泄血分实热，大黄可引热下行，使上炎之火由大便泻出，又可引血下行，故治血溢之衄血，大黄有活血祛瘀之功，使止血不留瘀，且有泻下通便作用，所以用后大便干燥愈。牛膝活血通经，也可引热与血行，这方面与大黄有同功；桑白皮泻肺气，降上逆之气，大黄、牛膝、桑白皮均发挥降逆气止衄血之功；白及收敛止血，性虽收敛，但有大量活血药佐之；四物汤加牛膝、丹皮、大黄活血调经，香附、郁金疏肝解郁，理气止痛；方中加肉桂与大量寒凉药物配伍，用以反佐，全方仍保持凉性，故有清热凉血止血之功。

239. 经行呕吐（一）

刘某，女，14岁，未婚，学生。1994年11月2日初诊。

该患为我院职工之女，每次经期恶心呕吐，经过则止，已4个月余，由其母领来就医。主诉：月经今日来潮，恶心呕吐频作，不能进食，月经周期错后4~5天，血量不多，色暗有块，少腹冷痛，喜暖。

舌质暗，舌边有瘀斑。脉紧。

证属寒凝血瘀，胃气上逆。治以温经散寒，降逆止呕，方用少腹逐瘀汤合小半夏汤加减。

小茴香6g	干姜4g	当归10g	肉桂6g	川芎10g
白芍10g	桃仁10g	红花10g	元胡15g	五灵脂10g（包煎）
半夏8g	生姜5片	蒲黄10g（包煎）		

5剂。

事后，其母告知，服第1剂药后，恶心呕吐即止，5剂服完病愈。2002年追访，从服5剂药病愈后一直未犯，现已结婚生子。

【按】少腹冷痛，喜暖，月经有块，色暗，舌有瘀斑，脉弦紧，均为寒凝血瘀之征。用肉桂、干姜温通血脉，以活血化瘀；干姜且能温中散寒止呕，小茴香散厥阴寒邪，补命门之火，善治少腹冷痛；当归、川芎、白芍、桃仁、红花活血养血调经；失笑散加元胡活血止痛；半夏、生姜降逆止呕。5剂而愈，一直未犯。

240. 经行呕吐（二）

常某，女，21岁，未婚，职工。1999年9月11日初诊。

其母手提痰盂，随后由其对象搀入诊室。坐后频发剧吐，其病不能自述，其母述：月经正常，但每逢经间期及经期必发恶心剧吐，不能进食，已年余。今日月经来潮，恶心、呕吐频作，水米难进，二便正常。

舌正常，苔薄白，脉细无力。

证为胃气上逆，正值经期，为经行呕吐。治以降逆止呕，活血调经，方用小半夏汤合桃红四物汤加减。

| 当归 10g | 白芍 10g | 川芎 8g | 生地 10g | 桃仁 10g |
| 红花 10g | 牛膝 15g | 半夏 8g | 代赭石 5g | 生姜 5 片 |

7剂。

10月2日二诊：今日恶心，食多则欲吐，纳呆，二便正常，苔薄白，脉滑数，治宗上法四物汤合旋覆代赭汤加减。

当归 10g	丹皮 10g	栀子 8g	赤芍 10g	白芍 10g
川芎 8g	生地 10g	益母草 15g	半夏 8g	代赭石 15g（先煎）
牛膝 15g	党参 15g	生姜片 5 枚	大枣 5 枚	旋覆花 10g（包煎）
鸡内金 15g				

7剂。

10月9日三诊：月经间期已过，本次经间期未吐，但恶心，3日未进食，现感胃脘胀满，纳呆，大便溏，日2~3次，舌正常，苔薄白，脉无力。

党参 15g	半夏 6g	甘草 6g	茯苓 10g	代赭石 20g（先煎）
炒白术 10g	炒枳壳 10g	鸡内金 15g	大枣 5 枚	旋覆花 10g（包煎）
生姜 5 片	焦三仙各 10g			

7剂。

10月23日四诊：月经10月12日来潮，血量正常，色暗红，无块，5天净，本次经期未恶心呕吐，且能食。

【按】经间期为絪蕴之时，此时阳生阴长，肾气充盛，阳气发动上升，阳气引胃气上逆，而致经间期恶心呕吐。经期冲任气血旺盛，冲气夹胃气上逆以致经期恶心呕吐，总之恶心呕吐均为胃气上逆所致，故用半夏、生姜、旋覆花、代赭石以降逆止呕。桃红四物汤加牛膝养血活血调经。二诊，舌红，脉数，兼有热象，故用赤芍、丹皮、栀子、生地清热凉血。总体看来，脉无力、腹胀、便溏均为脾胃虚弱之状，因此用四君子补气健脾，但与月经有关，所以必须用四物汤以调经，与四物汤合用，以气血双补，增强体质，佐以鸡内金、焦三仙以消食，增进食欲，为变成水谷精微提供物质基础。

241. 经行头痛

刘某，女，21岁，未婚，学生。1996年12月20日初诊。

素有失眠，心悸气短，疲乏无力，每遇经期上症加重，伴有头痛，经期过后头痛止，月经正常，已5月余，末次月经12月10日。

舌淡，苔薄白。脉无力。

证属心脾虚，血不养头而致头痛。治以补心脾，养血安神。方用归脾汤加减。

当归10g	远志6g	枣仁12g	石菖蒲10g	木香6g
僵蚕10g	蝉衣6g	菊花10g	黄芪12g	党参10g
茯苓15g	桂圆肉15g			

7剂。

12月29日二诊：药后诸症均减，但背酸沉，累后加重，舌脉同前，治宗上法。

黄芪12g	党参10g	茯苓15g	桂圆肉15g	当归10g
远志8g	枣仁12g	石菖蒲10g	木香6g	桂枝10g
白芍10g	甘草6g	葛根20g	狗脊20g	

7剂。

2001年又领其爱人来就诊，述说她1996年服药后病愈，一直很好。

【按】该患素有心脾虚，心主血，脾统血，脾为气血化生之源，心脾虚，气血不足，故心悸气短，疲乏无力，舌淡，脉无力；气血虚不能养心神，以致失眠；经期血注于下，气随血伤，则气血更虚，血不能营养于头，故经期头痛，治用归脾汤益气养血，补心安神。方中黄芪、党参、茯苓、甘草健脾益气，以滋气血之源；当归、桂圆肉补血，佐以枣仁、远志、茯苓安神；木香理气醒脾，使补而不滞。僵蚕与蝉衣为药对，蝉衣主升，僵蚕主降，一升一降调理气机，使气机通畅，则气血和畅。石菖蒲祛湿除痰开窍，《神农本草经》曰："开心孔、补五脏、通九窍……"远志能交通心肾，安神益智，开郁化痰。治迷惑善忘，《神农本草经》曰："补不足，除邪气，利九窍，益智慧，耳目聪明，不忘，强志倍力。"远志与石菖蒲又为一对，二者配用相辅相成，能调节神志，善治失眠、健忘多梦、头脑不清、记忆力差等症。桂枝、甘草甘缓，白芍柔肝缓急，白芍又能养血敛阴，桂枝活血通阳，合用能缓急止痛，对阴血不足之头痛尤为适宜。

242. 经期外阴及耻骨痛

郎某，女，23岁，未婚，学生。2002年4月10日初诊。

经前1～2天及经期外阴、耻骨、肛门痛，坐时间长及劳累后加重，平时触及阴毛则耻骨处不适，已年余。月经正常，平素带多，色白质稀，疲乏无力。

舌胖大有齿痕。脉滑无力，尺脉尤甚。

证为肝肾寒凝，以致血瘀；素有脾胃虚弱，运化失司，寒湿下注，以致带多。治以健脾渗湿，燥湿止带，方用完带汤加减。

苍术 10g	白术 10g	白芍 10g	山药 15g	柴胡 8g
党参 15g	甘草 6g	芡实 20g	薏苡仁 20g	车前子 10g（包煎）
芥穗炭 10g	薤白 12g	焦楂片 10g	煅龙骨 30g	煅牡蛎 30g

3剂。

4月17日二诊：药后带减，外阴、肛门、耻骨已不痛，月经昨日来潮，量少有块，色暗红，少腹两侧刺痛，大便溏，舌胖有齿痕，苔薄白，脉滑无力。正值经期，证为寒凝血瘀，治以温经散寒，活血调经，方用少腹逐瘀汤加减。

当归 10g	白芍 10g	川芎 8g	熟地 10g	桃仁 10g
红花 10g	元胡 15g	炒白术 10g	山药 10g	蒲黄 10g（包煎）
乌药 15g	小茴香 6g	肉桂 8g	五灵脂 10g（包煎）	

7剂。

5月1日三诊：现带不多，但少腹两侧仍痛，近日外阴及肛门下坠，肛门按之痛，大便正常，舌胖大，有齿痕，苔薄白，脉滑无力。肝肾阴寒，气血凝滞，治以温肝肾，活血止痛。

细辛 3g	吴茱萸 8g	狗脊 20g	元胡 15g	丹参 15g
乌药 15g	桃仁 10g	红花 10g	牛膝 15g	蒲黄 10g（包煎）
桂枝 10g	姜黄 10g	鸡血藤 20g	五灵脂 10g（包煎）	

7剂。

5月15日四诊：药后外阴、肛门下坠及肛门按之痛均已愈，少腹两侧痛也减，舌淡，苔薄白，脉无力，上方再进7剂。

5月22日五诊：药后诸症均愈，舌正常，苔薄白，脉较前有力，上方再服7剂，巩固疗效。

【按】该病发病机理有两个方面：①脾胃虚弱，表现为带多色白质稀，疲乏无力，舌胖有齿痕，脉无力。冲脉隶属阳明，冲任同起于胞中，任脉下出会阴，上行于阴毛的分布处，沿腹正中线上行；冲脉出会阴，从腹股沟中的气街与足少阴肾相合。脾胃为后天之本，气血化生之源，脾胃虚弱，气血化生不足，遇经前经期血聚于下，化为月水，以致气血更虚，冲任肝肾失养，故月经前及经期外阴、肛、耻骨痛。②足厥阴肝经，沿大腿内侧，入阴毛中，绕阴器至少腹。肝肾阴寒，寒凝血滞，气血不畅，以致外阴、肛门、耻骨痛，月经量少，色暗有块，少腹刺痛。

治疗先用完带汤加减，以健脾除湿止带，其肛门痛也与大肠气滞有关，故用薤白与槟榔化大肠气滞，同时槟榔还有利水化湿、行气消积之功，薤白又有散阴寒凝结作用，善于调达凝滞，加薏苡仁、芡实健脾止带，煅龙骨、煅牡蛎固涩止带，3剂后诸症减轻。二诊正值经期，突出表现为寒凝血瘀，故用少腹逐瘀汤加减，以温通血脉，补血活血，化瘀行气止痛，少佐以白术、山药健脾固本。三诊为肝肾、冲任经络所行部位的疾病，肝肾阴寒，气血不畅，用丹参、桃红、鸡血藤、元胡、姜黄、蒲黄、五灵脂活血化瘀，行气止痛，乌药温肾散寒，行气止痛；小茴香、桂枝、细辛、吴茱萸温经散寒，细辛入肾经，善散肾经寒邪，小茴香散厥阴肝经寒邪，补命门火，善治少腹冷痛；吴茱萸长于疏肝下气，助脾肾阳气，散厥阴寒邪而止痛；桂枝甘温助阳，温通一身阳气，温血脉调经；肾主骨，用狗脊、牛膝补肾强筋骨，以治耻骨痛，经治一个多月，诸病痊愈。

243. 经期发热

周某，女，41岁，已婚，市二轻局供销公司职工。1993年8月19日初诊。

月经每月1次，但经期10～20天，血量不多，色暗红，有血块，每次经期均发热37℃～39℃之间，月经前1天到月经第4天，腹痛如刀割，不能上班工作，必服止痛片。本次月经8月10日来潮，现仍有少量血，色暗，腹痛，拒按，怕凉喜暖，面色黄暗。

舌暗有瘀斑，苔薄白。脉迟涩。

证属寒凝血瘀痛经、经期发热、经期延长。治以温经活血化瘀，理气止痛，方用少腹逐瘀汤加减。

当归10g	赤芍10g	白芍10g	川芎10g	桂枝10g
熟地10g	桃仁10g	红花10g	小茴香8g	丹参15g
元胡15g	乌药15g	香附12g	乳香6g	五灵脂10g（包煎）
没药6g	炮姜6g	蒲黄10g（包煎）		

7剂。

8月26日二诊：上药服至第2天，血净，诸症均消。但近日又感腰骶部麻木疼痛，舌脉如前，治以补气活血调经，佐以补肾，方用圣愈汤加减。

| 当归10g | 赤芍10g | 白芍10g | 熟地10g | 川芎10g |

| 丹参 15g | 益母草 15g | 黄芪 10g | 山茱萸 15g | 麦冬 10g |
| 狗脊 21g | 川断 15g | 枸杞子 15g | | |

7剂。

9月2日三诊：药后腰骶痛麻愈，现能吃能睡，无不适感，舌暗瘀斑均减，苔薄白，脉沉无力，上方再服7剂。

9月16日四诊：9月10日月经来潮，本次经期未发热，腹痛大减，量不多，无血块，色鲜红，能坚持工作，因而心情也愉快，舌由瘀斑变成瘀点，苔薄白，脉沉滑，仍用少腹逐瘀汤加减，8月19日再服7剂。

9月30日五诊：月经7天完，近日带下量多，色黄质稠，有臭气味，腰骶酸楚，舌正常，苔薄白，脉涩。证属湿热下注，治以健脾利湿上带，佐以补肾，用完带汤加减：

白芍 10g	山药 15g	柴胡 6g	苍术 10g	白术 10g
党参 10g	甘草 6g	薏苡仁 15g	芡实 15g	车前子 10g（包煎）
黄柏 10g	荆芥炭 10g	川断 15g	狗脊 15g	山茱萸 15g

7剂。

10月7日六诊：药后带止，又临经期，仍用少腹逐瘀汤加减7剂。

10月15日七诊：一切正常。平时停药，每次月经前四五天开始服少腹逐瘀汤。连服3个月，病愈。

【按】瘀血既是病理产物，又是致病因素，产生瘀血的原因虽多，但本例是由寒凝之故，寒邪凝滞，气血运行受阻而成血瘀气滞。该患虽患3种病，但皆由瘀血引起，血瘀气滞，经行不畅，不通则痛而成痛经。治以活血调经、行气止痛，用桃红四物汤活血调经，加元胡、乌药、香附、小茴香合失笑散以活血行气止痛。瘀血郁而化热，使营血不和，少腹逐瘀汤中以桂枝易肉桂，桂枝配白芍，调和营卫，解肌退热。血瘀阻滞经脉，血不循经则经血不止而致延长，活血祛瘀，为治其本，瘀血去，血行通畅，新血归经，血自止。只要是瘀血所致，尽管大胆去用活血药，无出血之虑。

244. 赤带（一）

李某，女，22岁，未婚，学生。2001年11月1日初诊。

月经半年至1年1次，血量多，色淡红，10天净，已3年余，末次月经10月20日，带量多，色鲜红，混有黏液，连绵不断，已4个月，少腹胀痛，劳累加重，疲乏无力。

舌胖大，苔白稍厚。脉滑无力。

证属脾虚所致赤带。治以健脾止带，方用完带汤加减。

白芍 10g	山药 12g	柴胡 8g	苍术 10g	白术 10g
党参 15g	甘草 6g	芡实 20g	薏苡仁 20g	车前子 10g（包煎）
白果 10g	芥穗炭 12g	茜草 12g	仙鹤草 15g	生地炭 30g

7 剂。

12 月 1 日二诊：上药服 2 剂带即减少，11 月 24 日月经来潮，血量不多，色暗红，有血块，5 天净，睡眠好转，但易醒，自感精力不足，舌胖大，有齿痕，色淡红，苔薄白，脉无力。

黄芪 15g	白芍 10g	山药 15g	苍术 10g	白术 10g
党参 15g	茜草 10g	棕榈炭 10g	陈皮 8g	车前子 10g（包煎）
甘草 6g	芡实 15g	芥穗炭 10g	仙鹤草 15g	血余炭 10g

4 剂。

12 月 5 日三诊：赤带已净，睡眠愈，仍疲乏无力，舌胖大有齿痕，苔薄白，脉滑。

黄芪 12g	白芍 12g	山药 15g	苍术 10g	白术 10g
党参 12g	茜草 12g	乌贼骨 15g	陈皮 7g	芡实 15g
芥穗炭 8g	仙鹤草 15g	棕榈炭 10g	地榆炭 12g	

7 剂。

【按】脾主四肢，四肢无力、疲乏、舌胖大有齿痕、脉无力均为脾虚之征。脾虚气血化生不足，不能养心神，则失眠多梦；气虚血少，血海不能按时充盈，月事不能按时以下；脾虚运化失职，水湿内停，下注带脉，任脉失固、带脉失约以致带下；脾虚不能统血，血随带下，而成赤带。治用黄芪、党参、白术、甘草健脾益气，苍白术健脾燥湿，芥穗炭入血分止血，祛风胜湿，薏苡仁健脾利湿，车前子利水除湿。

本案主要是脾虚所致，正如《医学心悟·妇人门》云："带下之症……不外脾虚有湿，脾气壮旺则饮食之精华生气血而不生带，脾气虚弱则五味之实秀生带而不生气血。"故治疗以补脾祛湿为主。方中山药、芡实补脾肾，涩精止带；白果收敛止带，白芍、柴胡、陈皮疏肝解郁，理气升阳；茜草、仙鹤草、生地炭、血余炭、棕榈炭、地榆炭止血，除赤带，全方共奏健脾除湿、升阳止血止带之功。

245. 赤带（二）

白某，女，29 岁，已婚，井陉农民。2000 年 5 月 15 日初诊。

由 1999 年冬产后，腰酸痛如折，甚至不能直腰，带多黄稠夹杂少量鲜血，气味秽臭，妇科检查诊为宫颈糜烂。

舌唇红，苔薄白。脉无力。

证为肾虚，湿热下注所致赤带。治宜清利湿热，补肾止带，方用易黄汤加减。

山药 15g	芡实 20g	薏苡仁 20g	黄柏 10g	车前子 10g（包煎）
芥穗炭 10g	白果 10g	白芷 10g	乌贼骨 30g	败酱草 30g
土茯苓 20g	鱼腥草 20g	狗脊 20g	川断 12g	山茱萸 15g

7剂。

5月25日二诊：药后腰痛减，带量已少，但仍夹有少量血，舌正常，苔薄白，脉滑无力，上方加仙鹤草 15g、地榆 10g、槐花 10g，7剂。

【按】产时伤肾损任，腰为肾之府，肾虚任脉损，带脉失调，故腰痛如折；肾主封藏，任脉相系，任脉起于胞中，带脉通于肾，肾虚封藏失职，任脉不固，带脉失约，以致带下多；湿热内蕴，下注胞中，则带黄稠，热伤血络，故带中夹鲜血而成赤带。治用狗脊、山萸肉、川断补脾肾，助封藏，川断又能固托带脉；山药、芡实健脾固肾，收涩止带，白果止带除浊，固任脉，乌贼骨固冲任，固精止带；薏苡仁健脾利湿，车前子清利湿热，黄柏清热燥湿，白芷燥湿止带，白芷、黄柏可祛带脉湿热；鱼腥草、败酱草清热解毒、排脓，土茯苓祛湿解毒，芥穗炭祛风胜湿；止血加仙鹤草、地榆、槐花增强止血之力。全方共奏补肾、固冲任带脉、祛湿止带止血之功。

246. 赤带（三）

贾某，女，22岁，未婚，学生。2001年5月2日初诊。

素有失眠多梦，既往月经正常，现两个月未来潮，带下绵绵不断，色黄稠已年余。近5日带增多，色黄红混杂，质稠，气秽臭。

舌胖有齿痕，舌边有瘀点，苔薄白。脉滑数。

证为湿热下注，兼有瘀滞。治以活血化瘀，清利湿热，方用桃红四物汤加减。

当归 10g	川芎 10g	生地 10g	赤芍 10g	白芍 10g
桃仁 10g	红花 10g	牛膝 15g	益母草 15g	卷柏 10g
薏苡仁 20g	败酱草 30g	茜草 10g	苍术 10g	白术 10g
蒲公英 2g				

7剂。

5月9日二诊：药后带中血止，带少稀黄，月经未来潮，仍失眠多梦，舌胖有齿痕，边有瘀点，苔薄白，脉滑数，上方加黄柏 10g，7剂。

5月16日三诊：带已愈，但月经仍未来潮，失眠多梦，舌正常，苔薄白，脉滑数，改为调理。

当归 15g	川芎 10g	生地 10g	赤芍 10g	白芍 10g
桃仁 10g	红花 10g	牛膝 15g	益母草 15g	卷柏 10g
土鳖虫 10g	三棱 10g	莪术 10g	炒枣仁 15g	茯神 15g

3剂。

【按】舌胖有齿痕，为脾虚之征，脾虚气血化生不足，不能养心神，以致失眠多梦；脾虚运化水湿失职，水湿内停，带脉失约，而成带下；湿热内蕴，则脉滑数，湿热下注则带黄稠秽臭；舌边有瘀点，为血瘀之象，瘀血阻滞，血不归经，故带中有血；瘀血阻滞，冲任不通，故月经突然停闭；治用桃红四物汤加牛膝、益母草、卷柏养血活血化瘀，瘀血去，血自归经，则赤带自止；薏苡仁健脾利湿，苍白术健脾燥湿，芡实健脾止带，败酱草、蒲公英清热解毒，黄柏清热燥湿，共祛湿热之邪。本案虽系瘀血为患，但带证无湿不成，故在活血化瘀之中加祛湿之品。

247. 赤带（四）

刘某，女，64岁，已婚，晋州农民。2002年5月4日初诊。

45岁时绝经带净。因带中混有大量鲜血，腰腹剧痛，多方求治无效，前来就诊。来时弯腰捧腹，面色黄而晦暗，带量多，色黄稠有臭味，伴有腰痛已5年余，今年带中混有大量血，腹痛如刀割，腰痛难忍，已3月余，惟恐患癌症，曾到多所大医院检查，未见肿瘤。

舌胖大，苔白，舌根部厚。脉弦滑。

证为脾虚，湿热下注所致赤带。治以健脾，祛湿热，止带，方用完带汤合易黄汤加减。

白芍10g	山药15g	柴胡8g	苍术10g	白术10g
党参15g	黄柏10g	甘草6g	芡实30g	车前子10g（包煎）
薏苡仁30g	白果10g	芥穗炭10g	鱼腥草30g	三七粉12g（冲服）
败酱草30g	仙鹤草20g	蒲黄炭10g	鹿角霜30g	阿胶15g（烊化）

7剂。

5月11日二诊：药后带无血色，稠秽臭，腰腹仍痛，舌红，苔薄白，脉细滑。

白芍10g	山药15g	柴胡8g	苍术10g	白术10g
党参15g	甘草6g	芡实30g	薏苡仁30g	车前子10g（包煎）
白果10g	芥穗炭10g	墓头回20g	鱼腥草30g	蒲黄炭10g（包煎）
元胡15g	鹿角霜30g	黄柏10g	仙鹤草15g	五灵脂10g（包煎）

7剂。

5月18日三诊：药后明显好转，带色白量少，腰腹痛减轻，能坚持干家务活，舌暗红，苔白厚，脉滑有力。上方加鸡冠花15g，7剂。

5月25日四诊：带净已1周，腰酸，腹微痛，有时心慌，舌红，苔黄薄，脉滑。上方去仙鹤草、黄柏，加黄芪15g，7剂。

6月1日五诊：药后病愈，舌红，苔舌根部白厚，脉滑数，配丸药长期服用，巩固疗效。

白芍 10g	山药 15g	柴胡 8g	苍术 10g	白术 10g
党参 15g	车前子 10g	甘草 6g	芡实 30g	薏苡仁 30g
白果 10g	芥穗炭 10g	败酱草 30g	鱼腥草 30g	元胡 15g
乌药 15g	墓头回 30g	五灵脂 10g	蒲黄 10g	黄芪 15g
鹿角霜 30g	鸡冠花 20g	乌贼骨 30g	五灵脂 10g（包煎）	

共为细末，以蜜为丸，每丸 10g 重，日 3 次，每次 2 丸。

【按】带下关乎肾的收藏与施泄，妇人到 45 岁后，肾气渐衰，真阴渐亏，天癸竭，这时月经绝断，带下也净。本案 64 岁，在 45 岁时，已经绝带净，此为正常生理现象。而近 5 年带下反多，色黄质稠，气味秽臭，说明湿热较盛，损伤了肾、冲、任、带脉，故腰腹剧痛。傅青主曰："带下俱是湿证。"湿多为脾虚运化水湿失司，故治用完带汤健脾益气，升阳除湿；用易黄汤固肾，清热利湿止带；加鱼腥草、败酱草清热解毒，消肿排脓，墓头回清热解毒，止带止血；仙鹤草、三七粉止血，蒲黄、五灵脂、元胡活血止痛，蒲黄炭活血止血；乌贼骨固托带脉，固精止带，收敛止血；鸡冠花固托带脉，止血止带；黄芪补气健脾，益气血之源；鹿角霜补肾收敛止带，阿胶补血止血，黄芪、鹿角霜、阿胶共奏补肾益气养血、固本之功。

248. 白带

刘某，女，21 岁，未婚，学生。1999 年 4 月 3 日初诊。

带下量多，色白质稀，连绵不断，无异味，伴有右少腹痛，心悸气短，四肢无力，面色萎黄，纳呆便溏，月经正常。

舌正常，苔薄白。脉滑无力。

证属脾虚带下，治以健脾祛湿止带，方用完带汤合四君子汤加减。

白芍 10g	山药 15g	柴胡 6g	苍术 10g	白术 10g
党参 15g	甘草 6g	陈皮 6g	芥穗炭 10g	车前子 10g（包煎）
芡实 15g	薏苡仁 15g	黄芪 15g	茯苓 10g	

连服两月而愈。

【按】缪仲淳说："白带，多是脾虚，肝气郁则脾受伤，脾伤则湿土之气下陷，是脾精不导，不能输为荣血而下滑之物。"这说明脾虚是带下的主要原因。脾主四肢，四肢无力，气短，纳呆、便溏，脉无力，正是脾虚之征；脾虚不能运化水湿，水湿下注，则带多色白而稀；脾虚气血化生不足，不能荣于面则面黄，不能养心则心悸。总之，本案病的根本在于脾虚，而带下又总不离湿，所以治用四君子加黄芪健脾补气，以助运化水湿之力；完带汤健脾益气、升阳除湿，脾健湿除则带自愈。

249. 黄带

随某，女，24 岁，已婚，护士。1997 年 4 月 12 日初诊。

带下黄稠量多，怀疑淋病，因与我关系较好，求我诊治。嘱其去医院化验检查，检查结果没有淋病，给予治疗。

带下色黄稠如脓，量多淋漓不断，有秽臭气味，已年余，面黄体瘦。

舌正常，苔黄稍厚。脉滑数。

证属脾虚，湿热下注所致黄带。治以健脾祛湿止带，方用完带汤加减。

白芍 10g	山药 10g	柴胡 8g	苍术 10g	白术 10g
党参 15g	甘草 6g	芥穗炭 10g	陈皮 8g	车前子 10g（包煎）
黄柏 10g	龙胆草 3g	芡实 20g	薏苡仁 20g	土茯苓 30g

10 剂。

5 月 11 日二诊：药后带减，色变白质稠，已无臭味，舌正常，苔薄白，脉滑。上方再服 10 剂。

5 月 25 日三诊：带已正常，因总怀疑得淋病，又去医院检查化验，仍无淋病，总算放心，也嘱停药。

【按】《医学心悟·妇人门》说："带下之症……不外脾有湿。"《女科证治要旨》说："因思虑伤脾，脾土不旺，湿热停聚，郁而化黄，其气臭秽，致成黄带。"由此看出，黄带是由脾虚，湿热停聚所致，所以治用完带汤加减，健脾祛湿止带。方中党参、白术、甘草、芡实健脾益气，苍白术健脾燥湿，车前子利水除湿，薏苡仁健脾利湿，黄柏、龙胆草清热燥湿，土茯苓清热解毒利湿，白芍、柴胡、陈皮疏肝解郁，理气升阳，取脾、肾、肝三经同治之意。但全方主要是健脾、除湿、清热止带，脾健，湿热除，黄带自止。

250. 黑带（一）

房某，女，30 岁，已婚，农民。2002 年 8 月 16 日初诊。

带多绵绵不止，色黄稠，有秽臭气味，已 10 余年，近日带色变黑，量多，有秽臭味，手足热，腰痛，尿频，唇红。

舌正常，苔薄黄。脉数。

证为阴虚内热，湿热下注所致黑带。治以养阴凉血，清利湿热。

瞿麦 15g	萹蓄 15g	丹皮 15g	地骨皮 20g	女贞子 20g
旱莲草 15g	败酱草 30g	竹叶 4g	鱼腥草 30g	墓头回 15g
芡实 20g	薏苡仁 20g	白芷 10g	乌贼骨 20g	车前子 10g（包煎）
益智仁 12g	鸡冠花 12g			

连服 17 剂而愈。

【按】《傅青主女科》曰："夫黑带者乃火热之极也。"该患者素有湿热，湿热带下日久必伤其肾，肾虚则腰痛，尿频。肾阴虚，阴虚生内热，故唇红脉数。热伤血络，血液外溢，血与黄带被湿热熏蒸而成黑带。傅青主在治黑带中说："治法唯以泻火为主。火热退而湿自除矣。"所以本案是治以清热为主，方中瞿麦、萹蓄、竹叶、车前子清热利水除湿；败酱草、鱼腥草、墓头回清热解毒，消痈排脓；丹皮、地骨皮清热凉血，血凉则静，故止血退虚热除骨蒸；女贞子、旱莲草补肝肾之阴，清退虚热，旱莲草又能凉血止血；白芷燥湿止带，薏苡仁健脾利湿，乌贼骨固精止带，收敛止血，固托带脉，鸡冠花凉血止血，收敛止带。黑带系热引起，带成黑色，我认为是溢出的少量血，时间稍长黑化，所以治疗是以清热凉血止血为主，加益智仁补肾固精缩尿，补脾固涩止带。

251. 黑带（二）

蔡某，女，19岁，未婚，学生。2002年6月22日初诊。

带多色黄，质稠有异味，阴胀痒，左少腹硬，已年余，曾服中药无效。现乳房胀痛，耳内痒且有跳动感，鼻咽发干，大便秘结，日1次。

舌正常，苔白。脉弦数。

证为肝经有热，湿热下注所致黄带。治以清泻肝火，利湿止带，方用龙胆泻肝汤加减。

龙胆草 6g	栀子 10g	柴胡 8g	苍术 10g	白术 10g
白芍 10g	生地 10g	泽泻 10g	败酱草 30g	车前子 10g（包煎）
蒲公英 20g	芡实 20g	薏苡仁 20g	乌贼骨 30g	山药 15g
党参 15g	白芷 10g			

连服 14 剂而愈。

【按】傅青主认为带下病的病机为"脾气之虚，肝气之郁，湿气之浸，热气之逼"。该患即是如此。乳房胀痛、脉弦正是肝郁表现，肝郁日久化热，肝热乘脾，木郁克土，致使脾虚，运化失职，则湿热下注而成黄带；肝胆湿热过盛，则耳内痒，鼻咽干，脉弦数，大便秘结。治用龙胆草泻肝胆实火，除下焦湿热，栀子助龙胆草泻肝火；车前子、泽泻清利湿热；芡实、山药、白术、党参健脾益气，助脾健运；薏苡仁健脾利湿，苍白术健脾燥湿；柴胡疏肝理气，白芍、生地养血益阴，以防火热伤阴；败酱草、蒲公英清热解毒，消肿排脓，乌贼骨为治带常用药，能固托带脉，有固精止带之功。全方共奏疏肝解郁、健脾补胃、清泄肝胆湿热之效，故连服 14 剂而愈。

252. 白崩

肖某，女，20 岁，未婚，学生，1999 年夏初诊。

素有带下，色白质稀，量多，无异味，已两年，未经治疗。昨晚自习时，突然阴道流出大量液体，状如崩中，量如小便，顺腿流一地，今日急忙求诊。即刻：阴道仍流白色较黏液体，量多，但较昨晚少，与月经来潮量相似，伴有少腹隐痛，疲乏无力，面色黄。

舌质淡，苔薄白。脉沉无力。

证为气虚下陷，带脉不固所致白崩。治以补中益气，方用补中益气汤加减。

黄芪 15g	白术 10g	陈皮 8g	升麻 6g	柴胡 8g
党参 15g	甘草 6g	当归身 10g	芡实 15g	白果 10g
薏苡仁 12g	山药 12g			

3 剂。

复诊：上药服 1 剂量即减，3 剂服完，已转为带下，色白量少，质稍稠，改用完带汤。

【按】白崩系严重的白带病。《巢氏病源》说："白崩者是劳伤胞络而气极，而为白崩也。"说明白崩是劳乏过度，使元气虚极而形成的，该患正是气虚极所造成的。其面黄，疲乏无力，舌淡，脉无力，都是气虚的表现。突然液体大下如崩，此乃中气虚极下陷，固摄失司，带脉失约所致。故用补中益气汤，补中益气，升阳举陷。方中黄芪、升麻、当归并能固带脉，升麻也能升提带脉，加山药、白果、芡实收敛止带，薏苡仁健脾利湿。白带量多者多见，而白崩者少见，故将此例收之。

253. 白淫

陈某，女，35 岁，已婚，职工。2002 年 8 月 13 日初诊。

两年前游泳后，阴道即经常流白色液体，量多，无异味，近日加重，连绵不断，伴有腰痛，周身怕冷，四肢不温，疲乏无力，大便稀薄，日 3 ~ 4 次，小便清长，面色苍白。

舌胖大，色淡红，苔薄白。脉沉无力，尺脉尤甚。

证为脾虚，肾亦固摄无权，以致精液下滑，而成白淫。治以补肾健脾提气，固涩下元，方用补中益气汤加补肾之品。

黄芪 15g	炒白术 10g	陈皮 8g	升麻 6g	柴胡 8g
甘草 6g	当归身 10g	薏苡仁 10g	芡实 30g	补骨脂 10g
益智仁 2g	锁阳 10g	肉桂 5g		

10 剂。

8 月 30 日二诊：药后阴道已不流白色液体，但有少量白带，质稀，仍腰痛，四肢凉，大便已正常，舌胖色淡，苔薄白，脉无力。上方再进 10 剂。

9 月 13 日三诊：近半月阴道未出液体，带也很少。近日受凉腰痛加重，舌脉如前，改由金匮肾气丸治疗。

【按】古代文献记载，白淫白浊大都混淆在一起，实际是两种病，白浊是尿道流出的一种秽浊如脓黏液，白淫是由阴道流出的液体。白淫和男子的遗精相同，多由情欲不遂，思念太过，或房室过度引起的。如《素问·痿论》说："思想无穷，所愿不得，意淫于外，入房太甚，宗筋弛纵，发为筋痿，及为白淫。"《女科指要》说："白淫乃思想无穷，所欲不遂，一时放白，寡妇尼姑此症居多，乃郁火也。"如果偶尔发生，不是病态。本案是发病时间长，病情也较重，故作病论。本患有无房事过多，未有过问，但表现为肾虚，阳气不足，如腰痛，怕冷，四肢不温，小便清长，尺脉无力等。同时也有脾虚、中气不足的表现，如疲乏无力，大便稀，面色苍白，脉沉无力。阴道流白色液体，量多连绵不断，此乃中气下陷所致。故治用补中益气汤，健脾益气，升阳举陷；用补骨脂、益智仁补肾固精缩尿，温脾止泻；锁阳补肾助阳，补骨脂补肾壮阳，肉桂又能温中散寒，肾阳足可温煦脾阳及一身阳气。

254. 更年期综合征（一）

范某，女，46 岁，已婚，工作。1998 年 1 月 7 日初诊。

两年前曾出车祸，受惊吓，此后失眠，多恶梦，焦虑不安，惊悸不安，如将被捕之，抑郁独坐，不愿见人，近半年加重，每日睡两小时，头昏脑涨，体位不适则眩晕，夜尿频，月经正常。

舌红少苔，脉细数。

证为心肾不交所致绝经前后诸证，治以交通心肾。

| 当归 10g | 远志 8g | 五味子 8g | 女贞子 15g | 旱莲草 15g |
| 茯神 15g | 枣仁 20g | 枸杞子 20g | 山茱萸 20g | 柏子仁 12g |

黄连 10g	莲子心 10g	石菖蒲 12g	夜交藤 20g	生龙骨 30g（先煎）
合欢花 20g	益智仁 10g	桑螵蛸 10g	生牡蛎 30g（先煎）	

12 剂。

1 月 18 日二诊：药后好转，现胸痛，时时加重，头晕失眠，易惊，烧心，纳呆，舌红，苔白薄，脉细。

瓜蒌 12g	薤白 10g	五味子 6g	女贞子 20g	旱莲草 20g
枣仁 30g	木香 6g	合欢花 20g	夜交藤 20g	柏子仁 12g
黄连 10g	生龙骨 30g	生牡蛎 30g	莲子心 10g	益智仁 12g
吴茱萸 6g	桂枝 10g			

连服 24 剂。

2 月 18 日三诊：药后诸症明显减轻，但仍烧心，纳呆，失眠多梦，舌正常，苔白厚，脉沉无力。

黄芪 15g	党参 15g	当归 12g	茯神 15g	桂圆肉 20g
枣仁 40g	远志 8g	石菖蒲 10g	合欢花 20g	柏子仁 12g
黄连 10g	生牡蛎 30g	吴茱萸 6g	夜交藤 30g	生龙骨 30g（先煎）
鸡内金 15g				

20 剂。

3 月 18 日四诊：睡眠好转，每日能睡 4 小时，头昏脑涨也好转，夜尿频愈。心情好转，已愿与人接触，并能干家务活，又显腰痛，上方再进 7 剂。

4 月 14 日五诊：每日能睡 5 ~ 7 个小时，他症均愈。上方再进 7 剂。

5 月 2 日六诊：病愈，已上班坚持工作，嘱停药。

【按】妇女到 49 岁左右，肾气渐衰，天癸渐竭，生殖能力逐渐消失，此时在生理上是一个转化时期，此时肾阴肾阳失于平衡，可出现一系列的症状，临床以肾阴虚者多见，并多与精神因素关系密切，如有过精神创伤、严重的生活挫折、性格内向、精神脆弱者等，往往容易出现症状。所以除治疗外，还要做些疏解和安慰工作，使其心情舒畅，自可事半功倍。

本案即因车祸，精神受到刺激，故症状严重，治疗时间也长，且做了大量的疏导工作。该患 46 岁，天癸渐竭，肾阴亏于下，不能上济于心，以致心肾不交，心火独亢于上，故头昏脑涨，失眠多梦，焦虑不安，惊悸，如将被捕状；肾虚，封藏失职，以致夜尿频，舌红少苔，脉细数，为阴虚内热之象。治用女贞子、旱莲草养阴退虚热，五味子、女贞子、枸杞子、山萸肉补肾阴，远志、五味子交通心肾，桑螵蛸、益智仁、山萸肉补肾缩尿；茯神、枣仁、柏子仁、合欢花、夜交藤、五味子养心安神，生龙牡镇静安神；黄连、莲子心清心火。1 月 18 日胸痛，故方中加入瓜蒌、薤白、桂枝以温阳通脉，通则不痛；并见烧心，加吴茱萸、黄连以调和肝胃，制酸。2 月 18 日，脉沉无力，苔白厚，加石菖蒲化湿和中开胃，鸡内金消食，以增加食欲。先天之本，须后天之滋养，故 2 月 18 日复诊，方中加芪参之属，以补气健脾，脾健气血足以养先天之本。

255.更年期综合征（二）

李某，女，47岁，已婚，教师。2002年1月12日初诊。

头晕，失眠多梦，烘热汗出，口舌生疮，大便干，2～3日一次，已半年余。月经既往正常，去年5月份两行，量少色红，4～5天净。

舌红少苔，脉细数。

证为阴虚内热所致经断前后诸症（西医诊为更年期综合征）。治以补肝肾之阴，退虚热，佐以安神。

女贞子 20g	旱莲草 15g	玄参 10g	丹皮 15g	地骨皮 15g
牛膝 15g	柏子仁 12g	炒枣仁 20g	山茱萸 20g	枸杞子 20g
黄芪 15g	防风 10g	甘草 6g	炒白术 10g	浮小麦 20g
夜交藤 20g	合欢花 20g	黄连 10g	栀子 10g	

7剂。

1月19日二诊：药后汗减，仍头晕失眠，烘热，舌正常，苔薄白，脉细无力。

女贞子 20g	旱莲草 15g	丹皮 12g	地骨皮 12g	怀牛膝 15g
山茱萸 20g	枸杞子 20g	茯神 20g	夜交藤 20g	合欢花 20g
黄连 10g	炒枣仁 20g	炒白术 8g	甘草 6g	防风 10g
浮小麦 20g	柏子仁 12g			

7剂。

3月23日三诊：药后烘热汗出、口舌生疮均愈，也能睡眠，但睡不实，仍梦多，舌红，苔薄白，脉无力。

女贞子 30g	旱莲草 20g	何首乌 20g	熟地 10g	枣仁 15g
柏子仁 12g	山茱萸 20g	夜交藤 20g	合欢花 20g	生龙骨 30g（先煎）
木香 6g	黄连 12g	当归身 15g	黄芪 15g	生牡蛎 30g（先煎）
丹参 20g				

4剂，共为细末，每日3次，每次约5g。

8月28日三诊：药后病愈，但近日头皮痒，仍脱发，舌尖红，苔薄白，脉滑。

女贞子 30g	旱莲草 15g	丹皮 15g	何首乌 15g	熟地 10g
当归身 15g	山茱萸 20g	菊花 10g	侧柏叶 10g	地肤子 10g
蛇床子 10g	蜂房 10g			

3剂。

【按】年47岁，任脉虚，太冲脉衰少，天癸将竭，肾阴偏虚，阴不制阳，阳失潜藏，浮越于上，则头晕，烘热汗出，口舌生疮；阴血亏，心神失养，以致失眠多梦；血少阴虚内热，故舌红少苔，脉细数。治以补阴配阳，使虚火浮阳归于阴，即所谓"壮水之主，以制阳光"。用女贞子、玄参、旱莲草补肾阴，山萸肉既能补肾阴，又能敛肾阳；女贞子、旱莲草、丹皮、地骨皮退虚热，退烘热汗出；枣仁敛汗，柏子仁、枣仁、合欢花、夜交藤养心安神；黄连祛心火，栀子除三焦热而除烦；加龙骨、牡蛎镇静安神，与方中群药配伍，共奏育阴潜阳之功。8月28日复诊，见病痊愈，只有头皮痒及脱发之症。发为血之余，发的生机在肾，营养在血，肝肾同源，故用女贞子、旱莲草、何首乌、熟地、山萸肉补肝肾，配当归益阴养血，以滋发之源；丹皮、侧柏叶凉血，侧柏叶能乌发治脱发；地肤子、蛇床子、蜂房祛风止痒。

256. 杂记

余治一肩周炎患者，痛不能举，吾久治不愈。后患者得一民间偏方，用樟木花与蒜瓣煎洗而愈。吾邻居一老妪患鹅掌风，手掌皮肤粗厚而裂，后用谷糠炒热搓手，每次半小时，一日二三次，不逾一月竟愈，皮如常人。又一老妪神经性皮炎多年，痒甚，搔之满布血痂，后用马齿菜搓，亦愈。一乡医，以儿科名躁当地，不论小儿发热、咳喘、食积惊风、腹泻下痢，辄取小药二包，一碧色，一红色，服下皆效，然密而不传。我大学在京西城子矿见习，该矿卫生所有一老大夫，临床功底很厚，颇享盛誉，天天上下班背一粪筐拾粪。又一乡医治疗张某尤文氏瘤，骶部褥疮如盘大，溃见骨膜，人已恶病质，该乡医每日于创面撒药面，褥疮竟奇迹般愈合。许多目睹之生动事例，对余教育颇深。民间蕴藏着很多宝贵医药经验。声名赫赫的专家教授，未必技高于乡医或拾粪的老头。呜呼，山外有山，天外有天，学无止境。还是夹着尾巴做个老实人为好，何必装腔作势借以唬人。应发扬仲景精神，勤求古训，博采众方，老老实实做学问。

李士懋田淑霄
—— 医学全集 ——
下 卷

平脉辨证相濡医论

李士懋　田淑霄　著

《相濡医集》原序

　　我们 1956 年高中毕业后考入北京中医学院，成为中国第一批正规中医大学生。毕业近五十年来，一直从事中医临床、教学、科研工作。毕生献身于中医事业，也深深地热爱中医事业。

　　自 1962 年毕业后分配至大庆油田总院，任中医师，不幸于 1969 年爱子患脑血管畸形、脑出血、继发癫痫、全脑萎缩，癫痫频频发作，智力及生活能力丧失殆尽，须臾不能离人。我们夫妻悉心照料 30 余载，备尝艰辛，经济、精力重负何堪；更兼政治坎坷，学术上又不肯自弃，只好惯把长夜过春时，夫妻相濡以沫，反品出了艰辛中的甘甜。是故将我们夫妻共同撰写的著作，名之曰《相濡医集》，本次将医论部分重新编排，命名为《平脉辨证相濡医集》。

　　本书包括部分论文、学术讲座稿，成集时复经作者重阅修订。现代研究的一些论文及未收入的论文、著作，以题录附列于后。此书聊作我们夫妻一生之足迹，心灵之慰藉，也是作为中国第一批中医大学生向祖国及人民的汇报。

　　此书承蒙张再康、张明泉、冯瑞雪、郝宪恩、王菊素等同志热忱协编，谨致谢意。

2004 年 3 月

作者志于相濡斋

我对中医事业的思考

新中国成立 50 余年来，党和政府对中医事业给予极大关注，制定了中医条例，投入大量物力、人力、财力，建立了许多中医院校、研究院所、中医院，培养了数以万计的中医大学生、硕士、博士乃至院士，不可谓不重视。但现实情况是中医严重西化，后继乏术，医治范围逐渐缩小，中医界思想迷茫，专业思想动摇，难怪一些老前辈心头有种挥之不去的危机感，发出了拯救中医的呐喊。

我是北京中医学院（现北京中医药大学）的首届毕业生，是中医事业 50 年的亲历者。我毕生献身于中医事业，深深地热爱中医事业，也由衷地关切中医的现状与未来。半个世纪的耳闻目睹及亲历，使我忧心忡忡，不得不继前辈之后，也为中医呐喊。

在高度重视下，反差如此之大，原因何在？关键在于思想认识片面，工作导向偏差。该是认真反思、总结，正本澄源的时候了。

一、对中医的定位——实践医学

任继学先生说："不到六十不懂中医"，此话颇有道理。初饮酒者只道辣，初品茶者唯知苦，反复品尝，弥久方知其甘醇沁芳。中医大半也是如此，浅尝辄止者，焉能体味其奥妙无穷、博大精深。恰有一些未能深入了解中医的人士，纷纷对中医进行评价，曰不科学，曰经验医学、前科学、古代医学、替补医学、循证医学、状态医学等等，描来描去，使世人竟不知中医为何物。

实践是检验真理的唯一标准，此乃至理名言。中医能治病、养生，大概没人能否认这一基本事实。中医经历了几千年的实践检验，至今仍保持其旺盛的生命力，证明中医确是真理，若说经得起实践检验、符合真理的中医不科学，岂不荒谬绝伦。

曰中医为经验医学，是否认中医理论。事实上，我们临床中有好多病是初次接触，尤其非典流行，乃世人初见，何谈经验之有，但依中医理论进行辨证论治，照样取得肯定效果。能指导实践、认识和改造客观世界的理论岂容否定。

曰前科学。所谓前科学，大概是现代科学以前的东西，不言而喻，尚未成为科学。或曰潜科学，亦难掩其贬低中医是科学的用意。

曰古代医学。若言其历史悠久，倒也无可厚非。若言其不是近代科学，更不是现代医学，只能进博物馆了，则非也。中医蕴涵着许多超前的科学内涵，至今仍葆其青春，日益受世界人民青睐。

曰循证医学。新兴的循证医学，是以临床流行病学为基础，寻找疾病主要证据，用以指导临床。中医之证，是疾病的本质，是辨证的结果，二者虽有相似之处，却难以等同。

曰状态医学。中医不限于状态的描述，更重要的是辨证，是通过病人的整体状态求其本。相同状态可有不同病机，此即同病异治。

曰替补医学。若云替，中医替不了西医，西医也替代不了中医，两个医学体系谁也替不了谁。若云补，是中医补充西医，还是西医补充中医？中西医各有短长，我看是互补、并存、并重。

曰西医是实验医学，仿佛中医无实验。诚然，中医少有动物、尸体、离体的实验。但中医是中华民族长期与疾病抗争的产物，从一定意义上讲，中医是以人为实验对象，而且是以整体的、有生命的、运动着的人体为对象，不断实践，不断总结升华，又不断经实践的检验、修正而产生的。这种实验，从古到今从未间断。当然，这种实验，是从治病救人的目的出发，与那种不顾病人痛苦、死活的实验截然不同。这种以整体活人为对象的实验，所获得的生命、疾病信息，远较动物实验、尸体解剖来得真实、准确、可靠。这种实验是整体样本的实验，是最终实验，最权威的实验。这些实验，虽无现代科学意义上的严格科研设计，但这是科学体系不同、研究方法不同所决定的。中医是以整体样本、纳入全部影响因素、综合观察人体生命运动的变化规律，不仅观察人体的即刻具体指标，更着重观察生命运动的重大事件及至终极指标。由此而形成的这一科学体系，更符合客观，更符合真理。

吾曰中医是实践医学。自有人类以来，为了生存就必须劳动，劳动中就开始了医疗实践。神农尝百草，就是这种实践的生动写照。劳动创造世界，劳动创造文明，中医亦然。经历千万年、亿万人的不断实践，积累了大量医疗经验、知识，从中发现了许多规律性的东西，吸纳了当时的哲学、天文、地理等知识，相互融合、升华，形成了中医理论体系。这一理论体系，复经两三千年的不断实践、完善、发展，就形成了现代的中医学。中医理论形成的漫长过程，就是与当时各学科相互渗透、融合的过程。二者一旦结合，就赋予了哲学丰富的医学内涵，它就不再是单纯的哲学、人文科学，而是中医理论的灵魂、脊梁。

为什么会产生对中医难于定位的困惑呢？关键在于不承认科学的多元性。宇宙是无限的，大千世界是极端复杂的，人们认识世界的方法是多元的，形成的科学体系也是多元的。真理无终极，不同的科学体系，只能从某一侧面、某一层次去认识客观世界的真理。以还原分析的方法从微观角度去认识世界的是科学；以综合演绎的方法从宏观角度去认识世界的，同样是科学。中医理论体系起点非常高，是建立在富有辩证唯物主义内涵的哲学高度的理论体系，所以它相当稳定，难以取代。至今已两三千年，仍有效地指导着中医临床实践，保持着旺盛的生命力。但由于近代以来，西方还原分析的科学体系取得巨大成就，以至于形成了唯西方科学为科学的思维模式，惯于以西方科学为尺度来衡量诠释一切学术，于是，对中医这一独特的科学体系感到不理解、难于定位。你说它不科学吧，可是又经历了数千年的实践检验，确实能治病；你说它科学吧，但又与当前流行的西方科学标准不一样，不像科学。于是都想来给它起个名，下个定义，产生了五花八门的名字，皆缘于对中医认识的模糊、混乱，根子在于科学一元化的思想作怪。

由于这一思想认识的片面，不可避免地出现工作导向的偏差，以致在高度重视下，出现了很大负面效应，这是颇值得深思警惕的一个问题。

二、对中西医结合的反思

自 1956 年以来，国家大力提倡中西医结合，实质是以西医来改造中医，时至今日，仍在延续这一方向道路。2003 年 11 月 13 日中国中医药报发表的国家中医药管理局《关于进一步加强中西医结合工作的指导意见》云："中西医结合的指导思想是：认真贯彻党的中西医结合方针政策，积极利用现代科学技术，充分吸收中医、西医两种医学特长，发掘、整理、研究、阐释中医药学的经验、真知和理论精华。"处于被发掘、整理、研究、阐释地位的是谁呢？是中医而不是西医。这就是中西医结合的指导思想。

基于这一指导思想，相继提出了中医系统化、规范化、客观化、微观化、标准化、现代化、国际化等等。可能因中医科学化的口号大有否定中医科学性之嫌，近年总算不大提了，但其根子并未铲除。这么多的化，实质是以西医为尺度，来衡量、诠释、改造中医。似乎经过一番改造后的中医，也就实现了系统化、标准化、微观化、现代化，可以用现代语言来描述中医，于是外国人可以听得懂，相互可以沟通，与国际接轨了，中医也就走出了国门，走向世界了。中西医结合的 50 年，大致就是这样走过来的。这些"化"的结果如何呢？不可否认，也取得了很多成果，但大都是技术层面的，最终结论也都是证明了中医理论的正确性，鲜有重大突破。其负面效应却突现，使中医严重西化。为什么会出现这种状态呢？正如刘长林先生所说："科学一元论的紧箍至今仍然束缚着一些人的头脑，这是中医面临种种困惑的根源。[1]"由于东西方历史、文化的不同，形成了中西医不同的科学体系。中医固有其不足，但它有很多超前的科学内涵，远非现代西医甚至现代科学体系所能涵盖、化的了的。例如：

1. 整体观：中医是研究人体与天地万物、精神意识相互关联、不断运动变化的科学。人是自然产物，人与天地相应；人本身是一活的形与神俱的有机整体，这是整体观的两个要点。

2. 辨证观：是在整体观指导下，根据具体形象，研究活的机体状态、信息、精神意识变化的规律。辨证论治的本质是因人、因时、因地制宜，是纳入全部信息基础上的治疗个体化。

3. 恒动观：天地万物在不断地运动变化，人的生理、病理不断地运动变化，疾病的证也不断运动变化，治疗措施也就随之而变，才能谨守病机。

4. 以人为本的指导思想：中医治病是治人的病，始终以维护、调节人体正气为目的，因势利导，无论寒热补泻、标本先后，莫不如此。

5. 多系统多靶点的综合治疗：中药由单味药到复方，是一次大的飞跃；由奇方到偶方又是一次大的飞跃。按君臣佐使相互配伍的复方是综合调理，这与西医追求的单一成分大相径庭。

6. 中医独特的诊疗方法：从脉、舌、神、色等对生命丰富信息的获取，对病势的判断，吉凶顺逆的转归等诊疗方法，都具有极高的科学内涵和优势。

7. 同病异治，异病同治：看似风马牛不相及的病症，如中医认为属同一病机，则采取相同的治疗措施；相同的病症，若病机不同，则采用不同治疗方法。这风马牛之间，必有相互关联的内因，大有可探讨的空间。

8. 养生、针灸、气功、预防、疾病调养等，皆富哲理和科学内涵。

9. 中医大量丰富的医疗经验，许多尚是目前科学无法解释的。

10. 科学发展所追求的更高境界是自然科学和人文科学的融通，而中医恰是这一境界的典范。

很多超前的中医理论和大量的临床经验，远不是现代医学甚至现代科学所能解释、涵盖的。片面地强调以西医或现代科学来研究、改造中医，是难以取得重大成效的。中西医毕竟是不同的科学体系，不存在通约性，50年的历史就是明鉴。

客观规律是不以人的意志为转移的，中西医结合的50年，不是中医理论被"现代化"了，相反是由于西医的进步，很多西医理论趋同于中医。例如：

1. 医学模式：中医从来都讲人与天地相应，形与神俱。西医的医学模式由生物医学改为社会－心理－生物医学模式，趋同于中医。

2. 恒动观：人体的生理病理随天地阴阳节律的变化而不停地运动变化，如昼夜晨昏、月之盈亏、寒暑更迭、60年一甲子等，西医近代兴起的时间医学，趋同于中医。

3. 全息论：中医从来都认为局部可反映整体，整体病变可反映于局部，如望舌可洞观五脏六腑，切脉可判断邪之进退、正气盛衰。近代西医兴起的全息论，趋向于中医。基因学为此提供了依据。

4. 循证医学：中医看病，从来都从病人所苦入手，辨证中强调抓主症。近年西医兴起的循证医学，也重视起疾病的主要证据，这与中医趋同。

5. 个体化医疗：中医辨证论治是因人、因时、因地制宜的，实质是个体化医疗。西医近年也提倡治疗的个体化，这与中医趋同。尤其人类基因图谱的完成，证实每个人的基因都各不相同，这为个体化提供了微观证据。

6. 多系统、多因素、多靶器官的综合调理：中医组方，从来都讲君臣佐使，相互配伍，形成有制之师，综合调理。近年出现的鸡尾酒疗法，这与中医趋同。基因学研究发现，很多疾病都是多个基因的变异，这为中医综合调理的治疗思想提供了基因学的依据。

7. 整体观：中医理论体系的主要特色之一是整体观，着重研究庞大复杂的系统功能变化，而西医刻意追求的是物质的理化、线性变化。西医近年提倡系统整合，这与中医趋同。

8. 形神观：中医从来都把人看成是形、气、神统一一体，人有情感、精神、意识、思维，有别于其他生物。近代发展起来的精神学、心理学、神经学等其理论内涵与中医趋同。

9. 回归自然：鉴于环境污染、化学药品的负面影响，人们普遍追求天人和谐，回归自然。这种理念的渴求，与中医趋同。

以上乃举例而言。西医观点向中医理论趋同，尽管其深度、广度及视角尚难与中医相比，但毕竟是巨大进步，这些进步，是跳出分析还原的框框而取得的。不管是有意还是无意汲取和借鉴中医理论，但有一点是肯定的，从中依稀可见一线新医学的曙光。随着现代医学的进步，向中医趋同是不可避免的趋势。中西医将在更高层次、更新视角上形成融合。这种融合，必然是一长期的过程，是瓜熟蒂落，而不是强扭的瓜。

三、中医的出路何在

1. 正本澄源

通过大讨论、大总结，正本澄源，纠正工作导向的偏差。欲纠其偏，不是卫生部门一家的事，涉及科技、教育、医药、人事等诸多部门。首先要对中医再认识、再评价，摆脱科学一元论和唯西方科学的偏见，真正承认中医这一独特的科学体系，深刻认识中医理论体系蕴涵的诸多超前的科学内涵，方能健康地继承发扬。

无独有偶，不仅医学界存在科学一元化的偏见，数学界也存在同样偏见。中国科学院资深数学家吴文俊院士于《东方数学使命》一文曰："一提到科学和数学，脑子想的以欧美为代表的西方科学和数学。我要讲的是，除了以西方为代表的科学和数学之外，事实上还有跟它完全不同的所谓东方科学和数学。[2]"关于东西方数学的异同，曰："现代数学，主要内容是证明定理，而中国的古代的数学根本不考虑定理不定理，没有这个概念，它的主要内容是解方程……我们最古老的数学，也是计算机时代最适合、最现代化的数学。[2]"古老的中国数学竟成了最现代化的数学，尤应注意这一"最"字。吴老又说："怎样进行工作，才能对得起古代的前辈，建立起我们新时代的新数学，并在不远的将来，使东方的数学超过西方的数学……我想，这是值得我们大家思考和需要努力的方面[2]。"这是何等气魄，这气魄来源于严肃的老数学家对中国数学的深刻了解。吴老还说："我想特别提到一点，就是我们经常跟着外国人的脚步走，我们往往花了很大的力气……还是低人一等……我们应该出题目给人家做，这个性质完全不一样。[2]"读此文，令我震惊、汗颜，我滥竽中国知识分子之间，竟对此国宝一无所知，闻所未闻，这与中医境况何其相似乃尔。北京数朝古都，宝物遍地，大搞西方式现代城市，旧城拆得差不多了，如今知道是宝，又收集古砖古瓦，恢复一小段城墙。中国数学已蹈此覆辙，若中医也如法炮制，末了再去收集砖瓦，可就上对不起祖宗，下对不起后人了。我们确实需要点民族精神，挺起民族的脊梁。在学习西方先进科技知识的时候，不要忘了中国的月亮也是圆的。

2. 中医要走自己的路

按中医固有理论体系能否继续发展？历史上中医的三次大发展，已是凿凿事实。近代是否停滞了呢？非也。王清任的血瘀论及气虚中风论；晚清民初三张气血上菀的中风论，凡脱皆脱在肝及大气下陷论等，都丰富了中医理论宝库，并得到普遍公认和广泛应用。《黄帝内经》（简称《内经》）是中医理论渊源，真正悟透了《内经》的某一观点，就可能创立一个伟大的医药学派，补土派、温病派等，莫不如此。倘后人能努力钻研，勤于实践，博采众长，亦大有可为。遗憾的是，目前中医队伍的中医根基太差了，造成这种状况的因素是多方面的。我虽是"文革"前的中医大学生，但回想起来，颇感惭愧。1956年入大学就反右，接着大跃进，三年自然灾害，刚毕业又是"四清""文革"，运动了二十年，怎能专心钻研学问。拨乱反正后，又重拾几年外语，带研究生，搞课题，学起科研方法和西医基础，弹指间已近七旬。50年来，真正在中医上下了多大工夫？现在我教的学生，相当一部分是带着对中医的迷茫、无奈在学，四年授课，中西各半，实习时遇到的是严重西化的中医院，还要跑工作、准备考研，能安心实习的又有几何。即使考上了硕士、博士，由于形势之所需，也主要学西医课、搞实验。知识面是拓宽了，但相当一部分高层次中医人才的中医功底却不敢令人恭维。

肯定会有人诘问，按中医固有理论体系发展的新成果，符合现代科学吗？能量化吗等等。殊不知，中医与西医是两个不同的科学体系，不存在通约性，不同的科学体系，有不同的评价标准，如中医判断外感高热的疗效标准是正汗，而不是体温、血象；判断正气强弱的标准是神与脉之胃气；判断吉凶顺逆的重要标准是脉象。为什么中医的成就一定要拿西方科学的尺子来量呢。当然，中医的标准还较散乱，须整理研究，建立中医完善的标准体系。

或问，这样的中医成果人家能承认吗？我想，关键是中医要拿出令人信服的卓越疗效。老百姓最讲实际，他们关心的是健康，谁能治好病，谁能令其健康，他就相信谁。外国人不仅会找你中医看病，而且会学你中医的技术，学你中医的理论。即使中医未经现代科学语言的诠释，人家也会原原本本地学。要想拿出中医疗效，不提高中医素质，岂不是空想，中医要走自己的路，不下大气力，亦难矣哉。

3. 要制定配套的相关政策、方法

可能领导者已感到中西医结合50年的负面影响，因而再三强调继承中医传统，发扬中医特色，实行名医带高徒，选拔培养200位名医，3次推行读书运动，强调温习中医经典，这是很正确的。现在的症结在于，原则上高喊继承发扬中医特色，但实际干起来，仍是以西医标准来衡量中医、改造中医的那一套。喊的与干的两张皮，岂不哀哉。如临床研究，中医临床是以辨证论治为核心的个体化治疗，是天人合一的整体治疗，是以人为本的阴阳平衡调节，是强调正气、因势利导的治疗，是方药随着病情不断变化而变化才能谨守病机的恒动观。可是现代的临床研究，要按DME标准设计，要随机、对照、重复，要双重诊断，施加因素要恒定，要统计处理等等，而谨守病机、随症加减出来的成果，难以得到承认。这样研究出来的成果，根本看不到中医特色，更甭说能对中医的发扬有多大裨益了。至于动物实验，必须造病理模型，中医治疗是以证为核心，证的判断须望闻问切，一个老鼠满脸毛，如何望？小爪子就那么一点，如何切？吱吱乱叫，如何问？脱离了四诊，哪来的证？只能造西医的病理模型。西医的病与中医的证并无通约性，且动物与人相距甚远，造出的模型也就难体现中医特色，更别说个体化、运动观、整体观等等。若不按这个模式去做，莫说学位、职称、获奖等，恐怕连个论文也发表不了。这好比旧社会妇女裹足，脚大了丑煞人，连个婆家也找不上，只能把好端端的脚裹成残废。又如八股取士，虽知八股不能安邦定国，但不学它，莫论进士、举人，连个秀才也当不成，终生布衣。中医的现代化也大致如此，只能削足适履，削来削去，履虽已适，然足已非足。中医在这众多"化"的指导下，许多人努力去化，化成硕士、博士、专家、教授，甚至声名赫赫，桂冠满头，却不会按中医理论去看病。照这样化下去，迟早把中医化得变了味，化没了。

我决不反对中医的一系列化，而是双手赞成，中医亦应与时俱进，关键是怎么去化。若能遵循中医理论的特点、规律去化，化得越多越好，越快越好；若削足适履地化，只怕适得其反，化没了。当然具体的方法、政策、衡量标准等也须逐步摸索、总结，有些尚须待科学水平的进一步提高，从更高层次、更新的视角去融合。对中医这样独特、复杂、庞大的体系，绝非现有的西医方法搬来硬套所能解决的问题。

又如，这次带高徒，属于非学历教育，按西医那套方法搞实验研究、搞中医改造的，可授予硕士、博士，而扎扎实实跟师学习中医临床本领的，却什么也不是。搞社会主义还强调依据国情，搞有中国特色的社会主义，难道我们中医国粹就不能理直气壮地制订具有中医特色的硕士、博士等相关学位标准，授予高徒相应学位嘛。这明明是自己看不起自己，喊的做的两张皮。仿佛中医高徒是满头的高粱花子，难入大雅之堂，倘若也授予了什么硕士、博士，怎跟国际接轨。实际上，我国是中医发祥地，是最有资格、最具权威制定中医硕士、博士、教授、主任医师以及中医科研成果、临床标准的。拿出我们的尺子来，让国际接我们的轨，而不是本末倒置、削足适履地接人家的轨。

另一点，这种唯西方科学的导向，带来了极大的负面影响。改造、诠释中医的吃香，可桂冠满头，名利双收；按中医固有规律继承发扬中医学的遭冷遇，一文不名。长此以往，谁还去学经典，谁还去继承中医学？这就导致了中医学术萎缩，改造中医之风盛行，势将湮没、摧毁中医。取缔中医行不通，但改造中医却着实令人可怕，堡垒是最容易从内部攻破的。

4. 多元化发展

科学是多元化的，毫无疑问，发展道路也应是多元的。西医可按照自己的规律去发展，中医当然也应该按照自己的规律去发展，问题在于中西医间应如何结合。英·李约瑟在《中国科学技术史·第一卷·总论》一书中曰："中医和西医在技术上结合比较容易，但要使两种医学哲学取得统一，恐怕是极为困难的。"此言确有道理，50年的结合史，证实了这一论断。

在理论体系方面，不同科学体系不存在通约性，以西医的线性关系、分析还原方法来诠释中医是行不通的，但随着现代科学的发展，跳出还原分析的体系后，亦可与中医理论趋同，例如前之所述医学模式的改变等。

在技术层面上的结合，存在着广阔的空间，如药物的化学成分、理化检测的方法，病理机制、治疗手段的互补。这些成果，只是相互借鉴、并存，还远非相互融合。不可否认，西医在这方面占有优势地位。

中西医结合，可从临床疗效入手，先选择一些西医难治而中医又有明显优势的病种，共同诊断，共同观察疾病的动态变化，由确有临床功底的名中医，按中医传统的辨证论治方法去治，以证为核心，处方可以变化，可以加减，从多中心、大样本、大事件和终极结果分析总结其规律，建立符合中医理论的判断标准。由疗效出发，进而探讨其机理。这里关键是中医要拿出疗效来。一定要选确有中医功底的中医，不要那些名声赫赫徒有虚名者。

中医学有其长也有其短，其短处之一是理论体系相当特殊，属于象科学体系，难与现代科学体系衔接，难以吸纳现代科学的成就，致使中医发展缓慢、滞后。

短处之二是不能从微观层次阐明生理、病理及其治疗机制，这是由于科学体系的不同，不是用还原分析、线性关系来研究人体，不可能阐明其微观的机理。

短处之三是太不系统、规范。中医医生是个体脑力劳动者，长期家传师授，因历史原因又缺乏沟通交流，因而派别林立，门户各异。我夫妻二人是同一老师教的，同一校门出来的，长期在同一诊室对面桌看病，一辈子都在一起切磋，按理应该是比较一致的。但事实上，对很多病人的诊断治疗有分歧，有时看法迥异。若使整个中医界学术标准化、规范化，亦非易事。

由于中医本身存在诸多弊端和不足，当然需要提高，需与时俱进，倘能借助西医知识丰富自己，将大有裨益。但这种汲取、提高，须遵从中医固有规律和特色，以我为主，为我所用。随着学术的发展，将水到渠成，而不是揠苗助长，更不能削足适履去扭曲。

四、对中医教育的思考

回顾中医教育 50 年，毕业学生数以万计，培养了大批中医人才，其功卓著。这大批毕业生中，固然有佼佼者，而且知识面有很大拓宽，但就中医学术本身，存在着严重萎缩的倾向，功底远不如老先生，更不要说谁是当今的仲景、叶桂，就是张锡纯，也未必能有人超越。中医教育未能培养出一批公认名医，颇值得反思。概因中医教育是比照西医教育模式，未能充分考虑中医学术特点，因而也存在一些弊端、遗憾。

1. 首先应树立坚定的专业信心：教师应从科学角度讲清科学的多元化，讲清中医理论的特点、价值及别于西方的科学方法，使学生对中医有一个正确的认识，这样才能给学生树立坚定的专业信心。

2. 加强基础教育：重点是四大经典。这是中医之本，是取之不尽的源泉。历代名家，鲜有不熟读经典者。悟透《内经》的一个观点，就可能创立一个伟大学派。金元四大医家、温病学派等，莫不如此。秦伯未老师提出："余之教人也，先之《内》《难》《本经》，使知本也；次之以《伤寒》《金匮》，使知变也；次之以诸家之说，与以博也；终之以诸家医案，与以巧也。"知本达变，既博且巧，这是培养中医人才的途径。有人曰哪有一本书作为一门学科的。此乃浅薄之见，中医就可以，中医也必须如此。

3. 中医教材问题：中医至今未离《内经》理论框架，四大经典之外也没出新经，不如在七个版本教材中，挑一个较好的为蓝本，固定一套教材，不必规定几年编一套新版教材。有些教材越编越糟，因为中医理论体系相对稳定，鲜有新的突破，其教材也不会有多大发展。硬要与现代科学课程一样，不断知识更新，不断编新教材，确实难为诸位主编先生，只好把原来的一章分成两章，原来在各论中的挪到绪论中去，或者附会些西医的观点，把肺主气搞成肺循环，把气帅血行搞成血红蛋白，把经络说成血管，把膀胱藏津液改成藏尿液，如此等等，仿佛古已有之，恰似清末之洋派，穿着西服，留着长辫，不伦不类。

应增设医案课，作为理论与实践的桥梁。

除传统课程之外，可增加几门选修课，介绍近代中医研究成果。这种选修教材，因发展很快，倒应不断更新。

4. 加强临床实践：中医的生命在于临床，中医临床经验占很大比重，光课堂教学不行，应汲取古代师徒相授的优点。临床教学中突出的问题：一是临床基地严重不足。二是很多中医院西医治疗比重太大，挂羊头卖狗肉。当然，羊头和狗肉毕竟都是肉，皆可果腹，但对中医发展不利。三是很多临床大夫西化，中医的本领不硬，越是不会，越不敢用。长此以往，真成了九斤老太，一代不如一代。

5. 加强师资队伍建设：中医教师，应该既有临床功底，又有中医理论素养。因中医教育是比拟西医教育模式，也分什么临床、基础两大块。于是讲基础的不上临床，讲得很熟，自己不会看病。自己昏昏，使学生昭昭，怎么可能。其实中医哪有什么纯基础，《内经》虽是纯理论，也是指导临床的理论，精辟深邃，没有实践的品味、思悟，怎能讲清《内经》的理论。只能纸上谈兵，衍文敷义，谬误百出，如阴盛格阳之阴盛，讲成寒实；温病的汗之可也讲成发汗法，岂不知温病忌汗。更有甚者，个别老师竟在课堂上贬中医，真是咄咄怪事。

临床带教老师应严格筛选，应既有辨证论治的功底，又有相应的理论素养，还要懂得带教方法。这个阶段对学生影响最大，不可疏忽。

中医学术的萎缩、异化，是非常令人担忧的。不努力继承，何言发扬？如何搞好继承发扬，不仅是教师、学生的问题，而是涉及多层次、多方面的系统工程。首先是政府的工作导向问题。从学位评定、职称评审、科研立项、成果评奖、荣誉称号、论文著作发表等，都应该强调中医规律、特色，拿出一套评价中医人才、学位、职称、评奖、论文的办法来，给予支持鼓励，甚至政策上予以倾斜，定会在很大程度上扭转目前状况。没有多层次、多方面的互相配套，再强调继承也不行，到头来，削足适履去搞化者，桂冠满头；踏踏实实钻研中医学术者，终生布衣。依目前所实行的方方面面的办法、标准，只能促使人们努力去化，造成一批裹小脚、读八股的中医来，而不能造就真正的名医，只能使中医学术萎缩。

我是中医事业半个多世纪的亲历者，此文乃有感而发。我毕生献身于中医事业，也深深地热爱中医事业，更殷切期望中医事业能发扬光大。

参考文献

［1］刘长林.科学的多元性与中医药生存发展的依据.中国中医药报，2003年9月15日，第7版.

［2］吴文俊.东方数学的使命.光明日报.2003年12月12日，第1版.

中医教育的回顾与改革

我们是北京中医学院（现北京中医药大学）的首届毕业生，从某种意义上来说，也是第一批中医正规大学教育的"试验品"。分析一下这一批产品究竟如何，对探索中医教育的改革方向不无裨益。

第一届北京中医学院毕业生共99人，分配在全国各地，现已工作多年了，分别从事医疗、教学、科研、编辑、行政等项工作，绝大部分都已成为当地中医骨干力量，约有15%左右已晋升副教授，其余也都晋升为讲师、主治医。有些同学在某个领域里已取得了一定的成绩，崭露头角，这是中医教育的成绩，应该肯定。但是已经毕业多年了，还没有出现几个大名医；在中医理论上，未见有重大发展；在中西医结合上，亦未有重大突破。总的来看，还难以适应时代的要求。这固然与个人努力、环境机遇等有关，但是与中医教育也有直接关系。由此可以得出这样一个结论：中医教育成绩是主要的，但还难以适应时代要求，还有改进提高的必要。

中医学经历了几千年的发展，到今天已处于一个转折时期。一方面现代科学（包括现代医学）已高度发展；另一方面，古老的中医学仍然保持着两千多年前的《内经》理论体系。这二者有着巨大的生命力，都要继续发展。另外，这二者也必然要逐步互相渗透、结合，使中医发展到一个新的阶段。我们这一代中医，肩负着继往开来的重任，既要继承，又要发展。继承是发展的必要前提，继承的目的在于发展。没有发展，就要落后，就要被淘汰，这是不以人们意志为转移的。如何担负起继承与发展这两副重担？因素是多方面的，但就中医教育方面，还有改进的必要。我们认为，宜从以下十个方面着眼。

一、加强经典著作的学习

《内经》《难经》是中医理论的渊源。继承中医学，首先应全面系统地继承其理论，没有扎实牢固的理论基础，造就不出高明的中医，也更谈不上创立新医药学派。高等中医院校以选讲重要篇章的原文为好。

《伤寒论》《金匮要略》是理论与实践相结合的经典著作，创立了辨证施治的理论体系，为临床之圭臬，应很好研究、继承。我们认为，逐条学习全文比选读为好，因其前后内容都是紧密衔接的，编成选读，就打乱了原有体系，难以反映其全貌。

温病是明、清时代发展起来的新兴学科，近年被列为四大经典之一。温病学在辨证施治规律上自成体系，在急性热病的治疗方法上有很多创新和发展，大大丰富了中医学宝库，同样应该很好继承。

二、开设中国古代哲学课

各个学科从来都是互相渗透、互相促进的，中医学理论体系的形成，受古代哲学思想影响很深。因此，中医理论充满了朴素的辩证法。尤其是充满古代哲理的《易经》，对中医理论影响颇深，所以孙思邈说："不知《易》，不足以言太医。"对这些古代哲学一无所知，势必影响对中医理论的理解，也难以溯本求源了。

三、加强古文的学习

中医古代文献，都是用古汉语记叙的，言简意赅，词义深奥，一字多义，相互通假，字音字义与语法，古今演变也很大。为了学好古典医籍，必须学好古文。可以说古文是打开中医学宝库的钥匙。不仅要学习医古文，而且应加强古汉语的学习。

四、开设医案课

中医大量丰富的实践经验，是蕴藏于浩繁的各家医案中的。许多医案夹议夹述，论病精辟透彻，理论与实践巧妙地结合在一起，是中医学的一份宝贵财富。新中国成立前的上海国医学院就开设这门课，秦伯未是当时国医学院的教师，他说："余之教人也，先之以《内》《难》《本经》，使知本也；次以《伤寒》《金匮》使之变也；次之以诸家之说，与以博也；终之以诸家医案，与以巧也。"他们办学的经验，是值得借鉴的。

五、加强教师队伍的建设

教师是教学的中心环节，教师的质量是教学质量高低的决定因素。自 1956 年成立第一批中医学院以来，经历了多年的奋斗，已经形成了一支中医教学的骨干队伍，承担起全部教学任务，这是一个很大的成绩。但目前教师队伍的质量，还不能完全适应继承与发扬中医学的需要，还须提高。目前，较普遍的一个不足之处是中青年教师临床实践少。中医是一门实践医学，其理论源于实践又指导实践，这与西医的基础课不同。要想真正理解中医理论，除读书之外，还必须有扎实的实践基础。只有这样，才能把中医课讲深讲活；也只有通过实践，才能丰富发展中医理论。我们认为今后凡分配到教学岗位的毕业生，都应首先搞三年左右的临床，以后也应每年抽三个月以上的时间搞临床。

六、加强临床实习

实习是理论联系实际、培养学生独立工作能力的关键阶段。目前，从实习时数来看，五年中总起来将近有一年半接触临床，时间并不少。关键是提高实习质量，这方面存在四个问题。

第一，实习基地不足。每到实习，就各处联系安插，甚至各找门路，往往无法考虑是否具备实习条件。这种情况应尽快扭转。除建附属医院以外，要安排一些条件具备的医院作为固定的实习基地。

第二，要加强带实习教师的培训。带本科毕业生实习的教师，应具备三个条件：对中医理论要较精通；有较丰富的临床经验；具有一定带实习的方法。目前急需采取办培训班的办法，培养出一支能带实习的教师队伍。对那些已具备上述条件的教师或医师，可给予适当的岗位补贴，或授予相应的技术职称等，以调动这部分人的积极性。

第三，实习基地要突出中医特色。有些中医院的病房，采用西药处理的比重太大，这不仅提高不了学生的中医水平，也提高不了中医教师的水平。衡阳会议强调中医医院要突出中医特色，是完全正确的，只有这样，才能发展中医事业。

第四，加强实习指导与管理。学生分散实习，应编写实习指导与要求，使带实习的教师根据统一要求去培养学生。在经过一段时间抄方后，要根据学生水平，让他们独立处理病人，教师给以指导，以培养学生的独立工作能力。

七、中西医比例问题

从以往的经验及现在的情况来看，中医学院的学生先学中医课是正确的，这样做专业思想比较稳固。学习西医基础及一些主要临床课，也是很必要的，不仅开阔了知识面，而且有利于临床诊断治疗、判断预后及总结经验，给开展科研工作也打下了一定的基础。纯中医是不能很好地适应形势发展需要的，要不断汲取新的知识，开阔视野，不要闭关自守，也不必担心被吃掉，有生命力的东西是吃不掉的，我们主张中西医结合，洋为中用。

八、加强教材编写工作

全国统编教材，是中医院校进行教学的蓝本，是有权威性的，而且是统考的依据。教材质量直接关系教学质量，现行教材，主流是好的，但也存在不少缺点。一是西医的味浓，如内科的"黄疸"，就是套的西医的肝细胞性黄疸、梗阻性黄疸、溶血性黄疸。二是有些概念模糊，如温病中的"春温"，究竟属伏气还是新感？模棱两可。三是编排内容重复、机械，如温病各病的证型，选了《温病条辨》的一些条，有些型就很勉强，缺乏有机的衔接。教材编写，应集中一些临床、学术造诣较深的教师，否则只能抄来抄去，依样画葫芦，不利于教学的提高。

九、开设中医实验课

中医学是一门实践医学，脉、舌、神、色等这些客观指征，也全凭医生的直接感官去体验揣摩，缺乏统一的客观指标。这不但限制了中医学的发展，也是中医难学的重要原因之一。我们认为应开设中医实验课，使中医逐步建立能统一测量的客观指标。

这不仅是中医逐步走向现代化的一个组成部分，也是培养学生科研能力的重要手段。现在开设中医实验课的条件已经具备。

1. 中医学院的学生，是由高考统一招生的理科学生，有能力掌握中医实验课。

2. 用现代科学方法研究中医的工作已广泛开展，取得了初步成绩，为中医实验课提供了丰富的内容。

3. 各中医院校都有一支受过高等教育的师资队伍和一定的物质基础，为开展中医实验课提供了有利条件。

4. 只要有关领导予以支持、组织，即可于短期内编写出实验课的教材，使中医实验课在各院校逐步开展。这样做，必将对培养学生的科研能力和推动中医现代化大有裨益。

十、重点和一般中医院校应有区别

重点和一般中医院校，现在在学制、教材、培养目标上并无多大区别。我们认为，加以区别还是大有必要的。对重点院校的学生，除要求在中医方面学得深以外，还要在西医方面学得深，而且还要有较深的古文知识，有一定的基础科学知识和阅读外文的能力。学制可为八年，培养的学生可一部分主要研究古典医籍，一部分主要以现代科学手段研究中医（这两部分人学习时的侧重面可有所不同）。使中医在继承与发扬两个方面都有一支水平较高的骨干队伍。

一般中医院校，可侧重为临床、教学培养人才，学制可五年或六年。

无论重点或一般院校，对一些有发展前途的毕业生，都应重点专向培养，力争造就几个高明的理论家。我们同学中，有几个成绩较为突出者，从他们成长的过程来看，除个人努力以外，有几点经验是相同的，第一，都是长期从事临床工作；第二，专向性比较强，都集中搞某一系统疾病或一两个病种；第三，在集中研究的某个领域内，不仅精通中医也精通西医，有的反复进修过两三次。这样，在某个点上就有了相对优势，就有可能做出成绩来。

中医目前的主要危险不在乏人，而在乏术。因此，高等中医院校应努力培养质量高的中医人才，尤其重点中医院校，更要致力于这项工作，真正担负起继承与发扬两副重担，才能上不辱祖先，下不负后人，完成党和人民赋予我们的使命。以上十点建议，仅是我们的一隅之见，难免片面或错误，希望商讨指正。

［田淑霄，李士懋 . 中医教育 .1983，（3）：42-45.］

谈谈中医临床诊治的方法

在带学生实习中，发现有些同学虽学得了一定理论知识，但一接触到病人就茫然无措。对于初学者，原不足为奇，究其原因固多，与未能掌握诊治方法亦不无关。现仅就我们临床粗浅体会谈谈中医诊治方法问题。

1. 诊断三要素：一个完整的诊断，应包括三个要素，即确定疾病的性质、部位及轻重程度，可简称为定性、定位、定量。

定性，就是综合分析患者各方面的情况，以确定疾病的性质。任何疾病都"有诸内必形诸外"，内在的一些病理改变，必然反映出相应的证候，此即医生借以分析疾病的主要依据。其次，患者的性别、年龄、职业、居处、嗜好、秉性以及地域、季节等，也都直接或间接地影响着疾病，须综合诸因素加以分析归纳，方能辨明疾病的性质。

定位，即确定疾病发生的部位。内伤病的定位，主要依据脏腑及经络辨证。人体各脏腑经络，都有其特定的生理功能、循行部位和配属的器官，临床就是根据各脏腑经络特定的病理反应，来推断疾病发生部位。伤寒的定位则依据六经辨证；温病的定位则依据卫气营血及三焦辨证。六经及卫气营血、三焦辨证，不仅有定位的含义，也是个定性的概念。必须明确，各种辨证方法都不是孤立的，而是互相补充、相辅为用的。

定量，就是确定疾病的轻重程度。这个量的概念，虽然难以用具体数字加以表示，但可以从证候的表现上反映出来，并能为医生测知。

定性、定位、定量，这三者结合起来，就构成一个完整的诊断，如"胃热炽盛"，胃是病位，热是性质，炽盛是程度。即使有些诊断从字面上看，并未包括上述三点，如"脾虚泄泻"似乎没有量的概念，但作为医生，也必须心中有数，而且要在治疗中加以体现。

2. 诊法三要点：诊法，是指运用四诊的方法，准确完整地采集与疾病有关的资料。正确使用四诊方法，要掌握三个要点，即认症准确、四诊全面、善抓主症。

认症准确，就是对每个症要认准。要做到这点，首先对每个症的概念要明确，这是一项基本功，不是单靠书本所能学到的，必须通过实践锻炼。如对各种脉象的辨认，往往心中了了，指下难明。就是一些普通的症，也要细心体察。如常说的小便不利，是指小便的次数少还是指尿量少？是指小便时费力还是指溲后仍有尿意？必须把概念搞清，临证才易认准。尤其对诊脉、查舌、望神色，更须多下工夫才能掌握。认症准确与否，直接关系到诊断治疗。

四诊全面，是指采集病史要详细，四诊合参，不能只见一二症就草率诊断，那样容易误诊。如某病人自述感冒，头昏恶风，同学就开了两剂银翘散。经追问，病人只是在有汗见风时才恶风，在室内并不恶风，而且脉缓无力，属表虚不固，予玉屏风散而愈。由此可见四诊全面准确的重要性，尤其对疑难危重病人，更须如此。

善抓主症，就是善抓具有特性的证候。主症最能反映疾病的本质，否则罗列了一大堆症状，主次不分，辨证也无从着手。从主症入手，也省去了许多不着边际的诊查。如何抓主症呢？病人的主诉，往往是病人的主要痛苦所在，也多是该病的主症。医生在掌握病人主诉的同时，要切脉查舌望神色及闻声味等，这样就会得出一个初步判断，然后再根据这个初步判断，扼要地询问病人，去进一步印证这个初步判断的正确性，并排除其他疾病的可能性。假如病人的叙述与医生的初步判断一致，则诊断可以成立，否则尚须重新考虑。如病人主诉胃痛二年，诊其脉沉缓无力，舌淡、苔白滑，面色萎黄，就会得出脾胃虚寒的初步诊断。医生再围绕这个初步诊断，进一步询问病人是否倦怠无力、腹胀便溏等。若病人的叙述与医生的推断相符，诊断就可以成立。但也有些病人的主诉不能准确反映主症，甚至说错，容易导致误诊。这时就必须仔细诊察，要靠医生所能采集的客观指征及详细问诊，才能找出疾病的症结所在。如刘某自述感冒，后头痛半月，诊其脉尺浮大，乃肾虚相火动，予知柏地黄两剂而安。尤其儿科，俗称哑科，客观指征更为重要。

3. 辨证三原则：辨证，就是运用中医理论，对与疾病有关的素材加以分析综合的过程，以期明确诊断。准确辨证，必须遵循三个原则，即以中医理论为指导、务求其本、分清主次。

以中医理论为指导，是辨证的理论基础，也是提高疗效的关键所在。只有以中医理论为指导，才能深刻认识每个症的病理意义，才能发现纷纭繁杂的诸症之间的内在联系，揭示疾病的本质。例如脾虚的病人，不仅可以浮肿泄泻，还可见头晕、倦怠、便血、脱肛、崩漏、白带、不孕等等，这些看来似乎互不联系的症状，从中医理论出发，都可以得到恰当的解释，找出脾虚这一共同的病理基础，这也正是异病同治的奥妙所在。也只有以中医理论为指导，才能使辨证施治左右逢源，取得突出的疗效。如一妇肺结核咯血，用垂体后叶素等多种止血药，数日未止。中医诊其腹胀满，大便七日未解，脉沉数，苔黄，予调胃承气一剂而止。这就是运用肺与大肠相表里的理论而取得的疗效。

务求其本，就是揭示疾病的本质。如何求本？主要靠脉、舌、神色这些客观指征来决断，其中脉的重要性更大。李士材说："辨证立法首重于脉；辨脉之法，以沉候为准。"吾师赵绍琴、陈慎吾都很重脉，曰脉可定性。临床常可遇到一些病人，或症状繁杂，或症状很少又不典型，使辨证颇为棘手，若不从脉舌神色入手，其本难以辨明。如某人唯感头痛，他无所苦，究竟是什么性质头痛？若脉浮紧是风寒；浮数是风热；脉细是阴血不足；弦数是肝热。再参以舌及神色等，诊断不难明确。一般来说，杂病重脉，时病重舌。当然，强调客观指征的重要性，并不否认某些自觉症状的意义，如病初起即寒热并作，就是新感的一个特征。总之，要以脉舌神色等客观指征为主，四诊合参，方能做出正确的判断。

分清主次，就是分清标本缓急。任何一个病的诸症，都有主次之分。主症起决定性作用，反映疾病的本质，而次要的症则是从属的，随主症而生，随主症而变。在辨证中，要围绕主症，尽量用一个统一的病机去解释所有的症。切忌主次不分，一个症一个病机。这种情况的产生，往往是没有把病看透，抓不住根本，治疗只能对症处理，难以切中要害。当然，在病情复杂时，一个病机不能解释所有的症亦可提出两个以上的病机，但必须分清主次。

4. 治疗三宜忌：治疗包括立法处方，宜切合病机，忌生搬硬套；宜讲求配伍，忌杂乱堆砌；宜能守善变，忌心无准的。

切合病机，是指立法处方要符合辨证诊断，有的放矢，切中要害。每个处方都必须体现定性、定位、定量三个要素。如风寒咳嗽，性质是风寒，病位在肺，可选用三拗汤。至于量的概念，则体现于用药的轻重上。对复杂病例，要分清标本主次，真假逆从，切忌生搬硬套。如一见转氨酶高就用五味子30g，不别湿重气滞、肝热血瘀，往往酶未降而胀已起，这算不得辨证，易蹈废医存药之覆辙。

讲求配伍，就是方中各药要遵循配伍原则，有主有辅、有佐有使，要讲求性味归经，切忌无原则地杂乱堆砌。即或侥幸取效，亦不知何药之功；恶化亦不晓何药之过。最好根据辨证立法，选一恰当成方加减，可弥补我们的学识不足与仓促间考虑欠周，乃事半功倍之举。

能守善变，诊断治疗是否正确，还须通过实践的检验。疗效好的，达到了预期的效果，说明诊断治疗是基本正确的。反之，可能辨证治疗有误，须重新诊断，变更处方。也有的虽一时不见好转，未必都是诊断治疗的问题，如煎服法、将息法等，都可影响疗效。也有的是火候不到，只要病机未变，就要守得住，不能一见无效，就不加分析地改弦易辙，心中全无准的，焉能取效？然亦有不察病机，一见好转就效不更方，亦足以偾事。须谨守病机，病变我变，病将变我预变。

［李士懋，田淑霄.陕西中医.1985，6（8）：368–369.］

秦伯未教授讲课的启示

秦老学识渊博，誉满海内，他的授课方法，循循善诱，深入浅出。我们于大学期间，有幸亲聆秦老讲授，虽相隔已四分之一世纪有余，依然历历在目。如今我们亦滥竽大学讲坛，回忆秦老的授课方法，颇受启悟。

例如秦老讲授内科便秘一章，首先指出粪便的排泄需要两个条件：一是力的推动，二是阴血的濡润。他形象地比喻说："排便犹如行舟，一须风的推动，二须水的滑润。无风则舟停，无水舟亦停。"这样一点一喻，就把排便的基本要素提出来了。围绕着粪便排泄这两个要素，紧接着阐明排便的生理功能，将问题引向深化。在人体，这个"力"就是气的功能。而气的生成，源于脾胃，敷布于肺，通行于三焦，下降于大肠，以及肝的升散疏泄、肾阳的温煦等。"水"的滑润作用，在人体则为津液、营血、阴精对大肠的濡润。而阴液的形成，又靠脾胃的运化、肺的布散、水道通调、肾的藏精等。这样，就把粪便排泄的生理功能，既条理又完整地阐述得清清楚楚。讲完生理之后，话锋一转，又讲便秘的病机、便秘的形成。这样，就把便秘繁杂的病因病机，由纲到目，由简到繁，讲述得明明白白，使生理病理、病因病机贯通一气，毫无支离之感。接着，秦老又结合自己丰富的临床经验，讲述了各种便秘的临床特征和治则方药，使理论与实践紧密结合，课堂气氛生动活泼。课后凝思，了然胸臆。秦老讲课，确实气度不凡，听他讲课，既丰富了知识，又学到了治学方法，无疑是一种艺术享受。

我们初登大学讲坛，确有看花容易绣花难之感，一讲就是病因一二三，证型一二三，症状一二三，单摆浮搁，支离呆板，学生听了茫然无措，自己亦感索然，追思抚忆，从大学诸位老师尤其秦老的授课方法中，渐有启悟。

［田淑霄，李士懋．中医教育．1987，（1）：35.］

误诊分析：总结教训，
精研医理，提高医术

临证二十余年来，教训颇多。通过前辈指点与不断学习实践，偶有所获，录之于后，或有裨于后学。

一、阳虚身热误作热盛例

大庆会战初期，每至冬春，麻疹流行，患儿甚多。临证有见体温高达41℃以上、体胖、面白、舌淡、脉疾无力、麻疹难出或伴烦躁昏迷、抽搐厥冷者，余初皆以透疹清热治之，先后治疗7例皆亡。后见贵刊（指《中医杂志》）报道，此乃阳虚疹陷，当用人参附子鹿茸等温阳扶正以托疹，余仿效之。以后经治十几例皆愈。

患儿体胖、面白、舌淡，乃为阳虚之征。脉数疾无力，亦属阳气馁弱。透疹、清里复损其阳，犯虚虚之戒。导致误治的缘故，在于误认为体温如此之高，必是热盛无疑，以致造成不应有的死亡。痛定思痛，始悟辨真假寒热，不在于身热烦躁、贪凉喜冷、脉数大等，而是重在神色舌质与脉之沉候有力否。这点原无新奇可言，前辈早有明训。治病之难，难在识证，读书不求甚解，浮光掠影，浅尝辄止，难免沦为庸医俗子。

1984年3月，曾治一79岁老人刘某，男，高热39℃以上达二月余。住某医院，初诊肺炎，予多种抗生素并配合激素、输液，体温不退。后于痰中7次找到癌细胞，并经气管镜检查，确诊肺癌，出院回家，准备后事。老人面色晦暗无华，舌淡且润，脉数大无力，口中灼热喜冷饮，咳嗽呕吐，气短心悸，膝以下凉。因有以往之教训，患者脉数身热，当为阴盛格阳所致，故予参附理中以回阳，吴茱萸面敷足心以引热下行。历半月热渐降，但稍劳后辄有低热。此乃"阳气者，烦劳则张"，宗甘温除热法，予补中益气汤加肉桂，又经月余热除。

"治病必求其本"，乃尽人皆知，但有不少疑难重证，其本往往难辨。如何求本？重在脉、舌、神色，尤以脉象为最。李士材说："辨证之法，首重于脉；辨脉之法，以沉候为准。"吾师陈慎吾亦说："脉可定性"，诚为经验之谈。我认为脉无假，在于如何分析辨认。脉不仅要正看，还要反看，阳中求阴，阴中求阳。辨脉之法，固以沉候为准，然沉候之中，以尺为根。肾乃元阴元阳之所居、生命之所系，于此紧要之处，当细心体会。

二、血崩止涩不效例

1965年曾治血崩案，王某，39岁。月经素不调，闭经4月后，因劳累而见红，血涩少且暗，少腹寒痛且胀。自饮酒以通经，翌日血涌成崩，顺腿流至足，棉裤濡湿。登圊蹲下则血注盈碗，瘀块甚多。血涌一阵则腹痛缓，数小时后复痛，舌质稍暗，两脉皆弦。西医诊为子宫功能性出血。曾用止血剂及刮宫术而未止，转诊于中医。因其脉弦、腹胀痛，诊为肝郁不舒，冲任不固。予丹栀逍遥散加藕节炭、生地炭等，二剂血不止，复加阿胶亦罔效。思其腹痛甚，血色暗且有块，当为瘀血阻滞经脉，血不循经而致崩。姑予少腹逐瘀汤一剂，血竟止。

血崩一证，习以止血为先务，余临证亦遵此常法，然屡有不效者。虽知有逐瘀止崩一法，然恐出血反剧，故畏而不用。昔用炭类或固涩剂止血，虽能取效于一时，然终难以根治，徒使瘀血加重，反复发作。经治该例始感逐瘀治崩确有卓效。后经反复实践证明，因瘀血致崩者，逐瘀不仅无促进出血之弊，反能迅速达到止痛止血目的。盖瘀血一去，血自归经，不止血而血自止，此即治病必求其本之谓。余临证应用时，以少腹疼痛、血暗有块、舌暗瘀斑、脉弦或涩等四项为指征，四项之中，尤以少腹疼痛为主，疼痛愈重，则瘀血诊断愈明。其痛可呈胀痛、寒痛、挛痛、绞痛等。"通则不痛，不通则痛"，故疼痛为必有之症，即使脉舌等瘀血指征不著，只要少腹痛甚，亦可诊断为瘀血，此时放手用活血化瘀法，不必顾忌踌躇。若少腹不痛，或仅有隐隐作痛者，虽血暗有块，亦不可贸然进活血化瘀之品。余曾治一漏证，因腹痛绵绵，血暗有块，施活血化瘀法后，血量陡增。自此知瘀血之指征，不重在血暗有块，而重在腹痛。临床单纯血瘀者寡，兼夹者多，须与其他治法相伍而用。

三、火郁误作阳虚例

1963年曾治一武姓产妇，产后恚怒致头痛、心悸，肢冷畏寒，厚被热炕犹觉周身冰彻。面色青白，舌质略红，脉沉弦兼有躁象。余以为产后阳虚，迭进四逆、参附之剂，附子渐增至一两半，经旬畏寒不解，反增神识昏昧。百思不解，束手无策，转院治疗四月方愈。嗣后数年，见《医家心法·诊法》曰："怫郁之脉，大抵多弦涩迟滞，其来也必不能缓，其去也必不肯迟，先有一种似数非数躁动之象。"又《四言举要》曰："火郁多沉"，沉而见躁，正是火郁之脉，此时方悟武某当是火郁之证。恚怒气滞，阳郁不达，故脉沉肢冷畏寒，郁火冲激于内而脉躁，郁火上冲而头痛，扰于神明而心悸。本当疏解郁结，宣透郁火，误为阳虚，滥用附子回阳，助其郁火，转致昏昧，皆因不明火郁之理。

四、鼻衄凉血无功例

1961年毕业实习时，于同仁医院曾治一鼻衄患者，屡用凉血止血而不效，陆石如老师于吾原方中加桑白皮15g，二剂衄止。惊问其故，陆师讲述名医孔伯华一医案：某中药铺掌柜，鼻衄断续百日未瘥，犀、羚、牛黄、三七等，遍尝罔效，孔老先生重用桑白皮一味而止。盖肺开窍于鼻，气有余便是火，气逆则血溢。桑白皮功擅泻肺降气，气降则火息，气顺则血宁。药虽一味，颇切医理。叹服前辈功底之深厚，临证方有巧妙之构思。余谨记师言，临证以来，凡遇鼻衄出血不止者，常独用桑白皮一味，或佐清热之品，其效颇著。如：田某，女，31岁。一月来鼻干口渴，突然鼻衄，顷刻盈盏。查鼻示小动脉破裂，急用肾上腺素溶液纱布填塞，血倒溢口内。予局部冷敷、肌注止血药，血虽减仍未止。急煎桑白皮30g，2小时一服，5小时后血止。次日取出充填物，未再出血。

以上四则，乃愚者一得，原无新意，既无诲人之意，亦无窃慰之心。许多东西都需几经挫折，方稍有所悟。医乃济世救人之术，必须刻苦钻研，广闻博识，勤于实践。理论功底深，临证方能触类旁通；勤于实践，方能对中医理论真正有所领悟，二者不可偏废。欲提高临床疗效，必须切实以中医理论为指导，才能使辨证论治生机勃勃，左右逢源。

［田淑霄，李士懋. 中医杂志. 1985, 26（2）: 23–24.］

论 "火郁发之"

"火郁发之"，首见于《素问·六元正纪大论》。郁者抑遏之谓，发者发越之意。即火热之邪被郁遏于内，当发而越之，以返其本然之性。火郁非一病之专名，乃是一系列病证的共同病理基础，囊括的范围相当广泛。因火与热同性，故火郁又常称为热郁。

一、火郁的病因病机

郁火何来？乃阳气被郁化而为火。阳气为人身之正气，升降出入，循行不已，温煦五脏六腑，四肢百骸，神明变化所由生焉，乃立命之本。一旦气机郁遏不达，则出入废、升降息，阳气不能循行宣发，失其冲和之性，则郁而化火，此即 "气有余便是火" 之谓。故费伯雄曰："凡郁病先气病，气得流通，何郁之有？"

气机何以被郁？其因有四：一为外邪阻遏，气不畅达；二为七情所伤，气机郁结；三为正气虚馁，无力出入升降；四为饮食劳倦，戕伤脾胃，升降悖逆，阳郁不达。故凡能影响气机的升降出入者，皆可导致阳郁化火，而成火郁。

二、火郁的临床特征

火郁证的临床表现很复杂，由于致郁因素不同，所郁部位有异，郁闭程度不等，正气强弱之别，兼杂邪气之殊，因而表现得纷纭繁杂。尽管千差万别，但由于都具有火郁于内这一共同病理基础，故临床表现有其共性可循。火郁于内，则内里表现一派热象；阳郁不达，外失阳气温煦而现一派寒象。

（一）脉

《四言举要》云："火郁多沉。"《医家心法·诊法》亦云："怫郁之脉，大抵多弦涩凝滞，其来也必不能缓，其去也必不肯迟，先有一种似数非数躁动之象。"沉而见躁者，为火郁证之典型脉象。若郁闭极重者，亦可见脉迟、脉厥，但此时必有一派火热内郁之象，或渴欲饮冷，或口秽喷人，或躁狂惊厥，或腹坚满痛，二便闭结，舌红干敛，苔黄起刺等。脉证合参，不难与虚证、寒证相鉴别。若火郁轻者，热邪已有外达之势，脉可由沉而浮起，但沉取必不见虚，仍有数疾或躁动之感。

（二）舌

火邪郁闭，不能外达而上冲，一般可见舌红。由于火郁轻重之不同，舌红程度亦有差异。轻者舌无明显改变或仅舌尖红；重者则见舌质全红，或舌前部散在红点，晶莹突起如粟状；再重则见舌深红而少津；极重者则见舌绛紫而干敛。干枯瘦敛之因，一是由于升降失司，津液不能上承；二是由于火热内蕴，耗伤津液阴血。舌绛紫是由于气结火郁，导致血行瘀滞而然。若由于湿浊壅滞，阻遏气机而致热郁者，当舌红苔腻，或白或黄，或由腻转干，依其湿浊化热的程度而异。

（三）神色

热郁者呈心烦少寐，愦愦无奈，或谵语、狂躁、神昏。若因湿遏热伏者，可神情呆滞、嗜睡、朦胧。郁热上冲则面色赤，郁重者面色青紫，或赤或青，总有一种热郁不达而暗滞之感。

三、火郁证治

"火郁发之"，王冰以汗训发，发之固然包括汗法，然其意远比汗之要广。火郁证的治疗关键在于宣畅气机，使所郁之火能够发越透达。张景岳形象地比喻为："如开其窗，揭其被，皆谓之发。"因火郁证候表现非常复杂，兹从伤寒、温病、内伤角度扼要论述其证治。

（一）伤寒

风寒外束，阳郁于内者，当辛温表散，如麻黄汤、葱豉汤、柴葛解肌汤、荆防败毒散等，皆可解风寒在表之郁热。热结阳明者，因热郁于内而身热，腹灼热如焚，阳郁不达四末而热深厥深，由腕至肘，乃至通身皆厥。热为阳邪，主动，上冲则面赤、头痛、头汗、目赤；扰心则烦躁、狂乱、昏谵；迫肺则咳喘、咯血；下趋则下利、小便赤涩，迫津外泄则溅然汗出；迫血则为斑疹、失血。以承气汤通下，逐其热结，疏通气机，使阳郁得伸，津液得布，郁热自除。

热郁少阳者，由于邪阻半表半里，少阳之枢机不畅，阳郁于里而外寒，内见口苦、咽干、目眩、胸胁苦满等。待阳气蓄而转强，乃得一伸，伸则由寒而热，故少阳证见寒热往来。可予小柴胡汤和解表里，调畅胆郁，复其本然之性，郁热随之而解。阳郁而肢厥者，以四逆散疏通气机，阳伸厥回。

（二）温病

温病的本质是郁热，卫气营血皆然。

温邪犯肺，肺郁不宣，卫阳不布而发热者，主以辛凉宣透，如银翘散、桑菊饮等，肺气宣则郁热透。

传入气分，热郁胸膈者，主以栀子豉汤宣泄郁热，栀子清肺泻郁火，豆豉宣郁透郁，一宣一泄，辛开苦降，为热郁上焦之主方。热灼胸膈者，主以凉膈散宣畅气机，透发郁热；热邪壅肺而喘咳者，主以麻杏石甘汤宣肺透热；热郁少阳者，主以吴氏黄连黄芩汤（《温病纵横》）宣展气机，透邪外达。尚有白虎汤证，其脉洪无沉象，但仍属郁热，只是郁闭程度较轻，已有外达之势，故用白虎辛凉重剂以因势利导，达热出表。

热陷营分，务使营热透转气分而解。痰热互结者，可予犀角、生地、连翘、郁金、菖蒲等，重者"须牛黄丸、至宝丹之类，以开其闭"。三宝中皆有香窜之气药，开郁通窍，透邪外达。热陷心包与瘀血搏结者，当于清心开窍方中加入活血化瘀之品，以祛其壅塞，宣展气机，如"琥珀、丹参、桃仁、丹皮等"。湿热熏蒸，痰浊蒙蔽心包者，当祛痰化浊，辟秽开窍，如至宝丹、菖蒲、郁金、银花露等芳香之品，使气机展布，邪方得透。热陷心包兼阳明腑实者，上则痰热胶结闭窍，下则浊热熏蒸，交相为患，急以牛黄清心丸，清心通腑，开窍透热。

热入血分，较营分郁热更为深重，故凉血同时仍要透热，叶天士所云凉血散血，散血意在散血中伏火，血活瘀去，气机得畅，热邪方能外透。如犀角地黄汤中之丹皮、赤芍，皆能散血中伏火。

综上所述，温病的本质是郁热，故不论卫气营血各个阶段，都必须贯穿透邪外达的原则。

（三）内伤

内伤火郁，主要见于肺脾心肝。火郁于肺，肺失宣降，气逆而为咳喘、寒热、胸闷作痛；火郁于肝，肝失疏泄，症见头痛眩晕，口苦吞酸，胁痛易怒；火郁脾胃，升降失司，阳郁不升，阴火内炽，症见身热倦怠，劳则益甚，脘腹胀满，心悸气短，呕吐不利；火郁于心，心神不宁，症见少寐多梦，心烦躁扰，惊狂昏谵，或口舌生疮，斑疹疮疡。

内伤火郁，治方甚多。火郁于肝者，当调其气机，疏解肝郁，主以逍遥散。吴仪洛曰："凡肝胆两经郁火……俱宜此方加减治之。"《医贯》更以五行相因之理，以逍遥散一方治木郁而诸郁皆愈。故内伤而致火郁者，逍遥散乃为要方。若过食生冷而脾阳郁遏化热者，宜升阳散火汤等，升发清阳，阳升郁散热自除；脾虚下陷，清阳不升，阴火上乘，身热心烦者，宜补中益气汤，补中升阳，甘温除热。由此可知，内伤郁热多从肝脾调治。

历代治火郁之大家，如朱丹溪擅调肝，李东垣长升阳。清代杨栗山之升降散亦为治火郁之良方，外感内伤，诸多火郁，皆可用之。方中僵蚕、蝉蜕升清化浊；姜黄行气活血散郁；大黄通下降火，诸药合用，升降相循，条达气血，使气机宣畅，火郁发越。因湿遏火郁者，加藿香、佩兰、菖蒲、半夏、杏仁、蔻仁、薏苡仁等；温邪袭肺致火郁者，加豆豉、栀皮、连翘、薄荷、牛蒡子等；肝气郁结致火郁者，加代代花、玫瑰花、绿萼梅、川楝子等；血瘀而致火郁者，加丹皮、紫草、赤芍、茜草等；痰热蕴结火郁者，加瓜蒌皮、川贝、荆沥膏、竹茹、黄连、半夏等；郁火灼伤津液者，加芦根、茅根、花粉、麦冬、石斛等；火郁重者，加栀子、黄芩、连翘、黄连等；食滞郁火者，加鸡内金、山楂、神曲、麦芽、炒枳壳、焦槟榔等；火郁作泄者，合葛根芩连汤；肝经郁火上扰者，加钩藤、白芍、桑叶、菊花、苦丁茶、生石决、羚羊粉等；气虚火郁者，加黄芪、党参、升麻等。余皆遵而用之，随症加减，其效颇佳。

探讨火郁发之，意在指导临床，务在展布气机，使郁火得以透发。切不可一见火郁，动辄苦寒降泄，易冰伏气机，反致热炽。吾师赵绍琴曾说："治火郁，要想法抖落开，郁结一解，其热自散。"话虽浅显，其理至深，细心体验，大有裨益。

[李士懋，田淑霄.天津中医.1985，3：25.]

宣展气机解郁透邪为
治疗温病之要义

——学习赵绍琴老师阐发温病理论的心得

赵绍琴老师出身中医世家，自幼秉承家学，精研医理，行医五十余年，经验宏丰，医道精邃，对温病造诣尤深。赵老师治温病，着眼于气机的升降出入，重视展布气机，透邪外达，每获奇效。下面试从叶天士关于卫气营血各阶段的治则，对赵老的温病学术思想加以探讨。

一、在卫汗之可也

关于"汗之可也"，一般皆理解为汗法，独赵老认为："汗之绝非用发汗之法，它不是方法，而是目的。"

温邪最易伤阴，发汗法又每易劫伤阴液，致邪热内陷，所以温病大家都谆谆告诫温病忌汗。吴鞠通曰："温病忌汗，汗之不惟不解，反生他患"；并于《温病条辨·汗论》中说："温热病断不可发汗。"叶氏于《幼科要略》中亦说："夫风温春温忌汗"；又于《临证指南·卷五》中指责以汗法治温病者："温病忌汗，何遽忘也？"以汗法来解释"在卫汗之可也"，显然与温病治则相抵牾。

治疗原则的错误，反映了对温病的邪气侵袭途径、病机、病位、本质等一系列基本理论的认识错误。发汗法是邪袭肌表的一种治疗方法。风寒闭郁肌表，卫阳被遏而发热，皮毛失于温煦而恶寒，表气不通而头身痛。治当解表发汗，祛其在表之邪。假如温病的卫分证也用发汗法来治疗，那么温邪袭人的途径就必然也是由肌表而入；产生寒热头痛等症的机理，也必然是邪闭肌表，卫阳被遏。这与"温邪上受，首先犯肺"的温病理论相矛盾，与伤寒的治法亦无"大异"可言。

有人争辩曰："温病忌汗，是忌辛温发汗，不忌辛凉发汗。"辛温发汗固然当禁，而辛凉发汗毕竟未超出汗法范畴，亦在当禁之列。

关于卫分证的病机，有人辩之曰："肺主气，其合皮毛，故云在表。邪犯肺或犯表是一致的，并不矛盾。"温邪由口鼻而入还是由肌表而入，是两个不同的途径；邪犯肺之寒热与邪犯肌表之寒热，是两种不同的病机，绝不能等同。若皆施以汗法，显然是错误的。

赵老师指出，卫分证的实质是郁热，这就明确地揭示了卫分证的本质。因肺主一身之气，卫气的宣发，津液的敷布，皆由肺气所主，当温邪由口鼻而入侵袭于肺，则肺气膹郁，卫气不宣，津液不布。卫阳郁遏而发热，不能达于肌表而恶寒。这种寒热虽与表证相似，但病位、病机不同，故实非表证。正如杨栗山所说："在温病，邪热内攻，凡见表证，皆里热郁结，浮越于外也，虽有表证，实无表邪。"由此可见，卫分证的实质是一种郁热，其病位在肺而不在肌表。

既然是一种郁热，就应该遵循"火郁发之"的原则进行治疗，妄用汗法，乃诛伐无过。吴鞠通云："病自口鼻而入，徒发其表亦无益。"欲使肺中郁热得以透解，关键在于开达肺郁，舒展气机，使郁热有透达之路。《金寿山论医集》曰："全部《温热论》精神，一方面是透邪外达，另一方面是扶正存津。"这是很有见地的高度概括。

上述问题的探讨，不是纯理论之争，而是直接关系着临床实践。临床治疗温病初起的卫分证，易见两种错误倾向：一是以汗法治疗，往往造成津伤热陷；一是过于寒凉，致使气机冰伏，郁热不得透达，反逼邪内陷。翟文楼曰："温虽热疾，切不可简单专事寒凉。治温虽有卫气营血之别，阶段不同，方法各异，但必须引邪外出。若不治邪，专事寒凉，气机闭塞，如何透热，又如何转气？轻则必重，重则无法医矣。"章虚谷亦告诫曰："始初解表，用辛不宜太凉，恐遏其邪，反从内走也。"金寿山说："上海已故名医夏应堂先生，连翘常用，而银花则以清热解毒为主，大多用于热象显著兼有喉痛赤肿等症，否则尚嫌太凉。"一味银花尚且如此谨慎，漫用芩连膏知、紫雪安宫宁不畏乎？

现代名医蒲辅周对治疗温病造诣颇深，他在《中医治疗重症肺炎44例临床报告》一文中说："以桑菊饮加味，共治疗9例，均表现高热嗜睡。7例高烧40℃以上（其中1例合并昏迷抽风），2例高烧在39℃左右，9例无1例死亡，均于连服二剂后，烧退而症状好转以至痊愈。"这个经验很值得重视。桑菊饮看似平淡无奇，但因其轻灵透达，能宣解肺郁，不仅可治温病初起之轻症，即使高热、喘促、昏迷、抽搐，只要卫分证仍在，用辛凉宣透之法，皆可取得显著疗效。此即"治上焦如羽，非轻不举"之谓。赵老曾说："韩一斋赢别人，就赢在豆豉上。"为何他医棘手之疾而韩氏能应手而效？豆豉为何诺大之功效？揣度其理，在于宣透耳。豆豉味辛，能宣上焦郁热，透邪外达。他医滥施寒凉，冰伏气机，而韩氏反其道，转用宣透，故应手而效。

既然温病忌汗，那么，"在卫汗之可也"又当如何理解呢？赵老说："汗之，是目的，而不是方法。"意即卫分证经过辛凉透解后，汗出来就可以了。显然"汗之可也"指的是治疗目的，也可以说是使用辛凉宣透剂的火候。

另外，从桂枝汤的服法上，亦可给"汗之可也"并非汗法这一见解提供佐证。桂枝汤服法云："若一服汗出病差，停后服，不必尽剂，若不汗，更服依前法，又不汗，后服小促其间……若不汗出，乃服至二三剂。"继续服用和停止服用桂枝汤的指征，都是以汗出为依据，与"汗之可也"理出一辙。

所谓"汗之可也"之"汗"，是指正汗，正汗的标准有四：微似汗出、通身皆见、持续不断、随汗出而热衰脉静，此即正汗。正汗的出现，必须具备两个条件：一是阴精的敷布，二是阳气的蒸化。正如《内经》所云："阳加于阴谓之汗。"吴鞠通亦说："汗之为物，以阳气为运用，以阴精为材料。"阳施阴布，方可作汗。卫分证之无汗，是由于肺气膹郁，阳气郁遏，津液不敷所致。当施用辛凉宣透后，肺郁得开，阳布津敷，自然浸浸汗出。临床见此汗，可推断肺郁已解，至此即"可也"，勿再过剂。这就是测汗之法，也是"温病忌汗，又最喜汗解"的道理。

诚然，卫分证多有自汗，此乃邪汗，因热郁较重，迫津外泄而自汗。既有自汗，是否仍须宣透？答曰：仍须宣透。恰如太阳中风证本已有汗，然仲景仍孜孜以求汗。已有之自汗乃邪汗，孜孜以求者乃正汗。卫分证自汗仍予宣透者，亦求其正汗耳。邪汗的特征，恰与正汗相对，往往为大汗而非微汗，阵阵汗出而非持续微汗，头胸部多汗而非遍体微汗，汗出热不衰脉不静。故见邪汗时，只要卫分证仍在，就要辛凉宣透，直到邪汗退，正汗出，即标志肺郁已解，卫分证将罢，此即"汗之可也"。

测汗，是热病中据汗以测病情转归的重要方法，首载于《吴医汇讲·温热论治篇》，曰："救阴不在补血，而在养津与测汗。"据以测病之汗，就是指正汗，"测汗"与"汗之可也"是一个问题的两个方面：一方面是指使用辛凉宣透剂的火候，正汗出来即可；另一方面是指见到正汗，就可据以推断病情转归。从测汗法亦可佐证"汗之可也"是目的而不是方法。

当然，测汗一法不仅适用于卫分证，对气分、营分、血分各阶段乃至伤寒三阳证亦皆适用。当热结胃肠而灼热无汗、肢厥脉沉时，逐其热结，气机通畅，阳布阴敷，往往可见遍身浸浸汗出。据此汗就可断之为里和表解矣。当热陷营血而灼热无汗时，清营凉血之后亦可见正汗出，据此可推断气机已畅，营血郁热已然透转。当阴液被耗而身热无汗时，养阴生津之后亦可见正汗出，这正是阴液来复的表现。金寿山云："大多数温病须由汗出而解……在气分时，清气分之热亦能汗解。里气通，大便得下，亦常能汗出而解。甚至在营分、血分时，投以清营凉血之药，亦能通身大汗而解。"

假如说辛凉宣透之剂还因辛能散而涉发汗之嫌，那么大承气汤、清营汤、犀角地黄汤、加减复脉汤等，则绝无发汗作用，但服后仍可汗出，这正是邪退正复，气机通畅的结果，与"汗之可也"之理相同。正如章虚谷所说："测汗者，测之以审津液之存亡，气机之通畅也。"若删去测字，不仅湮没了叶氏这一重要学术思想，也使叶氏的这段原文"反而晦涩费解"。

二、到气才可清气

"到气才可清气"是指使用清气法的指征，邪在卫尚未到气，早用寒凉清气则冰伏气机，热已入营血而仍固守清气法，则徒伤其正而无助驱邪。即使邪在卫气之间，赵老亦认为"一定以卫为主，必须疏卫同时清气，决不能以清气分之热为主。"疏卫为主，正是为了保证郁热外达之路通畅。

气分证虽正邪抗争剧烈，然其本质仍属郁热。赵老说："清气法之用寒凉，应注意寒而不涩滞，以利于郁热外达。"既属郁热，就应于清气热同时，贯穿透邪外达的原则，否则纯用寒凉沉降，易使气机闭塞，热不得透，或逼热内陷，致生痉厥之变。因气分证型颇多，所以具体运用透达方法时又各有不同，兹择要列举之。

热郁胸膈者，因胸膈乃心肺所居，肺主气属卫，心主血属营，故邪在上焦者，可见卫气营三个阶段的病变。胸膈之气热，外可达卫由肌表而解，内可陷入心营。热扰胸膈之心烦懊侬，已露气热入营之端倪。当此之时，务在疏泄胸膈之气机，使郁热外达，庶不致转而内陷，逼乱神明，主以栀子豉汤。栀子清泄郁热，豆豉宣郁透邪，辛开苦降，一宣一泄，为郁热上焦之主方。叶氏尝用栀子皮代栀子，更宜宣泄。余常以升降散合栀子豉汤，夹痰热者加瓜蒌，夹湿者加杏仁、藿梗，夹瘀者加丹参、紫草。无论热病杂病，凡见胸膈窒闷、烦躁不安者，皆可用之。热灼胸膈者，郁热已甚，热灼胸膈而身热烦躁、胸膈灼热；热下移大肠，闭结肠腑而便结。主以凉膈散，方中薄荷、连翘、竹叶宣透郁热；芒硝、大黄逐热结，祛其壅塞。气机宣畅，胸膈郁热自可透达而解。

热邪壅肺者，肺气为热邪壅遏不得宣降，气逆而为咳喘，气机窒塞而胸痛。主以麻杏石甘汤，清宣肺气，止咳平喘。麻黄配以石膏，则专于宣肺平喘而不发汗；石膏清肺胃之热，伍以麻黄则专于清肺，一清一宣，凉而不遏，更增杏仁以降气，该方仍贯穿着透达的原则。

气分无形热盛者，实质仍是郁热，惟汗出、肌热、脉洪等，乃里之郁热已有外达之机，主以白虎汤。吴鞠通称："白虎本为达热出表。"可见白虎汤证依然属郁热。至于热结肠腑的承气汤证，乃热结阻塞气机，阳气不得宣发，故肢厥脉沉。以承气逐其热结，郁解气畅，厥回脉复。承气之逐热结，亦寓解郁透邪之意。

总之，从气分证各型来看，本质皆为郁热，清热固属正治，但须贯穿透邪外达的原则，正如吴锡璜所云："治温病虽宜凉解……宣透法仍不可少。"

三、入营犹可透热转气

营分证的实质仍属郁热，其郁闭程度较气分证更甚，气热陷营原因有二：一为营阴素亏，邪热易陷；一为邪气壅遏，逼热内陷。导致气机闭塞的邪气，有痰湿、食积、瘀血、热结等。透热转气之关键，务在祛其壅塞，展布气机，使营热透转气分而解。赵老说："只要排除气营之间的障碍，如痰热、湿浊、食积、瘀血、腑气不通等所致之气机不畅，就可以达到营热顺利地转出气分而解的目的。"具体通转方法，当依邪气不同而异。如"从风热陷入者，用犀角竹叶之属；如从湿热陷入者，犀角花露之品，参入凉血清热方中"；"舌绛中夹秽浊之气者，急加芳香以逐之"；"舌纯绛鲜泽者"，用菖蒲、连翘、郁金豁痰开窍；瘀热相搏者用琥珀、丹参、桃仁、丹皮等；"若平素心虚有痰者"，须用牛黄丸、至宝丹之类以开其闭。这类药物皆具透热转气之功。

赵老还提出，营热透转气分的指征有五：神志转清；舌质由绛变红；舌绛无苔转为有苔；脉位由按部转到中部；脉象由细数变为软滑或徐缓。据此，说明营热已透转气分，邪去阴复，可遍体微似汗出而愈。赵老对透热转气的精湛理解，确为毕生经验之谈，很有临床指导价值。

四、入血直须凉血散血

热入血分，虽较营分证更加深入一层，热郁更甚一层，然举血可以赅营，营血之病机证治多有雷同，可以互参。

血分证的基本病变，除营分证之表现外，更增耗血动血两个方面。以耗血为主者，呈现一派肝肾真阴耗伤表现；以动血为主者，呈现一派火热迫血妄行之症。凉血散血之法，适用于血分实热证。

血热固当凉血，但血分证的出血，不仅是因于邪热迫血妄行，还因瘀血阻滞，血不循经，瘀热相合而造成出血。瘀血的形成，是由于热邪煎烁阴血，血浓稠而滞泣，致瘀阻血脉，闭塞气机。气机不畅，则热邪郁遏不得外达，所以凉血的同时须佐以散血。

散血，不仅可活血化瘀，防凉血药物之凝滞，且可散血中伏火，畅达气机。瘀血散，气机畅，血分之热方能外达。试观犀角地黄汤中之丹皮、赤芍，皆能散血中伏火，祛其壅塞，透热外达。据临床所见，热入血分而迫血妄行者，鲜有热邪纯在血分而不涉气营者，往往气营血同病，热邪燔灼三焦，余素以清瘟败毒饮为主方，其效颇著。

综上所述，可得出如下结论：

1. 温病本质是郁热，卫气营血皆然。

2. 治疗温病必须贯彻展布气机、透邪外达的原则，不可徒执清热养阴，遏伏气机。

3. "在卫汗之可也"绝非汗法，它是目的而不是方法。

4. 透热转气具有广泛含义，凡能祛其壅塞、展布气机，使营热透转气分而解之诸法，皆属透热转气之范畴。

赵老师精于温病，见解透辟深邃。笔者受老师启迪，略有所悟。然或有谬解亦未可知，陈之以就正于同道。

［李士懋，田淑霄 . 河南中医，1988，8（2）：2–5.］

关于温病若干理论问题的探讨

温病学的形成，无疑是中医发展的一个里程碑。但其中颇多疑窦，致使后人论争不休。如寒温关系问题；为何温病忌汗又最喜汗解；何以温病下不嫌早；何谓温热虽久，在一经不移；究竟有无伏气温病等等。这一系列问题的解决，皆取决于对温病本质的认识。

一、温病的本质

温病的本质是郁热。所谓郁热，乃热邪郁伏于里，不得透达而解。除温病后期真阴耗损者外，卫气营血各个阶段，只要有邪热存在，其本质概属郁热。

温病初起的卫分阶段，其本质已然属郁热。何也？"温邪上受，首先犯肺。"温邪自口鼻而入，病位在肺，属里属内，而不在肌表皮毛。肺为温邪所袭，肺气膹郁，失于宣发，气机不畅，温邪郁而化热，于是形成郁热；卫阳不宣，外失阳之温煦而恶风寒，这就是温病初起卫分证属郁热的机理。

卫分证虽亦属表，但与伤寒之太阳表证不同。太阳表证是风寒袭表，邪在肌表，当汗而解之；而卫分证是温邪袭肺，肺合皮毛，虽现表证，然肌表无邪，故温病忌汗。正如吴鞠通所云："肺病先恶风寒者，肺主气，又主皮毛，肺病则气膹郁，不得捍卫皮毛也。"杨栗山说得更加明确："在温病，邪热内攻，凡见表证，皆里热郁结，浮越于外也。虽有表证，实无表邪。"

温病属郁热者，非独卫分，气、营、血分证亦然。热邪深传，热郁更甚，热深厥亦深，脉亦转沉伏。气分证中的白虎汤证，虽有壮热、大汗、脉洪大等象，然其本质仍属郁热，所用之白虎汤为辛凉重剂，辛以开郁，"达热出表"，惟其郁伏较轻而已。

温病初起即与伤寒受邪不同，病位各异，治法相殊，本质有别。纵使在病程某一阶段有相同处，毕竟各自规律不同，焉能将二者相混，合之又有何益？

二、温病忌汗又最喜汗解问题

由于温病初起即属郁热，邪热在肺而不在肌表，非汗法所宜，故温病忌汗。吴鞠通曰："温病忌汗，汗之不惟不解，反生他患。"叶氏于《幼科要略》云："夫风温春温忌汗。"

既然温病忌汗，何以叶氏又云："在卫汗之可也"？此汗，非汗法，而是测汗法。

测汗，是据汗以测病情转归的重要方法。

测汗一词，首见于叶氏《吴医汇讲·温热论治篇》："救阴不在补血，而在养津与测汗。"王孟英未解其意，改为"救阴不在血，而在津与汗"。谬将测字删去，不仅湮没了叶氏测汗法这一重要学术思想，也使原文"反而晦涩费解"。

据以测病之汗乃指正汗。所谓正汗，其标准有四：微微汗出、通身皆见、持续不断、随汗出而热衰脉缓。四者相关，不可分割。

测汗一词，虽为叶桂首倡，然其理论渊源却出自《伤寒论》。太阳中风本自汗，然仲景于桂枝汤将息法中五次言汗，孜孜以求者乃正汗。仲景所求之汗为"遍身漐漐，微似有汗者益佳，不可令如水流漓"。此即正汗的标准。据此汗以判断病情转归，以决定是否继服桂枝汤。于麻黄汤、葛根汤等方下，俱言将息如桂枝汤法，可见测汗法广为应用。

正汗出现的机理有二：一是阳气的蒸化；一是阴精的敷布，此即"阳加于阴谓之汗"。卫分证因肺气膹郁，卫不宣，津不敷，故尔无汗；热郁而伸时，又可迫津外泄而自汗。待予辛凉之剂清透后，正汗乃见。据此汗，可推知肺郁已解，气机畅达，郁热得透，阳施阴布，其病乃愈。这就是温病忌汗又最喜汗解之理，也即叶氏所说的："在卫汗之可也。"正如赵绍琴所说的："汗之，是目的，而不是方法。"

测汗法不仅适于卫分证，对气、营、血各个阶段尽皆适用。当热结胃肠而壮热无汗、肢厥脉沉时，用承气汤逐其热结，往往可见遍身漐漐汗出，脉起厥回。这正是由于热结已解，气机通畅，阳施阴布之结果，据此汗可推知已里解表和矣。当热陷营血而灼热肢厥无汗时，清营凉血之后亦可见正汗；当阴液被耗而身热无汗时，养阴生津之后，亦可见正汗，此为阴液来复之表现。金寿山云："大多数温病须由汗出而解……在气分时，清气分之热亦能汗解；里气通，大便得下，亦常能汗出而解；甚至在营分、血分时，投以清营凉血之药，亦能通身大汗而解。"假如说辛凉之剂因辛能散而涉发汗之嫌，那么承气汤、清营汤、清瘟败毒饮、加减复脉汤等，绝无发汗作用，服后反可汗出，这正是邪退正复，气机通畅，阳施阴布之结果。恰如章虚谷所说："测汗者，测之以审津液之存亡，气机之通塞也。"

三、温病下不嫌早问题

温病既为郁热，当遵"火郁发之"。王冰以汗训发，失于偏狭。发之，固然包括汗法，然其含义远比汗法要广。凡能祛其壅塞，展布气机，使郁伏之热得以透达而解者，皆谓之发。如热郁因外邪者当散，因气滞者当疏，因热结者当逐，凡此，皆可谓发。热郁于里者，及早下之，恰是给邪以出路。纵有表证者，亦不虑下早而邪陷，因温病热本在里而不在表，何虑邪陷。若已然下利者，亦当下之，因此种下利乃里热下迫使然，下之热去利自止，此为通因通用。《寒温条辨》之升降散，乃治温15方之首方，大黄独重，温病初起即用，正是给邪以出路。至于热郁气、营、血者，更应早下，逐热外出。

四、温热虽久，在一经不移问题

对这一问题，诸家未能阐明。如章虚谷曰："伤寒先受于足经，足经脉长而多传变，温邪先受于手经，手经脉短故少传变。"周学海云："温邪为开，重门洞辟，初病即常兼二三经，再传而六经已毕，故变证少也。"统编教材评价这些解释，认为"理由是不够充分的"。

温病本质为郁热，不论卫气营血，皆是热邪郁伏于里，虽有程度轻重不同，本质并无区别，故称"在一经不移"。

五、伏气温病问题

温病为外感病，邪袭于人，理当自表入里，一层一层地深入。但有些温病，初起却见里热阴伤之证，似与外感病之传变规律有悖。于是创立了伏气学说，藉以解释温病初起即里热阴伤病理现象。但此学说破绽颇多，人多非之。其实，依"邪之所凑，其气必虚"的经旨来解释，乃顺理成章之事，何必另立伏气之说，弄巧成拙。伤寒尚有因里之阳虚而寒邪直中三阴，温病何尝不可因里之阴虚而温邪直伤于里。此即哪里正虚，邪即凑于该处。以此理论解释温病初起之里热阴伤，既合经旨，又避免破绽。

六、温病传变规律问题

关于温病传变，历代温病学家提出许多不同规律。主要有吴又可九传学说、叶天士卫气营血传变、吴鞠通三焦传变、柳宝诒六经传变、薛生白的正局与变局传变、杨栗山的气血传变等。虽见仁见智，但各执一说，使后人莫衷一是。

关于温病传变阶段的划分，都必须遵从这样一个共同原则，即当温病在传变过程中，出现不同质的改变，并发生治则的相应改变时，才能列为一个独立传变阶段，便于提纲挈领，指导临床。根据这一原则，愚以为温病的传变，不外气与血两个阶段。仔细分析温病各家的传变规律，皆可以气血传变概括。

1. 吴又可九传学说：吴氏曰："夫疫之传有九，然亦不出乎表里之间而已。"里热为本，表乃里热之标。九传实质，是一个里热问题。在里之热，可分在气在血之不同。

2. 叶氏卫气营血传变：温病初起即邪袭于肺而肺热，肺热当属气分，卫分证乃肺热之标象。正如陈光松云："卫为气之标，气为卫之本。"《幼科要略》亦云："虽因外邪，亦是表中之里。"表证实乃里热使然。可见，卫分证不是一个独立的传变阶段，可统曰气分证。

营分证与血分证，只有程度、症状的差异，没有本质的不同。《温热论》中营血并论而不严格区分，举血赅营。如："心主血属营""营分受热，则血液受劫""再有热传营血"等等。所以营分证与血分证不须分列，可统曰血分证。

由上可见，所谓卫气营血传变，实质只有气血两个传变阶段。

3. 六经传变：柳宝诒云："凡外感病，无论暴感、伏气，或由外而入内，则由三阳传入三阴；或由内而达外，则由三阴外出三阳，六经各有见证。"所谓六经传变，无非热邪内郁或外传，此与吴又可九传论相同。《医门棒喝》曰："内热为发病之本，表热为传变之表。"既然表热只是一个标证而已，也就没有独立划为一个传变阶段的必要了，剩下的只是一个里热问题。

4. 薛生白的正局与变局： 正局乃湿热证以脾胃为中心，病机为湿热阻遏气机者，性质属气分证。变局为湿热悉已化热、化燥，充斥表里上下，外达少阳胆与三焦，内窜厥阴心包与肝，症见耳聋、干呕或痉厥、动血、耗阴等，其性质属血分证。所以，薛氏的正局与变局传变，其本质仍是气血传变。

在分析前人各种温病传变学说的基础上，笔者认为：温病本质为郁热在里，其传变不外气血两端。气分证当包括叶氏的卫分证与气分证，血分证当包括营分、血分证。虽分气血，但不截然划分，重者多气血相兼而呈气血两燔。

七、温病治则

明确温病本质及传变，目的在于指导临床。温病本质是郁热在里，所以喻嘉言提出："邪既入，则以逐秽为第一要义。"陆九芝更明确经腑两证。经证用白虎、承气两法而不是两方，确有指导意义。白虎乃辛凉重剂，本为达热出表而设。凉以清热，辛以透邪，未脱清透二字。承气法乃苦辛通降，辛以开郁，苦寒清热降泄，亦未脱清透二字。

余以为温病治则不外清、透、滋。既有热邪，故当清之，然有热在气血之分，故清之又有清气与凉血之别。热乃郁热，有郁即当透邪。透邪的原则是祛其壅塞，展布气机。气机畅达，邪热外出的道路通畅，伏郁于里之热邪方能透达而解。所以，在清热的基础上，必须伍以透邪之品。

欲使气机畅达而邪热得透，又必须分辨气机窒塞之因。凡外感六淫、内伤七情、气血痰食、正气虚馁，皆可令气机窒塞，祛除致病之因，气机方能展布，热自透达而解。喻嘉言概括为："上焦如雾，升而逐之，兼以解毒；中焦如沤，疏而逐之，兼以解毒；下焦如渎，决而逐之，兼以解毒。"

解毒意在清热，升、疏、决意在祛其壅塞，展布气机。切中肯綮，要言不烦。杨栗山更明确指出："温病非泻即清，非清即泻。"所谓清，即热者寒之；所谓泻，非专指泻下，而是透泄之意。概括起来，不外清透二字。

温病最易伤津耗液，其治疗核心是保存阴液，故曰："留得一分津液，便有一分生机。"轻者肺胃津伤，多取甘寒清热生津；重者肝肾真阴耗伤，多取甘寒、咸寒、酸寒，甚至血肉有情之品以滋真阴；阴竭阳越者，更伍酸敛潜降之品以固脱。

清、透、滋这治温三字诀，是根据温病本质是郁热而提出的，适用于温病各个阶段。

综上可见，对温病理论、疑窦、治则的认识，关键在于温病本质的认识。当否，以俟明者。

温病忌汗，又最喜汗解刍议

"温病忌汗，又最喜汗解"，为温病学名言，貌似矛盾，实寓奥义。深入领会这一名言，对理解温病的本质、治疗、转归判断等一系列问题将大有裨益。

一、温病何以忌汗

"在卫汗之可也"，是叶天士提出的温病初起卫分阶段的治疗法则。有人认为"汗之可也"即汗法，就是用发汗的方法祛除在表病邪。可是吴鞠通明确告诫曰："温病忌汗，汗之不惟不解，反生他患。"于《温病条辨·汗论》中再次强调曰："温热病断不可发汗。"叶氏也否认"汗之可也"是指汗法，他在《幼科要略·风温》中说："夫风温、春温忌汗。"在《临证指南医案》中，指责那些以发汗法治疗温病者说："温病忌汗，何遽忘也？"喻嘉言亦有"治风温不可发汗之律。"

温病何以忌汗？因温病的本质是"郁热"，故尔忌汗。叶氏云："温邪上受，首先犯肺"；吴鞠通亦云："温病自口鼻而入"。这就明确指出了温邪侵袭之途径不是由皮毛而入，也不是皮毛、口鼻同时入，而是由口鼻而入。温邪经何途径侵袭人体，是个原则问题，关系到温病的病机、本质及治疗等一系列问题。

温邪自口鼻而入，首先犯肺，肺为温热之邪所伤，失其宣发肃降之职，致肺气膹郁。卫阳赖肺以宣发，今肺气既已膹郁，则卫阳郁而不达，阳气郁遏而为热，外失卫阳温煦而恶风寒。这种发热恶寒，似与邪袭肌表者同，实则病机、病位迥异。吴鞠通在解释卫分证恶风寒的机理时说："肺病则气膹郁，不得捍卫皮毛也。"此即卫分证之病机。根据这一病机，决定了温病初起阶段卫分之本质为"郁热"。

既然卫分证邪不在皮毛、肌表，所以就不得用汗法散在表之邪，正如吴鞠通所云："病自口鼻吸受而生，徒发其表亦无益也。"若妄用汗法发散，或伤其阴，或损其阳，而为内闭外脱之变。这就是温病卫分证忌汗的道理。

或辩之曰"叶氏明言肺主气，其合皮毛，故云在表"，既然在表，法当汗之。非也，此"表"，是指证候的归纳而言。温邪犯肺所引起的寒热等症，依其证候归纳、分类，属表证范畴，但不等于邪在表。关于这一点，杨栗山说得很明确，他说："在温病，邪热内攻，凡见表证，皆里热郁结，浮越于外也，虽有表证，实无表邪。"此与吴鞠通所说的"徒发其表亦无益也"，理出一辙。

既然卫分阶段忌汗，那么叶氏所说的"在卫汗之可也"，又当如何理解呢？所谓

"汗之可也"之汗，并非发汗，乃指正汗而言，意即通过辛凉之剂清透肺热，只要正汗出来就可以了。正如赵绍琴老师所说："汗之绝非发汗之法，它不是方法，而是目的。"

温病初起之卫分阶段，因属郁热，尚不可用汗法，那么热邪深传而形成的气、营、血及温病后期的真阴耗损各阶段更不可用汗法，其理当不言而喻。

既然卫分证不可发汗，那么当如何治疗呢？法当"清透肺热"。这一治则，是根据卫分证的本质是"热郁于肺"而确立的。肺中有热，固然当清，但关键在于开达肺郁，舒展气机，使郁热有透达之路。尝见临床治疗卫分证，易出现两种片面倾向：一是以汗法治疗，往往造成热陷津伤；一是过于寒凉，以期截断病势，反致冰伏气机，使郁热不得外达，逼热内陷。瞿文楼曰："温虽热疾，切不可简单专事寒凉。治温虽有卫气营血之别，阶段不同，方法各异，但必须引邪外出。若不治邪，专事寒凉，气机闭塞，如何透热，又如何转气？轻则必重，重则无法医矣。"章虚谷告诫曰："始初解表，用辛不宜太凉，恐遏其邪，反从内走也。"

二、温病何以最喜汗解

既然温病忌汗，又何以最喜汗解？汗者，乃"阳加于阴谓之汗"。必阴津敷布，阳气蒸腾，汗液乃成。吴鞠通据《内经》之意，进一步阐明道："盖汗之为物，以阳气为运用，以阴精为材料。"卫气赖肺以宣发，津液靠肺以敷布。今温邪袭肺，肺气膹郁，津液不敷，卫气不布，故尔无汗。待郁热蓄积而盛时，又可蒸迫津液外泄而为自汗。予清宣肺热之剂后，肺郁解，复其宣发肃降之职，则卫气得布，津液得复，自可汗出。此汗也，乃正汗。正汗的特点，恰与邪汗相对：微微汗出、持续不断、遍身皆见、随汗出而热减脉静。临床见此汗，即可推断肺郁已解，气机畅达，卫气得布，津液得敷，阴阳和调矣。

温病喜汗解者，非独卫分证，气、营、血亦然。气分证中白虎汤证，虽有大汗一症，乃邪热炽盛迫津外泄之邪汗，予白虎汤"达热出表"之后，邪汗渐衰而大汗渐敛，转而可见遍身持续絷絷微似汗，此即由邪汗而转为正汗，病有转机之征兆。若阳明腑实，因热与糟粕相搏结，气机阻塞不通，可见灼热，肢厥无汗，或仅手足漐然汗出。然予承气汤通下后，壅塞除，气机畅，阳可布，津可敷，反见厥回遍身津津汗出，此即正汗。孰能谓承气汤为发汗剂？此乃里解表和，阳施阴布之结果，诚不汗而汗者也。

当热陷营分、血分时，气机闭郁更甚，且热灼阴液，作汗之资匮乏，因而灼热无汗。当透其营热，滋其阴液，使气机畅达，热邪得以透转，阴液得以恢复之后，亦可见遍身津津汗出。据此汗，临床即可推断营热已透转，阴液已恢复。温病后期，津亏液燥而无汗者，待养阴生津之后，亦可见周身微微汗出。临床据此汗而判断阴液已复。温病最喜汗解，实指此正汗而言。正如金寿山所说："大多数温病，须由汗出而解（包括战汗）。在卫分时期，汗出而解者，病势尚轻，在气分时，清气分之热常能汗解，里气通，大便得下，亦常能汗出而解。甚至在营分、血分时，投以清营凉血之药，亦能通身大汗而解。可见得汗为邪热外达的表现。"张锡纯虽未将测汗法升华为理论，但在临床实践中广为应用。他说："发汗原无定法，当视其阴阳所虚之处而调补之"，"白虎汤与白虎加人参汤，皆非解表之药，而用之得当，虽在下后，犹可须臾得汗。不但此也，即承气汤亦可为汗解之药，亦视乎用之何如耳。"又曰："寒温之证，原忌黏腻滋阴，而用以为汗之助，则转能逐邪外出，是药在人用耳。"若说银翘散、桑菊饮等尚涉发汗之嫌，那么承气汤、清营汤、复脉汤等，绝无发汗之力，而转能助其汗出者，实赖调和阴阳之功。阴阳和则正汗出。反过来，临床据此正汗，即可推知阴阳已和，病将愈矣，此即测汗法。

测汗法虽由叶氏所创，然溯其理论渊源，乃出自《伤寒论》。观桂枝汤将息法，仲景不以寒热头痛等症的消除为判断病情之依据，而孜孜以求者汗也，桂枝汤证本有自汗，何以复求其汗？盖自汗者乃邪汗也，服桂枝汤后所出之汗，乃营卫和调之正汗。仲景虽未明言测汗，然测汗之理已寓于中。测汗的意义，恰如章虚谷所云："测汗者，测之以审津液之存亡，气机之通塞也。"余临证30年之体验，测汗法确为中医判断外感热病转归的重要客观指征。

（李士懋，田淑霄．辽宁中医杂志，1992，19（9）：16–17.）

升降散及临床运用

龚廷贤《万病回春·瘟疫门》有内府仙方一首："僵蚕二两，姜黄、蝉蜕各二钱半，大黄四两，姜汁打糊为丸，重一钱一枚。治肿项大头病、虾蟆病。大人服一丸，小儿减半，蜜水调服，立愈。"杨栗山于《伤寒温疫条辨》云："是方不知始自何氏，二分晰义，改分量服法，名为赔赈散。予更其名曰升降散"，"炼蜜丸又名太极丸"。改后之升降散为：白僵蚕酒炒二钱、全蝉蜕去土一钱、广姜黄去皮三钱、川大黄生四钱，合研匀。病轻者分4次服，最重者分2次服。蜜酒调匀冷服。杨氏将其列为治温15方之总方。蒲辅周先生对升降散倍加赞誉，将杨氏治温15方悉录于《蒲辅周医疗经验》书中。当代名医赵绍琴老师对该方极为欣赏，灵活化裁，应用极广。笔者受赵老师影响，对此方亦多偏爱，应用既多，渐有所悟。余用升降散，主要掌握郁热这一关键，凡有郁热者，不论外感内伤、内外儿妇各科皆用之，不局限于治温的狭窄范围。

1. 杨氏应用升降散主旨思想探析

《伤寒温疫条辨》将伤寒、温病、温疫并列。伤寒、温病感天地之常气而作，自气分达血分；温疫受天地间杂气而发，自血分达气分。书中所言之温，实指温疫而言，故升降散乃治温疫之总方。

杨氏所列升降散之适应证，计有寒热、出血、吐利、癫狂等60余症。所列虽多，亦难尽述，仅举例而已。诸症虽异，然病机则一，皆为郁热使然。正如杨栗山所云："温病得天地之杂气，怫热在里，由内而达于外。"又云："在温病，邪热内攻，凡见表证，皆里热郁结浮越于外也，虽有表证，实无表邪。"升降散恰为郁热者设。若能了解郁热形成的机理及临床特征，就掌握了运用升降散的奥妙，临证就可灵活变通，纵横捭阖。

2. 郁热的病因病机

人身之阳气，升降出入，运行不息，神明变化所由生焉。一旦阳气郁遏不达，升降出入不畅，则失其冲和之性，郁而化热，此即"气有余便是火"之谓。故费伯雄曰："凡郁病必先气病，气得流通，何郁之有。"

气机何以被郁？一为邪气阻滞；二为七情所伤；三为饮食劳倦戕伤脾胃，升降悖逆，阳郁不达而化热。《医碥》曰："六淫七情皆足以致郁"，"气不足以郁而成火，东垣所谓阳虚发热也"，由此可见，热郁的原因非常广泛，六淫七情，气血痰食、饮食劳倦、正气虚馁，凡能影响气机升降出入者，皆可导致阳气郁而化热，形成郁热。郁热，不仅温疫有之，伤寒温病、内伤杂病、内外儿妇各科皆有之，故升降散皆可变通应用之。

温疫：杨栗山于《伤寒温疫条辨》中已再三阐明温疫属郁热这一观点。他说："杂气由口鼻入三焦，怫热内炽，温病之所由来也。"气机怫郁，邪热内炽，即是温疫之病机。

温病：伏气温病，固属郁热。新感温病，其本质亦属郁热，不论卫气营血各个阶段，只要有热邪存在，就有郁热。新感温病，乃"温邪上受，首先犯肺"，肺为温邪所伤而膹郁，不能宣发卫气，则卫阳郁而发热，外失卫阳之温煦而恶寒。所以，卫分证的实质是肺气膹郁，热郁于肺，属郁热范畴。迨热邪传入气分，无论是热郁胸膈之心烦懊憹，还是热邪壅肺之喘咳，或是阳明热甚之热厥，皆属郁热。热邪入营，因亦属郁热，故治则为透热转气。透转的原则，是祛其壅塞、展布气机，使邪有出路。如柳宝诒所云："凡遇此等重症，第一是先为热邪寻出路。"至于血分证，其热邪程度较营分证更重，仍需透热。叶氏所说的"凉血散血"，不仅活血化瘀，且散血中伏火。若把散血囿于活血一层意思，则失散血之精义。总之，温病的本质是郁热，透邪外达的原则贯穿于卫气营血各个阶段，透邪的关键在于畅达气机，而升降散行气活血，能升能降，正可疏通郁热外达之路，故温病卫气营血各个阶段皆可化裁用之。

伤寒：伤寒初起，若寒尚未化热，虽可属郁证范畴，但不属郁热证。若邪已然化热，即可属郁热。尤其现代因生活条件的优越，饮食厚味，拥火而居，外感风寒而内有热者居多，往往形成寒包火证，升降散即可加减用之。若寒已化热而传至阳明，阻滞气机，阳郁不能达于四末，可现热深厥亦深之郁热证。邪入少阳，枢机不利，则热郁而口苦、咽干、目眩；阳郁不达而外寒，阳蓄而伸则转热，于是寒热往来。故伤寒三阳经证，寒已化热，即可属郁热范畴，升降散亦可化裁应用。

内伤杂病之郁热，主要见于肺心肝脾。肺主一身之气，司治节之权。若邪袭于肺而化热，则肺失宣降而膹郁，即可形成肺经郁热，出现寒热咳喘、胸闷胸痛等症。肝主疏泄，相火内寄，气郁化火，火郁于肝，出现头痛眩晕、胁痛易怒等症。脾乃升降之枢，痰湿困脾或饮食劳倦伤脾，则阳郁不升，阴火内炽，见身热倦怠、腹满吐利等症。心主火，心气不畅，火热内郁，症见心烦不寐、惊狂昏谵，或口舌生疮、斑疹疮疡。肾主蛰，火伏水中，以静为贵，故肾无郁火。除四脏外，六腑亦可有郁热。三焦为原气之别使，主通行三气，热郁三焦，则营卫失调而寒热交争，水湿不行而肿满淋浊；热郁于胆则寒热往来、口苦咽干目眩；热郁小肠则心烦淋痛；热郁大肠则大便闭结，腹痛胀满，或火迫作泄；热郁于胃则牙痛龈肿，消谷善饥、渴饮呕吐，或发斑吐血；心包乃心之外护，代心受邪，其症与火郁心者同。

总之，郁热范围很广，不论外感之温疫、温病、伤寒。抑或内伤杂病、儿妇各科，只要属郁热，皆可以升降散化裁治之。

3. 郁热的临床特征

郁热，由于致郁原因不同，所郁部位之异，正气强弱之别，兼杂邪气之殊，故其临床表现非常复杂。尽管症状千差万别，但由于其具有热郁于内的这一共同病理基础，因而临床表现就有共性可循。掌握了郁热的特征，就可灵活运用升降散，而不为其纷纭繁杂的症状所惑。下面从脉、舌、神色、症分述之。

（1）脉

郁热的典型脉象是沉而躁数。脉何以沉？维持脉的正常运行有两个因素，一靠阴血充盈，二靠阳气之鼓荡。郁热的一个重要病理改变就是气机郁结，使气血不能外达以充盈鼓荡血脉，故尔脉沉。正如《四言举要》所云："火郁多沉。"脉之沉伏程度，与气机郁结程度成正比。气郁轻者，脉不浮，可中取而见，如杨栗山云："凡温病脉，不浮不沉，中按洪长滑数，右手反盛于左手，总由怫热郁滞，脉结于中也"，此即指气郁较轻者。气郁重者，脉不仅不浮，反而见沉、见伏，甚至脉厥。如《温病条辨·卷二》六条："阳阴温病……脉沉伏，或并脉亦厥"，此即气郁极重而致脉厥者。

脉何以躁？因热邪郁伏于内使然。热为阳邪，主升、主动，气机郁结，热伏于内，必不肯宁静，躁动不安，奔冲激荡，扰动气血，故脉躁数急迫。如《医家心法·诊法》云："怫郁之脉大抵多弦涩凝滞，其来也必不能缓，其去也必不肯迟，先有一种似数非数躁动之象。"若郁闭重者，气血滞泣，脉可呈沉小、沉细、沉涩、沉迟乃至脉厥，例《伤寒论》208条："阳明病脉迟。"

热郁脉之沉小、细、涩、迟、厥，有类虚寒，然断不可误为虚寒。对此，杨栗山曾告诫曰："凡温病内外有热，其脉沉伏，不洪不数，但指下沉涩而小急，断不可误为虚寒。"二者区别关键在于沉候有力无力，沉取按之无力者，即为虚寒；若沉取按之躁急有力者，即为实热。正如《四诊抉微》曰："阳气微，不能统运营气于表，脉显阴象而沉者，则按久越微；若阳郁不能浮应卫气于外，脉反沉者，则按久不衰。阴阳寒热之机，在于纤微之辨。"

（2）舌

郁热之舌当红，因气机郁结，邪热不能外达而上灼，故尔舌红。由于郁热的轻重不同，舌红的程度亦有差异。轻者舌微红或仅舌尖红或舌尖部有晶莹突起之红点如粟状；重者全舌皆红，甚至舌绛少津，极重则舌绛干敛。但在某些特殊情况下，如大出血、血液病、严重贫血、大量输液等，郁热虽盛而舌淡，此时之淡舌不以虚看，当舍舌从脉。

若因湿浊壅塞阻滞气机而导致郁热者，舌苔当厚腻而舌质红。湿未化热则苔白；湿初化热苔白腻微黄；湿已化热则苔黄腻；湿已全部化热化燥则苔干黄或黑而起芒刺；若湿未化而津已伤者，则苔白厚而干或如积粉，舌质深红或绛紫。

（3）神色

郁热上冲则面赤，然因气滞而气血不畅，故面虽红而有暗滞之感，郁重者，可面色青紫而暗滞。其神，可心烦少寐，或心中躁扰不宁，或谵语、狂躁、神昏，若因湿遏热伏者，可神情呆滞、嗜睡、朦胧。

（4）症

郁热的症状特点是内呈一派热象，外呈一派寒象。气机郁滞，阳郁不达，外失阳之温煦，故外呈寒象，如恶寒恶风、肢厥腹冷等；热邪郁伏于内，故内呈热象，如身热、烦渴、胸腹灼热、口秽气粗、溲赤便结等。热扰于心则心烦、昏谵、狂乱；热迫于肺则咳喘、气粗；热郁少阳则口苦、咽干、目眩、胸胁苦满；热淫于肝则动风；热邪迫血妄行则动血发斑；郁热上冲则面赤目赤、咽痛头痛、头汗；郁热下迫则小便赤涩、协热下利或热结旁流等。

以上诸项特点中，以脉沉而躁数最关紧要，其次为舌，若见沉而躁数之脉，舌质又红者，即可诊为郁热。至于症状，千差万别，只作参考。所谓外寒内热，仅指典型郁热证而言，多数没有外寒的表现，不可因无外寒而否定郁热的存在。

4. 郁热的治疗

因为郁热证的病机，一是气机郁滞不畅，二是热郁于内不能透达，所以针对上述病机，郁热证的治疗原则为宣畅气机，清透郁热。

如何宣畅气机？原则是祛其壅塞，展布气机。因造成气机不畅的原因众多，六淫外袭、或痰湿、瘀血、食积、腑实等壅塞气机者，须祛邪以畅达气机；若情志怫郁而气机不畅者，则须行气理气以疏达气机；若正气虚馁而气机不畅者，又宜扶正以畅达气机。总之，要针对造成气机不畅的原因，有的放矢。

如何清透郁热？"热者寒之"，里有热邪，故当以寒凉之品清之。但清热时，一定要勿过寒凉，因过寒则遏伏气机，则热邪更不易透达，当选用寒而不遏之品清热最宜。经云："火郁发之。"热郁亦即火郁，亦当发之，所以在治疗郁热证时，当以发之为首务，而清居其次。

升降散善能升清降浊，行气活血，透发郁热，不仅为治温之总方，亦为治郁热之总方。方以僵蚕为君，辛咸性平，气味俱薄，轻浮而升，善能升清散火，祛风胜湿，清热解郁，升而不霸，为阳中之阳；蝉蜕为臣，甘咸性寒，升浮宣透，可清热解表，宣毒透达，为阳中之阴；姜黄为佐，气辛味苦，行气活血解郁；大黄为使，苦寒泻火，通腑逐瘀，推陈致新，擅降浊阴。气血畅达，清升浊降，郁伏于内之热自可透达于外而解，故凡郁热者皆可以升降散主之。

由于致郁原因各异，热邪轻重之殊，正气强弱不同，故临床使用升降散时，尚须依据病情灵活化裁。因湿遏热郁者，加茵陈、滑石、佩兰、菖蒲等；温邪袭肺致郁者，加豆豉、栀子皮、连翘、薄荷、牛蒡子等；情志怫郁致郁者，加玫瑰花、代代花、绿萼梅、川楝子等；瘀血而致热郁者，加赤芍、丹皮、桃仁、红花、紫草等；痰浊蕴阻致热郁者，加瓜蒌、川贝、黛蛤散、杏仁、竹沥等；食积中阻而热郁者，加三仙、鸡内金、炒枳壳、焦槟榔等；阳明腑实热郁者，加芒硝、枳实；郁热重者加石膏、知母、黄芩等，热郁津伤加芦根、花粉、石斛等。热郁兼气虚者，去大黄加生黄芪、党参、升麻、柴胡等；肝经郁热上扰者，加桑叶、菊花、苦丁茶、胆草、栀子、石决明等。总之，应用广泛，加减颇多。

郁热经治疗透达之后，可见身热反剧、面赤、口渴反增等现象，此非病情加剧，乃郁热外达，肌表之热反呈显露之象。判断郁热已然外透的主要标志有五：一为脉由沉伏渐转浮起；由细小迟涩转洪滑数大且兼和缓之象；二为舌由绛紫干敛转红活而润；三为周身四肢由逆冷转温；四为神识由昏昧转清；五为由无汗转周身絷絷之正汗。

5. 典型病案

案1：外感发热

马某，3岁，男，1990年12月3日玩耍汗出受风寒，当夜恶寒发热头痛，曾服清热解毒液、板蓝根冲剂、肌注青霉素。至第5日仍高热达40℃，阵汗。

脉沉而躁数，舌红。

| 僵蚕8g | 蝉蜕3g | 姜黄4g | 大黄2g | 豆豉9g |
| 焦栀子6g | 连翘15g | 薄荷5g | | |

2剂。6小时服1煎。共服3次，即遍身持续絷絷汗出，翌日晨热清病除。

【按】此方为笔者治疗内热较盛之外感发热主方，应用极多，效果甚佳，一般1~2剂即可退热。此方为升降散合栀子豉汤，加强宣透胸膈郁热之功。重用连翘，乃取张锡纯用药之意，以其能升浮宣散，散热结，透表解肌，治十二经血凝气聚，且能发汗，用之于郁热极宜。若内热盛者加石膏；若下利臭秽者，为郁热下迫，大黄可小量但不必去之。若药及脉转和缓，且遍身持续絷絷微汗，则不必尽剂。

案2：失眠

孙某，女，58岁。

心烦甚，恶与人言，每日服4片安定，只能睡2~4小时，头痛，健忘，已半载有余。

脉沉而躁数，寸脉盛。舌红，唇暗红。

此郁热扰心，心神不宁。

| 僵蚕9g | 蝉蜕4g | 姜黄6g | 大黄3g | 豆豉10g |
| 焦栀子8g | 连翘8g | 生甘草6g | | |

6剂后已可不服安定睡5~6小时，心烦大减。上方去大黄，加柏子仁5g、麦冬9g、丹参15g，8剂，症除脉已不躁数。嘱服天王补心丹善后。今已一载余，睡眠正常。

【按】心经热盛而心烦失眠者，必先泻心火，火除心神自安。若心火盛而脉沉躁数者，又属心经郁火，清心火时，必加透热之品。若火未清而骤予安神之品，则火更郁伏难愈。

案3：三叉神经痛

史某，女，65岁。右侧及面颊灼痛难忍三载，西医诊为三叉神经痛，予普鲁卡因封闭。开始封闭1次，尚能缓解半月，以后缓解时间逐渐缩短，直至每次封闭只能缓解两三小时。

脉沉弦数。

此乃肝经郁火上灼。升降散加龙胆草6g，栀子、桑叶各9g，共服6剂而痛止，至今 3 年未发。

【按】弦数为热在肝胆经,而沉主气,乃气滞不通,故诊为肝经郁火。升降散可透达郁热,加龙胆草、栀子泻肝火。气畅热透故痛止。凡郁热上灼,可见头痛、头热、牙痛、耳鸣、龈肿、咽痛、目赤痛等,余皆仿此治之。

案 4:阳盛格阴

杨某,女,23 岁。

1987 年 7 月 23 日初诊:产后下利,周身寒冷,虽盛夏仍着棉衣。曾服抗生素多种,中药予补益气血、健脾止泻、温补脾肾、温阳固涩等剂,利时轻时重,周身寒冷如故,历一月半未愈,登门求诊。

脉沉滑数,舌红苔黄腻。

此湿热遏郁胃肠而下利,阳郁不达而周身寒。予升降散合葛根黄芩黄连汤,3 剂利止而棉衣去。

【按】肢冷、腹冷、周身冷等,乃临床常见之症。阳虚阴盛者固可冷,然阳郁而冷者尤为多见。若脉沉而躁数舌红者,不论何处冷,皆属阳郁所致,不可妄用热药。笔者初临证时,曾治一与此例相同病人,附子加至数两而寒更甚,终成坏证。此教训铭记难忘,医者当以为戒。

案 5:腮腺炎合并脑膜炎

刘某,男,11 岁。

5 日前患腮腺炎,左耳下腮腺肿大,高热不退,合并脑膜炎,神识昏昧,体温40.5℃,大便两日未解,邀余至院诊治。

脉沉躁急而数,舌绛红苔薄黄干。

此少阳郁热内传心包。予升降散合栀子豉汤,加青蒿 10g、黄芩 8g、板蓝根 10g、马勃 3g、薄荷 4g、连翘 15g。

2 剂神清热退,颊肿渐消。

【按】此证为热郁气分,气滞不达,郁热不得外透,逼热入营,而见神识昏昧。升降散合栀子豉汤,升清降浊,透达气分之郁热。气机畅通,郁热自可外达而解。王孟英曰:"凡视温证,必察胸脘,如拒按者,必先开泄。"虽舌绛神昏,但胸下拒按,即不可率投凉润,必参以辛开之品,始有效也。"柳宝诒云:"凡遇此等重症,第一先为热邪寻出路;邪虽入营,亦必求其透转。"升降散合栀子豉汤,升清降浊、辛开苦降,旨在疏理气机,使陷入心包之热得以透转。若率用凉润、脑麝,反引邪深入。王、柳二公之言当细玩味。

[李士懋,田淑霄.河北中医学院学报.1994,9(1):40-44.]

栀子豉汤临床应用的体会

栀子豉汤为《伤寒论》名方，虽药仅两味，却开治疗郁热之先河，予后世无穷启迪。余用既多，窃有所悟，陈之以求正同道。

一、仲景运用栀子豉汤主旨思想之分析

《伤寒论》中栀子豉汤证 6 条，类方 5 则，禁忌 1 条。其主症为心烦不得眠，甚则反复颠倒，心中懊恼，及烦热胸中窒，心中结痛。或然之症为身热、饥不能食、但头汗出等。

何以会出现上述症状？其病机有二：一是热郁胸膈，郁热扰心而心烦不得眠，剧则反复颠倒，心中懊恼，溃溃无奈；二是胸膈气滞，致胸中窒，甚则心中结痛。热为阳邪，主动主升。气滞不畅，郁热不得外达而上蒸，故头汗出；其身热也，因先有表热，误用汗吐下后，致热陷于里，若表热未尽者，则仍可有身热。

栀子豉汤证之心烦，仲景明确指出为"虚烦"。此虚也，并非正气虚衰，乃指无形之热而言。何以知此为无形之热？无形之热与有形之热如何鉴别？仲景提出了一个重要的鉴别指征—心下濡。结胸证因阳气内陷，气滞不通，虽亦可见胸痛、躁烦、心中懊恼，但心下硬，知为热与有形之邪相结于胸乃成；栀子豉汤证心下濡，中无阻滞可知，故为无形之热郁于胸膈而作。

栀子豉汤证实为郁热，是郁热之病位在胸膈者。因此，需明了郁热的病因病机、临床特征及治疗原则。

二、郁热的病因病机

郁热形成的病机，一是气机不畅，二是热郁于里而不得外达。

造成郁热的原因，或外邪入里郁而化热；或情志怫郁气郁化热；或痰湿、瘀血、食积郁而化热；或正气虚馁，阳气不得升发，郁而化热。正如《医碥》所云："六淫七情皆足以致郁"，"气不足亦郁而成火，东垣所谓阳虚发热也。"由此可见，郁热的原因非常广泛，六淫七情、气血痰湿、饮食劳倦、正气虚馁、凡能影响阳气升降出入者，皆可导致阳郁化热。所以，无论伤寒温病，还是内儿妇各科，皆有郁热证。若其热郁的部位在胸膈者，皆可以栀子豉汤主之，故本方不局限于伤寒的狭窄范围，温病、杂病亦可用之。

温病中热郁胸膈证非常多见，因胸膈为心肺所居，属上焦，包括卫分证、气分证、营分证三个阶段。从一定意义上来说，上焦阶段的卫、气、营证，都可归属于热郁胸膈的范畴。卫分证，因"温邪上受，首先犯肺"，肺为温邪所伤而膹郁，卫气不得宣发，致卫阳郁而发热，外失卫阳之温煦而恶风寒，所以卫分证的实质是郁热。迨热邪传入上焦气分，见胸闷咳喘、烦躁不寐等，亦属郁热。上焦气机不畅，热邪不得外达，逼热入营，则出现舌绛、神昏谵语，其热邪郁闭程度较气分更重，故治疗营分证的原则为"透热转气"。所谓透热，即使热邪从里透达于外而解。显然，热郁之意已寓其中。既然上焦阶段的卫气营证皆属郁热，且部位都在胸膈，故皆可以栀子豉汤主之。

伤寒初起，若寒未化热，虽可属郁证范畴，但不属郁热证。若寒已化热，且病位在胸膈者，即可属热郁胸膈证。尤其现代，因生活条件的改善，饮食厚味，拥火而居，外感风寒而内有郁热者居多，往往形成寒包火证，即可用栀子豉汤清其在里之郁热。

内伤杂病之热郁胸膈者，主要见于心肺。肺主一身之气，司治节之权。若邪袭于肺而化热，或痰湿蕴肺而化热，则肺失宣降而膹郁，即可形成肺经郁热而寒热咳喘、胸闷胸痛。心主火，若情志不遂，心气不畅，则火热内郁，见心烦不寐、惊狂昏谵，或口舌糜烂、斑疹疮疡等。

总之，热郁胸膈证范围很广，不论伤寒、温病或内伤杂病，皆可见之，均可以栀子豉汤化裁治之。

三、郁热的临床特征

郁热，由于致郁原因不同，所郁部位之异，正气强弱之别，兼杂邪气之殊，故其临床表现甚为复杂。尽管症状千差万别，但由于都具有热郁于内这一共同病理基础，因而临床表现就有共性可循。掌握了郁热的特征，也就易于掌握热郁胸膈的特征。下面从脉、舌、神、色、症分述之。

（一）脉

郁热的典型脉象是沉而躁数。脉何以沉？因郁热的一个重要病理改变是气机郁结，气血不能外达以鼓荡血脉，故尔脉沉。正如《四言举要》云："火郁多沉。"脉之沉伏程度，与气机郁结程度成正比。气郁轻者，可中取而见；重者，脉可沉、伏，甚至脉厥。如《温病条辨·卷二》六条："阳明温病……脉沉伏，或并脉亦厥"，此即气郁极重而致脉厥者。

脉何以躁？因热邪郁伏于内使然。热为阳邪，主升主动。气机郁结，热束于内，必不肯宁静，奔行激荡，扰动气血，致脉躁数急迫。如《医家心法·诊法》曰："怫郁之脉，大抵多弦涩凝滞，其来也必不能缓，其去也必不肯迟，先有一种似数非数躁动之象。"若郁闭重者，气血滞泣，脉搏可呈沉小、沉细、沉涩、沉迟乃至厥。例《伤寒论》曰"阳明病脉迟。"

热郁脉之沉小、细、涩、迟、厥，有类虚寒，然断不可误为虚寒，其区别之关键在于脉之沉候有力无力。沉取按之无力者，即为虚寒；若沉取按之躁急有力者，即为郁热。正如《四诊抉微》曰："阳气微，不能统运营气于表，脉显阴象而沉者，则按久越微；若阳郁不能浮应卫气于外，脉反沉者，则按久不衰。阴阳寒热之机，在于纤微之辨。"

至于热郁胸膈者，既为郁热之一种，故脉亦沉而躁数。所不同者，可见寸脉偏旺，或寸脉动数如豆。

（二）舌

郁热之舌当红。因气机郁结，邪热不能外达而上灼，故尔舌红。由于郁热的轻重不同，舌红的程度亦有差异。轻者舌微红、舌尖红，或舌尖部有晶莹突起之红点如粟状；重者全舌皆红，甚至舌绛少津；极重则舌深绛干敛。但某些特殊情况下，如大出血、血液病、严重贫血、大量输液等，郁热虽盛而舌淡，此时之淡舌不以虚看，当舍舌从脉。

（三）神色

郁热上冲则面赤，然因气滞而气血不畅，故面虽红而有暗滞之感。郁重者，面色可青紫而暗滞。其神志，可心烦少寐，或心中躁扰不宁，或谵语、狂躁、神昏。

（四）症

郁热的症状特点是内呈一派热象，外呈一派寒象。气机郁滞，阳郁不达，外失阳之温煦，故外呈寒象。如恶寒恶风、肢冷腹冷等。热邪郁伏于里，燔灼于内，故内呈热象，如烦躁口渴、气粗口秽、胸腹灼热、溲赤便结等。热扰于心则心烦、昏谵、狂乱；热迫于肺则咳喘气粗、胸痛胸闷。

以上诸项特点中，以脉沉而躁数最关紧要，其次为舌。若脉见沉而躁数，舌质又红，即可诊为郁热。在此基础上，又见胸闷胸痛、心烦懊恼，或咳喘症，即可诊为热郁胸膈，以栀子豉汤主之。

四、郁热的治疗

因为郁热证的病机，一是气机郁滞不畅，二是热郁于内不能透达，所以其治则当宣畅气机，清透郁热。至于热郁胸膈者，因属郁热范畴，故上述治则同样适用，所不同者，当侧重宣畅胸膈之气机，清透胸膈之郁热。

如何宣畅气机？原则是祛其壅塞，展布气机，使郁热外出之路畅通。因造成气机不畅的原因众多，若六淫外袭、气血痰食、腑实壅塞气机者，须祛邪以畅达气机；若情志怫郁而气机不畅者，则须理气行气以疏达气机；若正气虚馁而气机不畅者，又宜扶正以畅达气机。总之，要针对造成气机不畅的原因，有的放矢。

如何清透郁热？"热者寒之"，里有热邪，固当以寒凉之品清之。但清热之时，一定要勿过寒凉，因过寒则遏伏气机，则郁热更不易透达，当选用寒而不遏之品最宜。

栀子豉汤，豆豉味辛，辛能开郁，宣泄胸膈之郁热；栀子苦寒，清热泻火。一辛一苦，一开一降，共成辛开苦降之方。本方虽药仅两味，但由此创立的辛开苦降的法则，对郁热证普遍适用。并在此原则指导下，创立了众多治疗郁热之方，给后世以无穷启迪。

笔者运用栀子豉汤治疗胸膈郁热证时，常与升降散相伍，并重用连翘。升降散由僵蚕、蝉蜕、姜黄、大黄四药组成。原出《万病回春》之"内府仙方"，《伤寒温疫条辨》定名为升降散，推其为治温之总方。该方善能升清降浊、行气活血、透发郁热，不仅为治温之总方，亦为治郁热之总方，连翘重用，乃取张锡纯用药之意，以其升浮宣散，透表解肌，散热结，治十二经血凝气聚，且能发汗。栀子豉汤合升降散并重用，则增强了开达郁结、清透郁热的功能。若有兼证者，则在此基础上随证化裁：因湿遏热郁者，加茵陈、滑石、佩兰、菖蒲、杏仁等；兼表证者，加薄荷、牛蒡子、荆芥等；情志怫郁而热郁者，加玫瑰花、代代花、绿萼梅、川楝子等；瘀血致热郁者，加赤芍、丹皮、紫草、桃仁、红花等；痰浊蕴阻致热郁者，加瓜蒌、川贝、黛蛤散、竹沥等；食积中阻而热郁者，加三仙、鸡内金、炒枳壳、焦槟榔等；阳明腑实热郁者，加芒硝、枳实；郁热重者加石膏、知母、黄芩等；热郁津伤者，加芦根、白茅根、天花粉、麦冬、玄参等。

连苏饮应用及析义

连苏饮是一张颇具特色且疗效卓著的方子，临床历经验证。现摘数案如下，并析其义。

案 1：高某，男，5 岁。

1 年前因肠梗阻手术。近 7 日呕吐不止，水入即吐，饮食俱废。伴腹痛、腹胀、烦躁，无排便、矢气，某医院诊为"不完全粘连性肠梗阻"。因惧手术而于 1995 年 4 月 3 日晚 7 时前来求治。腹部可触及包块。

脉缓大。舌红，苔薄黄，唇红。

诊为热邪郁胃，胃失和降。

黄连 3g   苏叶 2g   大黄 2g

嘱其捣碎，开水冲泡，频频呷服。

回家当即冲服 1 匙，虽欲呕但未吐出。4 小时后，呕恶渐止，腹部积块逐渐向下移动。翌日晨再服，排便 1 次，呕吐消失而愈。

案 2：杨某，女，73 岁。

晨起呕吐频频，水浆不入，眩晕，卧床不起，舌略强，语言欠利，肢困无力。血压 175/95mmHg，以为中风。下午邀余诊视。

舌红，苔黄腻。脉沉弦数兼濡。

此湿遏热伏，胃气上逆。

黄连 3g   苏叶 2g   佩兰 3g

2 剂。开水冲焖，代茶小口频呷。

次日呕吐已瘥。继予升降散 2 剂，加菖蒲、佩兰，清透里热而愈。

案 3：王某，女，67 岁。

胃炎，脘痞不欲食。身倦乏力，舌红，苔中黄，脉弦濡数。余用半夏泻心汤加减治之，服 20 余剂病减但未瘥。适他医至其家，撺掇与诊，与大剂黄芪建中汤杂合温中理气等药。服 2 剂病重，胸脘痞塞，嗳气频频，恶心欲吐，心中烦乱，夜不能寐，鼻干无涕，口唇干红。

舌红苔中黄，脉数。

嘱芦根 30g 煎汤，冲泡黄连 3g、苏叶 2g。

服 3 剂，药后呕恶止而脘舒，但身倦乏力、气短较著，食欲尚差。此胃气虚、余热未清。上方加西洋参粉，每剂冲入 3g，5 剂而愈。

连苏饮出自薛生白《湿热病篇·十七条》曰："湿热证，呕恶不止，昼夜不差，欲死者，肺胃不和，胃热移肺，肺不受邪也，宜用川连三四分，苏叶二二分。两味煎汤，呷下即止。"原文无方名，后人命之曰连苏饮。连苏饮所治之呕吐，薛氏已明确指出是胃热，但是还应进一步指出，该热乃胃中郁热。薛氏自注："肺胃之气，非苏叶不能通也。"必有气滞，方须通之。

何谓"肺胃不和，胃热移肺"？呕吐本因胃气上逆，与肺何涉？薛氏于自注中云："阳明之表肌肉也，胸中也。"肌肉为胃所主，故云肌肉为阳明之表。依三焦而论，胸乃上焦，其位浅，胃乃中焦，其位深；且肺之气与津，皆赖胃上输。故云胸亦为阳明之表。气机既已窒塞，胃中郁伏之热不得外达而解，必上越以期从上宣泄而解。胃热从上而泄越，必由中焦而上焦，经阳明之表假肺以宣散。但不能把胃热移肺误解为胃热淫肺，否则即成胃热未已，肺热又起，应呕吐不止，复加咳喘了。

何谓"肺不受邪，还归于胃"？胃热欲假肺道而宣泄，但肺之气机窒塞，不得宣发，胃热不能宣泄，故云"肺不受邪"。胃热既不得外达，又不得上越，必仍然郁伏于胃中，故曰"还归于胃"。胃中郁热不解，迫胃上逆而呕吐。至此可知，该吐当为胃中郁热无疑。

连苏饮的使用，当具何指征？薛氏于原文中，只明确了一个症状——呕吐。呕吐的原因很多，非皆连苏饮所宜，此呕吐乃胃中郁热所致。据病机推断，当是脉沉而数、舌红苔黄、胸痞脘满、口苦咽干、烦躁不寐等症。有热故当脉数、舌红、苔黄；热扰心神则烦躁不寐；热灼津伤而口苦咽干；肺胃气机窒塞，故见胸脘痞满、脉沉。若夹湿浊，则苔当黄腻，脉沉数而濡，伴头沉身困等症。临床见呕吐而兼此等舌脉症者，即可断为胃中郁热，而以连苏饮主之。明了连苏饮治呕之机理，便可举一反三，广泛应用，灵活加减。案 1 为不完全粘连性肠梗阻，因其便结不通，加大黄以增降泄通下之力；案 2 夹湿浊，故增佩兰；案 3 夹津亏，以芦根煎汤代沸水冲泡，助轻宣生津之力，后又加西洋参粉，增益气生津之力。

外感所致之肺胃不和而吐者，此方可用；内伤气郁化火所致之肺胃不和而吐者，当辛开苦降，连苏饮亦可用之。若不吐，而见胸脘满闷、嗳气吞酸、烦躁不眠等诸症，属胃中郁热，肺胃不和者，亦皆可用之，上列诸案中，即兼胸痞脘满、烦躁不寐、嗳气等症，予连苏饮后亦随之而解。

［李士懋，田淑霄，等．中医杂志，1996，37（5）：313.］

读《伤寒温疫条辨》

《伤寒温疫条辨》为清·杨栗山所著。该书在继承《温疫论》学术思想基础上，详辨温疫与伤寒之不同。当然，详细区分温疫与伤寒，固为该书之贡献，然其主要贡献在于阐明了温疫本质为郁热，并从病因病机、脉证方药等各方面进行了广泛而深入的论述，从而形成了郁热证较完整的体系。更重要的是，这一体系不仅对温疫有指导价值，而且对外感内伤、内外儿妇各科中，凡属郁热者，均有普遍指导意义。下面试从病因病机、诊断治疗等几方面，对杨氏学术思想进行探讨。

一、温疫的病因病机及其本质

外感病，无非伤寒温病两大类。杨氏所说的温病，主要包括大头瘟、虾蟆瘟、软脚瘟、瓜瓤瘟、疙瘩瘟、绞肠瘟等，实指温疫而言。温疫当包括温病之中，但杨氏却将伤寒、温病、温疫三者并列，认为伤寒、温病感天地之常气而作，其邪由表入里，由气分传血分；而温疫感天地之杂气乃发，是"杂气由口鼻入三焦，怫热内炽"，其邪由里达外，由血分外出气分。杨氏反复强调温疫属"怫热内炽"，而且只有热证无寒证。怫热内炽即郁热，这一病理变化并非温疫所独有，伤寒、温病及内伤杂证中皆有之。

伏气温病，因其初起即现里热内发，固属郁热范畴；而新感温病，不论卫气营血各个阶段，其本质亦属郁热，只要有热邪存在，就有郁热的病理表现。卫分证阶段，因"温邪上受，首先犯肺"，肺因温邪所伤而腆郁，卫气不得宣发，则卫阳郁而发热，外失卫阳之温煦而恶风寒，所以卫分证的实质是热郁于肺，属郁热范畴。迨热邪传入气分，无论是热郁胸膈之心烦懊忱，还是热邪壅肺之喘咳，抑或阳明热盛之肢厥，皆属郁热。热入营血，则热邪郁伏程度更重，故以透热转气为主要治则。总之，温病的本质是郁热，透邪外达的原则贯穿于卫气营血各个阶段。

若寒已化热入里，即可属郁热。尤其现代因生活条件的优越，饮食厚味，拥火而居，外感风寒而内有热者居多，往往形成寒包火证，此即为郁热。若寒已化热而传至阳明，阻滞气机，阳郁不能达于四末，可呈热深厥亦深之郁热证。邪入少阳，枢机不利，则热郁而口苦、咽干、目眩；阳郁不达而外寒，阳蓄而伸则转热，于是寒热往来。故伤寒三阳经证，寒已入里化热，即可属郁热范畴。

内伤杂病之郁热，可因邪气阻滞，七情所伤，饮食劳倦伤脾，致气机郁滞，阳郁不达而化热。如《医碥》所言，"六淫七情皆足以致郁"；"气不足则郁而成火，东垣所谓阳虚发热也。"其证，主要见于肺、心、肝、脾。肺主一身之气，司治节之权，若邪袭于肺而化热，则肺失宣降而膹郁，即可形成肺经郁热，出现寒热、咳喘、胸闷胸痛等症。肝主疏泄，相火内寄。气郁化火，火郁于肝，出现头痛眩晕、胁胀易怒等症。脾乃升降之枢，痰湿困脾或饮食劳倦伤脾，则阳郁不升，阴火内炽，呈身热倦怠、腹满吐利等症。心主火，心气不畅，火热内郁，症见心烦不寐、惊狂昏谵，或口舌生疮、斑疹疮疡。肾主蛰，火伏水中，以静为贵，故肾无郁火。除四脏之外，六腑亦有郁热，总之郁热范围很广，非温疫所独有。既然病机相同，则其诊断治疗之理必一脉相通，故杨氏所阐述的郁热这一体系，不当囿于温疫这一狭窄范围，而对外感内伤皆有普遍指导意义。

二、温疫的诊断

对温疫的诊断，杨氏主要论述了脉证的特点和变化规律。

1. 脉

杨氏曰："凡温病脉，中脉洪长滑数者轻，重则脉沉，甚则闭绝。"为何温疫初起脉即不浮反而见沉？盖脉之搏动，赖血的充盈、气的鼓荡。而温疫乃热邪郁滞，气机不畅，致气血不得外达以充盈鼓荡血脉，故脉不浮。此即杨氏所云："总由怫热郁滞，脉结于中故也。"若邪郁重者，气机闭塞不通，脉不仅不浮，反见沉伏，且兼涩、小、迟、细乃至厥。

沉伏涩小细迟，本为阴证之脉，而温疫乃热郁之阳证，亦见此等脉象，二者如何区别？杨氏曰："察此之法，当以脉之虚实强弱为主。"而脉之虚实，又当以沉候之强弱为准。沉取有力者为实，沉取无力者为虚。正如杨氏所云："大抵诊脉之要，全在沉脉中分虚实。"虽沉而兼细小迟涩，侯按之躁急有力者，即为亢热闭伏；若按之无力者，即为虚寒。故杨氏叮嘱曰："但指下沉涩而小急，断不可误为虚寒。"热郁者脉何以躁急？因热郁者，乃气滞不畅，热被困缚于内，而热为阳邪，主动，虽被困缚，亦必不肯宁静，奋力奔冲，激荡气血，致脉沉而躁急。如《医家心法·诊法》曰："怫郁之脉，大抵多弦涩凝滞，其来也必不能缓，其去也必不肯迟，先有一种似数非数躁动之象。"沉而躁急，此即热郁证典型之脉象。

2. 症

温疫初起，可见恶寒甚至寒战，有似邪袭于表。但温疫属郁热在里，此恶寒也，乃阳气闭伏于里不得外达，外失阳之温煦而恶寒。杨氏曰："在温病邪热内攻，凡见表证，皆里热郁结，浮越于外，虽有表证，实无表邪。"若里热郁结甚者，则不仅恶寒，而可出现肢厥、通体皆厥。如杨氏说："阳气亢闭郁于内，反见胜已之化于外。故凡阳厥，轻则手足逆冷，凉过肘膝，剧则通身冰冷如石。"其与寒厥之区别，在于内证不同。杨氏曰："及察内证，气喷如火，谵语烦渴，咽干唇裂。舌苔黄黑……实是内热而外寒。"外呈寒象，而内现一派热象，此即郁热的临床特征。当然，这一特征，非温疫所独有，凡温病、伤寒、内伤杂病之属郁热者皆然。

3. 舌

温疫之舌质舌苔特点，杨氏虽未列专项详述，然于书中亦夹带述及。如《卷二·里证》项下云："舌黄或黑，舌卷或裂"，又如《卷二·阳证似阴》项下："舌苔黄黑，或生芒刺，舌卷。"已概述其要。

郁热之舌当红。因气机郁结，邪热不能外达而上灼，故尔舌红。由于郁热的轻重不同，舌红的程度亦有差异，轻者舌微红，或仅舌尖红，或舌尖部有晶莹突起之红点如粟状；重则全舌皆红，甚则舌绛少津；极重则舌绛干敛或卷。若因湿浊壅塞气机而致郁热者，舌苔厚腻而舌红；湿未化热则苔白；湿初化热则苔白腻微黄；湿已化热则苔黄腻；湿已全部化热化燥则苔干黄或黑而起芒刺；若湿未化而津已伤者，则苔白厚而干或如积粉、如碱、如砂，舌质深红或绛紫。

以上诸项特征中，以脉沉而躁急最关紧要，其次为舌。至于外寒内热，仅指典型郁热证而言，若无外寒者，其他特征具，亦可诊为郁热证。

三、温疫的治疗

温疫乃热郁伏于里，所以杨氏曰："温病以清里为主。"又云："火邪闭脉而伏也，急以咸寒大苦之味大清大泻之。"其所拟治温15方，清里热者8方，泄里热者6方，非清即泄，而升降散为治温之总方。

郁热在里，法当清透。里有热，固当清；又有气滞，又当宣展气机，透邪外达。杨氏只强调清泄，未明言透达。但观其所拟之方，透达之意已寓于中。升降散为治温之总方，僵蚕、蝉蜕升浮宣透，姜黄行气活血解郁，大黄通腑逐瘀善降浊阴。清升浊降，气血畅达，郁伏之热自可透达于外而解，纵观杨氏治温15方，僵蚕、蝉蜕为不可移易之品。余者，或加薄荷、防风、荆芥、柴胡、豆豉等以助宣透之力，或加三黄、栀子、胆草、石膏、知母、芒硝以增其清泄之功。组方大法，不离清透二字。此法不仅适用于温疫，凡伤寒、温病、内伤杂病中属郁热者，亦皆适用。

四、应用举例

1. 腮腺炎合并脑膜炎

刘某，男，11岁。

5日前患腮腺炎，右颊部肿大，高热不退（体温40.5℃）。昨晚出现神识昏昧，大便2日未解。

脉沉数躁急，舌绛红苔薄黄干。

僵蚕 7g	蝉蜕 3g	姜黄 5g	大黄 4g	豆豉 10g
焦栀子 7g	黄芩 8g	连翘 15g	薄荷 4g	马勃 3g
板蓝根 10g	青蒿 10g			

2剂神清热退，颐肿渐消。

【按】此为少阳郁火内传心包，郁热不达而逼入心营。欲使陷入之热邪能透达于外而解，首当宣展气机，使郁热外出之路畅通。方以升降散合栀子豉汤加连翘、薄荷，乃仿杨氏加味凉膈散之意，伍以青蒿、马勃、板蓝根等，宣透少阳伏火。

2. 阳盛格阴

杨某，女，23岁。

1987年7月23日初诊：产后下利，周身寒冷，虽盛夏仍着棉衣。曾服抗生素多种，中药予补益气血、健脾止泻、温补脾肾、温阳固涩等剂，利时轻时重，周身寒冷如故，历一月半未愈，登门求诊。

脉沉滑数，舌红苔黄腻。

此湿热遏郁胃肠而下利，阳郁不达而周身寒。予升降散合葛根芩连汤，3剂利止而棉衣除。

【按】阳虚阴盛固可冷，但阳郁而冷者为多。若脉沉而躁数舌红者，不论是腹冷、腰冷、肢冷、周身冷，皆属阳郁所致，不可妄用热药。治当遵杨氏法则，清透并举，使气机畅达，郁热外透而解。

3. 郁火上冲

齿龈红肿疼痛2月余。曾服清热泻火、清热解毒之剂30余剂，肿痛反剧。

其脉沉滑数，舌红苔少。

此胃中郁火上冲所致。宗增损三黄石膏汤加减。

| 僵蚕 9g | 蝉蜕 4g | 姜黄 6g | 黄芩 6g | 黄连 8g |
| 生石膏 15g | 栀子 8g | 升麻 6g | | |

4剂，肿消痛止。

【按】龈肿痛乃胃热上灼，本当清胃泻火，然其脉沉，知气滞不通，乃郁火上炎。若郁火者，一味寒凉，则冰伏气机，郁伏于里之热不得透达，反致郁伏更甚，故屡用寒凉而热不除。必得宣畅气机，郁火方能透达于外而解。

[李士懋，田淑霄. 河北中医学院学报，1994，9（4）：2.]

再析薛生白《湿热论》传变规律

薛氏《湿热论》包括湿温及暑温，为湿热病奠基之作。然对其传变规律，后世湮没不彰，甚至误认为条文排列错杂，无规律可循，而予重新编排，实乃未深入领悟而蛇足。

薛氏精于医又擅于文，《湿热论》乃其毕生苦心实践之结晶，"寸寸各具酸咸"，其文焉能杂芜。盖因有些鉴别条文穿插其间，又有湿热病发展不同阶段的善后调理顺列其内，致令读之有错杂之感。细心领悟揣摩，方知《湿热论》不仅医理精邃，且全篇文字简练，结构严谨，各条之间，对比互明，井然有序，诚如徐行序中所云："简编无多，其于湿热二者，感之轻重浅深，治之表里先后，条分缕晰，可谓深切著明者矣。"

湿热论传变规律，薛氏于该篇首条及第 11 条自注中已然昭明，这两段自注，是理解全篇的关键。薛氏认为，湿热病"不独与伤寒不同，且与温病大异"。三者性质不同，传变各异，因而辨证体系亦不可因袭，故薛氏创立了湿热病辨证论治体系，以正局与变局为纲，概括全篇，堪与叶氏卫气营血辨证体系齐观。

何谓正局？系指湿热病中以湿为著；病变部位以脾胃为重心；病机以阻蔽清阳为主；其临床特征为始恶寒，后但热不寒、胸痞、四肢倦怠，肌肉烦疼为必有之症者。

何以湿热病以脾胃为重心？因湿热病的产生，有其内因和外因。内因是指脾胃受戕，湿饮停聚；外因是感受外界湿邪，湿土同气，内外相引，故病在脾胃。薛氏云："太阴内伤，湿热乃阳明太阴同病也。""湿热病属阳明太阴居多。中气实则病在阳明，中气虚则病在太阴。"病在阳明多湿热，病在太阴多寒湿。

湿为阴邪，其性重浊黏腻，易阻气机，故湿热病以湿为主者，其病机以阻蔽清阳为主。薛氏云："有湿无热，止能蒙蔽清阳，或阻于上，或阻于中，或阻于下。"

湿热病以湿为主者，既以脾胃为重心，则湿困脾阳之脘满、纳呆等症当不言而喻，除二经之里的脾胃病变外，尚兼有二经之表证。"然所云表者，乃阳明、太阴之表，而非太阳之表，太阴之表四肢也，阳明也；阳明之表肌肉也，胸中也。"脾主四肢，胃主肌肉。脾胃为湿所困，清阳不能达于肌表而恶寒，清阳不能达四肢、充肌肉，则四肢倦怠，肌肉烦疼。脾胃清气上贮胸中，胸为清阳所居，其位在上，其气通天，与皮毛相应。胸与胃相较，胃为里而胸近外，故胸为阳明之表。湿困于中，清阳不升，浊阴上干，盘踞清旷之野，故见胸痞。此即湿热病之正局。

何谓变局？系指湿热病发生了病位、病机及临床特征的改变者，称为变局。

病位的改变：除脾胃病变之外，兼及少阳三焦及厥阴风木。此即薛氏所云："病在二经之表者，多兼少阳三焦；病在二经之里者，每兼厥阴风木。"

关于"少阳三焦"的含义，主要是指手少阳三焦，同时也包括足少阳胆经。三焦在这里是部位概念。外兼少阳三焦之变局，于湿热病中可见于三种情况：一为以湿为主者，在湿困脾胃而出现阳明、太阴之表症的同时，亦可见三焦的症状。如9条为"湿邪蒙扰上焦"，10条为"病在中焦气分"，11条为"湿滞下焦"。故薛氏云："湿多热少，则蒙上流下，当三焦分治"；二为湿热并重者：因热得湿而热愈炽，湿得热而湿愈横。湿热相互为虐，恣肆无羁，充斥三焦，而出现少阳三焦之变局。如薛氏所云："若湿热俱多，则下闭上壅，而三焦俱病矣"；三为湿热悉化壮火者，当湿热悉化壮火时，同气相求，三焦相火亦暴起而相应，产生少阳三焦之变局，故薛氏曰："湿热一合，则身中少火悉化为壮火，而三焦相火，有不皆起而暴者哉。所以上下充斥，内外煎熬，最为酷烈。"以上三种，皆出现少阳三焦之变局。

少阳三焦变局中，尚包括足少阳胆经病变，依据有三：一是变局中之干呕、耳聋，为胆经的症状；二是肝胆互为表里，同寄相火。湿热悉化壮火，内窜厥阴而痉厥，胆中相火亦暴起而应，致见耳聋干呕。所以薛氏将胆与三焦、肝相提并论，曰："三焦与肝胆，同司相火。"三是15、16条皆为胆火上冲之变局，可见少阳三焦之变局中，当包括胆经的病变。

变局中，除上述外兼少阳三焦病变外，尚有兼以痉厥为主要表现的厥阴风木病变。这里的厥阴，系指足厥阴肝和手厥阴心包，故薛氏曰："心包受灼，神识昏乱。"若不涉心包，则"木气独张，故痉而不厥。"

厥阴风木之变局的出现，须具备两个条件：一是湿热悉化为壮火；一是壮火伤阴液。或木气素旺，肝阴素亏，致热甚生风，而为痉厥。故薛氏云："风木为火热引动者，原因木气素旺，肝阴先亏，内外相引，两阳相煽，因而劲张。若肝肾素优，并无里热者，火热安能招引肝风哉。"

以上即是湿热病传变规律。薛氏以此规律贯穿全篇。由正局到变局，由湿重到湿热并重再至悉化壮火。表里先后，轻重浅深，井然有序。首条为全篇提纲。2、3条为湿在表，有阳湿阴湿之分。4条为由表入经脉，湿热侵入经络脉隧中而致痉。5、6、7条为湿热化燥之痉厥，此三条本为内兼厥阴风木之变局，列于4条之后者，因皆有痉症，意在相互鉴别。8条为病位又进一层，属湿热阻遏募原之半表半里证。进而入里，则出现正局与变局的变化。9~14条皆为正局，前四条为湿重于热者，后二条为湿热参半者，各条病位不同，兼症有别，轻重相殊。9条为湿热蒙蔽上焦清阳较轻者，以宣上焦阳气为治；若浊邪蒙蔽上焦清阳较重者，则宜用31条之栀子鼓汤加枳壳桔梗。薛氏曰："同一邪在上焦，而此9条属虚，31条属实。"虚实之意，当为轻重之别耳。10条为"病在中焦气分"，12条为其重症，11条为"湿滞下焦"。上中下三焦之证，依次排列。继之，13、14条为湿热参半证。13条轻；14条重，形成湿热闭阻的痧证。15、16条为湿热悉化壮火，伤阴液，外达胆经之变局。15条为胃液受劫，胆火上冲；16条为胆火上逆，中夹痰饮。17 条为胃热移肺之呕吐，附于后者，以与胆火上冲之呕吐相鉴别。18 条与 17 条，意在对比互明。17 条为肺不受邪，暑热滞迫肺气而咳喘。19 条为善后调理之法，若湿热病尚未内窜厥阴而邪已衰，余邪未尽者，可予轻剂养阴逐湿，以善其后，若病仍未愈，则内窜厥阴，出现厥阴风木之变局，5、6、20 诸条皆是。因 5、6 条与湿热侵入经脉致痉相鉴别，已移于前，故此处只留 20 条肝风上逆引起的头痛或痉之证。

1～20 条，依表里深浅，湿热轻重，正局变局，内外分司的规律，论述有条不紊。为何 21 条忽转为暑伤于表的证候呢？因湿热病，既包括湿温，又包括暑温。湿温变化规律已述于前，故此阐述暑温。对暑温的论述，薛氏亦依表里轻重，正局变局规律逐条阐释，故在论完湿温之后，转而论暑伤膜理之证。然何以论暑又仅此 21 条？因暑伤肺络之 18 条，与胃热移肺之 17 条相鉴别，已移于前，而其他正局、变局之传变，与湿温无异，不须复赘，故此处仅遗暑温一条，非因杂芜，实寓深意。

湿热病有寒化、热化之两途。热化者已述之于前，故转而论述寒化者。22 条为太阴虚寒。25 条为少阴虚寒。23、24 条分别为热入厥阴和热犯少阴下利以与 22 条太阴虚寒下利相鉴别。26 条为湿困脾阳，以与太阴虚寒相鉴别。27、28 条为善后调理之法。29 条为卫外之阳暂亡，30 条为下体外受客寒，二者皆酷似少阴寒证，列入以与 25 条少阴虚寒相鉴别。32、33 条为湿热入营血之证，皆属湿热病变局中的一种类型，故于变局中痉厥证后继论之。34、35 条为湿热病的后遗症，34 条为气钝血凝之痴呆，35 条为津枯邪滞之昏搐。以上即是湿热病传变之规律。

［李士懋，田淑霄.河北中医学院学报，1995，10（4）：1–3.］

谈《温病条辨·解儿难》之论痉

吴鞠通在《温病条辨·解儿难》中对痉证的论述，非常精辟透彻，对临床有很大指导意义。

一、关于痉证的本质

吴氏明确指出："痉者，筋病也。知痉之为筋病，思过半矣"，真是一语破的。抓住痉为筋之病这一本质，就掌握了理解痉证的关键。痉证无论虚实寒热、轻重缓急，各种不同原因所诱发，皆因筋脉拘挛所致。没有筋脉的拘挛，就不能成痉。

筋脉何以会拘挛？在探讨这个问题之前，首先要明确筋脉能够柔润条达的生理条件：一是阳气的温煦；一是阴血的濡润。筋脉无阳温煦则寒，"寒主收引"，故筋脉可以拘挛，正如《素问·生气通天论》所说："阳气者，精则养神，柔则养筋。"筋脉失去阴血的濡润，则筋亦拘急而痉。故《难经·二十二难》说："气主煦之，血主濡之。"二者缺一不可。造成阳气不能温煦、阴血不能濡润的因素不外三种：一种是邪壅经络，气血不能通畅，使筋脉得不到阳气的温煦与阴血的濡养，故使筋脉拘急而痉。此时阳气与阴血并不虚衰，只是由于通路阻塞所致，这种痉属于实证范畴。能够起到阻隔作用的邪气，包括风、寒、暑、湿、燥、火六淫之邪，这就是吴氏所说的："六淫之邪，皆能致痉。"正如《灵枢·刺节真邪》篇所说："虚邪之中人也……搏于筋，则为筋挛"。《素问·缪刺论》也说："邪客于足太阳之络，令人拘挛背急。"此外尚有气滞、血瘀、痰湿等，亦可阻滞经脉而致痉。第二种原因是阳气虚弱，阴血不足，无力温煦濡养，致使筋脉拘急而痉，这类痉证属于虚证范畴。疮家误汗、风家误下，产妇亡血及肝肾真阴耗竭而致痉者，皆属此类。不论虚痉实痉，皆有寒热之分，故吴氏谓："痉有寒热虚实四大纲。"另外，吴氏所说的"客忤痉"，是由于气机逆乱所致，因小儿"神怯气弱，或见非常之物，听非常之响，或失足落空、跌仆之类"，突然惊吓所致。"惊则气乱"，升降出入乖戾，营不能行，卫不能布，气机逆乱，筋脉失去温煦与濡润，故尔作痉。由此推而广之，凡因情志不舒，忧思郁怒而出现抽搐惊厥者，皆因气机逆乱，升降出入悖逆，影响筋脉的温养濡润所致。这种痉，虚实皆有。痉虽为筋之病，但筋又为肝所主，故《素问·至真要大论》曰："诸风掉眩，皆属于肝。"一般笼统地将痉证称为肝风。虽然其他脏腑的病变也可致痉，但必须影响到肝的功能时才引起筋脉的拘急。

二、对于痉证的治疗

吴氏提出："只治致痉之因而痉自止，不必沾沾但于痉中求之。若执痉以求痉，吾不知痉为何物。"强调了"审因以论治""治病必求其本"的精神。关于致痉之因，吴氏有九大纲之分。有寒痉、风温痉、温热痉、暑痉、湿痉、燥痉、内伤饮食痉、客忤痉、本脏自病痉九种。其中寒痉、风湿痉、暑痉、湿痉、燥痉、湿热痉，可统称为外感致痉。

（一）外感致痉

感受外邪，壅塞经络，气血运行不畅，致筋失所养而痉。这类痉的临床特点，都有相应的表证伴有抽搐。由于感受的外邪不同，其表证亦各有特点。治疗在于解散表邪，祛其壅塞，使经络通畅，气血调达，其痉自止。若传变入里，化热伤阴，则治疗原则多有雷同，不必再强加区分，于三焦篇中细心求之，自能了然心中。

关于湿邪致痉。吴氏虽说："不敢信此湿字，亦不敢直断其非。"然通篇观之，还是认为："湿性柔，不能致强"，而取否定态度，即使有湿痉，也"必兼风而后成也"。我们以为湿可致痉。湿阻经脉，筋失所养，即可拘急而痉，况且《内经》亦有"诸痉项强，皆属于湿"及"湿热不攘，大筋软短，小筋弛长，软短为拘"的明训。叶天士《外感温热篇》亦有"若咬牙啮齿者，湿热化风，痉病"。化风与兼风，二者当有不同，湿可致痉，似不必多疑。

案 1：孙某，男，2.5 岁，1978 年 3 月 5 日诊。

昨因玩耍汗出感受风寒，于晨即恶寒发热，喷嚏流涕，体温 39.8℃，灼热无汗，头痛烦躁，手足发凉，突然目睛上吊，口噤手紧，抽搐约 3 分钟。今晨来诊，见面色滞，舌苔白，脉弦紧数，诊为刚痉，予荆防败毒散加僵蚕 2 剂，3 小时服 1 煎。翌日晨，周身汗出热退，抽搐未作。

案 2：周某，男，1 岁，1964 年 5 月 12 日诊。

一周前发热出疹，疹没已 3 日，身热不退，体温 39℃～40℃，昨日抽搐 3 次，予抗生素、镇静剂、输液、降温等未效，昨夜今晨又抽 4 次，乃邀会诊。见灼热无汗，头项后屈，哭闹烦躁，时目睛上吊，口紧。

舌红苔黄少津，脉数疾。

诊为热极生风，津液已伤。

予泻青丸加减。

龙胆草 2g	栀子 4.5g	川芎 1.5g	生地 7g	僵蚕 6g
钩藤 6g	全蝎 3 个			

1 剂。

次日仍抽，上方改栀子 6g，加生石膏 12g，羚羊角 1.5g (先煎)。1 剂减，2 剂止。后予养阴清热、平肝息风之剂调理而愈。

（二）内伤饮食痉

吴氏曰："此证必先由于吐泻，有脾胃两伤者，有专伤脾阳者，有专伤胃阳者，有伤及肾阳者"。

曹颖甫注此即"俗所谓慢脾风者是也"。脾胃为生化之源，脾胃伤，则生化之源竭，不能"散精于肝，淫气于筋"，筋失所养而拘挛，痉由作矣。吴氏谓参苓白术、四君、六君、补中、理中等汤，皆可选用。我们通过临床观察，此种痉证以脾肾阴阳皆补之王清任可保立苏汤更为贴切。

案1：某女，1岁。1964年5月中旬出疹。

一月来吐泻，时辍时作。5月22日又发烧，体温38℃～39℃之间，精神不振，轻度气喘。近一周又增抽搐，每日五六次，目睛上吊，手足瘛疭无力，每次发作约5分钟至半小时许，面色萎黄，跌阳脉弱。皆因吐泻，元气衰败，诱致慢脾风。

予可保立苏汤。

补骨脂3g	炒枣仁6g	白芍6g	当归6g	生黄芪15g
党参6g	枸杞6g	炙草3g	白术6g	茯苓9g
肉桂6g				

2剂。

再诊：抽搐稍减，但跌阳脉参伍不调，前方改生黄芪为30g。

连进5剂抽搐已止，但摇头揉目，虚风未息，下利日五六次，面仍青白，脉弱。元气极虚，于原方再增升麻3g。又服10剂，诸症方止，面亦转红润。

案2：王某，男，10月。1964年6月15日初诊。

10日前出疹，疹前曾吐泻多日，昨日晨开始抽搐，四肢搐搦不止，无力，痰声如锯，昏迷不醒，面色青黄。

舌淡苔白，跌阳脉虚大而数。

急针人中、百会，犹无知觉，不哭不醒。予可保立苏汤2剂，生黄芪用至30g。药后足搐搦已止，手仍颤抖，已会哭，脉亦见敛，后连服14剂，症除，已会自坐玩耍，饮食亦正常。

（三）客忤痉

曹氏注曰："俗所谓惊吓也。"汪氏曰："世妄传惊风一证，惟此一证，乃副其名"。此证治疗，一般多用安神镇惊之剂。吴氏指出，"此证因小儿神怯气弱"，宜复脉汤加减。补心之体，以配心之用。文中附吴氏之子患此证一案，服复脉汤而愈。吴氏之见确有独到之处，为惊风又辟一新径。

（四）本脏自病痉

吴氏曰："治本脏自病法，一以育阴柔肝为主。"可选用六味、复脉、定风珠、专翁膏等方。

观其论治，吴氏所言之"本脏自病痉"，实指肝阴不足，筋失濡润而拘挛致痉。其用方则"皆能润筋，皆能守神，皆能增液"，而又有浅深次第之不同。

案 1：胡某，男，1 岁半。1965 年 4 月 7 日初诊。

一月前患麻疹肺炎，愈后又下利十余日。利止身热不退，半月来，体温波动在 37.8℃～40.2℃之间，"西医诊断为败血症。自 3 月 27 日出现抽搐，三四次至十余次，虽用钙剂及镇静剂，发作日频，醒后即目窜视，手足蠕动或抽搐。诊时患儿形体极瘦削，皮肤松弛皱褶。精神萎靡，两颧微赤，身热干燥无汗，面及前胸有小出血点十余个。

脉疾而无力，舌干绛瘦敛无苔。

此温邪久羁，耗伤真阴，筋失濡润而瘛疭，当填补真阴，柔肝息风。

予广牛角、鳖甲、龟甲、牡蛎各 6g（先煎），生地、元参、白芍各 6g，山萸肉 7g，丹皮 4.5g，生麦芽 10g。

2 剂。煎后少量频服。

药后颧红见敛，瘛疭稍轻。再增羚羊角 3g（先煎），3 剂后身见微汗，热减抽搐止。再 3 剂热退神志清爽，舌苔渐布。后予养阴益胃调理 20 余日，渐可坐起玩耍。

[田淑霄，李士懋 . 中医杂志，1986，27（1）：49–50.]

衷中参西著名医家张锡纯

一、概述

（一）生平

张锡纯，字寿甫，原籍山东诸城，于明朝迁居盐山边务村。生于 1860 年，卒于 1933 年，享年 74 岁。张氏世代书香门第。先祖友三公赞修家乘，垂训后世子孙，谓读书之外，可以学医，盖"不为良相，必为良医"之意。乃祖彤元公精于医。幼年从父丹亭公读书，习六经诗文、诸子百家。脱颖敏悟，弱冠补博弟子员。年 10 余岁，乃祖拟成帖诗课，以"天宝宫人"命题，锡纯诗中有"月送满宫愁"句，乃祖大加称赏。稍长，于读书之暇，兼习医理。后两试秋闱不第，虽在壮年，而淡于进取，遂弃功名而专志于医。广求方书，远自轩农，近至当代诸家，搜阅百余种，勤奋攻读，能触类旁通，于古人言外之旨，恒别有会心。偶为人诊治，辄能得心应手，挽回沉疴，声名日噪，临诊者几无虚日。有所悟，则随时记述成篇，屡试屡效之经验方，则自立方名，方后缀以诠解以证之。兼采西人之说，与方中义理相发明，撰写成文，陆续发表。是时，《奉天医学杂志》《上海中医杂志》《世界春秋》《杭州三三医报》《绍兴医学报》《山西医学杂志》《汉口中西医学杂志》《如皋医学报》《新加坡医学杂志》等，均先后聘张氏特约撰述。

辛亥革命后，应德州驻军统领黄某之聘，任军医正。以后移师武汉，名扬于时，内政部长刘尚德尤为器重。1918 年应聘至奉天，设立达医院，委以院长之职，医绩卓著，中医之有院实自此始。直奉战争起，由奉天回乡，悬壶于沧州。1921 年，由沧州徙居天津，设中西医汇通医社，收授门人、弟子百余人。晚年设国医函授学校，招生 500 余名，培育了很多中医后继人才。日间诊病，夜间写作，辛劳成疾，是秋一病不起，于 1933 年 8 月 8 日与世长辞，葬于盐山边务祖茔。

清末民初，中国沦为半封建、半殖民地社会，随着列强的侵略，西方文化亦大量传入中国。顽固保守者力主国粹，视西医学说为异端；民族虚无者侈谈西学，视中医学为仇寇，各分壁垒，相互攻讦。恰如张氏所云："自西医之入中国也，维新者趋之恐后，守旧者视之若惊，导致互相抵牾，终难沟通。"先生不为流俗所惑，摒除畛域之见，力主取长补短，中西沟通，以中为本，西为我用，发扬光大中国医学，实为中西医结合之先驱。限于历史条件，张氏之中西合璧，虽不免牵强附会之处，然亦瑕不掩瑜，当时能有这种思想，实在难能可贵。

当时反动统治者为迎合帝国主义利益，制造种种限制，竟欲取缔中医。先生挺身直言，捍卫中医事业，上书南京政府，曰："近闻京中会议，上峰偏西医之说，欲废中医中药，不知中医之实际也。且中医远自农、轩，保我民族……是以我国民族之生齿，实甲于他国之人也。今若将中医中药一旦废却，此于国计民生大有关系。"当时之际，先生诚为捍卫中医事业之中流砥柱。

为纪念张锡纯先生业绩，中华全国中医学会于 1984 年 12 月，委托河北省中医学会、沧州地区中医学会，于沧州市召开了"张锡纯学术思想讨论会"，全国学者齐集一堂，深入研讨了张氏学术思想及后世的发展。会议期间，于其故居盐山县举行了张锡纯纪念碑揭幕式。纪念碑由中华人民共和国卫生和计划生育委员会原卫生部长崔月犁题词，原卫生部副部长胡熙明揭幕并致词。对张氏的医学贡献及治学态度给予了很高评价，并号召中医界要对张氏学说深入研究、发扬光大。

张氏毕生以弘扬中医学为己任，以济世活人为矢志，深研经典，博采众长，勤于实践，勇于创新。理论上创大气论、肝主脱、虚劳多瘀、昭明冲脉、中风主气血上菀等，颇有建树；制方 160 余首，论药 80 多味，皆具卓识。当时与江西陆普生、杨如侯、广东刘蔚楚同负盛名，被称为"名医四大家"；又与慈溪张生甫、嘉定张山雷，并称"名医三张"。

张氏毕生潜心医学，40 年如一日，治学严谨，学有渊源，师古不泥，勤于实践，博采众长，衷中参西，勇于创新。

1. 师古不泥，勇于创新

张氏自幼为仕途经济，曾刻苦攻读四书五经、诸子百家，有着深厚的中国古代文化素养。秋闱不第，又转而学医，勤求古训，博采众家，造诣较深。其学术思想皆本于《内经》《神农本草经》及仲景学说，对《易经》《丹经》、道家、养生家、气功家之说，亦皆潜心研究，刻意冥求。正如张氏于自述中所云："《本经》与《内经》……为医学之鼻祖，实即为医学之渊海也。迨汉季张仲景出，著《伤寒》《金匮》两书，为《本经》《内经》之功臣。而晋之王叔和、唐之孙思邈、王焘、宋之成无己、明之喻嘉言，又为仲景之功臣。若张志聪、徐大椿、黄元御、陈念祖诸贤，莫不率由仲景上溯《神农本草经》《内经》之渊源。"（上，5《医学衷中参西录》河北科技出版社 1985 年版，上册第 5 页，下同）

中医学有着悠久的历史和独特理论体系，在几千年的医疗实践中，积累了丰富的经验，对中华民族的繁衍昌盛，作出了卓越的贡献，对东方医学产生过巨大影响。正如毛主席所说："中国医药学是一个伟大的宝库，应当努力发掘，加以提高。"张氏之遵古，正是为了继承中医学宝贵遗产。继承是前提，发扬光大才是目的。张氏在自述中曾批评那种以缚旧为务而不求创新进取的治学态度，他说："特是自晋唐迄今，诸家著述，虽不美备，然皆斤斤以缚旧为务，初未尝日新月异，俾吾中华医学渐有进步"。师古的目的在于创新，在于前进。所以又说："夫事贵师古者，非以古人之规矩、准绳限我也，惟藉以瀹我性灵，益我神智。迨至性灵神智洋溢活泼，又贵举古人之规矩准绳而扩充之、变化之、引申触长之，使古人可作应叹为后生可畏。"又说："读《内经》之法，在于其可信之处精研有得，即开无限法门；其不可信处，或为后世伪托，付之不论可也"，（例言）"不能必皆视为神圣语录"。（中，507）并认为《伤寒论》《金匮要略》年远代湮，差讹在所难免，亦不可尽信；金元四大家立论多偏，应取其长而弃其偏，方属善学。张氏这种治学精神，正确处理了继承与发扬的辩证关系，这在《医学衷中参西录》中得到了充分体现。

2. 勤于实践，不断求索

张氏一生之宏愿，但求济世活人，尝谓："人生有大愿力，而后有大建树……医虽小道，实济世活人之一端，故学医者为身家温饱计，则愿力小；为济世活人计，则愿力大。"这种不以身家温饱为念，但求济世活人之志，正是张氏毕生奋斗不息，得以建树的思想基础。因此，他毕生坚持诊疗，勤于实践，积累了丰富的医疗经验，是一位颇有成就的医学实践家。他临证详记医案，共300余例，皆言之凿凿，读之可信。

中医学属实践医学范畴，它起源于实践，又在长期的实践中丰富、发展、升华，形成了系统而广袤的中医体系。没有实践，不仅难于创新，而且对中医固有的理论和经验也难于透彻理解。实践乃是中医学的生命源泉。张氏正是由于毕生勤于实践，所以他提出的见解和制订的方剂才有真知灼见，才能够经得起实践的检验，被后世医界广为应用，这与那些纸上谈兵者迥然不同，这也正是《医学衷中参西录》的一个显著特点。

药物研究。对许多药物的功用，张氏不仅于前人著述中求索，亦于临证时细心品验，更不惮以自身进行试验，而后施于人。甚至一些剧毒药物，张氏也亲自尝试，"于药性从不敢凭空拟议。"这不仅体现了一位医生为病人负责的高尚品德，而且也体现了一位科学工作者舍身忘己、锲而不舍、不断求索的精神。所以张氏论药颇多独到见解，恒于诸家本草之外另有发明。如一次尝花椒约30粒，下咽即觉气不上达，移时呼吸始复常；嚼服甘遂一二钱，未觉瞑眩，惟泻下大量水及凝痰，始悟降痰之力数倍于硝、黄，而为治狂之圣药。又如对蚤休有小毒，极量不过二钱的记载有怀疑，便嚼服白皮蚤休二钱，毫无不良反应，后用治疗疮，量至四五钱亦无毒性反应，且效果良好。后又发现一种紫皮蚤休，才嚼服半钱，胃脘即觉不舒，于是知古书所载之蚤休有毒，乃紫皮者。正如张氏所云："盖愚对于诸药，虽剧如巴豆、甘遂，亦必亲自尝试。是以凡所用之药，皆深知其性味能力，于诸家本草之外，恒另有发明也。"（上，例言）

创立新方。张氏所创制诸方，也是在长期实践中不断总结经验而形成的。如治女子干血痨，初临证时，愈者恒少，后见善用鸡内金治此病者，多能奏效；又有两次遇用此药者，一月间月信竟来三次。张氏对这些临床现象没有轻易放过，而是细心揣摩，恍悟鸡内金不仅能健胃消食，还善化瘀血，即能催月信速于下行也。后治妇女病，凡饮食少进者，恒以白术与鸡内金并用。张氏进而悟到，血之来源，原在脾胃能多消饮食，生化之源充足，自然阴血亦足，何患血枯经闭之不行？据此而制资生汤、资生通脉汤，并言鸡内金、白术、山药三味为不可挪移之品。资生汤不仅治女子血枯经闭，推而广之，凡饮食减少，痨瘵羸弱已甚者，张氏皆从脾胃入手，使其多进饮食，资生一身，身体自渐渐复原，故将此方立为群方之首。此方的诞生，确是张氏实践的结晶。又如，张氏制十全育真汤，因有的虚劳病人，虽能饮食但不壮筋力，或转而消瘦支离，日甚一日。张氏于方中用三棱、莪术与参、术、芪诸药并用，以其"大能开胃进食，又愚所屡试屡效者也"。（上，6）何以补益之品与破血之药并用？盖因"虚劳者必血痹，而血痹之甚，又未有不虚劳者，并知治虚劳必先治血痹，治血痹亦即所以治虚劳也。"（上，6）而于破血行气药中，张氏独喜用三棱、莪术，以其善破血又善调气，借其流通之力，补药之力愈大，这也是张氏实践的体验。

治阴虚劳热者，医家莫不以地黄丸滋阴以配阳。但张氏治一妇女，身热劳嗽，脉数几至八至，先后用六味丸、左归饮俱不效。忽有所悟，改用生黄芪、知母为主，数剂见轻。"以后凡遇阴虚有热之证，其稍有根柢可挽回者，于方中重用黄芪、知母，莫不随手奏效。"（上，8）盖黄芪温升补气，知母寒润滋阴，二药并用，大具阳升阴应、云行雨施之妙。且黄芪能补肺气，气旺自能生水；知母大能滋肺中津液，以益水之上源。根据这些实践经验，张氏制定了十全育真汤。诚如张氏所云："遇难治之证，历试成方不效，不得不苦心经营，自拟治法。迨拟出用之有效，且屡次用之，皆能随手奏效，则其方即不忍抛弃，而详为录存。是此160余方，皆迫于孜孜挽回人命之热忱，而日积月累以成卷帙者也。"（上，例言）

3. 博采众长，汲取精华

科学是不断创新的历史，任何一门自然科学的发展史，都是后人站在前代科学巨匠的肩上，向新的科学高峰不断攀登的历史。张氏不仅汲取历代医学精华，亦善学习时医之经验，甚至郎中妪媪有一技之长者，并皆采撷。如安冲汤、理冲汤，即在《内经》"四乌鲗骨一芦茹丸"的基础上化裁而成。对白虎汤的运用，张氏参考了孙思邈、陆九芝、徐灵胎、余师愚、顾靖远诸家经验，结合自己实践经验，突破了吴瑭"白虎四禁"的框框，大大扩展了白虎汤的使用范围，更灵活化裁，创制了仙露汤、镇逆白虎汤、石膏粳米汤等。又如鸦胆子治赤痢，得之药店秘方，张氏以益元散为衣，定名为"菩提丸"。又藤黄治走马牙疳，见之当时上海《医学报》，有误用藤黄治愈走马牙疳的报道，张氏即用之临床而获良效。又如治血崩用臭科子、天茄子，皆采自民间。此例甚多，不胜枚举，足证张氏虚怀若谷的好学精神。至于摒除门户之见，积极汲取西医精华为我所用的精神，更足称道。

4. 衷中参西，力主汇通

张氏摒除畛域之见，力主中西汇通，以中为本，以西为用，取彼之长，补己之短，以弘扬国医。这种思想，在当时的历史背景下，是非常难能可贵的。他说："夫医学以活人为宗旨，原不宜有中西医界限存于胸中。在中医不妨取西医之所长，以补中医之所短；在西医尤当精研气化。"（中，181）

张氏借鉴西医学说阐明中医理论，也提出了一些有价值的见解。如中风，张氏谓

"血之与气，并走于上，则为大厥……即西人所谓脑充血之证。"（中，267）因制镇肝熄风汤、建瓴汤等。又《内经》中"上气不足，脑为之苦满"，剧者可发为猝仆、偏枯，即西医之脑贫血，因制"干颓汤""补脑振痿汤"等。又如对黄疸的病机，兼采中西之说，其用心可谓良苦。

限于历史条件，张氏的衷中参西，不免牵强之处，但就其力主科学之间互相渗透的精神，是非常可贵的。

（二）著述

先生一生勤于医学耕耘，著述颇多，惜多散佚。其殁后 6 年，天津洪水没其居，遗书荡尽。现行于世者仅有《医学衷中参西录》1 ~ 7 期，为 1918 ~ 1934 年陆续刊行稿汇编；第 8 期为未经刊行出版之遗稿，由其孙张铭勋所献。该书曾多次刊行，流传颇广。另有种菊轩诗草一卷。

二、学术思想

（一）主要学术思想

1. 在中医理论方面的主要学术思想

张氏精研经典，博采众长，创立了一些有价值的观点，对中医理论的发展作出了贡献。

（1）对"大气说"的发展

张氏根据《灵枢·五色》篇"大气入于脏腑者，不病而卒死"，及《金匮要略·水气》"大气一转"的论述，参考了东垣、嘉言的学说，对大气的概念、生成与作用、病因病理、鉴别诊断、治疗等，均做了详尽的阐发，形成了颇具特色的"大气论"。

张氏所云之大气，即宗气也。"宗气亦积胸中，则宗气即为大气，不待诠解"。（中，187）其功能为"撑持全身，为诸气之纲领，包举肺外，司呼吸之枢机，故郑而重之曰大气"。（上，156）"振作精神以及心思脑力，官骸动作，莫不赖乎此气"。（上，157）

大气陷下的病因，"多得之力小任重，或枵腹力作，或病后气力未复勤于动作，或因泄泻日久，或服破气药太过，或气分虚极自下陷，种种病因。"（上，156）

大气陷下证的症状及鉴别诊断：脉象微细迟弱，气短不足以息，为其主症。张氏曰："气短不足以息；或努力呼吸，有似乎喘；或气息将停，危在顷刻"，"其脉象沉迟微弱，关前尤甚。其剧者，或六脉不全，或参伍不调。"（上，155）"此气一虚，呼吸即觉不利，而且肢体酸懒，精神昏愦，脑力心思为之顿减，若其气虚而且陷，或下陷过甚者，其人即呼吸停顿，昏然罔觉。"（上，157）兼症有往来寒热、心中怔忡，或大汗淋漓，或神昏健忘，或声颤身动，或胸中满闷，或咽干作渴，或常常呵欠，或肢体痿废，或食后易饥，或二便不禁，或癃闭身肿，或女子下血不止等。

大气下陷之喘与气逆之喘，有天渊之分。"大气下陷者，虽至呼吸有声，必不肩息……喘者之脉多数，或有浮滑之象，或尺弱寸强；大气下陷之脉，皆与此成反比例。"

（中，190~191）

气陷与寒实结胸之鉴别：寒实结胸者，脉似寒凉，询之果畏寒凉，且觉短气，胸中觉有物压之；气陷者，脉似寒凉，询之不畏寒凉，惟觉短气，常觉上气与下气不相接续。

大气下陷之作寒热，与小柴胡往来寒热不同。初陷之时，阳气郁而不畅则作寒；既陷之后，迫阳气蓄极而通，仍复些些上达，则又微汗而热解。另外，气陷之口渴与热盛津伤口渴之鉴别，胸中满闷与气逆证之鉴别，心中怔忡与心气虚之鉴别，神昏健忘与心肾亏损的鉴别，血上溢与气机逆乱血上溢的鉴别等，张氏皆条分缕析，入细入微。

张氏不仅在理论上对大气有发挥，而且在实践上也有着卓绝贡献。他创制了升陷汤，另如回阳升陷汤、理郁升陷汤、醒脾升陷汤等，皆为气陷各种兼证而设。目前升陷汤在临床上广为应用，如内脏下垂、神经衰弱、肺心病、肝胆疾病、胃病、冠心病、糖尿病、出血、休克、肺心脑功能衰竭等，皆广为用之。

（2）力倡气化论

张氏依据天人相应的理论，认为人是一小天地，人的生命活动，是由气撑悬的，这种气在下焦为元气，在中焦为中气，在上焦为大气。虽部位不同，名称各异，然皆一气贯之。"盖人之元气，根基于肾，萌芽于肝，培养于脾，积贮于胸中为大气以斡旋全身。"（上，183）所以他对很多疾病的治疗，常以加强气化流通透达之力为原则。如"从来治腿疼、臂疼者，多责之风寒湿痹，或血瘀、气滞、痰涎凝滞，不知人身之气化壮旺流行，而周身痹者、瘀者、滞者，不治自愈，即偶有不愈，治之亦易为功也"。（上，188）

张氏不仅运用气化机理来解释人体的生理、病理，而且认为药物的透达传递，亦是气化的过程。他说："药力之行于周身，端借人身之气化以传递之……使人身无气化，脾胃虽能消化药物，亦不能传递于周身。"因此，张氏遣方用药，莫不以气化之理为基础。

（3）论肝别具只眼

自古论肝，多以气逆主论。张氏鉴于世医滥用平肝、伐肝之流弊，详论肝虚、肝寒、肝主脱等。他指出："肝无补法，原非见道之言。"（中，30）创温肝、补肝法，立论精邃，用药别具一格。

肝主气化：张氏认为，人身最紧要者是气化，而气化最紧要者乃肝脏。肝在人身主持气化，沟通先后天，是气机升降出入的关键。他说："人之元气自肾达肝，自肝达于胸中，为大气之根本。"肝"为人身元气萌芽之脏"，"气化发生之始"。（下，354）因此，治肝总当以疏通气机为要。但疏通之法，非惟散之、泻之，亦可补之以通、活之以通。对肝郁者，主张实脾理肝，或佐金平木；对肝阳化风者，善用金石介属以镇肝息风；对肝气虚寒者，善用温补之法；对肝虚致脱者，恒以酸敛补肝法；对肝体木硬者，予以柔肝法，推崇柏子仁佐活血化瘀之品。

肝虚寒者，左脉微弱或沉迟，症见饮食减少、羸瘦、或胁痛、腰腿及四肢作痛，或小便难，或有寒热等。法宜温补肝气，寓通于补。遣药重用黄芪，少佐理气之品。

对于脱证，张氏曰："凡人元气之脱，皆脱在肝也。"盖因肝之疏泄无度，元气不守而外脱。重用山萸肉，味酸性温而敛肝，"使肝不疏泄，即能杜塞元气将脱之路。"（下，226）

（4）八脉以冲为纲

八脉以冲为纲，是张氏对中医理论的又一发展。历代对冲脉的考据，仅限于理论探讨，但对冲脉的病因、病机、临床特点、治疗方法，皆不甚了了。张氏独具慧眼，对冲脉的病机证治详加阐发。曰："冲气上冲，胃府之气亦失其息息下行之常，或亦转而上逆，阻塞饮食，不能下行，多化痰涎，因腹中膨闷、头目眩晕，其脉则弦硬而长。"治之，"宜以敛冲、镇冲为主，而以降胃平肝药佐之。"（中，464）所制镇摄汤、降胃镇冲汤、理冲汤、安冲汤、温冲汤等，从实践上解决了冲脉的治疗、诊断等问题，对中医理论的发展作出了贡献。

另外，张氏对活血化瘀的发展、对阴虚治脾的见解等，都极大丰富了中医基本理论。张氏不仅是一位著名的实践家，而且在理论上也卓有建树。

2. 在伤寒温病方面的主要学术思想

张氏以擅治外感热病而驰名。主张寒温统一，善用经方，重视透解，扼守阳明。虽未自成体系，然亦不乏卓识。

（1）寒温统一

随着温病学的形成，围绕着对伤寒、温病的评价问题，展开了迄今未息的寒温两派之争。伤寒派认为：伤寒是一切外感病的总称，当然包括温病，六经辨证同样适用于温病。麻杏石甘汤、白虎汤、承气汤等方，就是治疗温病的方剂。所以，温病不必标新立异，另立门户。这派代表人物为陆九芝，他推崇仲景学说，批评叶、吴的用药轻淡、肺胃不分、滋阴泛用、撤热不利的陋风。继之者有恽铁樵等，所著《温病明理》，专事攻排叶、吴。章次公于《温病明理》序文中，对叶、吴抨击亦颇烈。温病学派认为：伤寒温病虽同属外感热病，但病因病机不同，表现各异，治法亦当有别。"古方今病不相能也。"温病虽有别于伤寒，并非分庭抗礼，而是对伤寒的羽翼、补充和发展。

张氏对叶、吴、王、薛之温病学说评价比较公允。在评《南医别鉴》中说："自叶香岩之《温热论》出，而温病之治法明；薛一瓢之《湿热条辨》出，而湿温之治法亦明。"（下，372）但遍观《医学衷中参西录》，张氏在温病学方面，叶、吴之学影响寥寥，其观点比较接近伤寒派，崇尚仲景学说，力主寒温统一。他的这一观点，主要表现在以下几点：

伤寒统辖温病：张氏治疗温病，并不遵循叶、吴的卫气营血、三焦辨证施治体系，而主张温病统于伤寒，当依伤寒之六经分治。张氏说：有谓温病"当分上、中、下三焦施治者，皆非确当之论。斟酌再三，惟仍按《伤寒论》六经分治乃为近是"。（下，

327）对"温邪上受，首先犯肺，逆传心包"的十二字提纲，张氏采取了否定态度，他认为温邪与风寒之邪伤人一样，都是从足太阳经而入。他说："谓温病入手经不入足经者，其说尤为不经。"（中，368）

对于温病的传变，张氏也摒弃了卫气营血和三焦传变的学说，认为是由太阳传阳明，其与中风、伤寒传阳明之不同，在于化热迅速，"恶寒须臾即变热耳"。（中，370）

温病治法详于伤寒，温病与伤寒的治法，"始异而终同，为其始异也，故伤寒发表可用温热，温病发表必须辛凉；为其终同也，故病传阳明之后，无论寒温，皆宜治以寒凉，而大忌温热。"（上，199）即使温病初起治宜辛凉，然辛凉之法亦备于伤寒，"麻杏石甘汤，实为温病表证之的方。"（中，375）其他如大小青龙汤、小柴胡汤等方，"大抵宜于温病初得者也。至温病传经已深，若清燥热之白虎汤、白虎加人参汤，通肠结之大、小承气汤，开胸结之大、小陷胸汤，治下痢之白头翁汤、黄芩汤，治发黄之茵陈栀子柏皮等汤，及一切凉润清火育阴安神之剂，皆可用于温病者，又无庸愚之赘语也。"（中，373）

至于伏气温病，张氏认为亦备于《伤寒论》中。他说："伤寒少阴篇，两三日内即有大热数条，皆解为伏温发动。"（下，362）少阴篇之黄连阿胶汤、大承气汤，即为少阴伏气温病者设。

由上述可知，张氏主张寒温统一，伤寒可统辖温病。

（2）善用经方，灵活化裁

师古而不泥古，是张氏治学的特点。对《伤寒论》方剂的运用，也体现了这一治学特点，常师其法而不用其方，灵活变通，颇多创新。尝云："用古人之方，原宜因证、因时为之变通，非可胶柱鼓瑟也。"试举例以证之。

麻黄汤变通法：麻黄汤本为太阳表实证而设，张氏于方中加知母，名麻黄加知母汤。服麻黄汤常有不愈者，非因汗出未愈，实因余热未消，故加寒润清热之知母，兼清蕴热，自无汗后不解之虞。

大柴胡汤变通法：大柴胡汤具有和解少阳、通泻阳明之力。然《伤寒论》原方无大黄，张氏认为该方宜用大黄而不宜用枳实，因大黄能引阳明之热下行，而枳实则易伤胸中大气，故提出："方中用柴胡以解在经之邪，大黄以下阳明在腑之热。方中以此二药为主，其余诸药，可加可减，不过参赞以成功也。"并制变通大柴胡汤，由柴胡、薄荷、知母、大黄组成，取柴胡以解少阳在经之邪，升之以防邪气下陷，薄荷散邪于外，知母清热于内，大黄通泻于下，表里双解，经腑同治，既不失原方宗旨，又具变通之新意。

陷胸汤变通法：大陷胸具泄热逐饮、荡涤胸膈实邪之功。方颇峻猛，医者多畏而不用。张氏融汇变通之，取大陷胸之芒硝、小陷胸之瓜蒌，复加赭石、苏子以导下行，重剂服之可代大陷胸汤，少服之可代小陷胸汤，不失为稳妥之方。

小青龙汤变通法：小青龙汤为治外感痰喘之方，有解表散寒、化饮平喘之功。张氏用此方，皆仿《金匮要略》之小青龙加石膏法。服小青龙愈而复作者，张氏认为元气不敛，又制从龙汤，用于服小青龙汤之后继服方，扶正兼祛余邪。

（3）温病初起，清透并举

张氏依据温病的临床特点而分为三类，曰风温、春温、湿温。三类温病虽初起表现不同，但张氏皆主以清透并举，着意汗解，务求透邪外达。尝云："自拟治温病初得三方，一为清解汤；一为凉解汤；一为寒解汤。三方皆以汗解为目的，视表邪内热之轻重，分途施治。"（中，369）

为什么温病初起即用清解里热之品？这涉及对温病本质的认识问题。张氏曰："患风温之人，多系脏腑间先蕴热。"（中，368）故温病初起，即当清解里热。

张氏这一见解，深刻揭示了温病属于"郁热"这一本质问题，这对温病的理论及临床治疗，都有着巨大的指导意义。叶氏云："温邪上受，首先犯肺。"温为阳邪，且首犯于肺，故温病初起，即以肺之郁热为主要病理改变。肺之蕴热失于清肃，必致热势鸱张，迅即深传，或逆传心包，变证丛生。清其里热，则截断传变，扭转病势。银翘散、桑菊饮皆为温病初起之方。方中银花、连翘、芦根等皆清热之品。叶氏常以栀子皮、豆豉清透上焦郁热。张氏宗其旨，自拟清解、凉解、寒解三方，径以石膏清其内热。石膏性寒味辛，清而能透，凉而不遏，使蕴里之热透达肌表而解。

何以清热之中又伍以宣透之品？盖缘于温病初起之热乃郁热，又感受外感所激发。既为郁热，就当遵循"火郁发之"之旨，宣散郁结，疏瀹气机，透邪外达。若徒执寒凉，只清不透，则邪无由出，气机更形冰伏，热郁益甚。故须伍以宣透之品，透邪外达。张氏三方酌用薄荷、连翘、蝉蜕，即取其宣泄透达，与石膏相伍，相得益彰。连翘、蝉蜕乃善达表者，能"引胃中化而欲散之热，仍还太阳作汗而解"；（中，230）薄荷"最善透窍，其力内至脏腑筋骨，外至腠理皮毛，皆能透达"。（中，228）先生于温病初起即立足于"透"字，正是基于对温病是"郁热"这一本质深刻认识的基础上提出来的。吾师赵绍琴曾云："即使热入气分，卫分之症全无，清解气分方剂中，亦应佐清透之品，如连翘、竹叶、薄荷、蝉蜕、僵蚕、桑叶等，宣畅气机，使邪伏于里之热易于外达。"

余临证遵从先生清透并举法则，喜用清解汤伍以升降散治疗温病初起，每获满意之疗效。升降散乃杨栗山之名方，蒲辅周先生倍加推崇，吾师赵绍琴尤为喜用，我亦仿效之。盖升降散能升清降浊，宣泄气机，透达郁热，合以清解汤，清热透达之力更胜。此方善能汗解而非强汗，清热而不凉遏，透达而不耗散，务在调畅升降枢机，返其本然之性，悉凭自然，王而不霸，诚为良方。

（4）扼守阳明，善用白虎

张氏认为："伤寒温病之治法，始异而终同。"（中，370）所谓始异，指伤寒温病之初起，解表有辛温辛凉之异；所谓终同，指邪入阳明之后，无论伤寒、中风、温病，皆入里化而为热，呈阳明热盛之象，治法皆以寒凉清热为主，不复有伤寒温病之分。张氏治寒温，独重阳明，敢委白虎以重任，灵活化裁，通权达变，大大扩展了白虎汤的应用范围，挽救了众多危症。

阳明经证必用白虎。关于白虎汤的用法，后世悉遵仲景之明训，用于阳明经证。其典型症状为"四大"，即大热、大烦渴、大汗、脉洪大。四者俱备，自然用之无疑，但临床如此典型者寡，因而吴鞠通有白虎四禁，示人使用白虎之规矩。曰："白虎本为达热出表。若其人脉浮弦而细者不可与也，脉沉者不可与也，不渴者不可与也，汗不出者不可与也。"张氏评曰："吴氏谓浮弦而细者禁用白虎，此诚不可用矣。至其谓脉沉者、汗不出者、不渴者皆禁用白虎，则非是。"（中，388）这就把吴氏的白虎四禁打破了三禁。张氏还列举了大量验案来证实他的观点。那么，白虎汤究竟应如何使用呢？据余管见，首要指征为脉洪大滑数、苔黄，或兼热、烦、渴、汗一二症，即可使用白虎汤。若脉沉，或沉细而躁者，为阳明热伏于内，则当并见舌红苔黄，再兼见热、烦、汗、渴一二症，亦可使用白虎汤合升降散治之。

阳明腑实，亦用白虎。《伤寒论》中，阳明经证用白虎汤，阳明腑证用三承气汤，此乃大法。然承气力猛，倘或审证不确，即足偾事。张氏据30余年临证经验，得一用白虎汤代承气之法。曰："凡遇阳明应下证，亦先投以大剂白虎汤一两剂，大便往往得通，病亦即愈。"（上，253）

阳明腑实服白虎汤时，张氏更改其服法，将石膏为末而不入煎。屡用奏效，张氏遂名之曰白虎承气汤。且曰："生石膏若服其研细之末，其退热之力一钱可抵煎汤者半两；若以之通其大便，一钱可抵煎汤者一两。"（中，363）石膏以末服之，其质重坠，可以趋下而通便，且又擅清燥热以生津。津复，大肠得润，且伍以知母寒滑通便，故可用之于阳明腑实。然阳明热结甚者，亦必以承气荡之。

关于温病应下之指征，叶氏曾详论其舌，"或黄甚，或如沉香色，或如灰黄色，或老黄色，或中有断纹，皆当下之……若未见此等舌，不宜用此等法。"张氏更以脉断其应下与否，云："阳明病既当下，其脉迟者固可下，即其脉不迟而亦不数者亦可下，惟脉数乃六至则不可下，即强下之病必不解，或病更加剧。"（中，363）又曰："脉虚数而舌干者，大便虽多日不行，断无可下之理，即舌苔黄而且黑，亦不可下。"惟以白虎加人参汤，石膏为末服之。使其热消津回，大便自通为是。

妙用白虎加人参汤。白虎加人参汤，一般用于阳明热盛耗气伤津而脉芤者。张氏根据丰富的临床经验，将该方使用范围扩大。曰："凡用白虎而宜加人参者，不必其脉现虚弱之象也。凡诊知其人劳心过度，或劳力过度；或在老年，或在宿疾，或热已入阳明之腑，脉象虽实，而无洪滑之象，或脉有实热，而至数甚数者，用白虎汤时，皆宜酌加人参。"（上，267）盖人参能益气生津，石膏得人参之助，一可益气而助石膏药力之运行，以发挥其清热透邪之功；一可使寒温后真阴顿复，而余热自消。

灵活化裁，出神入化。张氏应用白虎汤，能依据不同病证，灵活加减，巧为裁夺，智圆而行方。

仙露汤（上，241）为白虎去知母、甘草，加元参、连翘，主治阳明经热。以玄参之甘寒易知母之苦寒，加连翘之轻清散结，以解阳明在经之热。

石膏粳米汤（上，261）由生石膏、粳米二药组成，治温病初得，脉浮有力，不恶寒而心中热者。若热已入阳明之腑，亦可用代白虎汤，取石膏清热透邪，粳米稠润之汁能逗留石膏，不使其由胃下趋，致寒凉壅遏下焦。

镇逆白虎汤（上，262）由生石膏、法半夏、竹茹粉组成，治伤寒温病邪传胃腑，燥渴身热，白虎汤证俱而兼有胃气上逆、心下满闷者。用半夏、竹茹代甘草、粳米，取二药降逆，以参赞石膏、知母苦降重坠下行之力。

白虎加人参以山药代粳米汤（上，264），治寒温实热已入阳明之腑，燥渴嗜饮冷水，脉象细数者。以山药代粳米，益胃滋阴，兼能固摄下元，既祛实火，又清虚热，内伤外感同治。

寒解汤（上，230）为白虎汤以连翘、蝉蜕易甘草、粳米，治周身壮热，心中热渴，脉洪滑苔欲黄者。连翘、蝉蜕善达表，引胃中化而欲散之热，仍还太阳作汗而解。

变通白虎加人参汤（上，119）即白虎加人参汤以芍药代知母、山药代粳米。治下痢身热，脉有实热者。以人参助石膏，使深陷之热邪外散，山药滋阴固下，芍药甘草和阴止腹痛。

他如青盂汤、清疹汤、白虎承气汤、白虎续命汤、鲜茅根水煎白虎加人参汤、生地代知母、白虎加蜈蚣等，皆由白虎汤衍化而来，纵横捭阖，得心应手。

（5）以汗测证，见识卓绝

以汗测证，是外感热病中据汗以测病情转归的一种方法。该法为叶天士所创，首载于《吴医汇讲·温热论治》中，曰："救阴不在补血，而在养津与测汗。"惜后人未悟测汗之旨，竟将"测"字删去。王孟英将该篇收入《温热经纬》时，改为"救阴不在血，而在津与汗。"现行高校统编教材《温病学》，亦依王氏所改而录，不仅湮没了叶氏测汗的这一重要学术观点，亦使原文晦涩难明。张氏虽未明确将测汗法升华为理论，但在实践中已不断运用。这是长期实践中的宝贵经验，恰与叶氏理论不谋而合。

张氏云："人身之有汗，如天地之有雨。天地阴阳和而后雨，人身阴阳和而后汗。"（上，231）张氏这一观点，实脱颖于《内经》中"阳加于阴谓之汗"。阴阳和是汗出的必备条件。所谓阴阳和，首先须阳气与阴精的充盛，阴精足而作汗之资不乏，阳气充而蒸腾气化有权；其次气机畅达，阳敷阴布，阳气布而能蒸腾气化，阴精敷而能达表为汗。反之，阴阳虚衰，或阴阳不布，皆可无汗。这两类无汗，在温病各个阶段中皆可见到，二者一虚一实，机理迥异。因而，测汗之法广泛适用于热病的各个阶段。

新感温病邪在气分时，可发热微恶风寒而无汗。此种无汗之原因，是由于"温邪上受，首先犯肺"，肺气膹郁而寒热无汗。卫阳依肺气而宣发，津液赖肺气而敷布。今肺郁则卫阳郁而为热，外失卫阳之温煦而恶寒，阳不布、津不敷而无汗。

既然卫分证的病机在于温邪犯肺而肺气膹郁，治疗就当辛凉宣解肺郁。凉以解热，辛以宣透。当肺郁一开，气机通畅，卫阳得宣，津液得布，里和表解，自然津津汗出。反之，临床见此汗，就可推断肺郁已除，此即测汗法在卫分证之应用。

当然，卫分证亦可有自汗出。那么，已然有汗，测汗法是否仍然适用？回答是肯定的。因卫分证的自汗出，是因阳热郁极而伸，热迫津泄而为汗，此为邪汗。正汗标准有四：微微汗出、遍身皆见、持续不断、随汗出而热解脉静。用以测病之汗，即此正汗。邪汗恰与正汗相对，往往汗出不彻或大汗、头胸汗出而非遍身皆见、阵阵汗出而非持续不断、汗出热不减脉不静。只要卫分证未罢，就仍要辛凉清解宣透，直到正汗出现方止。由邪汗而转见正汗，标志着肺郁已开，表解里和。

当邪入气分时，测汗法仍普遍适用。如阳明腑实证，因热与糟粕相搏结，气机阻塞，可灼热无汗。迨通下之后，热结一开，气机畅达，阳布津敷，可见遍身津津汗出。此乃阴阳调和之结果，诚不汗而汗者也。

当营分、血分证时，不仅热邪深陷而气机郁闭更甚，且因热灼阴伤，作汗之资匮乏而无汗。当清透营热，滋其营阴，转可见遍身津津汗出。临床据此汗，即可推断营热已透、营阴已复矣。温病后期，因津亏液耗而无汗者，待养阴生津之后，亦可见周身微微汗出。临床可据此汗断定阴液已复。正如章虚谷所说："测汗者，测之以审津液之存亡，气机之通塞也。"

张氏于测汗法有精辟的论述，他说："发汗原定无法，当视其阴阳所虚之处而调补之，或因其病机而利导之，皆能出汗，非必发汗之药始能汗也。"（上，231）又曰："白虎汤与白虎加人参汤……承气汤，亦可为汗解之药，亦视乎用之何如耳。"（上，233）"寒温之证，原忌用黏腻滋阴，而用之以为发汗之助，则转能逐邪外出，是药在人用耳。"（上，231）白虎、承气、滋阴剂，皆非汗剂而能汗，正是"调剂阴阳，听其自汗，非强发其汗也"。（上，230）

测汗一法确有临床意义，笔者凡治外感热病，颇重汗出情况，以为判断病情转归之依据。如治腺病毒肺炎，即使高热、肺实变、心衰、胸腔心包积液，只要见到遍身漐漐微似汗，病情很快就好转乃至痊愈。

3. 在内科方面的主要学术思想

《医学衷中参西录》是张氏一生勤奋治学、勇于实践的心血结晶。该书中以较大的篇幅对内科20多个病证进行了理论到实践的系统论述，医理精湛，具有重要的理论意义和临床价值，值得我们学习和借鉴。

（1）病因病机的理论建树

中风属气机升降失调说：对中风病因病机的认识，历来说法不一。张氏认为中风的发病机理主要是气机升降失调，其病理变化有两个方面：一是因冲气上逆，气血并走于上，上注于脑，"致充塞其血管而累及神经。其甚者，致令神经失其所司"（上，312）"气血相并上走，其上走之极，必致脑充血"（中，179），此为实证。二是因上气不足，气之上升过少，"不能助血上升也"。（中，275）"脑中血少，不能荣养脑筋"，（中，273）而致"脑贫血"，此为虚证。二种病理变化均可导致中风的发病，不过在病理属性上有一实一虚之分。张氏以气机升降失调作中风发病主要病理环节的学说，对后世影响颇大。他以这种理论指导着临床实践，创制了以建瓴汤、镇肝熄风汤等平肝降冲，以治其实；以干颓汤、补脑振痿汤等升提气血，以治其虚。此二类处方，正是他这一学说的充分体现。

虚劳多瘀：张氏认为虚劳因于脾胃虚弱，然瘀血亦为虚劳的重要病理改变，他说："虚劳者必血痹，而血痹之甚者，又未有不虚劳者。"（上，6）他将虚与瘀的病机变化过程紧密联系在一起，阐述了虚与瘀的辩证关系，因此在治疗过程中，不独补虚，而兼活血化瘀，以破瘀之药作为佐使，"将有瘀者，瘀可待消；即无瘀者亦可借流通之力，以行补药之滞，而补药之力愈大也。"（上，6）张氏对仲景大黄䗪虫丸及肾气丸的治法最为服膺，认为二方皆于补中开瘀，缓消瘀血。他在《金匮要略》的启发下，特拟十全育真汤，将补气血、助阴阳、化瘀血之药熔于一炉，固本求源，扩大了对虚劳病因病机的认识，进一步拓展了活血化瘀法的应用范围。

吐衄属阳明：吐血、衄血为临床常见之症，历代医家多吐衄分论，唯张锡纯先生统而论之。他秉承《内经》《金匮要略》之旨，结合数十年临床经验指出："盖凡吐衄之症，无论其为虚、为实、为凉、为热，约皆胃气上逆，或胃气上逆兼冲气上冲，以致血不归经，由吐衄而出也。"（中，460）张氏从阳明升降这一角度来认识吐衄之症，主张对吐衄的治疗"皆当以降胃之品为主"。（中，452）从立法、制方、用药都紧紧扣住这一环节，虽自拟新方，或寒治或热治，但均以降胃之冲逆为核心，并力主重用赭石。

久泄责在脾胃，久泄可致阴伤：张锡纯先生所论泄泻内容不多，且多为久泄，从制方用药及记述病案的情况来看，多责之脾胃之虚弱，因久泄脾必虚，脾虚湿自生，大便溏泄，粪便稀薄，是脾虚湿盛之象；水谷不能腐熟运化，停聚而泄泻作，气虚日久，亦致阳虚。此外，脾失运化，后天失补，先天亦呈不足，肾气失于蒸化，亦可发久泄不止。是故在久泄之病程中，初为脾气虚，久则伤及于肾；或由年老肾衰，不能温化，或由脾及肾，或由肾及脾，二者往往同病。如益脾饼，是从脾气虚论治之方，该方用白术健脾燥湿，干姜温中，白术倍于干姜，补中寓温，配鸡内金助脾消食，重用熟大枣250g，以甘补脾益气，尤其作饼，当点心细嚼咽之，缓缓补脾，正与病机合拍。而加味四神丸则是补助脾肾阳气之方，该方在四神丸基础上，加入花椒30g、生硫黄18g，以其大补元阳，其功效胜于桂、附，宜治沉寒痼冷之疾。

此外，张氏在泄泻的认识上，非常重视"阴伤"问题。他认为泄久则亡阴，以致羸瘦不堪，"滑泄不止，尤易伤阴分，往往患此症者，数日即浑身发热，津短燥渴，小便不利，干呕懒食，唯嗜凉物。当止之际，欲滋其阴，而脾胃愈泥；欲健其脾，而真阴愈耗，凉润温补，皆不对证"，（上136）治疗颇为棘手。因此张氏在久泄的治疗中时时注意固护阴液，每每以山药滋之涩之。"山药性本收涩……且大便溏泄者，多因小便不利。山药能滋补肾经，使肾阴足，而小便自利，大便自无溏泄之患"，（上，137）"真阴足，则小便自利，元气固，则泄泻自止。"（上，138）薯蓣粥、薯蓣鸡子黄粥，薯蓣苤苣粥、加味天水散等方均是张氏治泄为固护阴液、滋补阴液而设。

癫狂病在心脑，多系痰火为患：张锡纯先生认为"癫者，性情颠倒，失其是非之明；狂者，无所畏惧，妄为妄言，甚或见闻皆妄。大抵此症初起，先微露癫意，继则发狂，狂久不愈，又渐成癫，甚或知觉全无"。（上，151）历代医家论述癫狂，多从痰火迷神立论，病变脏腑多责之于心。而张氏论及癫狂则首先认为癫狂的发病多由忧思过度，伤其神明所致，其病理变化有二：一者心气因郁结而不散，痰涎亦即随之凝结，"痰经热炼，而胶黏益甚，热为痰锢，而消解无从。于是痰火充溢，将心与脑相通之窍络，皆尽瘀塞，是以其神明淆乱也。"（上，152）二者心肝之血因之消耗日甚，致心火肝气，上冲头部，扰乱神明，致神明失其所司，亦可致癫狂，此为虚中夹实证。张氏尤其强调痰火为患，然何以有癫、狂之分？张氏认为癫证，是由痰火不甚剧而致，而狂证是由痰火积而益盛所成。至久病，则痰瘀日久，其甚者或成顽痰，这就是治疗难度较大、若延至三四年较少治愈的原因。

上消不全在肺，中消亦有中气不足：消渴乃阴虚为本，燥热为标，上消多肺燥，中消多胃热，下消多肾虚。张锡纯先生在立足于前人认识的基础上，知常达变，对消渴发病机理及病变脏腑又作了深入探论，提出个人主张：他认为上消口干舌燥，饮水不能解渴之证不全在肺热不能生水，而与心移热于肺亦有关。对上消的治疗，医界惯用白虎加人参汤，而张氏则"曾试验多次，然必胃腑兼有实热者，用之方的"。（上，177）中消多食犹饥者，多系脾胃蕴有实热。然间或有因中气不足者，此系胸中大气下陷，中气亦随之而下陷。所致脾胃蕴有实热者，当用调胃承气下之，使用之时，"须细为斟酌"，应以"其右部之脉滑而且实"（上，77）为其适应症。如"其人饮食甚勤，一时不食即心中怔忡，且脉象微弱者，……宜用升补气分之药，而佐以收涩之品与健补脾胃之品"，（上，77）以升陷汤治之。并指出，"若误用承气下之，则危不旋踵。"（上，77）下消，饮一斗溲也一斗，多责在肾，张氏主认为此"系相火虚衰，肾关不固，宜用八味丸"（上，77）治之。

张氏对消渴的发病持"古有上、中、下之分，谓其证皆起于中焦而极于上下"（上，78）的观点，其发病中心脏腑在脾，"至谓其证起于中焦，是诚有理，因中焦膵病，而累及于脾也，盖膵为脾之副脏……病累及于脾，至脾气不能散精达肺，则津液少，不能通调水道则小便无节，是以渴而多饮多溲也。"（上，78）消渴的发病与元气不升亦有关。针对上述病机，张氏自制玉液汤、滋膵饮以疗之，他的这些论述从一个方面对消渴的病因病机理论做了补充和发展，并对后世产生了一定的影响。

痿证大旨，当分三端：痿证是指肢体痿软不能随意运动的一种疾病。后世皆宗《内经》"肺热叶焦"的病理及"治痿独取阳明"之旨，不断扩充。张锡纯认为对痿证，当分为三端来认识，病因病机不同。一是本由胸中大气虚损，大气虚则腠理不固，标系风寒侵袭经络，或痰涎郁塞经络，或风寒痰涎互相凝结经络之间，以致血脉闭塞所致，其病在肌肉，其症为肌肉麻木，抑搔不知疼痒。二是病本由乎脾胃，人之一身以宗筋为主，而能荣养宗筋者，盖阳明也。若人之脾胃虚弱，不能化谷生液，宗筋失养，病标为兼有内热以烁耗阴液，或为风寒所袭，宗筋不荣，亦致肢体痿废不用，病在于筋，其症为周身之筋拘挛，而不得伸。三是病由骨髓枯涸，肾虚不能作强，症见惟觉骨软不能履地。张氏认为胸中大气虚损在痿证的病因病机中相当重要，他虽承认肺热叶焦发为痿躄之说，但却无明论，亦无治肺热之方，而在治疗中偏重升举胸中大气。他对中风后所出现的偏枯痿废的论述，汲取了西人之说，认为皆为脑髓神经所伤。脑充血者，是血之注于脑者过多，排挤其脑髓神经，失其所司；脑贫血者，亦令其失司。一实一虚，病皆在脑，张氏论痿见解确有实际意义，为临床治痿及中西医结合提供了不少宝贵经验。

脱证从肝虚立论：脱证，泛指正气欲脱，阴阳行将离绝之证。临床以面色苍白、四肢厥逆，冷汗出，脉微欲绝，精神淡漠或烦躁，甚至不省人事，卒然昏倒为特征，是多种疾病发展的危重阶段，为常见之急症。

脱证之起因，历代多有论述，皆以元气耗竭为脱证的主要病机，张氏认为脱证的病机在肝，"凡人元气之脱，皆脱在肝。"（上，2）肝虚疏泄太过，元气不藏而外脱，或服破肝气之药太过致肝气不足，肾中元气不能由肝之作用而徐徐上达，无力支撑大气，则大气下陷，甚或致脱。基于上述理论，张氏在治疗脱证时，一反众用参、附之常，极力推崇酸能敛涩之理，以补肝、敛肝为固脱之法，特别强调重用山萸肉以救脱。他认为"萸肉得木气最厚，酸敛之中大具条畅之性，故善于治脱"。（上，24）张氏论治脱证之经验，对中医急症之研究有着极其重要的意义。

大气陷下证：大气陷下之病名，由张锡纯先生所首创。并对大气下陷的理论渊源、病机、病因、临床表现、鉴别诊断，治疗原则、立法、方药配伍等，都做了精辟的论述。

关于大气陷下的病因，张氏指出，外感内伤皆可导致大气下陷。论外感，多因素体虚弱，或有宿疾，复感外邪，致病之后突出大气陷下；究内伤，"多得之力小任重，或枵腹力作，或病后气力未复，勤于动作，或因泄泻日久，或服破气药太过，或气分虚极自下陷。"（上，156）亦有因七情内伤而发，如惊恐大怒等，使"肝胆之气上逆，排挤大气转下陷"。（上，169）还有因饮食不节，损伤脾胃，化源不足，使胸中大气养料乏源，从而导致大气虚陷。由于大气与心肺关系最为密切，故下陷首先使心肺功能受损，又因大气既损也不能率领心血上达于脑，致脑府气血亏乏，清阳空虚，还可涉及肝、脾、胃、肾等多个脏器受损。

大气陷下证，临床并非少见，因其证候复杂，颇多疑似，难于识别而往往被误治。张氏论大气陷下诸症，"有呼吸短气者，有心中怔忡者，有淋漓大汗者，有神昏健忘者，有声颤身动者，有寒热往来者，有胸中满闷者，有努力呼吸似喘者，有咽干作渴者……有二便不禁者，有癃闭身肿者，有张口呼气外出而气不上达、肛门突出者，在女子有下血不止者，更有经水逆行者。"（中，188）还可见眩晕，脑转耳鸣，卒中，劳嗽吐衄，甚则出现气息将停，昏然困觉的危急状态，或不病而猝死。凡此种种，诚难悉数。其脉多为沉迟微弱，关前尤甚。其陷剧者，或六脉不全，或叁伍不调，察舌质多见淡红，或见紫暗，苔多薄白。

（2）调摄论治的独到之处

张锡纯先生对内科疾病的论治颇具特色，重视脾胃，擅长治肝，调畅气机，巧于攻补，推崇活血，权变温清，兼顾阴液，兹分述于下。

重理脾胃：张氏巨著开章明义第一句便取《易经》"至哉坤元，资生万物"之语，阐明其脾胃亦一身之坤，其对脾胃之重视，开篇赫然皆见，其制方百余首，配用治脾胃之药者几逾强半。析其论治脾胃之法则，以理阴阳、调升降、助运纳为要。他将调补脾胃之法广泛地应用于多种疾病的治疗中，尤其如劳瘵、经闭、膈食、久泄等慢性虚弱性疾病，证候错杂，气血阴阳都有亏损，单纯补气、补血、补阴、补阳等补偏救弊方法很难奏效，惟有从调补脾胃，重建中气入手，方能缓缓见效。张氏认为："人之脾胃属土，即一身之坤也，故亦能资生一身。脾胃健壮，多能消化饮食，则全身自然健壮。"（上，1）他善于重用补脾药，如山药、白术、黄芪等。

中医学史上论治脾胃名家，当首推金元名医李东垣和清代叶天士。李氏善补脾升阳，创补中益气汤，用药多刚燥；叶氏善滋养胃阴，拟益胃汤，用药多柔润。张锡纯先生兼采二家之长，扶脾阳与益胃阴同时并进，他创制的资生汤、资生通脉汤、扶中汤等等均是刚柔相济，燥润兼施，并行不悖。

脾胃为气机升降之枢，张氏颇重脾胃升降之机，论治脾胃之中既有补脾升陷，亦有平胃降逆，且针对脾胃升降乖戾，立有升清降浊并用之法。此外，他还将理胃及治肝胆相结合，升脾者亦补肝气，降胃者亦疏肝气，较之前人似高一筹。

擅长治肝：在《医学衷中参西录·论肝病治法》中，载治肝八法。文中引黄坤载之言曰："肝气宜升，胆气宜降，然非脾气之上行，则肝气不升，非胃气下行，则胆气不降……由斯观之欲治肝者，原当升降脾胃，培养中宫，俾中宫气化敦厚，以听肝木之自理，即有时少用理肝之药，亦不过为调理剂中辅佐之品。"（中，307）阐明了他治肝学术思想立论之基点。

具体治法：

平肝法：张氏云："肝为厥阴，升发少阳，且有相火寄其中，故《内经》名为将军之官，其性至刚也。为其性刚，当有病时，恒侮其所胜，以致脾胃受病……因此方书有平肝之说，谓平肝即所以扶脾。"（中，306）此论与清代周学海的"平肝即舒肝"之说不谋而合。至于平肝所用之药，"若遇肝气横恣者，或可暂用而不可长用，因肝应春令，为气化发生之始，过平则人身之气化必有所伤损也。"（中，306）

散肝法：张氏云："有谓肝于五行属木，木性原善条达，所以治肝之法，当以散为补，散者，即升发条达之义也。"（中，306）若柴胡、川芎、香附、生麦芽、乳香、没药皆可选用，但他认为，"然升散常用，实能伤气耗血，且又暗伤肾水以损肝木之根也。"（中，306）

化肝法：张氏认为肝内有热，凝滞壅胀，当选用疏肝达郁之药，同时又宜佐以活血之品，若桃仁、红花、樗鸡、䗪虫之类。而活血药中，尤以三七之化瘀生新者为最要紧之品。且又宜佐泄热之品，然不可骤用大凉之药，恐其所瘀之血得凉而凝，转不宜清散，宜选用连翘、茵陈、川楝子、栀子诸药，凉而能散，方为对证。

柔肝法：张氏云："有谓肝恶燥喜润，燥则肝体木硬，而肝火肝气即妄动，润则肝体柔和，而肝火肝气长宁静。"（中，306）前人有润药柔肝之法。张氏谓当归、芍药、柏子仁、玄参、枸杞、阿胶、鳖甲皆可选用，而亦宜用活血之品，三七研末冲服，则

肝体木硬者，指日可柔也。然而"润药屡用，实与脾胃有碍，其法亦可暂用而不可长用"。（中，306）

镇肝法：张氏云："肝之为病，不但不利于脾，举凡惊痫、癫狂、眩晕，脑充血诸证……皆与肝有涉。"（中，307）治此等证者，当取五行金能制木之理，而多用五金之品以镇之，如铁锈、铅灰、金银箔、赭石之类，而佐以清肝润肝之品，若羚羊角、青黛、芍药、龙胆草、牛膝诸药，以期肝经风定火息。若目前不能速愈者，亦宜调补脾胃之药佐之，以使金石及寒凉之品久服无弊。张氏反复告诫：肝阳逆上急宜潜降，决不能妄以升发，否则，其脏腑之血必亦随发表之药上升，则不可救药。

敛肝法：张氏认为："凡人元气之脱，皆脱在肝，故人虚极者，其肝风必先动。"（上，26）其病状多大汗不止，或寒热往来，戴眼、无汗而心中摇摇，喘促。此时宜用敛肝之品，使肝不疏泄，即能杜塞元气将脱之路，敛肝即所以补肝。张氏用敛肝之药，独重山萸肉，"凡人身之阴阳气血将散者，皆能敛之。"（上，26）

补肝法：对于补肝之法，多有争议。俗有肝无补法之说，而张氏认为肝阳不振，肝气郁而下陷，皆为肝虚之证，当以重用黄芪而补肝，补肝气、益肝阳、救肝脱之法，堪称匠心独具。目前临床治疗饮食不消、血崩、阴挺以及腿痛肢痛等从补肝论治，收效独奇。

缓肝法：《内经》谓："肝苦急，急食甘以缓之。""所谓肝苦急者，乃气血忽然相并于肝中，致脏有急迫难缓之势，因之失其常司……故其治法，宜重用甘缓之药以缓其急。"（中，309）其药"但重用甘草一味，连煎服，数日痊愈"。（中，309）然如此之法仍不愈者，或加以凉润之品，若羚羊角、白芍，或再加镇重之品，若朱砂、铁锈皆可也。

张氏治肝学术思想深邃精辟，并据此自拟治肝之方多首，如新拟和肝丸、培脾舒肝汤、金铃泻肝汤、镇肝熄风汤、升肝舒郁汤等，足启后学。

倡调气机：张氏深谙气机升降出入之理，治病善调气机。

立升阳举陷诸方：升阳举陷法的创立，是建立在大气学说的基础之上的，张氏本着"陷者举之"的原则，创此法以疗大气陷下诸证，首创升陷汤为代表的诸方，从实践上解决了大气虚陷的治疗问题，这也是对气虚下陷治疗的贡献。升陷汤组方巧妙，以黄芪为君，升补虚陷之大气，将升麻、柴胡、桔梗诸升提之药集于一方之中，并以知母凉润之性，以制黄芪之热，还可根据气虚轻重酌加人参。张氏以升陷汤为常方，又拟治大气下陷兼阳虚的回阳升陷汤；治大气下陷兼气分郁结的理郁升陷汤；治虚极下陷，小便不禁的醒脾升陷汤等变方，有关大气陷下证的理法方药一线贯通，用药丝丝入扣，特别是于每方之后，都有先生亲自治疗验案，挽救几多危重之证。

阐平降镇逆之法：浊气不降而反上逆为冲逆，升发太过亦常为患，因此对气逆之证如肺气膹郁、肝气冲逆、胃气上逆等皆当以沉降重镇为治，以平冲逆之危。张锡纯先生对平降镇逆之法的使用颇有心得，用药之中，尤崇赭石，且依据发病脏腑不同，配伍则有所侧重。

降胃浊，助胃下行：张氏以为"阳明胃气以息息下行为顺，为其息息下行也，即时时借其下行之力，传送所化饮食达于小肠，以化乳糜，更传送所余渣滓，达于大肠，出为大便，此乃人身气化之自然。"（中，303）若胃气不降，上则为胀满，下则为便结，不降反逆则噫气、呃逆、吐衄、胸膈烦热、头目眩晕、喘促咳嗽、反胃、心痞、噎膈、胁胀、惊悸、不寐，凡此种种，头绪纷繁，然病机则一。推胃气不降之由，"或因性急多怒，肝胆气逆上干，或因肾虚不摄，冲中气逆上冲，而胃受肝胆冲气之排挤，其势不能不行，转随其排挤之力而上逆"（中，303），治疗当审其病因。对胃气不降所致诸证，张氏往往异病同治，习以厚朴、鸡内金通降胃气，认为半夏"禀秋金收降之性，故力能下达，为降胃安冲之主药"，（中，90）张氏更推崇赭石降逆，举凡降胃方中，莫不以代赭石为君，恒能随手奏效。

镇肝逆，柔肝息风：肝体阴而用阳，性宜疏泄畅达。然由于肝之阴血濡养，才使之升而有制，不致太过。若肝阴肝血亏损，或肾精不足，水不涵木；肺气虚弱，金不制木，必致肝木偏旺，轻则头昏眩、肢颤、脑中昏愦，耳聋目胀，烦躁不宁，健忘，头重脚轻，面色潮红，腰膝酸软，脉弦硬而长，重则口眼歪斜，肢体偏瘫，言语不利，昏仆。张氏认为，肝阳逆上，急宜潜降，绝不能妄以升发，因而自制建瓴汤、镇肝熄风汤，二方均以赭石、龙骨、牡蛎、牛膝重镇潜降之品为主，意在平肝镇逆，引血下行。二方用药滋阴、清肝各有所重，但潜镇肝逆宗旨则一。

肃肺气，平肝和胃：肝气上逆，还可使胃失和降，进而影响肺气肃降，上逆而为咳喘。张氏对此之治，虽未立具体方剂，但从《医学衷中参西录》中可以看出，他往往从平肝降胃入手，以达肃降肺气之目的。如治喘咳常用川楝子、生白芍、龙胆草平肝泻火，用赭石、半夏、厚朴通降胃气；再用苏子、桂枝肃肺降气，使肝火得清，肝气得平，胃气得降，而不致上迫于肺，则喘咳自平，其中尤善用桂枝平喘。历代医家对桂枝，多力主宣散，唯张锡纯先生认为桂枝有"升大气，降逆气"（中，84）的升降双向作用，其善抑肝木之盛，使不横恣；善理肝木之郁，使之条达；又善和脾胃，故气逆上冲而喘者，可用桂枝理肝和胃肃肺。

创升降并调之剂：临床证候错综复杂，除上述所论大气陷下，胃逆肝冲者外，尚不乏清气不升，浊阴不降，清浊错杂交混者，表现为脘腹痞满，泛恶欲吐，不能饮食，喘促，二便失调等症。张氏对于升降乖乱者，升降并举，自拟升降汤，调其中气，使之和平，方用野党参、生黄芪、白术健中升脾；广陈皮、川厚朴、生鸡内金、生姜和中降胃，知母反佐；川芎舒肝助脾升；白芍敛阴助胃降；桂枝"善和脾胃，使脾气之陷者上升，胃气之逆者下降"，（中，84）此实为升降并调之良方。尚有培脾舒肝汤、理饮汤、镇逆承气汤等皆寓升降并调之理。

由上可见，张氏倡调气机的核心有升陷潜镇，体现了张氏不着眼于人体某一局部，胶执于某一疾病本身，而是放眼全局，从升降整体出发，全面认识人体，综合看待疾病，辩证地治疗疾病的唯物主义思想。

巧于攻补：张锡纯先生论治众多疾病，善施攻补兼施之法，其著作中补养药与开破药结合使用的实例很多。补药之中兼用活血之品是他受张仲景大黄䗪虫丸之启发，并从王清任活血化瘀诸方得到领悟。他认为人之气血以流通为贵，故在补方之中，佐使活血之品，不持壅补，注意补中有通，如加三棱、莪术于补剂之中，此二物既善破血，尤善调气，"三棱、莪术与参、术、芪诸药并用，大能开胃进食。"（上，6）又如鸡内金为健胃消食之品，而张氏则谓其有化瘀作用，认为"无论脏腑何处有积，鸡内金皆能消之……加鸡内金于补药之中，以化经络之瘀滞而病始可愈。"（中，133）再如治心虚怔忡之定心汤，于龙眼肉、枣仁、柏子仁补心之气血药中少加乳香、没药，以"流通气血"。（上，42）张氏针对肝体板硬者，柔肝之时亦重视活血，于当归、芍药、玄参、枸杞、阿胶等养血药中常以三七佐之。总之，以活血化瘀之品于补剂之中，有瘀能消，无瘀亦可行补药之壅滞，且可加强补药之力，可谓一举三得。

张氏在补剂之中兼用消导之药，也是补中寓攻思想的体现。他常以白术与鸡内金为伍。白术为健补脾胃之妙品，鸡内金为消化瘀积之要药，然白术土性壅滞，故白术多服久服反有壅滞之弊，有鸡内金善消瘀积者佐之，则补益与宣通并用，二者相得益彰，补益中土，不致壅滞。其他如资生汤、健脾化痰丸、期颐饼、生山药合鸡内金作粥服、生山楂与甘草并用等均攻补相须，并行不悖。

推崇活血：张氏论治瘀血，效法于仲景，亦受王清任的影响。其治疗瘀血，重视谨守病机。对实证可以开破通瘀为主；但气血因虚不能流通者，则以补虚通络为治。他还立有升阳活血、益气化瘀、温阳活血、清热化瘀、理气化瘀诸法，拟活血化瘀方50余首，运用活血化瘀药30余种，凡出血诸证，善用三七；凡病在血分，皆宜入血分之品以理之，如三棱、莪术；凡一切血凝气滞之证，则乳香、没药、水蛭等；凡奇经之瘀阻，则以鹿角胶温通之。张氏著名的活血化瘀方活络效灵丹，全方只有当归、丹参、乳香、没药四味组成，具有养血、活血、祛瘀通络、定痛之功，可治由气血凝滞、经络湮瘀所致疼痹癥瘕、心腹肢体疼痛、疮疡积聚等症。本方药味不多，但配伍合理，四药用量均等，其优点在于祛邪而不伤正，止痛效果颇佳，张氏尝谓"自拟得此方，数年之间治愈心腹疼痛者，不可胜计矣"。（上，187）

权变温清：张氏对寒热错杂之证善施温清并进之法。如治寒火凝结的赭遂攻结汤，取"干姜性热，朴硝性寒，二药并用，善开寒火之凝滞"（上，130）之意；升陷汤黄芪配知母，"用知母以济黄芪之热，则药性平和，始能久服无弊"；（中，29）黄芪膏中黄芪与生石膏同用，能调黄芪之热；秘红丹大黄配油肉桂，寒热相济，性归和平，降胃平肝，兼顾无遗；燮理汤仿交泰丸组方之意，黄连配肉桂，治寒火凝结下焦，二药等份并用，阴阳燮理于顷刻矣，等等不胜枚举。度其用药之意，一方面协调药性寒热之弊，另一方面取其相反相成，提高疗效。

顾护阴液：张锡纯先生受养阴学派影响较深，所著《医学衷中参西录》一书养阴方药运用极多，全书自拟160余方，其中养阴之剂近50余首，配合使用养阴药者亦有50余首，可见他在注意相互协调之中，比较重视滋阴，有时即便不唯补阴，却也十分注意兼顾阴液。张氏喜用熟地、山药补真阴，如玉液汤、滋阴宣解汤。对于阴分久亏，而久服滋腻恐生湿者，或兼夹湿邪者，则擅用滋阴利湿法，如珠玉二宝粥，"单用生山药，久则失于黏腻，单用薏米久则失于淡渗，惟等分并用，乃可久服无弊。"（上，21）尚有澄化汤、济阴汤、薯蓣苤苣粥等，亦属滋阴利湿。对于阴分久亏，阴损伤阳者，则于养阴之时，伍以参、芪补助气分，气阴双补。对于阴虚而阳亢者，则以黄肉补阴敛阳，用赭石、龙骨、牡蛎养阴潜敛，救治危重，往往出奇制胜。对于阴虚阴阳不相维系，阳气欲脱者，则用附子辛热回阳，复用重剂补阴，佐以芍药苦降，使阴足而能涵阳。凡此等等，说明张氏重用养阴且滋阴有术。

以脏补脏：以脏补脏是针对发病脏腑之虚，使用动物相应脏器为药物以补之的特殊治法，也是张锡纯先生治法特色之一，他以鸡内金治疗脾胃虚弱，"鸡内金鸡之脾胃也，其中偶有瓦石铜铁，皆有消化痕迹，脾胃之坚壮可知，故用以补助脾胃，大能运化饮食，消磨瘀积"，（上，146）"且其性甚和平，兼有以脾胃补脾胃之妙，故能助健补脾胃之药。"（上，2）他以猪胰治消渴，"盖猪胰子即猪之膵，是人之膵病，而可补以物之膵也。"（上，79）上述均是以脏补脏的例证。

4. 在妇科方面的主要学术思想

张锡纯论治妇科病证，首重于冲，善调脾肾，不囿旧说，多发前人之未发，虽未尽善尽美，然亦熠熠生辉。

（1）首重于冲

历代医家论治妇科病证，或重于脾，或重于肾，或重于肝，或重于气血，见仁见智，各抒所长。然张氏独重于冲，谓冲脉"上隶于阳明胃经，下连于少阴肾经，有任脉为之担任，督脉为之督摄，带脉为之约束，阳维、阴维、阳跷、阴跷为之拥护。"（上，349）显然，张氏将冲脉冠于奇经之首。盖因冲脉起于胞中，为十二经脉之海，渗灌阴阳，为全身气血之要冲，故张氏独重冲脉。张氏创妇科17方，而治冲者居其七，于此可见一斑。

冲脉为病之记载，肇源于《内经》。《素问·骨空论》曰："冲脉为病，逆气里急。"《内经》以降，虽代有发挥，皆语焉不详。张氏独具只眼，探幽发微，详论冲脉之病因、病证、病脉及治法。曰："冲气上冲之病甚多，而医者识其病者甚少，即或能识此病，亦多不能洞悉其病因，而施以相当之治法也。"（中，464）论冲气上冲之因，"固由于肾脏之虚，亦多由于肝气恣横。"关于冲气上冲的症状，张氏曰："阻塞饮食，不能下行，多化痰涎，因腹中膨闷，哕气，呃逆连连不止，甚则两胁胀痛，头晕目眩，其脉则弦硬而长。"（中，464）

冲脉为病，有虚实寒热之别，故张氏又提出了一系列调冲的方法，曰："郁者理之，虚者补之，风袭者祛之，湿盛者渗之，气化不固者固摄之，阴阳偏盛者调摄之。"（上，349）张氏还据此理论创立了理冲汤、安冲汤、温冲汤、固冲汤等著名方剂，为后世所称道，并于临床广为应用。张氏治冲之法，可概括为镇逆降冲、补虚固冲、温阳暖冲、活瘀调冲等四法。

温阳暖冲：温阳暖冲法主要用于阳虚冲寒不孕者。张氏本《内经》"太冲脉盛，月事以时下，故有子"之说，认为："在女子则冲与血室实为受胎之处"，"冲脉无病，未有不生育者，故女子不育，多责之冲脉。"（上，349）

妇人血海虚寒不孕者，张氏创立了温冲汤，其病机盖因相火虚衰，以致冲不温暖。临床应用指征为："其人苦平素畏坐凉处，畏食冷物，经脉调和而艰于生育者，即以此汤服之。"又曰："或天气未寒而背先恶冷，或脉迟因而尺部不起，皆其外征也。"（中，486）方以附子、肉桂、补骨脂、小茴香、紫石英壮命火以温冲，归身养血，鹿角胶、胡桃仁益肾填精，山药补脾肾而培其生化之源。方中独重用紫石英者，取其性温质重，能引诸药直达于冲而温暖之。全方着眼于肾阳，补而不滞，温而不燥，切中病机。

肾虚冲脉虚寒而不孕者，临床并不少见，所以使用补肾温冲法治疗不孕症，是妇科常用的重要方法，尤其对子宫发育不全及卵巢功能失调所引起的不孕症，常能获得较为满意疗效。

沧州地区中医院孙光周先父，熟谙张氏之学说，对温冲汤加以化裁，创温冲促孕丹，方以鹿角霜、淫羊藿、川续断、菟丝子补肾填精；熟附子、补骨脂、炒小茴香、紫石英、细辛、肉桂、硫黄补命火，暖冲促孕；黄芪、党参、山药、茯苓、白术、熟地、当归、白芍益气血；香附、川芎、水蛭、山甲珠理气活血通经，诸药合用，具补命门、温冲脉、通经促孕之功。孙氏运用温冲促孕丹治疗不孕症174例，其中属气血不足者11例，属痰湿郁阻者24例，肝郁气滞者37例，肾阳虚衰者102例。病程在3年以上者85例，5年以上者64例，9年以上者25例。用药两个疗程（25天为一疗程）而孕者31例，3个疗程而孕者32例，4个疗程而孕者84例，6个疗程以上未孕者27例，治愈率为84.5%。（张锡纯学术会议资料）

温冲法亦用于癥瘕、月信不通者。张氏曰："然癥瘕不必尽属瘀血也。大抵结为瘀血癥瘕者，其人必碍生育，月信恒闭。若其人不碍生育，月信亦屡见者，其癥瘕多系冷积。"体壮者犹可攻逐冷积，"若其处觉凉者，多服温暖宣通之药，其积亦可下。"（中，462）张氏妇案云：下焦板硬，月信逾两月未见，脉象左右皆弦细，其为上有寒饮，下有寒积无疑。方用干姜五钱，于白术四钱，乌附子三钱、云苓片、炙甘草各二钱、陈皮、厚朴各半钱，生白药三钱以为反佐。后附子加至八钱，服逾十剂，大便日行数次，多系白色冷积，如此五日，冷积泻尽而孕。（中·482）此即以温冲法治癥瘕经闭之例。

温冲法亦用于带证、血崩。张氏云："女子带证，来自冲任或胞室……凉甚者，（清带汤）加干姜、桂、附、小茴香。"（中，484）又云："女子血崩，因肾脏气化不固而冲任滑脱也，曾拟有固冲汤……凉甚者加乌附子二钱。"张氏治一妇人陡然下血，用固冲汤去芍加野台参八钱、乌附子三钱，一剂血止。（上，348）

李穆氏报道用清带汤加白术、小茴香、肉桂、鹿角霜等温阳暖冲法治疗绝育手术后带、崩者多例，收到了明显效果。（张锡纯学术会议资料）

综上所述，凡阳气不足、冲脉虚寒而崩漏、带下、癥瘕、经闭、滑胎、不孕等证，皆可施以温冲法。

镇逆降冲：镇逆降冲法主要用于倒经及妊娠恶阻等证。《素问·厥论》曰："阳明厥逆，喘咳身热，善惊，衄，呕血。"张氏本《内经》之旨，谓倒经虽属胃气上逆，然其本缘于冲气上逆。因冲脉上隶于阳明胃经，下连于少阴肾气。"少阴肾虚，其气化不能闭藏以收摄冲气，则冲气易于上干；阳明胃虚，其气化不能下行以镇安冲气，则冲气亦易于上干。冲中之气既上干，冲中之血自随之上逆，此倒经所由来也。"（上，352）张氏以仲景麦门冬汤加味治之，以半夏降胃安冲，因半夏禀秋金收降之性，力能下达，为降胃安冲之主药；山药补肾敛冲，冲中之气安其故宅，冲中之血自不上逆；更以芍药、桃仁、丹参开其下行之路，使冲中之血得循故道，倒经自止。

妊娠恶阻呕吐，张氏因"其冲气胃气皆上逆"，（上，355）以安胃饮治之。方中半夏辛温下行，为降逆止呕之主药；"生赭石压力最雄，能镇胃气、冲气上逆，开胸膈，坠痰涎，止呕吐，通燥结。"（上，29）又曰："愚治恶阻之证，遇有上脘固结，旬日之间勺饮不能下行，无论水与药，入口须臾即吐出，愚放胆重用生赭石数两，煎汤一大碗，徐徐温饮下，吐止、结开、便通而胎元无伤。"半夏、赭石二药，张氏视为降逆平冲之要药，凡冲气上逆之呕吐、倒经、吐血、咳喘、呃逆、痰饮、中风等皆用之，这是张氏用药的一个特点。

吕奎杰氏遵张氏镇冲逆降法治中风、呕吐、衄血、喘息、倒经等病证，皆取得了较好的效果。认为："张氏的论点及其治法，是经得起临床重复和验证的。"（张锡纯学术会议资料）

何秀川氏《运用张锡纯加味麦门冬汤治疗妇女经前冲逆证》一文认为："妇女经前的眩晕、咳逆、头痛、吐血等证，皆冲气上逆所致，其病机与倒经同，临床喜用加味麦门冬汤化裁，每获奇效。推而广之，此方尚用于妇女经前紧张综合征，如经前烦躁、胸闷、乳房胀痛、腹痛腹泻等，也取得一定疗效。"何氏据自己临床体会认为，经前冲气上逆，其症状多发生于身体上部，特别是头面部，是应用本方的关键。何氏常于方中加牛膝引血下行，加赭石以镇逆气，颇合锡纯立方之旨。（张锡纯学术会议资料）

补虚固冲：补虚固冲法主要用于冲任滑脱之崩漏、带下证。张氏云："女子血崩，因肾脏气化不固，而冲任滑脱也"，（中，484）治以固冲汤。又云："血崩之证，多有因其人暴怒，肝气郁结，不能上达，而转下冲肾关，致经血随之下注者……当其血大下之后，血脱而气亦随之下脱，则肝气之郁者，转可因之而开，且病急则治其标"，（上，348》张氏亦以固冲汤治标急。

固冲汤以白术、黄芪益气健脾而摄血，山萸、白芍补肝肾而收敛元气，煅龙骨、煅牡蛎、茜草、螵蛸、五倍子、棕炭固涩滑脱以止血。该方补涩并同，标本相兼，止血固脱之力甚雄，诚为治血崩之要方。

张氏安冲汤，方义和药物与固冲汤多有相同之处。安冲汤所治者缓，固冲汤所治者急，故固冲汤止涩固脱治标之力更胜。

大气下陷亦可致冲胃之气上逆，升陷补虚，即可治其冲逆。盖"人之大气，原能斡旋全身，为诸气之纲领，故大气常充满于胸中，自能运转胃气使之下降，镇摄冲气不使上冲。大气一陷，纲领不振，诸气之条贯多紊乱……大气下陷者，实可致冲胃气逆也。"（上，353）张氏于气陷而冲胃气逆致倒经者，主以升陷汤治之，补虚即可降冲。若气陷而冲任不固致崩漏者，张氏亦以升陷汤治之。血上溢或下脱，因气陷而致之者，皆施以升陷汤，亦异病同治也。

杨永芳氏以安冲汤治疗崩漏 26 例，疗效满意。认为应用该方"一般不须加减，而药物剂量可根据病情适当变动，如气虚明显者，重用黄芪；热象突出者，重用生地；出血较多者，重用龙骨、牡蛎；瘀血较重者，重用茜草"。作者体会道："对复发病例，在再次投以安冲汤止血后，有意延长巩固性治疗时限，结果复发率明显降低。提示巩固性治疗对稳定疗效、防止复发具有重要意义。"（《浙江中医杂志》1983，7：324）另有李保富氏报道，以加味安冲汤治疗功能性子宫出血 40 例，服药 5～10 剂，痊愈 33 例，好转 6 例（《北京中医杂志》1983，3：36）。于世良氏以安冲汤治崩中、漏下、带下经久不愈等病证，"屡经实验，效果颇佳。"（《四川中医》1983，2：50）熊氏对劳伤、虚寒、虚热、血瘀之崩漏，均以固冲汤为基础方治之，劳伤加红参、三七、鹿角霜；虚寒加附片、炮姜、艾叶；虚热加生地、丹皮、旱莲草；血瘀加蒲黄、赤芍、当归。（《北京中医学院学报》1984，1：38）李惠之氏曰："二十年来，我每遇此病（指子宫出血），常用固冲汤治之，应手奏效。"（《江苏中医》1963，10：38）张定基氏以固冲汤加仙茅、淫羊藿、知母、黄柏，名二仙固冲汤，治更年期崩漏，疗效满意。因更年期已届七七之年，肾气衰，天癸竭，冲任虚，固摄无权，易致崩漏。固冲汤健脾益肾，固涩冲任；加二仙汤温补肾阳，复其固摄之权。（张锡纯学术会议资料）包国材亦云："本方对危重的老年血崩证确有疗效，可以推广使用。"（《福建中医药》1982，4：33）由上述可见，后世对固冲汤广泛应用，不仅疗效可靠，而且扩大了原方的使用范围。

化瘀调冲：冲为血海，为气血运行之要冲。冲脉调和，则疾病无以发生。若经期产后，风寒外侵或情志内伤，或任重闪跌，或用药失宜，致妇女经闭不行，或产后恶露不尽，凝结于冲任之中，而流走之新血又日凝滞其上以附益之，逐渐而为癥瘕矣。"（中，481）瘀血不去，新血不生，脏腑失却濡养，"致阴虚作热，阳虚作冷，食少劳嗽，虚证沓来"，证虽似虚，然根蒂在于血瘀气滞，理冲汤、理冲丸即为此而设。功能扶正祛邪，消瘀行滞，活血调中。"亦治室女月闭血枯、男子劳瘵、一切脏腑癥瘕、积聚、气郁、脾弱、满闷、痞胀、不能饮食。"（上，340）

张氏立方之旨，实本于仲景，曰："仲景治劳瘵，有大黄䗪虫丸，有百劳丸，皆多用破血之药。"又曰："虚劳者必血痹，而血痹之甚又未有不虚劳者。并知治虚劳必先治血痹，治血痹亦即所以治虚劳也。"（上，5）大黄䗪虫丸中，重用䗪虫、水蛭、蛴螬、大黄、桃仁、干漆等活血通痹以祛瘀，又经地黄、芍药、甘草滋润养阴补其虚，攻补兼施。张氏宗此旨，亦以活血化瘀通痹法治疗虚劳，以三棱、莪术、鸡内金活血化瘀，又以人参、黄芪诸药顾护正气，则瘀血去而气血不致损伤。"且参、芪之补气，得三棱、莪术以流通之，补而不滞，元气愈旺。元气既旺，愈能鼓舞三棱、莪术之力，以消癥瘕，此其所以效也。"（上，341）

后世对理冲汤的应用很广。蒋立基氏云："每见慢性盆腔炎、附件炎、经前期紧张症、更年期综合征、慢性前列腺炎等患者，常伴有头痛、头晕、耳鸣眼花、失眠多梦、心悸健忘、焦虑不安，心中懊恼莫可名状、胸胁胀闷、血压不稳，或出现一些很不具体的症状，用通常调肝方法，诸如疏之、散之、平之、息之等，以求肝气冲和条达，常鲜效验。但用理冲汤加减治之，往往可应手取效。"又曰："活血通络以调气，实乃图本之治……又因本方健脾运、益脾阴而开胃进食，可裕气血生化之源，则气血充盛，阴精满盈，使任脉通，太冲脉盛，进而渗诸阳，灌诸精，则逆气里急等冲脉病患自平。"（《辽宁中医》1985，9：25）周达人氏将理冲汤广泛应用于"体质虚羸、瘀血内停所致的月经不调、痛经、崩漏、经闭与盆腔炎、子宫肌瘤、子宫内膜异位症、卵巢囊肿、输卵管不通、不孕症及产后腹痛、恶露不下等症"。视其体质，调整攻补的比例。（《河北中医·张锡纯论文专辑》31页）这就不仅使张锡纯的学术理论与方药得到重复验证，而且大大扩展了应用范围。

（2）善调脾肾

张氏论治妇科病证，善从脾肾入手。

血枯经闭首重脾胃：女子血枯不月，俗皆用破血通经之药，往往病未去而正气已伤。张氏遵《内经》"二阳之病发心脾，有不得隐曲，在女子为不月，其传为风消，其传为息贲者，死不治"之旨，从脾胃入手，以资生汤及资生通脉汤治之。脾胃为后天之本，气血生化之源，化生万物，资生一身。若"脾不能助胃消食，变化精微以溉五脏，在男子已隐受其病而尚无显征，在女子则显然有不月之病"。（上，2）治此证，当"戒病者淡泊寡欲以养其心；而复善于补助其脾胃，使饮食渐渐加多，其身体自渐渐复原"。（上，2）又曰："治之者，自当调其脾胃，使之多进饮食，以为生血之根本。"（上，363）二方皆以山药健脾滋阴，白术健运脾气，鸡内金健胃消食化积，此三味为不可挪移之品。女子月信若日久不见，其血海必有坚结之血，鸡内金善消有形郁积，服之既久，瘀血之坚结者自然融化，新血活泼增长。资生汤中佐玄参滋肾水以退虚热，牛蒡子利肺气以止嗽定喘。资生通脉汤中佐玄参、芍药以退虚热，萸肉、枸杞补其肝肾，桃仁、红花活血通经，甘草补脾胃之虚。

女子以血为主，凡经、孕、产、乳无不以血为本。血者，水谷之精气，化源于脾胃。倘脾胃虚，化源枯，则发为经闭、崩漏、乳少等疾。张氏故首重脾胃，多进饮食，自为生血之本。

张氏调脾胃，兼蓄东垣、香岩之长，以山药滋脾阴，以白术益胃阳，刚柔相济，润燥并施，资生汤、资生通脉汤中皆举为主将，为不可移易之品。

张氏治痨瘵血枯经闭重于调胃，确有至理。盖痨瘵者，未尝不有阴虚蒸热之征，俗皆以滋阴退蒸热为主，不无舍本逐末之嫌。脾胃已弱，养阴复加腻滞，生化之源不复，欲滋阴而阴难复，反成害胃之鸩毒。张氏独重脾胃，诚求本之举，俟脾胃健壮，多能消化饮食，则全身自然健壮，何患经闭不愈？

孙秉恒氏曾治一女，身体羸弱，咳喘不食，颧红潮热。初诊沿用二地、二母、元参、地骨皮等滋阴清热套药，10剂未效，更医数人，竟致汤水不欲进。后改用"资生汤"加减而告痊愈。隔年随访，见其体健而胖，面红有光，精神振奋，饮食大增。（张锡纯学术会议资料）此例恰可说明治痨瘵血枯重在调脾胃的意义，若率用滋阴退蒸则碍脾，生化之源告竭，五脏何以滋灌？率用活血破滞以通经，则戕其元气，经未至而气益耗，何期复康？张氏谆谆之苦心，当为后世之楷模。

另有张殿龙氏以资生汤治血枯经闭，气虚者加党参、茯苓，血虚加四物汤，腰痛加女贞子、菟丝子，亦获满意疗效。（《吉林中医药》1981，3：20）资生汤的疗效，确可经得起临床重复验证。

胎元不固，补肾安胎：前贤安胎，说法不一。丹溪以产前多热，用黄芩、白术，谓"黄芩、白术为安胎圣药"。秦天一云："胎前大约以凉血顺气为主，而肝脾胃三经尤为所重。"陈修园则笃信热药始能安胎。陈自明认为，滑胎多是气血不足，曰："血气不足，故不能养胎，所以数堕胎也。"张景岳亦云："凡妊娠之数见堕胎者，必以气血亏损而然。"而张锡纯则主张滑胎从肾论治。曰："男女生育，皆赖肾脏作强"，"肾旺自能荫胎也。"冲为血海，任主胞胎，二经皆起源于肾。张氏据此立寿胎丸，方以菟丝子强腰壮肾为君，辅以寄生、川续断强腰肾，佐阿胶以滋阴补肾，肾旺自能荫胎。

寿胎丸已被后世广泛应用。施瑞兰等以寿胎丸加味治疗先兆流产44例，有效率97.7%。（《中医杂志》1983，12：21）朱金凤氏以寿胎丸加味治疗先兆流产110例，有效106例，占96.36%。实验证明，本方安胎的机理，主要有三个方面作用：抑制子宫收缩；加强垂体-卵巢促黄体功能；具有雌激素样活性，促进子宫发育。（《中西医结合杂志》1987，7：407）笔者以寿胎丸加减治疗习惯性流产15例，流产3胎者9例，4胎者4例，6胎者1例，8胎者1例。服药5～15剂者6例，16～30剂者9例。15例均足月顺产，母子健康。（《河北中医·1985年专辑》26页）刘燕宁氏以寿胎丸保胎，服保胎药组30例（用药3～70天），未服保胎药组27例，为对照组。两组相较，寿胎丸组小儿智商＞120之例数多于对照组，统计学处理有显著意义，其余检查两组无异常。（《湖北中医杂志》1987，4：26）

后世不仅以寿胎丸保胎，而且扩大了其使用范围。陈钢氏以寿胎丸治疗肾虚型妇科病证，如闭经、带下、胎位不正、产后腰痛等，都取得了肯定的疗效。（《浙江中医杂志》1984，11：520）

（3）不囿旧说，别具慧眼

论寒热往来，别开生面。妇人寒热往来，医家多以热入血室或邪在少阳论之，皆主以小柴胡汤。张氏补前人之未备，又提出了寒热往来的四种原因，在理论与实践上都有重要意义。

气郁而寒热往来。张氏云："妇女性多忧思，以致脏腑经络多有郁结闭塞之处，阻遏阳气不能外达……于是周身之寒作矣。迨阳气蓄极，终当愤发……热又由兹而生。"（上，339）因忧思而气机郁结，阳气不能外达，外失温煦而寒，迨阳气蓄极而发则为热，于是寒热交作。

肝虚而作寒热。肝胆同气，脏腑相依。胆为阴阳出入之枢，胆病则阴阳出入乖戾而寒热往来；肝为阴尽阳生之脏，肝虚则阳气不升，阴阳不相顺接而寒热胜复，发为寒热往来。故张氏云："肝为厥阴，虚极亦为寒热往来。"（上，27）又云："有谓肝虚则乍寒乍热者，斯说也，愚曾验过。"张氏遵《内经》之旨，"单重用山萸肉二两煎汤，服之立愈。"（上，338）"《神农本草经》山茱萸原主寒热，其所主之寒热，即肝经虚极之寒热往来也。"（上，27）来复汤项下附有案例可参。

大气下陷而寒热。张氏云："有胸中大气下陷作寒热者，盖胸中大气即上焦阳气，其下陷之时，非尽下陷也，亦非一陷而不升也。当其初陷之时，阳气郁而不畅则作寒；既陷之后，阳气蓄而欲宣则作热。"（上，156）此证若不知病源，误认为气郁不舒而开通之，则剧者呼吸将停，努力始能呼吸；犹认为气逆而降之，则陷者益陷，凶危立见，当以升陷汤升举大气。方中黄芪善补肝气且能升提，肝气复则阳始能升；升麻、柴胡、桔梗助其升提，佐知母监制黄芪之热。

癥瘕阻塞而寒热。经云："升降出入，无器不有。"若气机被癥瘕阻塞，则阴阳升降乖戾。阳气不升，则阴寒转而乘之，阴乘阳位而寒；阳气不升而郁，蓄极而伸则为热，于是寒热交作。故张氏云："有经闭结为癥瘕，阻塞气化作寒热者，可用理冲汤"。（上，336）调其阴阳，破其癥瘕，气血通畅，寒热自除。

张氏论寒热，皆从气机升降着眼，或邪阻而气化不利，或正虚无力气化，皆可使阴阳升降出入乖戾，发为寒热。故治法中有调气解郁除寒热，有活血破癥除寒热，有扶正升陷除寒热，有补肝升阳除寒热等法。推而广之，凡邪实、正虚而升降出入失其常度者，皆可致寒热交作。治之当审因论治，务在调畅气机，升降出入畅达，寒热自除。读张氏之书，当可悟通寒热往来之机，不必拘于少阳一证。

带下有滞，别具一格。带下证，医者多从脾虚湿盛，或肾虚带脉不固论之。张氏独曰：带下"非仅滑脱，也若滞下，然滑脱之中，实兼有瘀滞。其所瘀滞者，不外气血"，（上，350）又曰："带下似滞下之说，愚向持此论。"（上，351）张氏据此立清带汤，取龙骨、牡蛎以固脱，茜草、海螵蛸以化滞，收涩之中兼能开通，相得益彰；更用生山药以滋真阴、固元气，再随其寒热而加减消息之。

阴挺从肝，别树一帜。阴挺之证，医者多以气虚不能升提，或湿热下注论之。张氏独曰：阴挺"病之原因，为肝气郁而下陷无疑也"。（上，362）肝主升，肝气虚，则清阳不升，转而郁结下陷，胞宫下为阴挺，张氏立升肝舒郁汤，"方中黄芪与柴胡、川芎并用，补肝即以舒肝，而肝气陷者可升；当归与乳、没并用，养肝即以调肝，而肝气之郁者可化。又恐黄芪性热，与肝中所寄之相火不宜，故又加知母之凉润者，以解其热也。"（上，362）

癥瘕系冷积，别有卓识。从来癥瘕皆以瘀血论治，张氏独具卓识，曰："癥瘕不必尽属瘀血者。大抵瘀血结为癥瘕者，其人必碍生育，月信恒闭。若其人不碍生育，月信亦屡见者，其癥瘕多系冷积。"（中，482）形壮者，可用炒牵牛末三钱下之；形稍弱者，可用参芪煎汤送服牵牛末。服至月余，其癥瘕自消。

胎前产后不囿旧说。张氏善于思考，勤于实践，遵古而不泥古，不为旧说所囿。

产后当凉则凉。俗曰"产后宜温"，周学霆《三指禅》云："温补二字，在产后极为稳当，其于证之虚寒者，固不外肉桂、干姜；即证之大热者，不离肉桂、干姜。"此说一出，后世多宗之，遂视产后宜温为定律。张氏不囿其说，曰："产后忌用寒凉，而温热入阳明腑后，又必用寒凉方解。"（上，360）制滋阴清胃汤治之，重用玄参滋阴清热。热甚者，白虎亦在所不忌，甚至石膏用至数两。

用药颇具胆识，俗曰："产前宜凉。"然确有寒者，热药不避。附子原有损胎之说，虽于产前，亦当用则用，毫不苟徇。张氏治一孕妇，上有寒饮，下有寒积，附子用至三钱，后更加至五钱，下冷积若许，而胎儿安然无恙。故张氏曰："夫附子原有损胎之说，此证服附子若此之多，而胎竟安然，诚所谓'有故无殒，亦无殒'者也。"（中，482）

赭石，《别录》称其能堕胎，张氏恒用其镇冲降逆治恶阻。曰："赭石之质重坠，可堕已成形之胎也。若胎在五六月时，诚然忌之。若在三月以前之胎，虽名为胎，不过血脉一团凝聚耳，此时惟忌用破血之品，而赭石毫无破血之性，且其质虽重坠，不过镇降其肝胃上逆之气使归于平，是重坠之力上逆之气当之，即病当之非人当之也"（下，177），故尔孕妇不避，张氏治恶阻之安胃饮中，若便结者即重用赭石代石脂，降逆平冲止呕。

张氏制妇科方17首，构思精巧，不乏新意，卓然一帜，皆为后世医家所习用。尤其发挥冲脉理论，厥功匪浅，不愧一代名家。

5. 在方剂方面的主要学术思想

张锡纯先生在《医学衷中参西录》中精心制方160余首，用药也十分精炼，其治疗内科病证的方药多数被近代医家沿用。他注重实践，讲究疗效，富于胆识，敢于创新，其制方用药的经验之谈，是对中医学的卓著贡献，他的处方应用至今，得到后世的普遍赞誉，引起中医界对探讨研究其制方、用药经验的广泛兴趣，在此仅就内科范畴所用方药作一简括研讨。

（1）制方原则及特点

张氏制方理论，是以《内经》作为指导，在极力阐发其中奥旨的基础上，效法仲景，立足于自己的医疗实践，创出符合临证实际，确有实效的多首处方。他认为，临证之道，不用古方，不能治病；拘守古方，亦不能治病，指出师古不泥古，师古创新的重要性。如他在创制镇肝熄风汤一方时说"盖肝属木，中藏相火，木盛火炽，即能生风"，"此诚由《内经》'诸风掉眩，皆属于肝'句悟出"。（上，314）他细思《内经》煎厥、大厥、薄厥三条原文后，参西医之理，认为这是由于脑部充血所引起的疾患，故用牛膝引血下行，方中镇肝息风与顺达肝木之药并用，既有息风之力，又有防肝风激发之功，充分印证了《内经》"血菀于上，使人薄厥"的理论。镇肝熄风汤经久用而不衰，无论在中风前、中风时、中风后，只要属于肝阳化风的病机均可使用。又如他创制的治吐血的寒降汤、清降汤、温降汤、保元寒降汤、保元清降汤5方，虽脱胎于

《金匮要略》治吐血的泻心汤，实本于《内经》吐血、衄血责之阳明不降之旨，因此他提出治吐血、衄血应以降阳明厥逆为主。降阳明厥逆，莫若赭石、半夏。在以上5方中，方方有赭石，3方有半夏，组方至精至巧。

由于张氏创制新方，理法俱全，用药简明，与《内经》理论、仲景制方风格一脉相承，故后人多喜用之。目前应用通变白头翁汤治赤白痢；理冲汤治肠结核并结核性腹膜炎，急性肠梗阻；安胃饮治早期妊娠呕吐；白茅根汤治急性肾炎等，各地均有报道。而升陷汤、理冲汤、加减麦门冬汤等20多个方剂，又被分别录入中医《方剂学》教材之中。

张氏制方态度严谨，药物配伍确当，处方主次分明，众药通力合作，故能击中要害，切中病机，取得卓效。

他制方重君、臣、佐、使配伍，以著名的升陷汤为例，黄芪为君重用，善补气，又善升气；升麻、柴胡为臣，助黄芪升提下陷之气；知母为佐，凉润之性兼制君药的副反应；桔梗为使，载诸药以达病所。从中不难看出张氏制方用心之良苦。

其次，在他的处方中极重脾胃之气，多首处方配以健脾和胃之药，反映了他固守中州的学术思想。

至于处方中升降并调，一升一降，气自流通；寒热同用，扬长避短；攻补兼施，补中寓泻，益之无壅的配伍原则，都体现了他制方用药的绝妙。

张氏组方力主药味少而药量重，以单刀直入、夺关斩将之势，力挽沉疴，可谓用药纯重。在他自制的方剂中，最多不超过12味，以6～8味居多，以1～3味组方者亦不少见。但其使用药量则较重，在处方中淮山药、石膏、赭石、山萸肉、生地、熟地、白术、黄芪、当归、龙骨、牡蛎约50多种药用量在30g以上，其中以淮山药、生石膏用重量者最多，如镇逆白虎汤、白虎加人参以山药代粳米汤，石膏用量达90g，知母45g；薯蓣鸡子黄汤、薯蓣粥，淮山药都用至500g；来复汤用山萸肉至60g，龙骨、牡蛎各30g，荡痰汤用生赭石60g，鸡内金60g，枣肉250g；解毒生化丹用金银花30g，鸦胆子60粒，病重者日服2剂；理冲汤中生水蛭30g，生黄芪45g；白茅根汤用白茅根500g等等。总之，他组方用药味数之少，用量之重，实属常人所不及，若不是胆识俱全，则难臻于此。

张氏用药纯重，胆大而不孟浪，他对一些剧烈药品，从不轻施于人，往往借鉴前人经验，加之亲自验证，以确定药性如何，用量也往往由少渐多，因此多能得心应手，把握成败。有些毒药，他还亲口尝试，获得第一手资料，令人敬佩之至。

张氏处方虽大，但有丸、饮、饼、粥、丹等不同剂型，一般都徐徐分次服饮，中病即止，以知为度，并不一次尽剂，可谓见明治勇。

张氏制方，丸、散、膏、丹一应俱全，其中以"粥"为剂者，则别开生面。他以药制粥，剂型简单，用治疾病，老幼咸宜。尤其对慢性虚弱性疾病需长期进补者，则易于为病家接受。目前有报道用珠玉二宝粥配合抗结核药物治疗结核性渗出性腹膜炎，有明显缩短疗程、减轻症状的效果。有用薯蓣半夏粥治疗神经性呕吐者，因半夏降胃中冲逆之气，山药调胃生津，常收立竿见影之效。有用三宝粥治阿米巴痢疾；薯蓣粥治病后或年老体弱；薯蓣鸡子黄粥治小儿久泻和成人慢性溃疡性结肠炎者，确有强身祛病之效。特别是在大力开发药膳的今天，张氏粥方也为食疗增添了耀人的光彩。

张锡纯先生平素注意搜集、整理、使用民间单方验方，如鸦胆子治赤白痢，系得之药店秘方；牤牛蛋加黑豆一撮治崩漏是从病妇所得；小蓟根治吐血是从诗友得来；绿豆芽加姜汁、黄蔗糖作膏治带下则见诸报端。凡此诸方，张氏事必躬亲，验之临床，得效之后方列书中以传后人。

（2）重视配伍，疗效卓著

先生在精研药性的基础上创制了许多新方。方中用药精练，配伍严谨。他指出用药配伍的原则是"取其药性化合，借彼药之长以济此药之短"，故在他所制的方中常见到寒药与热药同用；补药与破药同用；润药与燥药同用；通药与涩药同用。既能治病，又无弊病产生，且能获得显效。张氏配方用药尊古而不泥古，颇多创新，对后人影响很大。下面举例说明用药配伍的规律。

①寒热相配

黄芪与知母：张氏创制的许多补气方中以黄芪为主药，但他认为"其性稍热，故以知母之凉润者济之"，且指出"用知母以济黄芪之热，则药性和平，如能久服无弊"。

干姜与芍药：先生所拟温降汤中以二药同用，其方治疗因凉胃气不降至吐衄有显效。方中既用干姜、生姜温胃降逆，又用芍药护肝、凉肝，使各归其经，各守其职，达温胃而不动相火之妙。故先生解释"用芍药者，所以防干姜之热力入肝也，且肝为藏血之脏，得芍药之凉润以养之，则宁谧收敛，而血不妄行"。

大黄与肉桂：张氏自创的秘红丹中，用大黄末配肉桂末治肝郁胃气上逆致吐衄证，或吐衄证屡服他药不效者，无论因凉、因热服之均有捷效。他认为"平肝之药以肉桂为最要，肝属木，木得桂则枯也，而单用之则失于热；降胃止血之药，以大黄为最要，胃气不上逆，血即不逆行也，而单用之又失于寒，若二药并用，则寒热相济，性归和平，降胃平肝，兼顾无遗。"临证凡遇吐血者，投以此方，皆随手奏效，且无留瘀之弊。

除上述外，寒热并用之方比比皆是，如黄芪膏中黄芪配石膏；燮理汤中黄连配肉桂等。既能协调药性寒热之弊，又能取其相反相成而增强药效。

②补破相兼

参、芪与三棱、莪术：在仲景治血痹虚劳用大黄䗪虫丸、百劳丸及王清任活血化瘀法统治百病的启示下，先生制方尤善用攻补兼施之法。他认为"盖虚极之人，补药难为功，而破药易见过也"。故为治虚劳而设的十全育真汤中既用参、芪，又用三棱、莪术。并指出："愚于破血药中，独善用三棱、莪术，补药剂中以为佐使，将有瘀者瘀可徐消，即无瘀者亦可借其流通之力，以行补药之滞，而补药之力愈大。"又说："其补破之力皆可相敌，不但气血不受伤损，瘀血之化亦较速，盖人之气血壮旺，愈能驾驭药力以胜病也。"所以在理冲汤中仍以参、芪、三棱、莪术同用，治妇女经闭、癥瘕，男子劳瘵、积聚、痞胀等皆有效验，确能起到"邪去正气无伤损"之功。

白术与鸡内金：先生所拟的方中以此二药为主的甚多。他认为白术为补健脾胃之主药，然性壅滞，故佐以鸡内金消瘀积，补益与宣通并用，不但治痰甚效，又能开胃增加饮食，"且久服之，可消融腹中一切积聚"，又治妇女血枯经闭。如健脾化痰丸为治痰饮之方；益脾饼为治泄泻、完谷不化之方；鸡胵汤和鸡胵茅根汤为治鼓胀之方；资生通脉汤为治女子血枯不月之方等，诸方皆以二者为主药，取其补破之力，以扶正胜邪。

此外，当归、黄芪与乳香、没药同用；当归、山萸肉与乳香、没药同用，补破相兼之方不胜枚举，临证广泛用治多种疾患均获显效。张氏善用攻补兼施以立法制方，堪为一大特长。

③润燥相济

半夏与柏子仁、黑芝麻：理痰汤为治肾虚不固，气化不摄，痰涎壅塞而设，方中以半夏为君，为防半夏之燥，配用芝麻、柏实以润之。他说："痰之本原在于肾。"故方中重用芡实收敛肾气，用柏实、芝麻既能润半夏之燥，又兼助芡实补肾。可达到祛痰饮而不伤正气之功。张氏临证用此方屡建奇功，即使痰证重危服后亦可挽救。

半夏与山药：半夏为降胃安冲之主药，治胃气上逆呕吐、吐衄等证张氏喜用之。但因其辛而燥，故每与山药同用之。山药液浓滋润，既能润半夏之燥，又能补脾肾以敛冲，可获一举两得之功。

④通涩并行

山药与牛蒡子：张氏治劳瘵喘嗽或虚劳发热、咳嗽诸方，皆以山药配牛蒡子同用。他认为"牛蒡子与山药并用最善止嗽"，但山药性收涩，质黏润，多服久服易生壅滞，故以牛蒡子滑利之性相济之。

山药与滑石：张氏治寒温外感之诸证，出现上焦燥热，下焦滑泄无度等危候时，最喜用滑石配山药。认为山药性涩补，善治滑泻，但有碍于燥热，用凉润药治燥热，更加重滑泄。因此用滑石凉散、滑利之性，泄热利小便，与山药共奏清热止泻之功。

诸如生山药与生薏苡仁同用、山药与车前子同用亦不乏见，皆体现了先生配伍用药的风格。总之，先生临证用药，穷于探索，敢于创新，在博取众家之长的同时，刻意求新，摸索出一套用药规律，对后世中药应用研究，确实起了促进作用。

6. 在中药方面的主要学术思想

先生毕生注重实践，讲究实效，应用药物，独具创见，对中药学的发展贡献卓越。

（1）精研药性，尊古创新

张氏非常重视药性，认为医者"就第一层工夫言之，则最在识药性"，又指出"《神农本草经》为讲药之祖，胜于后世本草"。他一生精研典籍，孜孜不倦，仔细揣摩，尤善阐发《神农本草经》之余蕴。

先生研究药性更注重实践，他尝曰："欲审定药性，须一一自家亲尝"，"几经尝试，确知其药之能力性质，而后敢放胆用之"，即毒如巴豆、甘遂亦曾少少尝之。如嚼服甘遂一钱，连泻十余次，所下皆系痰水，而悟为开顽痰之主药；嚼服带皮生桃仁一钱，心中安然，而知生桃仁无毒，始敢连皮尖用之等等。先生不顾个人安危，亲口尝试，悟出药性之真谛，而后施之于人，这种高尚医德和严谨的治学态度，使他对多种药物性能认识深刻，阐述精辟。张氏研究应用药物独具风格，自成一家，对后世影响极为深远，下面仅从五个方面浅析先生用药之特点。

①灵活善用

先生积一生临床经验之所得，著述药物专辑虽只有88味，而药后讲解近10万言。他熟握药性，运用灵活，善于变通，对许多药物有独到见解，如提出山药在滋补药中诚为无上之品、赭石为救颠扶危之大药、黄芪补气升气又善利小便、山萸肉救脱为第一要药、鸡内金善通经闭、三七善化瘀血、肉桂善平肝、蜈蚣善搜风，内治肝风萌动等等，不胜枚举。此皆反复实践，验证其效后收载之，均发古人所未发，为药物功效增补创新，扩大应用范围作了重要贡献。以下举例以证之。

黄芪的应用：先生喜用黄芪，更善用黄芪。他认为黄芪"补气之功最优，善治胸中大气下陷"，运用其补气升气之功，创制了名方"升陷汤"，临床用以治大气下陷诸证莫不立起沉疴。张氏认为黄芪不惟补脾肺之气，且能补肝，指出"凡遇肝气虚弱不能条达，用一切补肝之药皆不效，重用黄芪为主，而少佐以理气之品服之，复杯之顷，即见效验"。（上，180）

张氏治痿首推黄芪，是因其能助血上行，以养脑髓神经，故尝用大剂量的上品北箭芪，有方达150g之多，他强调指出，对脑充血之痿则应慎用黄芪，因黄芪之性，补而兼升，气升血则必随之上升，致脑中之血充而益充，大犯实实之戒，故病初忌用黄芪，误之则凶危立见。只有当脉象柔和而肢痿仍不愈时，方可以黄芪扶助正气，再辅以活血之品，以宣畅气血，畅达经络，肢痿自然缓缓而愈。

黄芪善利小便由张氏首先提出，他受古人重用黄芪治小便不利、积成水肿一案的启迪，认为"三焦之气化不利则不降。小便不利者，往往因气化下陷，郁于下焦，滞其升降流行之机也。故用一切利小便之药不效，而投以升提之药恒多奇效"。（上，88）在升补举陷的理论指导下，他运用黄芪治愈多例水肿证及小便不利证，并明确指出"黄芪之性，又善利小便"。经现代药理研究证实其确有利尿之功，且为今人习用之品。

除此外，张氏还提出黄芪"与发表药同用能祛外风，与养阴清热药同用，更能息内风""用之得当，又能滋阴""能去热""善治流产崩带"等等，足以说明先生用药之活。

山药的应用：先生临证以喜用山药而著称。他否定了陈修园谓山药为寻常服食之品不能治大病的论点，指出"山药之性，能滋阴又能利湿，能滑润又能收涩。是以能补肺补肾兼补脾胃，在滋补药中诚为无上之品"。（上，15）故久服对人体大有补益。先生称赞山药之功，更善用山药，在创制160余方中竟有48方应用山药，其中有27方为君药。他用山药滋阴，治伤寒、温病、淋浊，用其利湿治带下、泄泻，用其滑润治咳嗽，用其收涩治脱证，用其补肾治喘息、淋浊、消渴，用其补脾治久泻、久痢，用其补肺治虚劳等等。对山药的灵活运用发挥尽致，体现了山药是一味多效用的药物。他运用山药独具匠心，然与现代医学研究结果确相吻合。实验研究证实山药有增强机体免疫功能的作用，又证实肺、脾、肾三脏与免疫功能有一定的内在联系，而先生每用山药组方治肺、脾、肾三脏功能失常所致的病证均获显效。

脱证重用萸肉：萸肉酸敛，功能救脱，谓"救脱之药，当以萸肉为第一"，（上，26）其救脱之功较参、术、芪更胜一筹，用于"肝虚极而元气将脱者服之最效"（上，26）故于治脱众方中，鲜有不用山萸肉者，甚或竟以一味萸肉挽救性命于顷刻之间，亦常配龙骨、牡蛎，"且敛正气，而不敛邪气"，（上，66）以敛元气之脱。

寒痢善用硫黄：张氏曰"痢间或有凉者，然不过百中之一耳，且有多系纯白之痢"（上，122），此皆由饮食贪凉，寝处受凉，或由热痢演变而成。张氏主张"其痢之偏寒者，当以硫黄为最要之药"。（中，418）他说"硫黄原禀火中精气……为补相火暖下焦之主药"。（中，419）并认为"径服生者其效更捷"，（上，383）因"痢之有寒者，虽宜治以热药，而仍忌温补收涩之品，至硫黄……是其性热而能通，故以治寒痢最宜也"。（中，419）张氏每以生硫黄或单用，或配他药合用治寒痢，日服2～3分，极量5～6分，其经验值得借鉴。

②单味重用

先生认为用药以能治病为宗旨，指出"所服之药病当之，往往服之不效，是药不胜病"。他批驳医者疏方用药庞杂，量轻，即使将病治愈亦不知何药之力，故他临证时喜"检对证之药，但此一味投之，以观其效力"，并说"重用一味煎汤数盅，徐徐服之，恒能挽回极重之病"。在他记载的病案中重用单味药物救治重证、险证比比皆是，如单用生石膏数两，退寒温大热；单用山萸肉数两，治元气外脱；单用生山药数两，治阴虚灼热；单用蒌仁数两，治外感结胸；单用赭石数两，治呕吐兼结证上下不通等，均获得药到病除、立竿见影之效。

③倡导生用

先生通过研究药性，又经过实践验证，提倡部分药物生用效佳，如石膏、赭石、山药、萸肉、赤石脂、乳香、没药、鸡内金、僵蚕、水蛭、桃仁等均主张生用，并反复说明生用之理。他指出石膏生用性凉具有发表之性，退热功优，胜似金丹；若煅用服之即同鸩毒，误人性命。赭石生用性重坠凉镇，能降胃止血，又能生血毫不伤气分；若煅用即不能生血，且具开破之性，多用令人泄泻。山药宜生者煮汁饮之，不可炒用，炒用服之无效。萸肉生用酸温之性能补肝敛汗，固元气；若酒浸蒸黑用之，敛汗固脱之力顿减。乳香、没药最宜生用；若炒用则流通之力顿减。鸡内金必须生用方有效验；若炒熟用之无效。水蛭最宜生用，甚忌火炙等。如先生所谓"如此者实难枚举，此所以愚于药品多善生用，以存其本性也"。

④讲究炮制

先生提倡药物生用的同时也重视药物的炮制。认为"药有非制过不可服者，若半夏、附子、杏仁诸有毒之药皆是也"，他指出有毒之药必须制至无毒才可入药。为了用药安全，对前人的炮制方法提出异议，并亲自制订一些药物的炮制法。如认为半夏的制法失宜，因而自创炮制法：用半夏数斤，浸以热汤，日换一次，至旬日，将半夏剖为两瓣，再入锅中，多添凉水煮一沸，速连汤取出，盛盆中候水凉，净晒干备用。他又指出马钱子有大毒，必制至无毒方可用，但前人所载制马钱法，或毒未去净，或制之太过，皆不适宜，故也自拟一制法：将马钱子先去净毛，水煮两三沸即捞出。用刀将外皮皆刮净，浸热汤中，旦暮各换汤一次，浸足三昼夜，取出。再用香油煎至纯黑色，掰开视其中心微有黄意，火候即到。将马钱子捞出，用温水洗数次，将油洗净，再用砂土同入锅内炒之；土有油气，换土再炒，以油气尽净为度。此外还提出制血余炭法，制硫化铅法，并详细介绍朴硝炼玄明粉法等，说明先生重视炮制，用药十分讲究。

⑤辨别真伪

先生临证用药极注意辨别药物的真伪，他尝曰："凡用药者，当其细心时时检察，自能稳妥建功，不至有误用品之失。"又说："凡至生地临证，开方当以亲自检视药味，为第一要着。"他经常检视病家取来的药物，或亲自去药房查询，因此能及时发现药房误以漏芦为白头翁；误以相思子为赤小豆；能及时发现药房所购的䗪虫是光背黑甲虫，且特为此事撰写"䗪虫辨"一文，指出䗪虫即土鳖虫，提醒医者用䗪虫时，应当注意辨明。为辨别小茴香有毒无毒，特向厨师请教；为区别有毒蚤休与无毒蚤休，亲自检验其形状，皮色，并嚼服少量。他指出樗白皮与桑白皮皆为根上之皮，真伪难辨，医者用之必须亲自采取。至于用石膏、山萸肉等药时，先生皆反复强调要亲自过目，指出"凡用石膏者，宜买其整块明亮者，自监视轧细方的"，用山萸肉救脱时"必须尝其味极酸者，然后用之，方能立建奇效"。此外，对僵蚕、露蜂房等药的鉴别均有详细论述。张氏对药物的细致观察，临证认真考查的做法，说明他对医学事业有高度的责任心，也是他中药研究取得成功的先决条件。

（2）重煎服法，保证药效

张氏认为药物煎服方法正确与否，直接影响药效。因此，他非常重视药物的煎法与服法，在例言中强调"凡汤剂，药汁不可煎少，少则药汁仍多半含于渣中"，"凡用重剂之处，必煎汁数杯，分数次服下。"指出药物煎干，应弃之，切勿服用，若服用病必增剧。尤推崇前人的宝贵经验，"古之医者，药饵必须以手修制，即煎汤液，亦必亲自监视"，"古人用药，多是煎一大剂，分三次服下，病愈不必尽剂，不愈者必一日服尽。"他借鉴其验，临证中遇危重病人，往往亲自诊病，监视煎药，守护床前，观察药效。在实践中总结了丰富的经验，特别是对危重病者煎药服法的研究，提出不少有价值的经验之法，下面简括述之：

寒温病证，采用煎大剂分次服法。张氏认为"寒温为病中第一险证，而石膏为治寒温第一要药"。他善用大量石膏以退热，但为了用药安全，不使病人产生疑虑，精心设计其煎药方法。如仙露汤用生石膏三两、玄参一两，连翘三钱、粳米五钱，四味药，用水五盅，煎至米熟，其汤即成，约可得清汁三盅，先温服一盅。若服完一剂，病犹在者，可仍煎一剂，服之如前。使药力昼夜相继，以病愈为度。这种服法，使药力常在上焦，且防寒凉侵下焦而导致滑泄。张氏治伤寒、瘟疫等急证，必用此法。认为"治此等证，势如救火，以水泼之，大势稍减。若不连番泼之，则火势复炽，而前功尽弃"。此理甚为精当，病重者，只有连续服药，使药力相续发挥作用，控制病情，才能速见效。余临证每遇发热患者，皆用此法，确能获速效。

虚脱证，采用急煎灌服法。张氏认为虚脱证可随时发生意外，当服峻补之剂，不得有误。萸肉为救脱第一要药，凡遇脱证，急用净萸肉2～4两，暴火煎一沸，急服之。如治邻村一人，外感服表散药数剂后，忽遍身冷汗，心怔忡异常，气息将断，脉浮弱无根，张氏遣人急取净萸肉四两，人参五钱，先用萸肉二两煎数沸，急服之。心定汗止，气亦接续，又将人参切作小块，用所余萸肉煎浓汤送下，病若失。此外，遇下血不止、大气下陷等险证，皆采用急煎灌服法，为救世活人立了大功。

呕吐不止，采用煎汤徐徐温服法。如治恶阻，水与药入口即吐之证，"放胆重用赭石数两，煎汤一大碗，徐徐温饮下"，起到止呕不伤胎之功。治呕吐证，以自制半夏一两，煎汤两茶盅，调入净蜂蜜二两，徐徐咽之，认为"无论呕吐如何之剧，未有不止者"。徐服法，可使药力和缓，易在胸脘发挥作用，避免药味刺激引起呕吐。

大便燥结不通，采用浓煎顿服法。如硝菔通结汤，详载煎服法：将莱菔切片，同朴硝和水煮之。初次煮，用莱菔片1斤，水2斤，煮至莱菔烂熟捞出。就其余汤，再入莱菔1斤。如此煮五次，约得浓汁一大碗，顿服之。若不能顿服者，先饮一半，停一点钟，再温饮一半，大便即通。浓煎顿服可使药力直达病所发挥效应。

除上述外，先生根据不同病证，不同药物还拟订了多种煎服法。如治小儿急惊风的镇风汤，用铁锈水煎药，可加重镇定惊的作用；治胸中烦闷的馏水石膏饮，用蒸汽水煎药，取汽水轻浮之力，引药上升，以解胸中之烦；治妇女经闭不行的理冲汤，加好醋煎煮，还有用灶心煎汤、用竹叶煎汤等。既灵活，又有一定法制，丰富了中药煎服方法。

（3）推崇食疗，实用简便

张氏认为食疗法具有"性甚和平，宜多服常服。用之对症，病自渐愈，即不对症，亦无他患"的优点，所以对食疗法极为重视。通过广泛收集，自身体验，临证应用，创制了许多食疗方法，对食疗法的研究造诣极深。提出"甚勿以为寻常服食之物，而忽之"。他喜用山药就是最有力的明证，还喜用核桃、石榴、山楂、芝麻、萝卜、大葱、大枣、蜂蜜、龙眼肉、鸡子黄、柿霜饼、米醋等食品。临证应用广泛，方法灵活，随机擅变，因时、因地、因人、因证制订各种各样的食疗法，既简便又廉验，颇受患者喜爱。兹就三个方面简要述之：

单味食用：张氏尝云："药在人用之耳"，"用之得当，凉水亦大药也。"他常以单味食物治病，皆获显效。如半月服用海带2斤治愈瘰疬证；用山楂一两煎汤通经闭；用酸石榴连皮捣烂，煮服治泄泻；用悬于茂盛树上百日的白萝卜治劳喘；用胡椒开寒饮；用生鸡子黄定喘等，并记载很多验案，仅举两例以证之：

蒸龙眼治失眠：曾治一少年心中怔忡，夜不能寐，其脉弦硬微数，知其心脾血液短也，俾购龙眼肉，饭甑蒸熟，随便当点心，食之至斤余，病遂除根。

【按】龙眼肉甘香适口，为补心脾要药，养血安神效佳。本例心脾血亏，对证应用故见效甚速。

炖鸭肝治痢疾：曾治天津一幼女泻痢旬日，日下 10 余次，屡次服药不愈。其脉皆弱，知为肝胆虚夹热，随处方鸭肝一具，调以食料，烹熟服之，日服 2 次，两日痊愈。

【按】张氏认为鸭肝性凉，既能泄肝之热，又能补肝之虚，且香美适口，最适于小儿服之。

多味组方：张氏认为以两味或多味食物配合成方，用于临证可增强疗效。如制订的薯蓣鸡子黄粥，以山药轧细过箩煮粥，熟鸡子黄捏碎调粥中，用于久泄；珠玉二宝粥将山药、薏苡仁捣成粗渣，煮至烂熟，柿霜饼切碎调入融化，治虚热劳嗽；水晶核桃用核桃仁、柿霜饼蒸融，可随意服之，治肺肾两虚咳喘；宁嗽定喘饮系用生山药煎汤一大碗，再将甘蔗汁、酸石榴汁、生鸡子黄调入碗中服用，治老年寒温病后咳喘痰多；硝菔通结汤用朴硝、鲜萝卜片同煮至烂服之，治虚人大便燥结久不通等。诸方临证用之皆有效验，尤适宜老年人及小儿服用。除内服外，还制订了一些外用方，如因寒致大便不通用葱白丝和米醋炒至极热，乘热熨脐上，可通便；姜胶膏以鲜姜汁与明亮水胶同熬稀膏，摊于布上贴敷，治肢体疼痛等。

配制药膳：张氏常采用药物与食物混合，制成糕点、粥、膏、菜汤等食用，这样可使药物变成佳肴，有利于患者服用，尤适宜闻药即呕，或服药困难的患者使用，以达到治疗目的。如期颐饼是用芡实、鸡内金和白面、砂糖烙成的焦黄薄饼，用于老年人气虚痰盛、胸满胁痛；益脾饼是用白术、干姜、鸡内金和熟枣肉，同捣如泥，制成小饼，用治脾胃湿寒，饮食减少，久泄、完谷不化；用山药、半夏熬成粥，治胃气上逆，呕吐不止，闻药即吐，诸药不能咽者；用山药、车前子煮粥治小便不利，大便滑泄，虚劳痰嗽等，皆以药制成膳食，临证广泛应用，效验非凡，深受老年患者、久病胃虚者及小儿拒服药者的欢迎。张氏配制药膳经验丰富，可根据病情随机而变，且处处为病人考虑，尽量做到就地取材。如曾治一渔妇产后身冷无汗，发搐甚剧，用麻黄同鱼鳔胶一具，煎汤乘热饮之，得汗而愈。鱼鳔胶为渔家常备之物，用其既能养阴止血，又能止痉。又治一少年女子，得癫狂，屡次用药未能灌下，用朴硝当盐，加于菜蔬中服之，病人不知，月余痊愈。治一妪大便旬日未通，用莱菔一个，切成细丝，同葱、油、醋和净朴硝作羹，病人食之香美，大便得通而愈等，不仅体现了张氏用药调剂之妙，更体现了他是一位医德高尚，时刻为病人着想的杰出医学家。

（4）中西合用，勇于探索

先生毕生致力于医药学研究，他把发扬中医药学当己任，立下雄心大志，"若不能与古为新，使我中华医学大放光明于全球之上，是吾儒之罪。"在旧思想、旧势力的包围下，毫不畏惧，大胆革新，勇于探索，积极学习西医学知识。他思想开放，反对故步自封，极力提倡中西医结合。认为中药、西药不应相互抵牾，而应相济为用，以彼之长，补我之不足，不分畛域，择善而从。在临证中，他善于中西药合用，并指出"西医用药在局部，是重在病之标也；中医用药求原因，是重在病之本也。究之标本原宜兼顾，若遇难治之证，以西药治其标，以中药治其本，则奏效必捷，而临证也确有把握。"如治血崩证，用麦角止血以治标，用固冲汤扶正固脱以治本，其效显著。曾治一妇人，下血不止，诸医延治两旬，下血益多。先生诊视时，已奄奄一息，其脉如水上浮麻，不分至数。急用麦角和乳糖研粉，以固冲汤煎汤一大盅送服，其血顿止。再如治癫痫用三溴合剂镇静止抽，病情稳定后用健脾、利痰、通络消火等药以治本，诸如治呕吐、消化不良、疟疾、肺结核、淋证等皆以中西药合用而获效。

张氏创制的石膏阿司匹林汤，是中西药合用的代表方，临证广泛用治温病、热病发斑、咽喉疼痛、关节肿痛及风水证、黄疸兼外感证。他认为阿司匹林发汗之力甚猛，但清热之力不足，与石膏合用解表清里相得益彰，退热迅速，效力持久，不易反复，更证实中西药合用确能相助的理论是可取的。

今天，中西药结合的制剂已广泛用于临床，具有作用力强、副反应小、疗效显著、使用方便等优点。这些成就与张氏的先行指导是分不开的。先生堪为中西药合用的先驱之士，他的著述对中西医结合开辟了广阔前景，对中医药学的发展起了承前启后的作用。他的功绩不可磨灭，应予充分肯定。

（二）对后世医学影响

张锡纯先生是一位造诣颇深的实践医学大师，不仅学识渊博，而且有非常丰富的经验。他的立论和制方，都是实践经验的结晶，因此经得起实践检验，可信度很高。其学术影响遍及大江南北，远播东南亚，被后世誉为"轩岐之功臣，医林之楷模"。近年来省级以上学术刊物发表的研究张氏学术思想的论文达400余篇，颇受中医界之推崇。

1. 中西医汇通思想对后世的影响

张氏毕生以弘扬中医学为己任，力主中西医汇通，取彼之长，补己之短，被称为汇通派之先驱。这在当时"维新者趋之恐后，守旧者视之若惊"的背景下，先生能不为流俗所惑，摒除畛域之见，身体力行，倡导中西医沟通，是非常可贵的。

新中国成立后，党和政府把"中西医结合"列为卫生工作的四大方针之一，大力提倡中西医结合，并造就了一支中西医结合的骨干队伍，成为我国卫生工作中三支力量之一。为人民的卫生保健事业作出了巨大贡献，大大推动了中西医汇通。当然，限于历史条件，张氏所提倡的中西医汇通，水平还很低，难免牵强附会，不可能与今日之中西医结合同日而语。但其取长补短、力主沟通、发扬光大中国医学的思想却与今天是一脉相承的。张氏这种中西医汇通的思想，正在得到发扬光大。

2. 治学精神对后世的影响

张氏在严谨治学方面，有许多值得后人学习的长处，激励着后人奋进。

（1）精研典籍，溯本求源。张氏出身儒门，自幼为进仕而学，所以古文化造诣较深。自学医后，又穷研经典，广搜诸家，在理论上有深厚根基，所以能言之有据，医理阐明透彻。尤其对《神农本草经》的钻研，恒能于《神农本草经》古奥的论述中悟出新意，发其未发之余蕴。

（2）注重实践。张氏非常重视实践，不仅注意临床实践，而且重视药物的实践，甚至一些剧毒药亦亲自品尝、鉴别、修制。由于具有深厚的实践功底，所以能不断创新，不断前进。这种重视实践的精神，对后世影响颇大，所以有人提出："中医的生命在于实践。"脱离临床，脱离实践，就成了无根之木，无源之水，对中医理论亦无法透彻理解，更不要说创新、发展了。

（3）注意积累资料，不断总结。张氏创立了中医早期的医院，并讲究病历的书写，所以积累了许多宝贵资料。他不仅占据资料，而且善于思考，不断总结，因而能不断提高。这种治学态度，也是值得后人效法的。

3. 学术思想对后世的影响

张氏的一些重要学术思想，如大气论、冲脉学说、肝主脱、虚劳多瘀、中风乃气血上菀、注重脾胃，以及张氏对药性的阐发，所制订的许多方剂等，备受后世推崇，广泛应用于临床，有些被载入教科书及大百科全书中，丰富了中医学宝库，对后世影响颇大。

张锡纯温病学术思想探析

张氏以擅治外感热病而驰名。主张寒温统一，重视透解，扼守阳明，善用白虎，脱证责肝。虽未自成体系，然亦不乏卓见。

一、寒温统一

随着温病学的形成，开展了迄今未息的寒温两派之争。张氏对叶、吴、王、薛温病学说评价比较公允。在评《南医别鉴》中说："自叶香岩之《温热论》出，而温病之治法明；薛一瓢之《湿热条辨》出，而湿温之治法亦明。"（下·372）但遍观《医学衷中参西录》，张氏在温病学方面，叶、吴之学影响寥寥，其观点近于伤寒派，崇尚仲景学说，力主寒温统一，他的这一观点，主要表现于以下几点。

（一）伤寒统辖温病

张氏治温病，并不遵从卫气营血、三焦辨证施治体系，力主伤寒统辖温病，温病当按伤寒六经分治。张氏云：有谓温病"当分上、中、下三焦施治者，皆非确当之论，斟酌再四，惟仍按《伤寒论》六经分治乃为近是"（下·327）。至于伤寒、中风、温病三者的区别，张氏认为《伤寒论》中"恒于论脉处有所区别也"。

（二）温邪袭入和传变途径与伤寒同

"温邪上受，首先犯肺，逆传心包"十二字，被称为叶香岩《外感温热篇》之提纲，张氏对此持否定态度，云："至谓温病入手经不入足经者，其说尤为不经"（中，368）；无论伤寒、中风、温病，"其病之初得，皆在足太阳经，又可浑以太阳病统之也。"（上370）至于湿热的感受途径，张氏却采纳了叶、吴理论，谓"湿温，其证多得之褥暑，阴雨连旬，湿气随呼吸之气传入中焦，窒塞胸中大气，因致营卫之气不相贯通"（上，227）。对于温病的传变张氏亦摒弃了卫气营血和三焦传变的学说，认为是由太阳迅速传入阳明。其与中风、伤寒传阳明之不同，在于化热迅速，"恶寒须臾即变为热耳。"（中，370）

（三）温病治法备于伤寒

张氏认为，温病治法备于伤寒。寒温治法之别，在于"始异而终同。为其始异也，故伤寒发表可用温热，温病发表必用辛凉；为其终同也，故病传阳明之后，无论寒温，皆宜治以寒凉，而大忌温热"。（上，199）

即使温病初起治宜辛凉，然辛凉之法亦备于伤寒。"麻杏石甘汤实为温病表证之的方"（中，375），但其外表未解，内有蕴热即可服用。其他如大小青龙汤、小柴胡汤等，"大抵宜于温病初得者也。"至温病传经已深，若清燥热之白虎汤、白虎加人参汤，通肠结之大小承气汤，开胸结之大小陷胸汤，治下利之白头翁汤、黄芩汤，治发黄之茵陈栀子柏皮汤等，及一切凉润、清火、育阴、安神之剂，皆可用于温病（中，373）。

至于伏气温病，其辨证论治方法亦备于伤寒，云："《伤寒论》中非无其证，特其证现于某经，即与某经之本病无所区别。"（中，373），伏气温病可外达三阳，内窜厥少。"其发于阳明者宜投以白虎汤再加宣散之品……仍在浮分，仍当投以汗解之剂，宜辛凉发汗。"（中，390）伏热内窜少阴者，少阴篇之"有大热数条，为伏温发动"（下，362），少阴篇之黄连阿胶汤、大承气汤，即为少阴伏气温病者设。

据上可见，张氏论温病，并不遵从叶、吴之学，而是力主寒温统一，伤寒统辖温病。

二、温病初起，清透并举

张氏将温病分为三类，曰风温、春温、湿温。三类温病虽表现不同，但初起张氏皆清透并举，着意汗解，务求透邪外达。尝云："自拟治温病初得三方，一为清解汤，一为凉解汤，一为寒解汤，三方皆以汗解为目的。"（中，369）

为什么温病初起即用清解里热之品？这涉及对温病本质的认识问题。张氏曰："大凡病温之人，多系内有蕴热，至春阳萌动之时，又薄受外感拘束，其热即徒发而成温。"（中，391）患风湿之人，多系脏肺间，先有蕴热，（中，368）新感与伏气温病皆有蕴热，然二者区别何在呢？张氏认为风温多属实热；伏气温病除有蕴热外，又必兼阴虚。既然新感伏气都有内之蕴热，故温病初起即当清解里热。

张氏这一见解深刻揭示了温病属于"郁热"这一本质问题。明确了这一点，对温病的理解及临床都有重大指导价值，叶氏云："温邪上受，首先犯肺。"温邪首先侵袭于肺，所以温病初起，即以肺之郁热为主要病理改变。肺中郁热失之清肃，必致热势鸱张，迅即深传。清其里热，挫其病势，可截断传变。吴鞠通立银翘散、桑菊饮为温病初起之方，取银花、连翘、芦根等清其里热，叶氏于《临证指南医案》风温诸案中，惯以栀子皮、淡豆豉等透上焦郁热。张氏自拟之温病初得三方，皆径以石膏清其内热。石膏性寒味辛，清而能透，凉而不遏，能使在里之热透达肌表而解，清透之力远胜银花、连翘，一改叶、吴轻淡之风。

何以清热之中又伍以宣透之品？盖缘于温病初起之热乃为郁热，又薄受外感激发。既为郁热，就当遵循"火郁发之"之旨，宣散郁结，疏通气机，透邪外达。若徒执寒凉，只清不透，气机更形冰伏，则邪无由出。张氏温病初起三方，选用薄荷、连翘、蝉蜕，不仅能发表，且能"引胃中化而欲散之热，仍还太阳作汗而解"（中·230）。先生于温病初起即立足于"透"，正是基于对温病是"郁热"这一本质深刻认识的基础上提出来的。

余临证遵从先生清透并举法则，用升降散伍以清解汤治疗温病初起。盖升降散能升清降浊，疏通气机，合以清解汤，则清热透达之力更胜。此方善能汗解而不强汗，清热而不凉遏，透达而不耗散，务在调畅升降枢机，返其本然之性，王而不霸，诚为良方，故治温病初起每获良效。

三、扼守阳明，善用白虎

张氏认为，无论伤寒、中风、温病，皆入里化热，呈阳明热盛之象，治皆以寒凉清热为主，不复有伤寒、中风、温病之分。邪入阳明，委白虎以重任，灵活化裁，通权达变，大大扩展了白虎汤的应用范围，挽救了众多危证。

（一）阳明经热必用白虎

关于白虎汤的用法，后世悉遵仲景之明训，用于阳明经证。其典型症状为"四大"，即大热、大汗、大烦渴、脉洪大。四者俱备，固然用之无疑，但临床如此典型者寡，因而吴鞠通有白虎四禁，示人使用白虎之规矩。吴氏曰："白虎本为达热出表。若其人脉浮弦而细者不可与也，脉沉者不可与也，不渴者不可与也，汗不出者不可与也。"张氏评曰："吴氏谓脉浮弦而细者禁用白虎，此诚不可用也，至谓脉沉者、汗不出者、不渴者皆禁用白虎则非是。"（中，388）这就把吴氏的白虎四禁打破了三禁。张氏还列举了大量验案来证实他的观点。据余临床经验，张氏的论断是正确的，热、渴、汗非必有之症，唯脉洪为必见之征。只要脉洪大，又有阳明热盛之一二症，则无论外感内伤，白虎汤皆可用之。

（二）阳明腑实，亦用白虎

《伤寒论》中，阳明腑实用三承气汤，此乃大法。然张氏认为承气力猛，倘或审证不确，即足偾事，于是据其三十余年临证经验，得用白虎汤代承气汤。曰："凡遇阳明应下证，亦先投以大剂白虎汤一二剂，大便往往得通，病亦即愈。其间有服白虎汤数剂，大便犹不通者，而实火既消，津液自生，肠中不致干燥，大便自易降下。"（上，253）

阳明腑实服白虎汤时，张氏更改其服法，将石膏为末而不入煎，以药汤送服之。且曰："生石膏若服其研细之末，其退热之力，一钱抵煎汤者半两。"（中，363）据余体验，只有阳明热结未甚，或仅大便干结者，以白虎代承气，不失为一妙法，然阳明热结甚者，亦必以承气汤荡之。

关于温病应下之指征，叶氏曾详论其舌，张氏更于脉上断其应下与否，云："阳明病既当下，其脉迟者固可下，即其脉不迟亦不数者亦可下，惟脉数乃至六至则不可下，即强下之病必不解，或病更加剧。"（中，363）又曰："脉虚数而舌干者，大便虽多日不行，断无可下之理；即舌苔黄而且黑，亦不可下。"惟以白虎加人参汤、石膏为末服之，使其热消津回，大便自通为是。

（三）肝风欲动，亦用白虎

张氏云："肝风欲动，其治法当用白虎加人参汤，再加生龙骨、生牡蛎各八钱。方中之义，以人参补其虚，白虎汤解其热，龙骨、牡蛎以镇肝息风。"（中，387）盖邪入阳明，淫热于肝，致肝风内动。以白虎撤其阳明之热，肝不受烁，肝风自宁，亦釜底抽薪之法，不失为张氏卓见。

（四）神昏谵语，亦用白虎

温病神昏谵语，叶氏创热陷心包之说，张氏并未首肯，而是遵从陆九芝之说，"胃热之甚，神为之昏。从来神昏之病，皆属胃家。"张氏又进而将热病神昏分为虚实两类。其脉象果洪而有力，按之甚实者，可按阳明胃实治之，投以大剂白虎汤，若脉兼弦、兼数，或重按仍不甚实者，治宜白虎加人参汤。

（五）妙用白虎加人参汤

白虎加人参汤，一般用于阳明热盛而伤气耗津脉芤者。张氏据其经验，扩展了该方使用范围。曰："凡用白虎而宜加人参者，不必其脉现虚弱之象也。凡验知其人劳心过度，或劳力过度，或在老年，或有宿疾，或热已入阳明之腑，脉象虽实而无洪滑之象，或脉有实热而至数甚数者，用白虎汤时，皆宜酌加人参。凡遇产后寒温证，其阳明腑热已实，皆宜以白虎加人参汤，更以玄参代知母、生山药代粳米，莫不随手奏效。"（上，267）盖人参能益气生津，石膏得人参之助，一可益气而助石膏药力之运行，以发挥其清热透邪之功；一可使寒温之后真阴顿复，而余热自消。

（六）灵活化裁，巧出新意

张氏擅用白虎汤，能依据病证不同，巧为裁夺，组成众多新方，如仙露汤、石膏粳米汤、镇逆白虎汤、白虎加人参以山药代粳米汤、寒解汤、鲜茅根水煎白虎加人参汤，白虎生地代知母汤、变通白虎加人参汤、青盂汤、清瘀汤、白虎承气汤、白虎续命汤、白虎加蜈蚣汤等，皆由白虎汤衍化而来。纵横捭阖，得心应手，皆合法度，诚善用白虎汤者。

四、以汗测证，见识卓绝

以汗测证，是外感热病中据汗以测病情转归的一种方法。该法为叶天士所创，曰："救阴不在补血，而在养津与测汗。"惜后人未悟测汗之真谛，竟将"测"字删去。王孟英将此句改为"救阴不在血，而在津与汗"，现行中医院校统编教材《温病学》，亦依王氏所改而录。不仅湮没了叶氏测汗这一重要学术观点，亦使原文晦涩难明。张氏虽未明确将测汗升华为理论，然在实践中已不断运用，这是长期实践的宝贵经验，恰与叶氏理论不谋而合。

张氏云："人身有汗，如天地之有雨。天地阴阳和而后雨，人身亦阴阳和而后汗。"（上，231）张氏这一见解，实由《内经》"阳加于阴谓之汗"中悟出。所谓阴阳和，首先是阳气与阴精的充盛，阴精足而作汗之资不乏，阳气充而蒸腾气化有权；其次是阴阳升降有序，阳气布而能蒸腾气化，阴精敷而能达表化汗。反之，汗出异常之因亦不越此二端，一为阴阳虚衰，阳虚无蒸化之力，阴虚无作汗之资；二为邪气壅塞，阳气不敷，阴精不布，皆不能作汗。这两类汗出异常，在热病各个阶段中皆可见到，二者一虚一实，机理迥异，因而，测汗之法亦广泛适用于热病的各个阶段。

新感温病邪在卫分时，由于肺气膹郁而寒热无汗。卫依肺来宣发，津赖肺而敷布。今肺郁则卫不布、津不敷，故尔无汗。治当宣解肺郁，使肺气宣发，透邪外达。故用辛凉之剂，凉以解热，辛以宣达。当肺郁解，气机畅，卫布津敷，里解表和，自然津津汗出。反过来，临床见此汗，就可以判断肺郁已除，此即测汗法在卫分证的应用。叶氏所说的："在卫汗之可也"，正是指的这种汗，意即卫分证予辛凉宣透后，见到这种汗就可以了，此与测汗法理出一辙，互为阐发，惜今多误解"汗之可也"为汗法，与"温病忌汗"之旨相悖。赵绍琴老师曾明确指出："汗之可也，是目的，不是手段"，可谓一语破的。

诚然，卫分证亦可自汗出。此汗，乃因阳热郁极而伸，热迫津泄而为汗。此非正汗，而为邪汗。正汗者，微微汗出，持续不断，遍身皆见，随汗出而热减脉静。用以测病之汗，即此正汗，邪汗恰与正汗相对，汗出不彻或大汗，头胸汗出而非遍身皆见，阵阵汗出而非持续不断，汗出热不衰脉不静。由邪汗而转见正汗，标志肺郁已解，表解里和矣。

当邪入气分时，虽证情不同，然测汗仍然适用，如阳明腑实证，因热与糟粕相搏结，阻塞气机，可灼热无汗，或仅手足濈然汗出。迨通下之后，热结一开，气机畅达，阳可布，津可敷，转见遍体津津而汗。孰能谓承气汤为发汗剂？此乃气机畅达，阴阳调和的结果，诚不汗而汗者也。

白虎证之大汗，乃热炽迫津所致，予白虎清解之后热衰汗敛，转见遍身微汗，测汗法依然适用。

当营分、血分证时，一者因热邪深陷而气机郁闭更甚，二者因热灼津伤而作汗之资匮乏，因而灼热无汗，当透其营热，滋其营阴，转见遍身津津汗出，临床据此汗即可推断营热已透，营阴已复矣。温病后期，因津亏液耗而无汗者，待养阴生津之后，亦可见周身微微汗出，临床可据此汗断定阴液已复。测汗的意义，正如章虚谷所说："测汗者，测之以审津液之存亡，气机之通塞也。"

张氏对测汗法有精辟的论述，他说："发汗原无定法，当视其阴阳所虚之处而调补之，或因其病机而利导之，皆能出汗，非必发汗之药始能汗也。"（上，231）又曰："白虎汤与白虎加人参汤，皆非解表之药，而用之得当，虽在下后，犹可须臾得汗。不但此也，即承气汤亦可为汗解之药，亦视乎用之何如耳。"（上，233）又曰："寒温之证，原忌用黏腻滋阴，而用以为发汗之助，则转能逐邪汗出，是药在人用耳。"（上，231）张氏所指乃正汗，这就是"调剂阴阳，听其自汗，非强发其汗也"（上，230）。

测汗法，究其渊源，可溯自《伤寒论》。桂枝汤将息法中，始终以汗为测病转归之指征，此即测汗法，据余临证三十年经验，凡外感热病，测汗法确有指导意义，如治小儿腺病毒肺炎，即使高热喘促，肺大片实变，或并发心衰、胸腔积液、心包积液，只要见到正汗，病情随之好转乃至痊愈，足见测汗法确有指导意义。

五、元气脱越，责之于肝

外感热病过程中，脱证实非罕见，主要见于以下四种情况：一是由于邪气太盛，正气不支，出现突然衰竭的亡阳证；二是暑热伤气耗津，津气欲绝；三是热烁真阴，阴竭阳越；四是吐利、大汗、亡血、邪气久羁，正气耗竭而气陷阳脱。关于脱证，历来以元气虚衰立论，而张氏独树一帜，责之于肝。曰："凡人元气之脱，皆脱在肝。"（上，26）人之脏腑，惟肝主疏泄，人之元气脱越恒因肝之疏泄太过，治当重用敛肝之品。张氏认为，凡脱证皆当"急则治标……此时宜重用敛肝之品，使肝不疏泄，即能杜塞元气将脱之路"（中，308）。敛肝之品，张氏独重山萸肉，谓其"大能收敛元气，振作精神，固涩滑脱"（中，30）。又曰："萸肉救脱之力，十倍于参芪。"

笔者于临床实践中，遵照张氏重用山萸肉浓煎频服以治疗脱证的方法，取得突出之疗效。在山萸肉抗休克的实验研究中，亦显示了令人鼓舞的效果。以山萸肉救脱、抢救危症，有着良好前景。

［李士懋，田淑霄．河南中医，1989，9（4）：9–12.］

张锡纯妇科学术思想

张锡纯论治妇科病证，首重于冲，善调脾肾，不囿旧说。多发前人之未发，虽未美备，然亦熠熠生辉。兹不揣浅陋，述其涯略。

一、首重于冲

历代医家论治妇科病证，或重于脾，或重于肾，或重于肝，或重气血。然张氏独重于冲，谓冲脉"上隶阳明胃经，下连于少阴肾经，有任脉为之担任，督脉为之督摄，带脉为之约束，阳维、阴维、阳跷、阴跷为之拥护"。（上，349）显然，张氏将冲脉冠于奇经之首，盖因冲脉起于胞中，为十二经脉之海，渗灌阴阳，为全身气血之要冲，故张氏独重冲脉。张氏创妇科 17 方，而治冲者居其七，于此可见一斑。

冲脉为病肇源于《内经》。《素问·骨空论》曰："冲脉为病，逆气里急'，《内经》以降，虽代有发挥，皆语焉不详。张氏独具只眼，探幽发微，详论冲脉之病因、病症、病脉及治法。曰："冲气上冲之病甚多，而医者识其病者甚少；即或能识此病，亦多不能洞悉其病因，而施以相当之治法也。"论冲气上冲之因，"因由于肾脏之虚，亦多由于肝气恣横"，论冲气上逆的症状，曰："阻塞饮食，不能下行，多化痰涎，因腹中膨闷，哕气、呃逆连连不止，甚则两胁胀痛，头晕目眩，其脉则弦硬而长。"（中，464）冲脉为病，有寒热虚实之别，故张氏又提出了一系列调冲方法。曰："郁者理之，虚者补之，风袭者祛之，湿盛者渗之，气化不固者固摄之，阴阳偏盛者调摄之。"（上，349）张氏还据此创立了理冲汤、安冲汤、温冲汤、固冲汤等著名方剂，为后世所称道，并广泛用于临床。张氏治冲之法可概括为温阳暖冲、补虚固冲、镇逆降冲、活血调冲等法。

1. 温阳暖冲

温阳暖冲法主要用于阳虚冲寒不孕者。张氏本《内经》"太冲脉盛，月事以时下，故有子"之说，认为："在女子则冲与血室实为受胎之处"，"冲脉无病，未有不生育者"，故"女子不育，多责之冲脉"。（上，349）张氏创立了温冲汤，治妇人血海虚寒不育者。方以附子、肉桂、补骨脂、小茴香、紫石英壮命火以温冲，归身养血，鹿角胶、胡桃仁益肾填精，山药补脾肾而培其生化之源。方中独重用紫石英者，取其性温质重，能引诸药直达于冲中而温暖之。全方着眼于肾阳，补而不滞，温而不燥，切中病机，为妇科治疗不孕症的常用方剂。尤其对子宫发育不良及卵巢功能失调所引起的不孕症，该方常可获满意疗效。

温冲法亦用于癥瘕、月信不通、带证、血崩者。

2. 镇逆降冲

镇逆降冲法主要用于倒经及妊娠恶阻等症。《素问·厥论》曰："阳明厥逆，喘咳身热，善惊、衄、呕血。"张氏本《内经》之旨，谓倒经虽属胃气上逆，然其本缘于冲气上逆。冲脉上隶阳明，下连肾经，"少阴肾虚，其气化不能闭藏以收摄冲气，则冲气易于上干；阳明胃虚，其气化不能下行以镇安冲气，则冲气亦易于上干；冲中之气既上干，冲中之血自随之上逆，此倒经所由来也"。（上，352）张氏以仲景麦门冬汤加味治之，取半夏降胃安冲，因半夏禀秋金收降之性，力能下达，为降胃安冲之主药；山药补肾敛冲，冲中之气安其故宅，冲中之血自不上逆；更以芍药、桃仁、丹参开其下行之路，使冲中之血得循故道，倒经自止。

妊娠恶阻，张氏以"其冲气、胃气皆上逆"（上，355），用安胃饮治之。方中半夏辛温下行，为降逆止呕之主药，"代赭石压力最雄，能镇胃气、冲气上逆，开胸膈，坠痰涎，止呕吐，通燥结"。（上，29）半夏赭石二药，张氏视为降逆平冲之要药，凡冲气上逆之呕吐、倒经、吐血、咳喘、呃逆、痰饮、中风等皆用之，这是张氏用药的一个特点。

3. 补虚固冲

补虚固冲法主要用于冲任滑脱之崩漏、带下证。张氏云："女子血崩，因肾脏气化不固，而冲任滑脱也。"（中，484）治以固冲汤。方以白术、黄芪益气健脾而摄血，山萸肉、白芍补肝肾而收敛元气，煅龙骨、煅牡蛎、茜草、桑螵蛸、五倍子、棕榈炭固涩滑脱以止血。该方补涩并用、标本相兼，止血固脱之力甚雄，诚治血崩佳方。安冲汤与固冲汤，多有相同之处，安冲汤所治者缓，固冲汤所治者急。

大气下陷亦可致冲胃之气上逆，盖"人之大气，原能斡旋全身，为诸气之纲领……能运转胃气使之下降"，用倒经者，主以升陷汤，补虚即可降冲；气陷而冲任不固崩漏者，亦以此方主之。

4. 活血调冲

冲为血海，乃气血运行之要冲。"若经期产后，风邪外侵，或情志内伤；或任重闪跌，或用药失宜，致妇女经闭不行，或产后恶露不尽，凝结于冲任之中……渐积而为癥瘕矣。"（中，481）瘀血不去，新血不生，脏腑失却濡养，致阴虚作热，阳虚作冷，食少劳嗽，虚证沓来。证虽似虚，然根蒂在于血瘀气滞，理冲汤、丸即为此而设。功能扶正祛邪，消瘀行滞，活血调冲。

二、善调脾肾

1. 血枯经闭首重脾胃

女子血枯不月，俗以通经破血法治之，往往病未除而正已伤；或具劳热之征，复又滋阴退蒸，阴未复而脾已败。张氏从脾胃入手，以资生汤及资生通脉汤治之。张氏调脾胃，兼蓄东垣、香岩之长，以山药滋脾阴，以白术益胃阳，刚柔相济，润燥并举，更加鸡内金健胃化食消积，二方皆举为主将，三味为不可挪移之品。

2. 胎元不固，补肾安冲

前贤安胎，丹溪以产前多热，谓"黄芩、白术为安胎圣药"；秦天一曰"胎前大约以凉血顺气为主"；陈修园则笃信热药始能安胎；陈自明云："滑胎多是气血不足。"张氏则主张滑胎从肾论治，曰："男生女育，皆赖肾脏作强"，"肾旺自能荫胎也。"立寿胎丸，以菟丝子强腰壮肾为君，辅以寄生、川续断、阿胶益肾荫胎。笔者以此方治疗习惯性流产 15 例，皆愈。

三、不囿旧说，别具只眼

1. 论寒热往来，别开生面

妇人寒热往来，医家多以邪在少阳或热入血室论之，主以小柴胡汤。张氏补前人之未备，又提出了寒热往来的四种原因，在理论与实践上都有重要意义。

气郁寒热往来。张氏云："妇女性多忧思，以致脏腑经络多有郁结闭塞之处，阻遏阳气不能外达……于是周身之寒作矣；迨阳气蓄极；终当愤发……热又由兹而生"（上，339），治当疏肝解郁。

肝虚而作寒热。肝胆同气，脏腑相依。胆为阴阳出入之枢，胆病则枢机不利，阴阳出入乖戾而寒热往来；肝为阴尽阳生之脏，肝虚则升降失序，阴阳不相顺接，寒热胜复。故张氏云："肝为厥阴，虚极亦为寒热在来。"（上，27）张氏重用山萸肉敛肝补肝治之。

大气下陷而寒热。张氏云："初陷之时，阳气郁而不畅则作寒；既陷之后，阳气蓄而欲宣则作热。"（上，156）。此证若不识病源，误为气郁而开之，其剧者呼吸将停；误为气逆而降之，则陷者益陷，当以升陷汤升举大气。

癥瘕阻塞而寒热。"升降出入，无器不有"，若气机被癥瘕所阻，则阴阳升降乖戾。阳气不升，则阴气转而乘之则寒；阳郁蓄极而伸则热。故张氏云："有经闭结为癥瘕，阻塞气化作寒热者可用理冲汤。"（上，339）调其阴阳，破其癥瘕，气血通畅，寒热自除。

张氏论妇人寒热，皆从气机升降出入着眼，或邪阻而气化不利，或正虚无力气化，皆可使阴阳升降失调而作寒热。故治有调气解郁、活血破癥、扶正升陷、补肝升阳等法。推而广之，凡邪阻、正虚而升降失常者，皆可致寒热交作，当审因论治，务在调畅气机，升降出入畅达，寒热自除，不可拘于少阳一证。

2. 胎前产后，不囿旧说

俗曰产后宜温，周学霆《三指禅》云："温补二字，在产后极为稳当，其于证之虚寒者，固不外肉桂、干姜；即证之大热者，亦不离肉桂干姜。"此说一出遂视产后当温为定律。张氏不囿旧说，曰："产后忌凉，而温热入阳明腑后，又必用寒凉方解。"（上，360）制滋阴清胃汤，重用玄参；热甚者，白虎汤亦在所不忌，甚至石膏用至数两。

产前宜凉，然确有寒者，热药不避。附子于产前，当用则用，毫不苟循，一例附子用至 5 钱，母儿无恙。

赭石《别录》称其堕胎，张氏恒用其镇冲降逆治恶阻，认为赭石毫无破血之性，其重坠之力亦由上逆之气当之，非人当之。故 3 月以前之胎用之不避。

张氏创妇科方 17 首，构思精巧，不乏新意，尤其发挥冲脉理论，卓然一帜。

［田淑霄，李士懋 . 河南中医，1990，10（5）：17–19.］

对张锡纯用药经验的学习与应用

锡纯先生医理精湛，经验宏丰，尤于用药，颇多创见。

一、山萸肉救脱

张锡纯谓山萸肉："大能收敛元气，振作精神，固涩滑脱。"在《医学衷中参西录·山萸肉药解》之下，共附了18个医案，其中脱证占11例，皆以山萸肉为主救治而愈。余临证仿效之，确有卓效。救治成功者，简要介绍如下。

医案：尹某，女，69岁。

心肌梗死并心源性休克。西医用多巴胺等抢救3日无效。两踝静脉剖开，均有血栓且粘连，因静脉给药困难，仅间断肌注中枢兴奋剂，以待时日。中医会诊：病者喘促难续，张口抬肩，大汗淋漓，头面如洗，面赤如妆，浮艳无根。

阳脉大，尺欲绝，舌光绛无苔而干敛。

此阴竭于下，阳越于上。血压40～20／0～20mmHg之间。急用山萸肉45g浓煎频服。

连续两日，共进山萸肉150g，喘促大减，血压逐渐升至90～110/50～70mmHg。后因并发胸水，心包积液及踝部感染溃烂，调治4个月方愈。

【按】重用山萸肉以救脱，给人以启迪，疗效可以重复，为中医治急症又辟一蹊径。张氏无论阴脱阳脱皆用之，以余管见，山萸肉滋养肝肾，擅敛浮阳，于阴竭阳越者尤宜。

二、黄芪升陷

张氏谓黄芪善治胸中大气下陷，将其定为升陷汤之主药。

医案：尚某，男，40岁。

咳喘气短三年余，至冬则重。十日前，因抬重物而喘剧，胸痛恶寒，口中流涎如泉，动辄气短心悸，呼吸浅促急甚。余以为外邪引发伏饮，予小青龙汤反剧，改用升陷汤，药后烦躁不安，继则战汗，胸中豁然。因遗胸痛且苔黄腻，改用升阳益胃汤加减，又觉气短难续，知其大气未复，不耐陈皮、厚朴破散，又改从前方6剂，诸症皆除。

【按】张氏大气下陷之论，发千古之幽冥，实有至理，非空泛而论者可比。

三、蜈蚣息风

张氏谓：蜈蚣"走窜之最速……其性尤善搜风"。

医案： 王某，女，36 岁，厂医。

因考试落第又遭讥讽，羞愤成疾。头眩手颤，不能持物，走路蹒跚，欲左反右，欲前反后，常撞墙碰人，几成废人。曾 3 次到北京某医院检查，未能确诊。服镇静剂甚多，始终无效，异常焦急。半年后就诊于中医。症如上。

脉弦细。

为肝风内动。

| 蜈蚣 10 条 | 全虫 9g | 黄芪 15g | 僵蚕 9g | 川芎 6g |
| 当归 10g | 白芍 12g | 甘草 6g | | |

10 剂后症稍减，蜈蚣增至 20 条，共服 40 余剂，复如常人。

【按】 蜈蚣搜风，配以生黄芪，可托药达于至颠；佐以全虫、僵蚕，平肝息风；归芍养血补肝之体，故风息症除。凡肝风内动而眩晕、震掉、痉挛抽搐者，皆可用之。

［李士懋.河北中医，1985 年专辑.P44.］

妊娠误诊两例报道

假孕，是指状似妊娠而实未孕者。此证鲜有报道者，笔者曾经治二例，现报道如下。

例1：温某，女，41岁，已婚，干部。

1986年11月4日下午，其夫邀余出诊。诉怀孕3个多月，末次月经1986年7月24日。1986年9月24日妇产医院检查，妊娠试验阳性，医生诊为怀孕。前天不慎摔倒，下午开始腰腹下坠、腹痛、阴道有少量出血，色鲜红。精神佳，面色正常。

脉滑有力，苔薄白。

诊为胎漏下血（先兆流产），治以补肾固冲、止血安胎，并嘱卧床休息。

当归身10g	炒杜仲10g	川续断10g	菟丝子12g	黄芩6g
生地炭30g	藕节炭30g	阿胶10g（烊化）		

3剂。

11月9日复诊：上药服1剂后血即止，现无不适，继予补肾固冲、养血安胎之剂5剂。

1987年4月患者追述：服药后一直很好，停经4个月时便有胎动，腹部逐渐增大。到六七个月时，他人也看腹大，行动笨重不便。1987年2月24日到某卫生院做产前检查：腹围80cm，宫高15cm，胎方位右，头位，胎心143次/分，其他检查均正常。1987年2月26日到市妇产医院做超声波检查：子宫平位，厚3cm，宫内回声细小而弱。超声波提示：子宫正常大或稍小，诊断无妊娠（假妊娠）。患者在回家路上，顿觉腹部轻松，也无胎动感。后每日用裤带束紧腰部，经数日腹部竟缩小如常。

例2：李某，28岁，已婚，医生。

1979年3月7日，因停经两个多月，恶心呕吐，精神不振，疲乏无力，尿妊娠试验阳性，妇科诊为早孕。5月24日，因阴道有少量出血已3天，今日血量明显增多，腹腰疼痛而就诊于中医。脉滑，舌正常。曾口服维生素E、肌注黄体酮。患者要求中药保胎，予补肾固冲、止血安胎之剂治之。次日阴道血量增多，如月经来潮，仍腰腹疼痛，但无下坠感。患者要求做人工流产中止妊娠，遂行刮宫术，术中所见，子宫内根本没有胚胎组织，确诊无孕（假妊娠）。

文献复习：上述二例，均非妊娠，误诊误治，与"假孕"有相同之处。假孕一证，古代文献归属于"鬼胎"。《诸病源候论·妊娠鬼胎候》曰："夫人脏腑调和，则血气充实，风邪鬼魅不能干之。若荣卫虚损，则精神衰弱，妖魅鬼精得入于脏，状如妊娠，故曰鬼胎也。"《妇人大全良方》《证治准绳》《济阴纲目》等皆宗此说，并立雄黄圆疗妇人妊娠鬼胎及血气不可忍等，多用峻猛攻逐之品。《续名医类案·鬼胎门》有"鬼胎""假胎""气胎"的记载。假胎者，因"妇人当经受惊，其痰由心包络流入血海，如怀胎状，经闭渐大，活动身安，此假胎也"。以清痰活血之剂治之而愈。《校注妇人良方》薛立斋曰："前证因七情相干，脾肺亏损，气血虚弱，行失常道，冲任乖违而致之者，乃元气不足，病气有余也。若见经候不调，就行调补，庶免此证。"薛氏摒弃鬼魅之说，而以七情相干，气血虚弱立论，确有卓识。

讨论：假孕的形成，与患者精神因素关系密切。这些患者，多是年岁较大，求子心切，一旦停经，又有医生误诊的诱导，或妊娠试验的假阳性结果，便信以为真，终于形成了假孕症。一旦解除了怀孕的诊断，消除了精神诱导因素，假孕的症状可随之渐消。因气血虚弱，治当培补气血、调理冲任，若纯用峻利之药以祛荡，恐损正气，不可不慎。

[田淑霄.中医药研究，1987（6）：32.]

以中医药为主治疗鼻恶性肉芽肿 2 例

例 1：曲某，女，20 岁。1966 年 5 月 8 日入院，病例号 39758。

间歇性鼻塞、鼻衄、咽痛 15 个月，于 1965 年 10 月经某医院活检，诊为鼻咽部恶性肉芽肿。体检：患者一般情况尚好，周身淋巴结无肿大，鼻外观右侧膨隆，两侧鼻腔变窄，中鼻道及嗅裂区脓性分泌物较多，呼吸受阻，软腭背面及鼻咽部均为增生之肉芽组织，表面不平，有白色分泌物附着。咽部及两侧扁桃腺均呈溃疡状，有少量肉芽组织增生，表面不平。悬雍垂因溃烂而缺如，软腭溃烂缺如，活动受限，硬腭无著变，咽后壁增厚，布满肉芽组织，向下蔓延，直达会厌部。血沉 78mm/h。妊娠 5 月。

脉滑数，舌红苔黄。

此为热毒内蕴之恶疮。治以内服清热解毒之剂，外用斑蝥剂攻毒逐瘀。

内服基本方：

板蓝根 15g　　山豆根 10g　　土茯苓 15g　　丹皮 10g　　羚羊角 1.5g（另煎兑服）

外用方为咽部涂斑蝥油，鼻腔敷斑蝥膏。西药口服多种维生素，局部用点鼻液、蛋白银、四环素软膏等，间断用青链霉素，并临时对症处理。

9 月 11 日检查，左鼻腔、咽部、软腭均已呈瘢痕化，右鼻中隔后 1/3 处尚有坏死之肉芽组织，无出血。右鼻中隔后部有 0.5cm×0.5cm 之不规则死骨脱落，未穿孔。9 月 23 日转产科，顺产一健康男婴，治疗中断。10 月 3 日回五官科，右鼻中隔病变进展，已穿孔，鼻两侧黏膜均呈肉芽增生突起，咽部情况稳定，继前治疗。至 11 月 7 日，除鼻中隔两处穿孔外，其他病变部位均呈瘢痕化，痊愈出院。

1979 年 10 月随访：鼻中隔两处穿孔，一处如黄豆大，一处如花生米大，边缘光滑；黏膜光滑不充血，悬雍垂消失，软腭中部缺损，咽后壁黏膜光滑苍白，有散在滤泡增生，余均正常。

例 2：刘某，男，38 岁。1965 年 11 月 21 日入院，病例号 33924。

1964 年开始鼻塞疼痛，流血性浊涕，经某医院活检，诊为鼻恶性肉芽肿，予深部 X 线放射治疗一疗程，病情有所好转。现自觉头痛，左鼻阻塞，流脓性分泌物。查：鼻背部有放射形蝶状红斑，前端鼻上方塌陷，双鼻前庭黏膜糜烂，鼻中隔肉芽增生，黏膜溃疡如蚕豆大，附着脓性分泌物，腐臭；左鼻中隔有黄色结痂附着，黏膜干燥；血沉 47mm/h。余未见异常。

脉弦数，舌质红苔白。

中医辨证及治疗同案1。

1966年2月26日，于中膈处取腐骨一块。4月5日检查，鼻外部肿胀消失，鼻腔内肉芽组织已平，溃疡愈合，临床治愈。共服药110剂，外敷药42次。观察1月，病情稳定出院。

【按】斑蝥膏与油的主要成分均为斑蝥，《神农本草经》载其主鼠瘘，恶疮疽，蚀死肌。《本草求真》谓其蚀死肌，敷疥癣恶疮。另据报道，斑蝥对肝癌、宫颈癌等有一定疗效。但斑蝥穿透力小，通常不涉及皮肤深层，故配以冰片、麝香，增强其穿透力，共奏攻邪毒、蚀死肌、疗恶疮的功效。局部每次用斑蝥剂2～3小时之后病灶即脱落如花生内皮厚的一层膜，随着每次脱落，肉芽逐渐变平。长期反复应用，未见不良反应。

附：斑蝥油制法：斑蝥去头足翅，糯米炒黄3g，香油30g，冰片0.5g，麝香0.15g，放入瓶中，盖严浸泡一个月即可。斑蝥膏：药物同上，研细后，加少量凡士林调膏备用。

[田淑霄.中医杂志，1985（1）：14.]

旋覆花汤治半产漏下刍议

旋覆花汤治妇人半产漏下见于《金匮要略·妇人杂病》，曰："寸口脉弦而大，弦则为减，大则为芤，减则为寒，芤则为虚，虚寒相搏，此名为革，妇人则半产漏下，旋覆花汤主之。"方以旋覆花、葱、新绛三味组成。

此条历来视为悬案，尤在泾谓该汤"殊与虚寒之旨不和"，《医宗金鉴》断其"必是错简"，中医院校统编教材则将此条作为存疑，附列篇末。余以为此条理法方药贯通一气，并无相悖之处。理由如兹。

1. 半产漏下有瘀血

该汤在《金匮要略·血痹虚劳》中复出，以其证属虚寒相搏，故将其归入虚劳之中。血之畅通，须阳之温煦，气之鼓荡。今证属虚寒，则血凝涩而为瘀血，故仲景将虚劳与血痹合为一篇，寓意深矣。诚如张锡纯所云："虚劳者必血痹，而血痹之甚未有不虚劳者。"妇人半产漏下既属虚劳，则夹有瘀血当属无疑。

2. 旋覆花汤旨在活血通脉

该汤复见于《金匮要略·五脏风寒积聚》，以治肝着。何谓肝着？尤氏曰："肝脏气血郁滞，着而不行，故名肝着。"既为气血郁滞，则法当行其气血，而旋覆花汤则有通经活血之功。再考之《别录》《本草纲目》等诸家本草，皆云旋覆花通血脉，新绛活血，葱可通阳，三药相伍，确有通经活血、通阳散结之效。那么，仲景将此方用于半产漏下，当亦不外此意。

3. 祛邪即以扶正

既然半产漏下属虚劳，当有瘀血，旋覆花汤通经活血，于法正相吻合。何以此条竟久悬不决？

盖因病起虚寒，治当温补，而该汤下气行血，似与病机不合，故疑其非而久悬。

旋覆花虽性味咸寒，然葱属辛温，且葱十四茎之量倍于旋覆花，全方当温而绝不致偏寒，用之寒证当无碍。另一疑窦乃一"虚"字，虚固当补，然补虚之法历来为补益之品扶正和祛邪扶正两类。旋覆花汤虽通经活血，然祛瘀即可生新而扶正，以其治半产漏下，于旨亦无悖。

读仲景之书，不应固守某方某药，当善用其法，灵活化裁。以活血化瘀法治虚劳，当为千古不易之法；以通经活血法治半产漏下，亦开后世之门径。据报道，张哲臣以旋覆花汤治不全流产30例皆愈（《浙江中医杂志》1966；9（2）：20），赵廷楼以逐瘀法治疗滑胎 212 例，足月分娩 173 例，无效 22 例（《辽宁中医杂志》1986；10（9）：26）。这些实例雄辩地证明了该汤在临床上确有指导意义。

[田淑霄，李士懋.陕西中医，1989，10（1）：46–47.]

活血化瘀疗崩中

关于崩中治法，方约之在《丹溪心法附余》中提出："初用止血以塞其流，中用清热凉血以澄其源，末用补血以还其旧"，后世归纳为塞流、澄原、复旧三法，奉为治崩之圭臬，余窃以为未必尽然。崩中原因颇多，因虚而崩者，固当塞流止血以为先。若因瘀血所致者，骤然止之，则瘀血更加凝涩，血未止益甚，即或止于一时终因瘀血未除而复崩。法当活血化瘀抉其壅塞，惜医者多视为危途，惯以止血为万全。独王清任胆识超人，创少腹逐瘀汤治血崩。瘀血一去，血自归经，何患血崩不止。虽曰活血，实则止血。

以活血化瘀法疗崩中，当确有瘀血指征方可施用。笔者临床应用时，以少腹疼痛、血暗有块、舌有瘀斑、脉涩或弦为诊断瘀血型血崩的指征。其中尤以少腹疼痛为主要指征。其痛常呈绞痛、刺痛、挛痛、寒痛或胀痛。腹痛一阵，血涌一阵。血下则痛缓，稍候可再痛，反复交替出现。腹痛越重，则瘀血的诊断就越肯定，此时可大胆使用活血化瘀法，不仅不会使血量增多，反可迅速止血，腹痛亦随之消失。个别患者可于药后血块增多，此时毋庸紧张，待血块下后，腹痛当随之减轻，血量亦相应减少而止。若少腹不痛，或仅绵绵作痛，即使血暗有块，亦不可贸然使用活血化瘀法，即或疑有瘀血作祟，当小其量而试之，以免血崩加剧。

由于致瘀原因不同，因而瘀血兼证各异，故于活血化瘀时，当予兼顾。血瘀兼气虚者，加党参、黄芪；血瘀夹痰湿者，加茯苓、陈皮、半夏等；血瘀兼血热者，用少腹逐瘀汤去茴香、肉桂、炮姜加丹皮、生地、大黄炭等。如治田某，27 岁。经行不畅，自行饮酒以通经。酒后血崩，少腹绞痛，被褥皆湿。急用西医止血药注射未效。伴头晕、心慌、两手冰凉等症，甚为恐惧。舌暗苔白，脉沉紧而迟。处以少腹逐瘀汤加减：肉桂、炮姜、赤芍各 6g，桃仁、红花、川芎、炒蒲黄各 8g，香附，元胡各 10g，炙黄芪、当归、炒五灵脂各 12g，1 剂血减，腹痛亦缓，2 剂血止。

综上所述，笔者单以活血化瘀法治血崩数十例，均一二剂即血止，无一例药后出血加剧者。此法对血瘀所致之漏证，亦颇有效，但必须掌握辨证要点，不可过剂。

［田淑霄.陕西中医.1991，12（5）：238.］

暴崩验案举隅

崩，系指妇女非经期阴道大出血者。暴崩，较一般血崩来势急、量多势猛、病情重，属妇科急危症。大出血时，可气随血脱，危及性命。

暴崩发生的机理，主要是冲任不固。冲任不固，可由脾虚、血瘀、血热、气逆、外伤、阳虚、阴损等引起。古人治崩漏有三则：塞流、澄源、复旧。吾治暴崩的原则是标本同治，既塞流又辨证求本。现举验案数则。

案 1：张某，女，20 岁，未婚，采油工人。

患者素体健康。在野外巡视采油井房的夜班途中，忽有动物两爪搭其肩上，惊恐疾呼，动物逃窜，视之乃犬。回宿舍时，即感阴道下血，血量骤增，衣衾皆湿，急由同伴扶来就诊。

刻诊：暴崩如涌，色红无块，面色苍白，心悸气短，精神不振，仍感惊恐。

唇舌俱淡，脉缓无力。

方用升陷汤加减。

黄芪 30g	生地炭 30g	党参 10g	升麻炭 6g	藕节炭 30g
血余炭 10g	山药 20g	柴胡 6g	山萸肉 15g	仙鹤草 10g
桔梗 8g				

2 剂，每剂煎 3 次，每 4 小时服 1 次。

二诊：1 剂服完，血量大减；2 剂终血止。尚有心悸气短，四肢无力，面色苍白，唇舌色淡。宗前法。

黄芪 30g	熟地 10g	党参 10g	升麻 4g	山药 20g
柴胡 6g	山萸肉 12g	炒白术 10g	枸杞子 10g	

连服 10 剂，康复如昔。

【按】该例由于惊恐过度，致气陷肾伤。气坠，血失固摄而下脱；肾伤，冲任失固而暴崩。方用升陷汤升举大气，佐山萸肉以固肾安冲，伍炭药以塞流治标，标本兼顾。血止，继而复旧乃瘥。

例 2：张某，女，34 岁，已婚，永年县人。

患者半年前即阴道不规则出血，遇经期血量增多，经后淋漓不断。曾因暴崩不止而入院，诊为功能失调性子宫出血，予输血、止血，好转出院。近又暴崩来诊。

刻诊：阴道出血量多，色淡红有块，腰痛酸软，周身无力，面色㿠白，面部臃肿，心悸气短，食后仍觉心中空虚。

唇舌淡白质胖，脉沉细无力。

证属脾不统血而暴崩。

治以健脾益气，养血止血。

方用归脾汤加减。

炙黄芪 15g	党参 12g	茯苓 10g	远志 6g	桂圆 15g
煅龙骨 30g	煅牡蛎 30g	山药 15g	生地炭 30g	归身炭 10g
血余炭 10g	艾炭 10g	棕榈炭 10g	阿胶 10g	川续断 15g
炒枣仁 10g	木香 3g			

服药 2 剂，血量明显减少。5 剂血止。前方加减连服半月，体力渐复。月经周期正常，但经量偏多。嘱做妇科检查，诊为子宫肌瘤。B 超结果：子宫有 4cm×5cm 肌瘤，左侧输卵管积液。治疗原则：经前及经期仍予归脾汤加减；平时补气养血剂中加化瘀消癥之品。

黄芪 15g	党参 12g	当归 10g	丹参 12g	三棱 10g
莪术 10g	鳖甲 12g	龟甲 10g	夏枯草 15g	生牡蛎 30g
玄参 10g	海藻 15g	昆布 15g		

上药交替服用两月。B 超：子宫正常，左侧输卵管积液。继以健脾渗湿、软坚散结之剂治之。

党参 10g	茯苓 15g	薏苡仁 15g	大腹皮 12g	白术 10g
滑石 15g	丹参 15g	夏枯草 15g	海藻 15g	昆布 15g
生牡蛎 30g				

连服 3 月。1 年后追访，身体健康，未再复发。

【按】该患者开始诊为脾不统血。以归脾汤加减治之崩止。又经妇科检查为子宫肌瘤（中医属癥），证属虚实夹杂。出血的根本原因是肌瘤引起，故崩止后，转而化瘀软坚以除癥。癥消，病自根除。

例 3：王某，女，26 岁，已婚，售货员。

与顾客争吵，又遭领导批评，恚怒致崩。次日暴下如注，色暗红，有血块，胸胁少腹胀痛，乳房尤甚，郁闷欲哭，面色苍白。

舌淡苔白，脉弦。

方以逍遥散加减。

当归身 10g	白芍 10g	白术 10g	茯苓 10g	甘草 6g
柴胡 6g	薄荷 3g	煨姜 3g	生地炭 30g	藕节炭 30g
仙鹤草 10g	香附 10g	茜草炭 10g	三七粉 2g（分冲）	

3 剂，日 3 服。

二诊：药后血止，但仍胸胁满闷不舒，乳房胀痛，喜太息。舌淡苔白，脉弦细。予逍遥丸 10 袋。

【按】肝藏血。暴怒伤肝，肝气横逆，肝血不藏，冲任不固，以致暴崩。以逍遥散疏肝理气佐以止血而愈。

例4：王某，女，39岁。

经素不调。闭经3个月，经行血涌成崩，两腿及棉裤均被血濡湿。登圊蹲下时，血下如注，色紫黑，夹有大小不等之血块，少腹冷痛，两脉皆弦。西医诊为功能失调性子宫出血，曾用止血药及刮宫术而血未止，就诊于中医。

诊为血瘀胞寒，予少腹逐瘀汤加减。

吴茱萸 6g	炮姜 6g	官桂 7g	香附 10g	元胡 10g
川芎 7g	当归 10g	桃仁 9g	红花 9g	赤芍 9g
炒五灵脂 9g	炒蒲黄 9g			

2剂血止。

【按】此证为寒凝血瘀，故予温经散寒、活血化瘀之剂。因血瘀而崩者，若纯予止血，即使侥幸取效于一时，亦难根治，反使瘀血加重，反复发作。只要辨证准确，活血化瘀药放胆用之，不仅不加重出血，反能迅速止血，常一二剂即见分晓。

例5：孙某，女，17岁，未婚，工人。

经期负重装车，冲任损伤，血量甚多，血顺腿流至足，色鲜红无块，少腹疼痛。脉弦。

治以固冲止血。

| 阿胶 15g | 乌贼骨 12g | 茜草 8g | 延胡索 10g | 菟丝子 10g |
| 川续断 15g | 白芍 12g | 血余炭 10g | | |

另予三七粉6g，分4次冲服，2剂血止。

【按】努责伤气，冲任不固，致成暴崩。乌贼骨、茜草，即《内经》四乌贼骨一芦茹丸，二药大能固涩下焦，为治崩之主药，张锡纯之"安冲汤""固冲汤"皆用之。

［田淑霄.河北中医学院学报，1994，9（2）：17–18.］

月经过多与带下病的中医辨治

一、月经过多

"月经过多"，又叫"经水过多"，是一种常见病，通过中医治疗是可以治好的。这种病临床常见有三种类型。

1. 气虚型

多由体质虚弱，或久病伤脾，中气不足，冲任不固，不能摄血引起的。

临床表现：月经量多，色淡质薄、清稀如水。面色苍白，心悸怔忡，气短懒言，小腹空坠，肢懒无力。

舌质淡，苔薄白，脉虚弱无力。

治疗原则是补气摄血、升阳举陷，方用补中益气汤（丸）加仙鹤草、生地炭、藕节炭等。

处方：

黄芪 12g	白术 10g	陈皮 6g	升麻炭 6g	柴胡 6g
党参 15g	当归身 8g	仙鹤草 15g	生地炭 30g	藕节炭 30g

水煎服，每日 1 剂。

2. 血热型

多由素体阳盛，阳盛则热；或七情过激，郁而化火；或过服暖宫药及辛热食品以致血分蕴热，热迫血行。

临床表现：月经量多，色深红或紫红，有血块，心烦口渴，尿黄便干。

舌红苔黄，脉数。

治疗原则是养血调经、凉血止血，方用芩连四物汤加止血药。

处方：

当归身 8g	生地炭 30g	白芍 10g	川芎 6g	黄芩 10g
黄连 10g	仙鹤草 12g	地榆炭 10g	侧柏炭 10g	血余炭 10g
藕节炭 30g				

水煎服，每日 1 剂。

3. 肾虚型

多由先天肾不足，或因多产房劳或术中损伤冲任，使冲任不固，以致月经过多。

临床表现：月经量多，色淡，头晕耳鸣，腰酸腿软，或足跟痛。

舌淡，脉沉细无力，尺脉尤甚。

治疗原则：滋补肝肾、调经止血，方用六味地黄汤（或丸）加减。

处方：

熟地炭 10g	山药 10g	丹皮 8g	泽泻 10g	山萸肉 20g
茯苓 10g	生地炭 30g	藕节炭 30g	仙鹤草 15g	鹿角胶 20g (烊化)

水煎服，每日 1 剂。

二、带下病

带下病根据带的颜色可分为白带、黄带、赤带、赤白带、杂色带等。带下病临床可分为三个类型。

1. 脾虚型

多由饮食不洁，或劳倦过度，或思虑过度，损伤脾气，以致脾虚，运化失职，水湿内停。湿邪下注伤及任、带，任脉失固，带脉失约而成带下病。

临床表现：带下量多，色白如涕如唾，甚者绵绵不绝，无臭气味。伴有神疲倦怠，食少便溏，腹胀足肿，头昏闷，面色萎黄。

舌质正常或略淡，苔白，脉缓弱。

治疗原则：健脾益气、升阳除湿，方用完带汤加减。

方药：

苍术 10g	白术 10g	白芍 10g	山药 10g	柴胡 6g
党参 15g	车前子 10g	陈皮 6g	甘草 6g	荆芥炭 10g
芡实 10g	薏苡仁 15g			

如果服汤药不便，用成药可服参苓白术散。如果湿邪化热，带成黄色，质稠有臭气味，可在上方加黄柏 10g、栀子 10g。

2. 肾虚型

多由素体肾气不足，下元亏损，或房劳多产，伤及肾气，使带脉失约，任脉不固而成带下。

临床表现：带下量多，色白清冷质稀，淋漓不断，头晕耳鸣，腰疼腿软，小腹冷胀，小便清长，大便溏泄。

舌淡，苔薄白，脉沉迟。

治疗原则：补肾培元、固涩止带，方用金锁固精丸加减（金锁固精丸有售）。

方药：

沙苑蒺藜 10g	莲子肉 15g	芡实 15g	煅龙骨 30g	煅牡蛎 30g
菟丝子 12g	覆盆子 10g	金樱子 10g		

3. 湿热型

多由经行产后，胞脉空虚，或因手术所伤，温毒之邪乘虚而入，损伤任带二脉，而成带下（包括现代医学说的细菌、真菌、滴虫感染）。

临床表现：带下量多，色黄绿如脓，或夹血液，或浑浊如米泔、有秽臭气，阴中瘙痒。伴有口苦咽干。

舌质红，苔黄，脉滑数。

治疗原则：清热解毒、除湿止带，方用止带方加减。

方药：

| 猪苓 10g | 茯苓 12g | 车前子 10g | 泽泻 10g | 茵陈 15g |
| 黄柏 10g | 苍术 10g | 金银花 20g | 败酱草 30g | |

如果以上症兼有头晕耳鸣、胁胁胀痛，脉弦数者，为肝经有湿热，可用龙胆泻肝汤（或丸）以泻肝经湿热。方药：龙胆草 6g，车前子 10g，生地 10g，当归 10g，柴胡 6g，甘草 6g，泽泻 10g，木通 8g，黄芩 10g，栀子 10g。

［田淑霄.新营养，1997，（2）：33.］

崩漏临床治疗的体会

　　崩漏是指妇女非时阴道出血，血出如涌者谓之崩，淋漓不断者谓之漏，二者常可相互转化。虽临床表现有别，然机理一致，故治法亦多相同。

　　崩漏原因固多，发生的主要病机是冲任损伤。冲为血海，任为经脉之海，冲任皆起于胞内。冲任损伤，不能制约经血则为崩漏。造成冲任损伤的原因有多种，临床以脾虚、血瘀、血热、气逆、阳虚、阴损、努伤者为多见。治疗以健脾益气、活血化瘀、清热凉血、疏肝理气、扶阳固本、滋补肝肾、固冲止血等法治之。

一、活血化瘀法

　　瘀血阻滞，冲任损伤，血不循经，溢而妄补，致成崩漏。治当活血化瘀，疏通血脉，瘀血一去，血自归经。当血崩如涌之时，常畏活血化瘀之法使出血增剧，弃而不用，惯以止血为先。我初用时亦有此虑，但反复实践证明，对确有瘀血而致崩漏者，用活血化瘀法，并无促进出血的弊端，反能迅速止血。

　　笔者临床应用时，以少腹疼痛、血暗有块、舌有瘀斑、脉弦或涩作为诊断瘀血型崩漏的指征，其中尤以少腹痛为主要指征，少腹疼痛愈重，则瘀血的指征愈肯定。其疼痛可呈胀痛、寒痛、挛痛、绞痛等。通则不痛，不通则痛，瘀血阻滞，经脉不通，故疼痛为必有的症状。腹痛一阵，血涌一阵，血下则痛缓，稍候再痛。此时可放手使用活血化瘀法而不必顾忌畏缩。若少腹不痛或仅有隐隐作痛者，其血虽暗有块，亦不可贸然用活血化瘀法，须谨慎从事。

　　临床上单纯血瘀者并不多见，往往有兼夹之证，须针对具体情况，配伍其他方法使用。若血瘀兼寒者，可见肢冷畏寒、少腹寒痛、舌淡苔白、脉弦或迟等，当活血化瘀佐以温通；若血瘀兼气滞者，可见少腹胀痛、胸胁乳房胀痛、烦躁易怒、脉弦等，当活血化瘀佐以行气；若瘀血兼气虚者，可见气短心悸、倦怠无力、舌淡胖而脉沉无力等，当活血化瘀佐以益气；若瘀血夹痰浊者，见胸脘痞闷、心中烦、苔腻脉滑等，当活血化瘀佐以化痰；若瘀血兼血热者，可见头晕面赤、心烦躁扰、口干溲赤、舌红苔黄脉数等，当活血化瘀佐以凉血；若血瘀兼阴虚者，可见心烦少寐、五心烦热、面色浮艳、舌红苔少或光绛、脉细数等，当活血化瘀佐以养阴。

　　病案举例：王某，女，39岁。

　　经素不调，经断3月，经行血涌成崩，两腿及棉裤被血濡湿，登圊蹲下时，血下如注，色紫黑夹有大小不等之暗紫血块，少腹寒痛，两脉皆弦，舌质正常，苔薄白。西医诊为功能性子宫出血，曾用止血剂及刮宫而血未止，就诊于中医，诊为血瘀胞寒，予少腹逐瘀汤加减。

方用：

吴茱萸 6g	炮姜 6g	官桂 3g	香附 12g	元胡 12g
川芎 6g	当归 10g	桃仁 9g	红花 9g	赤芍 9g
炒灵脂 12g	炒蒲黄 8g			

2剂血止，继予温养气血佐以活血之品调理而愈。

【按】治疗崩漏，通常以止血、澄源、复旧为遵循之规范，但不可一概而论，对于瘀血成崩漏者，用炭类或固涩之品止血，虽血亦可止，但难于根治，常反复发作，故不可视止血为常法。一见出血，概用止血之品，反易成瘀，当以澄源为第一要法，除其出血之因，不止血而血自止，此即治病必求其本之谓。

二、健脾益气法

冲任为血海，隶属于阳明，靠后天之精血以充养，靠脾胃之气以固摄。脾虚气弱，统摄无权，冲任不固，则血下溢而成崩漏。其表现为面色苍白、气短倦怠、食少便溏、腹绵绵作痛或不痛、脉沉无力、舌体淡胖等。其中尤以脉之沉候无力为主要指征，脉或弦或大或数，若沉候无力，即以虚证看待，再兼以气短心悸、舌淡面白等，则脾虚气弱不难诊断。治当健脾益气止血，临床常以补中益气汤或归脾汤加减施治。此法平稳，为临床医生所习用。兼少腹寒四肢欠温者，佐以温阳之品；若苔腻脘满兼痰湿者，佐以燥湿化痰之品，随症加减用之。

病案举例：于某，女，47岁。

七七之年，天癸将绝，经期已乱，或半月一行，或二三月一行。每行经则淋漓不断，少则半月，多则盈月，少腹隐痛，血色暗而有块，面白不华，心慌气短，倦怠无力，动辄益甚，腰酸腿软，下肢浮肿，舌淡，脉缓无力。西医诊为更年期综合征，中医属脾不统血兼瘀。予归脾汤加活血之品。

方用：

炙黄芪 12g	党参 10g	茯苓 10g	白术 8g	当归 10g
升麻 4g	川芎 7g	乌药 6g	香附 9g	泽兰 8g
茜草 8g	川续断 12g			

2剂。

二诊：腹痛减，血未止，予炙黄芪 12g、党参 10g、茯苓 10g、白术 9g、当归 10g、香附 9g、川续断 12g、鹿角霜 12g、杜仲炭 10g、阿胶 15g（烊化）、乌贼骨 12g，3剂血止，继以上方加减调理，后虽有反复，但血量减少，延长的时间也缩短，一年后经绝。

三、清热凉血法

血热则迫血妄行，冲任不固，致成崩漏。但血热有虚实之分，实热者可见面赤心烦、口干溲赤、舌红脉数等，当清热凉血止血；烦躁易怒、胸胁乳房及少腹胀痛者，当清肝热凉血止血。虚热者，见五心烦热、舌红少苔脉细数者，宜养阴清热，随症加减。

病案举例：孙某，女，27 岁。

经行腹痛，自行饮酒以活血通经，酒后头晕、面赤、心中烦热，卧床后少腹绞痛，血出如涌，衾褥皆湿，注射止血剂无效，甚为惊恐。

脉弦数舌红。

中医诊为血热夹瘀。

柴胡 6g	黄芩 9g	栀子 9g	丹皮 9g	生地 12g
川楝子 9g	元胡 10g	茜草 9g		

再诊：服药 2 剂，痛缓血减。

柴胡 6g	丹皮 8g	栀子 8g	生地炭 12g	白芍 9g
玫瑰花 7g	代代花 7g	茜草 7g	乌贼骨 10g	藕节炭 12g

2 剂血止。

四、疏肝理气法

肝喜条达而藏血，肝气横逆则损伤冲任，肝血不藏而成崩漏。其表现为胸胁、乳房、少腹皆胀痛，烦躁易怒，脉弦。当疏肝理气止血。若气郁化火则面赤心烦，脉弦数舌红，当疏肝理气佐以清肝，兼瘀者佐以活血，兼阴虚者佐以养阴。

病案举例：刘某，女，34 岁。

行经 3 日，夫妻反目，腹痛，经量多，继之淋漓不断，以后经期紊乱，每行经则旬余方止，头晕易怒，两乳及少腹胀痛，恶心不欲食。

脉弦略数，舌正常。

予柴胡疏肝散加减。

柴胡 6g	香附 9g	白芍 9g	川芎 5g	郁金 8g
丹参 10g	丹皮 7g	薄荷 1.5g	橘叶 6g	瓜蒌 9g
藕节炭 12g	生地炭 12g			

每于经痛服三四剂，4 月后，经期已正常，经量亦正常。

五、固冲止血法

用力过度，或跌打闪挫，皆可损伤冲任造成崩漏。此种出血，必有明显之诱因可查，诊断并不困难，当以止血为先，若冲任损伤兼有气滞血瘀者，则佐以活血行气。

病案举例：孙某，女，17 岁。

经期负重装车，冲任损伤，血量甚多，顺腿流至足，少腹疼痛。脉弦。

| 乌贼骨 15g | 茜草 8g | 延胡索 10g | 生地炭 12g | 三七粉 6g（冲服） |
| 藕节炭 12g | 川续断 15g | 白芍 12g | 阿胶珠 15g（烊化） | |

2 剂血止。

六、扶阳固本法

阴为阳之守，阳为阴之使，阳虚则冲任不固，不能摄阴血而致崩漏。见面色㿠白而唇甲淡，汗出肢冷，气促息微，脉微弱。有形者难以骤生，无形者当以急固，急用参附汤回阳益气，固摄阴血。若长期慢性失血，可造成气血亏损或阳气虚弱，当补其气血、固其冲任。

病案举例：

例1：张某，女，43 岁。

患子宫肌瘤，经血过多已年余，气血损伤，面白气短，心悸无力，遇冷则手足拘挛。此次经行忽然暴下，色黑有块，顿觉心中震震，头晕目眩，气促难续，汗出肢冷，脚挛急，脉虚大而数稍沉则欲绝，舌淡。血压 40/20mmHg，血红蛋白 5g/dL，西医用输血、抗休克、止血，中药用红参 15g、炮附子 10g、山萸肉 30g，浓煎频服。血止，血压上升后，转手术治疗。

【按】参附回阳以固脱，山萸肉能益精血，收敛元气，振作精神，张锡纯先生倍赞其功。血脱之人，阴不能内守，阳气亦微，纯用阳刚之品，恐阳暴出，漫越于外，佐以山萸肉，可益其精血，收敛元气，刚柔相济，无阳气暴越之虞。

例2：蒋某，女，27 岁。

患再生障碍性贫血，已二载，血红蛋白 4 ~ 6g/dL，血小板 4×10^9L 左右。面色唇甲舌皆苍白如蜡，气短心悸，下肢出血点此起彼伏，脉虚。行经血量较多，淋漓不断，每次行经，血红蛋白即下降，必予输血方能回升，后每于行经时请中医会诊。

以胶艾四物汤加减。

鹿角霜 12g	艾炭 7g	熟地 10g	当归 9g	阿胶 15g（烊化）
白芍 9g	党参 12g	川芎 4g	生黄芪 12g	血余炭 12g
乌贼骨 15g				

每次行经服上方三四剂，血量减少，至期而净，输血可由每月一次延长至二三月一次，血红蛋白可维持在 6g/dL 左右。

七、滋补肝肾法

肝藏血，肾藏精，冲任虽统于阳明而隶于肝肾。肝肾阴亏则冲任不固，亦可导致崩漏，临床以五心烦热、躁扰少寐、舌红少苔、脉细数为主要见症，治当滋补肝肾之阴，佐以止血。

病案举例：陈某，女，21岁。

刻苦攻读，耗伤阴血，头痛少寐，面感烘热，五心烦热，心悸不宁，烦躁易怒，精力不能集中，月经超前，渐经期延长，或十天半月方净，血色鲜红，舌红脉弦细数。

诊为肝肾阴亏，虚热内扰，迫血妄行。

龟甲 12g	女贞子 12g	旱莲草 12g	丹皮炭 8g	白芍 9g
生地炭 12g	柏子仁 12g	炒枣仁 15g	山萸肉 10g	地骨皮 12g
炙百合 12g	血余炭 10g	玫瑰花 6g		

以此方加减，调理 3 月余，阴复热除，月信正常。

余临床 20 余年，所治之崩漏证，以漏证较崩证为多。其中以西医诊断为子宫功能性出血者效果较好，对血液病及子宫肌瘤造成崩漏者，虽能减少出血，但一般难于根治。另外因上环或服避孕药而经期紊乱出血较多或淋漓不断者，依照中医辨证施治，亦可取得满意效果。

[田淑霄．甘肃医药，1983，（1）：27.]

桂枝汤将息法与测汗

测汗法，是外感热病中据汗以判断病情及其转归的一种方法。仲景虽未明确提出"测汗"二字，但已寓意于中。明确提出测汗法者为叶天士，他在《吴医汇讲·温证论治》篇中曰："救阴不在补血，而在养津与测汗。"王孟英据《种福堂》本改为："救阴不在血，而在津与汗。"将"测"字删除，不仅湮没了测汗这一重要学术观点，亦使原文晦涩难明。

太阳中风证，"发热汗出"，本自有汗，仲景何以更求其汗？显然二汗不同。盖太阳中风之自汗出，缘于风邪伤卫，阳强阴弱，营卫不和，"阳浮者，热自发；阴弱者，汗自出"。此汗为风邪外客所作，乃为邪汗。邪汗的特征有四：一是阵阵汗出，而非持续不断；二是头胸部多汗，而非遍身皆见；三是多为大汗，而非漐漐微似汗；四是汗出脉不静、热不衰，或暂减旋即又热，而非汗出脉静热衰。服桂枝汤后所出之汗，乃阴阳和、营卫调之正汗。正汗的特征，恰与邪汗相对：漐漐微似汗，通身皆见，持续不断，随汗出而脉静热衰，此谓正汗。临床见此正汗，就可以判断已然里解表和，纵然一时寒热未尽，头痛未除，亦可知病已将愈，不必尽剂。所以仲景不以寒热头痛等症的消除作为判断的指征，而独以正汗为判断依据。若不知此度，仍一味蛮服，不仅画蛇添足，亦足衍生它变。

欲知正汗何以能测病，必先明正汗出现的必备条件。《素问·阴阳应象大论》曰："阳加于阴谓之汗。"吴鞠通进一步阐明："汗之为物，以阳气为运用，以阴精为材料。"这就明确指出了正汗的两个必备条件，首先是阳气与阴精的充盛：阴精充盛而作汗之资不乏，阳气充盛而蒸腾气化有权；第二个条件是气机畅达，阳施阴布：阳气布施而能蒸腾气化，阴精敷散而能输达肌腠以化汗，二者缺一不可。正如《伤寒论》中所云："阳明病，胁下硬满，不大便而呕，舌上白苔者，可予小柴胡汤。上焦得通，津液得下，胃气因和，身濈然汗出而解。"予小柴胡汤后，气机通畅，阳施阴布，故尔濈然汗出。

不得正汗之因不越二端：一为阴阳虚衰，阳虚无蒸化之力，阴虚无作汗之资；二为邪气壅塞，气机郁闭，阳气不敷，阴精不布，皆不得作汗。这两类无汗的表现，在热病各个阶段中皆可见到，二者一虚一实，机理迥异。

测汗之法在《伤寒论》中广为应用，桂枝汤类诸方，皆将息如桂枝汤法，不言而喻，测汗之法亦皆适用之。它如葛根汤、麻黄汤、甘草附子汤、柴胡桂枝干姜汤乃至小柴胡汤等，亦皆以"微似汗出"之正汗为判断病情之依据。

测汗之法在温病卫气营血各个阶段亦普遍适用。新感温病邪在卫分时，可发热微恶风寒而无汗。这种无汗的原因，是由于"温邪上受，首先犯肺"，肺气膹郁而寒热无汗。卫阳依肺气而宣发，津液赖肺气而敷布。今肺气既被温邪所伤而不得宣发肃降，则卫阳亦郁遏不宣。卫阳郁遏而为热，皮毛失却卫阳之温煦而恶寒，阳不布，津不敷，故尔无汗。

既然卫分证的病机在于温邪犯肺而肺气膹郁，那么治疗就当重在宣解肺郁，使肺气宣发，透邪外达，宜用辛凉之剂，凉以清热，辛以解郁，宣达肺气。当肺郁一开，气机通畅，卫阳得宣，津液得布，里解表和，自然津津汗出，此即正汗。反过来，临床见此正汗，即可推断肺郁已解，气机已畅，阳气得布，津液得敷，此即测汗法在卫分证的应用。叶天士所说的"在卫汗之可也"，即指的这种正汗，与测汗法理出一辙，互为阐发。惜今多误解"汗之可也"为汗法，与"温病忌汗，汗之不惟不解，反生它患"之旨相悖。吾师赵绍琴独具慧眼，深得叶氏之真谛，曰"汗之可也是目的，不是手段"，可谓一语道破。

当然，卫分证时多有自汗出，既然有汗，测汗法是否仍然适用？答曰仍然适用。因卫分证之自汗出，是因阳热郁极而伸，热迫津泄而为汗，此汗并非正汗，而属邪汗。由邪汗而转见正汗，则肺郁已开，表解里和矣。若汗出而热仍在，恶风寒已罢者，为邪已传里，已不属卫分证了。

当邪入气分阶段时，虽病位不同，邪正盛衰有异，类型各殊，然测汗之法仍普遍适用。如邪热在肺时，可见喘咳胸闷，灼热无汗，或仅见头汗出。用辛凉宣透之麻杏石甘汤等，肺热透达而解，肺气得以宣发肃降，正汗可出，喘咳可平。据此汗，即能推断热已解，肺气得宣，病已将愈矣。又如热结肠腑的阳明腑实证，因热与糟粕相搏结，阻于肠腑，气机阻塞不通，可灼热无汗或仅手足漐然汗出。热结甚者，不仅肢厥脉沉，甚至通体皆厥，脉亦厥，此时郁闭甚重，无汗自不待言。然通下之后，热结一开，气机畅达，阳可布，津可敷，反可见厥回脉复，遍体津津汗出，此即正汗。孰能谓大承气汤为发汗剂？此乃里解表和，阳施阴布之结果，诚不汗而汗者也。甚至见气分无形热盛之白虎汤证时，虽有大汗出一症，测汗之法依然适用。白虎证之大汗出，乃邪热炽盛，迫津外泄之邪汗，当予白虎汤辛凉清解之后，邪热渐衰而大汗渐敛，转而可见遍体持续微汗，此即由邪汗而转为正汗，病有转机之征兆。

当见营分、血分证时，不仅因邪热深陷，气机郁闭更甚，且因热邪灼伤阴液，作汗之资匮乏，因而灼热无汗。当透其营热，滋其营阴，使气机畅达，营热得以透转，营阴得以恢复之后，亦可转见遍身津津汗出。临床据此汗，即可推断营热已然透转，营阴已复矣。温病后期，津亏液耗而无汗者，待养阴生津之后，亦可见周身微微汗出，临床可据此汗而断定阴液已复矣。正如金寿山所说："大多数温病，须由汗出而解（包括战汗）。在卫分时期，汗出而病解者，病势尚轻；在气分时，清气分之热常能汗解，里气通，大便得下，亦常能汗出而解。甚至在营分、血分时，投以清营凉血之药，亦能通身大汗而解。可见得汗为邪热外达的表现。"假如说辛凉宣透之剂，还因"辛能散"而涉发汗之嫌，那么承气汤、犀角地黄汤（犀角用代用品）、清营汤、加减复脉汤等，则绝无发汗之力，但服后依然可以汗出，究其机理，正是阴阳和调，气机畅达，阳施阴布之结果。测汗的意义，正如章虚谷所说："测汗者，测之以审津液之存亡，气机之通塞也。"测汗一法，确为中医判断外感热病转归的重要客观指征。

［田淑霄，李士懋.天津中医，1989，（2）：37.］

白虎汤用于杂证的体会

白虎汤为治外感热病阳明气分无形热盛的主方，临床广为应用，疗效卓著，历久不衰。笔者以其治疗内伤重症，亦取得满意疗效。兹举几例如下：

例1：窦某，男，21岁。

1969年因食蓖麻油炸的油条而中毒，继发再生障碍性贫血。血红蛋白在4g/dL左右，红细胞$2×10^8$/L万上下。经常衄血、发热、烦躁、自汗，身有瘀斑多处，此起彼落。

舌淡红苔薄黄，脉洪大而数。

此为阳明热盛，淫于血分，迫血妄行。

予白虎汤加白茅根、生地，重用生石膏45~60g。继两旬而热不再发，出血止，脉敛，血红蛋白增至6g/dL。后石膏减量，加阿胶，继用前方，两月后血红蛋白增至10g/dL以上，持续稳定。

例2：张某，男，37岁，针灸医生。

患肝硬化十余年，脾大平脐。1964年复发，烦躁不宁，自汗口渴。

苔白欠润，脉洪大。

诊为阳明气分热盛，予白虎汤原方，4剂汗止烦除，脉亦和缓敛静。

例3：张某，男，53岁。

哮喘十余年，1972年冬，因感冒哮喘发作，予抗生素、泼尼松、副肾素等，症状未能控制。端坐呼吸，不能平卧，汗出以头部为甚，烦躁不安，身无热，亦不渴，大便干。

脉洪大，苔白微黄。

此阳明热盛、蒸迫于肺而作喘。

予白虎汤原方，3剂而汗止，喘轻，已能平卧，脉敛，大便亦通。

例4：谢某，男，34岁。

1984年春初诊：自汗兼盗汗年余，夜间常因盗汗而褥湿大片，白天则自汗，尤其于劳累或情绪激动时，则汗从腋下如水流，无身热，烦躁，口渴。

脉洪数而滑，舌质红苔微黄。

诊为阳明气分热盛，迫津外泄而为汗。

予白虎汤清其气分热邪，4剂汗止脉缓。

【按】白虎汤不仅用于外感热病阳明气分无形热盛者，亦广泛用于内伤杂证而阳明气分热盛者。关于白虎汤的使用指征，俗皆以大热、大汗、大烦渴、脉洪大四症为准。然临床四大症皆备者寡，而不典型者多。因而吴鞠通提出白虎汤四禁，示人以规矩。曰："白虎本为达热出表，若其人脉浮弦而细者，不可与也；脉沉者，不可与也；不渴者，不可与也；汗不出者，不可与也。"张锡纯则对吴氏之说持有非议，曰："吴氏谓脉浮弦而细者禁用白虎，此诚不可用矣。至其谓脉沉者、汗不出者、不渴者皆禁用白虎，则非是。"这就把吴氏的四禁打破了三禁，只剩下个脉浮弦而细一禁。

据笔者管见，大汗、脉洪大二症为使用白虎汤的指征。据此，大胆提出白虎两禁：无大汗出者，不可与也；脉不洪大者，不可与也。当否，求正问道。

［田淑霄，李士懋.内蒙古中医药，1988，7（4）：21-22.］

吴茱萸汤临床应用体会

吴茱萸汤乃千古名方，出自仲景《伤寒论》和《金匮要略》，共有五条。其主要见症有"干呕、吐利、吐涎沫、头痛、手足厥冷、胸满、烦躁欲死等，表现虽异，病机则一，皆为厥阴阳虚兼寒气凝滞或寒气上逆。其或由肝阳虚衰，寒自内生所致；或由肝阳虚衰，外寒直中厥阴而成。其所引起的病证相当广泛，仲景所列诸证，仅择其要列举之。除此之外，临床还常见到阴器痛缩牵引少腹、懈怠无力、癥瘕、抽筋、痹痛等多种证候。吴茱萸汤的主要功效是暖肝散寒，温胃降逆。方以吴茱萸为君，其性辛热，暖肝散寒降逆；重用生姜以温中散寒，人参、大枣实脾以制肝，共成暖肝散寒、温中降逆之剂。方义严谨，其效卓著。余临证以来，凡肝胃虚寒者皆以吴茱萸汤加减运用，颇觉得心应手。使用该方之要点如下：

1. 脉弦，沉取较弱，指下有不足之象者，即为主症。弦脉或兼迟、兼紧、兼细，或左关独弦，沉取无力。

2. 苔白滑，舌质或胖淡，或淡暗，色必不红。

3. 症见畏寒肢冷，倦怠无力。

以上三者为主要指征，其他可见头痛头晕，胸胁满痛、吐利脘痛，口吐清水，小腹阴寒，阴痛缩急，抽筋拘挛，顽麻痹痛等等，凡此皆非必见之征。只要主症见，兼症或见一二，即可以吴茱萸汤加减治之。

例1：厥阴头痛

张某，女，47岁。

1977年7月23日初诊：颠顶痛已13年，时好时犯，屡治不效。夏日户外乘凉，感受风寒，头剧痛欲撞墙，颠顶尤甚，面色青，手足冷过腕，恶心吐清水，无臭味。

脉沉弦紧。舌质略暗紫，苔白润。

诊为厥阴头痛，予吴茱萸汤。

吴茱萸12g　　　生姜15g　　　党参10g　　　甘草6g　　　大枣3枚

2剂痛缓，6剂痛止。后予逍遥散加吴茱萸，共服半月，至今未发。

【按】肝脉上出额，与督脉会于颠，厥阴寒浊循经上干则颠顶痛，此种头痛，多伴有肢冷吐清水，可绵延十余年而不愈，每于患怒或受风寒时易发。厥阴寒逆头痛，自有别于感风寒者，无须加川芎、白芷、羌活、防风之辛散。惟暖肝散寒，厥阴寒浊不上干于颠，则头痛自愈，虽沉年痼疾，亦可数剂而瘳。

例2：厥阴寒疝

王某，男，43岁。

18年前做脾摘除手术，1978年夏适值雨后蹚水，又于自来水下冲脚，回家后即觉前阴痛，迅速加剧，以热水袋敷而不缓，围被端坐不能活动，茎缩如蛹，囊缩入腹，下肢挛痛。

诊其脉弦紧，重按略虚，此肝阳素虚，寒邪直犯厥阴，予吴茱萸汤温散之。

吴茱萸10g　　生姜15g　　细辛5g　　　党参10g　　甘草6g

1剂痛缓，2剂痛止，茎伸囊出。

【按】足厥阴经绕阴器，抵小腹。平素肝阳虚衰，寒邪直犯厥阴，经脉绌急而阴痛，牵引下腹。吴茱萸汤温肝散寒，佐细辛启肾经之阳，引在下之寒而外达。余于大庆油田工作期间，因气候寒凉，见患副睾结核、精索曲张、精索炎者甚多，皆属中医寒疝范畴，以吴茱萸汤加橘核、荔枝核等，效果颇佳。

例3：妊娠呕吐

赵某，女，27岁。

1972年3月初诊：禀赋素弱，妊娠3个月余，呕吐不止。所吐皆为清水无臭，口涎时涌，饮食难进，肢冷无力。

脉沉弦细而无力，舌淡苔白。

此厥阴寒逆，夹胃中浊气上冲，致呕吐不止，予吴茱萸汤温中降逆，暖肝散寒。

吴茱萸8g　　生姜12g　　党参9g　　　白术8g　　半夏8g

2剂而吐止，饮食得进。

【按】妊娠恶阻因胎热者多，然亦有因寒者。属寒者所吐为清水，伴有畏寒肢冷，脉见弦而无力，舌苔白滑。以吴茱萸汤暖肝温中，加白术健脾以制阴浊，竟应手而效。若拘于产前宜凉，必犯虚虚之戒，医者当察。

例4：痃癖

梁某，男，53岁。

1981年2月11日初诊：身魁伟，两胁至少腹时抽痛，业已数载。发则腹两侧肌肉板硬，凹下一条沟，自胁下至少腹，有硬棱状物突起，剧痛难忍，不能转侧，阴茎抽缩，小便余沥。每于劳累或生气后易发，须三四日方能缓解。曾几次到医院急诊检查，诊为肌肉痉挛。

两脉沉弦而紧。

中医诊为痃癖，缘肝肾寒逆所致，予吴茱萸汤加减。

吴茱萸10g　　党参10g　　生姜12g　　附子10g　　细辛5g

乌药9g

2剂。

2月14日二诊：今日发作一次，然不剧，发作时间较前缩短，仅三时许。原方再进2剂。

2月17日三诊：欲发未作，微痛即缓。前方进退，10剂而安。

【按】疝癖乃脐两旁有条状物突起硬痛，状如弓弦。余仅经此一案，肝肾寒逆当为此证病因之一。因符合厥阴寒逆特征，故予吴茱萸汤治之，不期而效，谨记于此。

例5：肝虚胁痛

赵某，男，38岁。

患肝炎两年半，始终不愈。头晕乏力，食欲不振，胁胀痛，脘腹满，肢体懈怠，劳则加剧。面色萎黄。肝肋下2.5cm，脾肋下1.5cm。HBsAg阳性。GPT780单位（正常值为100单位以下），ZnTT（++）。

脉弦滑，沉取较软。苔白薄稍腻。

证属肝阳不足，清阳不升，湿浊困阻脾胃。

| 吴茱萸8g | 干姜6g | 白术9g | 党参10g | 淫羊藿9g |

柴胡6g

共服38剂，症状消失，肝功能恢复正常。肝肋下1cm，脾可触及边缘，予逍遥丸加味，调理两月，恢复正常工作。

【按】人身一身气机之升降出入，皆系于肝之春生升发之气，才能生生不已，推陈致新。少阳之气，毕竟属阳气初升而未盛，助以温煦则舒发，若破气克削、寒凉戕伐，必致少阳之气萎顿而不发，失其舒启之职，升降出入乖戾。予吴茱萸、干姜以温煦，淫羊藿助肾阳以温肝，辅以人参、白术之助脾之清阳，俾肝阳升启，敷布荣泽，则一身气机随之勃勃，诸症自可消除。惜助阳者寡，而开破寒降者众，致久病不愈者屡见不鲜。

吴茱萸汤应用广泛，确为千古名方，以上寥举数例，亦仅一斑。临证知厥阴寒逆之病机，并掌握辨证要点，自可灵活运用。

［田淑霄．河北中医学院学报，1990，5（2）：20-21.］

乌梅丸临床应用心得

乌梅丸乃厥阴篇之主方，惜多囿于驱蛔、下利，乃小视其用耳。

厥阴经包括手足厥阴经，然足经长手经短，足经涵盖手经，故厥阴经主要讨论肝的问题。《伤寒论》六经，皆言厥阴篇杂乱，余以为不然，实乃井然有序。厥阴篇的本质是肝经虚寒，以此形成全篇主线。肝乃阴尽阳生之脏，阴寒乍退，阳气始萌而未盛，阴阳交争最易因阳气馁弱，阴寒尚盛而形成虚寒之证。肝应春，必待阳气升，始能升发疏泄，尤天地间必春之阳气升，始有万物生机之勃发。肝阳虚，阳不升发敷布，则见畏寒肢厥、脘腹冷痛等症。然肝中又内寄相火，当肝阳虚而不得升发疏泄之时，已馁之相火亦不得敷布，郁而为热，此即尤在泾所云："积阴之下必有伏阳。"一方面是阳虚阴寒内盛，一方面是相火内郁而化热，这就是造成厥阴病寒热错杂的病机。

寒热错杂，阴阳交争进退，故有厥热之胜复。相火内郁化热，必上下攻冲。郁热上冲则善饥、消渴、气上撞心、心中热痛；阴寒内盛则饥而不能食，食则吐蛔，下利不止。

纵观厥阴病全篇，核心问题是论述阴阳交争、厥热胜复。对痉厥、舌蹇、囊缩等症，虽未着重论述，但知厥阴之病机，则上述主症尽在不言中。经云："出入废，则神机化灭；升降息，则气立孤危。"肝虚不能升发疏泄，气之升降出入乖戾，厥证乃现。再者，肝主筋，痉乃筋之病；肝过阴器，上入顽颡，肝阳虚，筋失温煦而拘急，痉、囊缩、舌蹇由兹而作。

判定寒热之胜复，主要以厥热、下利、咽痛、饮食、脉急等为指征。全篇55条中，有半数论厥热胜复。阳复则热，阴盛则寒。阴盛则下利，阳复则利止，热盛则下脓血。郁热上灼则咽痛、口伤赤烂、口渴，郁热内扰则饥、则烦。土衰而不能食，阳亡则除中。肝阳虚极则真气脱越，呈躁无暂安时之脏躁，或阴阳离决之格阳、戴阳，或其气上脱而喘，阳复则现阳脉，阴盛则现阴脉。若肝阳复，又可脏病移腑而现少阳证。凡此，皆是据以判断阴阳胜复之指征。厥阴全篇是以不同指征，详论阴阳寒热之胜复进退，条理清晰，何其井然、严谨。

肝主升发、疏泄，其政舒启，其德敷和。肝的疏泄条达，在人体具广泛之功能，《中医基础理论》教材归纳为五个方面：调畅气机、情志、津血、脾胃、月经与排精等。倘肝虚失其疏泄之职，则五脏六腑、气血津液可呈现广泛病变。笔者运用乌梅丸所治病变颇广，凡寒热交作、头痛昏厥、痉搐转筋、胁脘胀痛、呕吐嗳气、胸痹胸痛、消渴、懈怠、麻痹、精神萎靡、痛经、阴缩阴痛、目痛等，以西医病种计有心脑血管病、肝胆病、胃肠病、神经系统疾病、糖尿病、更年期综合征、月经病等。笔者应用乌梅丸所掌握的主要指征有二：其一是脉弦按之无力。弦为肝之脉，弦为减，乃阳中之阴脉。春令，阴寒未尽，阳气始萌而未盛，脉欠冲和舒启之象而为弦。肝虚者，温煦不及，致脉拘急而弦。其弦，可兼缓、兼滑、兼数等，然必按之减，甚或弦而无力，无力为虚。其二是具有肝经症状，或胁脘胀痛，或呕吐、嗳气，或胸痛、心悸，或头昏厥，或痉搐转筋，或阴痛囊缩，或懈怠无力，或寒热交作等等。数症可并见，或仅见一症，又具上述之脉象，即可用乌梅丸治之。

乌梅丸乃寒热并用之偶方。附子、干姜、蜀椒、桂枝、细辛皆辛热或辛温，功能扶阳温肝，令肝舒启、敷和。当归补肝之体，人参益肝之气，皆助肝之升发疏泄。黄连、黄柏苦寒，泄相火郁伏所化之热。乌梅味酸，敛其散越之气，以固本元，故以为君。《医学衷中参西录》云："凡脱，皆脱在肝。"重用味酸之山茱萸救脱，与乌梅丸重用乌梅理出一辙。

乌梅丸中，乌梅300粒，实测为570g，其量独重。去核后，所剩乌梅肉实测为192g。其中干姜、附子、川椒、桂枝、细辛5味热药量为1500g，寒药黄连、黄柏共重1100g，三者约为2.9：1.36：1。笔者运用本方，若无真气脱越之象，乌梅常减量。热重者加大寒药用量，或少加龙胆草；寒重时加大附子用量，或加吴茱萸；气虚重时加黄芪；阴血虚重者恒加白芍；肾气虚者加巴戟天、淫羊藿；清阳不生加柴胡；兼有瘀滞加桃仁、红花。基本遵从原方药味与分量，亦有灵活加减。以下附医案数则。

例1：冀某，女，51岁。

昼则身如冰水浸，自心中冷不可禁，虽穿厚衣不解；夜则身热如焚，虽隆冬亦必裸卧，盗汗如洗，头痛，左胁及背痛。情志稍有不遂则心下起疱如球，痞塞不通，胸中窒塞。饮食、二便尚可，年初经绝。先后住院11次，或诊为更年期综合征，或诊为内分泌失调，或诊为自主神经功能紊乱。

脉沉涩寸滑。

余以乌梅丸作汤剂，2剂寒热除，汗止，心下痞结大减，4剂而愈。已数年，生活正常，未再发作。

例2：某男，63岁，病奔豚30余年，自觉有气从小腹上攻，攻致腹则腹胀痛，攻致胸则胸中憋闷疼痛，呼吸窒塞，欲死，连及头颈后背两臂皆憋胀痛，痛苦殊甚，全身无力，继则大口频频嗳气，气喷涌如山崩，气出则诸症稍缓，须臾复作，一日发作二三次或十数次，逐年趋重，情志波动时更重。西医诊断为冠心病、胃神经症、吞气症等。

脉弦大按之减，呈革脉，两尺沉。

中医诊断为奔豚，乃肝肾阳虚，厥气上逆，予乌梅丸加减。

| 乌梅6g | 炮附子15g | 干姜5g | 桂枝12g | 茯苓15g |
| 白术10g | 川椒5g | 细辛4g | 黄连8g | 黄柏4g |

党参 12g   当归 12g   沉香 4g

此方加减，共服 24 剂，诸症渐减而愈，已两年未再发。

例 3：苏某，女，37 岁。

每次行经则头晕呕吐，目系抽痛，眼不能睁，时时晕厥，一日三五度不等，寒热交作，少腹寒痛，经血暗少，约五日后，经净方渐缓，已七八年，屡治不愈。

脉沉弦细涩，舌淡而暗。

乃肝阳肝血皆虚，予乌梅丸加减。

乌梅 5g   桂枝 10g   炮附子 10g   干姜 4g   川椒 4g
细辛 4g   当归 12g   党参 12g   川芎 7g   五灵脂 12g
蒲黄 8g   乌药 8g   延胡索 10g   黄连 8g   黄柏 4g

经欲行即服至经净，每月服六七剂，素日服人参养荣丸，连服三月而愈，已二三年，经期生活劳作正常。

桑白皮治鼻衄

忆 1962 年在北京同仁医院随从陆石如老师实习时，曾讲述孔伯华老中医治一鼻衄患者，百日未愈，诸法遍试，罔效，延孔老诊视，独用味桑白皮而衄止。后于临床中，几遇因肺热气逆而鼻衄者，常独用桑白皮 20g，以泻肺止衄，或佐清肺之品，颇获良效。

盖肺开窍于鼻，肺热则气逆，气逆则血随之而上，溢出鼻窍而为鼻衄。桑白皮功擅泻肺气，气帅血行，气降则血降；气有余便是火，气降则火消，衄乃自止。

［田淑霄，李士懋 . 浙江中医杂志，1982，17（1）：34.］

蜈蚣息风之偶得

蜈蚣息风，本草中多有记载。《本草纲目》谓其治"小儿惊痫，抽搐脐风"。《医学衷中参西录》曰：蜈蚣"走窜之力最速，内而脏腑外而经络，凡气血凝聚之处皆能开之"，"其性尤善搜风，内治肝风萌动、癫痫眩晕、抽掣瘛疭、小儿脐风，外治经络中风、口眼歪斜、手足麻木"。

据笔者临证之管见，蜈蚣用以治肝风，用量要大，一般20～40条。量小则效微或罔效。若用于虚风者，量不宜大，二三条足矣。基本配伍为：蜈蚣20～40条，全蝎6～9g，僵蚕9～12g，生黄芪30～60g，赤芍9～12g，乳香6～9g。

蜈蚣配以全蝎、僵蚕息风之力更雄。配以黄芪者，乃借黄芪升举之力，托蜈蚣直达于颠。且黄芪"主大风"，量小则升，量大能息大风。加赤芍、乳香者，开破气血之凝聚，助蜈蚣之行窜搜风。其他配伍可随症加减，如肝热者，可加龙胆草、栀子、丹皮；血虚者，加当归、川芎、白芍、熟地；阴虚者，加白芍、生地、女贞子、旱莲草；夹痰者，加陈皮、半夏、胆南星、菖蒲；脉弦劲者，加牛膝、生石决明、生牡蛎；脉沉细而弦急者，加川楝子、姜黄以疏通气机。

关于蜈蚣的毒性问题，我们临床屡用，甚至每剂用至60条，亦从未见有毒性反应。1973年我曾以10条蜈蚣为粉，一次吞服，除有草腥味外，别无不适，头脑反觉清爽。1975年时，曾试用以蜈蚣为主的静脉注射液治疗癌症，因条件所限，先以自身试验。以1∶5蜈蚣液静点。连续3日。分别为30、60、100mL，无任何毒性反应。可见蜈蚣毒性很小。恰如张锡纯所说："其性原无大毒。"关于用法问题，我们从来都是以全蜈蚣入药，不去头足，不炒不炙，以大者、生者为佳。张锡纯先生亦云："愚凡用蜈蚣治病，而必用全蜈蚣也。"

病案举例

例1：安某，男，73岁。

1980年5月13日初诊：头摇手颤，不能持物，已然半载，日趋加重。静时稍轻，努力克制时，颤抖反更加剧。曾自服平肝息风之剂未效。诊时因颤抖而不能持脉，其子两手用力按住方可诊脉。

两脉皆弦硬，苔薄腻。

证属肝阳上亢，夹痰化风。

| 蜈蚣40条 | 全蝎9g | 生黄芪60g | 僵蚕12g | 当归15g |

赤芍 12g	乳香 9g	怀牛膝 15g	陈皮 8g	半夏 9g
茯苓 12g	菖蒲 7g	胆星 8g	郁金 7g	

连服 7 剂，风息颤止，原有之高血压亦平，随访 3 年未再发。

例 2：任某，男，52 岁。

1976 年 10 月 7 日初诊：患高血压 10 余年。头昏脑涨，烦躁易怒，口苦耳鸣，心悸腿软，面色紫红。血压 180～210/100～120mmHg。

脉弦数有力，舌暗红苔少。

证属肝阳化风。

蜈蚣 40 条	全蝎 9g	僵蚕 12g	生黄芪 15g	乳香 8g
怀牛膝 15g	龙胆草 9g	丹皮 12g	赤芍 12g	白芍 15g
生石决明 30g	女贞子 15g	旱莲草 15g		

3 剂后，蜈蚣增至 60 条。再 4 剂，症除，血压 140/86mmHg。后予六味地黄丸连服 3 月，以巩固疗效。至 1979 年底，血压一直正常。

例 3：王某，女，34 岁，司药。

因进修考试落第，郁闷成疾。步履蹒跚，踉跄如醉，欲左反右，欲前反后，常撞墙碰人。手抖不能持物，进食时不能入口，常把饭菜送至目、颊，生活难以自理。曾 3 次到北京某医院检查，认为共济失调，但原因不明。服药颇多，始终无效，反日渐深沉，焦急异常。1977 年 6 月 12 日求治于余。

脉弦细。

证属肝阳化风，肝血不足。

蜈蚣 10 条	全蝎 9g	生黄芪 30g	僵蚕 9g	川芎 6g
当归 12g	白芍 12g	甘草 6g		

10 剂后症稍减。将蜈蚣增至 20 条，共服 40 余剂，复如常人。后用逍遥丸调理月余，巩固疗效。至今生活、工作正常。

[田淑霄，李士懋.山西中医，1990，6（6）：19–20.]

临床应用细辛的体会

细辛为马兜铃科植物，以全草入药，其气味辛温，芳香走窜，外散风寒，内化寒饮，上疏头风，下通肾气，临床应用屡获卓效。兹仅就一隅之得，简述于下。

一、散寒通经疗寒痹

金某，男，40 岁，朝鲜族，工人。

1966 年 10 月初诊：患者双膝及踝关节冷痛难忍，恙已五载，屡治未效。

脉沉紧。舌正常，苔薄白。

证属寒痹。

治以温经散寒，活血止痛。

附子 10g	细辛 9g	鸡血藤 15g	炙川乌 8g	姜黄 10g
独活 10g	牛膝 10g			

连服月余，疼痛大减。继于原方加当归 12g、川续断 15g、黄芪 10g，养肝肾，补气血。历 3 月而痊。

【按】寒痹 5 年，屡治未效，前方多为乌头、附子、羌活、独活之类。余予前方稍事变通，重用细辛而效。盖细辛辛温走窜，善疏通关节，搜剔经络筋骨间风寒湿邪，且有较强的止痛作用。对沉寒痼冷之顽痹，非细辛不能建此殊功。细辛重用，疗效方著。余常用至 9g 未见不适。若囿于细辛不过钱之戒，杯水车薪，恐难祛此沉寒痼冷。

二、除风祛寒治头痛

张某，女，38 岁。

1966 年 7 月初诊：患者 3 年前产褥期，不慎感受风寒而致后头痛，每遇风寒则头痛剧作，故平时常用头巾裹头，以防风寒。体格健壮。

舌苔薄白，脉沉弦。

证属风寒头痛，治以搜风散寒止痛。

川芎 6g	荆芥穗 6g	白芷 6g	羌活 10g	甘草 6g
细辛 6g	防风 10g	薄荷 5g		

3 剂而愈。

【按】患者头痛三载，以往曾服羌活、防风、川芎、白芷等散风之品而未效。究其原委，于法固无不妥，然药物配伍尚未尽善。盖风寒久客，痹阻脉络。细辛具有升浮之性，其搜剔经络风寒之力，非其他风药可比。后头又属足太阳膀胱所过，膀胱与肾相表里。细辛入肾经，善启肾阳而散寒，外达足太阳膀胱，直至颠之上，可治头面部诸风百疾。故于前服之方中，增细辛一味而效彰。诚如《本草衍义》所云："治头面风痛，不可缺此。"

三、温肺化饮止咳喘

霍某，男，56岁，职工。

哮喘十余年，每于冬季咳喘加剧，刻下发热恶寒，咳嗽喘息，不得平卧，咳吐大量泡沫样痰，质稀色白，夜间尤甚，背部有掌大一片发凉，大便干燥，5日未解。听诊：双肺满布哮鸣音。曾用抗生素、氨茶碱、副肾素等药无效。

舌正常，苔白厚。脉紧有力。

证属外感风寒，内有痰饮。治宜温肺化饮兼以通下降气，以小青龙汤加味。

麻黄 6g	细辛 5g	五味子 10g	半夏 10g	大黄 6g
桂枝 10g	白芍 10g	干姜 5g		

1剂，水煎服，另芒硝6g两次冲服。

翌日复诊，大便已解。寒热亦退，咳喘减轻。上方去大黄、芒硝，连服十余剂，咳喘渐平。遵缓则治其本之旨，改用补肾纳气法治疗。

【按】宿饮留伏窜隧，阻遏阳气，故而背寒如掌大，此等痼疾，非细辛不足以宣通阳气，故临床亦当重用。细辛配麻黄宣肺散寒，配干姜蠲其寒饮，配五味子，一开一阖，一散一收，使散中有敛，相得益彰。个人体会，小青龙汤重用细辛，对内有寒饮的咳喘，不论有无风寒表证，皆可用之。

四、温肾散寒定寒疝

王某，男，38岁，干部。

1978年夏，冒雨涉水回家后，又用自来水冲洗腿脚，旋即感腹部发凉，隐痛，继而少腹疼痛加剧难忍，两侧睾丸向上抽痛，敷以热水袋，围以厚被而不解，急请诊治。

脉弦有力。舌正常，苔薄白。

证属寒邪直犯少阴厥阴。治拟温肝肾散寒邪。

细辛 4g	吴茱萸 7g	附子 7g	麻黄 6g

1剂而愈。

【按】肾开窍于二阴，肝经环阴器，抵小腹，故寒犯肝肾二经则少腹及睾丸疼痛。细辛温通，专走少阴而扶阳。《本草求真》说细辛"味辛而厚，气温而烈，为足少阴肾经主药"。麻黄本为发散在表之寒邪，然配以细辛，可领麻黄达于肾，散肾经里陷之寒邪，吴茱萸散厥阴之寒，附子温里扶阳，补散兼施，散寒而不伤阳，此乃麻黄细辛汤变通之用。由散表寒，一变而为散少阴、厥阴直中之寒，竟一剂而瘳。

根据细辛此功效，余常用于男子寒疝、睾丸结核及女子附件炎、盆腔炎等证，均有卓效。即使属热者，也可应用。以其引药入肾经，多配伍金银花、蒲公英等清热解毒药，效果满意。

五、通窍蠲寒医鼻渊

何某，女，20岁，工人。

经常鼻塞不通，不闻香臭，时流清涕，已数载。

脉弦。舌正常，苔薄白。

此属鼻渊，缘于风寒所客。治以散风寒，通利鼻窍。

用苍耳子散加辛夷治疗。

苍耳子 10g　　细辛 6g　　　白芷 6g　　　薄荷 6g　　　辛夷 10g

6剂而愈。

【按】《医学心悟》云："若鼻中常出浊涕，源源不断者，名曰鼻渊。此脑中受寒，久而不散，以致浊涕常流。脑属肾，寒客脑中，必以善散肾经寒邪之细辛佐之，启肾阳而直上于颠，通关窍，散阴浊，乃治鼻渊之要药。有热者，以石膏、栀子佐之，疗效甚著。

讨论：细辛辛窜之性甚烈，能通行十二经脉，搜风剔寒，入肾经，启肾阳，散肾经之寒，沉寒痼冷闭伏者，非此不能开散。细辛临床广为应用，疗效确切。然细辛是否有毒？用量多大为宜？尚须讨论。《本草纲目》说细辛"辛温无毒"，又"若单用末不可过钱，多则气闷塞不通者死"。南方有细辛不过五分、北方有细辛不过钱的说法。细辛含有大量挥发油，实验表明，大量使用可使动物呼吸肌麻痹而死亡。临床也有因牙痛服三钱细辛约有15g即发生中毒的报道，说明细辛确有毒性。

有些临床文献中，也有用量破格的记载，如细辛用量15～80g而无毒性反应的报道。这是经过临床反复实践而来的。《本草纲目》明确指出："单用末不可过钱。"言外之意，入煎剂量是可以大些的。因此个人管见，入煎剂以3～6g为宜。确属沉寒痼冷者，以不超过15g为妥，久煎可减少或消除细辛的毒性反应，为了用药安全，大量使用时可久煎。

［田淑霄．中医药研究杂志，1986，（4）：21-22.］

山萸肉在内科急症中的应用观察

——兼析张锡纯应用山萸肉的经验

张锡纯先生是民国年间的名医，所撰《医学衷中参西录》，尊经而不泥古，勇于探索实践，善于接受新事物，在学术上有很多独到之处。其中在《医学衷中参西录·卷三·山萸肉》篇下，对山萸肉功能的论述颇有见地。对病情危重的脱证，善用山萸肉敛元气以救脱。并附有医案18则。笔者认为学习这些论述及医案，对如何应用山萸肉一药抢救内科急症颇有启示。

山萸肉酸平无毒，擅敛元气以救脱，历代医籍亦有记载。《名医别录》谓其："强阴益精，安五脏，通九窍。"《雷公炮炙论》曰："壮元气，秘精。"《中药大辞典》记载："补肝肾，涩精气，固虚脱。"锡纯先生深得其旨，言其"大能收敛元气，振作精神，固涩滑脱"。

在所附18例医案中，除腿痛、腹痛、咳血及盗汗等7例外，其余11例，其症状的描述或简或详，程度不同地具有遍身冷汗、四肢逆冷、心中怔忡摇摇不支、喘逆气息不续、言语错乱或呼之不应、身躯后挺不露目睛、脉象无根或若有若无等真气欲脱的危重证候，这与现代医学中休克的临床表现非常相似。从11例医案的发病情况及临床表现分析，大致可以分为低血容量性休克及心源性休克两类，如医案3："骤然眩晕不起，周身颤动，头上汗出，言语错乱，心怔忡不能支，其脉上盛下虚。"大致符合心源性休克的临床表现。医案6："一妊妇得霍乱证，吐泻一昼夜，病稍退，胎忽滑下，觉神气顿散，心摇摇似不能支……脉若有若无，气息奄奄，呼之不应。"由于剧烈吐泻又加流产，体液大量丧失，使有效血循环量不足而导致休克，故大致符合低血容量性休克的临床表现。

所附11例脱证医案中，有4例单纯以山萸肉进行救治，其余7例亦以山萸肉为主，加山药、台参、龙骨、牡蛎、熟地等固本救脱，其疗效显著而迅速。由此可见，山萸肉的收敛元气、固涩滑脱之功，不仅具有抗休克的功能，而且对恢复呼吸及心脏的功能、改善中枢神经系统的症状，都有满意的疗效。尤其应该指出的是，山萸肉的这些作用，具有可重复性，是经得起临床实践检验的。笔者于临床实践中，遵锡纯先生用药之旨，对真气外越的脱证，常重用山萸肉浓煎频服，取得满意效果。除中西医结合抢救的病例应用山萸肉者外，仅就其中两例单独使用山萸肉救治而获成功者，简要介绍如下：

例1：尹某，女，67岁。

1977年5月12日患心肌梗死合并心源性休克，心电图提示后侧壁广泛心肌梗死。经西医积极抢救两日，症状无改善，血压仍在20～40/0～20mmHg之间。因静脉给药困难，两侧大隐静脉剖开，皆为血栓堵塞，仅间断肌注中枢兴奋剂，以待时日，家属因无望遂请中医会诊。据病者喘促气难接续，端坐呼吸，张口抬肩，大汗淋漓，头发如洗，面赤如妆而浮艳无根，阳脉大而尺欲绝，舌光绛而干缩，故诊为阴竭于下阳越于上，急用山萸肉45g，浓煎频服。连续2日，共用山萸肉120g，阳脉见敛，尺脉略复，喘促大减，血压升至90～110/50～70mmHg。至第5日，两关脉转弦劲而数，胸脘痛闷，改用瓜蒌薤白加丹参赤芍以化瘀宣痹。至第8日拍片，心包积液并胸水，两寸脉弦，属饮邪上犯心肺，上方加葶苈子10g、大枣7枚，3剂症消。继以养阴佐以化瘀之品，调理月余，病情平稳，出院时心电图示Ⅱ、Ⅲ及V5～6导联遗留小Q波。

例2：匡某，女，84岁。

1981年3月5日初诊：心房纤颤、心源性休克合并脑栓塞。临床表现为喘喝欲脱，面赤如妆，喘愈重则面色愈娇艳，独头动摇，汗出如珠，背部自觉灼热如焚，心中摇摇不支，烦躁欲死，辗转颠倒终日不眠，方合目即惊醒，左侧肢体不能活动，两侧瞳孔缩小，脉参伍不调，尺微而关弦劲，舌质绛而苔少，血压50/30mmHg。此为阴竭阳越而风动，山萸肉60g，浓煎频服，当夜较安静，次日喘已减，面红见敛，脉亦稍缓，脉律已整，血压升至80/50mmHg。于8日夜间两点扶坐吃药时，突然两目上吊，牙关紧闭，口唇青紫，四肢厥冷，冷汗淋漓，脉转沉微。此阴阳俱衰，虚风内动，改山萸肉30g、人参15g、龙骨18g、牡蛎18g，以固摄滑脱。因惜人参，上方煎服两日，参渣亦嚼食，诸症渐平，精神好转，但肢体仍不遂，后随症调理两月，肢体终未恢复。

上述二例，均属心源性休克。因心主神明又主血脉，心虚不能推动血脉运行，致血脉不充，脏腑失去阴血濡养而生厥脱，正如《素问·灵兰秘典》所说："主不明，则十二官危，使道闭塞而不通，形乃大伤。"此二例从中医脱证的类型来分，均属于阴竭于下而虚阳浮越于上的阴脱证。《素问·阴阳应象大论》说："阴在内，阳之守也；阳在外，阴之使也。"阴竭于内，不能敛阳，则阳气浮越于上，表现为面红如妆，喘促大汗，心摇摇不支，脉阳旺而阴弱，治疗应滋养阴血，敛其浮阳。山萸肉既能滋养肝肾之阴，尤善敛其浮阳，用于阴竭阳越者正相宜。对于气脱、阳脱及阴阳俱脱者，因山萸肉回阳益气作用较差，尚须配伍参附之类药物较妥。

实践证明，山萸肉在内科危急病证的抢救中，有着确切的疗效及广泛的用途，将为中医学救治危重病证增添一个有效的手段。至于山萸肉抗休克的机制，尚待进一步研究。

［田淑霄，李士懋.甘肃中医，1983，（1）：50–51.］

随余无言老师学习一得

我师余无言，以擅长外科而著名。在校期间，我表妹右手第一掌骨患骨髓炎，一年前曾开刀引流，而后愈合。近三个月来，右手大鱼际处漫肿、疼痛，皮色未变。右手拇指功能障碍，活动受限。经西医多方治疗无效。我带她请余老师诊治。

余老师看完病后对我说："此证为疽。脓肿深伏，因气血不足，无力托毒邪外出，故长年不愈。治疗应扶正祛邪，移深居浅，使毒邪由里达外，肉亦由内向外生长，使肉长平，方能彻底治愈。此脓肿居深，而口闭合，如同闭门留寇，后患无穷。如你遇此证，切记要扶正祛邪，移深居浅，以八珍汤化裁即可。"老师当即开了八珍汤加升麻、忍冬藤、穿山甲等。并告我："5剂药后脓便排出。"5剂药后，果然大鱼际处有一破口流脓，痛减。又进5剂而愈，右拇指功能逐渐恢复正常，多年未再复发。真是其效如神，余至今记忆犹新。

老师谆谆指教，铭记心中。余在临床每遇此类病证，都遵老师指教，均见卓效。附病例如下：

例1：廖某，男，33岁，石油物探局职工。初诊日期：1967年3月25日。

病史：中腿膝下外侧（相当阳陵泉穴位处）经常破溃流脓，时好时坏，反复发作三年余。近日来局部又开始漫肿、疼痛，走路疼痛加重，局部皮色未变，无热感。

检查：面色苍白，形体消瘦，舌淡苔薄白，脉沉无力。局部无红热现象，而漫肿无头。按之周围较硬，中心较软，有要破溃之征。

诊断：体虚正气不足，余邪未尽，脓肿深伏而成疽。正不胜邪，故经久不愈，反复发作。

治则：扶正祛邪，托脓外出。

方药：以八珍汤加减。

当归12g	黄芪15g	赤芍10g	白芍10g	金银花15g
连翘12g	党参10g	白术10g	生甘草6g	升麻3g
皂刺7g	穿山甲10g			

5剂。

3月29日复诊：服药3剂后即破溃，流脓清稀，痛减，舌淡苔白，脉沉无力。上方去山甲、皂刺继服。外用生肌散。连续用药月余而痊愈，随访未再复发。

例2：李某，男，30岁，大庆油田总机厂工人，病历号79610。

因患骨结核，在大庆职工医院外科住院治疗。大夫决定做病灶清除手术，病人拒绝治疗而出院。于1963年8月7日来中医科门诊。

病史：左臂患骨结核年余，经常疼痛、酸沉，抬举困难。近三个月来，左肩关节固定疼痛，局部漫肿，皮色未变，无破溃流脓。

检查：全身情况一般，左侧肩部肌肉萎缩，肩关节外展60°，肩胛骨固定时活动肩关节，肩内有磨擦音，伴有轻度疼痛。左肱骨中部前内侧上有6cm切口疤痕。局部漫肿，皮色未变，按之根硬，重按方痛。舌淡苔薄白，脉沉细无力。1963年5月15日摄片检查（片号1437），报告："左肩关节骨质边缘极度模糊，关节盂及肱骨头、肱骨上1/3骨髓腔内均见广泛性的虫蚀样密度减低区。无腐骨形成，无骨膜反应。"诊断意见为左侧肩关节结核。于1963年3月19日照片对照，病灶范围已向肩胛及肱骨方向蔓延。6月25日化验室检查：血沉25mm/h。

中医诊断：气血不足，余邪未尽，气血凝滞，深伏化脓而成疽。

治则：补益气血，活血散瘀，消肿排脓。

方药：八珍汤加减。

当归15g	赤芍10g	白芍10g	生地10g	黄芪15g
金银花15g	党参12g	白术10g	甘草10g	穿山甲6g
皂刺3g	升麻3g			

2剂。

另防风通圣丸2袋，每晚1袋。

8月15日二诊：服中药2剂后，左肩肿处出头，仍疼痛。自昨日破溃，流少量脓，脓稀薄。自感左肩阴凉。舌淡，苔薄白，脉沉涩。上方加桂枝6g继服。外用如意金黄散醋调敷患处。

10月9日三诊：一直服用上方，疮口已闭合，但左臂仍不能上举，时觉筋肉瞤惕，并有木痒感觉。舌淡苔薄白，脉缓无力。治疗仍用上方，加豹骨6g（无虎骨，以豹骨代之）另煎兑服。

10月22日四诊：疮口新肉已长平结痂。但左肩关节活动仍受限。脉沉无力，舌正常苔白。

当归12g	黄芪15g	生地10g	党参12g	山药10g
鸡血藤15g	炒白术10g	陈皮10g	桂枝10g	

11月5日五诊：疮痂已脱落。左臂用力上抬痛减，平抬臂已能平肩。其他尚好，仍服上方。直到1964年12月21日复查：左肩关节活动自如，无疼痛感觉。一直参加劳动。

摄X光片报告结果：与1963年5月15日片对比，左肱骨头骨质清晰，边缘圆锐，其他骨质性破坏区已不能清楚看出。其他未见异常改变。意见：左肱骨头结核已呈愈合征象。

1964年12月22日化验室检查：血沉1mm/h。

经随访多年，未再复发。已告痊愈。

【按】人身所有者，气与血耳。一旦气血失调，便产生疾病，痈疽也不例外。痈疽的产生，是病邪侵袭机体后，使气血运行不畅，气血滞留凝聚，则生痈肿，日久不散，则血肉腐败而成脓。

痈与疽虽都是由气血凝滞所生，但二者是有区别的。痈属阳性，局部具有红肿热痛，是易脓、易溃、易敛的急性疮疡。疽为阴性，分有头疽与无头疽两种。有头疽发于肌肉，初起即有粟粒状脓头，以后腐烂，形如蜂窠。无头疽发于筋骨之间，初起无头，漫肿色白，根脚散漫，酸多痛少。疽是难消、难溃、难敛的疮疡。

深部脓肿及骨髓炎、骨结核的脓肿，均属无头疽。无头疽毒邪多深伏，正气虚惫，排脓无力。治疗不宜用寒凉之品，寒凉可使毒邪郁遏于内，更不利于托毒外出。因此治疗原则是补益气血，使其移深居浅，毒邪达外。方以八珍汤为基础，加赤芍、穿山甲、皂刺之类，双补气血，活血散瘀，消肿散结，以利托毒排脓。

骨髓炎、骨结核与肾有关。肾主骨，肾足则骨健。故在治疗骨髓炎与骨结核中，多加骨碎补、川续断、鹿角片、狗脊、虎骨、豹骨等补肾强筋骨药，以利被破坏的骨质再生，使功能障碍恢复正常。骨髓炎、骨结核严重的多有功能障碍，甚者有畸形。余多在该病愈后，予壮筋骨、通经活络之品进行调理，对功能恢复确有效果。

（田淑霄.医门真传.人民卫生出版社，1990年7月第1版　186页）

论肺痿

肺痿，首见于《金匮要略》一书。但肺痿究属何病，表现如何？仲景语焉不详，致后世莫衷一是，众说纷纭。《中医内科学》第 3 版统编教材云："肺痿，指肺叶痿弱不用，临床以咳吐浊唾涎沫为主症。"肺叶痿弱不用，言其病机，而医生临床所能见者，仅咳吐浊唾涎沫一症。但是，临床是否见有咳吐浊唾涎沫一症即可诊断为肺痿呢？显然不能，因为除肺痿有此症以外，五苓散证亦有吐涎沫；吴茱萸汤证亦有吐涎沫；水在肺亦有吐涎沫。以吐涎沫为主症者非止一端，显然不能一概以肺痿而论。

如何理解肺痿病呢？必须从仲景所述原文进行分析，关于肺痿的病因病机，仲景曰："或从汗出，或从呕吐，或从消渴，小便利数，或从便难，又被快药下利，重亡津液，故得之。"由于重亡津液，耗伤肺阴，阴伤则虚热内生，这就是仲景所说的："热在上焦者，因咳为肺痿。"这个上焦之热，是因于重亡津液所致，必然是一种虚热。虚热内生则进而伤气，使肺气耗散。于是阴亏、虚热、气耗这三者就构成了肺痿的病理基础。肺为水之上源，肺气为热所伤，则津液不能四布，既不能洒陈于六腑，又不能淫精于皮毛，肺脏本身也得不到津液的滋润，则进而加剧了肺的阴虚、虚热、气耗，形成了恶性循环，导致五脏六腑的一系列病变。根据肺痿的这一病理变化，不难推断肺痿的症状当有口干舌燥、痰中带血、骨蒸盗汗、气短喘促、语声低怯、皮毛干枯消瘦、失精亡血等等。

经上述分析，似乎可以认为肺痿就是肺脏以阴虚内热为主要病理改变的一种病症了。难怪日人丹波元简在《金匮玉函要略辑义》一书中说："肺痿非此别一病，即是后世所谓劳嗽耳。"《妇人良方》亦说："劳嗽寒热盗汗，唾中有红线，名曰肺痿。"持此论者颇有人在，似乎肺痿就是劳嗽，已为世所公认。可是仲景为什么不将肺痿列入虚劳篇中，而别列一篇曰肺痿呢？二者显然有所区别。

二者有何区别呢？关键就在于一个痿字。用肺痿一词来命名此病，深刻地反映了此病的症结所在。痿者萎也，犹草木之枯萎而不荣。痿字有两种含义，一是指肺的功能低下，有痿弱、馁弱的意思；另一种是指肺脏本身的器质病变，有肺叶萎缩的意思。从肺痿病来看，这两种含义都有，所以仲景称之谓肺痿。当然劳嗽与肺痿，都可以存在程度不同的器质与功能的病变，但肺痿的病理改变，必然较劳嗽更为严重，也可以说肺痿是在劳嗽的基础上进一步发展恶化而形成的。那么，恶化到什么程度就不再称为劳嗽而改称为肺痿呢？从临床角度来看，标准有二：一是口中反有浊唾涎沫；一是息张口短气。

口中反有浊唾涎沫的"反"字，是反常之意，本不该有的而有了谓之反。因为劳嗽是以阴虚为主的病证，往往是干咳少痰，或痰中带血，不应有大量浊唾涎沫且唾之不已。而肺痿病，既然是从劳嗽发展而来，当然也必然具有劳嗽的一系列症状，如骨蒸盗汗、痰中带血、干枯消瘦等等。但仲景没有泛泛地描述这些症状，而唯独提出了反有浊唾涎沫这一特征性的症状，这个反字，正是针对劳嗽提出来的。毋庸置疑，吐涎沫这一症状，也就成了劳嗽与肺痿的重要鉴别标准之一了。至于其他骨蒸盗汗等不具有特异性的症状，则意在言外，无须赘述了。当然，就《金匮要略》原文来看，肺痿是与肺痈相提并论，相互比较而言的，似乎反字是针对肺痈而言，但是肺痈亦有"时出浊唾"一症。既然二者都有出浊唾的表现，也就无所谓反与常了，所以我认为这个反字不是针对肺痈，而是针对劳嗽提出来的，至于肺痿与肺痈的鉴别，主要依据脉之数实与数虚以及有无吐脓血等症。

肺痿为什么会出现口中反有浊唾涎沫这一特异症状呢？这是由于肺痿是在劳嗽的基础上，病情进一步恶化，使肺的功能由低下进一步发展至萎弱不用的情况时，才出现吐涎沫这一症状。因为肺主津液，肺叶既已萎弱不用，则饮食游溢之精气，不能输布于诸经，反聚之而为浊唾涎沫。正如《临证指南医案·肺痿》所说："肺热干痿，则清肃之令不行，水精四布失度……变为涎沫，侵肺作咳，唾之不已，故干者自干，唾者自唾，愈唾愈干，痿病成矣。"

肺痿与劳嗽相鉴别的另一标准，就是仲景在《金匮要略》首篇第5条中所说的"息张口短气者，肺痿，吐沫"。一般情况下，劳嗽虽然也可以出现呼吸困难，短气，但其程度没有肺痿严重，待劳嗽发展成肺痿时，其呼吸更加困难，不得不借助于张口抬肩来进行呼吸时，就可以认为劳嗽已经转化成肺痿了。然而就脉象而言，肺痿与劳嗽都可以出现虚数的脉，二者不足以鉴别，只是对肺痈的脉实数有鉴别意义。不言而喻，反吐浊唾涎沫，息张口短气及脉虚数这三个症状，必然同时出现，因为是在同一病理基础上产生的。

劳嗽转成肺痿之后，治疗应着重养阴清热，益气生津，所以《肘后备急方》提出以麦门冬汤治疗肺痿，后世医家多从之。

除重亡津液致肺痿者外，仲景又提出肺中冷致肺痿，其症状表现为："吐涎沫而不咳者，其人不渴，必遗尿，小便数……必眩多涎唾。"肺中冷，制节无权，则上虚不能制下，故遗尿小便数；阳虚浊阴上干而头眩。这种肺痿，必然有阳气虚衰的其他症状，如自汗、畏寒、肢冷等。其来源可由于形寒饮冷或误治伤肺，也可以由虚热肺痿进而损伤阳气，阴病及阳转化而来。只要肺痿出现阳气衰微的表现，即应予甘草干姜汤辛甘化阳以温肺复气。但是，肺痿以阴虚者多，而阳虚者少，或可把阳虚之肺痿看成是肺痿的一种变证。综上所述，我们可以得出如下几点结论：①肺痿不同于劳嗽，肺痿是在劳嗽的基础上进一步恶化而形成的；②肺痿病既有肺气萎弱不用的功能性改变，又有肺叶萎缩的器质性改变；③肺痿与劳嗽的鉴别之点就在于有无吐浊唾涎沫及息张口抬肩；④肺痿除吐浊唾涎沫、息张口短气、脉虚数等症以外，尚应有骨蒸盗汗、五心烦热、痰中带血、干枯消瘦或声哑喉痹等症；⑤肺痿除因重亡津液形成的虚热型之外，尚有因形寒饮冷伤肺及阴病及阳所造成的虚寒型肺痿，此属肺痿的一种变证；⑥虚热型肺痿当以养阴清热益气之剂为主，如麦门冬汤，虚寒型肺痿，当以温肺益气之剂为主，如甘草干姜汤。

［李士懋，田淑霄.河北中医，1984，（1）：8-9.］

"内闭外脱"辨析

二十多年前，讲授 1979 年版《温病学》时，见载有"内闭外脱"一证，方用参附龙牡汤送服安宫牛黄丸，取安宫牛黄丸以开闭，参附龙牡汤以救脱。1985 年新版《温病学》，于风温、暑温章中，更专列"内闭外脱"条目论述之。余不敏，但也从事中医急症临床多年，所历何止百千，此等病证未尝一见，且闭脱并见亦与医理不合，故疑之。然恐浅陋谬辨，未敢成文。疑窦已二十余载，鲠于胸臆。每读书辄留意于此，诸家所论皆与教材有别，益疑教材乃望文生训、杜撰。事关性命，不容不辨。

闭与脱，原为阐明神昏病机有虚实之别。闭乃邪气闭郁于内，出入废，神机化灭而神昏；脱乃正气衰败，脱越于外，神无所倚而神昏，二者连读，有"内闭外脱"之称。

"内闭外脱"含义有三：一是或然之意，即或为内闭，或为外脱，非指一证既内闭又外脱；二是指邪气闭郁于内，正气不得外达而外脱，此乃真实假虚，或曰真闭假脱；三是正气衰败而成脱，神无所倚而神昏，此属虚衰之证，这种神昏，亦可称为闭，即机窍闭。但此闭，已非指邪实的病机，而是指正气衰败，神明失守的一种症状表现。若望文生训，把"内闭外脱"作为病证同时存在的两个病机，则是错误的。

闭脱乃病已至垂危阶段，非闭即脱，不得兼而有之。闭乃邪实之证。实证，必邪气亢盛，正气亦相对较强，正邪剧争，方能出现实证。脱证，乃正气衰败，真气不能固藏而脱越于外。正气已然衰败，无力与邪抗争，纵然有邪，亦不能表现出实证，也不可能外脱而里不脱。在里之正气已脱，孰与邪抗争而呈现大实的闭证？所以脱与闭不能并存。当然，虚实可以并见，补泻常可兼施。但虚实相兼者，毕竟正气未至脱败，尚有余力与邪抗争，故可虚实并见。若正气已然脱败，毫无与邪抗争之力，不可能出现实闭的表现，也就无闭脱相兼之理。虚实相兼与闭脱，是疾病不同阶段、不同实质的改变，不能混谈。

再者，参附汤合安宫牛黄丸，亦与理不合。安宫牛黄丸属凉开之剂，治疗热闭心包者，热邪亢极之时，清之犹恐不及，焉可再用参附壮阳，岂不火上浇油？参附汤乃益气回阳救脱之剂，真气已然脱败，急固尚难挽回，怎敢再合以开破清心之品，岂不雪上加霜？或曰：安宫牛黄丸加参附汤，乃寒热并用之剂。固然，寒热错杂证颇广，寒热并用之方亦甚多，但毕竟寒热错杂与闭脱，是疾病的不同阶段、不同实质的病变。已然垂绝，非闭即脱，当此病情危笃，千钧一发之际，应药专力宏，自不同于一般补泻兼施、寒热并用之剂。至于寒剂佐以热，热剂佐以寒，伏其所主，先其所因，以防格拒，属于用药的反佐法，与寒热并用燮理阴阳不同。

临床实践中是否真有闭脱并见者？《温病学》典型病案中，未列此等医案，1979年版《中医内科学·昏迷》中列举蒲辅周一病案，录之于下：

朱某，男性，29岁。住某医院已6日，诊断为乙脑。曾连服大剂辛凉苦寒及犀羚牛黄至宝之品，高烧不退，四肢微厥，神识如蒙，时清时昏，目能动，口不能言，胸腹濡满，下利稀溏，随矢气流出，量不多，尿不利，头汗出，漱水不欲咽，口唇燥，板齿干，舌质淡红，苔白，脉象尺寸弱，关弦缓。脉证虚实互见，邪陷中焦之象，与邪入心包不同，引用吴氏《温病条辨》，上焦未清，里虚内陷，主以人参泻心，去枳实易半夏辛通苦泻法。

人参三钱　干姜两钱　黄连一钱五分　黄芩一钱五分　法半夏三钱　白芍四钱

服后，尿多利止，腹满减，全身汗出，热退。但此时邪热虽去，元气大伤，而见筋惕肉瞤，脉微欲绝，有阳脱之危，急以生脉加附子、龙骨、牡蛎回阳固阴。

台参一两　麦冬五钱　五味子二钱　熟川附子二钱　生龙骨八钱　生牡蛎六钱。

浓煎徐服，不拘时，渐能安眠。肢厥渐回，战栗渐止，神识略清，汗出减，舌齿转润，阴回阳生，脉搏徐复。后以养阴益胃，兼清余热，用三才汤加枣仁、阿胶、石斛数剂，一切正常，停药观察，唯以饮食消息之，阅数日痊愈出院。

《中医内科学》编者按云："本例属闭脱互见的昏迷。"

确实，实践中找出一例参附汤送服安宫丸的内闭外脱病例不易，讲义权把蒲老的这则医案充作内闭外脱的实例，勉为其难。可是案中明言"邪陷中焦之象，与邪入心包不同"，且所述症状，乃一派暑湿内陷之象。前医多予凉开而不愈者，以其寒遏而湿不化，故用辛开苦降法。辛开则阳气宣通，苦降则浊阴得泄，清升浊降，三焦气畅，何患之有。此案与内闭外脱何涉！此案难以作为《温病学》所云"内闭外脱"支撑的实例。

下面，不妨再看看一些温病名家的医案，进一步说明上述观点。

《洄溪医案·暑》：芦墟迮耕石暑湿坏证，脉微欲绝，遗尿谵语，寻衣摸床，此阳越之证，将大汗出而脱。急以参附加童便，饮之少苏而未识人也。越三日未请，亟往果生矣。医者谓前药已效，仍用前方，药成未饮。余至曰，阳已回，火复燃，阴欲竭矣，附子入咽即危，命以西瓜啖之。病者大喜，连日啖数枚，更饮以清暑开胃而愈。

【按】本为暑热证，因邪热亢盛而正气不支，转为亡阳。已然亡阳，暑热之邪尽消乎？未必尽消。纵然有邪，但因正气已衰，无力与邪抗争，也不可能表现出实闭证来。所以闭脱不能相兼，也不会出现参附汤送服安宫丸的那种治法。案中急以参附汤加童便回阳救脱，童便虽咸寒，仅为反佐之用，自不同于寒热错杂者。待阳回，正气有能力再度与邪相争，又可出现阳热实证，此时再用附子，则"入咽即危"，当转而清暑。当然，再度出现阳热亢盛实证时，毕竟经过亡阳的阶段，邪势亦挫，不会再像亡阳以前那样邪热亢盛。

《临证指南医案·疟·汪案》：邪弥漫，神昏喘急，谵妄惊搐，皆邪无出路，内闭则外脱。方用：

细叶菖蒲根汁两钱　草果仁五分　茯苓皮三钱　紫厚朴一钱　绵茵陈三钱　辰砂益元散五钱　连翘心一钱半　金银花三钱　另用牛黄丸一服。

《临证指南医案·痉厥·杨案》：暑由上受，先入肺络，日期渐多，气分热邪送传入营，遂逼心包络中，神昏欲躁，舌暗缩，手足牵引，乃暑热深陷，谓之发痉，热闭在里，肢体反不发热，热邪内闭则外脱，岂非至急。考古人方法，清络热必兼芳香，开里窍以清神识。若重药攻邪，直走肠胃，与包络结闭无干涉也。

犀角　元参　鲜生地　连翘　鲜菖蒲　银花　至宝丹四丸

【按】"内闭则外脱"一个则字，明确指明内闭与外脱的因果关系。由于邪气闭结于内，神明失守，正气不得畅达于外而外脱，绝非正气衰败之脱。方用清心化浊开窍，何须参附回阳救脱。

关于内闭外脱的机理，《临证指南医案·脱》华岫云按语说得极为明确："痧胀干霍乱，痞胀痉厥，脏腑窒塞之类，是内闭外脱也。"由于邪气闭结于内，气机窒塞，正气不得畅达于外，致成外脱。这种外脱，绝非正气衰败，亦无须参附回阳，待里之闭结开，气机畅达，外脱自消。

《王孟英医案·附录》："邪闭则正气无以自容而外脱者，阳从上脱，则汗多而气夺，阴从下脱，则泻多而液亡，所谓内闭外脱也。欲其不脱，必开其内闭，如紫雪、绛雪、行军散，皆开闭透伏之良方也"，又云："昧者不知邪闭血凝，热深厥亦深之理，见其肢冷脉伏，即以为寒，又疑为脱，既不敢刺，更投热药，使邪无宣泄，愈闭愈冷，虽七窍流血而死亦不悔悟。"

【按】王氏说得很清楚，由于内闭才导致外脱，虽肢冷脉伏，亦非寒、非脱，乃热深厥深，愈闭愈冷。欲救其"脱"，必开其闭结，断非参附所宜。

《吴鞠通医案·冬温·某案》：初二日，冬温谵语神昏，皆误表之故，邪在心包，宜急急速开膻中，不然则内闭外脱矣。先与广东牛黄丸二三丸，以开膻中，继以大承气汤攻阳明之实。

生大黄八钱　元参八钱　老厚朴二钱　元明粉三钱　丹皮五钱　小枳实四钱

煮三盅，先服一盅，得便即止，不便再服。

【按】本案之内闭外脱，是大承气合牛黄丸，而不是参附汤合牛黄丸。《温病学》非望文生训者何？

《清代名医医案精华·薛生白医案》：暑者，热中之阴邪也，心先受之，侵入胞络，怠惰不语，神昏肢冷，为不治。今脉迟软，渐有是机，四末渐冷，竟有内闭外脱之虞。急用通阳救逆之法，仿上大顺散之意，未识何为。

桂枝　半夏　焦白芍　炙甘草

【按】迟软为阴脉，神昏肢冷乃阴证，知此神昏乃正气衰败所致。桂枝甘草辛甘化阳，芍药甘草酸甘化阴，佐半夏交通阴阳。此闭也，非邪实闭阻心包，而是正衰神明失守的一种症状表现。

综上所述，诸温病大家所言之内闭外脱，或指邪闭心包，正气不得外达而外脱；或正衰神明失守而内闭，《温病学》称闭脱相兼，竟用参附龙牡汤合用安宫牛黄丸，不仅与理不合，亦乏事实依据，乃望文敷义。闭脱乃性命攸关之际，焉能以杜撰之文堂而皇之地羼入大学教科书中，故辩之。

几个西医病中医治疗体会

我在临床中有个体会，要想取得满意的临床效果，必须严格遵循中医辨证理论。而且在辨证中，要特别重视"脉"诊。我认为在辨证中，"脉诊"起很重要的作用。比如一个头痛症状，没有其他兼症，就得依脉辨证。所以说"脉"诊在辨证中起绝对的诊断意义。西医诊断出的一些疾病，也一定要在中医辨证的基础上进行治疗，不能对号入座。否则便会取消中医的精华，取消中医的灵魂，导致废医存药的老路。

一、心源性休克

休克属于中医闭、脱的范畴。有热邪闭郁而成，有真气外越而致。而心源性休克一般都属于真气脱越的脱证。笔者治疗此证，一般用山萸肉 40～60g，浓煎频服。山萸肉，《雷公炮炙论》云："壮元气，秘精。"《名医别录》曰："强阴益精，安五脏，通九窍。"《中药大辞典》谓："补肝肾，涩精气，固虚脱。"张锡纯对山萸肉阐述得更清楚一些。他说："山萸肉大能收敛元气，振作精神，固涩滑脱。"

山萸肉何以能治疗脱证？张锡纯又说："凡元气之脱，皆脱在肝，元气本在其位，因肝疏泄太过，真气不能内藏，而浮越于外，于是形成脱证。"

综上所述，山萸肉补肝肾，壮元气，味酸能敛，能收敛肝之疏泄，使肝之疏泄归于正常，元气能复安于其位，脱证于是得以治疗。

张锡纯不但提出如上理论，而且在临床实践中大量应用。他在《医学衷中参西录·山萸肉药解》之下，共附了 18 个病例。除腿痛、腹痛咳血及盗汗等 7 例外，其余 11 例都属于真气外越脱证例。这 11 个病的症状大致相同。表现通身冷汗，四肢逆冷，心中怔忡摇摇不支，喘逆气息不续，言语错乱，或呼之不应，神志明显改变，甚至出现身躯后挺，不露目睛等抽风症状，脉象无根，或若有若无。这些表现属于真气外越脱证范畴，而心源性休克的表现和这些症状基本符合。所以我根据张锡纯的这一理论，救治心源性休克常用山萸肉浓煎频服，取得理想疗效。除中西医结合抢救病例外，仅就其中两例单独使用山萸肉救治成功者，简要介绍如下。

例1：严某，女，67 岁。

1977 年 5 月 12 日患心肌梗死合并心源性休克。心电图提示后侧壁广泛心肌梗死。当时血压 40～20/20～0mmHg，听起来非常模糊。当时病情非常危重。开始是西医抢救，应用多巴胺、激素、能量合剂、抗感染等治疗。但因血压过低，血管充盈差，而且有栓子，输液困难而停止治疗，家属在无望的情况下，邀余诊治。现状：端坐呼吸，大汗淋漓，头发如洗，面赤如妆而浮艳无根，脉呈关格〔阳脉大，尺脉欲绝〕，舌光绛而干缩。此症乃阴竭于下，阳越于上。急用山萸肉45g浓煎频服。下午开始服，到晚上血压开始上升。连用两日，共用山萸肉120g。血压升到90～110/50～70mmHg。两日后，病情稳定，面色收敛，喘大减，可平卧，阳脉收敛，尺脉略复。至第5日，又出现呼吸困难，胸闷痛，脉两关弦劲。随改用瓜蒌薤白汤合血府逐瘀汤以活血宣痹。至第8日拍片，心包积液并胸水（可能由于休克后，血管通透性增强，液体渗出而形成）。后又改用养阴佐以活血之品，调理月余，病情稳定。出院时心电图提示：Ⅱ、Ⅲ及V5、V6导联遗留小Q波。

例2：匡某，女，84岁。1981年3月5日初诊。

脉参差不齐，强弱不等。心电图提示心房纤颤，血压50/30mmHg，有半身不遂，两侧瞳孔缩小。诊为心房纤颤，心源性休克合并脑栓塞。另外见症：喘欲脱，不能平卧，面赤如妆。喘愈重见面色愈娇艳，独头动摇，汗出如珠，背部自觉灼热如焚，心中摇摇不支，烦躁欲死，脉呈关格，关弦劲而尺微，舌质绛而苔少。此为肝肾阴虚，阴竭阳越而动风。予山萸肉60g，浓煎频服。当日晚上已觉安静，次日喘减，面红见敛，脉已稍缓而律已整，血压升至80/50mmHg。于8日夜间两点扶坐吃药，突然双目上吊，身躯后挺，牙关紧闭，口唇青紫，四肢厥冷，冷汗淋漓，脉转沉弱。此阴阳俱衰，虚风内动。用山萸肉30g、人参15g、龙骨18g、牡蛎18g，连用2剂，诸症渐平，精神好转，已能食。以后用养阴益气药两个多月，半身不遂终未完全恢复。

上述两例均为心源性休克。因心主神明又主血脉，心虚不能推动血脉运行，致血脉不充，脏腑失去阴血滋养而厥脱。正如《素问·灵兰秘典论》所说："主不明则十二官危"，使道闭塞而不通。从中医脱证的类型来分，均属阴竭于下，阳越于上的阴脱证。《素问·阴阳应象大论》说："阴在内，阳之守也；阳在外，阴之使也。"阴竭阳越表现为面红如妆，喘促大汗，心摇摇不支，脉阳旺而阴弱。治疗宜滋养阴血，敛其浮阳。山萸肉既能滋养肝肾之阴，尤善敛其浮阳，用于阴竭阳越者，正相宜。但对于气脱、阳脱及阴阳俱脱者，因山萸肉回阳益气作用较差，尚须配伍参附之类药物较妥。

据上述理论和本人经验，我们搞过山萸肉抗日本大耳兔失血性休克实验研究。从第一次实验结果可见，静脉推注山萸肉注射液，有迅速而明显升高血压的作用；第二次实验结果表明，山萸肉注射液抗休克作用，不是通过周围血管收缩使外周阻力增高来实现，而是与提高心肌张力，增加心搏血量有直接关系。值得注意的是，当给山萸肉后心肌张力增强时，心率并未增快；相反，较给药前略有降低，呈正性肌力作用，负性频率作用；而且山萸肉对失血性休克状态下兔机体状况有明显的改善。

二、慢性肝炎

肝炎超过半年以上不愈，则进入慢性期。因慢性肝炎多肝郁的表现，所以一般多用疏肝理气、清肝、泄肝、柔肝；还结合应用一些西医药理研究证实抗病毒的板蓝根、虎杖、白花蛇舌草和降转氨酶的五味子（40～60g）。这些治法能取得一定的治疗效果，但仍有一部分病人久治不愈。我认为这里有一个重要法则需要提出来，就是温肝阳、补肝气。

"肾无泄法，肝无补法"虽有一定道理，但不是绝对的。我们平常补肝阴、肝血，临床常用；但补肝阳、益肝气的法则应用得比较少，这就造成了临床上的一些弊端。为何补肝阳、益肝气？因为肝秉春升少阳之气，阳气始萌而未盛。关于肝的论述，在《内经》中有很多。《素问·气交变大论》曰："东方生风，风生木，其德敷和，其化生荣，其政舒启。"肝能升发、能条达，主要有两方面因素：一是肝阴血的濡养；二是阳气的温煦。肝木若失阳气温煦，则郁而不达，郁而不达则失其舒启敷和之性。肝用不足，肝不能疏泄，造成全身气机升降乖戾。所以，益肝气、复肝阳是治疗慢性肝炎的重要法则。

叶天士曰："治肝之法，无非治用治体。"余治肝气虚、肝阳不足而表现为肝用不足者，掌握如下指征：①症见头晕倦怠，精神不振，四肢酸困，胁肋胀痛，脘腹胀满，食欲不振，劳则加剧；②面色㿠白，或晦滞，或萎黄；③舌胖淡有齿痕，或淡暗，或淡红，即使不淡也不能红绛干敛，苔白滑、白腻、或腻而浮黄（此黄须浮无根，此种舌苔不能以热看，仍要温煦升发）；④脉弦、或弦数、或弦滑、或弦缓、或弦大、或弦细等沉取无力者；尤以左关沉取无力皆作虚论。假如没有明显寒象，就是肝气虚；若出现恶寒肢冷的寒象，这就是肝阳虚；若浮取不见，沉取方得，见沉无力，或沉细无力等，则未必定虚。其或湿阻，或因气滞，或因血瘀等，当结合其他表现以定虚实。上述见症，皆肝失温煦，清阳不升，疏泄不及所致。当以温煦升发少阳之法治之。临症之时，上述症状不必悉俱。只要脉沉取无力，尤以左关沉取无力，舌质较淡，又兼有头晕、无力，脘满胁胀等二三症，即可用之。

此种肝郁，若用寒凉，则伐其始生之阳；若用开破，则耗其生生之气；若用阴柔，则扼其升发之性，皆非所宜。临床因忽略其禀少阳春升之气而违其敷和之性，致久治不愈者，并不罕见。

温肝阳、益肝气是治疗慢性肝炎的重要法则，重要药物就是附子，用量10～30g。重用附子的原因有四：①附子为辛热之品，壮命门之火，强心阳，通行十二经，走而不守。肝胆少阳之气，得心肾阳气之助，则能敷和舒启，升发条达，故用附子温养肝阳。②辛者可散、可行，从风木之性，"肝欲散，急食辛以散之，以辛补之。"附子味辛，使肝能散，复其疏泄条达之气，则为补的作用。③肝阳不足，清阳不升，浊阴不降，反干于清阳之位。以附子之热，以散其阴浊寒凝。"离照当空，阴霾自散。"阳气充盛，阳气升发，浊阴自降，升降之序得复。④补火生土。命门之火壮，脾胃能转输、能升发，肝之清阳亦能升发，故附子为一味重要药物。若寒象已显自可放胆使用。若寒象不著时，可佐以栀子。

方剂配伍：附子、黄芪补肝阳、益肝气；茯苓、白术健脾；当归养血滋肝；淫羊藿、巴戟天填精益髓壮肾阳，为温助少阳之佳品；柴胡、生麦芽能升发少阳之气；有热，佐龙胆草；有湿浊，伍苍术、陈皮、半夏、蔻仁、藿香；血瘀，加桃仁、红花、赤芍，随症化裁。

案1：石某，石市拖拉机配件厂工人。

患肝炎，胁痛、腹胀、不欲食、疲倦等，久治不愈。基本上用上方，黄芪、附子各15g，服6剂，上述症状基本消失。

案2：赵某，男。28岁，华北油田工人。

患肝炎一年半，久治不愈。症状头昏无力，食欲不振，腹胀满，午后较甚，口苦黏腻，口渴咽干（湿邪阻遏，清阳不升，津不升布），右胁肋胀痛，劳则剧，忧郁寡欢，面色萎黄。肝肋下2.5cm，脾肋下2.0cm；GPT850单位（正常值100以下），TTT（+++），ZnTT（++），HBsAg阳性。

脉弦滑沉取软弱，苔厚中心黄，浮润而黄（此不作热看）。

属肝阳不足，清阳不升，脾郁湿困。

仍用上方，以苍术易白术，加苏梗、升麻，12剂后，头晕、腹胀、胁痛均减。复查肝GPT300单位、TTT（+），ZnTT（+）。原方加减，35剂后，症状基本消失，唯劳累后右胁肋尚觉胀痛。肝功两次复查正常，HBsAg阴性，肝肋下1.0cm，脾肋下0.5cm。予逍遥丸调理两个月，恢复正常工作。

用上方治疗过一些病例，效果还是很不错的。前些时，有个山西病人，一次开了14剂药。第二诊表面抗原由1：64降至1：32。表面抗原、澳抗阳性，有的认为终身阳性。用上方亦能转阴。益肝气、补肝阳是治疗慢性肝炎的重要治疗法则。

三、再生障碍性贫血

再生障碍性贫血，临床上常见。这种病主要有三关，出血、贫血、感染。重度贫血表现：面色苍白，唇甲色淡，舌质也淡，心慌，气短，头昏乏力，经常有出血，感染后会引起高热，这类病人除高热外，一般都表现为虚象。所以过去我治疗这种病，都用益气养血，补肝益肾，有的加点人参，甚至加点鹿茸，但没有一例见好。后来主要用清瘟败毒饮（犀角一般不用）。为何用清瘟败毒饮？因为这种病人有出血、皮肤瘀斑、出血点、脉洪大躁数。脉洪大躁数属阳。既然属阳，这种出血便是因热所致。鉴于以前的教训，一改过去温补的办法而清热凉血活血之法。叶天士说：热入血分，直须凉血散血。以上我从脉诊来考虑。这种病人血红蛋白很低，淡舌本来属于虚证，这里有个舍舌诊从脉诊的问题。个人体会"脉无假而舌有假"，故从脉不从舌。

古人所云：舍证从脉，舍脉从证，有人认为脉亦有假，但我认为脉没有假，只是存在对脉如何解释、如何认识的问题，比如阳证可以出现迟，这种脉就不能当寒证来对待；而是由于阳热郁闭，气血凝滞，因而出现迟脉，所以，阳明病脉迟，还可以用大承气汤来治，大承气汤是治热结，决不是治寒的。如《温病条辨·中焦篇》中还可以出现脉厥，也用大承气汤来治，脉沉细，脉涩，脉迟，甚至脉厥，这些都是阴脉。若邪热郁闭过甚，反而出现这些阴脉，这种脉不是阴证，这种脉不能谓之舍，而是如何认识的问题，虚证也可以出现阳脉，阴虚的阳气浮越，气虚不能固其位而浮越于外，这时出现洪大浮数，这些阳脉都是真气虚的表现，这些阳脉，不能谓之舍，而是如何解释、如何认识的问题。而舌可以出现假舌。脉诊的意义大，舌诊是第二位。我用清瘟败毒饮清热凉血活血治疗再生障碍性贫血，主要根据脉诊用药。

案1：赵某，机电学院学生，1989年12月初诊。

在此以前，已经病了几年，在廊坊住院，治疗无效，经实习学生介绍来诊。实验室检查：血红蛋白3g/dL左右%，红细胞10×10^{11}/L，白细胞（$10 \sim 20$）$\times 10^8$/L，血小板20×10^9/L。经常出血，每周均需输血以维持生命，脉洪大而数，属阳证，用清瘟败毒饮加白茅根、槐花、紫草之类药物。石膏用$40 \sim 60$g，栀子、知母、黄芩用原方量。服至1990年3月19日，血红蛋白11.3g/dL，红细胞29.3×10^{11}/L，白细胞64×10^8/L，血小板53×10^8/L，继续用上方。1990年7月28日后检查。血红蛋白12.1g/dL。白细胞47×10^{12}/L，血小板13×10^{10}/L。脉也逐渐缓和。此后曾加入党参、黄芪、山萸肉、当归等补气血药，服3个月，血象不但没有改变，而且略有下降，效果不好。1990年11月去补药，仍改服前方。到今年3月15日，血红蛋白13.5g/dL，白细胞55×10^8/L，中性粒细胞50%，淋巴细胞50%，血小板10×10^9/L。服中药半年后，全部症状完全消失，已复校学习。

案2：刘某，女，铁路工人，1990年3月初诊。

患再生障碍性贫血，出诊时刚输完900mL血，实验室检查：血红蛋白5.5g/dL，白细胞37×10^{12}/L，红细胞11.5×10^{11}/L，血小板24×10^8/L，不输血血红蛋白才3g/dL上下。十几天左右就得输一次血。脉洪大而数，苔黄而厚腻，故用清瘟败毒饮合清热化湿的甘露消毒丹，服至10月8日，查血红蛋白7g/dL，白细胞48×10^8/L，血小板50×10^9/L，继续服药，1991年4月24检查，血红蛋白13g/dL，白细胞5×10^8/L，网织红细胞7.4%，血小板15×10^{10}/L，脱离输血已近一年，再生障碍性贫血引起的症状完全消失，脉已和平。

我查阅过很多资料，对这种病大半多用补，我以前也用补法，效果不好，我的体会是用清热凉血活血，效果比较理想。

本方可用于血小板减少性紫癜，急性期效果比较好，半个月左右出血停止，皮肤出血点消失，血小板很快由50×10^9/L左右上升到13×10^{10}/L以上，本方对因热引起者效果比较好。

四、共济失调、震颤麻痹、高血压

这三种病因，西医来讲，没有共性。中医若论，就有了共性。诸风掉眩，皆属于肝，高血压之头晕、目眩属于风证；共济失调，走路蹒跚，属掉；震颤麻痹属风之表现，三者皆属于肝风证，对于这三种病，我突出用蜈蚣来治，治实风用蜈蚣$20 \sim 60$条。量小则效微或无效；虚风量不宜大，二三条足矣。

蜈蚣息风，本草中早有记载，《本草纲目》谓其能治小儿惊痫，抽风，脐风。《本草备要》云：辛温有毒，入厥阴肝经，善走能散，治脐风，撮口，惊痫。《医学衷中参西录》曰蜈蚣味微辛，性微温，走窜之最速，内而脏腑外而经络，凡气血凝聚之处皆能开之，其性尤善搜风，内治肝风萌动，癫痫，眩晕抽搐，小儿脐风；外治经络中风，口眼歪斜，手足麻木。

本人认为主要用于肝风，久病入络而唯有蜈蚣搜风剔络。实证较好，虚证要加补益药。

基本方：蜈蚣一般用 40 条，生黄芪 30～120g，僵蚕、全虫各 10g，乳香 9g，赤芍 9g

蜈蚣配黄芪，益气托药上达颠顶；且黄芪主大风，量小能升，量大能降，而息大风，配僵蚕、全虫则息风之力更雄；配赤芍、乳香开破气血之凝聚，助蜈蚣行窜搜风。有谓乳香能软化血管，可随症加减。如肝热者，加胆草、栀子、丹皮；血虚者，加当归、川芎、白芍、熟地；阴虚者，加白芍、生地、女贞子、旱莲草；夹痰者，加陈皮、半夏、胆星、菖蒲；脉弦劲者，加牛膝、石决明、牡蛎；脉沉细而弦急者，加白芍、山萸、龟甲、鳖甲以柔肝平肝。

关于蜈蚣的毒性问题，我临床常用，甚至每方计量用至 60 条，亦从未见有毒性反应。1973 年我曾以蜈蚣 10 条为粉，一次吞服，除有草腥味外，别无不适，头脑反觉清醒，1975 年，曾试用以蜈蚣为主的静脉注射治疗癌症，因条件所限，先以身试药，以1∶5 蜈蚣液静点，连续 3 日，分别为 30、60、100mL，无任何毒性反应，可见蜈蚣毒性很小，恰如张锡纯所说，其性原无大毒。

关于用法问题，我们从来都以全蜈蚣入药，以大者、生者为佳。锡纯先生亦云：愚凡用蜈蚣治病，而必用全蜈蚣也。

本方是俞伯龄所制，他原是北大文学教授，日本侵占北京后，就辞职闭门读医书，人称俞疯子，因用蜈蚣几百条以上而得名，我母患高血压，请俞伯龄之弟俞冠五诊治，基本用原方，4 剂药即愈，血压一直正常。

病案举例

案 1：王某，女，34 岁，司药。

因进修考试落第，郁闷成疾，步履蹒跚，踉跄如醉，欲左反右，欲前反后，常撞墙碰人。手抖动不能持物，进食时不能入口，常把饭菜送入耳、目、颊，生活难以自理。曾 3 次到北京某医院检查，认为是共济失调，但原因不明，服药很多，始终无效，反日渐沉重，焦急异常，1977 年求治于余。

其脉弦细。

证属肝血不足，肝阳化风。

蜈蚣 10 条，全虫 9g，黄芪 30g，僵蚕 9g，川芎 6g，当归 12g，白芍 12g，甘草 6g。

10 剂后症稍减，后将蜈蚣增至 20 条，共服 40 余剂，后用逍遥丸调理月余，巩固疗效，至今生活工作正常。

案 2：安某，男，73 岁，1980 年 5 月 13 日初诊。

手摇手颤，不能持物，已有半截，日趋加重，静时稍轻，努力克制，颤抖反而加剧，曾自服平肝息风之剂未效，因颤抖而不能持脉，其子两手用力按压方可诊脉。

两脉皆弦硬，苔薄腻。

证属肝阳上亢，夹痰化风。

蜈蚣 40 条	全虫 9g	生黄芪 60g	僵蚕 12g	当归 15g
赤芍 12g	乳香 9g	怀牛膝 15g	陈皮 8g	半夏 9g
茯苓 12g	菖蒲 7g	胆星 8g	郁金 7g	

连服 7 剂，风息颤止，原有高血压亦平，随访 3 年未复发。

案 3：任某，男，52 岁，1976 年 10 月 7 日初诊。

患高血压已 10 年，头昏脑涨，烦躁易怒，口苦耳鸣，心悸腿软，面色紫红，血压 180～210/100～120mmHg。

脉弦数有力。舌暗红，苔少。

证属肝阳化风。

蜈蚣 40 条	全蝎 9g	僵蚕 12g	生黄芪 15g	乳香 8g
怀牛膝 15g	胆星草 9g	丹皮 12g	白芍 15g	生石决明 30g
女贞子 15g	旱莲草 15g			

3 剂后蜈蚣增至 60 条，再服 4 剂，症除，血压 140 /86mmHg。后予六味地黄丸，连服 3 个月，以巩固疗效。至 1979 年底，血压一直正常。

高血压，肝风内动，脉弦。蜈蚣一般用 40～60 条，服 6～8 剂，血压可降至正常。

子宫功能性出血

中医治疗子宫功能性出血方法很多，比如有些报道用归脾汤、胶艾四物汤，疗效确实不错，临床也普遍应用，对于这种病一般有一个法则：止血，澄源，复旧。初用止血以塞其流；中用清热凉血以澄其源；末用补血以复其归，形成治疗大出血证的三原则。

我讲的是活血化瘀的澄源方法，大出血时，理应止血，反而活血化瘀，这在病人家属也有心理负担，在医生来讲也害怕万一治坏。但本法张仲景的《金匮要略》中就有记载，《医林改错》也有少腹逐瘀汤治崩漏的记载。

血瘀型宫血的临床诊断要点就是少腹疼痛，疼痛的程度愈重，瘀血的指征愈具备，用活血化瘀的方法愈放心。中医讲通则不痛，不通则痛，由于血瘀阻塞，血不循经，因而造成出血，这时假如我们用止血的办法只能加重其瘀滞，或者止不住，或者取效于一时，以后仍然大出血，这不是解决问题的办法，必须断然用活血化瘀之法，只要瘀血得行，得化，血能循经运行，出血自然得止。活血化瘀不但没有危险，反倒能达到止血的目的。

活血化瘀法用少腹逐瘀汤，可随症加减。如寒象重者，可再加温药；气虚者，可再加益气药，如对证，1～2剂血即止。

从理论上我们知道，因瘀血能形成大出血，但临床实践总是战战兢兢，第一例是我刚毕业在大庆油田治的一例病人，患者40多岁，出血很厉害，两侧棉裤都浸湿了，突出的症状是少腹疼痛，一阵拧痛，一阵出血．当即给了少腹逐瘀汤，吃了1剂，第二天则血止，后来治过很多这类病例。

少腹自觉寒凉，未必真有寒，瘀血阻塞，气机不能畅达，阳气不能温煦，因而出现少腹自觉寒凉，这种寒凉是瘀闭造成，并非真有寒。

假如少腹绵绵作痛，多因虚所致，本法不能用。

麻疹治疗的体会

在大学京西矿区实习期间，有幸跟随儿科专家孙华土老师学习，亲聆教诲，传授了关于麻疹治疗的经验。毕业后分配到大庆油田，又接触了大量麻疹患儿，依照孙老师的心传进行治疗，取得满意疗效。该文为毕业后的第一篇习作，并经孙老师亲自审阅删改，收载于1964年安达市学术资料汇编中。此次原文照录，以保持孙老师修改后的原貌。

一、诊断

麻疹欲出之时，必见面赤发热，中指冷，耳尻凉，多嚏咳嗽，目胞浮肿，眼泪汪汪等症。并可见内疹，即费克斑，此斑于元朝滑元寿《麻疹全书》中即有详细记载。

发热3~6天后即可见疹。先见耳后发际及额头，3日后满布全身。疹出透的标准是手足心见疹，不拘多少。疹出3天后，自颈部开始隐退。疹退后，留有黑色疹迹，并脱皮屑。

二、顺逆

1. 以春夏发之为顺，秋冬发之为逆。一遇风寒，势必难出且多变证。

2. 疹为阳证，当见阳脉，右手一指脉洪大为顺，若见细软无力，则为阴脉，当速救元气，以托疹毒外出。若执麻疹为阳毒，概用清凉则危矣。

3. 麻疹出后，形贵尖耸，色贵红活。红紫黯燥者重，是毒热炽盛，当清解之，并佐以化瘀之品。若隐于皮下而不显者，为疹难透发，或为风寒外束，或为食滞气机，或为热郁于内。若疹稀且色淡，为正气不充，当扶正托疹。

4. 咽喉肿疼不食者重，疹冒风早没者重，热攻大肠变痢者重。

5. 黑黯干枯，一出即没者不治；鼻扇口张，目光无神者不治；面色青黯，喘且无神者不治；鼻青粪黑者不治。

三、透疹

麻疹来出之时，宜宣透为先，使腠理开疏，则疹毒易出。但何时表疹为宜？景岳云："凡疹六日而出，一定之规也，若医人无识，用药太早，耗散元气，及至出时，变害多矣。必待见疹，方徐徐升表。"余以为凡见疹欲出之征，但用透发无碍。因疹未出时，与外感相似，均属表证。治法大同小异，或发或补，潜消其毒，疹方宜透出，故非必待六日始用药。

透疹之法，有辛凉与辛温之别，当依时令和症状而异。一般春初天凉，风寒较重者，宜偏辛温，如葛根解肌汤、宣毒发表汤等。若盛暑炎热之时，证偏温热者，宜主以辛凉，如银翘散之类。此其常法，用亦最多。若兼喘、泻等毒热太盛者，又当随症而变，不可拘泥。下面仅就本人临证所见，分条述之。

1. 疹出不透而喘促者

疹出不透，毒热内攻于肺，肺为热迫，不得肃降，反上逆而为喘咳。若用寒凉清其肺热，必碍疹之外透；若纯用升散透疹，又恐肺逆喘咳更甚，二者必须兼顾，又以透疹为先，因肺主皮毛，表解肺热可透达而解。

例：张建英，女，8个月。

疹出不透，高热而喘神昏，呼之不应。

脉数疾。

治拟：

前胡 3g	桔梗 4g	葛根 4g	连翘 6g	金银花 6g
薄荷 4g	荆芥 3g	防风 2g	牛蒡子 3g	木通 2g
竹叶 3g	羚羊角 1g			

1剂疹未出齐，再剂疹透热退，继予清气化毒而愈。

2. 疹出不透泄泻者

出疹兼下利者甚多，若仅大便溏薄尚无碍。若下利稀水，日十余次者，则正气戕伤，不能托疹外出，反致毒气内陷，疹必不透，胸腹之疹点最稀且淡，隐约不清。故透疹之时，务要止泻，用加味平胃散。亦有出疹腹痛者，以手按腹则哭闹甚或气梗，皆为腹痛之征，予加味平胃散均效。

例：李生魁，男，11个月。

发热39℃，4日方见疹点，仅面部可见，肢体皆无，气促，腹泻稀水，日近20次。

脉数。

厚朴 3g	陈皮 3g	苍术 3g	甘草 3g	茯苓 6g
泽泻 6g	枳壳 2g	葛根 4.5g	防风 3g	升麻 2g
山楂 6g	麦芽 6g			

次日疹已透出，大便日二次，黄色黏有沫，体温37.4℃，喘气粗，予清气化毒之剂，3日愈。

3. 毒热壅结于内，疹出不透者

症见烦热而渴，疹色黯紫，舌红绛而脉沉躁数，当泄其热毒，畅达气机，佐以透疹。

例：李振义，男，1岁。

盛夏出疹，发热6日，颈项耳后疹密而紫黯，身躯疹少，烦热喜饮，下痢赤白。

脉数大，舌红苔黄腻。

予三黄汤加减。

黄连 4.5g	黄芩 6g	黄柏 3g	山楂 6g	枳壳 4.5g
槟榔 4.5g	僵蚕 6g	蝉蜕 3g	防风 3g	

1 剂疹即出透，痢减热降。

亦有大便闭结而疹不出者，可微通其便。里气通则表气和，疹易透出，但不可大下。

4. 正虚而疹难透者

患儿体弱正气不足，面色㿠白，疹出不透，形如蚁蛇迹，隐约不清，疹色淡而不鲜，以人参败毒散主之，加川芎、当归。若非体虚者不可用，防助阳热，喘闷而亡。

例：吴彦兰，女，14 个月。

疹前曾下利十余日，利止后又出疹。热势不高，疹稀疏且淡，神情委顿。

脉弱。

予人参败毒散加当归，连用 2 剂，疹方出透，色亦红润。

5. 疹出不畅而抽搐者

疹未透而抽搐，乃疹之毒热内蕴，引动肝风。症见目睛上吊，四肢抽搐，不可骤用安宫至宝之类，防其过凉，有碍疹毒外透，可用银翘散加羚羊，既可平肝息风，又可疏透疹毒。

例：林加花，女，1 岁 2 个月。高热 4 日，仅额部及口轮见疹，喘粗气急，至晚抽搐 4 次。

防风 4.5g	荆芥 3g	薄荷 4.5g	连翘 6g	金银花 6g
桔梗 4.5g	牛蒡子 3g	竹叶 4.5g	芦根 9g	羚羊角 1.2g

琥珀抱龙丸 1 粒冲服，并配合针刺，次日抽止疹透齐。

6. 麻疹合并隐疹

隐疹虽与麻疹不同，一为疹毒外发，一为血热受风，但治疗皆辛散透发为务，并行不悖。

例：马健英，女，5 岁。

3 日来发热，身起隐疹，痒甚，搔之即起，旋即又没。头部可散见少量麻疹疹点，大便稀水，日十余次，内疹已见。

予消风散合平胃散。

薄荷 3g	防风 3g	荆芥 3g	川芎 3g	蝉蜕 3g
厚朴 4.5g	苍术 3g	茯苓 6g	陈皮 3g	前胡 4.5g
桔梗 4.5g	连翘 6g	紫草 6g		

次日隐疹退，麻疹未齐，头多身少，下利未止。继予加味平胃散加桃仁、红花各 3g，麻疹始出齐。

7. 阳虚不能托疹

正虚不能托疹外透，此种多见于肥胖小儿。高热达41℃以上，面色㿠白，舌淡、肢冷，脉可数至200次/分以上，但按之无力。余初不识此证，用表疹常法，7例皆亡。后读《中医杂志》的一篇报道，始知此为阳虚之体，当予温补回阳以托疹。余仿效之，11例皆活。

例：赵高楼，男，17个月。

发热3日，高达41.7℃，体胖面白，舌淡苔滑，脉疾无力，喘促肢冷，烦躁哭闹不得稍安。

予参附汤加味，以回阳益气托疹。

炮附子 6g   人参 6g   鹿茸 4.5g   当归 6g

浓煎频服，2剂服尽，面色由青白渐红，肢冷亦除，疹一日余即布满全身，热亦降。

四、疹没太早

疹出当3日后渐退，若感受风寒，疹没太速，当仍用升散之剂透发之，体虚者用人参败毒散。外用胡荽热酒搓身躯四肢，但不宜搓头。亦可用麻黄、荆芥、防风、甘草各9g，煎水搓前后心及四肢。随搓随出，出后又没，没后再搓，几经反复，至疹不再隐退方止。亦有未感风寒而疹出不足3日没者，若无下利喘咳高热等症，亦无大碍，不必以为疹没太早即是毒气内攻，妄投药饵，徒伤正气。临证曾见3例，疹出不足1日即没，余因疹没过早而表之，疹终未再出，竟安然无恙，故知疹没未必定须3日。

若疹没太早，毒气内攻，喘急面色青黯者，宜急予荆防败毒散透之，若疹不复出则难救治。

例：罗某，男，1岁半。

发热4日未见出疹，内疹已见，喘促脉数，体温39℃，予宣毒发表汤加赤芍6g，2剂疹透。疹透当夜因开窗感受风寒，麻疹突没，气喘更甚，面色青黯如铁，急予荆防败毒散再透之。

荆芥 6g   防风 6g   薄荷 6g   连翘 9g   金银花 9g

大青叶 4.5g   人中白 4g   桔梗 6g   牛蒡子 6g   黄芩 3g

犀角 3g

服后终因疹不出而亡。

五、疹后诸证

1. 疹已透而热不退者

疹无热不出，但疹出后，热即应随之而减。有因热毒太盛，或因出疹之时，过食发物，以致疹出过多，密而成片，热仍不减。此非实热，概因疹后损伤阴血，虽热亦不可以实热治之，当养阴血以退热。

例：李子元，男，11 个月。

疹出已 5 日仍未退，高热 39.3℃。疹前吃海参等发物，以致疹出太过，疹形成斑成片，予柴胡四物汤。

银柴胡 3g	当归 3g	白芍 6g	生地 9g	川芎 2g
地骨皮 6g	元参 6g			

次日，体温 37.6℃。再进 1 剂，体温正常，疹退尽。

2. 疹没后而发热

疹系血络中病，最易耗伤阴血，每致疹后虚热不退，治之不可过于苦寒，恐苦寒伤阴，当养阴清热，主以《医宗金鉴》柴胡清热饮治之。若有喘利者，此方不宜用，当治其喘利，喘利止，热亦可清。

例：刘君子，女，1 岁。

疹没后，发热逾旬，至夜加重，无神嗜睡，脉细数，舌红苔少，用柴胡清热饮。

银柴胡 3g	黄芩 4.5g	白芍 7g	生地 9g	麦冬 6g
地骨皮 6g	知母 3g	枳壳 3g	焦三仙 3g	

服药 2 剂热退，停药 1 日，复热至 38℃，又连服 3 剂始平。

3. 腹泻

疹已出透而下利者当清之，虽疹未全退亦勿惧。因疹透毒已外发，虽凉勿虑。每见疹后下利臭秽，便黏色褐，脉数实者，投以加味三黄汤，其效颇佳。

例：杜某，男，1.3 岁。

疹出稠密，手足心已见，发热至 39.2℃，下利臭黏，日十余次，口渴，溲赤，脉数，予黄连解毒汤加减。

黄连 6g	黄柏 3g	黄芩 4.5g	栀子 3g	丹皮 3g
生地 9g	金银花 6g	连翘 6g	甘草 3g	

1 剂泻止热退。

若下利日久，脉症无火，肢体清凉，神气疲倦，下利味腥者，属虚寒证。脾虚不能运化水谷，则水湿并入大肠而为泄利。虽病在脾，多有下传于肾者。景岳云："若邪在中上焦，则止于呕吐，若连及下焦，则并为泻也。故连及下焦者，宜调脾肾。"脾主运化，肾为胃关，故临床常脾肾同治，用四君子汤加四神。若再不效者，则加诃子、肉蔻固涩之。若手足厥逆，气息微冷者，急用附子理中汤，或王清任之急救回阳汤，否则阳亡脉绝，死不可治。切不可执疹后之疾，皆热毒未清，虽见肢冷脉厥，仍谓热深厥亦深，仍予清解，死不旋踵。

例：李福军，男，2.5 岁。

麻疹已退，下利十余日，日趋加重，水泻无度。后渐肛门不收，视之如洞，粪水外淌，难分便次。便色青绿，味极腥，手足厥冷，闭目不睁。寸口脉已无，趺阳脉时隐时现。症已极危，李家抱头而哭。急予附子理中汤，以回其阳。

炮姜 3g	炮附子 4.5g	人参 6g	肉蔻 4.5g	炙甘草 6g

3小时服一次，至午后跌阳脉出，手足转温，但有粉红色血水从肛门流出。此阳虚不能摄血，仍当用回阳之剂。仍宗前方，加阿胶6g。次日，精神好转，已能睁眼。再依前方，加茯苓6g、生黄芪6g，3剂而愈。

下利日久，诊跌阳脉尤为重要，可断生死。跌阳脉绝，死不治；久病跌阳脉大为病进，危笃；久病跌阳脉忽大者，正气脱越于外，皆死。沉细如丝、或时有时无、参伍不调者，皆危。

4. 疹后痢

出疹兼下痢赤白者，为夹疹痢。此乃毒热夹滞壅于大肠而成痢下。治之较难，疹已透而下痢者，为疹后痢，较夹疹痢易治，投清热导滞汤可效。

例：石桂琴，女，18个月。

疹后喘满下痢，日20余次，便滞有沫，努责脓少，肛门红赤。体温38.9℃，脉数。予清热导滞汤加前胡6g、桔梗4.5g。3日后，日下痢三四次，便呈稀水有沫，此由滞下转利，为向愈之征，更方如下：

黄芩4.5g　　　黄连3g　　　滑石9g　　　茯苓6g　　　桔梗4.5g

前胡6g　　　连翘6g

2剂喘利皆平。

疹后下痢，属热者多，但虚寒者亦间而有之。如：孟华，女，11个月。疹退5日，下痢有脓，日十余次，努责脱肛，面白舌淡指纹紫，跌阳脉缓无力。古人虽有纹紫为热之明训，但据我临床观察，指纹常与病机不符，难以为据。予真人养脏汤，历十余日方愈。

5. 疹后喘

疹后毒热未清，归之于肺，即喘而鼻扇，予清气化毒汤，效果良好。余予原方中加芦根、羚羊，更增清肺平喘之功。

疹后之喘，多用清法，但亦有土不生金者，多因禀赋不足；或吐泻既久，脾胃伤损。宜培土生金，不可拘于热毒未清，一味清之。

若喘利不愈，忽而腹胀如鼓者，为脾败，难以救治。可用红灵丹纳鼻中，以别生死，有嚏则生，无嚏则死。

若暴喘两肋凹者，属马脾风，皆热所致，主以五虎汤。临床曾见三例，均死亡。一例曾加葶苈子，一度好转，后又恶化，喘闷而亡。

6. 疹后呛水

疹毒上攻，毒热壅于会厌，咽门必肿痛，水不能下，饮之水溢气道，故气喷出而呛作矣。宜用加味柑橘汤，以宣肺开痹。若出疹期而呛者，当于透疹之时，重用宣肺开痹之品，清理气道。若呛重且呼吸困难，咳如犬吠，甚至气憋欲死，呼吸极度困难者，可用斑蝥粉，冷水调，敷于喉结周围，四旁以面围定，勿使斑蝥水外流。须臾敷处起水泡，气憋随之可缓解。此法屡用屡验，可代气管切开。

7. 惊风

疹后惊风抽搐，当首辨急惊慢惊。急惊以突然抽搐、口噤握固有力、面赤身热、舌红脉数为特征。若吐泻日久，或利药所下，脾胃大伤致抽搐者，为慢惊风。其症抽搐无力，频发不止，面萎黄，脉弱，当培补元气，以息虚风，主以王清任可保立苏汤。

例：童某，女，1 岁。

5 月中旬出疹，5 月 22 日疹退后复又发热。精神不振，轻微气喘，吐泻时止时作，体温在 38℃～39℃之间。5 月 28 日出现抽搐，日五六次，抽搐无力。6 月 8 日开始服中药。

跗阳脉弱。

皆因久病吐泻，元气衰败，诱致慢惊风。予王清任可保立苏汤治之。

破故纸 3g　　炒枣仁 6g　　白芍 6g　　当归 6g　　生黄芪 15g

党参 6g　　枸杞 6g　　炙甘草 3g　　白术 6g　　茯苓 6g

山萸肉 6g　　核桃 1 个(捣)

再诊：抽搐稍减，但跗阳脉参伍不调，极危。前方生黄芪改用 30g。连进 5 剂，抽已止，面仍青白，下利日十余次有沫，改用诃子散止泻。

诃子 6g　　肉蔻 6g　　木香 3g　　党参 6g　　茯苓 9g

陈皮炭 3g　　白术 6g

二剂利仍未止，乃脾气极虚，清阳下陷。将第一方生黄芪改用 60g，又服 6 剂，泻止热净但摇头揉目，虚风未息。再予上方 12 剂，虚风平，精神振，面亦转红润。

疹后抽搐，亦有热盛所致者，属肝热生风，当泄其肝热。

例：周蔚，男，1 岁。

发热 39℃以上，始一日抽搐三四次，后日趋加重，头项后屈，目睛上吊，口紧、四肢抽，脉弦数躁疾，诊为热惊，予泻青丸加减。

胆草 3g　　栀子 6g　　防风 3g　　川芎 3g　　当归 4.5g

僵蚕 6g　　钩藤 4.5g　　天麻 4.5g　　全虫 3 个

2 剂未见动静，改栀子为 30g，加生石膏 30g，1 剂热退喘止风定，神清思食。

麻疹病急且变化多端，死亡率很高，总以透疹为先。疹后阴伤热盛者固多，虚寒亦间而有之，当细心辨认。